Giorgio Sandrini
Volker Homberg
Leopold Saltuari
Nicola Smania
Alessandra Pedrocchi *Editors*

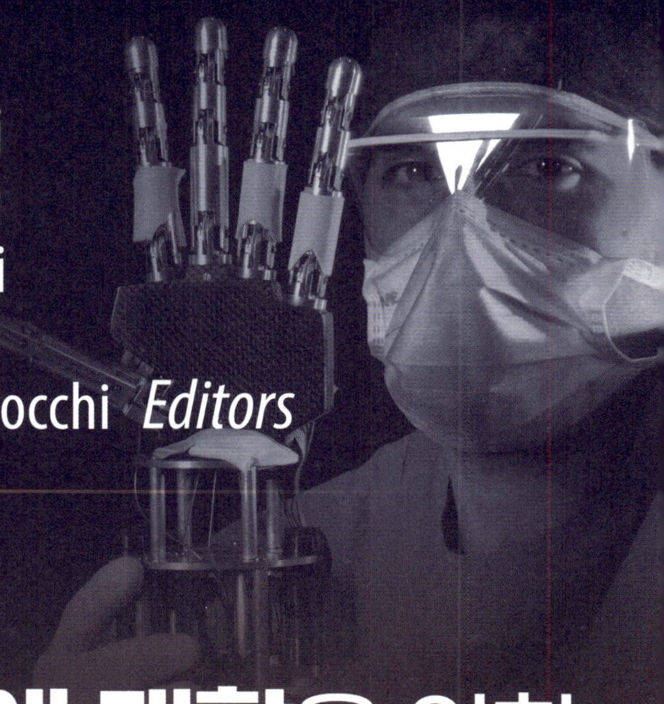

보행 및 균형 장애 재활을 위한 최신 기술의 활용

Advanced Technologies for the Rehabilitation of Gait and Balance Disorders

옮긴이 **박진훈**

Springer

보행 및 균형 장애 재활을 위한 최신 기술의 활용

첫째판 1쇄 인쇄 | 2025년 4월 11일
첫째판 1쇄 발행 | 2025년 4월 21일

지 은 이 Giorgio Sandrini, Volker Homberg, Leopold Saltuari, Nicola Smania, Alessandra Pedrocchi
옮 긴 이 박진훈
발 행 인 장주연
출판기획 이성재
책임편집 배진수
마 케 팅 박예진
편집디자인 조원배
표지디자인 김재욱
발 행 처 군자출판사(주)
등록 제4-139호(1991. 6. 24)
본사 (10881) **파주출판단지** 경기도 파주시 회동길 338(서패동 474-1)
전화 (031) 943-1888 팩스 (031) 955-9545
홈페이지 | www.koonja.co.kr

First published in English under the title
Advanced Technologies for the Rehabilitation of Gait and Balance Disorders.
1st Edition
ISBN: 978-3319892047
by Giorgio Sandrini, Volker Homberg, Leopold Saltuari, Nicola Smania, Alessandra Pedrocchi

ISBN 979-11-7068-244-8 (93510)
정가 50,000원

보행 및
균형 장애 재활을 위한
최신 기술의 활용

보행 및 균형 장애 재활을 위한 최신 기술의 활용

(Advanced Technologies for the Rehabilitation of Gait and Balance Disorder)

출판 목표 및 범위

Biosystems & Biorobotics 책 시리즈는 세 가지 핵심 분야에서 최첨단 연구 성과를 출간하고자 한다. ① 생명공학 분야에서 생물학적 시스템의 이해, 즉 엔지니어링 방법과 도구를 사용하여 생물학적 시스템을 연구하여 작동 원리와 탁월한 성능을 밝히는 연구를 포함한다. ② 다양한 목적과 응용 분야에서 사용할 생물학적 영감을 받은 기계 및 시스템의 설계와 개발에 관련된 연구를 포함한다. 이 시리즈는 특정 시스템에 초점을 맞춘 새로운 설계 방식, 접근법, 도구 및 사례 연구 위주로 기술되어 있다. ③ 바이오메디컬 응용 분야를 위한 나노, 마이크로, 매크로 규모의 장치 및 시스템의 설계와 개발에 관련된 연구를 포함한다. 여기에는 예방, 진단, 수술, 보철, 재활 및 환자의 독립적인 생활을 위한 새로운 솔루션을 통해 의료 서비스를 향상시키는 기술이 해당된다.

이 시리즈는 생물학적 시스템의 멀티스케일, 멀티물리, 고해상도 분석 및 모델링을 가능하게 하는 최신 방법과 기술을 강조하며, 특히 생물학적 기초 연구를 위한 메카트로닉 및 로봇 시스템을 연구 도구로 사용하는 데 중점을 둔다. 또한 이 시리즈는 새로운 생체 로봇 기계의 바이오메카트로닉스 설계와 관련된 현재의 이론적이고 실험적인 과제와 발전에 대한 권위 있는 통찰력을 제공한다. 특히 생체 로봇 기술의 수용성과 지속 가능성을 위한 핵심 과제인 인간과 기계의 상호 작용과 인터페이싱, 그리고 이 새로운 연구 분야의 윤리적, 사회적 함의에 대해 중점적으로 다룬다.

생물학 및 의학에 관심이 있는 엔지니어, 생명공학자, 바이오로봇공학자를 대상으로 하는 이 시리즈에는 단행본, 편집본, 강의 노트, 엄선된 컨퍼런스 자료, 박사 학위 논문 등이 포함된다. 또한 생명공학, 의공학, 바이오메카트로닉스, 바이오로봇공학 분야의 대학원 및 박사후 과정을 지원하는 교육용 도서도 제공한다.

표지에 대한 정보

Biosystems & Biorobotics 책 시리즈의 표지에는 자연스러운 손과 비슷하게 디자인되어 절단 수술을 받은 사람에게 이식하여 신체 기능 회복에 도움이 되는 로봇 손 보철물이 등장한다. 이 이미지는 생물학적 시스템에 대한 이해에서 바이오메카트로닉스, 생물학적 영감, 생체 모방학에 이르기까지, 그리고 인간-로봇 및 인간-기계 상호 작용의 개념에서 로봇 사용 및 더 일반적으로 생물학 연구와 의료를 위한 엔지니어링 기술에 이르기까지 다양한 개념과 분야를 나타내기 위해 선택되었다. 또한 이 이미지는 생명공학 연구의 사회적 영향력과 모든 개인, 특히 특별한 도움이 필요한 사람들의 건강과 삶의 질을 향상시킬 수 있는 잠재력을 강조한다. 이 사진은 2008년 이탈리아 로마의 Università Campus Bio-Medico에서 진행된 LIFEHAND 실험 중에 촬영되었다. LIFEHAND 프로젝트는 이탈리아 피사의 Scuola Superiore Sant'Anna에서 개발된 로봇 보철물인 Cyberhand를 절단 환자가 제어할 수 있는지 테스트했다. 이 실험에는 Fraunhofer Institute for Biomedical Engineering(IBMT, 독일)에서 만든 tf-LIFE 전극을 환자의 팔에 이식했다. 이 전극은 뇌와 Cyberhand 간의 양방향 통신을 가능하게 하여 환자가 보철물의 복잡한 움직임을 제어하고, 직접적인 신경 자극을 통해 감각 피드백을 받을 수 있도록 했다. 자세한 내용은 http://www.biorobotics.it를 방문하거나 시리즈 편집자에게 문의하기 바란다.

(이 시리즈에 대한 자세한 정보는 http://www.springer.com/series/10421 참조)

서문

보행 및 균형 장애는 재활 전문가가 다루는 거의 모든 주요 신경계 질환에서 발생할 수 있으며, 이러한 질환을 앓고 있는 환자의 자율성과 삶의 질에 상당한 영향을 미친다. 또한 이러한 장애와 관련된 낙상의 결과와 이를 예방하기 위한 조치는 매우 높은 사회적 및 의료적 비용을 초래한다.

유럽 신경재활학회 연맹(EFNR)은 총회에서 항상 이러한 문제를 중요하게 다루어 왔다. 몇 년 전 Pavia에서 열린 '신경계 질환의 보행 및 균형 재활에 관한 유럽 하계 교육'의 성공적인 개최를 바탕으로 보행 및 균형 장애의 관리와 관련된 주요 이슈를 다루는 책을 발간하기로 결정했다.

이 책은 병태생리학적 기전에 대한 분석과 주요 임상적 및 도구적 평가 방법에 대한 소개를 시작으로 신경계 질환의 재활과 관련된 주요 쟁점을 다루고 있다. 여러 장에 걸쳐 주요 신경계 질환에 대한 통합적 접근 방식에 중점을 두고 신경계 질환 환자의 균형 및 보행 장애와 관련된 광범위한 문제를 살펴본다.

이 책은 신경계 장애의 진단을 위한 새로운 첨단 기술의 사용에 관해 많은 내용을 다루고 있지만, 주로 이러한 장애의 치료에 초점을 맞추어 구성되었다. 이러한 첨단 기술(예: 로봇 공학, 가상 현실을 이용한 재활, 신경 조절술 등)이 도입되면서 신경계 환자의 보행 및 균형 장애 재활에 대한 접근 방식이 크게 변화되고 있으며, 이 분야는 계속해서 새로운 발전을 거듭하고 있다.

이러한 이유로 우리는 이 주제에 대한 주요 지식을 요약할 뿐만 아니라, 재활 분야의 첨단 기술 사용에 대한 최신 정보를 제공하는 책을 편찬하는 것이 도움이 될 것이라고 생각했다.

편집자

Pavia, Italy Giorgio Sandrini
Bad Wimpfen, Germany Volker Homberg
Zirl, Austria Leopold Saltuari
Verona, Italy Nicola Smania
Milan, Italy Alessandra Pedrocchi

역자 서문

운동이상(movement disorders) 증상과 관련된 재활에 대해 연구나 임상을 수행하는 전문가의 경우 해당 분야의 최신 기술(technology)이나 장비 등에 많은 관심을 가지고 있을 것으로 생각하며, 나 또한 그러하다.

중추신경계 질환으로 인해 신체 움직임, 특히 균형 제어와 보행 동작 수행에 어려움이나 장애를 갖고 있는 환자의 운동기능 재활에 관심을 가지고 연구를 해오던서 가끔 소개되거나 여기저기 산재해 있는 재활 분야의 장비나 새로운 기술에 대한 정보나 미디어 뉴스 등을 접할 때 그 적용 효과와 원리 등에 대해 궁금증을 가지고 자세한 관련 정보나 논문을 찾아보곤 했었다.

그러던 중 보행 및 균형 장애 재활과 관련된 다양한 최신 기술 및 효과를 소개하고 관련된 연구 결과와 내재하는 메커니즘에 대해 자세히 소개하는 해외 책자를 접하게 되었고, 이를 번역하여 해당 주제에 관심이 있는 사람들과 공유를 하면 좋겠다는 생각이 들어 이 책을 번역하게 되었다.

이 책은 각 챕터마다 다양한 재활 기술과 최신 장비 등을 소개하며, 해당 주제와 관련된 전문 연구자나 임상의가 저술하였고, 관련된 객관적 지식 및 원리에 대한 자세한 설명이 제공되어 있고 참고문헌도 풍부하게 제시되어 있다.

중추신경계 질환으로 인해 운동이상 증상을 보이는 환자의 재활에 관심을 가지고 있는 임상의나 치료사 또는 관련 연구자들에게 이 책은 유익한 정보와 지식을 제공할 것으로 기대된다. 또한 신경계 질환과 관련된 기본적인 신경 생리 및 병리와 재활 효과 및 기저 원리에 대해 잘 정리되어 있으므로 학부 또는 대학원 강의 교재로도 사용될 수 있을 것으로 생각한다.

끝으로 출판 과정에서 노고를 아끼지 않은 군자출판사 직원분들과 대표이사님께 깊은 감사의 말을 전한다.

2025년 4월

박 진 훈

목차

제 1 부 보행 및 균형 장애 평가

제 2 부 신경계 질환의 보행 및 균형 회복을 위한 통합적 접근

제 3 부 보행 및 균형 장애의 평가와 재활을 위한 최신 기술

제 4 부 근육 강직과 보행 재활

제 1 부

보행 및 균형 장애 평가

Assessment of Gait and Balance Disorders

자세 제어의 생리학 및 병태생리학적 개요

An Overview of the Physiology and Pathophysiology of Postural Control

Antonio Nardone and Anna Maria Turcato

1 서론(Introduction)

인체의 자세 제어 시스템은 감각운동계(sensorimotor)와 통합계(integrative) 그리고 근골격계의 조화로운 상호 작용으로 구성되며, 이는 자세의 긴장도(tone)와 안정성 및 방향성(orientation)을 유지하는데 매우 중요하다[94]. 자세 긴장성은 중력의 영향을 상쇄하는 역할을 하는 신전근(extensor)의 능동적 및 수동적 근긴장도와 관련이 있으며, 자세 안정성은 균형 상태, 즉 아래로 투영된 신체의 무게 중심(center of mass)이 바닥의 기저면(base of support) 경계 내에 유지되는 상태를 말한다. 자세 방향성 또는 자세 정향(orientation)은 각 신체 분절이 상호 간의 관계 및 주어진 환경에 대해 그 위치를 정렬하는 것을 의미한다. 다양한 질병은 이러한 인체의 자세 제어 시스템에 영향을 미쳐 안정적 자세 유지와 수의적 운동 수행에 장애를 일으키거나 심각한 제한을 초래한다.

이 장에서는 자세 제어와 질환과의 상관성에 대한 자세한 설명은 다루지 않는 대신, 자세 제어 시스템의 생리학적 개요와 신경계 질환에서 흔히 볼 수 있는 자세 제어 장애의 병태생리학적 예시를 제공하는데 중점을 두었다. 특히 정적 자세(quiet stance) 제어와 외부 균형 방해의 영향 및 관련 자세-운동(posturo-kinetic) 조절 기능에 대해 살펴볼 것이며, 전산화된 동적 자세조영 플랫폼(computerized dynamic posturography platform) 장치의 역할은 본 교재의 다른 장에서 다루므로 이 장에서는 다루지 않는다.

2 자세 제어 시스템(Postural Control System)

인체는 근육과 힘줄 및 인대로 연결된 일련의 뼈 분절(segment)의 사슬로 구성되어 있다. 정적 직립 자세에서 무릎, 엉덩이, 어깨는 발목을 통과하는 관상면(frontal plane; 똑바로 선 신체를 앞, 뒷부분으로 나누는 가상의 해부학적인 수직면으로, 좌우면이라고도 함-역주)보다 앞쪽에 위치한다. 따라서 중력 토크(gravitational torque)는 무릎과 고관절을 신전시키는 경향이 있으며[220], 이는 근육과 힘줄 및 인대에 의해 생성되는 수동적 점탄성력(viscoelastic force)에 의해 상쇄된다. 신체를 안정화시키기 위해서는 항중력(antigravity) 족부 근육[185, 182, 186]과 가자미근, 대퇴이두근, 척추기립근 및 목 근육에서 낮은 수준의 긴장성 근전도(EMG) 활동이 필요하며[79], 다른 근육들의 경우 활성화되지 않거나 최소한의 수준으로만 활성화된다[199]. 결과적으로 인체에서 직립 자세를 유지하는데 필요한 에너지 소비는 그리 높지 않다[97].

인간의 직립 자세는 본질적으로 불안정하다. 체중의 약 3분의 2가 지면으로부터 신체 높이의 약 3분의 2 지점에 위치한다[218]. 신체는 발목 축을 중심으로 회전하는 역진자(inverted pendulum; 소위 발목 전략) 또는 엉덩이 축을 중심으로 움직이는 두 개의 연결된 진자(소위 엉덩이 전략)로 생각할 수 있다[91]. 실제로 대부분의 일상 활동에서 발생하는 자세 동요(perturbation)는 몸 전체에 걸친 일련의 연속적인 신체 분절들의 움직임에 의해 완화되거나 상쇄된다[179]. 중력은 인체에 지속적으로 작용하여 직립 균형을 유지하는데 어려움을 겪게 하지만, 건강한 사람의 경우 자세 제어 시스템의 작용에 의해 낙상이 발생하지 않는다. 신체에 작용하는 외부 힘과 내부 제어 시스템 간의 역동적인 상호 작용으로 말미암아 지면반력기(force plate)에 기록된 신체 흔들림(sway) 측정에서 나타나는 것처럼 똑바로 선 자세에서는 미묘한 신체 흔들림이 발생한다. 그러나 정적 직립 자세에서 이러한 흔들림은 일반적으로 작은 동전 너비 정도에 해당하는 미미한 수준이다.

직립 자세에서의 균형은 감각운동 시스템의 작용에 의해 유지된다. 감각정보 입력(고유수용성, 시각, 전정감각, 발바닥의 피부감각)은 공간과 주변 환경에서의 신체 방향에 대한 중요한 정보를 제공한다[99](최신 내용은 Chiba et al.[38] 참조). 중추신경계 수준에서 이러한 감각 정보(구심성 정보)를 통합한다는 의미는 이전의 경험과 자세 안정성의 정도 그리고 환경적 요인에 따라 적절한 자세 반응을 선택할 수 있음을 나타낸다. 이러한 자세 반응은 척추 및 상위의 뇌 중추(피질의 여러 영역 포함)에 의해 제어되며(Bolton[23]; Takakusaki et al.[209] 참조), 최적의 자세 제어는 감각 입력과 운동 출력 그리고 감각-운동 통합 기능이 모두 질병의 영향을 받지 않을 때 이루어진다. 그러나 감각정보 입력의 중복성(redundancy)으로 인해 하나 또는 두 개의 구심성 입력이 손실되더라도 신체 균형을 유지하는 것은 가능하다[133].

3 자세 제어에 관여하는 감각정보 입력 (Sensory Inputs Involved in Postural Control)

3.1 시감각 입력(Visual Input)

자세의 시각적 안정화는 머리를 움직이는 동안 망막에 맺힌 표적의 변위(displacement)를 감지하여 진행된다[204]. 시감각 입력은 눈을 뜨거나 감는 경우 또는 보이는 시각 정보의 특성이나 유형 등이 바뀌면서 달라지며, 이는 자세 안정성에 영향을 미친다[94]. 예를 들어 정적 직립 자세를 유지하는 동안 단순히 눈을 감는 것만으로도(예: Romberg 검사) 건강한 사람이면 신체 흔들림이 증가하며, 시력(visual acuity)이 점차 감소하면 정적[203] 및 동적 균형 조건[189] 모두에서 자세 불안정성이 선형적으로 증가한다. 특히 노화로 인해 발생하는 시력 및 대비 감도(contrast sensitivity)의 감소는 신체 흔들림에 영향을 미친다[119]. 직립 자세 유지에 있어서 초점시(central vision)와 주변시(peripheral vision)의 역할에 대해서는 문헌에서 논란이 있지만[7], 초점시와 주변시가 자세 제어에 있어 상호 보완적인 역할을 한다는 것은 타당해 보인다[3, 163]. 신체 흔들림을 감지하는 최적의 시야 작동 범위는 1 Hz 미만으로, 이는 미로(labyrinthine) 활성화에 필요한 임계값보다 높지만 근육의 고유 수용성 감각에 필요한 임계값보다는 낮다[46, 52, 66]. 흥미로운 점은 선천성 실명자와 눈을 감은 상태의 건강한 피험자를 비교했을 때 정적 또는 동적 자세 안정성이 유사하게 나타나는데, 이는 태어날 때부터 시력이 박탈되어도 정상적인 자세 제어는 방해받지 않는다는 점을 보여준다[190]. 결과적으로 시각 장애인의 경우 균형을 제어하기 위해 다른 감각 입력에 크게 의존하지 않으며, 이는 시각 정보의 장기간 부재가 다른 감각정보의 입력으로 대체될 수 없음을 시사한다.

3.2 체성감각 입력(Somatosensory Input)

체성감각 시스템은 기계수용체(mechanoreceptor)와 이들의 감각 신경 및 중추 경로로 구성되어 있다(체성감각 시스템의 노화 및 균형 제어에 미치는 영향에 대한 논의는 Shaffer and Harrison[194] 참조).

근방추(muscle spindle)는 근육 신장의 속도와 길이를 감지하는 기계수용체 역할을 한다. 근육의 신장 속도는 큰 구심성 섬유(그룹 Ia)에 의해 활성화되는 방추 일차종말에 의해 감지되는 반면, 신장 길이는 Ia 외에 더 작은 구심성 섬유(그룹 II)에 의해 활성화되는 이차종말에 의해 감지된다. 근방추는 관절 움직임의 지각과 관련된 운동감각(kinesthesia)과 관절 위치 감각의 인식에 중요한 역할을 한다. 골지건기관(golgi tendon organ)은 근육과 건의 접합부에 위치하며 이 접합부에서 근육에 의해 생성된 활성 장력(tension)에 대한 정보를 전달한다[103, 121, 171]. 관절 수용체(joint receptors)는 관절낭과 인대의 변형에 반응하여 신호를 방출한다. 근방추와 골지건 기관 및 관절 수용체가 종합적으로 고유수용성 감각을 제공한다.

서 있는 자세에서 발과 바닥의 기저면 사이에서의 움직임은 전단력(shearing force; 신체의 일부가 서로 다른 방향으로 움직이거나 변위될 때 발생하는 힘-역주)과 수직력(vertical force)을 발생시켜 피부의 기계수용체를 활성화시킨다[165]. 이러한 피부감각 입력은 정적 기립 자세에서 낮은 주파수로 발생하는 신체 흔들림을 감지하며[60], 이러한 수용체의 입력 정보는 지면에 대한 신체 방향을 감지하는데 기여한다[99].

발바닥에 진동 자극을 준 실험[108]과 서 있는 지지면을 측면을 이동시킨 실험[137]에 따르면 피부감각 입력 자체가 외부의 균형 방해에 대한 자세 반응을 유발하는데 큰 역할을 하지는 않지만, 진동 자극의 경우에는 자세 반응에 영향을 미치는 것으로 나타났다[60, 187]. 또한 발바닥 피부 진동 자극의 영향은 서 있을 때보다 앉아있을 때 더 뚜렷하게 나타났다[134]. 발바닥 피부 표면에 대한 냉각(cooling) 실험은 관련 연구에서 확인된 마취 효과와는 달리 자세 제어에 미치는 영향은 크지 않았다[84]. 이러한 결과를 종합해 볼 때 질병으로 인해 발바닥의 감각 저하가 발생해도 특정 환자에서 관찰되는 것과 같은 자세 불안정성에는 크게 영향을 미치지 않는 것으로 보인다.

정적 자세를 유지하는 동안 고정된 벽면 등에 손가락을 가볍게 접촉시키면 신체의 흔들림이 현저하게 감소하며(Sozzi et al.[200] 참조), 외부의 균형 방해에 대한 하지 근육 반응의 진폭 또한 감소하는 것으로 나타났다[130, 183]. 이러한 효과는 손이 표면에 닿기 전에도 발생하는데, 이는 표면을 접촉하라는 중추 명령과 자세 반응의 감소 사이에 밀접한 연관성이 있음을 시사한다[184]. 이러한 자세 유지 동안의 외부 접촉점은 수직 자세에 대한 기준점(reference)을 제공한다고 보고되고 있다[80]. 또한 고정된 표면을 손가락으로 가볍게 접촉하면 목 근육에 진동 자극을 주었을 때 발생하는 방향 감각 상실이 완화되는 것으로 밝혀졌다[28]. 반대로 정적 자세를 유지할 때 피험자에게 움직이는 표면을 접촉하게 하면 자세 흔들림이 증가한다

[104]. 이러한 결과들은 손가락의 피부감각 입력과 팔의 고유수용성 감각의 결합이 직립 자세를 안정화시키는데 기여하고 있음을 보여준다.

고유수용성 감각은 관절 위치 및 방향과 관련하여 정적, 동적 측면에 대한 정보를 제공하며(자세한 내용은 Proske and Gandevia[170] 참조) 직립 감각을 정의하는데 중요한 역할을 한다[10, 83]. 특히 하지와 발목의 방향에 대한 정보는 자세 제어에 중요하다. 고유수용성 감각과 그에 따른 신체 방향 감각은 서 있는 피험자의 가자미근과 같은 하지 근육에 진동 자극을 주면 변경될 수 있으며(자세한 내용은 Roll et al.[178] 참조), 이 진동 자극은 그룹 Ia 구심성 섬유에 의해 신경을 전달받는 일차 종말에서 연쇄적인 활동 전위(action potential)를 발생시킨다. 진동 자극 입력은 하퇴삼두근(triceps surae)이 신장된다는 잘못된 신호를 생성하여[32, 178] 신체가 후방으로 기울어지는 듯한 느낌을 갖게 한다[64, 107]. 반면에 등쪽 목 근육에 진동 자극을 가하면 신체가 앞으로 기울어지는 듯한 느낌을 생성한다[120]. 하지 근육의 고유수용성 감각 입력은 정적 자세에서 중력에 대응하는데 필요한 낮은 수준의 균형 관련 발목 강성(stiffness)을 조절하는데 기여한다[136]. 그러나 정적 자세에서 고유수용성 감각 정보는 핵심적인 역할을 하지는 않는데, 실제로 이러한 조건에서는 하퇴삼두근 활동의 변화와 신체 흔들림에 의해 유도된 해당 근육의 신장 사이에서 명확한 관계를 찾을 수 없으며, 이는 신체 균형 제어가 발목 근육 신장에 의해 유발된 신장 반사(stretch reflex)에만 의존하지 않는다는 것을 시사한다[81].

3.3 전정감각 입력(Vestibular Input)

전정감각 시스템은 신체 균형과 운동 제어뿐만 아니라 공간적 자기 운동(self-motion) 지각에도 관여한다[58, 202]. 이석 기관(otolith organs) 및 반고리관(semi-circular canals)에서의 구심성 신호는 대뇌의 전정핵(vestibular nucleus)에서 시운동(optokinetic)과 체성감각 및 운동 관련 신호와 통합되며, 전정소뇌피질(vestibulo-cerebellar cortex) 및 심부소뇌핵(deep cerebellar nuclei)과 상호 연결된다(자세한 내용은 Green and Angelaki[77] 참조). 전정핵을 통해 전달되는 반사(reflex)는 신체 균형과 움직임에 크게 관여하며 세 가지 범주로 분류할 수 있다. 전정-척추 반사(vestibulo-spinal reflex)는 사지와 체간 근육의 근긴장도를 조절하고, 전정-목 반사(vestibulo-collic reflex)는 머리와 목의 자세와 움직임에 관여하며, 전정-안구 반사(vestibulo-ocular reflex)는 머리의 움직임을 보상하기 위해 안구 내에서 눈의 위치를 조절한다.

3.4 목 감각 입력(Neck Input)

목에 위치한 기계수용체는 전정 및 시각 기관, 그리고 중추 신경계의 여러 중심 영역과 연결되어 있다. 이러한 연결은 자세 안정성을 위한 목 감각 입력의 중요성을 보여준다. 특히 목 감각 수용체는 자세 방향의 제어와 동작 그리고 이동운동(locomotion)의 지각에 중요한 역할을 한다(자세한 내용은 Treleaven[215], Pettorossi and Schieppati[167] 참조). 예를 들어 목으로부터의 감각 입력은 몸통에 대한 머리의 위치 정보를 중추신경계에 제공하는데, 이는 전정감각 입력과 전반적인 신체 움직임의 통합을 용이하게 한다.

앞서 언급한 하지 근육의 경우와 마찬가지로, 진동 자극은 목의 고유수용성 감각 입력과 자세 제어와의 관련성을 평가하는데 활용할 수 있다. 서 있는 피험자의 목 측면 또는 뒤쪽에 진동 자극을 가하면 신체는 자극된 부위의 반대 방향으로 기울어진다[29, 120]. 따라서 목 감각 입력은 전정계 및 안구와 사지 근육의 감각 신호와 함께 신체 방향을 설정하는데 기여한다. 목 근육의 진동 자극 효과는 손가락으로 고정된 표면을 가볍게 접촉하면 크게 줄어드는데, 이는 목 감각 수용체와 손가락 피부 수용체 사이에 긴밀한 상호작용이 존재한다는 것을 나타낸다[28].

4 감각 입력의 중추적 통합(Central Integration of Sensory Inputs)

4.1 소뇌(Cerebellum)

소뇌는 사지 움직임과 신체 균형 및 운동 학습을 포함한 다양한 종류의 운동 활동 제어에 밀접하게 관여한다(Synofzik and Ilg[207]; Taylor and Ivry[210] 참조). Colnaghiet al.[41]는 최근 세타돌발파자극(theta burst stimulation; 초고주파 자극으로 두뇌의 특정 부위의 신경 세포를 활성 또는 억제시키는 경두개자기자극술-역주)에 의한 소뇌충부(cerebellar vermis)의 기능적 비활성화가 신체 흔들림의 증가와 관련이 있음을 보여주었다. 소뇌는 신체 움직임을 조절하지만 움직임을 생성하는 영역은 아니므로 소뇌의 손상은 하행 운동경로 손상(예: 뇌졸중)의 경우처럼 마비로 이어지지 않고, 비정상적인 감각-운동의 통합[125] 및 협응 동작 장애와 같은 소위 운동실조증(ataxia)을 유발한다(최신 내용은 Akbar and Ashizawa[4] 참조). 운동실조증은 자세 제어에 현저한 영향을 미치며 낙상 위험을 높인다[68].

4.2 기저핵(Basal Ganglia)

기저핵은 수의적인 움직임의 계획과 시작 및 제어에 관여한다. 기저핵과 도파민 시스템은 '세트(set)', 즉 신경계의 준비 상태를 조절하는데 중요한 신경 기질(substrate)을 구성하며, 이는 자세 반응의 구성에 대한 대뇌 명령과 같은 상황적 요인의 영향을 받는다[169]. 결과적으로 기저핵은 예비 자세 조절(anticipatory postural adjustments) 및 자세와 보행 간의 상호 작용을 조절한다[36]. 또한 기저핵은 상부 뇌간핵(brainstem nuclei; 중뇌 운동 영역)으로 투사되며, 이 신경핵은 양측 중앙부 하행 경로를 통한 뇌간과 척수로의 투사를 통해 신체 균형과 보행을 위한 체간 및 근위부(proximal) 근육을 제어한다[160].

4.3 중추신경계의 감각-운동 통합 (Sensorimotor Integration in the Central Nervous System)

감각 정보가 통합되면 신체의 위치와 움직임(운동감각)을 자세히 묘사하는 내적 표상(representation) 또는 내적 모델이 형성된다. 이러한 감각 정보의 입력은 척수, 전정핵, 뇌간, 시상, 소뇌 및 대뇌 피질에서 통합되면서 서로 상호 작용을 하기도 한다[125]. 예를 들어 고유수용성 감각 정보는 복잡한 감각 환경을 이해하기 위해 시각 및 전정 감각 정보와의 통합이 필요하다. 지지면이 견고하고 조명이 밝은 환경에서 건강한 사람은 일반적으로 체성감각에 가장 많이 의존하고 그 다음으로 전정감각에 의존하며, 시각 정보는 가장 적게 의존한다[166]. 하나의 감각 채널에 장애가 있는 경우 인체의 감각 중복(sensory redundancy) 현상은 질병으로 인한 구심성 입력의 저하에도 불구하고 감각의 재가중화(reweighting)라는 보상 작용을 통해 직립 균형을 유지할 수 있게 해준다. 그러나 이러한 보상 메커니즘에 문제가 생기면 균형 감각이 손상되어 낙상 위험이 높아질 수 있다[164].

두정엽, 측두엽 및 뇌섬엽(insular cortex)은 자세 제어와 관련된 감각 통합에 필수적인 영역이며, 인지 상태 또는 초기 감각운동 조건의 변화, 사전 경험의 유무 및 균형 방해에 대한 사전 경고나 예상[86, 101] 등으로 인한 자세 반응의 변화에 관여한다. 이러한 변화는 모두 '중추 세트(central set; 외부 자극에 빠르고 적절하게 반응할 수 있도록 예상되는 자극이나 외부 조건에 대해 미리 설정된 반응 계획-역주)'의 변화를 나타낸다[169]. 또한 소뇌-대뇌피질 회로(cerebellar-cortical loop)는 이전 경험을 기반으로 자세 반응을 조정하고[85], 기저핵-대뇌피질 회로(basal ganglia-cortical loop)는 현재 상황에 따라 자세 반응을 미리 선택하고 최적화하는데 관여한다[20, 183].

감각-운동 통합은 주의력(attention)이나 감정(emotion)과 같은 상위 인지 과정에 의해 영향을 받을 수 있다. 자세 안정성을 유지하기 위해서는 주의력 자원이 필요하다는 점에 유의해야 한다[195, 212]. 연구에 따르면 동시적인 자세 제어 동작 과제의 수행 요구(demand) 수준이 증가하면 인지 능력이 감소하는 것으로 나타났다. 결과적으로 동작 과제에서 신체 균형 요구 수준이 증가하면서 주의력 요구도 증가하는데, 앉은 자세에서 서 있는 자세로, 그리고 걷는 자세로 이동할수록 주의력 요구량이 점진적으로 증가한다[212]. 또한 정서적 상황도 자세 제어에 영향을 미치는데, 예를 들어 높은 곳에서 떨어질 위험에 직면하는 경우, 몸의 흔들림이 감소한다[35]. 이러한 상황에서 건강한 성인 및 노인은 일반적으로 자세를 경직시키는 전략(postural stiffening strategy)을 사용하는데, 이러한 변화는 고유수용성 및 전정 반사를 강화시키며[96, 95, 138], 이로 인해 특정 높이에 있는 피험자는 자신의 몸이 실제보다 더 많이 흔들린다고 인식하는 등의 지각 왜곡이 발생한다.

4.4 피드백 및 피드포워드 자세 제어 (Feedback and Feed Forward Postural Control)

중추 신경계는 연속 및 불연속의 두 가지 피드백 제어 모드에서 나오는 감각 신호를 통해 균형 상태로부터의 이탈을 알게 된다[131]. 연속 제어 모드는 정적 자세 제어와 바닥 지지면에 예측할 수 없는 지속적인 균형 방해가 있을 때 사용된다[113]. 그러나 정적 자세를 유지하는 동안 피험자는 신체 균형을 제어하기 위해 피드백에만 의존하는 것은 아니라고 보고되고 있다. 실제로 자세 제어에 대한 피드백이 없는 시작 단계에서는 개방-회로(open-loop) 제어 방식이 사용된다[37, 40]. 그런 다음 약 1초 후에 개방-회로 제어가 폐쇄-회로(closed-loop) 제어 방식으로 변경되고 그 후 피험자는 자세 제어를 위해 지속적으로 피드백을 사용한다.

다른 제어 모드는 불연속 피드백으로 구성되며, 이는 직립 자세가 외부의 힘 등에 의해 방해될 때 사용된다. 이러한 외부 힘은 바닥 지지면의 이동에 의해 실험적으로 유도할 수 있는 위상적(phasic) 자세 반응(제시되는 자극과의 관계 속에서 자극의 특성에 따라 나타나는 간헐적 자세 반응-역주)을 유발하는데, 이는 방향에 따라 다르며 원위부에서 근위부로 이어지는 근육 활성화 순서를 따른다[91]. 이러한 자세 반응은 근육의 신전에 의해 유발되며, 초기 및 후기 잠복기(latency) 후에 발생한다. 초기 잠복기는 방추군 Ia 구심성 섬유(단일연접 신전 반사에 해당)에 의해 매개되는 반면 후기 잠복기는 방추군 II 섬유에 의해 매개된다. 후자의 반응은 척수 올리고시냅스 경로(spinal oligosynaptic pathway)를 통해 전달된다(Schieppati et al.[186];

Nardone et al.[143]; Schieppati and Nardone[187, 185]; Nardone and Schieppati[147]; Bove et al.[30], Gray et al.[78]). 방추근 II 구심성 섬유의 전도 속도는 약 21m/s로 추정되며, 이는 Ia 섬유 속도(51m/s)의 절반 이하이다[147].

자세 반응은 자세의 변화에 영향을 받는다. 예를 들어 사전에 신체를 기울인 자세를 취하면 외부의 자세 방해 자극에 대한 EMG 반응의 지연 시간과 진폭 모두가 영향을 받는다[90, 186]. 또한 반복적인 균형 방해 자극은 자세 반응의 습관화(habituation)를 유도한다. 예를 들어 서 있는 자세에서 바닥 지지면을 발등 쪽으로 들어올리는 회전 자극을 반복적으로 가하면 첫 번째 자극 제시 후 두 번째 시행에서는 하퇴삼두근의 자세 반응이 빠르게 감쇠되고, 이후 시행 시 습관화가 느리게 나타난다[82]. 이러한 적응 현상은 바닥 지지면을 반복적인 사인파형(sinusoidal)으로 이동시키는 균형 방해 자극을 시행한 경우에도 나타났다[153, 201]. 재현 가능한 일반적인 자세 반응의 패턴에도 불구하고 연속적인 주기의 동일한 균형 방해 자극에 대한 자세 반응에는 상당한 가변성(variability)이 존재하며, 이는 동적 자세 반응의 유연성을 나타낸다[181]. 시각(vision)의 유무에 따라서도 균형 잡기 동작에 상당한 차이가 관찰된다[31, 45, 72, 188]. 예를 들어 실험적으로 시각을 점진적으로 저하시킬 때 시각이 좋은 조건에서는 '머리가 공간에 고정되는(head-fixed-in-space)' 동작이 강화되지만, 시각이 저하되거나 부재하는 조건에서는 '머리가 지지면의 이동을 따라 움직이는(head-moving-with-platform)' 동작이 생성된다[190, 189]. 균형 잡기 동작은 자세 유지 근육에 진동 자극을 가할 때 유발되는 비정상적인 고유수용성 감각의 방해에도 불구하고 탄력적으로 반응하여 자세를 유지하는 것으로 나타나는데[157], 이는 피드포워드(feed forward) 메커니즘이 상당히 큰 부분에서 관여하고 있음을 시사한다.

서 있는 자세에서 피험자가 자발적으로 움직이는 것은 그 자체만으로 신체 균형을 불안정하게 만든다. 이러한 경우 근육 반응이 너무 늦게 일어나 균형을 효과적으로 유지하기 어렵기 때문에 중추신경계가 자세 제어의 피드백 모드에 의존하는 것은 실용성이 떨어진다. 대신 중추신경계는 자발적인 움직임에 의한 균형 방해가 시작되기 전에 예비 자세 조절(anticipatory postural adjustment, APA)을 시행한다. 따라서 자세 제어는 적절한 자세를 유지하는데 필요한 APA를 생성하기 위해 이러한 경우 피드포워드 모드로 조절된다[131]. 예를 들어 피험자가 선 자세에서 상지를 빠르게 자발적으로 움직일 때 이러한 현상이 발생한다[42]. 이 동작 조건에서 APA는 상지 움직임에 의해 생성되는 힘으로 신체의 무게 중심이 변위(displace)될 것으로 예상되는 방향과 반대 방향으로 신체 분절을 변위시킨다. 이러한 방식으로 APA는 기저면 위에 신체 무게 중심을 유지하도록 작동한다[27, 197].

똑바로 선 자세에서 전방으로 손을 뻗으면 동작 초기 단계에서 일반적으로 신체의 압력 중심(center of pressure, COP; 기저면에 가해진 모든 신체 힘의 분포 중심-역주)의 후방 이동과 전경골근(tibialis anterior)의 활성화로 구성된 기본 APA 패턴이 발생하는데, 최근 연구에 따르면 이 패턴은 동작을 반복함에 따라 변화하여 근육 활성화가 더 일찍 시작되고, 이로 인해 예상되는 COP의 변위가 커진다는 사실이 밝혀졌다[117]. 결과적으로는 자발적 균형 방해 후 신체 무게 중심의 최대 변위가 감소되는 것이 관찰되어 자세 안정성이 향상되었음을 보여주었다[106]. 반복된 손 뻗기 동작 훈련은 운동 능력의 향상뿐만 아니라 APA의 변화를 촉진한다[102]. APA의 변화는 운동 능력 향상과 상관관계가 있으며 운동 능력의 변화보다 먼저 나타난다. 이 결과는 APA의 변화가 운동 수행 능력 향상에 기여한다는 것을 시사한다[180].

APA는 개인의 자세 안정성 수준에 따라 조절된다. 예를 들어 고정된 물체에 대한 가벼운 신체 접촉은 자발적인 팔 움직임과 관련된 APA를 감소시키는 것으로 나타났다[198]. 이러한 현상은 피험자가 현재 신체 무게 중심의 위치를 추정하는 능력이 향상되었기 때문일 수 있다[116]. 마찬가지로 자세 안정성을 위협하는 요인이 감소하면 하지의 APA 크기가 감소하거나 사라진다[71, 156, 114]. 또한 외부 지지대가 있거나 피험자가 앞으로 기울어져 있을 때 APA는 감소하거나 나타나지 않는데[211], 이는 위에서 언급한 바와 같이 APA의 발생이 초기 자세 안정성 상태에 영향을 받는다는 것을 보여준다.

5 자세 제어에 영향을 미치는 질병 (Diseases Affecting Postural Control)

5.1 골격근 상태(Skeletal Muscle Conditions)

골격근은 자세 안정화로 이어지는 일련의 과정에서 '최종 효과기(end effector; 중추신경계의 명령 신호를 수용하여 반응하는 신체 구성 요소-역주)'이기 때문에 하지 근육의 약화는 낙상 위험을 초래할 수 있다[214]. 주로 하지의 근력 약화를 특징으로 하는 듀센 근이영양증(Duchenne muscular dystrophy)을 가진 남아의 경우 신체 흔들림의 증가를 보인다[12]. 마찬가지로 소아마비 병력이 있는 사람의 경우 하지 근력은 불안정한(compliant) 지지면에 서 있는 동안의 자세 흔들림과 밀접한 관련이 있다고 보고되었다[118]. 그러나 근수축과 근육의 감각정보 처리(sensory muscular process) 사이에 기능적 연결이 존재하는 것으로 나타났기 때문에 자세 불안정성은 전적으로 근력 약화로만 설명될 수 없다[33].

5.2 말초신경병증(Peripheral Neuropathy)

말초신경병증(peripheral neuropathy) 환자의 경우 낙상 위험이 증가하며[214], 당뇨병성 다발신경병증(diabetic polyneuropathy) 환자는 정적 직립 자세에서 신체 흔들림이 증가한다[26, 75, 148, 196]. 흥미로운 점은 이러한 환자들이 눈을 감았을 때뿐만 아니라 눈을 뜬 상태에서도 신체 흔들림이 증가하는 것인데, 이는 시각이 체성감각 장애를 완전히 보상할 수 없음을 시사한다[148]. 그러나 자세 균형 중 신체 흔들림이 다른 유형의 신경병증에서 항상 관찰되는 것은 아니다. 예를 들면 샤르코-마리-투스병 1A형(Charcot-Marie-Tooth disease type 1A, CMT1A) 환자에서는 신체 흔들림이 질병의 영향을 거의 받지 않는다[150, 151]. 이는 CMT1A가 축삭 탈수초화(axonal demyelination) 및 Ia 구심성 섬유를 포함하는 직경이 큰 유수 신경 섬유의 손실을 보이기 때문이다[63, 192]. 이와 달리 당뇨병 환자는 큰 구심성 신경 섬유 외에 중소형 구심성 신경 섬유를 포함하는 감각운동 원위부 대칭성 다발신경병증(sensorimotor distal symmetric polyneuropathy)이 발생할 수 있다[15]. 따라서 당뇨병 환자의 정적 자세 유지 동안 관찰되는 신체 흔들림의 증가는 방추군 Ia 신경 섬유 외에도 중간 크기의 방추군 II 구심성 신경 섬유의 손상과 관련이 있을 가능성이 있다[144]. 이는 근육의 길이 변화에 민감한 근방추 이차 종말에서 나오는 감각 입력이 근방추 1차 종말의 감각 입력보다 정적 자세 동안 신체 무게 중심의 변위로 인한 하지 근육 길이의 느린 변화를 더 잘 감지할 수 있음을 나타낸다. 그러나 CMT1A 환자에서도 신체 흔들림이 증가하는 사례가 보고되었는데[115], 이러한 현상은 질병 말기 단계에서 중소형 구심성 신경 섬유의 심각한 탈수초화 및 축삭 손실에 기인할 수 있다[150]. 일반적으로 신경병증 환자는 외부의 자세 방해 자극에 대해 근육 반응의 지연이 나타나며[98, 148], 방해 자극의 속도와 진폭에 따라 자세 반응의 토크(torque) 크기를 조절하는데 어려움을 겪는 것으로 밝혀졌다.

후근 신경절(dorsal root ganglia)의 감각 신경세포 손상으로 인해 발생하는 감각뉴런 질환(sensory neuron disease, SND) 환자는 심각한 실조증(ataxia)을 경험한다. 이들 환자는 감각 실조증에서 보이는 것처럼 눈을 감고 있을 때뿐만 아니라 눈을 뜬 상태에서도 정적 자세가 매우 불안정하다[141]. 이러한 결과는 감각 통합의 중요성을 강조하며, 특히 체성감각 입력이 균형 제어에서 시각을 최적으로 사용할 수 있게 만드는 요인임을 시사한다. 또한 이들 환자는 외부의 균형 방해 자극에 대한 자세 반응, 특히 척추 상부의 뇌 중추에서 발생하는 것으로 여겨지는 긴고리(longloop) 반응에서 지연된 잠복기를 보인다. 이는 이들 환자의 균형 장애가 주로 중추신경계로의 구심성 신경 섬유의 전달 장애로 인해 발생할 수 있음을 의미한다. 실제로 SND 환자의 자세 불안정은 말초신경병증 환자브다 훨씬 더 심각하다. 마찬가지로 경추증(cervical spondylosis)으로 인한 척수병증(myelopathy) 환자는 정적 자세에서 신체 흔들림이 크게 증가하고[139] 자세 방해에 대한 후기 반응 시작의 잠복기가 증가한다[2]. 이는 감각 정보를 상위 뇌 중추로 전달하는 척추 경로의 비정상적인 기능의 징후로 간주되며 환자의 자세 불안정성에 영향을 미친다.

당뇨병성 말초신경병증 환자는 정적 자세에서 신체 흔들림이 증가하지만, 예측 가능한 바닥 지지면의 이동을 통해 균형 방해 자극을 받을 때는 대체로 정상적인 전후 방향 신체 변위를 보인다[144]. 이러한 예상과 다른 결과는 이들 환자의 경우 동적 균형 조건에서 APA를 효과적으로 활용할 수 있는 능력이 있음을 보여주며, 이는 APA를 생성하기 위한 전정감각에 대한 의존도가 높아진 것과 관련이 있을 수 있다[89]. 이와 대조적으로 SND 환자의 경우 예측 가능하게 움직이는 지지면 위에서 있을 때 신체 균형 유지하는데 어려움을 겪는다. 이러한 장애는 긴고리 경로의 이상으로 인해 발생할 수 있다[141].

5.3 전정감각 손상(Vestibular Deficit)

만성 양측성 전정 장애가 있는 환자는 직립 자세의 균형 방해에 대한 자세 반응에 이상을 나타내지 않는다[16, 52, 85, 92, 154]. 따라서 전정감각 입력은 신체 변위에 대한 자세 반응을 유발하는데 중요한 것으로 간주되지 않는다. Allum과 Pfaltz[6]는 완전한 양측 전정 장애가 있는 환자에서 바닥 지지면을 위쪽으로 회전시키는 균형 방해 자극을 가했을 때 환자는 몸이 뒤로 기울어지는 처음 150 ms 이내에 여전히 발목과 목 근육 활동이 활성화되는 것을 보여주었다. 이들 환자에서 자세 반사의 잠복기는 정상이지만 진폭은 감소했는데[52], 이러한 결과는 전정척추 입력(vestibulospinal input)이 자세 반응을 유발하는데 필요하지 않을 수 있지만 반응의 진폭을 조절하는데 중요한 역할을 한다는 것을 나타낸다.

견고한 지면에 서 있을 때 일반적으로 전정척수계는 최소한으로 활성화되지만[66], 급성 일측성(unilateral) 병변을 가진 환자는 주로 손상을 받은 미로(labyrinth) 쪽으로 신체가 흔들리는 증상을 보이는 경우가 많다[48, 52]. 이러한 자세 불안정성의 원인은 오른쪽과 왼쪽 내이(inner ears)에서 전정핵으로 전달되는 미로 입력의 불균형으로 인해 전정-척추 반사가 손상되었기 때문이다[5, 52]. 또한 불안정성은 중추신경계로의 전정감각 입력 장애로 인해 머리 움직임에 대한 비정상적인 정보를 초래하여 방향에 대한 시각 및 체성감각 신호를 정확히 해석하는데 방해가 되기 때문에 발생할 수 있다[17, 25].

일측성 전정 장애가 있는 환자는 전후 방향으로 지속적으로 움직이는 바닥 지지면에서 예측 가능한 균형 방해를 받을 때 건강한 피험자에 비해 신체 변위가 더 크게 나타난다[44]. 하지만 눈을 뜬 상태와 감은 상태 모두에서 신체 변위의 전반적인 패턴은 건강한 피험자의 패턴과 유사하다[45]. 이러한 결과는 균형 잡기 과제에서 APA의 중요한 역할을 강조하며[181] 적절한 APA를 생성하는데 전정 입력 기능이 필수적이지 않을 수 있음을 나타낸다.

양측성 전정 손상이 있는 환자는 체성감각 회로의 증폭(gain)을 높여 장애에 적응한다[18, 205]. 이러한 보상은 손상되지 않은 나머지 감각 입력의 활용을 통해 손실된 감각 입력을 상쇄하기 위한 보상(compensation)의 예라고 할 수 있다. 그러나 이러한 보상 작용에도 불구하고 다른 감각정보 입력이 조작되거나[17, 52, 155, 174], 일상생활에서 비정상적인 자세나[11] 머리 또는 몸을 움직이는 등[110, 161]의 다른 운동 과제를 수행할 때는 이들 환자들도 자세 불안정성을 경험할 수 있다.

5.4 뇌졸중(Stroke)

많은 뇌졸중 환자는 균형 감각에 영향을 미치는 감각운동 장애를 가지고 있다. 이러한 균형 장애는 일상생활능력(ADL) 및 보행의 독립성에 큰 영향을 미치며[22, 67, 109], 낙상의 중요한 위험 요인이다[214]. 정적 직립 자세에서 뇌졸중 환자는 COP의 위치가 마비되지 않은 하지 쪽으로 이동하여 비대칭으로 서 있는 자세 이상을 보이는 경우가 많으며[140], 신체 흔들림이 건강한 사람에 비해 크기 때문에 자세의 불안정성이 나타난다[142]. 이러한 자세 이상이나 자세 불안정성은 항상 병변측과 연관되는 것은 아니다[126, 142]. 그러나 오른쪽 피질 반구에 병변이 있는 환자는 왼쪽 피질에 병변이 있는 환자보다 자세가 더 불안정하고[124], 자발적으로 체중을 비마비 하지쪽으로 옮기는 능력이 더 떨어지는 것으로 알려져 있다[100].

뇌졸중 환자의 비정상적인 자세와 관련하여 일반적으로 이들 환자는 마비된 하지에 체중을 이동하여 유지하는데 어려움을 겪으며[8] 이는 보행 패턴에 반영되어 나타난다. 실제로 직선[142] 및 곡선 궤적[76] 보행 모두에서 체중 분포의 비대칭에 의해 보행 동작 수행이 영향을 받는다. 이러한 비대칭은 마비된 하지 근육의 근력 감소와 관련이 있으나[21, 142] 이것이 유일한 원인은 아니다. 예를 들어 병변의 반대 방향으로 신체가 기울어지는 수직 자세 지각(perception)의 왜곡도 체중 분포 비대칭의 또 다른 원인일 수 있으며, 이러한 왜곡으로 인해 환자는 병변 동측

(비마비) 하지 쪽으로 자세를 정렬하게 된다[172]. 또한 갈바닉 전정 자극(galvanic vestibular stimulation; 전정 미로에 작은 전류를 가하여 자세 반응을 분석하는 전기 자극술-역주)을 이용한 실험에 따르면 전정 균형 조절에 관여하는 뇌간 출력 경로에 대한 피질연수 투사(corticobulbar projection)의 장애도 이들 환자에서 관찰되는 자세 이상에 영향을 미치는 것으로 나타났다[129].

뇌졸중 환자의 자세 불안정과 관련된 신체 흔들림의 증가는 강직(spasticity)에 의한 것보다는 감각운동 및 인지 장애와 관련이 있는 것으로 보인다. 실제로 근위축성 측색 경화증(amyotrophic lateral sclerosis; 일명 루게릭병-역주) 환자와 강직성 하반신 마비 환자는 하지 근육의 강직에도 불구하고 정적 자세에서 신체 흔들림이 증가하지 않는다[140]. 뇌졸중의 자세 불안정은 입력된 감각 정보의 통합 장애[127]뿐만 아니라 직립 자세 중 수직성에 대한 비정상적인 지각[173]에서 비롯될 수 있다. 그러나 신체 흔들림의 증가와 체중 분포의 비대칭 사이의 연관성은 간단하지 않으며, 신체 흔들림과 내외측(medial-lateral) 방향의 COP 위치 사이에는 직접적인 상관관계가 발견되지 않았다[142]. 또한 이들 환자에서 신체 흔들림이 증가하는 것은 마비 사지로부터의 감소된 감각 입력으로 인한 신체 흔들림의 속도, 특히 내외측 방향의 흔들림을 제어하기 위해 시각적 의존도가 높아지는 것과 관련이 있을 수 있다[126]. 이러한 결과와 유사하게 정적 서기 자세에서 마비측 하지 쪽으로 체중을 실을 때 비마비측 하지 쪽에 비해 신체 흔들림이 더 많이 나타난다[73].

이동식 바닥 지지면에 의해 자세 방해가 유발되는 동안 뇌졸중 환자는 마비측 하지에서 자세 반응의 개시 지연과 반응 진폭의 감소가 나타난다[51, 217]. 또한 마비측 하지의 근위부 및 원위부 근육은 동시에 활성화(co-activation)되는데 반해 비마비측은 원위부 근육에서 먼저 시작된 다음 근위부 근육으로 진행되는 정상적인 순차적 활성화 패턴을 보인다[65]. 이러한 하지 근육간 비대칭적인 활성화 패턴은 이들 환자의 낙상 위험 증가에 영향을 미칠 수 있다[214]. 또한 단일연접 신전 반사(monosynaptic stretch reflex)에 해당하는 근육 신전 자극에 대한 초기 자세 반응은 증가하는데[140], 이는 신체 검사에서 관찰된 건반사(tendon reflex)의 과흥분성(hyperexcitability)과 일치한다. 그러나 방추군 II 구심성 신경 섬유[187]에 의해 매개되는 근육 신전에 대한 후기 반응은 감소하는 경향이 나타난다[59, 50]. 이는 후기 자세 반응이 초기 반응과는 다른 하행 제어 기전에 의해 영향을 받는다는 것을 의미한다[43].

뇌졸중 환자는 자세-운동 협응(posturo-kinetic coordination) 기능에도 이상을 보인다. 예를 들어 서 있는 상태에서 팔을 앞으로 내밀려고 할 때 신체의 양쪽에서 APA의 생성이 지연된다[87]. 또한 발끝으로 서는 동작도 올바르게 수행하지 못할 수 있다. 건강한 사람의 경우 일반적으로 해당 동작을 수행할 때 발끝으로 일어나기 전에 가자미근보다 전경골근이 먼저 활성화되어 몸을 앞으로 이동시켜 뒤로 넘어지는 것을 방지한다[146]. 하지만 뇌졸중 환자는 마비측의 전경골근이 비마비측보다 늦게 활성화되는 경향이 있다. 따라서 몸을 앞으로 움직일 시간이 충분하지 않아 발끝으로 일어서려고 할 때 자세 불균형이 발생한다[51].

5.5 소뇌 질환(Cerebellar Diseases)

자세 제어는 소뇌 내의 병변 위치에 따라 질적 및 양적 측면에서 다양한 영향을 받는다. 소뇌 외측 반구(lateral hemisphere)의 병변은 상지의 심각한 운동실조를 유발할 수 있지만 자세 제어에는 최소한의 영향을 미친다[47]. 반면 전정소뇌(vestibulocerebellum)의 병변은 인체의 수직축을 기준으로 한 신체 방향에 영향을 주어 환자는 수직 정렬에서 점진적으로 이탈하는 증상을 보인다[53]. 실제로 신체 흔들림과 소뇌 충부(vermian)의 용적 사이에는 뚜렷한 상관관계가 관찰되지만, 측면 소뇌 용적과는 그러한 관계가 발견되지 않는다[206, 216]. 척수소뇌실조증 1형 환자의 경우와 같이 뇌간 및 소뇌의 손상이 광범위할 경우[176] 전체적으로 신체 균형이 손상되는데 이때 내외측 방향보다 전후 방향의 자세 불안정성이 더 커진다[135].

운동실조증은 소뇌에 있는 푸르킨예(Purkinje) 세포의 조절 기능에 의해 더 이상 억제되지 않는 신체 분절간 자세 반사의 과도한 상호 작용으로 인해 발생할 수 있다[53]. 또한 소뇌성 운동실조증의 자세 반응은 균형 방해 자극의 속도에 따라 자세 반응의 진폭이 조절되지 않으며, 건강한 사람에 비해 지속적으로 자세 반응이 더 크게 나타난다[85]. 눈을 뜨고 있는 환자에게는 비정상적인 신체 흔들림이 나타나지 않을 수 있지만, 환자의 눈을 감게 하거나 바닥 지지면을 위로 회전시켜 자세에 방해를 주면 병적인 신체 흔들림이 발생한다[48].

소뇌 질환 환자는 자세-운동 협응 기능에 장애를 보이는데[9], 이는 소뇌가 운동 활동의 타이밍과 크기를 조절하는 역할을 담당하고 있다는 것을 나타낸다. 이들 환자는 서 있는 상태에서 빠르게 팔을 앞으로 내미는 동작을 수행해야 하는 경우 APA의 타이밍과 진폭이 비정상적으로 나타나는데, 특히 근육 활동은 측정과다(hypermetric), 즉 근육 활동 진폭이 지나치게 크게 나타난다[54, 56, 85]. 또한 발끝으로 일어서기 동작을 하는 동안 소뇌 질환 환자의 경우 운동 순서의 다양한 측면이 방해를 받는다. 이러한 결과는 소뇌가 예상 동작 및 신체의 특정 부위에 국한된 동작을 수행할 때 활동의 진폭과 지속 시간을 조절하는 것뿐만 아니라 운동 구성 요소들 간 시간적 관계 조절에도 기여한다는 것을 보여준다[55]. 또한 이들 환자는 수의적 움직임을 수행할 때뿐만 아니라 예측 가능한 자세 방해를 받을 때에도 운동 활동의 피드포워드 제어에 이상을 보인다. 실제로 건강한 피험자와는 달리 소뇌 질환 환자는 다양한 크기의 예측 가능한 자세 방해에 대해 자세 반응을 조정하는데 어려움을 겪는다[85]. 일반적으로 소뇌 질환 환자의 협응 능력 장애는 신체 분절이 움직일 때 발생하는 힘의 변화(dynamics)를 보상하는데 필요한 근육 활성화를 예측하지 못하기 때문일 가능성이 높다(최신 내용은 Marquer et al.[128] 참조).

5.6 파킨슨병(Parkinson's Disease)

파킨슨병(PD)의 자세 조절 장애는 도파민 치료로도 효과적으로 관리되지 않는 경우가 많기 때문에 심각한 운동 이상 증상을 야기한다. 질병이 진행되면서 고관절과 무릎이 구부러진 구부정한 자세를 보인다[62]. 질병의 말기 단계에서 자세 반응이 손상되기 시작하면 환자는 자세 불안정성을 나타내며(PD의 균형 기능 장애의 기본 메커니즘에 대한 최근 내용은 Rinalduzzi et al.[175] 참조) 결과적으로 낙상 위험이 증가한다[168]. 경증에서 중등도 PD에서는 균형 조절이 비대칭적으로 영향을 받을 수 있으며[74, 112], 신규(de novo) 환자에서는 신체 흔들림 증가와 같은 미묘한 균형 장애가 발견된다[36, 122]. 초기 PD 환자는 눈을 뜬 상태보다 눈을 감고 서 있을 때 자세가 더 큰 불안정성을 나타내며, 이는 시각을 박탈한 조건에서의 균형 과제가 임상적 수준 이하의(subclinical) 자세 불안정성을 식별하는데 도움이 될 수 있음을 시사한다[162]. 그러나 신체 흔들림 증가가 불안정성이 높은 환자에게서 일관되게 나타나지 않기 때문에 정적 자세 동안의 신체 흔들림이 PD 환자의 자세 불안정성을 예측하는 인자인지 여부는 명확하지 않다[91, 183]. 실제로 정적 자세조영 검사(static posturography)는 PD 낙상 환자와 건강한 피험자는 구분할 수 있지만, PD 낙상 환자와 PD 비낙상 환자를 효과적으로 구분하는 것은 어려울 수 있다[105, 144].

PD 환자는 자세 경직(postural stiffness)이 증가하며[213], 특히 사지(appendicular) 근육보다는 체간(axial) 근육의 경직이 더 심하다[34, 132]. 이러한 경직 증가는 목에서 가장 두드러지며, 8자 걷기나 누워서 구르기와 같은 대근육(gross) 운동 수행의 장애와 관련성이 있다[70]. 사지 근긴장보다 체간 근긴장에 대한 레보도파 약물 효과가 더 작다는 것은 체간과 사지 근긴장도가 별도의 신경 회로에 의해 제어된다는 것을 나타낸다[221].

연구에 따르면 PD 환자에게 자세 안정성의 한계선(stability limit)에 가까워질 때까지 몸을 앞뒤로 기울이게 하는 동작 과제를 시행하면 전후방 안정성 한계의 범위가 현저하게 감소하는 것으로 나타난다[182]. 이러한 장애는 발목 관절 제어가 자세 안정성에 큰 영향을 미치는 시상면(sagittal plane)에서 가장 두드러지게 나타난다[219]. 또한 자세 안정성 한계의 감소는 증상이 더 심한 환자[182]에서 그리고 약효개시시간(on-phase)이 아닌 약효소실시간(off-phase)에 있을 때 더 두드러진다[123].

PD 환자에서 나타나는 균형 장애의 일부는 고유수용성 감각 장애 또는 다른 감각 시스템과의 통합 장애와 관련이 있을 수 있다[1, 111, 208]. 흥미로운 점은 PD 환자에게 레보도파와 도파민 작용제를 투여하면 상지의 관절 위치에 대한 고유수용성 감각 장애가 악화될 수 있다[159]. 소뇌 질환 환자에서 보이는 것과는 달리[85], PD 환자는 다양한 속도와 진폭으로 움직이는 바닥 지지면의 균형 방해를 받을 때 자세 반응을 조정할 수 있다[88]. 그러나 큰 변위 진폭의 균형 방해에 대한 토크 반응은 건강한 사람에 비해 감소한다[88]. 레보도파 투여는 정적 자세에서 하지 근육의 긴장성(tonic) 활동을 감소시키는 것 외에도 균형 방해에 대한 토크 및 자세 반응을 더욱 감소시킬 수 있다. 이로 인해 외부 변위에 대한 저항력이 감소하여 신체 무게 중심의 변위가 빨라지고 자세 불안정성이 발생하는 레보도파의 역효과가 나타날 수 있다.

PD 환자가 후방 방향으로 자세 방해를 받을 때 균형을 잃는 경향과 유사하게 바닥 지지면이 위쪽으로 회전하여 기울어지면 자세 반응이 비정상적으로 나타난다. 실제로 신전된 가자미근의 반응은 증가된 진폭을 보이지만 단축된 전경골근의 반응은 감소 또는 지연되어 신체의 후방 변위를 유발한다[14, 20, 19, 57, 191]. 이러한 변화는 약효소실시간 동안 더 명확하게 나타나는 반면[14], 약효개시시간 동안 약물 복용 환자의 반응 진폭은 건강한 피험자의 반응 진폭과 유사하다[14, 183]. 한편 환자가 다양한 방향으로 자세 방해를 받을 때 각 하지와 체간 근육의 최대 활성화 방향은 건강한 피험자와 유사하게 나타나는데, 이는 기저핵(basal ganglia)이 자세 반응을 생성하는데 필수적이지 않을 수 있음을 시사한다. 그러나 길항근(antagonist)의 활성화는 환자에서 더 일찍 발생하고 더 크게 나타나며, 그 결과 신체 근육의 동시 활성화(coactivation) 및 경직(stiffening)을 초래한다[61]. 이러한 이상은 PD 환자의 낙상 위험 증가에 영향을 미친다.

PD 환자는 여러 유형의 활동에서 세트(set), 즉 신경계의 준비 상태를 변경하는데 어려움을 보인다. 예를 들어 자세 안정화와 관련된 자세 방해에 대해 신체 균형 반응을 조절하는데 어려움을 겪는다[39, 93, 183]. 특히 이들 환자의 경우 고정된 물체를 잡고 서 있는 동안 바닥 지지면을 아래쪽으로 기울이면 전경골근 전방 신전 반응의 크기를 줄이는 능력이 손상된 것을 확인할 수 있다[183]. 이러한 손상은 질병의 중증도와 유의한 상관관계가 있지만 파킨슨병의 초기 단계에도 나타날 수 있다[145].

또한 PD 환자는 자세 유지와 동작 수행 사이의 협응 장애를 보이며 APA의 감소가 나타난다[13, 49]. 그러나 이러한 감소는 적응적(adaptive) 반응일 수 있는데, 실제로 PD의 수의적 움직임은 느린 속도로 수행되기 때문에 그에 따른 자세에 미치는 영향이 줄어들어 APA가 필요하지 않을 수 있다[177]. 또한 환자들은 발끝으로 일어서기 과제를 수행하는 동안 자세 유지 및 수의적 동작 수행과 관련된 근활성화의 크기가 감소하고 타이밍이 지연되는 것을 보여주는데, 이는 자세 관련 구성요소인 전경골근의 활성화를 끝낸 후 수의적 구성 요소인 비복근의 활성화 단계로 전환하는데 어려움이 있음을 나타낸다[69]. 도파민 복용은 발끝으로 일어서는 동작 과제의 자세 구성 요소와 수의적 구성 요소의 활성화 크기 및 상대적 타이밍을 개선시키는데, 이는 APA가 도파민 조절을 받고 있음을 의미한다. PD 환자는 건강한 피험자에 비해 두 발로 서 있는 자세 동안 예비(anticipatory) 자세 조절 및 반응(reactive) 자세 조절 모두에서 더 큰 비대칭성을 보이는데, 이는 APA의 비대칭성과 병리 생리가 공유됨을 암시한다[24].

PD 환자의 APA 능력 검사는 이동식 지지면을 사용하여 전후 방향으로 예측 가능한 균형 방해를 가하는 방식으로 실시된다. 해당 검사는 눈을 뜬 상태에서 실시할 경우 낙상자와 비낙상자를 구분하는데 도움이 되지 않았다[149]. 그러나 눈을 감은 상태에서 시행했을 때 낙상자는 더 큰 신체 변위를 보이며, 이는 APA 생성이 손상되었음을 나타낸다. 흥미로운 점은 신체 변위의 정도는 레보도파 등가(equivalent) 용량에 따라 증가하는 것으로 나타났는데, 이는 약물 치료가 PD 환자의 운동기능을 향상시키는 동시에 균형 능력은 악화시키는 경향이 있음을 시사한다[132].

마지막으로, 바닥 지지면의 반복적인 전후방 사인파형 이동에 의해 유발된 예측 가능한 균형 방해에 적응하는 PD 환자의 능력도 평가되었다[152]. 해당 연구에 따르면 건강한 피험자에서는 전경골근 EMG 활동의 적응이 처음 몇 번의 방해 주기 내에 일어나는 반면, PD 환자에서는 적응이 지연되는 것으로 나타났다. 또한 균형 방해 중 신체 변위는 건강한 피험자보다 환자에서 더 컸으며 적응 속도도 느렸다. 이러한 장애는 부분적으로 파킨슨병으로 인한 중추신경계의 세트 전환 능력의 손상에 기인할 수 있다[158, 169].

6 결론(Conclusions)

자세 제어 시스템은 인간이 환경과 상호 작용하고 탐색하는데 있어 매우 중요한 역할을 한다. 중추신경계 또는 말초신경계에 영향을 미치는 다양한 질병은 자세 제어 시스템에 영향을 주어 적절한 자세 긴장도를 생성하는 능력을 방해하거나 심각하게 손상시키고 자세 안정성과 자세 정렬을 악화시킬 수 있다. 최근 연구에서는 정상적인 자세 제어 기능을 담당하는 척추 및 척추 상위 경로(pathway)뿐만 아니라 질병 상태에서 이러한 경로가 어떠한 기능적 변화를 보이는지에 대해 탐구하고 있다. 이러한 연구의 목표는 관련 지식을 늘리는 것뿐만 아니라 새로운 증거 기반 재활 접근법의 개발을 촉진하는 것이다. 이러한 전략에 대해서는 이 책의 다른 장에서 주요 주제로 다루고 있다.

참고 문헌

1. Abbruzzese G, Berardelli A. Sensorimotor integration in movement disorders. Mov Disord. 2003;18(3):231–40.
2. Ackermann H, Diener HC, Dichgans J. Changes in sensorimotor functions after spinal lesions evaluated in terms of long-latency reflexes. J Neurol Neurosurg Psychiatry. 1987;50(12):1647–54.
3. Agostini V, Sbrollini A, Cavallini C, Busso A, Pignata G, Knaflitz M. The role of central vision in posture: postural sway adaptations in Stargardt patients. Gait Posture. 2016;43:233–8.
4. Akbar U, Ashizawa T. Ataxia. Neurol Clin. 2015;33(1):225–48.
5. Allum JHJ, Keshner EA, Honegger F, Pfaltz CR. Indicators of the influence a peripheral vestibular deficit has on vestibulo-spinal reflex responses controlling postural stability. Acta Otolaryngol Stockh. 1988;106:252–63.
6. Allum JHJ, Pfaltz CR. Visual and vestibular contributions to pitch sway stabilization in the ankle muscles of normals and patients with bilateral vestibular deficit. Exp Brain Res. 1985;58:82–94.
7. Amblard B, Carblanc A. Role of foveal and peripheral visual information in maintenance of postural equilibrium in man. Percept Motor Skills. 1980;51:903–12.
8. van Asseldonk EH, Buurke JH, Bloem BR, Renzenbrink GJ, Nene AV, van der Helm FC, van der Kooij H. Disentangling the contribution of the paretic and non-paretic ankle to balance control in stroke patients. Exp Neurol. 2006;201(2):441–51.
9. Babinski J. De l'asynergie cérébelleuse. Rev Neurol. 1899;7:806–16.
10. Barbieri G, Gissot AS, Fouque F, Casillas JM, Pozzo T, Pérennou D. Does proprioception contribute to the sense of verticality? Exp Brain Res. 2008;185(4):545–52.
11. Barin K, Seitz CM, Welling DB. Effect of head orientation on the diagnostic sensitivity of posturography in patients with compensated unilateral lesions. Otolaryngol Head Neck Surg. 1992;106:355–62.
12. Barrett R, Hyde SA, Scott OM, Dubowitz V. Changes in center of gravity in boys with Duchenne muscular dystrophy. Muscle Nerve. 1988;11(11):1157–63.
13. Bazalgette F, Zattara M, Bathien N, Bouisset S, Rondot P. Postural adjustments associated with rapid voluntary arm movements in patients with Parkinson's disease. Adv Neurol. 1986;45:371–4.
14. Beckley DJ, Bloem BR, Remler MP. Impaired scaling of long latency postural reflexes in patients with Parkinson's disease. Electroenceph Clin Neurophysiol. 1993;89:22–8.
15. Behse F, Buchthal F, Carlsen F. Nerve biopsy and conduction studies in diabetic neuropathy. J Neurol Neurosurg Psychiatry. 1977;40:1072–82.
16. Black FO, Troost BT, Sufit RL, O'Leary DP. Quantitative analysis for the Romberg test (Pos-

turography) in evaluation of peripheral vestibulopathy, acoustic neuroma and posterior fossa lesions. Neurology. 1978;28:409–10.

17. Black FO, Wall C III, Nashner LM. Effects of visual and support surface orientation references upon postural control in vestibular deficient subjects. Acta Otolaryngol. 1983;55:199–210.
18. Bles W, Vianney de Jong JMB, de Wit G. Somatosensory compensation for loss of labyrinthine function. Acta Oto-Laryngol. 1984;97:213–21.
19. Bloem BR, Beckley DJ, van Dijk JG, Zwinderman AH, Remler MP, Roos RAC. Influence of dopaminergic medication on automatic postural responses and balance impairment in Parkinson's disease. Mov Disord. 1996;11:509–21.
20. Bloem BR, Beckley DJ, Remler MP, Roos RA, van Dijk JG. Postural reflexes in Parkinson's disease during 'resist' and 'yield' tasks. J Neurol Sci. 1995;129(2):109–19.
21. Bohannon RW. Is the measurement of muscle strength appropriate in patients with brain lesions? A special communication. Phys Ther. 1989;69:225–36.
22. Bohannon RW, Leary KM. Standing balance and function over the course of acute rehabilitation. Arch Phys Med Rehabil. 1995;76:994–6.
23. Bolton DA. The role of the cerebral cortex in postural responses to externally induced perturbations. Neurosci Biobehav Rev. 2015;57:142–55 Review.
24. Boonstra TA, van Kordelaar J, Engelhart D, van Vugt JP, van der Kooij H. Asymmetries in reactive and anticipatory balance control are of similar magnitude in Parkinson's disease patients. Gait Posture. 2016;43:108–13.
25. Borel L, Lopez C, Péruch P, Lacour M. Vestibular syndrome: a change in internal spatial representation. Neurophysiol Clin. 2008;38:375–89.
26. Boucher P, Teasdale N, Courtemance R, Bard C, Fleury M. Postural stability in diabetic polyneuropathy. Diabetes Care. 1995;18:638–45.
27. Bouisset S, Zattara M. Biomechanical study of the programming of anticipatory postural adjustments associated with voluntary movement. J Biomech. 1987;20:735–42.
28. Bove M, Bonzano L, Trompetto C, Abbruzzese G, Schieppati M. The postural disorientation induced by neck muscle vibration subsides on lightly touching a stationary surface or aiming at it. Neuroscience. 2006;143:1095–103.
29. Bove M, Courtine G, Schieppati M. Neck muscle vibration and spatial orientation during stepping in place in humans. J Neurophysiol. 2002;88:2232–41.
30. Bove M, Nardone A, Schieppati M. Effects of leg muscle tendon vibration on group Ia and group II reflex responses to stance perturbation in humans. J Physiol (Lond). 2003;550:617–30.
31. Buchanan JJ, Horak FB. Emergence of postural patterns as a function of vision and translation frequency. J Neurophysiol. 1999;81:2325–39.
32. Burke D, Hagbarth KE, Löfstedt L, Wallin BG. The responses of human muscle spindle endings to vibration of non-contracting muscles. J Physiol. 1976;261:673–93.
33. Butler AA, Lord SR, Rogers MW, Fitzpatrick RC. Muscle weakness impairs the proprioceptive control of human standing. Brain Res. 2008;1242:244–51.
34. Carpenter MG, Allum JH, Honegger F, Adkin AL, Bloem BR. Postural abnormalities to multidirectional stance perturbations in Parkinson's disease. J Neurol Neurosurg Psychiatry. 2004;75(9):1245–54.
35. Carpenter MG, Frank JS, Silcher CP, Peysar GW. The influence of postural threat on the control of upright stance. Exp Brain Res. 2001;138(2):210–8.
36. Chastan N, Debono B, Maltête D, Weber J. Discordance between measured postural instability and absence of clinical symptoms in Parkinson's disease patients in the early stages of the disease. Mov Disord. 2008;23(3):366–72.
37. Chiari L, Cappello A, Lenzi D, Della Croce U. An improved technique for the extraction of stochastic parameters from stabilograms. Gait Posture. 2000;12:225–34.
38. Chiba R, Takakusaki K, Ota J, Yozu A, Haga N. Human upright posture control models based on multisensory inputs; in fast and slow dynamics. Neurosci Res. 2016;104:96–104.

39. Chong RK, Horak FB, Woollacott MH. Parkinson's disease impairs the ability to change set quickly. J Neurol Sci. 2000;175(1):57–70.
40. Collins J, De Luca LC. Open-loop and closed-loop control of posture: a random-walk analysis of center-of-pressure trajectories. Exp Brain Res. 1993;95:308–18.
41. Colnaghi S, Honeine JL, Sozzi S, Schieppati M. Body sway increases after functional inactivation of the cerebellar vermis by cTBS. Cerebellum. 2016 Jan 16. [Epub ahead of print].
42. Cordo PJ, Nashner LM. Properties of postural adjustments associated with rapid arm movements. J Neurophysiol. 1982;47:287–302.
43. Corna S, Grasso M, Nardone A, Schieppati M. Selective depression of medium-latency leg and foot muscle responses to stretch by an alpha 2-agonist in humans. J Physiol. 1995;484(Pt 3):803–9.
44. Corna S, Nardone A, Prestinari A, Galante M, Grasso M, Schieppati M. Comparison of Cawthorne-Cooksey exercises and sinusoidal support surface translations to improve balance in patients with unilateral vestibular deficit. Arch Phys Med Rehabil. 2003;84(8):1173–84.
45. Corna S, Tarantola J, Nardone A, Giordano A, Schieppati M. Standing on a continuously moving platform: is body inertia counteracted or exploited? Exp Brain Res. 1999;124:331–41.
46. Dichgans J, Brandt T. Visual-vestibular interaction: effects on self-motion perception and postural control. Perception. Berlin: Springer; 1978. p. 755–804.
47. Dichgans J, Diener HC. Different forms of postural ataxia in patients with cerebellar diseases. Disorders of posture and gait. Amsterdam: Elsevier; 1986. p. 756–804.
48. Dichgans J, Mauritz KH, Allum JH, Brandt T. Postural sway in normals and atactic patients: analysis of the stabilising and destabilizing effects of vision. Agressologie. 1976;17(C Spec No):15–24.
49. Dick JP, Rothwell JC, Berardelli A, Thompson PD, Gioux M, Benecke R, Day BL, Marsden CD. Associated postural adjustments in Parkinson's disease. J Neurol Neurosurg Psychiatry. 1986;49:1378–85.
50. Diener HC, Ackermann H, Dichgans J, Guschlbauer B. Medium- and long-latency responses to displacements of the ankle joint in patients with spinal and central lesions. Electroenceph Clin Neurophysiol. 1985;60:407–16.
51. Diener HC, Bacher M, Guschlbauer B, Thomas C, Dichgans J. The coordination of posture and voluntary movement in patients with hemiparesis. J Neurol. 1993;240:161–7.
52. Diener HC, Dichgans J. On the role of vestibular, visual and somatosensory information for dynamic postural control in humans. Prog Brain Res. 1988;76:252–61.
53. Diener HC, Dichgans J, Guschlbauer B, Bacher M. Quantification of postural sway in normals and patients with cerebellar diseases. Electroencephalogr Clin Neurophysiol. 1984;57:134–42.
54. Diener HC, Dichgans J, Guschlbauer B, Bacher M, Langerbach P. Disturbances of motor preparation in basal ganglia and cerebellar disorders. Prog Brain Res. 1989;80:481–8.
55. Diener HC, Dichgans J, Guschlbauer B, Bacher M, Rapp H, Klockgether T. The coordination of posture and voluntary movement in patients with cerebellar dysfunction. Mov Disord. 1992;7:14–22.
56. Diener HC, Dichgans J, Guschlbauer B, Bacher M, Rapp H, Langenbach P. Associated postural adjustments with body movement in normal subjects and patients with parkinsonism and cerebellar disease. Rev Neurol. 1990;146:555–63.
57. Diener HC, Horak FB, Stelmach G, Guschlbauer B, Dichgans J. Direction and amplitude precuing has no effect on automatic posture responses. Exp Brain Res. 1991;84:219–23.
58. Dieterich M, Brandt T. The bilateral central vestibular system: its pathways, functions, and disorders. Ann N Y Acad Sci. 2015;1343:10–26.
59. Dietz V. Human neuronal control of automatic functional movements: interaction between central programs and afferent input. Physiol Rev. 1992;72:33–69.
60. Dietz V, Mauritz K-H, Dichgans J. Body oscillations in balancing due to segmental stretch

reflex activity. Exp Brain Res. 1980;40:89–95.
61. Dimitrova D, Horak FB, Nutt JG. Postural muscle responses to multidirectional translations in patients with Parkinson's disease. J Neurophysiol. 2004;91(1):489–501.
62. Doherty KM, van de Warrenburg BP, Peralta MC, Silveira-Moriyama L, Azulay JP, Gershanik OS, Bloem BR. Postural deformities in Parkinson's disease. Lancet Neurol. 2011;10(6):538–49.
63. Dyck PJ, Chance P, Lebo R, Carney JA. Hereditary motor and sensory neuropathies. In: Dyck PJ, Thomas PK, Griffin JW, Low PA, Poduslo JF, editors. Peripheral neuropathy. Philadelphia: WB Saunders Co.; 1993. p. 1094–136.
64. Eklund G. General features of vibration-induced effects on balance. Ups J Med Sci. 1972;77:112–24.
65. Di Fabio RP, Badke MB, Duncan PW. Adapting human postural reflexes following localized cerebrovascular lesion: analysis of bilateral long latency responses. Brain Res. 1986;363:257–64.
66. Fitzpatrick RC, McCloskey DI. Proprioceptive, visual and vestibular thresholds for perception of sway during standing in humans. J Physiol. 1994;478:173–86.
67. Fong KN, Chan CC, Au DK. Relationship of motor and cognitive abilities to functional performance in stroke rehabilitation. Brain Inj. 2001;15:443–53.
68. Fonteyn EM, Schmitz-Hübsch T, Verstappen CC, Baliko L, Bloem BR, Boesch S, Bunn L, Giunti P, Globas C, Klockgether T, Melegh B, Pandolfo M, Schöls L, Timmann D, van de Warrenburg BP. Prospective analysis of falls in dominant ataxias. Eur Neurol. 2013;69(1):53–7.
69. Frank JS, Horak FB, Nutt J. Centrally initiated postural adjustments in parkinsonian patients on and off levodopa. J Neurophysiol. 2000;84(5):2440–8.
70. Franzén E, Paquette C, Gurfinkel VS, Cordo PJ, Nutt JG, Horak FB. Reduced performance in balance, walking and turning tasks is associated with increased neck tone in Parkinson's disease. Exp Neurol. 2009;219:430–8.
71. Friedly WG, Hallett M, Simon SR. Postural adjustments associated with rapid voluntary arm movements. 1. Electromyographic data. J Neurol Neurosurg Psychiat. 1984;47:611–22.
72. Fujiwara K, Toyama H, Kiyota T, Maeda K. Postural muscle activity patterns during standing at rest and on an oscillating floor. J Electromyogr Kinesiol. 2006;16:448–57.
73. Genthon N, Rougier P, Gissot AS, Froger J, Pélissier J, Pérennou D. Contribution of each lower limb to upright standing in stroke patients. Stroke. 2008;39(6):1793–9.
74. Geurts AC, Boonstra TA, Voermans NC, Diender MG, Weerdesteyn V, Bloem BR. Assessment of postural asymmetry in mild to moderate Parkinson's disease. Gait Posture. 2011;33(1):143–5.
75. Giacomini PG, Bruno E, Monticone G, Di Girolamo S, Magrini A, Parisi L, Menzinger G, Uccioli L. Postural rearrangement in IDDM patients with peripheral neuropathy. Diabetes Care. 1996;19:372–4.
76. Godi M, Nardone A, Schieppati M. Curved walking in hemiparetic patients. J Rehabil Med. 2010;42(9):858–65.
77. Green AM, Angelaki DE. Internal models and neural computation in the vestibular system. Exp Brain Res. 2010;200(3–4):197–222.
78. Grey MJ, Ladouceur M, Andersen JB, Nielsen JB, Sinkjaer T. Group II muscle afferents probably contribute to the medium latency soleus stretch reflex during walking in humans. J Physiol. 2001;534(Pt 3):925–33.
79. Gurfinkel VS. Physical foundations of stabilography. Aggressologie. 1973;20:9–14.
80. Gurfinkel VS, Ivanenko YP, Levik YS, Babakova IA. Kinesthetic reference for human orthograde posture. Neuroscience. 1995;68:229–43.
81. Gurfinkel VS, Lipshits MI, Mori S, Popov KE. Interaction of the central program for postural control and inherent reflex mechanisms such as the stretch reflex during standing. Aggressologie. 1983;24:63–4.
82. Hansen PD, Woollacott MH, Debu B. Postural responses to changing task conditions. Exp

Brain Res. 1988;73:627–36.
83. Hlavacka F, Mergner T, Schweigart G. Interaction of vestibular and proprioceptive inputs for human self-motion perception. Neurosci Lett. 1992;138(1):161–4.
84. Hoch MC, Russell DM. Plantar cooling does not affect standing balance: a systematic review and meta-analysis. Gait Posture. 2016;43:1–8.
85. Horak FB, Diener HC. Cerebellar control of postural scaling and central set in stance. J Neurophysiol. 1994;72(2):479–93.
86. Horak FB, Diener HC, Nashner LM. Influence of central set on human postural responses. J Neurophysiol. 1989;62(4):841–53.
87. Horak FB, Esselman P, Anderson ME, Lynch MK. The effects of movement velocity, mass displaced, and task certainty on postural adjustments made by normal and hemiplegic individuals. J Neurol Neurosurg Psychiatry. 1984;47:1020–8.
88. Horak FB, Frank J, Nutt J. Effects of dopamine on postural control in parkinsonian subjects: scaling, set, and tone. J Neurophysiol. 1996;75:2380–96.
89. Horak FB, Hlavacka F. Somatosensory loss increases vestibulospinal sensitivity. J Neurophysiol. 2001;86:575–85.
90. Horak FB, Moore SP. The effects of prior learning on human postural responses. Gait Posture. 1993;1:203–10.
91. Horak FB, Nashner LM. Central programming of postural movements: adaptation to altered support-surface configurations. J Neurophysiol. 1986;55(6):1369–81.
92. Horak FB, Nashner LM, Diener HC. Postural strategies associated with somatosensory and vestibular loss. Exp Brain Res. 1990;82:167–77.
93. Horak FB, Nutt JG, Nashner LM. Postural inflexibility in parkinsonian subjects. J Neurol Sci. 1992;111(1):46–58.
94. Horak FB, Macpherson JM. Postural orientation and equilibrium. In: Smith JL, editors. Handbook of physiology: section 12. Exercise: regulation and integration of multiple systems. Oxford: Oxford University Press; 1996. pp. 255–92.
95. Horslen BC, Dakin CJ, Inglis JT, Blouin JS, Carpenter MG. Modulation of human vestibular reflexes with increased postural threat. J Physiol. 2014;592(16):3671–85.
96. Horslen BC, Murnaghan CD, Inglis JT, Chua R, Carpenter MG. Effects of postural threat on spinal stretch reflexes: evidence for increased muscle spindle sensitivity? J Neurophysiol. 2013;110(4):899–906.
97. Houdijk H, Fickert R, van Velzen J, van Bennekom C. The energy cost for balance control during upright standing. Gait Posture. 2009;30(2):150–4.
98. Inglis JT, Horak FB, Shupert CL, Jones-Rycewicz C. The importance of somatosensory information in triggering and scaling automatic postural responses in humans. Exp Brain Res. 1994;101(1):159–64.
99. Inglis JT, Kennedy PM, Wells C, Chua R. The role of cutaneous receptors in the foot. Adv Exp Med Biol. 2002;508:111–7.
100. Ishii F, Matsukawa N, Horiba M, Yamanaka T, Hattori M, Wada I, Ojika K. Impaired ability to shift weight onto the non-paretic leg in right-cortical brain-damaged patients. Clin Neurol Neurosurg. 2010;112(5):406–12.
101. Jacobs JV, Horak FB. Cortical control of postural responses. J Neural Transm (Vienna). 2007;114(10):1339–48.
102. Jagdhane S, Kanekar N, Aruin AS. The effect of a four-week balance training program on anticipatory postural adjustments in older adults: a pilot feasibility study. Curr Aging Sci;2016 Apr 13. [Epub ahead of print].
103. Jami L. Functional properties of the Golgi tendon organs. Arch Int Physiol Biochim. 1988;96(4):A363–78 Review.
104. Jeka JJ, Ribeiro P, Oie K, Lackner JR. The structure of somatosensory information forhuman postural control. Mot Control. 1998;2:13–33.
105. Johnson L, James I, Rodrigues J, Stell R, Thickbroom G, Mastaglia F. Clinical andposturographic correlates of falling in Parkinson's disease. Mov Disord. 2013;28(9):1250–6.

106. Kanekar N, Aruin AS. Improvement of anticipatory postural adjustments for balance control: effect of a single training session. J Electromyogr Kinesiol. 2015;25(2):400–5.
107. Kavounoudias A, Gilhodes JC, Roll R, Roll JP. From balance regulation to body orientation: two goals for muscle proprioceptive information processing? Exp Brain Res. 1999;124(1):80–8.
108. Kavounoudias A, Roll R, Roll JP. The plantar sole is a 'dynamometric map' for human balance control. Neuroreport. 1998;9:3247–52.
109. Keenan MA, Perry J, Jordan C. Factors affecting balance and ambulation following stroke. Clin Orthop 1984;(182):165–71.
110. Kleiber M, Horstmann GA, Dietz V. Body sway stabilization of human posture. Acta Otolaryngol Stockh. 1990;110:168–74.
111. Konczak J, Corcos DM, Horak F, Poizner H, Shapiro M, Tuite P, Volkmann J, Maschke M. Proprioception and motor control in Parkinson's disease. J Mot Behav. 2009;41(6):543–52 Review.
112. van der Kooij H, van Asseldonk EH, Geelen J, van Vugt JP, Bloem BR. Detecting asymmetries in balance control with system identification: first experimental results from Parkinson patients. J Neural Transm. 2007;114(10):1333–7.
113. van der Kooij H, de Vlugt E. Postural responses evoked by platform perturbations are dominated by continuous feedback. J Neurophysiol. 2007;98(2):730–43.
114. Lajoie Y, Teasdale N, Bard C, Fleury M. Attentional demands for static and dynamic equilibrium. Exp Brain Res. 1993;97:139–44.
115. van der Linden MH, van der Linden SC, Hendricks HT, van Engelen BG, Geurts AC. Postural instability in Charcot-Marie-Tooth type 1A patients is strongly associated with reduced somatosensation. Gait Posture. 2010;31(4):483–8.
116. Lipshits MI, Mauritz K, Popov KE. Quantitative analysis of anticipatory postural components of a complex voluntary movement. Fiziol Chelov. 1981;7:411–9.
117. Liu WY, Lin YH, Lien HY, Hsu LY, Tsai YJ, Liao CF, Tang SF. Within-session acquisition of anticipatory postural adjustments during forward reaching task. Clin Neurol Neurosurg. 2015;129(Suppl 1):S53–7.
118. Lord SR, Allen GM, Williams P, Gandevia SC. Risk of falling: predictors based on reduced strength in persons previously affected by polio. Arch Phys Med Rehabil. 2002;83(6):757–63.
119. Lord SR, Clark RD, Webster IW. Visual acuity and contrast sensitivity in relation to falls in an elderly population. Age Ageing. 1991;20(3):175–81.
120. Lund S. Postural effects of neck muscle vibration in man. Experientia. 1980;36:1398.
121. Macefield VG. Physiological characteristics of low-threshold mechanoreceptors in joints, muscle and skin in human subjects. Clin Exp Pharmacol Physiol. 2005;32(1–2):135–44 Review.
122. Mancini M, Horak FB, Zampieri C, Carlson-Kuhta P, Nutt JG, Chiari L. Trunk accelerometry reveals postural instability in untreated Parkinson's disease. Parkinsonism Relat Disord. 2011;17(7):557–62.
123. Mancini M, Rocchi L, Horak FB, Chiari L. Effects of Parkinson's disease and levodopa on functional limits of stability. Clin Biomech. 2008;23:450–8.
124. Manor B, Hu K, Zhao P, Selim M, Alsop D, Novak P, Lipsitz L, Novak V. Altered control of postural sway following cerebral infarction: a cross-sectional analysis. Neurology. 2010;74(6):458–64.
125. Manzoni D. The cerebellum and sensorimotor coupling: looking at the problem from the perspective of vestibular reflexes. Cerebellum. 2007;6(1):24–37.
126. Marigold DS, Eng JJ. The relationship of asymmetric weight-bearing with postural sway and visual reliance in stroke. Gait Posture. 2006;23(2):249–55.
127. Marigold DS, Eng JJ, Tokuno CD, Donnelly CA. Contribution of muscle strength and integration of afferent input to postural instability in persons with stroke. Neurorehabil Neural Repair. 2004;18:222–9.

128. Marquer A, Barbieri G, Pérennou D. The assessment and treatment of postural disorders in cerebellar ataxia: a systematic review. Ann Phys Rehabil Med. 2014;57(2):67–78.
129. Marsden JF, Playford DE, Day BL. The vestibular control of balance after stroke. J Neurol Neurosurg Psychiatry. 2005;76(5):670–8.
130. Martinelli AR, Coelho DB, Magalhães FH, Kohn AF, Teixeira LA. Light touch modulates balance recovery following perturbation: from fast response to stance restabilization. Exp Brain Res. 2015;233(5):1399–408.
131. Massion J. Movement, posture and equilibrium: interaction and coordination. Prog Neurobiol. 1992;38(1):35–56 Review.
132. Maurer C, Mergner T, Xie J, Faist M, Pollak P, Lücking CH. Effect of chronic bilateral subthalamic nucleus (STN) stimulation on postural control in Parkinson's disease. Brain. 2003;126(Pt 5):1146–63.
133. Mauritz KH, Dietz V. Characteristics of postural instability induced by ischemic blocking of leg afferents. Exp Brain Res. 1980;38:117–9.
134. Mildren RL, Strzalkowski ND, Bent LR. Foot sole skin vibration perceptual thresholds are elevated in a standing posture compared to sitting. Gait Posture. 2016;43:87–92.
135. Mohan G, Pal PK, Sendhil KR, Thennarasu K, Usha BR. Quantitative evaluation of balance in patients with spinocerebellar ataxia type 1: a case control study. Parkinsonism Relat Disord. 2009;15:435–9.
136. Morasso PG, Schieppati M. Can muscle stiffness alone stabilize upright standing? J Neurophysiol. 1999;83:1622–6.
137. Mouchnino L, Blouin J. When standing on a moving support, cutaneous inputs provide sufficient information to plan the anticipatory postural adjustments for gait initiation. PLoS ONE. 2013;8(2):e55081.
138. Naranjo EN, Allum JH, Inglis JT, Carpenter MG. Increased gain of vestibulospinal potentials evoked in neck and leg muscles when standing under height-induced postural threat. Neuroscience. 2015;293:45–54.
139. Nardone A, Galante M, Grasso M, Schieppati M. Stance ataxia and delayed leg muscle responses to postural perturbations in cervical spondylotic myelopathy. J Rehab Med. 2008;40:539–47.
140. Nardone A, Galante M, Lucas B, Schieppati M. Stance control is not affected by paresis and reflex hyperexcitability: the case of spastic patients. J Neurol Neurosurg Psychiatry. 2001;70:635–43.
141. Nardone A, Galante M, Pareyson D, Schieppati M. Balance control in sensory neuron disease. Clin Neurophysiol. 2007;118:538–50.
142. Nardone A, Godi M, Grasso M, Guglielmetti S, Schieppati M. Stabilometry is a predictor of gait performance in chronic hemiparetic stroke patients. Gait Posture. 2009;30:5–10.
143. Nardone A, Grasso M, Giordano A, Schieppati M. Influence of body height on the latency of leg and foot muscle EMG responses to perturbation of stance in humans. Neurosci Lett. 1996;206:89–92.
144. Nardone A, Grasso M, Schieppati M. Balance control in peripheral neuropathy: are patients equally unstable under static and dynamic conditions? Gait Posture. 2006;23:364–73.
145. Nardone A, Pasetti C, Schieppati M. Spinal and supraspinal stretch responses of postural muscles in early Parkinsonian patients. Exp Neurol. 2012;237(2):407–17.
146. Nardone A, Schieppati M. Postural adjustments associated with voluntary contraction of leg muscles in standing man. Exp Brain Res. 1988;69:469–80.
147. Nardone A, Schieppati M. Medium-latency response to muscle stretch in human lower limb: estimation of conduction velocity of group II fibres and central delay. Neurosci Lett. 1998;249:29–32.
148. Nardone A, Schieppati M. Group II spindle fibres and afferent control of stance. Clues from diabetic neuropathy. Clin Neurophysiol. 2004;115:779–89.
149. Nardone A, Schieppati M. Balance in Parkinson's disease under static and dynamic conditions. Mov Disord. 2006;21:1515–20.

150. Nardone A, Tarantola J, Miscio G, Pisano F, Schenone A, Schieppati M. Loss of large diameter spindle afferent fibres is not detrimental to the control of body sway during upright stance: evidence from neuropathy. Exp Brain Res. 2000;135:155-62.
151. Nardone A, Turcato AM, Schieppati M. Effects of balance and gait rehabilitation in cerebellar disease of vascular or degenerative origin. Restor Neurol Neurosci. 2014;32(2):233-45.
152. Nardone A, Schieppati M, Arcolin I, Godi M, Grasso M, Guglielmetti S, Morlino P. Continuous and predictable perturbation of balance in Parkinson's disease: a way of testing reflex and anticipatory responses of leg muscles and of training balance. Congress on Neurorehabilitation and Neural Repair, Maastricht, The Netherlands, pp. 126-7, 21-22 May 2015.
153. Nardone A, Schieppati M, Crisafulli O, Sozzi S. Adaptation of reflex and anticipatory leg muscle activity during continuous and predictable perturbation of balance. Congress on Neurorehabilitation and Neural Repair, Maastricht, The Netherlands, pp. 119-120, 21-22 May 2015.
154. Nashner LM, Black FO, Wall C III. Adaptation to altered support and visual conditions during stance: patients with vestibular deficits. J Neurosci. 1982;2:536-44.
155. Norré ME. Sensory interaction testing in platform posturography. J Laryngol Otol. 1993;107:496-501.
156. Nouillot P, Bouisset S, Do MC. Do fast voluntary movements necessitate anticipatory postural adjustments even if equilibrium is unstable? Neurosci Lett. 1992;147:1-4.
157. De Nunzio AM, Nardone A, Schieppati M. Head stabilization on a continuously oscillating platform: the effect of a proprioceptive disturbance on the balancing strategy. Exp Brain Res. 2005;165:261-72.
158. De Nunzio AM, Schieppati M. Time to reconfigure balancing behaviour in man: changing visual condition while riding a continuously moving platform. Exp Brain Res. 2007;178:18-36.
159. O'Suilleabhain P, Bullard J, Dewey RB. Proprioception in Parkinson's disease is acutely depressed by dopaminergic medications. J Neurol Neurosurg Psychiatry. 2001;71(5):607-10.
160. Pahapill PA, Lozano AM. The physiology of the pedunculopontine nucleus. Brain. 2000;123:1767-83.
161. Panosian MS, Paige GD. Nystagmus and postural instability after headshake in patients with vestibular dysfunction. Otolaryngol Head Neck Surg. 1995;112:399-404.
162. Panyakaew P, Anan C, Bhidayasiri R. Visual deprivation elicits subclinical postural inflexibilities in early Parkinson's disease. J Neurol Sci. 2015;349(1-2):214-9.
163. Park DJ. Effect of visual stimulus using central and peripheral visual field on postural control of normal subjects. J Phys Ther Sci. 2016;28(6):1769-71.
164. Pasma JH, Engelhart D, Schouten AC, van der Kooij H, Maier AB, Meskers CG. Impaired standing balance: the clinical need for closing the loop. Neuroscience. 2014;16(267):157-65.
165. Perry SD, McIlroy WE, Maki BE. The role of plantar cutaneous mechanoreceptors in the control of compensatory stepping reactions evoked by unpredictable, multi-directional perturbation. Brain Res. 2000;877:401-6.
166. Peterka RJ. Sensorimotor integration in human postural control. J Neurophysiol. 2002;88(3):1097-118.
167. Pettorossi VE, Schieppati M. Neck proprioception shapes body orientation and perception of motion. Front Hum Neurosci. 2014;8:895.
168. Pickering RM, Grimbergen YA, Rigney U, Ashburn A, Mazibrada G, Wood B, Gray P, Kerr G, Bloem BR. A meta-analysis of six prospective studies of falling in Parkinson's disease. Mov Disord. 2007;22(13):1892-900.
169. Prochazka A. Sensorimotor gain control: a basic strategy of motor systems? Prog Neurobiol. 1989;33(4):281-307.
170. Proske U, Gandevia SC. The proprioceptive senses: their roles in signaling body shape, body position and movement, and muscle force. Physiol Rev. 2012;92(4):1651-97.
171. Proske U, Gregory JE. Signalling properties of muscle spindles and tendon organs. Adv Exp Med Biol. 2002;508:5-12 Review.

172. Pérennou D, Piscicelli C, Barbieri G, Jaeger M, Marquer A, Barra J. Measuring verticality perception after stroke: why and how? Neurophysiol Clin. 2014;44(1):25–32.
173. Rao N, Nashner L, Aruin AS. Perceived body position in standing individuals with recent stroke. Clin Neurophysiol. 2010;121(11):1934–8.
174. Redfern MS, Furman JM. Postural sway of patients with vestibular disorders during optic flow. J Vest Res. 1994;4:221–30.
175. Rinalduzzi S, Trompetto C, Marinelli L, Alibardi A, Missori P, Fattapposta F, Pierelli F, Currà A. Balance dysfunction in Parkinson's disease. Biomed Res Int. 2015;2015:434683.
176. Robitaille Y, Lopes-Cendes I, Becher M, Rouleau G, Clark AW. The neuropathology of CAG repeat diseases: review and update of genetic and molecular features. Brain Pathol. 1997;7:901–26.
177. Rogers MW, Kukulka CG, Soderberg GL. Postural adjustments preceding rapid arm movements in parkinsonian patients. Neurosci Lett. 1987;75:246–51.
178. Roll JP, Vedel JP, Ribot E. Alteration of proprioceptive messages induced by tendon vibration in man: a microneurographic study. Exp Brain Res. 1989;76:213–22.
179. Runge CF, Shupert CL, Horak FB, Zajac FE. Ankle and hip postural strategies defined by joint torques. Gait Posture. 1999;10(2):161–70.
180. Saito H, Yamanaka M, Kasahara S, Fukushima J. Relationship between improvements in motor performance and changes in anticipatory postural adjustments during whole-body reaching training. Hum Mov Sci. 2014;37:69–86.
181. Schieppati M, Giordano A, Nardone A. Variability in a dynamic postural task attests ample flexibility in balance control mechanisms. Exp Brain Res. 2002;144:200–10.
182. Schieppati M, Hugon M, Grasso M, Nardone A, Galante M. The limits of equilibrium in young and elderly normal subjects and in parkinsonians. Electroencephalogr Clin Neurophysiol. 1994;93:286–98.
183. Schieppati M, Nardone A. Free and supported stance in Parkinson's disease. The effect of posture and 'postural set' on leg muscle responses to peturbation, and its relation to the severity of the disease. Brain. 1991;114:1227–44.
184. Schieppati M, Nardone A. Time-course of 'set'-related changes in muscle responses to stance perturbation in humans. J Physiol (Lond). 1995;487:787–96.
185. Schieppati M, Nardone A. Medium-latency stretch reflexes of foot and leg muscles analyzed by cooling the lower limb in standing humans. J Physiol (Lond). 1997;503:691–8.
186. Schieppati M, Nardone A, Siliotto R, Grasso M. Early and late stretch responses of human foot muscles induced by perturbation of stance. Exp Brain Res. 1995;105:411–22.
187. Schieppati M, Nardone A. Group II spindle afferent fibers in humans: their possible role in the reflex control of stance. In: Binder MD, editors. Progress in brain research, vol. 123. Amsterdam. Elsevier Science BV; 1999. pp. 461–72.
188. Schmid M, Bottaro A, Sozzi S, Schieppati M. Adaptation to continuous perturbation of balance: progressive reduction of postural muscle activity with invariant or increasing oscillations of the center of mass depending on perturbation frequency and vision conditions. Hum Mov Sci. 2011;30:262–78.
189. Schmid M, Casabianca L, Bottaro A, Schieppati M. Graded changes in balancing behavior as a function of visual acuity. Neuroscience. 2008;153:1079–91.
190. Schmid M, Nardone A, De Nunzio AM, Schmid M, Schieppati M. Equilibrium during static and dynamic tasks in blind subjects: no evidence of cross-modal plasticity. Brain 2007;130:2097–107.
191. Scholz E, Diener HC, Noth J, Friedemann HH, Dichgans J, Bacher M. Medium and long latency EMG responses in leg muscles: Parkinson's disease. J Neurol Neurosurg Psychiat 1987;50:66–70.
192. Sereda M, Griffiths I, Puhlhofer A, Stewart H, Rossner MJ, Zimmerman F, Magyar JP, Schneider A, Hund E, Meinck HM, Suter U, Nave KA. A transgenic rat model of Charcot-Marie-Tooth disease. Neuron. 1996;16:1049–60.
193. Sghirlanzoni A, Pareyson D, Lauria G. Sensory neuron diseases. Lancet Neurol. 2005;

4(6):349-61.
194. Shaffer SW, Harrison AL. Aging of the somatosensory system: a translational perspective. Phys Ther. 2007;87(2):193-207.
195. Shumway-Cook A, Woollacott MH, Kerns KA, Baldwin M. The effects of two types of cognitive tasks on postural stability in older adults with and without a history of falls. J Gerontol. 1997;52:M232-40.
196. Simmons RW, Richardson C, Pozos R. Postural stability of diabetic patients with and without cutaneous sensory deficit in the foot. Diab Res Clin Pract. 1997;36:153-60.
197. Slijper H, Latash ML. The effects of instability and additional hand support on anticipatory postural adjustments in leg, trunk, and arm muscles during standing. Exp Brain Res. 2000;135:81-93.
198. Slijper H, Latash ML. The effects of muscle vibration on anticipatory postural adjustments. Brain Res. 2004;1015(1-2):57-72.
199. Soames RW, Atha J. The role of the antigravity musculature during quiet standing in man. Eur J Appl Physiol Occup Physiol. 1981;47:159-67.
200. Sozzi S, Do MC, Monti A, Schieppati M. Sensorimotor integration during stance: processing time of active or passive addition or withdrawal of visual or haptic information. Neuroscience. 2012;14(212):59-76.
201. Sozzi S, Nardone A, Schieppati M. Calibration of the leg muscle responses elicited by predictable perturbations of stance and the effect of vision. Front Hum Neurosci. 2016;30(10):419.
202. St George RJ, Fitzpatrick RC. The sense of self-motion, orientation and balance explored by vestibular stimulation. J Physiol. 2011;589(Pt 4):807-13.
203. Straube A, Krafczyk S, Paulus W, Brandt T. Dependence of visual stabilization of postural sway on the cortical magnification factor of restricted visual fields. Exp Brain Res. 1994;99:501-6.
204. Straube A, Paulus W, Brandt T. Influence of visual blur on object-motion detection, self-motion detection and postural balance. Behav Brain Res. 1990;40(1):1-6.
205. Strupp M, Arbusow V, Pereira CB, Dieterich M, Brandt T. Subjective straight-ahead during neck muscle vibration: effect of ageing. Neuroreport. 1999;10:3191-4.
206. Sullivan EV, Rose J, Pfefferbaum A. Effect of vision, touch and stance on cerebellar vermian-related sway and tremor: a quantitative physiological and MRI study. Cereb Cortex. 2006;16:1077-86.
207. Synofzik M, Ilg W. Motor training in degenerative spinocerebellar disease: ataxia-specific improvements by intensive physiotherapy and exergames. Biomed Res Int. 2014;2014:583507.
208. Tagliabue M, Ferrigno G, Horak F. Effects of Parkinson's disease on proprioceptive control of posture and reaching while standing. Neuroscience. 2009;158(4):1206-14.
209. Takakusaki K, Chiba R, Nozu T, Okumura T. Brainstem control of locomotion and muscle tone with special reference to the role of the mesopontine tegmentum and medullary reticulospinal systems. J Neural Transm (Vienna). 2016;123(7):695-729.
210. Taylor JA, Ivry RB. Cerebellar and prefrontal cortex contributions to adaptation, strategies, and reinforcement learning. Prog Brain Res. 2014;210:217-53.
211. Teasdale N, Bard C, La Rue J, Fleury M. On the cognitive penetrability of posture control. Exp Aging Res. 1993;19:1-13.
212. Teasdale N, Simoneau M. Attentional demands for postural control: the effects of aging and sensory reintegration. Gait Posture. 2001;14:203-10.
213. Termoz N, Halliday SE, Winter DA, Frank JS, Patla AE, Prince F. The control of upright stance in young, elderly and persons with Parkinson's disease. Gait Posture. 2008;27(3):463-70.
214. Thurman DJ, Stevens JA, Rao JK. Quality Standards Subcommittee of the American Academy of Neurology. Practice parameter: assessing patients in a neurology practice for risk of falls (an evidence-based review): report of the quality standards subcommittee of the Ameri-

can Academy of Neurology. Neurology. 2008;70(6):473–9 Review.
215. Treleaven J. Sensorimotor disturbances in neck disorders affecting postural stability, head and eye movement control. Man Ther. 2008;13(1):2–11.
216. Vassar RL, Rose J. Motor systems and postural instability. Handb Clin Neurol. 2014;125:237–51.
217. Wing AM, Goodrich S, Virji-Babul N, Jenner JR, Clapp S. The evaluation of balance in hemiparetic stroke patients using lateral forces applied to the hip. Arch Phys Med Rehabil. 1993;74:292–9.
218. Winter DA. Sagittal plane balance and posture in human walking. IEEE Eng Med Biol Mag. 1987;6(3):8–11.
219. Winter DA, Prince FR, Frank JS, Powell CO, Zabjek KF. Unified theory regarding A/P and M/L balance in quiet stance. J Neurophysiol. 1996;75(6):2334–43.
220. Woodhull AM, Maltrud K, Mello BL. Alignment of the human body in standing. Eur J Appl Physiol Occup Physiol. 1985;54:109–15.
221. Wright WG, Gurfinkel VS, Nutt J, Horak FB, Cordo PJ. Axial hypertonicity in Parkinson's disease: direct measurements of trunk and hip torque. Exp Neurol. 2007;208(1):38–46.

재활 치료 평가를 위한 RCT 설계: 뇌졸중 후 재활 사례 연구

RCT Design for the Assessment of Rehabilitation Treatments: The Case Study of Post-stroke Rehabilitation

Simona Ferrante, Marta Gandolla, Elisabetta Peri, Emilia Ambrosini and Alessandra Pedrocchi

1 서론(Introduction)

우리는 매일 우리 존재를 정의하는 몸과 마음의 놀라운 균형을 간과한다. 하지만 일상생활과 익숙한 동작 습관에 장애를 경험하게 되면 우리는 자신이 가진 선물이 얼마나 큰지 깨닫고 그것을 되찾고 싶어한다. 이는 재활(rehabilitation)의 중요성을 강조한다.

재활은 개인이 최고 수준의 기능과 독립성 및 삶의 질을 회복하도록 돕는 과정이다. 특히 신경운동 재활(neuromotor rehabilitation)의 중요성이 점점 더 인식되면서 여러 재활 치료 옵션에서 재활 치료의 평가(evaluation)에 대한 중요성이 더욱 강조되고 있다. 지속적인 기술 발전 덕분에 과학계와 의료계는 질병 관리를 위한 다양한 기기와 치료법 및 종합적인 솔루션을 제안할 수 있게 되었다. 하지만 환자들이 특정 재활 치료를 받기 전에 항상 던지는 중요한 질문은 동일하다. 이 치료가 내 기능을 향상시킬 수 있는가? 내가 받을 수 있는 최선의 치료인가? 이전의 상태로 돌아갈 수 있을까? 실제로 환자의 입장에서는 기능적 능력과 일상 활동 및 독립성을 향상시키는 것이 가장 중요하며, 가능한 최상의 치료 옵션을 받기를 원한다. 그러므로 그들의 질문에 답할 수 있어야 한다.

과학계는 임상 진료 지침을 수립하기 위해 의료 정보의 신뢰도를 분류할 필요성을 인식하고 있다. 의사는 특정 임상 질문에 답하기 위해 가장 신뢰할 수 있는 근거를 찾아야 한다. 이 근거의 수준은 연구 설계와 밀접한 관련이 있으며 일반적으

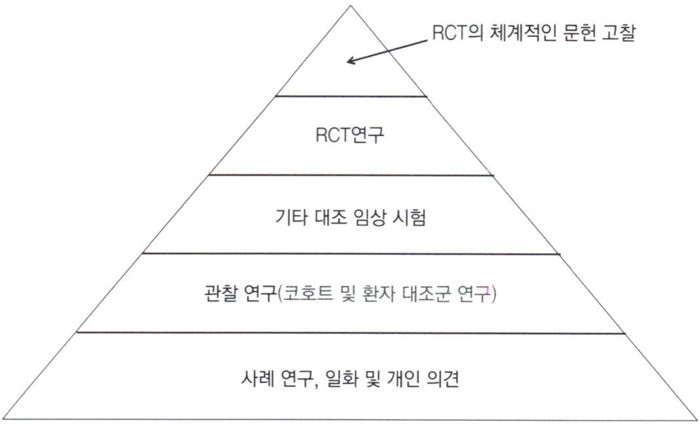

그림 1. 연구 설계에 따른 근거 피라미드(pyramid of evidence). 관찰 방식이 체계적일수록 근거의 질이 높아진다는 것을 보여준다.

로 소위 근거 피라미드(pyramid of evidence)로 표현된다(그림 1 참조).

이 피라미드는 모든 근거나 정보가 동일한 비중을 갖는 것이 아니라는 것을 보여준다. 피라미드의 정점에는 가장 신뢰할 수 있고 광범위하게 적용할 수 있는 정보를 제공하는 무작위 대조 임상시험(randomized controlled trials, RCT)에 대한 체계적인 문헌 고찰(review)이 있다. 1980년대에 Archie Cochran이 제안한 이 문헌 고찰은 개별 연구만으로는 결정적인 임상적 함의를 도출할 수 없는 데이터를 종합하는 것을 목표로 한다. 여러 연구의 데이터를 통계적으로 결합하여 분석하는 메타분석(meta-analysis)은 종종 개별 연구 결과의 효과와 정확성을 높이는데 사용된다. 피라미드의 다음 단계로 내려가면 RCT가 있다. 이는 통계적으로 타당한 결론을 도출하기 위한 최적의 기준으로 인정받고 있는 연구로, 엄격한 방법론을 적용하여 잘 정의된 대상 집단에서 특정 치료의 효능을 평가하기 위해 수행된다. 임상 근거 피라미드의 아래 단계에 있는 다른 연구 유형은 방법론이 명확하지 않고 체계화되지 않았지만 과학계에서 인정받고 있다. 이러한 연구 결과는 흥미롭기는 하지만 일반화하기 어려운 경우가 많다.

1.1 RCT란 무엇인가?(What Are RCTs?)

무작위 대조 임상시험(RCT)은 잘 정의된 대상 인구 집단에서 특정 치료의 효능을 평가하기 위해 엄격한 방법론을 적용하여 수행되는 연구이다. RCT의 주요 특징은 그 이름에서 잘 나타나 있다. 무작위(randomized)라는 용어는 참가자가 무작위 배정을 통해 한 집단 또는 다른 집단에 할당된다는 것을 의미한다. 대조(controlled)란 새로운 치료법이 실험군(experimental group)이라고 불리는 한 환자 집단에게 제공되는 반면, 현재 가장 널리 사용되는 일반 치료법은 대조군(control group)이라고 불리는 다른 환자 집단에게 제공된다는 것을 나타낸다. 오늘날 우리가 알고 있는 RCT는 비교적 최근의 것으로 2차 세계 대전 무렵에 시작되었으며, 그 이전에는 산발적인 시도만 있었다[12]. 방법론의 정확성과 철저함은 RCT의 매우 중요한 측면으로, 지난 50년 동안 RCT는 새로운 치료법의 효능을 입증하는 데 있어 일차적이고 많은 경우 유일하게 수용 가능한 근거 자료로 자리를 잡았다[12]. 옥스퍼드 증거 기반 의학 센터(Oxford Center for Evidence-Based Medicine)에 따르면, 특정 치료 효과에 대한 레벨 1 근거(Level I evidence)는 통계적으로 유의한 수의 피험자가 등록된 다수의 RCT에 의해 뒷받침되는 경우에 부여된다(www.cebm.net/ocebm-levels-of-evidence). 따라서 잘 설계된 RCT의 연구 결과는 의료 분야의 의사결정 과정, 국제적 근거 기반 임상 지침 개발, 그리고 궁극적으로 국가 공중 보건 정책 수립에 영향을 미칠 수 있다.

이러한 목표를 염두에 두고 RCT의 불충분한 보고로 인해 발생하는 문제를 해결하기 위해 임상시험 보고 통합 표준(Consolidated Standards of Reporting Trials, CONSORT) 그룹이 설립되었다(www.consort-statement.org). CONSORT는 1996년에 초기 가이드라인을 발표했으며[4], 이후 2001년[1, 15]과 2010년[13]에 다시 개정되었다. 현재 과학계는 철저한 연구 설계와 보고를 목표로 임상시험 전반의 일관성을 증진하기 위해 노력하고 있지만 아직 상당한 과제가 남아 있다.

Hopewell과 동료들[9]은 2001년 CONSORT 성명서 발표 이후 연구 보고의 질이 개선되었는지 평가하기 위해 2000년과 2006년 동안 데이터베이스에서 식별된 PubMed 색인 RCT연구를 조사했다. 그 결과 RCT의 중요한 특성과 방법론적 세부 사항의 제시는 전반적으로 향상되었지만, 연구 보고의 질은 여전히 수용 가능한 수준 이하로 유지되고 있음을 확인했다. 또 다른 연구에서는 2001~2010년과 2011~2014년에 발표된 병행군 설계(parallel-group design) RCT만을 분석한 결과, 각각 88%와 94%가 약리학적 RCT인 것으로 나타났고, 비약리학적 시험은 12%와 6%를 차지했다. 이 중 기기(device) 사용에 초점을 맞춘 비약리학적 시험은 각각 0%와 3%에 불과하여, 기기 사용을 다루는 임상시험의 비율은 전체 연구의 1%에 불과했다[18]. 현재 첨단 기술이 재활 접근법의 개발에 점점 더 많이 기여하고 있다는 점을 고려할 때, 이러한 환경에서 신기술의 효과를 명확히 확인하기 위해 엄격한 RCT를 설계하고 수행해야 할 필요성이 강조된다.

1.2 RCT - 무작위 배정의 필요성 (RCTs-The Need for Randomization)

무작위 배정(randomization)은 연구 참가자를 처치군(treatment group)이나 대조군(control group)에 할당하는 과정이다. 연구 대상 모집단(population)은 선택한 결과 측정에 영향을 미칠 수 있는 특정한 특성을 보일 수 있다. 그런데 이러한 모집단의 특성이 특정 처치군에 집중되면 실제 치료 효과와는 상당히 다른 집단 간 효과인 교란 효과(confounding effect)가 발생할 수 있으므로 이를 방지할 필요가 있다. 궁극적으로 무작위 할당은 집단 간의 개인차를 균등화하여 다른 잠재적 요인의 간섭 없이 치료 효과를 보다 정확하게 평가할 수 있도록 도와준다. 기본적으로 무작위 할당은 잠재적 교란 요인의 영향을 최소화하여 조사 중인 치료법과 대조군으로 선택된 다른 절차 간의 공정한 비교를 보장하는 것을 목표로 한다.

1.3 RCT - 대조군의 필요성(RCTs-The Need for a Control Group)

새로운 실험적 치료법의 효과는 단순히 환자 집단에 적용하는 것만으로는 입증될 수 없는데, 그 이유는 처치로 인한 결과의 향상 또는 악화와 같은 변화가 자연적으로 또는 다른 절차 등에 의해 발생할 수도 있기 때문이다. 관찰된 효과가 조사 중인 치료법에만 기인한다는 것을 입증하기 위해서는 이를 기존에 이용 가능한 최선의 치료법과 비교할 필요가 있다. 만약 이용 가능한 기존 치료법이 없다면 대조군은 아무런 치료 처치를 받지 않거나(표준 임상적 관행에 해당) 또는 위약(placebo)이라고 알려진 가짜 치료(sham treatment)를 받을 수 있다[12]. 그리고 실험군과 대조군 피험자 모두에 대해 명확한 참여 적격성(eligibility) 기준이 정의되고 엄격하게 적용되어야 한다. 그렇지 않으면 이후 도출된 연구 결과를 일반화할 수 있는 환자 집단을 식별하는 것이 사실상 불가능하다는 점을 유의해야 한다.

1.4 RCT - 통계적 접근의 필요성 (RCTs-The Need for a Statistical Approach)

RCT에서 치료 효능은 환자별로 평가되는 것이 아니라 가능한 한 대상 모집단 전체에서 치료의 효능을 평가하는 것을 목표로 한다. 각 집단 내에는 뛰어난 성과를 보이는 환자와 최악의 결과를 보이는 환자가 존재하기 때문에 치료법은 동질적인(homogenous) 집단에서도 서로 다른 결과를 가져올 수 있다. RCT의 목표는 다른 중재법(intervention)과 비교하여 새로운 중재법의 우월성(또는 간혹 동등성 또는 비열등성)을 입증하는 것이므로 대상 모집단의 평균적 행동을 분석하고 보고할 수 있는 통계적 접근 방식을 채택해야 한다. 이 접근 방식은 잘 정의된 대상 모집단과 결과 측정 변인이 필요하며, 이 장의 뒷부분에서 자세히 설명하는 것처럼 결론을 도출하는데 필요한 표본의 크기를 결정해야 한다.

1.5 RCT 설계(RCT Design)

RCT에는 다양한 연구 설계를 고려할 수 있다(**그림 2**). 특히 다음 5가지 설계가 일반적으로 사용된다.

- **병행군 임상시험(parallel-group trial):** 각 참가자는 연구 집단(study arm) 중 하나(실험군 또는 대조군)에 무작위로 배정된다.
- **교차 임상시험(crossover trial):** 각 참가자는 무작위 순서로 각 실험 조건에 노출된다.
- **군집 임상시험(cluster trial):** 미리 정의된 동질의 개인 군집(예: 병원 A 및 병원 B)이 서로 다른 연구 집단(예: 실험군 또는 대조군)에 무작위로 할당된다.
- **요인 임상시험(factorial trial):** 각 단일 참가자는 개별 실험군 또는 실험 조합군(combination)에 무작위로 할당된다(예: 참가자 1은 중재 x/위약 y조합군, 참가자 2는 중재 x/중재 y조합군, 참가자 3은 중재 y/위약 y 조합군 등에 할당).
- **분할 신체 임상시험(split-body trial):** 각 참가자에 대해 신체 부위(예: 상지, 하지 등)가 개별적으로 무작위 배정된다[9].

2000년부터 2006년까지 PubMed에 색인된 RCT 연구 중 78%는 병행군 임상시험이었고, 16%는 교차 임상시험, 나머지 6%는 '기타'로 분류되었으며, 구체적으로 해당 마지막 범주에는 군집(33%), 요인(26%) 및 분할 신체(41%) 임상시험이 포함되었다. 병행군 임상시험 중 76%가 두 집단을 비교하는 시험이었으며[9], 실제로 두 집단을 비교하는 병행 설계가 가장 많이 사용되었으므로 다음 장에서는 이 특정 설계에 대해 집중적으로 설명할 것이다.

어떤 설계를 선택하든 RCT는 다기관(multicenter) 연구로 수행해야 한다. 다기관 임상시험은 특히 여러 센터가 인종적으로 다양한 지리적 지역에 위치한 경우에 보다 이질적인(heterogeneous) 피험자 표본을 모집하고 다양한 의료 제공자를 참여시키는데 상당한 이점을 제공한다. 이는 연구 결과의 일반화 가능성, 즉 외적 타당도(external validity)를 향상시킨다[6]. 또한 다기관 임상시험을 통해 합리적인 시간 내에 충분한 규모의 표본을 확보할 수 있다.

2 윤리적 문제(Ethical Issues)

RCT의 특징은 조사 대상이 인간이라는 것이다. 이러한 측면은 다른 모든 유형의 연구와 구별되며, 효과가 알려지지 않은 중재(intervention)를 인간에게 시행하는 것이므로 윤리적 원칙을 신중하게 고려해야 한다.

1964년 임상 의학 연구를 규율하는 보편적인 윤리 규칙의 필요성에 따라 세계의학협회(World Medical Association)는 인간을 대상으로 한 실험을 규제하기 위한 윤리적 원칙을 담은 헬싱키 선언(Declaration of Helsinki)을 제정했다. 1964년 이후 헬싱키 선언문은 여러 차례 개정되었으며 가장 최근에는 2013년에 재개정되었다[3]. 헬싱키 선언은 임상 연구의 윤리적 기준이며 주요 의학 저널에서는 이 선언에 명시된 원칙에 근거하지 않은 연구 설계는 게재하지 않는다. 헬싱키 선언문의 주요 내용은 다음과 같다.

① 실험은 환자 존중의 원칙에 따라 수행되어야 한다. 새로운 지식의 성취는 결코 각 개인의 권리를 대체할 수 없다.

② 실험군이나 대조군 어느 환자에게도 열등하다고 알려진 치료법을 실시해서는 안 된다.

③ 환자의 프라이버시는 보장되어야 하며, 환자의 개인정보는 비밀로 유지되어야 한다.

④ 환자의 연구 참여는 자발적으로 이루어져야 한다. 환자는 임상시험 참여를 거부하고 언제든지 철회할 권리가 있다. 각 참가자는 등록 전에 연구의 목적, 가능한 이해 상충, 연구에 수반되는 혜택과 위험에 대해 설명하는 서면 동의서를 읽고 서명해야 한다.

⑤ 연구 목적의 중요성이 수반되는 위험보다 큰 경우에만 연구를 수행할 수 있다. 연구 시작 전에 관련된 위험에 대한 체계적인 분석을 수행해야 하며, 연구 중 위험을 최소화하고 이를 모니터링하기 위해 모든 노력을 기울여야 한다.

⑥ 명확한 연구 프로토콜이 수립되어야 한다. 여기에는 연구 제안의 배경과 함께 연구비 지원, 연구자의 소속, 잠재적 이해 상충, 연구 참여로 인해 피해를 입은 피험자에 대한 보상에 관한 사항이 포함되어야 한다.

연구윤리위원회(ethics committee)는 임상 연구 수행 여부를 결정하는 책임을 맡은 기관이다. 연구윤리위원회는 투명성을 보장하고 특정 범주의 이해관계(예:

연구자 또는 후원자)로부터 독립성을 보장받기 위해 임상의, 약사, 생물통계학자, 환자, 의료기기, 생명윤리, 법률, 보험 관련 전문가 등 다양한 역할과 전문 분야를 가진 개인으로 구성된다. 인간을 대상으로 하는 연구를 시작하기 전에 윤리위원회의 승인은 필수 전제 조건이다. 또한 연구윤리위원회는 연구의 진행과 진전 상황을 모니터링할 권리가 있으며, 위원회의 동의 없이는 연구 프로토콜을 수정할 수 없다. 연구가 종료되면 주요 결과를 요약한 보고서를 연구윤리위원회에 제출하고 평가를 받아야 한다.

3 RCT의 편향성(Bias in RCTs)

임상시험에서 편향성(bias)이란 한 치료법의 효능이 다른 치료법보다 우수하다는 잘못된 결론을 유도할 수 있는 체계적 오류(systematic error; 측정 대상 또는 측정 과정에 대해 체계적으로 영향을 미침으로써 측정 결과에 오류를 초래하는 것-역주)를 말한다. RCT를 설계할 때는 치료 효과의 추정에 영향을 줄 수 있는 모든 잠재적인 체계적 오류의 원인을 피해야 한다. 실제로 임상 시험의 질적 수준은 이러한 측면에서 볼 때 임상시험 설계의 견고성을 평가하여 측정할 수 있다. 그러나 과학적 연구 보고서에서는 잠재적 편향성의 원인을 해결하기 위한 방법에 대한 자세한 논의가 부족한 경우가 많다[10]. 임상시험의 일반적인 편향성은 다음 5가지 범주로 분류될 수 있다[12].

3.1 선택 편향(Selection bias)

선택 편향은 임상시험에 등록할 환자를 선정하는 과정에서 발생할 수 있다. 이상적으로는 각 환자를 무작위로 배정하고 치료 집단에 배정하기 전에 임상시험에 등록해야 한다(그림 2). 의료진이 환자가 배정된 치료 집단을 미리 알고 있다면 특정 환자를 등록하는 결정에 잠재적으로 영향을 미칠 수 있다.

3.2 할당 편향(Allocation bias)

할당 편향은 치료 집단의 규모가 불균형을 이루거나 기초선(baseline) 단계에서 비슷하지 않은 경우 발생한다[12]. 무작위 배정 절차(그림 2 참조)는 집단 간 연령의 일치와 같이 연구 결과에 영향을 미칠 수 있는 예후 요인(prognostic factor)에 특히 주의를 기울이면서 기초선 단계에서 집단 간 균형을 맞추도록 설계되어야 한다.

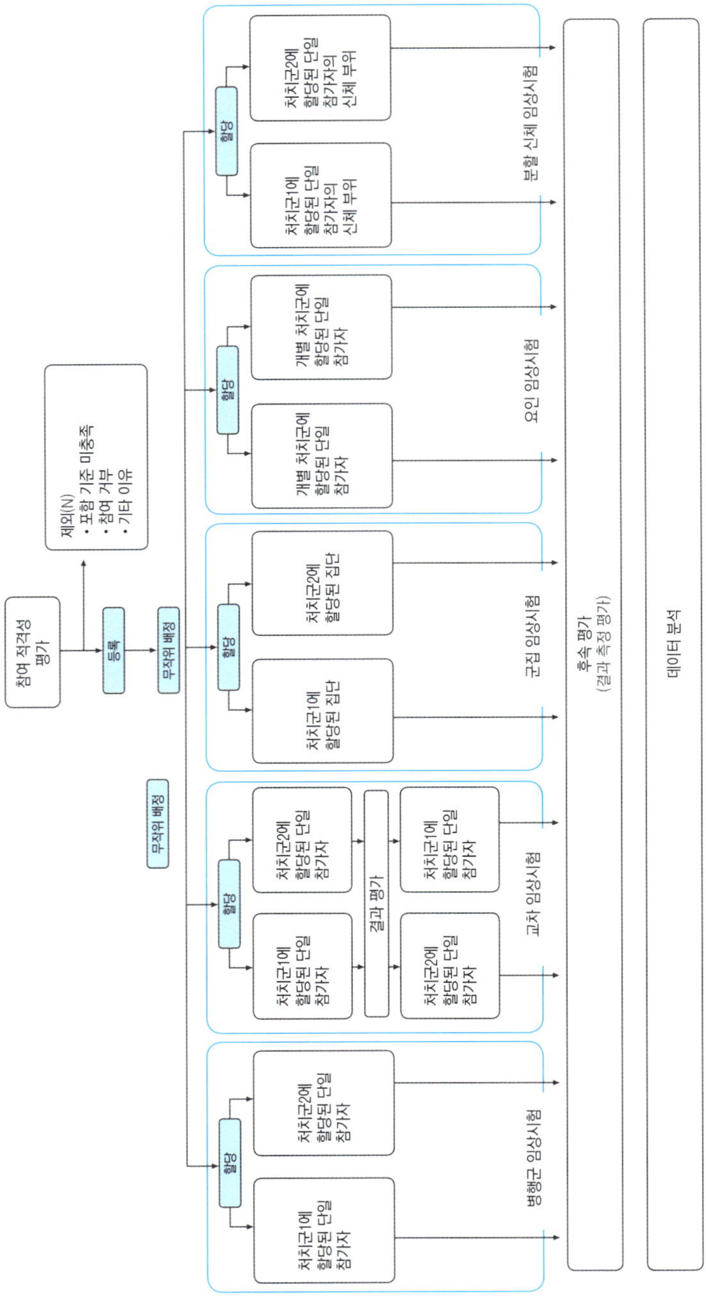

그림 2. 다양한 RCT 설계 흐름도(flowchart)

3.3 평가 편향(Assessment bias)

평가자가 집단 할당에 대해 알지 못하게 하는 맹검으로(blinded) 평가하지 않으면 평가에 영향을 받아 평가 편향이 발생할 수 있다(결과 측정 평가 단계; 그림 2 참조). 이 문제는 민감도가 낮고 주관성이 높거나(예: 환자 보고를 기반으로 한 결과 측정), 평가자 간(inter-) 및 평가자 내 신뢰도(intra-rater reliability)가 낮은 결과 측정의 경우에 특히 중요하다. 또한 환자가 치료 집단 할당에 대해 모르게 하지 않은 경우에도 평가 편향이 발생할 수 있는데, 이는 환자가 인지한 사실로 인해 평가 중에 다르게 행동할 수 있기 때문이다[12]. 최근의 한 연구에 따르면 집단 할당에 대한 은폐(concealment)가 부적절하거나 맹검이 없는 임상시험은 적절히 은폐된 임상시험과 비교할 때 중재 효과를 과대평가하는 경향이 있다고 지적했다[21]. 기능 척도(functional scale)에 기반한 전통적인 평가와 함께 기술적으로 진보된 도구를 사용하여 평가하는 것은 평가 편향을 줄이는데 도움이 될 수 있다. 실제로 이러한 기술은 시행자에 의존하지 않는 정량적 평가를 제공하고 다양한 임상시험 결과 간의 일관된 비교를 용이하게 한다. 그러나 기술을 사용한 평가에는 임상 환경에서 쉽게 사용할 수 없는 고가의 장비가 필요한 경우가 많다.

3.4 출판 편향(Publication bias)

의학 연구의 궁극적인 목표는 임상 진료에 영향을 미치는 것이다. RCT 연구 결과를 공유하기 위한 기본적인 단계는 국제 과학 저널에 임상시험 논문을 게재하는 것이다. 논문이 출판되기 위해서는 여러 전문가가 임상시험과 연구 보고서의 질적 수준을 평가하는 동료 검토(peer review) 과정을 거친다. 그런데 긍정적인 결과를 보고하는 논문은 통계적으로 유의한 차이가 없는 논문에 비해 게재될 가능성이 더 높은 것으로 간주되는 경우가 많다[12]. 이러한 경향은 의학 문헌이 긍정적인 결과와 부정적인 결과를 가진 연구에 동등하게 노출되지 않을 수 있다는 점에서 편향성을 초래한다.

3.5 중단 편향(Stopping bias)

중단 편향을 피하려면 환자 모집을 정확히 언제 중단할지에 대해 사전 결정을 내리는 것이 필요하다. 여기서 가능한 선택이 두 가지 있다. 첫 번째는 어떤 치료법이 더 우수하다는 것이 입증될 때까지 환자 모집을 계속하는 것이다. 두 번째는

RCT에 모집해야 할 환자 수를 미리 결정하는 것이다. 두 번째 방법은 일반적으로 선호되는 방법으로, 얻은 결과가 만족스러운 것으로 간주될 때 시험을 중단하여 잠재적으로 유발될 수 있는 편향을 피할 수 있기 때문이다. 표본의 크기를 미리 결정하는 것은 중요한 사항이다. 실제로 너무 적은 수의 환자를 모집하면 해당 치료법이 다른 치료법보다 우월하다는 확실한 결과를 얻지 못할 수 있기 때문이다. 반면 필요 이상으로 많은 환자를 모집하면 잉여 환자가 모두 우수한 치료법에 직접 노출될 수 있기 때문에 윤리적 문제가 제기될 수 있다.

잘못된 임상시험 결과를 초래하는 편향의 증거가 증가하면서 최근 몇 년 동안 여러 기관에서 임상시험 보고의 품질을 보장하기 위한 지침을 개발하기 위해 노력해 왔다[11]. 이 중 CONSORT 그룹은 엄격한 연구 보고를 장려하고 부적절하게 설계된 연구의 출판을 간접적으로 방지하기 위한 25개 항목의 체크리스트를 마련했다[14]. 이 체크리스트는 본질적으로 편향의 위험을 최소화하기 위해 개발되었다.

4 병행군 RCT 설계 가이드라인 (Guidelines on Designing a Parallel-Group RCT)

RCT는 연구 결과의 타당성과 적용 가능성을 비판적으로 평가할 수 있도록 적절하게 설계되고 투명하게 보고되어야 한다. 맹검과 처치 방법의 재현성(reproducibility)이 쉽지 않은 재활 분야에서 새로운 중재법의 유효성을 평가하기 위해 가장 좋은 가이드라인은 비약리학적 연구를 위한 CONSORT 지침이다[19]. 아래에는 재활 분야에서 병행군 RCT 연구를 설계할 때 따라야 하는 지침이 요약되어 있다. 각 단계마다 현재 진행 중인 사례 연구의 예를 들어 요점을 보다 명확히 설명하였다[8].

4.1 임상시험 설계(Trial Design)

RCT의 구성은 환자에 대한 관찰로부터 도출된 임상 질문(가설)의 수립으로 시작된다. 가설의 정확성을 검증하기 위해서는 임상시험 유형(병행군, 교차 연구 등)뿐만 아니라 연구의 개념적 모형(conceptual framework)도 설정하여 엄격한 연구 설계를 미리 정의해야 한다. 병행군 RCT에서 개념적 모형은 임상시험이 입증하고자 하는 가설(다른 임상시험과 비교한 새로운 중재법의 우월성, 동등성, 또는 비열등성)에 해당한다.

- *연구 사례: 예시로 든 연구는 급성 뇌졸중 환자의 운동 능력 회복을 위한 새로*

운 재활 프로그램을 제안한다. 이 연구의 개념적 모형은 특정 재활 프로그램[예: 수의적 동작 수행과 하지 근육의 기능적 전기 자극술(functional electrical stimulation, FES)이 결합된 훈련 및 바이오피드백 균형 훈련이 포함된 바이오피드백 사이클링 재활 운동 프로그램]이 급성 뇌졸중 환자의 보행 능력, 장애, 운동 능력 및 독립성을 개선하는데 기존 치료법보다 우수하다는 것이다.

이러한 개념적 모형을 바탕으로 해당 연구는 병행군(두 집단) 우월성(superiority) RCT로 설계되었다.

4.2 연구 윤리 승인 및 임상시험 등록 (Ethical Approval and Trial Registration)

연구의 방법론적 약점이나 투명성 부족 또는 이해 상충으로 인해 그 가치가 훼손되는 연구의 수행을 피하기 위해 RCT의 책임연구자는 연구윤리위원회의 요청에 따라 연구 프로토콜을 설명하는 일련의 세부 문서를 준비해야 한다. RCT는 연구가 시작되기 전에 위원회의 승인을 받아야 한다.

또한 이미 언급한 바와 같이 저자와 저널 편집자 모두 긍정적인 결과를 제공하는 연구를 선호하며, 이는 출판 편향, 즉 긍정적인 연구를 과도하게 대표하는 결과를 낳는다. 출판 편향을 줄이는 한 가지 방법은 공인된 국제 기록저장소(repository)에 수행된 모든 연구를 등록하는 것이다. RCT를 등록할 때 연구책임자는 전체 방법론에 대한 선언 및 설명을 제공해야 한다. 실제로 RCT는 윤리 승인을 받은 직후와 첫 번째 환자가 등록되기 전에 등록하는 것이 좋다. 현재 주요 재활 학회지에 게재하기 위해서는 등록하는 과정이 의무화되어가는 단계이다.

- *연구 사례: 해당 예시 연구는 연구가 수행되고 있는 재활센터의 중앙윤리위원회(살바토레 마우게리 재단의 Comitato Etico Centrale)의 승인을 받았다. 임상시험은 Clinical-trials.gov에 등록되었다(식별자: NCT02439515).*

4.3 연구 참여자의 적격성(Participants' Eligibility)

연구 중인 중재법의 혜택을 받을 수 있는 환자의 프로필은 명확한 포함/제외 기준(inclusion/exclusion criteria)을 통해 정의되어야 한다. 이러한 기준이 더 명확할수록 연구 결과의 재현성이 더 용이해진다. 실제로 임상시험의 목적은 임상시험에서 치료받은 환자와 유사한 특성을 가진 모든 환자에게 일반화하여 적용할 수 있는 결과를 얻는 것이다.

일반적으로 등록 전에 충족해야 하는 윤리적 요구 사항으로 인해 적격한 환자 수는 모집된 환자 수와 다르다. 이러한 규칙에 따라 각 환자는 임상시험에 대해 자세히 설명받아야 하며 참여 여부를 자발적으로 결정해야 한다. 참여하기로 결정한 환자는 사전 동의서에 서명해야 한다.

재활 RCT에서는 참여자의 적격성을 정의하는 것뿐만 아니라 임상시험이 수행되는 재활 센터를 정의하는 것도 매우 중요하다. 실제로 다른 사람들이 치료법을 올바르게 재현할 수 있도록 의료진의 전문성 수준을 명확하게 명시해야 한다.

• *연구 사례: 해당 연구의 참여자는 모집 전 6개월 이내에 첫 번째 뇌졸중을 경험한 성인 급성기 뇌졸중 환자이다. 추가 포함 기준은 하지 근육의 강직 정도가 낮고(수정된 Ashworth 척도 점수 2점 미만), 엉덩이와 무릎 및 발목 관절 움직임에 제한이 없으며, 30분 동안 편안하고 독립적으로 앉을 수 있어야 한다는 것이다. 연구에서 사용된 중재법에 기능적 전기 자극술(FES)이 포함되어 있으므로 심박조율기(pacemaker)를 사용하거나 접착식 자극 전극에 알레르기가 있는 사람은 제외되었다.*

4.4 결과 측정(Outcome Measures)

모든 재활 RCT에서는 연구 중인 치료법으로 인해 유발된 환자 상태의 변화를 소위 결과 측정 데이터를 수집하여 평가한다. 이러한 결과 측정은 재활 담당자가 환자에게 인지 과제나 운동 과제를 수행하도록 요청하는 설문지 또는 평가 척도와 같은 국제적으로 인정된 임상 척도(clinical scale)를 사용한 평가와 중재법이나 진단 검사 등과 관련된 신체 움직임에 대한 정량적 데이터를 얻기 위한 생체역학 검사 등의 기술 기반 평가로 구성된다.

RCT를 설계할 때는 중재법의 최종 목표와 밀접하게 관련된 일차(primary) 결과 측정 변인을 선택하는 것이 필요하다. 이 결과 측정은 임상시험에 필요한 표본의 크기를 결정하는데 있어 연구책임자의 지침이 되므르 매우 중요한 역할을 한다. 일차 결과 변인은 기존 문헌 내에서 잘 알려져 있고, 또한 연구 중인 집단에서 임상적으로 유의한 최소한의 차이(minimal clinically important differences, MCID; 환자가 임상적으로 효과가 있다고 느낄 수 있는 최소한의 차이 또는 임상적으로 의미 있는 치료 결과의 최소 변화-역주)를 찾을 수 있는 척도 등을 선택하는 것이 바람직하다. 일차 결과 변인 외에도 관심 있는 다른 측정 변인, 즉 이차(secondary) 결과 측정 변인도 미리 정의되어야 한다.

가능한 경우 결과 측정에 있어 다중 관찰을 사용하거나 평가자를 교육하는 등 측정의 품질을 향상시킬 수 있는 방법을 명확하게 정의하고 사용해야 한다.

또한 모든 결과 측정값이 수집되는 정확한 시점을 정의하는 것도 중요하다. 일반적으로 결과 측정 데이터는 중재 시작 전, 중재 종료 직후, 그리고 중재 종료 후 최소 6개월이 지난 후 진행되는 후속 세션에서 수집해야 중장기적인 변화를 평가할 수 있다.

• *연구 사례: 해당 연구의 일차 결과 측정은 시공간적 보행 관련 매개변수를 측정할 수 있는 압력 센서 시스템을 갖춘 GAITRite®(미국 CIR System Inc.)를 사용하여10 m 보행 검사를 수행하는 동안 평가한 보행 속도였다. 이차 결과 측정은 보행률(cadence), 보행 간격 및 보폭, 한발 및 양발 지지 시간, 발의 스윙 속도 등과 같은 기타 시공간 보행 매개변수가 포함되었다. 또한 낙상 효능 척도(fall efficacy scale), Berg 균형 척도(Berg balance scale), 전반적 인지 효과(global perceived effect) 척도 등의 임상 척도가 사용되었다. 그리고 6분 보행 검사 동안 이동한 거리, 센서가 부착된 사이클 에르고미터(cycle ergometer)에서 페달을 밟는 동안 발생한 하지 근전도 활성화 및 페달을 밟는 힘, 그리고 센서화된 균형 보드를 사용한 자세 제어 측정 등이 포함되었다.*

결과 측정은 기초선 시점과 중재 종료 직후, 그리고 6개월 추적 관찰 시점에서 이루어졌다.

4.5 중재 프로그램(Intervention Programs)

RCT를 설계할 때는 새로운 중재법과 대조 중재법을 모두 포함하여 연구 중인 중재법에 대한 정확한 정의가 제공되어야 한다. 또한 각 집단이 받는 훈련의 양이 전반적으로 균형을 이루도록 하는 것이 매우 중요하다(이러한 균형은 편향의 위험을 줄이고 관찰된 결과의 차이를 훈련의 양이나 강도의 변화가 아닌 중재 자체에 기인할 수 있도록 보장하기 위함-역주).

• *연구 사례: 해당 연구의 재활 훈련 프로그램은 FES를 이용한 15회의 자발적 사이클링 훈련과 15회의 균형 훈련으로 구성되었다. 사이클링과 균형 훈련 모두 시각적 바이오피드백을 활용하여 환자의 운동 참여도를 높였으며, 기본 물리치료와 함께 수행되었다. 대조군은 스트레칭, 근육 단련, 체간 조절 운동, 서기 및 걷기 훈련, 상지 재활 운동으로 구성된 기본 물리치료를 받았다. 두 훈련 프로그램은 총 6주 동안 진행되었으며, 환자들은 매번 약 90분 동안 재활 훈련을 실시했다. 사이클링 및 균형 훈련은 약 20분간 진행되었으므로, 실험군의 환자들은 기본 물리치료를 약 70분만 수행했다. 이러한 절차를 통해 두 집단 모두 동일한 시간 동안 중재를 받았다.*

4.6 표본의 크기(Sample Size)

일차 결과 측정값이 정규 분포를 따른다는 가정 하에 두 집단으로 구성된 병행군 RCT의 표본 크기를 결정하는데 사용되는 계산식은 다음과 같다.

$$N = \frac{2\sigma^2\left(z_\beta + z_{\frac{1}{2}\alpha}\right)^2}{\tau_M^2}$$

여기서 τ_M은 치료 효과, 즉 두 집단의 기초선 값이 유사하다는 가정 하에 집단 간의 차이를 나타내며, σ는 연구 중인 모집단의 결과 측정값의 표준 편차이다. $z\beta$와 $z_{½\alpha}$는 표준 정규 분포의 사분위수(quartile)이며, 여기서 β는 위양성률(false positive rate; 실제 거짓인 데이터 중에서 모델이 참이라고 예측한 비율-역주), 즉 원하는 검정력(power)의 측정값(일반적으로 90% 또는 80%로 설정)이고, α는 유의 수준(일반적으로 0.05 또는 0.01로 설정)이다. 가능한 경우 τ_M은 연구 중인 모집단에서 임상적으로 유의한 최소한의 차이(MCID)로 정의된다.

따라서 이 공식에 따르면 측정값이 변동성 또는 '노이즈'가 많을수록, 즉 σ 수치가 클수록 표본 크기도 커져야 한다. 또한 두 처치군에서 얻은 평균값 간에 작은 차이를 감지하려면 더 큰 표본 크기가 필요하다.

주어진 통계적 검정력으로 치료 효과를 관찰하기 위해 필요한 표본 크기가 결정되면, 연구 참여자의 중도 탈락률(dropout rate)을 고려하여 이를 보완하기 위해 표본 크기를 늘려야 한다(일반적으로 약 20% 비율)

연구 사례. 해당 연구에서는 보행 속도가 일차 결과 측정 변인으로 선택되었다. 표본 크기는 보행 속도에 대한 임상적으로 중요한 최소한의 차이(MCID)를 감지할 수 있는 능력을 기준으로 정의되었으며, 이에 따라 MCID는 0.16 m/s(즉 τ_M=0.16 m/s), 그리고 표준편차(σ)는 0.22 m/s로 추정되었다. 검정력은 80%, 유의수준은 0.05를 선택하면 60명의 피험자 표본 크기를 얻을 수 있다. 따라서 중도 탈락률을 20%로 가정하면 72명의 환자를 모집해야 했다.

4.7 무작위 배정 및 할당 은폐 (Randomization and Allocation Concealment)

무작위 배정이 잘 이루어지기 위해서는 예측할 수 없는 할당 순서를 생성하고 할당이 이루어질 때까지 해당 순서를 은폐하는 절차가 필요하다[17]. 이와 관련하여 아래와 같이 다양한 방법이 제안되었다.

- **단순 무작위 배정(simple randomization):** 이 방법은 'A' 및 'B' 값으로 구성된 순서를 생성해야 한다. 이 순서의 각 항목은 다른 항목과 독립적이며 두 가지 값을 가질 가능성이 동일하다. 이는 각 항목이 동전 던지기로 정의되는 순서를 생성하는 것과 비슷하다. 그러나 이 방법을 사용하면 집단 간 환자 분포가 고르지 않거나 기초선 시점에서 원치 않는 집단 간 불균형이 발생할 수 있다.
- **제한적 무작위 배정(restricted randomization):** 이 방법에는 두 가지 방식이 구현될 수 있다. 집단이 거의 동일한 크기가 되도록 하는 차단 무작위 배정 방식과 기초선 시점에서 집단을 비교할 수 있도록 하는 계층화 무작위 배정 방식이다.
- **차단 무작위 배정(blocking randomization):** 무작위 순열식 블록(permuted block) 방식으로, 임의 크기의 블록을 사용하여 선택 편향을 방지한다. 예를 들어 무작위 할당에서는 2 개의 짝수 블록 크기를 선택해야 하며, 각 블록에 대해 균형 잡힌 값의 가능한 모든 순열을 정의한다(예: 블록 크기가 2인 경우 순열은 AB와 BA의 두 가지만 있을 수 있음). 그러나 4요소와 6요소로 구성된 블록 크기를 선택할 경우, 4요소로 구성된 블록은 6개의 순열을, 6요소로 구성된 블록은 20개의 순열을 갖게 된다(N 크기의 블록의 경우 가능한 총 요소 순열의 수는 N!/((N/2)!(N/2)!))임). 그런 다음 순서 생성의 각 반복 과정에서 블록의 크기(예: 4 또는 6)와 순열의 수(즉, 크기 4 블록의 경우 1에서 6 사이의 숫자, 크기 6 블록의 경우 1에서 20 사이의 숫자)를 무작위로 추출하여 최종 할당 목록을 생성한다.
- **계층화 무작위 배정(stratification randomization):** 단순 또는 블록별로 무작위 배정이 이루어질 수 있지만, 각 중재 집단 내에서 환자 특성이 고르게 분포되도록 하기 위해 참여자를 두 개 이상의 하위 집단(예: 질병 중증도 또는 연구 센터를 기준으로 분류)으로 나누고 각 하위 집단 내에서 각각 독립적으로 무작위 배정을 시행한다.

재활 RCT에서는 모집된 환자뿐만 아니라 중재를 시행할 임상의도 무작위로 배정된다. 실제로 두 가지 중재에는 서로 다른 수준의 임상 전문 지식이 필요한 경우가 많다. 따라서 편향된 결과를 피하고 연구 결과의 적용 가능성과 일반화 가능성을 높이기 위한 최선의 방법은 가능한 모든 임상의를 동일한 수준으로 교육한 다음 그 중에서 무작위로 선택하는 것이다[5]. 그러나 수술 기술과 같은 추가적인 전문 지식이 필요한 경우 두 가지 치료법에 모두 능숙한 임상의를 모집하는 것이 불가능할 수 있다. 이러한 특수한 경우에 대한 권장사항은 Devereaux et al.[7]의 연구에 자세히 설명되어 있으며, 이러한 RCT를 전문성 기반(expertise-based) RCT로 분류하고 있다.

• *연구 사례: 피험자들은 기본 물리치료와 함께 새로운 재활 프로그램을 받은 집단(실험군)과 기본 물리치료만 받은 집단(대조군) 중 하나로 무작위 배정되었다. 무작위 배정 기준은 위에서 설명한 대로 무작위 크기의 블록을 사용한 차단 무작위 배정 방식이었다. 무작위 배정 순서에서 다음 순서의 할당을 예상하지 못하는 점을 고려할 때 이 무작위 배정 방법은 할당 은폐를 보장했다.*

4.8 맹검(Blinding)

RCT의 완전 맹검(blinding)은 연구 참여자 및 중재를 시행하는 사람과 결과를 평가하는 사람이 집단 할당을 전혀 알지 못함을 의미한다. 일부 연구에서는 환자와 의료 제공자의 완전 맹검이 불가능한데, 대표적으로 수술과 비수술 치료를 비교하는 임상시험이나 새로운 장치의 우수성을 입증하기 위한 다양한 재활 중재를 비교하는 임상시험이 있다. 이러한 경우 필요한 최소한의 조건은 평가자가 집단 할당에 대해 알지 못하게 하는 것이다.

연구 참여자의 맹검을 획득하는 좋은 방법이지만 쉽지 않은 방법은 새로운 중재법을 동일한 중재법의 위약(placebo) 버전과 비교하는 것이다. 위약 버전은 실제 치료법과 동일하게 보여야 한다. 재활 분야에서 이를 달성하기 위한 시도는 Ambrosini et al.이 FES 사이클링 치료와 FES 사이클링 위약을 비교한 연구에서 이루어졌다[2]. 위약 집단에 포함된 환자는 실제 중재 집단 환자와 같이 전극을 피부에 부착하고 동일한 사이클링 훈련을 받았지만 근육에 자극 전류는 전달되지 않았다. 위약을 더 광범위하게 적용한 사례는 약물 투여 임상시험과 관련이 있다. 예를 들어 뇌졸중 후 재활에서 Ward와 동료 연구자들(2017)은 운동 훈련과 함께 신경 가소성의 약리학적 조절 약물인 아토목세틴(atomoxetine) 또는 위약 약물을 만성 뇌졸중 환자에게 투여했다[20].

4.9 통계(Statistics)

통계 분석 방법은 연구 설계 단계에서 미리 선택해야 한다. 치료 효과를 분석하려면 특히 집단간 기초선 수치에 불균형이 있는 경우에 관리해야 하는 공변량[covariate; 독립변수 이외에 실험 결과(종속변수)에 영향을 줄 수 있는 잡음 인자-역주] 및 결측값(missing value)을 처리할 수 있는 선형 혼합 모델(linear mixed model)을 사용하는 것이 좋다. 두 집단 간에 유의한 차이가 발견되면 이 차이가 임상적으로도 유의미한지, 즉 연구 대상 집단에서 특정 결과 측정값에 대해 임상적으로 중요한 최소한의 차이(MCID)를 초과하는지 평가하는 것이 중요하다.

- *연구 사례: 해당 연구에서는 무작위 배정 방법(차단 무작위 배정)을 선택했기 때문에 연구 종료 시 수행한 통계 분석에서 무엇보다도 집단 간 기초선 특성에 잠재적 불균형이 있을 가능성을 고려했다. 이러한 문제를 해결하기 위해 연구책임자는 필요한 경우 공변량을 처리할 수 있는 선형 혼합 모델을 사용했다.*

5 결론(Conclusions)

지금까지 재활 분야에서 특정 치료의 효능을 올바르게 입증하기 위해 준수해야 하는 윤리적 및 방법론적 원칙에 대해 살펴봤다.

RCT는 치료 효과를 입증하는데 유용하다는 평가를 받지만, 몇 가지 한계도 존재한다. 첫째, 제대로 설계되고 수행되는 RCT는 상당한 비용이 소요되므로 일반적으로 전용 연구 자금의 지원이 필요하다. 둘째, 관심 있는 많은 평가 결과는 상당한 시간이 지난 후 검증할 수 있다. 예를 들어 식단 조절이 뇌졸중 예방에 미치는 장기적인 효과나 건강한 노년층을 대상으로 한 낙상 예방 중재법을 평가하는 경우, 그 결과나 효과는 수십 년이 지나야 확인할 수 있다. 이로 인해 등록된 환자를 효과적으로 추적 관찰하는 것이 어렵고, 임상시험의 초기 범위를 넘어서는 비용(인력 및 자원)이 추가적으로 발생한다. 이러한 측면은 많은 임상시험에서 원하는 효과를 관찰하고 보고하는데 필요한 표본의 크기를 확보하지 못하는 어려움에 직면하는 이유를 설명한다[16]. 마지막으로, 강력한 치료 효과를 나타내는 레벨 1 근거(Level I evidence)는 여러 RCT 또는 다기관 연구를 통해 면밀한 조사를 거친 후에 부여된다. 그러나 이미 많이 연구된 치료법에 초점을 맞춘 RCT를 재현하는(replicate) 것은 연구 제안의 혁신성이 부족하다는 인식으로 인해 연구비 확보에 어려움을 겪는 등 당면한 과제를 안고 있다.

무작위 대조 임상시험은 그 가치가 저평가되는 경우가 종종 있지만, 새로운 재활 치료법에 대한 효과적인 결론을 도출할 수 있는 실질적인 기반 역할을 하며 임상 실무에 큰 영향을 미칠 수 있다. 실제로 잘 설계된 RCT는 의료 분야의 의사결정 과정과 국제적인 근거 기반 임상 가이드라인에 영향을 미칠 수 있는 잠재력을 가지고 있으며, 궁극적으로 RCT와 재활 연구 노력의 중심이 되어야 하는 환자에게 도움이 된다.

사사

이 연구는 이탈리아 보건부의 지원을 받았다[과제번호: GR-2010-2312228, 제목 '뇌졸중 후 환자의 낙상 예방 및 운동 회복: 보다 자율적인 일상생활을 위한 복합(multi-modal) 훈련'].

참고 문헌

1. Altman DG, et al. The revised CONSORT statement for reporting randomized trials: explanation and elaboration. Ann Intern Med. 2001;134(8):663–94.
2. Ambrosini E, et al. Cycling induced by electrical stimulation improves motor recovery in postacute hemiparetic patients: a randomized controlled trial. Stroke; J Cereb Circ. 2011;42(4):1068–73.
3. Anon. World medical association declaration of Helsinki: ethical principles for medical research involving human subjects. JAMA. 2013;310(20):2191–4.
4. Begg C, et al. Improving the quality of reporting of randomized controlled trials. The CONSORT statement. JAMA. 1996;276(8):637–9.
5. Boutron I. Extending the CONSORT statement to randomized trials of nonpharmacologic treatment: explanation and elaboration. Ann Intern Med. 2008;148(4):295.
6. Chung KC, Song JW, WRIST Study Group. A guide to organizing a multicenter clinical trial. Plast Reconstr Surg. 2010;126(2):515–23.
7. Devereaux PJ, et al. Need for expertise based randomised controlled trials. BMJ: Br Med J. 2005;330(7482):88.
8. Ferrante S. et al. Does a multimodal biofeedback training improve motor recovery in stroke patients ? Preliminary results of a randomized control trial. 37th Annual International Conference of the IEEE Engineering in Medicine and Biology Society (EMBC 2015). 2005;42, p. 2011.
9. Hopewell S, et al. The quality of reports of randomised trials in 2000 and 2006: comparative study of articles indexed in PubMed. BMJ. 2010;340:c723.
10. Horton R. The rhetoric of research. BMJ (Clinical research ed.). 1995;310(6985):985–7.
11. Johansen M, Thomsen SF. Guidelines for reporting medical research: a critical appraisal. Int Sch Res Not. 2016; vol. 2016:1346026, p. 7.
12. Matthews JNS. Introduction to Randomized Controlled Clinical Trials. Second Edition, 2006. 13. Moher D, et al. CONSORT 2010 explanation and elaboration: updated guidelines for reporting parallel group randomised trials. BMJ (Clinical research ed.). 2010;340:c869.
14. Moher D, et al. CONSORT 2010 explanation and elaboration: Updated guidelines for reporting parallel group randomised trials. Int J Surg. 2012;10(1):28–55.
15. Moher D, Schulz KF, Altman DG. The CONSORT statement: revised recommendations for improving the quality of reports of parallel-group randomized trials. J Am Podiatr Med Assoc. 2001;91(8):437–42.
16. Sanson-Fisher RW, et al. Limitations of the randomized controlled trial in evaluating population-based health interventions. Am J Prev Med. 2007;33(2):155–61.
17. Schulz KF. Assessing the quality of randomization from reports of controlled trials published in obstetrics and gynecology journals. JAMA: J Am Med Assoc. 1994;272(2):125.
18. Stevely A, et al. An Investigation of the shortcomings of the CONSORT 2010 statement for the reporting of group sequential randomised controlled trials: a methodological systematic review. PLoS One. 2015;10(11):e0141104.
19. Villamar MF, et al. The reporting of blinding in physical medicine and rehabilitation randomized controlled trials: a systematic review. J Rehabil Med. 2013;45(1):6–13.
20. Ward A, et al. Safety and improvement of movement function after stroke with atomoxetine: a pilot randomized trial. Restor Neurol Neurosci. 2017;35(1):1–10.
21. Wood L, et al. Empirical evidence of bias in treatment effect estimates in controlled trials with different interventions and outcomes: meta-epidemiological study. BMJ (Clinical researched.). 2008;336(7644):601–5.

균형 장애의 평가

Assessment of Balance Disorders

Marialuisa Gandolfi, Christian Geroin, Alessandro Picelli, Nicola Smania and Michelangelo Bartolo

1 서론(Introduction)

신체 균형(balance)은 '정적 및 동적 조건, 그리고 전환(예: 의자에서 일어서기) 조건에서 신체의 무게 중심을 바닥의 기저면(base of support) 내에 유지하는 능력'으로 정의된다[13, 74]. 이 정의에 따르면 균형은 자세(posture)와 보행(gait)이라는 두 가지 다른 축성(axial) 운동 기능과 밀접하게 연관되어 있다. 본질적으로 균형은 다음 세 가지의 기능적 목표가 있다.

- 특정 자세 정렬(예: 앉기, 서기) 유지
- 수의적 움직임(예: 자세 간 움직임 전환, 보행) 지원
- 외부 방해(예: 넘어짐, 미끄러짐, 밀림) 후 균형을 회복하기 위한 자세 반응 실행

균형 장애는 신경계 질환이 있는 사람들에게 흔하며, 이들을 쇠약하게 만들어 낙상, 운동 능력 감소, 일상생활 활동에서의 독립성 상실을 초래한다[10, 15, 36]. 낙상은 낙상에 대한 두려움과 같은 다른 요인과 함께 질병의 초기 단계부터 활동 제한과 사회적 고립의 주요 원인이 된다[88].

균형 감각은 성인 초기에 최적의 수준에 도달하고 이후 약 50세 이후부터 악화된다[17, 32, 64]. 근력 저하와 감각 기능 및 감각운동(sensorimotor) 반응 속도의 감소는 균형 장애 및 낙상의 주요 위험 요인으로 인식된다[36]. 이외에 다른 위험 요인으로는 인지 기능 저하, 특히 주의력 및 집행 기능(executive function) 장애, 그리고

환경 요인 등이 있다[2].

신경계 장애가 있는 환자의 균형 장애를 적시에 정확하게 식별하는 것은 아주 중요하다. 첫째, 낙상하기 쉬운 환자를 감지할 수 있고, 둘째, 특정 재활 중재의 적용과 연계 및 시간 경과에 따른 균형 장애의 변화를 정량화할 수 있기 때문이다[72].

여러 신경계 질환(파킨슨병, 다발성 경화증, 뇌졸중 등)의 균형 평가와 관련하여 다양한 결과 측정 방법(예: 검사, 평가 척도 및 설문지)이 문헌에 보고되었지만, 특히 신경계 질환을 앓고 있는 환자에서 균형을 평가하기 위해 선호되는 도구에 대해서는 현재까지 합의된 사항이 없는 실정이다[81]. 또한 균형 장애와 관련된 다양한 병인(etiological) 기전으로 말미암아 사용할 수 있는 최상의 결과 측정 방법을 결정하는데 어려움이 있다. 실제로 병리생리학적 특성의 복잡성을 고려할 때 진단 및 치료 목적 모두에 대한 포괄적인 균형 장애 평가가 필요한 경우가 많으며, 이를 위해서는 다학제적(multidisciplinary) 접근이 요구된다[11, 88].

2001년에 이미 국제 기능, 장애 및 건강 분류법(International Classification of Functioning, Disability and Health, ICF) 체계에 따라 신경 장애 환자 관리 시 세 가지 영역(신체 기능과 구조, 활동, 참여)을 고려해야 한다고 권고했다[92]. 이러한 체계 내에서 균형은 '활동' 영역으로 분류되며, 따라서 균형 평가를 위한 대부분의 결과 측정은 이 ICF 영역을 참조한다. 반면 신체 기능과 구조 영역을 측정하는 평가 프로토콜은 상대적으로 제한적이며[87], 참여 영역을 평가하기 위해 특별히 고안된 임상 결과 측정도 부족하다.

사용 가능한 모든 결과 측정 방법에 대한 전체적인 문헌 검토는 이 장의 범위를 벗어난다. 그럼에도 불구하고 신경학적 장애가 있는 환자의 포괄적이고 통합적인 관리 계획의 필수적인 부분으로 균형 장애를 고려해야 한다는 전반적인 근거는 잘 확립되어 있다. 이 장에서는 신경계 질환 환자의 균형 장애와 재활에 대한 반응 평가에서 임상적 및 도구적(instrumental) 균형 평가의 유용성에 대해 살펴본다.

2 임상적 평가(Clinical Assessment)

균형 장애의 관점에서 볼 때 관련 임상적 평가는 균형 장애의 발생을 파악하고 근본적인 원인을 밝혀내는 두 가지 목적을 가지고 있다. 이에 따라 임상적 평가는 기능 평가(functional assess)와 시스템 평가(system assessment)라는 두 가지 주요 접근 방식으로 나눌 수 있다.

기능 평가는 균형 장애의 존재 여부를 확인하고, 그리고 해당되는 경우 중재에 따른 장애의 변화를 평가하는데 목적이 있으며[49], 이를 통해 낙상 위험이 있는 사람을 식별하고 특정 중재 전략을 실행할 수 있다. 그러나 이 접근 방식은 균형 장애의 원인을 구분하지는 못한다. 이와 달리 시스템 평가는 균형 장애의 근본적인 원인을 파악하는데 도움이 되며, 실제로 임상의가 장애의 특정 병태생리학적 특징에 기초하여 특정 중재법을 시행할 수 있게 한다. 또한 나중에 설명할 세 번째 유형의 평가(정량적 평가)도 임상 실무에서 수행되어야 한다. 실제로 자세 안정성에 대한 정량적 평가는 시간 경과에 따른 균형 장애의 변화를 정량화하고 치료법을 맞춤화하며 자세 반응을 평가할 수 있는 가능성을 제공하는 임상 도구로 매우 중요해지고 있다.

2.1 기능 평가(Functional Assessment)

균형 장애를 평가하는데 사용할 수 있는 다양한 측정 도구가 개발되었지만, 임상 환경에서 어떤 도구를 사용해야 하는지에 대해서는 합의된 사항이 아직 부족한 실정이다[81]. 또한 사용 가능한 대부분의 결과 측정 도구는 심리계량적(psychometric) 측면에서 측정 특성이 부족하고 임상적 유용성이 제한적이어서 임상의와 신경 물리치료사 사이에서 선호도가 낮다[81, 82]. 여러 연구자들은 이상적인 결과 측정 도구는 기능 및 시스템 장애를 평가할 수 있고 심리계량적 특성이 우수하며, 무엇보다도 사용하기 쉽고 비용 효율적이어야 한다는데 의견을 같이한다[31, 35, 49].

최근 두 고찰논문에서 신경계 질환 환자의 기능적 균형을 평가하는데 자주 사용되는 결과 측정법에 대한 포괄적인 개요를 임상의에게 제공했다[49, 82]. 여기에는 두 가지 평가 척도[Berg 균형 검사(Berg Balance Test, BBS) 및 Tinetti 균형 및 보행 평가(Tinetti Balance and Gait Assessment)][7, 8, 80], 한 가지 설문지[활동특이적 균형 자신감 척도(activities-specific balance confidence scale, ABC)][63], 그리고 세 가지 임상 기반 검사[일어서서 걷기(timed up and go)[54], 한 다리 서기[23], 기능적 뻗기(functional reach)[21] 검사]가 포함되었다.

일반적으로 이러한 결과 측정법은 일련의 운동 과제에서 균형 능력을 평가하거나 스톱워치를 사용하여 환자가 주어진 자세에서 균형을 유지할 수 있는 시간을 측정한다[34]. 그러나 이 방법들은 모두 장점과 단점이 있으므로 주의해야 한다. 긍정적인 측면을 살펴보면 이러한 결과 측정법은 사용하기 쉽고 고가의 장비가 필요하지 않으며 일반적으로 빠르게 시행할 수 있다. 또한 낙상 위험을 예측하고 치료의 필요성을 판단하는데 도움이 될 수 있다[7]. 그러나 한편으로는 임상계량적 특성(예: 천장 및 바닥 효과, 내용 또는 안면 타당도 등)이 다양할 수 있으며, 증상의 진행 또는 악화와 관련된 작은 변화를 측정하지 못한다[12]. 또한 기능 평가에 사용되는 도구는 환자가 어떤 유형의 균형 문제를 가지고 있는지 파악할 수 없으므로 특정 치료법을 제시하는데 한계가 있다.

2.1.1 평가 척도(Rating Scales)

- Burg 균형 척도(Berg balance scale)

Burg 균형 척도(BBS)는 균형 장애의 정량적 평가를 제공하는 가장 잘 알려진 균형 결과 측정법이다[7, 8]. 원래 노인의 균형 능력을 측정하기 위해 고안되었지만, 뇌졸중, 뇌 손상, 다발성 경화증, 파킨슨병, 척수 손상, 전정 기능 장애 등 다양한 신경계 질환을 앓고 있는 사람들뿐만 아니라 정형외과 수술 환자 및 골관절염 환자들을 대상으로도 검사되었다. 이 검사는 정적 및 동적 조건에서 기저면을 줄이면서 특정 반응 전략을 요구하는 14개 항목으로 구성되며, 점진적으로 난이도가 높은 자세를 유지하는 환자의 능력을 평가한다. 일부 항목은 앉기, 서기, 기울이기, 돌기, 한쪽 다리 서기를 하는 동안 신체 균형을 유지할 수 있는 능력을 검사한다. 다른 항목은 자세 간 전환, 앞으로 뻗기, 돌아서기, 바닥에서 물건 집기 등을 수행할 수 있는 능력을 평가한다.

BBS는 원래 환자의 임상 상태를 모니터링하고 낙상 위험을 평가하는데 사용하도록 설계되었으며, 시행하는 동안 관찰을 통해 피검사자의 동작 수행을 평가한다. 각 항목은 0점에서 4점까지 점수를 매겨 0점은 항목을 완료할 수 없음을, 4점은 독립적으로 동작 과제를 수행할 수 있음을 나타낸다(총점 범위: 0-56점, 높을수록 수행 능력 우수). 총 56점 만점에 45점 미만이면 노인의 경우 균형 장애를, 43.5점 미만이면 파킨슨병의 징후로 받아들여진다(www.rehabmeasures.org). 이 평가도구는 ICF의 '활동' 영역에 속하며, 임상적으로 중요한 최소 차이(MCID)는 확립되지 않았다.

모든 BBS 평가 항목은 일상생활에서 흔히 접할 수 있는 상황과 관련되어 있으며, 전문적인 훈련이 필요하지 않고 간단한 도구(예: 스톱워치, 의자, 계단 또는 발판) 몇 가지만 있으면 시행할 수 있다. 검사를 완료하는 데 6분에서 15분 정도 소요되며 비용이 들지 않는다. 해당 검사의 심리계량적 특성은 문헌에 광범위하게 보고되어 있으며[82], 다음과 같은 장점과 단점이 있다[60].

장점	약점
사용 용이성	항목 및 점수 구조 간의 상당한 중복성
무료	낮은 평가 민감도(낙상자의 53%가 식별됨)
정적 및 동적 조건 평가	중증 장애인의 경우 평가 민감도가 낮음
전문 교육이 필요하지 않음	활동적인 환자 또는 노인에 대한 천장 효과(ceiling effect)
최소한의 공간 및 장비 요구	운동 능력 수준 또는 운동 요구 사항과 관련된 BBS 점수 해석에 대한 일반적인 기준 부재
급성 뇌졸중 재활에 특히 적합	균형 장애의 유형을 식별할 수 없음
높은 평가자 간 신뢰도(98% 일치)	보행 중 균형 및 다양한 감각 조건에 대한 평가 부재
우수한 특이도(specificity; 비낙상자의 96%가 정확하게 분류됨) 및 높은 타당도	계층적(hierarchical) 척도 부재

- **Tinetti 균형 및 보행 검사(Tinetti balance & Gait test) 또는 수행지향적 이동성 평가(Performance oriented mobility assessment, POMA)**

이 검사는 이동성(mobility)과 안정성에 대한 가장 오래된 표준화된 측정법이다. 원래는 노인의 균형(낙상 위험 포함)과 보행을 측정하기 위해 고안되었으며, 이후 근위축성 측삭경화증(amyotrophic lateral sclerosis), 정상압 수두증(normal pressure hydrocephalus), 파킨슨병 및 뇌졸중 환자에게도 검사되었다. 이 검사는 균형과 보행의 두 영역으로 구성되며, 각각 별도의 검사로도 사용할 수 있다.

균형 검사는 먼저 앉은 자세에서 평가한 다음, 일어설 때, 서 있을 때, 그리고 방향을 전환할 때 평가한다. 또한 외부 방해 조건과 눈을 감은 상태에서 평가한다. 이 검사를 통해 자세 반응과 하지 근골격계 제약 사항(예: 근력)을 평가할 수 있다. 보행은 오른발과 왼발을 따로 검사하여 걸음걸이의 대칭성과 연속성을 평가한다. 평가되는 다른 보행 매개변수로는 보폭과 발 높이(clearance), 경로 이탈(deviation), 체간 안정성, 직립 자세 등이 있다.

각 영역에 대한 점수가 결정된 후 두 영역의 점수를 합산하여 총점을 얻는다. 각 항목은 0점(최고 수준의 장애)에서 2점(독립성)까지 3점 척도로 채점된다.

수행지향적 이동성 평가(POMA)는 다양한 버전이 존재하며, 검사 이름과 채점 방식에 따라 다양한 변형이 존재한다. 원본 기준[80]에 따르면 총 균형 및 보행 점수는 각각 16점과 12점이다. 두 영역을 합쳐 총점 28점은 균형과 보행 활동 모두에서 독립성을 나타내며, 19점 미만이면 낙상 위험이 높은 것으로 간주된다. 평가 점수 9-24점과 25-28점은 각각 중간 및 낮은 낙상 위험을 나타낸다. 이 검사는 ICF

의 '활동' 영역에 해당한다.

의료진 및 관련된 사람들에게 있어 이 검사의 진정한 가치는 수치 점수뿐만 아니라 함께 제공되는 평가자의 의견에 있다고 보고된다. 실제로 이 검사에는 각 항목에 대한 의견 목록을 추가하여 환자가 어떤 결함이 있는지와 그 특성을 보고하는 조항이 있다. 이 의견 목록은 임상의가 각 결함에 대한 감별 진단을 내리고 나아가 낙상 예방 전략을 파악하는데 도움이 될 수 있다[85]. POMA의 경우에도 일련의 장점과 단점이 존재한다.

장점	약점
사용 용이성	낮은 특이도(비낙상자 중 11%만 식별됨)
무료	천장효과
정적 및 동적 조건 평가	계층적 척도 부재
전문 교육이 필요하지 않음	균형 장애 유형에 대한 명확한 식별이 없음
최소한의 공간 및 장비 요구	
우수한 평가자 간 신뢰도(85% 일치)	
우수한 평가 민감도(비낙상자의 93%가 식별됨)	
보행 중 균형 및 다양한 감각 조건에 대한 평가	
낙상 위험에 따른 환자 계층화(stratification)	

2.1.2 설문지

- 활동특이적 균형 자신감 척도(Activities-specific balance confidence scale, ABC)

이 검사는 넘어지거나 불안정성 없이 다양한 보행 활동(예: 집 주변 걷기, 계단 오르내리기, 바닥에서 슬리퍼 집기, 자동차 승하차)을 수행하는데 대한 자신감을 주관적으로 측정하는 척도이다. 처음에는 지역사회에 거주하는 노인을 대상으로 검사했으며, 그 후 뇌졸중, 파킨슨병, 척수 손상, 다발성 경화증, 전정 장애, 일측 경골 절단(unilateral transtibial amputation), 외상성 뇌손상 및 일반 노인을 대상으로 검사했다. ABC는 16개 항목으로 구성된 자가 보고식 측정으로, 환자가 각 활동 수행에 대한 균형 자신감을 평가한다. 각 항목은 평가할 각 활동에 대해 '해당 활동을 할 때 균형을 잃거나 자세가 불안정해지지 않을 것이라고 얼마나 확신하는가'라는 문구로 시작하며, 0점(자신 없음)에서 100점(완전한 자신감)까지의 등급 척도에 따라 평가된다. 그런 다음 각 항목 점수를 합산하고 그 결과를 총 항목 수로 나누어 전체 점수를 계산한다. ABC는 ICF '활동' 영역을 나타낸다. 자체적으로 시행하거나 면담을 통해 시행할 수 있으며, 후자의 경우 대면 면담이 권장된다[63]. MCID는 아직 확립되지 않았으나, 낙상자와 비낙상자를 구분하는 기준(cut-off) 점수는 일반인과 특정 신경계 질환 환자에서 확인되었다. 예를 들어 등급 평균이 67%보다 낮은 점수는 낙상 위험이 있음을 나타낸다(약 84%의 확률로 낙상하는 사람). 반면 PD 환자를 대상으로 12개월 동안 전향적(prospective) 추적 관찰을 한 결과 69%의 기준 점수가 낙상 재발을 예측하는 것으로 밝혀졌다[민감도(sensitivity; 실제 질병이 있을 때 질병이 있다고 판별할 확률, 진양성률이라고도 함-역주): 93%, 특이도(specificity; 실제 질병이 없을 때 질병이 없다고 판별할 확률, 진음성률이라고도 함-역주): 69%][48]. 뇌졸중의 경우 기준 점수 81.1점은 환자가 다발성 낙상의 병력이 없다는 것을 비교적 확실하게 보여준다. 지역사회에 거주하는 노인과 뇌졸중 및 파킨슨병 환자에 대한 표준화된(normative) 데이터가 제공되어 있다(www.rehabmeasures.org). 뇌졸중 환자의 경우 최소한의 바닥 또는 천정 효과가 보고되었으며, 지역사회에 거주하는 노인의 경우 80% 이상의 점수를 받은 사람은 신체 활동 프로그램을 마친 후에 더 이상 균형 능력의 향상이 발생하지 않는 것으로 간주된다(www.rehabmeasures.org). 아래에는 ABC의 장점과 단점이 제시되어 있다.

장점	약점
질문지	객관적이지 않음
일상생활 활동과 관련됨	균형 장애 유형에 대한 평가 부재
15분 검사	일부 항목은 일부 집단에서 평가 관련성이 떨어질 수 있음
양호한 검사 – 재검사 신뢰도 (ICC: 0.7–0.92)	
파킨슨병에서 낙상자와 비낙상자 구분	
시행 및 이해가 용이	

2.1.3 시간 제한 검사(Timed Test)

• 일어서서 걷기 검사(Timed up and go test, TUG)

환자는 일반 의자에서 일어나 편안하고 안전한 속도로 3 m 떨어진 선까지 걷다가 선에서 돌아서 다시 의자로 걸어와 앉도록 요청받는다[62]. 피검사자는 평소 사-

용하던 보조 장치(예: 지팡이)를 사용할 수 있지만 다른 사람의 보조는 받지 않는다. TUG에는 두 가지 버전이 존재한다. TUG-인지 검사에서는 피검사자는 20에서 100 사이의 무작위로 선택된 숫자에서 3씩 거꾸로 세면서 검사를 완료하도록 요청받는다. TUG-운동 검사에서는 환자가 물이 채워진 컵을 들고 걸어야 한다[29, 73]. TUG는 ICF '활동' 영역을 나타낸다. 지역사회에 거주하는 노인을 대상으로 한 표준화된 데이터가 제공되어 있으며, 보고된 TUG, TUG-인지, TUG-운동 수행에 걸린 평균 시간은 각각 8.39(± 1.36)초, 9.82(± 2.39)초, 11.56(± 2.11)초이다[73]. 연령대(60-69세, 70-79세, 80-87세)에 따른 검사 평균값은 서로 크게 다르며, 연령이 높아질수록 검사를 수행하는데 더 많은 시간이 소요된다.

노인 피험자에 대한 기준 점수가 추정되었으며, TUG-인지 검사를 완료하는데 15초 이상 걸리는 노인은 전체적으로 87%의 정확한 예측률로 낙상자로 분류된다[73]. TUG-운동과 TUG-인지 검사 간에 4.5초 이상 차이가 나면 건강한 성인 경우에 낙상 위험이 증가함을 나타낸다[53].

파킨슨병 환자의 경우 TUG 검사 완료 시간이 7.95초를 초과하면 낙상 위험이 높다는 것을 나타낸다[37]. 천장 효과는 나타나지 않지단 10-15초 점수의 바닥 효과는 존재한다[26, 86]. 이 검사는 시행하기 쉬우며 중재 효과를 평가하는데 유용하다. 단 휠체어를 사용하지 않는 사람에 한해 사용할 수 있다. TUG 역시 다양한 장점과 단점이 있다.

장점	약점
사용 편의성	바닥 효과
평가자 간(ICC = 0.99) 및 검사-재검사(ICC = 0.99) 신뢰도 우수	균형과 보행 하위 구성요소 구분이 불가능함
전문 교육이 필요하지 않음	균형 장애의 유형을 명확하게 식별할 수 없음
시행하는데 3분 정도 소요	
동적 상태 평가	
무료	
낙상 예측	
최소한의 공간 및 장비 필요	
Berg 균형 척도(r = −0.72) 및 바텔(Barthel) 지수 (r = −0.51)와 유의한 상관관계가 있음	

2.1.4 뻗기 검사(Reaching Test)

• 기능적 뻗기 검사(Functional reach test, FRT)

기능적 뻗기 검사(FRT)는 고정된 자세로 서 있는 동안 앞으로 손을 뻗을 수 있는 최대 거리를 측정하여 환자의 자세 안정성을 평가한다[91]. FRT의 수정된 버전은 서 있을 수 없는 사람들을 위해 개발되었으며, 이 경우 고정된 자세로 앉아서 시행한다[39]. FRT를 수행하려면 환자는 벽에 가깝게 서 있지만 벽에 닿지 않아야 하며, 벽에 가까운 팔의 주먹을 쥔 상태에서 어깨는 전방으로 90° 굴곡한다. 자를 어깨 높이의 벽에 설치하고 피검사자에게 팔을 앞으로 쭉 뻗은 상태를 유지하도록 요청한다. 평가자는 시작 위치를 주먹의 세 번째 중수골두(metacarpal head)의 위치로 자에 기록한 다음 환자에게 '선 자세에서 발을 내딛지 않고 앞으로 최대한 멀리 손을 뻗으시오'라고 지시한다. 그런 다음 세 번째 중수골두의 새로운 위치를 기록하고, 인치 또는 센티미터로 측정되는 시작 위치와 끝 위치 간의 차이를 뻗기 거리로 기록한다. 세 번의 시도가 수행되고 마지막 두 번의 평균이 기록된다.

수정된 버전은 환자가 의자에 앉은 상태에서 환자의 손상되지 않은 팔의 견봉(acromion) 높이에서 벽에 수평을 맞춘 자를 사용하여 수행한다. 엉덩이, 무릎, 발목을 90° 구부린 상태에서 발은 바닥에 평평하게 놓는다. 초기 위치는 환자가 의자 등받이에 기대어 앉아 팔을 90°로 구부린 상태에서 측정하며, 측정값은 자를 따라 뻗은 세 번째 중수골 끝의 위치에 해당한다. 이 검사는 세 가지 조건을 각 3회에 걸쳐 시행하며, '손상되지 않은' 쪽을 벽에 가까이 두고 앉아 앞으로 기울이기, 등을 벽에 대고 앉아 오른쪽으로 기울이기, 그리고 등을 벽에 대고 앉아 왼쪽으로 기울이기 방식으로 구성된다.

환자에게 몸을 돌리거나 벽에 닿지 않고 각 방향으로 최대한 기울이도록 지시한다. 환자가 몸을 기울이면 자를 따라 다섯 번째 손가락의 위치를 표시한다. 척수 손상 환자 중 사지 마비 환자는 주먹을 쥐지 못할 수 있으므로 척골 경상돌기(ulnar styloid process)가 기준점으로 사용된다. 만약 환자가 손상을 받은 팔을 들어 올릴 수 없는 경우, 몸을 기울이는 동안 견봉이 이동한 거리를 기록한다. FRT와 수정된 FRT 모두에서 각 방향의 첫 번째 시도는 연습 테스트이므로 최종 결과에 포함되지 않는다. 시행 사이에는 15초의 휴식 시간이 허용한다. FRT는 ICF '활동' 영역에 해당하며, 지역사회 거주 노인 및 파킨슨병, 말초 전정 장애, 척수 손상, 뇌졸중, 전정 장애 환자 등의 환자 집단에서 사용된다.

MCID는 아직 설정되지 않았으나 파킨슨병[6]과 뇌졸중[1]에 대한 기준 점수는 설정되어 있다. 파킨슨병의 경우 다양한 심리계량적 특성에 따라 낙상 위험에 대한 여러 기준 점수가 보고되었다. 25.4 cm의 기준 점수는 민감도 30%, 특이도 92%의 낙상 위험을 나타내며, 30.1의 기준 점수는 민감도 56%, 특이도 77%로 증가하고, 31.75 cm 미만의 점수는 민감도 0.86, 특이도 0.52로 낙상 위험을 나타낸다. 뇌졸중 환자의 경우 기준 점수가 15 cm 미만이면 낙상 위험이 있음을 나타낸다. 파킨슨병(33.54 ± 7.36 cm), 팔걸이 사용 뇌졸중(16.8 ± 9 cm) 및 팔걸이 비사용 뇌졸중(15.2 ± 8.5 cm), 그리고 전정 장애(31.7 ± 7.5 cm)에 대한 표준화된 데이터가 제공되어 있다[1, 45, 52]. 이 검사에도 장점과 단점이 있다.

장점	약점
사용하기 쉬움	하나의 동작 과제만 평가
시행에 1분 가량 소요	균형 장애의 유형을 명확하게 파악할 수 없음
평가자 간(ICC = 0.98) 및 검사-재검사(ICC = 0.92) 신뢰도 우수	안정도 측정 한계(stabilometric limit; COP 및 COM)와 관련이 없음
전문 교육 불필요	
최소한의 공간 및 장비 요구	
무료	
낙상 위험 대상자에 대한 우수한 예측 타당도	

2.2 시스템 평가(System Assessment)

앞에서 논의한 바와 같이, 균형 장애의 근본 원인을 파악하려면 시스템 접근 방식을 사용해야 한다[34]. 1996년 초에 Lord와 동료 연구자들은 의료 시설 및 지역사회 환경 모두에서 낙상 위험에 대한 신뢰할 수 있고 유효한 척도로서 생리학적 균형 프로필(physiological balance profile, PPA)을 제안했다[46]. PPA는 5 개의 영역(시각, 고유수용성 감각, 근력, 반응 시간, 자세 흔들림)으로 구성되어 있어 낙상 위험 점수뿐만 아니라 생리학적 균형 관련 기능에 대한 보다 광범위한 정보를 제공한다. 두 가지 버전이 존재하는데, 포괄적(긴) 버전과 선별(짧은) 버전이 있다[46]. 종합 점수(composite score)는 5개 섹션의 가중치 점수로 구성된다. 종합 점수가 0 미만이면 낙상 위험이 낮음을 나타내고, 0~1점은 낙상 위험이 경미함, 1~2점은 낙상 위험이 중간 정도, 2점 이상이면 낙상 위험이 높음을 나타낸다.

높은 임상계량적 특성에도 불구하고 PPA는 임상의에게 치료에 대한 직접적인 지침을 제공하지는 않는다[49]. 반면 균형 평가 시스템 검사(balance evaluation system test, BESTest)는 다양한 유형의 균형 장애를 구별하기 위해 가장 많이 사용되는 결과 측정법이다[33]. BESTest는 6개 영역(생체역학적 제약성, 안정성 한계/수직성, 예비 자세 조절, 자세 반응, 감각 방향성, 보행 안정성)으로 그룹화된 36개 항목으로 구성되며, 균형 장애의 기저에 있는 모든 가능한 기능을 탐색하도록 설계되었다. 또한 외부 방해에 대한 자세 반응 평가와 자세 수직성에 대한 지각을 포함하는 유일한 임상 균형 검사이다[33]. 그리고 해당 검사에는 균형 감각 통합 임상 검사(clinical test of sensory integration for balance)[74], BBS, FRT의 항목도 포함되어 있다. BESTest의 가장 큰 한계는 시행하는데 30분 정도 소요된다는 점입니다. 최근에 개발된 Mini-BESTest[22]는 동적 균형에 초점을 맞춘 14개 항목으로 구성된 BESTest의 단축형 버전으로 약 10~15분 정도 소요되며, 원래 BESTest의 6개 영역 중 4개 영역에 속하는 항목이 균등하게 포함되어 있다. BESTest의 장점과 단점은 아래와 같다.

장점	약점
균형 장애의 근본적인 원인 파악	시행 시간이 오래 걸림(30분)
균형 장애 유형에 따라 치료에 집중	낙상 위험에 대한 평가 부재
평가자 간 신뢰도 우수(ICC = 0.91)	
ABC 척도와의 상관관계(r = 0.636, p 〈0.01)	
단축형 버전 사용 가능(mini-BESTest)	

3 도구적 평가(Instrumental Assessment)

균형 장애의 도구적 평가는 자세 제어 시스템이 어떻게 작동하는지 이해하는데 도움이 되고, 임상 진단 및 치료 효능 평가에 유용한 정보를 제공하여 재활에서 중요한 역할을 한다. 더욱이 균형 평가는 노인 인구와 같이 낙상 위험이 있는 대상을 식별하는데 사용될 수 있다.

정적 및 동적 균형의 측정은 임상 균형 및 운동성 척도와 같은 간단한 도구를 통해 이루어질 수 있으며 측정 장비를 사용한 객관적인 검사를 통해 뒷받침될 수 있다.

이용 가능한 도구적 측정 방법 중 정량적 자세조영(posturography) 검사는 아래에 제시된 기능적 임상 균형 검사의 주요 단점을 극복할 수 있다[88].

① 검사 결과의 가변성(검사자 내/검사자 간)

② 채점 체계의 주관적 특성
③ 작은 변화에 대한 민감도

균형 능력의 정량적 측정에 사용되는 주요 장비는 다음과 같다.

- **지면반력기(force platform):** 이 플랫폼 장치는 정교하고 값비싼 힘 변환기(force transducer)가 내장되어 있어 세 가지 직교 구성요소인 X, Y, Z 방향(전후, 내외측, 수직 방향)과 힘의 상대적 모멘트(Mx, My, Mz)로 계산된 반작용력(reaction force)을 측정할 수 있다. 정적 자세에서 압력 중심(COP)의 흔들림은 힘과 모멘트 데이터로부터 계산할 수 있다.
- **입체사진측량장치(stereophotogrammetric device):** 역반사 마커(retroreflective marker)를 감지하여 전신의 움직임을 측정하는데 사용된다.
- **보행분석계수판(pedobarography walkways):** 보행의 시공간적 특성을 파악하는데 사용되는 보행 기록 장치이다.
- **웨어러블 관성 센서(wearable inertial sensors):** 이 용어는 기능적 활동을 모니터링하는데 사용되는 첨단 전자 기술이 통합된 의류 및 기타 착용형 액세서리를 말한다(예: 발바닥 압력을 감지하는 센서화된 깔창).

이러한 측정 도구는 단독으로 사용하거나 서로 다양하게 결합하여 균형 제어 능력과 재활 프로그램 후의 변화를 평가하는데 사용할 수 있다. 최근에는 피험자의 예비 자세 조절 능력을 향상시키기 위한 훈련을 목적으로 지속적이고 예측 가능한 균형 방해 자극을 생성할 수 있는 이동식 플랫폼이 개발되어 사용되고 있다.

3.1 정적 자세조영 검사(Static Posturography)

정적 자세조영 검사는 피험자가 상대적으로 방해받지 않은 상태에서 자세(지면반력기: 움직이지 않는 계측 플랫폼과 같은 고정된 지지면에서의 정적 자세)를 유지하는 동안 COP의 변위를 분석하여 자세 제어를 평가한다[49, 93].

이러한 계측 플랫폼을 사용하면 정적 자세나 일렬(tandem) 서기 또는 다양한 실험 조작을 통한 보다 더 어려운 자세 조건에서 지지대 표면의 순간(instantaneous) 발 압력 중심의 위치를 파악할 수 있다[14, 55, 61]. 아래와 같은 경우 균형 유지 과제의 난이도는 높아진다.

① 기저면의 크기를 줄인다.

② 시각적 피드백을 감소시킨다(눈 감기).
③ 고유수용성 감각 피드백을 감소시킨다(불안정한 지지면).
④ 균형을 유지하는 동안 이차 과제를 함께 수행한다.

정적 자세 조건에서 COP는 바닥의 기저면에 투영된 신체 무게 중심(COM)의 대략적 위치를 반영하며, 이는 자세 유지 근육의 활동과 균형 제어 메커니즘의 활동을 부분적으로 반영한다[16]. COM의 움직임을 자세 흔들림(sway)이라고 하며, 자세조영 검사는 이 흔들림을 측정한다. 생체역학적 측면에서 COP 변위는 균형의 조절 변수(controlling variable)이며, 조절 받는 변수인 COM에 대한 제어를 유지하기 위해 중추신경계에서 생성되는 순 신경근육의 반응을 반영한다. 이러한 이유로 자세조영 검사는 COP의 움직임을 기반으로 실제 신체 흔들림, 즉 COM 움직임의 근사치를 제공한다.

전반적으로 자세 안정도 측정의 결과는 동작 과제의 반복, 지지대 위의 발 위치, 그리고 피험자에게 주어진 과제 지시(instruction)에 따라 달라진다[41, 79, 83].

일반적으로 연구 문헌에 따르면 정적 자세조영 검사는 우수한 민감도(예: 청년, 중년, 고령 피험자 간의 균형 제어 차이에 민감함)를 가지고 있지만[71] 특이도는 낮다고 보고하고 있다. 따라서 자세 흔들림은 시스템의 전반적인 건강 수준을 평가하는 우수한 척도이지만, 다양한 장애에 의해 자세 흔들림은 증가할 수 있기 때문에 근본적인 병리생리적 특성은 측정하지 못한다[19, 20, 64].

3.2 동적 자세조영 검사(Dynamic Posturography)

동적 자세조영 검사(DP)는 실험적으로 유도된 외부의 균형 방해가 있는 조건에서 피험자의 자세 제어 능력을 평가하는 방법이다. 외부 방해 자극은 폼(form) 쿠션이나 컴퓨터로 제어되는 이동식 지지면(플랫폼)이 있는 특수 장치를 사용하여 바닥 지지면의 갑작스러운 수평 이동 또는 회전을 통해 자세 불균형을 유도하여 생성할 수 있다. 또는 몸통이나 어깨 또는 골반을 밀거나 당겨 신체 불균형을 유도할 수 있고, 바닥 지지면의 특성이나 시각 조건을 변경하여 균형 방해를 가할 수 있다[88].

개념적으로 DP 검사는 실험적으로 제어된 다양한 시각 및 바닥 지지면 조건에 환자를 노출시켜 적절한 감각 정보 입력과 움직임 반응 패턴을 선택하는데 있어 적응 메커니즘의 실패(failure) 특성을 정량화하는 것을 목표로 한다.

DP 검사 중에 환자는 움직이는 벽면(둘러싸인 공간) 내의 이동식 지면반력기 위에 서게 된다. 컴퓨터의 제어에 따라 지면반력기는 수평면으로 이동하거나(병진 이동) 수평면에서 회전할 수 있다. 지지면의 수평 이동 또는 회전뿐만 아니라 보고 있는 시각 장면의 변화, 갈바닉(galvanic) 전정 자극, 또는 고유수용성 감각의 지각을 방해하는 건(tendon) 진동 등과 같은 감각 방해 기법을 사용하여 자세 제어를 위한 단일 감각 정보 입력을 선택적으로 조작할 수 있다[49, 93]. 실제로 DP는 자세 및 균형 제어를 위한 전정 입력, 시각 입력, 체성감각 입력, 중추 통합 메커니즘 및 신경근계 출력의 기능적 역할을 분리해서 측정할 수 있는 유일하게 검증된 방법이다[9].

전산화된(computerized) 동적 자세조영 검사(CDP)는 실제로 다음과 같은 세 가지 감각 및 운동 프로토콜인 감각 조직화 검사(sensory organization test, SOT), 운동 제어 검사(motor control test, MCT), 그리고 적응 검사(adaptation test, ADT)를 통해 장애의 감별 평가를 제공한다.

감각 조직화 검사(SOT)는 다양한 감각 정보(시각, 전정, 고유수용성)를 사용하거나 억제하는 환자의 능력을 평가하여 자세 제어 문제를 파악하기 위해 고안되었다. SOT 동안 환자의 눈과 발 및 관절 등에 전달되는 감각 정보는 지지면 또는 시각 벽면의 보정된 '참조 흔들림(sway referencing)'이라는 조작을 통해 효과적으로 제거된다(표 1). 이는 지지면 또는 시각 벽면이 환자의 전후방 신체 흔들림과 직접 일치하여 기울어져 방향 감각 정보를 제거한다. 피험자가 눈을 뜨거나 감은 상태에서 지지면과 시각 벽면 조건을 조작하여 피험자에게 전달되는 시각적 또는 바닥 지지면으로부터의 정보를 제어하고 감각 충돌(sensory conflict) 상황을 만들 수도 있다. 이 검사의 목적은 전정 감각에 기반한 균형 제어를 분리하여 중추 신경계의 적응 반응을 유도하는 것을 목표로 한다. 해당 검사 동안 환자는 신체의 감각 시스템을 효과적으로 활용하지 못하거나 부적절한 적응 반응을 보일 수 있으며, 이는 두 상황 모두 자세 제어에 있어 감각 정보를 잘못 해석하거나 사용하고 있음을 나타낸다.

운동 제어 검사(MCT)는 자동 자세 반응을 유도하는 정방향 및 역방향 지지면 이동을 통해 예상치 못한 외부 방해로부터 자동으로 중심을 회복하는 환자의 능력을 평가한다. 관련 측정에는 반응의 시작 시간과 강도 및 측면 대칭성이 포함된다.

적응 검사(ADT)는 일상생활 조건(예: 불규칙한 표면)을 시뮬레이션하여 바닥 지지면이 발등 또는 발바닥 방향으로 예측할 수 없이 회전하며 움직일 때 운동 반응을 수정하고 자세 흔들림을 최소화하는 환자의 능력을 평가한다. 관련 측정에는 유도된 자세 불안정을 극복하는데 필요한 힘 반응의 크기가 포함된다.

자세 안정성 측정 및 바닥 지지면과 시각 벽면의 움직임은 환자의 키와 체중에 따라 정밀하게 제어되고 보정되므로 표준화된 그래픽을 사용하여 환자의 수행 결과를 연령이 일치하는 무증상자(정상인)의 결과와 비교할 수 있다.

1980년대 초에 임상 도구로 DP가 도입되었고[59] 이후 몇 년 동안 검사 프로토콜이 개발되면서[57] 이 기술은 자세 균형의 감각 및 운동 구성 요소를 분리하여 평가하는 표준 정량적 방법으로 간주되었다[9]. 그러나 장비와 관련된 높은 비용, 긴 훈련 및 검사 시간, 그리고 장비 사용에 필요한 공간 확보 등으로 인해 널리 보급되지 못했다[88].

그럼에도 불구하고 다른 측정 도구와 마찬가지로 DP는 균형 장애 환자의 진단 과정에서 보완적인(complementary) 요소로 간주되어야 한다. 또한 DP는 주요 감각(전정감각, 시각, 체성감각) 및 운동 제어 장애를 식별하는데 유용하지만 그 자체로는 질병이나 병변 부위를 진단할 수 없으며, 국소화(localizing)나 측면화(lateralizing) 정보 또는 병인(etiology)에 관한 정보는 제공하지 못한다. 실제로 신체의 균형 시스템은 적응력이 매우 높기 때문에 유사한 병리를 가진 사람이라도 질병의 진행 정도에 따라 다른 균형 장애를 보일 수 있다. 그럼에도 불구하고 DP는 개인의 균형 능력에 대한 기능적 정보를 제공하고 일상생활 활동에서 환자의 균형 장애의 중요성에 대한 지표를 제공한다. 또한 CDP는 환자가 물리치료를 포함한 치료적 중재를 통해 얻을 수 있는 혜택을 예측하는데 도움이 되는 기능적 측정값을 제공한다.

표 1. SOT 프로토콜의 감각 조건(sensory conditions)

눈	지지면	시각 벽면
뜸	고정	고정
감음	고정	
뜸	고정	참조 흔들림
뜸	참조 흔들림	고정
감음	참조 흔들림	
뜸	참조 흔들림	참조 흔들림

3.3 웨어러블 관성 센서(Wearable Inertial Sensors)

일상생활에서 환자의 기능적 수행 능력을 평가하는 것은 신경 재활 치료의 최적 가이드를 마련하는데 중요하다.환자의 능력은 비간섭적(unobtrusive) 보행 모니터링 시스템을 사용하여 측정할 수 있다. 지난 10여 년 동안 일상생활 활동 중 균형 능력의 기능적 측정을 위해 컴퓨터와 첨단 전자 기술을 통합한 웨어러블 기술과 관련 의류 및 액세서리가 개발되었다[3-5, 40, 56, 68].

내장된 휴대용 센서를 사용하여 자세 흔들림을 평가하고, 실험실 환경 외부에서 사용자의 일상 활동의 유형과 활동의 질 및 양을 모니터링할 수 있게 해주는 이러한 기술에 대한 관심이 높아지고 있다.

실제로 다양한 종류의 웨어러블 관성(inertial) 센서[24, 25, 30, 42, 43, 58, 67, 75, 76, 89, 90]와 힘(force) 센서[18, 44, 47, 78]가 신체 흔들림을 감지하는데 널리 사용되며, 실시간 균형 동작 수행을 모니터링하는 장치로 작동한다. 선형 가속도계(linear accelerometer)와 자이로스코프(gyroscope) 각속도 센서 및 자기(magnetic) 센서로 구성된 웨어러블 관성 센서는 사용자의 체간이나 머리 또는 하지에 장착한다.이를 통해 해당 신체 분절 및 기타 다른 신체 부위의 움직임을 포착하여 내외측 및 전후 방향의 기울기를 파악할 수 있다[24, 25, 30, 42, 43, 58, 67, 75, 76, 89, 90]. 또한 발바닥 표면에 박막(thin-film) 형태의 힘 또는 압력 센서를 부착하여 지면 반력 정보를 수집할 수 있다[27, 28, 47, 65].

앞서 언급한 바와 같이 웨어러블 센서의 진정한 장점은 언제 어디서나 신체 균형을 모니터링할 수 있어 일상생활에서 균형 모니터링 보조 도구로 활용될 수 있다는 점이다. 실제로 웨어러블 센서는 휴대성이 뛰어나고 데이터 수집을 위해 수신기나 카메라와 같은 고정 장치가 필요하지 않기 때문에 실험실 외부 환경에서 쉽게 사용할 수 있다. 또한 웨어러블 관성 모션 센서는 전력 소비가 적고 저렴한 장치이기 때문에 인체 생체역학 연구에 적합하다.

요컨대 웨어러블 관성 센서는 측정이 정확하고 신뢰할 수 있을 뿐만 아니라 다음과 같은 세 가지 주요 이점을 제공한다.

① 가격이 저렴하다.

② 임상 환경 및 생태학적(ecological) 평가를 위한 실용적인 접근 방식을 제공한다.

③ 자동 분석 기능을 갖춘 사용자 친화적인 컴퓨터 인터페이스를 사용할 수 있다.

웨어러블 관성 센서의 발전으로 신체 균형과 이동성을 자동적이고 객관적이며 정량적으로 평가하는 알고리즘이 개발되었다[51, 69, 70, 94, 95].

실제 웨어러블 관성 센서 시스템 중에서 *Xsens* 관성 센서가 개발되어 중력에 대한 체간 흔들림과 보행 시작을 예상한 측면 체간 자세 조절 특성을 조사하는데 사용되었다. 평면(planar) 가속도계에서 추출한 신체 흔들림 매개변수는 초기 PD 환자와 일반 대조군을 구분했으며, 특히 하부 체간 움직임 가속도의 부드러움

(smoothness)의 정도가 초기 PD 환자의 자세 흔들림에 대한 가장 민감한 척도임을 보여주었고, 이는 임상 진료에서 균형 문제가 관찰되기 전에도 분명하게 나타났다 [50].

결론적으로 웨어러블 관성 센서를 사용하면 정적 및 동적 조건 모두에서 자세 흔들림의 진동 수 및 자세 반응의 지연 시간과 같은 자세 제어와 관련된 매개변수를 객관적이고 체계적으로 평가할 수 있다. 또한 이러한 장치는 TUG와 같은 검사를 수행하는 동안 동일한 매개변수를 감지하는데 사용될 수 있다.

이러한 장치는 매우 만족스러운 수준의 정확성 및 유용성과 안전성을 제공한다. 해당 장치를 최적화하기 위해서는 마이크로프로세서(microprocessor)의 연산 능력을 최대화하는 동시에 전자 부품의 크기를 최소화하는 것이 앞으로 나아갈 방향으로 보인다. 실내 및 실외에서 사용할 수 있는 웨어러블 균형 개선 기기는 잠재적으로 일상생활에서 균형 보조 장치의 역할을 할 수 있다.

4 비의도적 균형 및 보행 장애 (Unwitting Violation of Balance and Gait)

신경계 환자의 균형 장애를 평가할 때 고려해야 할 흥미로운 측면은 정상적인 방식으로 서거나 걸을 수 없는 기립보행불능증(astasia abasia)이라는 임상 상태이다. 구체적으로 기립불능(astasia)은 도움 없이 똑바로 설 수 없는 상태를 의미하며, 보행불능(abasia)은 보행 시 운동 협응이 부족하여 보행 기저면이 일정하지 않고 보행을 측정할 수 없는 상태를 의미한다. 이 상태는 특이한 보행이 특정 기질적 병변과 관련이 없는 기능성 신경 장애[DSM-V에 따른 전환 장애(conversion disorder)]에서 관찰될 수 있다. 이러한 경우 일부 신경계 질환(예: 파킨슨병, 뇌수종, 소뇌 병변, 뇌졸중)에 대한 감별 진단이 필요하다. 질환의 기질적(organic) 기원과 심인성(psychogenic) 기원을 감별하기 위해 암시(suggestion)나 주의 분산(distraction) 또는 유발(triggering) 기법을 사용하는 것이 진단에 유용하다. 전환 장애가 있는 개인의 경우 수정된 보행이상평가척도(modified gait abnormality rating scale, GARS-M)는 보행 이상을 정량화하는데 유용하고 치료 효과를 평가하는 객관적인 척도를 제공하는 신뢰성 및 반응성이 높아 적합한 도구이다[84]. 심인성 보행은 보행 동작의 비디오 녹화를 통해 한쪽 다리 절뚝거림, 두 다리 절뚝거림, 체간 불균형의 세 가지 범주로 분류할 수 있다[38]. 최근 일부 연구자들은 전환 장애의 운동 증상이 자기 모니터링의 강화 및 움직임에 대한 과도한 인지 조절과 관련이 있다는 이론을 연구했다[77]. 이들은 전환 장애를 앓고 있는 환자와 대조군을 대상으로 ① 눈을 뜬 상태, ② 눈을 감은 상태(자세 제어를 위해 고유수용성 감각에 대한 주의력이 강화된 상태), ③ 주의력을 요하는 인지 과제 수행 등 다양한 주의 조건에서 지면반력기 위에서 정적 균형을 유지하도록 하였다. 연구 결과 대조군에 비해 환자들은 '눈을 뜬 상태'보다 '눈을 감은 상태'에서 자세 안정성이 더 크게 감소한 것으로 나타났다. 반면 인지적 주의 분산 조건에서는 오히려 균형이 정상화되는 것으로 나타났다. 이러한 연구 결과는 주의력이 전환 장애 환자의 자세 제어에 중요한 역할을 한다는 것을 시사한다. 이는 또한 이들 환자들이 일반적으로 거의 자동화된 지각-운동 과제인 자세 제어를 의식적으로 조절하는 경향이 있음을 나타낸다. 전환 장애 환자의 경우 인지적 주의 분산이 일시적인 균형의 정상화를 가져왔는데, 이러한 결과는 이들 환자들이 균형 기능의 개선을 위해 주의를 더 효과적으로 사용하도록 훈련하는데 활용될 수 있음을 시사한다.

5 결론(Conclusions)

신경 재활에서 균형 평가라는 주제는 적절하면서도 어려운 문제라고 할 수 있다. '모든 균형 장애가 똑같은 것은 아니다'라는 개념은 이러한 복잡성을 잘 나타낸다.

균형 장애의 원인은 다양하기 때문에 다양한 분야에서 폭넓은 관심을 받고 있다. 이러한 폭넓은 관심은 균형감각을 측정하는 다양한 검사 기법의 개발로 이어졌다. 이러한 검사를 통해 수집된 정보는 서로 다른 의미를 가질 수 있으므로 적절한 평가 도구의 선택은 환자의 질병 특성에 따라 달라질 수 있다는 점을 유의해야 한다. 그럼에도 불구하고 균형 장애는 신경계 장애가 있는 환자를 위한 총체적이고 통합적인 관리 계획의 필수 요소로 평가되어야 한다. 현재까지 특히 신경계 질환 환자의 균형 능력을 평가하기 위해 어떤 특정 도구를 선호해야 하는지에 대한 공통적인 지침은 없다. 그러나 기능 평가 및 시스템 평가는 동전의 양면으로 인식되어야 하며, 둘 다 균형 장애를 식별하고 근본적인 원인을 파악하는데 필요하다. 어떤 결과 측정법을 사용할지에 대해 합리적이고 이성적인 선택을 하기 위해서는 다양한 측정 방법과 그 유용성에 대한 포괄적인 이해가 필수적이다. 그럼에도 불구하고 해결해야 할 몇 가지 측면에서는 추가적인 연구가 필요하다. 여기에는 등급 척도의 잠재적인 위계 구조(hierarchy)를 설정하고, 각 도구의 감지 가능한 최소 변화량과 MCID에 대한 정보를 수집하며, 질병 스펙트럼 전반에 걸쳐 다양한 도구의 적용 가능성(applicability)을 평가하는 것이 포함된다. 또한 ICF 체계의 '참여 및 신체 기능과 구조(participation and body functions and structures)' 영역에 대한 결과 측정 방법을 개발해야 할 필요성이 여전히 남아 있다.

일반적으로 하나의 단일차원적(unidimensional) 결과로는 균형 장애의 영향을 받는 모든 기능적 영역에 대한 포괄적인 정보를 제공하기에는 한계가 있다는 데에 대체로 공감한다. 이러한 관점에서 볼 때 다양한 기능 영역에 걸쳐 균형 장애를 평가하기 위해 여러 임상 및 측정 도구의 결과로 구성된 특수화된 프로토콜을 도입하는 것이 바람직하며, 객관적이고 자동화된 측정 도구의 사용을 권장한다. 가까운 미래에 임상의는 기능 및 시스템 균형 평가에 이러한 도구를 사용하여 보다 생태학적 맥락에서 그리고 일상생활 활동 중에 균형 장애를 종합적으로 평가할 수 있게 될 것이다.

참고 문헌

1. Acar M, Karatas GK. The effect of arm sling on balance in patients with hemiplegia. Gait Posture. 2010;32(4):641–4.
2. Ambrose AF, Cruz L, Paul G. Falls and fractures: a systematic approach to screening and prevention. Maturitas. 2015;82(1):85–93. https://doi.org/10.1016/j.maturitas.2015.06.035 Epub 2015 Jun 26.
3. Aminian K, Najafi B, Büla C, Leyvraz PF, Robert P. Spatio-temporal parameters of gait measured by an ambulatory system using miniature gyroscope. J Biomech. 2002(May);35(5):689–99.
4. Aminian K, Robert P, Buchser EE, Rutschmann B, Hayoz D, Depairon M. Physical activity monitoring based on accelerometry: validation and comparison with video observation. Med Biol Eng Comput. 1999(May);37(3):304–08.
5. Aminian K, Trevisan C, Najafi B, Dejnabadi H, Frigo C, Pavan E, Telonio A, Cerati F, Marinoni EC, Robert P, Leyvraz PF. Evaluation of an ambulatory system for gait analysis in hip osteoarthritis and after total hip replacement. Gait Posture. 2004(Aug);20(1):102–7.
6. Behrman AL, Light KE, Flynn SM, Thigpen MT. Is the functional reach test useful for identifying falls risk among individuals with Parkinson's disease? Arch Phys Med Rehabil. 2002;83(4):538–42.
7. Berg K, Norman KE. Functional assessment of balance and gait. Clin Geriatr Med. 1996;12:705–23.
8. Berg KO, Wood-Dauphinee SL, Williams JI, Maki B. Measuring balance in the elderly: validation of an instrument. Can J Public Health. 1992;83(Suppl 2):S7–11.
9. Black FO. Clinical status of computerized dynamic posturography in neurotology. Curr Opin Otolarynogol Head Neck Surg. 2001;9:314–8.
10. Bloem BR, Marinus J, Almeida Q, Dibble L, Nieuwboer A, Post B, Ruzicka E, Goetz C, Stebbins G, Martinez-Martin P, Schrag A. Movement disorders society rating scales committee. Measurement instruments to assess posture, gait, and balance in Parkinson's disease: critique and recommendations. Mov Disord. 2016. https://doi.org/10.1002/mds. 26572.
11. Bloem BR, Visser JE, Allum JH. Posturography. In: Hallet M, editor. Movement disorders— handbook of clinical neurophysiology. Elsevier; 2003. pp. 295–336.
12. Blum L, Korner-Bitensky N. Usefulness of the Berg Balance Scale in stroke rehabilitation: a systematic review. Phys Ther. 2008;88:559–66.
13. Bronstein A, Brandt T, Woolacott M. Clinical disorders of balance, posture and gait. London: Arnold; 1996.
14. Burdet C, Rougier P. Analysis of center-of-pressure data during unipedal and bipedal stand-

ing using fractional Brownian motion modeling. J Appl Biomech. 2007;23:63–9.
15. Cameron MH, Lord S. Postural control in multiple sclerosis: implications for fall prevention. Curr Neurol Neurosci Rep. 2010;10(5):407–12.
16. Caron O, Gelat T, Rougier P, Blanchi JP. A comparative analysis of the center of gravity and center of pressure trajectory path lengths in standing posture: an estimation of active stiffness. J Appl Biomech. 2000;16:234–47.
17. Chiba R, Takakusaki K, Ota J, Yozu A, Haga N. Human upright posture control models based on multisensory inputs; in fast and slow dynamics. Neurosci Res. 2016;104:96–104. https:// doi.org/10.1016/j.neures.2015.12.002.
18. Crea S, Cipriani C, Donati M, Carrozza MC, Vitiello N. Providing time-discrete gait information by wearable feedback apparatus for lower-limb amputees: usability and functional validation. IEEE Trans Neural Syst Rehabil Eng. 2015;23:250–7.
19. de Haart M, Geurts AC, Huidekoper SC, Fasotti L, van Limbeek J. Recovery of standing balance in postacute stroke patients: a rehabilitation cohort study. Arch Phys Med Rehabil. 2004(Jun):85(6):886–95.
20. Dozza M, Chiari L, Chan B, Rocchi L, Horak FB, Cappello A. Influence of a portable audio-feedback device on structural properties of postural sway. J Neuroeng Rehabil. 2005 May);31(2):13.
21. Duncan PW, Weiner DK, Chandler J, Studenski S. Functional reach: a new clinical measure of balance. J Gerontol. 1990;45:M192–7.
22. Franchignoni F, Horak F, Godi M, Nardone A, Giordano A. Using psychometric techniques to improve the Balance Evaluation Systems Test: the mini-BESTest. J Rehabil Med. 2010;42 (4):323–31.
23. Fregly AR, Smith MJ, Graybiel A. Revised normative standards of performance of men on a quantitative ataxia test battery. Acta Otolaryngol (Stockh). 1973;75:10–6.
24. Giggins OM, Sweeney KT, Caulfield B. Rehabilitation exercise assessment using inertial sensors: a cross-sectional analytical study. J Neuroeng Rehabil. 2014(Nov 27);11:158.
25. Goebel JA, Sinks BC, Parker BE Jr, Richardson NT, Olowin AB, Cholewiak RW. Effectiveness of head-mounted vibrotactile stimulation in subjects with bilateral vestibular loss: a phase 1 clinical trial. Otol Neurotol. 2009;30:210–6.
26. Herman T, Giladi N, Hausdorff JM. Properties of the 'timed up and go' test: more than meets the eye. Gerontology. 2011;57:203–10.
27. Hijmans JM, Geertzen JH, Schokker B, Postema K. Development of vibrating insoles. Int J Rehabil Res. 2007;30:343–5.
28. Hijmans JM, Geertzen J, Zijlstra W, Hof AL, Postema K. Effects of vibrating insoles on standing balance in diabetic neuropathy. J Rehabil Res Dev. 2008;45:1442–50.
29. Hofheinz M, Schusterschitz C. Dual task interference in estimating the risk of falls and measuring change: a comparative, psychometric study of four measurements. Clin Rehabil. 2010;24(9):831–42.
30. Horak FB. Clinical measurement of postural control in adults. Phys Ther. 1987;67:1881–5.
31. Horak FB. Clinical assessment of balance disorders. Gait & Posture. 1997;6:76–84.
32. Horak F, King L, Mancini M. Role of body-worn movement monitor technology for balance and gait rehabilitation. Phys Ther. 2015;95:461–70.
33. Horak FB, Macpherson JM. Postural orientation and equilibrium. In: Shepard J, Rowell L, editors. Handbook of physiology: section 12, Exercise: regulation and integration of multiple systems. New York: Oxford University Press; 1996. pp. 255–92.
34. Horak FB, Wrisley DM, Frank J. The Balance Evaluation Systems Test (BESTest) to differentiate balance deficits. Phys Ther. 2009;89:484–98.
35. Horak FB, Shupert CL, Mirka A. Components of postural dyscontrol in the elderly: a review. Neurobiol Aging 1989 (Nov, Dec);10(6):727–38.
36. Horak FB. Postural orientation and equilibrium: what do we need to know about neural control of balance to prevent falls? Age Ageing. 2006(Sep);35 Suppl 2:ii7–11.
37. Janssens J, Malfroid K, Nyffeler T, Bohlhalter S, Vanbellingen T. Application of LSVT BIG

intervention to address gait, balance, bed mobility, and dexterity in people with Parkinson disease: a case series. Phys Ther 2014;94.

38. Jordbru AA, Smedstad LM, Moen VP, Martinsen EW. Identifying patterns of psychogenic gait by video-recording. J Rehabil Med. 2012;44:31-5.
39. Katz-Leurer M, Fisher I, Neeb M, Schwartz I, Carmeli E. Reliability and validity of the modified functional reach test at the sub-acute stage post-stroke. Disabil Rehabil. 2009;31 (3):243-8.
40. Keijsers NL, Horstink MW, Gielen SC. Ambulatory motor assessment in Parkinson's disease. Mov Disord. 2006(Jan);21(1):34-44.
41. Kirby RL, Price NA, MacLeod DA. The influence of foot position on standing balance. J Biomech. 1987;204:423-7.
42. Leardini A, Lullini G, Giannini S, Berti L, Ortolani M, Caravaggi P. Validation of the angular measurements of a new inertial-measurement-unit based rehabilitation system: comparison with state-of-the-art gait analysis. J Neuroeng Rehabil. 2014;11:1-7.
43. Lee BC, Kim J, Chen S, Sienko KH. Cell phone based balance trainer. J Neuroeng Rehabil. 2012;9:3-9.
44. Lee MY, Lin CF, Soon KS. Balance control enhancement using sub-sensory stimulation and visual-auditory biofeedback strategies for amputee subjects. Prosthet Orthot Int. 2007;31:342-52.
45. Lim LI, van Wegen EE, de Goede CJ, Jones D, Rochester L, Hetherington V, Nieuwboer A, Willems AM, Kwakkel G. Measuring gait and gait-related activities in Parkinson's patients own home environment: a reliability, responsiveness and feasibility study. Parkinsonism Relat Disord. 2005(Jan);11(1):19-24.
46. Lord SR, Clark RD. Simple physiological and clinical tests for the accurate prediction of falling in older people. Gerontology. 1996;42:199-203.
47. Ma CZH, Wan AHP, Wong DWC, Zheng YP, Lee WCC. A vibrotactile and plantar force measurement-based biofeedback system: paving the way towards wearable balance-improving devices. Sensors. 2015;15:31709-22.
48. Mak MK, Pang MY, Mok V. Gait difficulty, postural instability, and muscle weakness are associated with fear of falling in people with Parkinson's disease. Parkinsons Dis. 2012;2012:901721.
49. Mancini M, Horak FB. The relevance of clinical balance assessment tools to differentiate balance deficits. Eur J Phys Rehabil Med. 2010(June);46(2):239-48 (Review).
50. Mancini M, King L, Salarian A, Holmstrom L, McNames J, Horak FB. Mobility lab to assess balance and gait with synchronized body-worn sensors. J Bioeng Biomed Sci. 2011(Dec);12 uppl 1:007.
51. Mancini M, Zampieri C, Carlson-Kuhta P, Chiari L, Horak FB. Anticipatory postural adjustments prior to step initiation are hypometric in untreated Parkinson's disease: an accelerometer-based approach. Eur J Neurol. 2009(Sep);16(9):1028-34.
52. Mann GC, Whitney SL, Redfern MS, Borello-France DF, Furman JM. Functional reach and single leg stance in patients with peripheral vestibular disorders. J Vestib Res. 1996(Sep-ct);6(5):343-53.
53. Maranhão-Filho PA, Maranhão ET, Lima MA, Silva MM. Rethinking the neurological examination II: dynamic balance assessment. Arq Neuropsiquiatr. 2011(Dec);69(6):959-63.
54. Mathias S, Nayak US, Isaacs B. Balance in elderly patients: the "Get-up and go" test. Arch Phys Med Rehabil. 1986;67:387-9.
55. Mezzarane RA, Kohn AF. Control of upright stance over inclined surfaces. Exp Brain Res. 007;180:377-88.
56. Moe-Nielsen R, Helbostad JL. Estimation of gait cycle characteristics by trunk accelerometry. Biomech. 2004(Jan);37(1):121-6.
57. Monsell EM, Furman JM, Herdman SJ, Konrad HR, Shepard NT. Technology Assessment: omputerized dynamic platform posturography. Otolaryngol Head Neck Surg. 1997(Oct);117 4):394-8.

58. Nanhoe-Mahabier W, Allum J, Pasman E, Overeem S, Bloem B. The effects of vibrotactile iofeedback training on trunk sway in parkinson's disease patients. Parkinsonism Relat isord. 2012;18:1017–21.
59. Nashner LM, Black FO, Wall C. Adaptation to altered support and visual conditions during tance: patients with vestibular deficits. J Neurosci. 1982;5:117–24.
60. Nnodim JO, Yung RL. Balance and its clinical assessment in older adults—A review. Geriatr Med Gerontol. 2015;1(1).
61. Piirtola M, Era P. Force platform measurements as predictors of falls among older people—a eview. Gerontology. 2006;52:1–16.
62. Podsiadlo D, Richardson S. The timed "Up & Go": a test of basic functional mobility for frail elderly persons. J Am Geriatr Soc. 1991(Feb);39(2):142–8.
63. Powell LE, Myers AM. The Activities-specific Balance Confidence (ABC) Scale. J Gerontol. Series A, Biol Sci (Washington DC) 1995;50A:M28–34.
64. Prieto TE, Myklebust JB, Hoffmann RG, Lovett EG, Myklebust BM. Measures of postural steadiness: differences between healthy young and elderly adults. IEEE Trans Biomed Eng. 1996(Sep);43(9):956–66.
65. Priplata AA, Niemi JB, Harry JD, Lipsitz LA, Collins JJ. Vibrating insoles and balance control in elderly people. Lancet. 2003;362:1123–4.
66. Ropper AH, Samuels MA. Adams and Victor's principles of neurology (9th edition). New York, NY: McGraw-Hill Medical; 2009. pp. 1447–65.
67. Rossi-Izquierdo M, Ernst A, Soto-Varela A, Santos-Pérez S, Faraldo-García A, Sesar-Ignacio Á, Basta D. Vibrotactile neurofeedback balance training in patients with parkinson's disease: reducing the number of falls. Gait Posture. 2013;37:1ς5–200.
68. Sabatini AM, Martelloni C, Scapellato S, Cavallo F. Assessment of walking features from foot inertial sensing. IEEE Trans Biomed Eng. 2005(Mar);52(3):486–94.
69. Salarian A, Zampieri C, Horak FB, Carlson-Kuhta P, Nutt JG, Aminian K. Analysing 180° turns using an inertial system reveals early signs of progression of Parkinson's disease. Conf Proc IEEE Eng Med Biol Soc. 2009;2009:224–7.
70. Salarian A, Horak FB, Zampieri C, Carlson-Kuhta P, Nutt JG, Aminian K. iTUG, a sensitive and reliable measure of mobility. IEEE Trans Neural Syst Rehabil Eng. 2010(Jun);18(3):303–10.
71. Schieppati M, Grasso M, Siliotto R, Nardone A. Effect of age, chronic diseases and parkinsonism on postural control. In: Stelmach GE, Homberg V, editors. Sensorimotor impairment in the elderly. The Netherlands: Kluver Academic Publishers; 1993. pp. 355–73.
72. Shulman LM. Understanding disability in Parkinson's disease. Mov Disord. 2010;25(Suppl. 1):S131–5.
73. Shumway-Cook A, Brauer S, Woollacott M. Predicting the probability for falls in community-dwelling older adults using the Timed Up & Go Test. Phys Ther. 2000;80 (9):896–903.
74. Shumway-Cook A, Horak FB. Assessing the influence of sensory interaction on balance: suggestion from the field. Phys Ther. 1986;66:1548–50.
75. Sienko KH, Balkwill MD, Oddsson L, Wall C. Effects of multi-directional vibrotactile feedback on vestibular-deficient postural performance during continuous multi-directional support surface perturbations. J Vestib Res. 2008;18:273–85.
76. Sienko KH, Balkwill MD, Wall C. Biofeedback improves postural control recovery from multi-axis discrete perturbations. J Neuroeng Rehabil. 2012;9.
77. Stins JF, Kemple Cl, Hagenaars MA, Beek PJ, Roelofs K. Attention and postural control in patients with conversion paresis. J Psychosom Res. 2015(Mar);78(3):249–54.
78. Sungkarat S, Fisher BE, Kovindha A. Efficacy of an insole shoe wedge and augmented pressure sensor for gait training in individuals with stroke: a randomized controlled trial. Clin Rehabil. 2011;25:360–9.
79. Tarantola J, Nardone A, Tacchini E, Schieppati M. Human stance stability improves with the repetition of the task: effect of foot position and visual condition. Neurosci Lett. 1997;228:75–8.

80. Tinetti ME. Performance-oriented assessment of mobility problems in elderly patients. J Am Geriatr Soc. 1986;34:119-26.
81. Tyson SF, Connell LA. How to measure balance in clinical practice. A systematic review of the psychometrics and clinical utility of measures of balance activity for neurological conditions. Clin Rehabil. 2009;23(9):824-40.
82. Tyson S, Watson A, Moss S, Troop H, Dean-Lofthouse G, Jorritsma S, Shannon M. Greater manchester outcome measures project. Development of a framework for the evidence-based choice of outcome measures in neurological physiotherapy. Disabil Rehabil. 2008;30(2):142-9.
83. Uimonen S, Laitakari K, Sorri M, Bloigu R, Palva A. Effect of positioning of the feet in posturography. J Vestib Res. 1992;2:349-56.
84. Vandenberg JM, George DR, O'Leary AJ, Olson LC, Strassburg KR, Hollman JH. The modified gait abnormality rating scale in patients with a conversion disorder: a reliability and responsiveness study. Gait Posture. 2015;41(1):125-9.
85. Vaught SL. Gait, balance, and fall prevention. Ochsner J. 2001;3(2):94-7.
86. Vereeck L, Wuyts F, Truijen S, Van de Heyning P. Clinical assessment of balance: normative data, and gender and age effects. Int J Audiol. 2008;47:67-75.
87. Verheyden G, Nieuwboer A, Mertin J, Preger R, Kiekens C, De Weerdt W. The Trunk Impairment Scale: a new tool to measure motor impairment of the trunk after stroke. Clin Rehabil. 2004(May);18(3):326-34.
88. Visser JE, Carpenter MG, van der Kooi JH, Bloem BR. The clinical utility of posturography. Clin Neurophysiol. 2008(Nov);119(11):2424-36.
89. Wall C, Weinberg MS. Balance prostheses for postural control. IEEE Eng Med Biol Mag. 2003;22:84-90.
90. Wall C, Wrisley DM, Statler KD. Vibrotactile tilt feedback improves dynamic gait index: a fall risk indicator in older adults. Gait Posture. 2009;30:16-21.
91. Weiner DK, Duncan PW, Chandler J, Studenski SA. Functional reach: a marker of physical frailty. J Am Geriatr Soc. 1992;40(3):203-7.
92. World Health Organization. International classification of functioning, disability and health: ICF. Geneva: WHO; 2001.
93. Yelnik A, Bonan I. Clinical tools for assessing balance disorders. Neurophysiol Clin. 2008 (Dec);38(6):439-45.
94. Zampieri C, Di Fabio RP. Improvement of gaze control after balance and eye movement training in patients with progressive supranuclear palsy: a quasi-randomized controlled trial. Arch Phys Med Rehabil. 2009(Feb);90(2):263-70.
95. Zampieri C, Salarian A, Carlson-Kuhta P, Aminian K, Nutt JG, Horak FB. The instrumented timed up and go test: potential outcome measure for disease modifying therapies in Parkinson's disease. J Neurol Neurosurg Psychiatry. 2010(Feb);81(2):171-6.

신경계 재활의 보행 장애 평가

The Assessment of Gait Disorders in Neurorehabilitation

Christian Geroin, Cristina Zanga, Marialuisa Gandolfi, Nicola Smania and Caterina Pistarini

1 서론(Introduction)

뇌졸중 환자는 다양한 정도의 감각 운동 회복을 경험하기 때문에 이러한 회복을 평가하기 위한 적절한 측정 방법을 선택하는 것은 뇌졸중 원인의 이질성, 증상의 심각도, 자연적 회복과 같은 환자와 관련된 여러 요인으로 인해 다소 복잡하다. 이러한 이질적 요인에도 불구하고 임상의와 연구자가 각자의 환경에 적합한 결과 측정법을 선택하는데 도움이 되는 몇 가지 접근 방식이 있다. 뇌졸중 장애와 관련된 결과 측정법을 선택하는 가장 중요한 첫 번째 접근 방식은 국제 기능, 장애 및 건강 분류법(International Classification of Functioning, Disability and Health, ICF)과 같은 건강 및 장애 모델을 이용하는 것이다. ICF는 장애와 건강을 평가하고 측정하기 위한 개념적 기반을 제공하며 관련 분야의 정책 개발을 지원한다. 또 다른 접근 방식은 결과 측정의 필수 심리계량적(psychometric) 특성(신뢰도, 타당도, 반응성, 민감도, 임상적으로 중요한 최소 차이 등)을 고려하는 것이다. 또한 측정의 목적(변별력, 예측, 평가)과 특정 중재법 관련 연구의 성격(효능성 또는 효과성)을 고려하여 결과 측정법을 선택할 수도 있다. 또한 평가 시기, 뇌졸중의 자연적 시간 경과, 질병의 중증도, 다양한 데이터 수집 옵션과 같은 요소도 고려해야 한다. 마지막으로 다양한 회복 프로세스(훈련을 통한 회복 및 보상적 회복) 간에도 구별이 이루어져야 한다. 이 장에서는 뇌졸중 환자에서 로봇을 이용한 보행 훈련의 효과를 평가하는데 사용되는 결과 측정법에 대한 포괄적인 개요도 제공한다.

2 보행 장애 평가(Assessment of Gait Disorders)

보행 장애와 낙상은 일반적으로 개인의 삶의 질을 저하시키고 지역사회 참여를 제한하는 장애 상태로 이어질 수 있다[23, 24, 33]. 보행 문제는 노인뿐만 아니라 신경계, 근골격계, 심혈관계, 호흡기 및 시각 장애와 같은 다양한 병리적 질환에 영향을 받는 환자에서 흔히 나타난다[3].

노인 인구의 보행 장애 유병률은 연령이 증가할수록 높아진다. 일반적으로 60세까지는 보행이 정상이지만, 이 연령이 지나면 보행 장애의 발생률이 증가합니다[5, 32]. 보행 장애의 가장 중요한 결과는 낙상이다. 65세 이상 인구의 30%가 매년 한 번 이상 낙상을 경험하며, 80세 이상에서는 이 비율이 50%로 증가한다[35].

보행 기능의 회복은 신경계 재활의 주요 목표 중 하나이다. 재활의 궁극적인 목표는 장애 가능성을 줄이고 일생 동안 환자의 독립성을 극대화하고 환경과의 상호작용을 증가시킬 수 있도록 돕는 것이다[31]. 이는 관련 문제를 파악하기 위한 신중한 평가가 선행되어야 하는 맞춤형 재활 접근 방식이 필요한 매우 어려운 목표이다[16].

보행 장애를 평가하기 위해서는 환자의 병력과 임상 검사 기록을 검토해야 한다. 병력 검토는 환자가 이전에 경험한 보행에 부정적인 영향을 미칠 수 있는 병리학적(신경학적 및 정형외과적) 상태에 대한 모든 자료를 고려해야 한다. 또한 환자의 개인 데이터와 과거 수술 및 재활 치료(예: 물리 치료, 작업 치료, 언어 치료, 인지 치료)에 대한 세부 정보도 의료 기록에 명확하게 명시해야 한다.

임상 검사는 기존의 근골격계 및 신경계 손상에 대한 정보를 제공하며 보행에 영향을 미치는 병변의 초기 진단을 가능하게 한다. 또한 환자가 직립 자세를 유지하고 보행하기 위해 사용하는 보상 메커니즘에 대한 적절한 평가를 통해 일차 병리에 대한 정보를 얻을 수도 있다[38]. 이러한 평가는 관찰을 통해 이루어지거나 임상 척도 및 도구 측정을 통해서 이루어질 수 있다. 검사실은 환자를 시상면(sagittal plane)과 관상면(frontal plane) 모두에서 관찰할 수 있을 만큼 충분히 넓어야 하며, 환자는 모든 신체 부위를 종합적으로 검사할 수 있도록 옷을 입지 않은 상태(속옷만 입은 상태)로 평가해야 한다. 자세 전환 및 앉기와 서기 등 다양한 신체 활동을 수행하는 동안 주의 깊게 관찰해야 하며, 환자의 불만과 희망 사항을 의료 기록에 기록해야 한다. 또한 통증, 근력 약화, 감각 장애, 구축(contracture), 이전 낙상 경험도 양적 및 질적 측면으로 모두 기록해야 한다. 이러한 관찰 평가는 보행 평가의 첫 번째 단계이다.

첫 번째 보행 속도 검사는 환자 스스로 선택한 속도나 선호하는 속도로 수행해야 한다. 그 후 사용하는 보상적 전략을 발견하기 위해 환자에게 더 빨리 걷거나 더 천천히 걷도록 요청한다. 보행은 두 가지 주요 단계(보행 주기의 %)로 구성되며, 일반적으로 편안하게 걷는 동안 평가된다. 유각기(swing phase)는 기준 발이 지면에 닿지 않는 시간으로 정의되며(40%), 입각기(stance phase)는 지면에 닿는 시간에 해당한다(60%). 입각기는 ① 보행 주기의 시작과 끝에서 발생하고 양발이 모두 지면에 닿는 양발지지기(10%)와 ② 반대쪽 발이 공중에서 이동하는 한발지지기(40%)로 세분화할 수 있다. 보행 이상은 보행 주기의 입각기와 유각기 중 어느 단계에서든 나타날 수 있다. 입각기의 기능 장애에는 비정상적인 기저면[내반첨족(equinovarus foot; 발과 발목이 안쪽으로 휘어지는 결함-역주), 갈퀴족지(claw toe; 발가락의 마디가 굴곡되는 변형-역주), 무릎 과신전] 및 사지 또는 체간의 불안정성[절름발이 걸음(trendelenburg limping)]이 포함된다. 유각기의 기능 장애는 하지 전진(advancement) 장애로 나타날 수 있다[3].

임상 척도(clinical scale)는 임상의와 연구자가 보행의 중요한 측면을 정량화하는데 유용하며, 다양한 임상시험에서 이러한 목적으로 사용되어 왔다. 예를 들어 임상 척도는 관절의 가동 범위, 근력, 경직, 보행 속도와 지구력, 균형 능력, 회전 능력 및 자세 전환 능력, 운동학적(kinematic) 및 운동역학적(kinematic) 보행 매개변수, 신체 감각, 이중 과제(dual task) 수행 및 삶의 질을 평가하는데 사용되었다[10] (표 1).

표 1. 로봇 보조(robot-assisted) 보행 훈련 임상 시험에서 사용된 척도 목록 및 약어

2minWT	2분 걷기 검사
3minWT	3분 걷기 검사
5MWT	5분 걷기 검사
6minWT	6분 걷기 검사
8MWT	8미터 걷기 검사
10MWT	10미터 걷기 검사
AS	Ashworth 척도
BBS	Berg 균형 척도
BI	바텔 지수
BMI	체질량 지수
CES-D	역학연구센터-우울증 척도
CNS	캐나다 신경학 척도
EMS	노인 이동성 척도
ESS	유럽 뇌졸중 척도
FAC	기능적 보행 범주
FAI	프랑스 활동 지수
FIM	기능적 독립성 척도
FM MOTOR	Fugl-Meyer 운동 하위척도
FMA	뇌졸중 후 감각운동 회복 Fugl-Meyer 평가
HR	심박수
LLFDI	말기 기능 및 장애 측정기
MAS	수정된 Ashworth 척도
MEFAP	수정된 Emory 기능적 보행 프로파일
MI	운동성 지수
MMAS	수정된 운동 평가 척도
MMSE	간이 정신 상태 검사
MOAS	운동 평가 척도
MRC	의학 연구 위원회
MRS	수정된 순위 척도
NIHSS	국립보건원 뇌졸중 척도
PROM	수동 관절 가동 범위

RMAS	Rivermead 운동 평가 척도
RMI	Rivermead 이동성 지수
RPE	Borg 운동 자각 척도
RS	Rankin 척도
SAS	뇌졸중 활동 척도
SF-36	약식 건강 평가지
SPPB	간편 신체 기능 검사
SSS	스칸디나비아 뇌졸중 척도
ST	스텝 검사
TBS	Tinetti 균형 척도
TCT	체간 조절 검사
TGS	Tinetti 보행 척도
TMS	Toulouse 운동 척도
TUG	일어서서 걷기 검사

보행 평가 및 중재 도구(gait assessment and intervention tool) 또는 비디오와 같은 다른 도구를 사용하여 평가를 수행하는 것도 권장된다[8]. 또한 계단 오르내리기 검사를 통해 고관절, 무릎, 발목 굴곡근 및 신전근의 근력 부족에 대한 정보를 얻을 수 있다.

임상 척도는 특히 임상 환경에서 보행을 평가하는데 유용하지만 주관적인 측정값을 제공하기 때문에 정확성과 정밀도가 낮다. 따라서 이러한 한계는 진단 및 후속 조치와 치료에 부정적인 영향을 미친다[22]. 보행 분석(gait analysis) 이러한 문제를 해결하기 위해 보행에 대한 관찰 및 임상 평가와 병행하여 실시할 수 있으며, 다양한 보행 매개변수를 정량화하고 객관적이고 신뢰할 수 있는 평가를 가능하게 하기 때문에 신경계 재활 분야에서 유망한 수단이 되고 있다.

일반적으로 전문 실험실에서 수행되는 보행 분석은 인간의 움직임을 정량화하기 위한 목적으로 사용된다. 보행 분석의 목표는 인간 보행의 생체역학적 특징을 이해하고 정상적인 상태와 병리적인 상태를 구분하며, 보행 중 신체의 다양한 생체역학적 구성 요소(예: 발, 체간, 상지) 간의 상호 작용을 연구하는 것이다. 또한 보행 분석은 다양한 병리를 가진 환자에서 신체의 해부학적 및 생체역학적 기능에 대해 임상적으로 의미 있는 추론을 도출하는데 도움이 된다[20]. 이는 치료와 관련된 의사 결정(치료 계획)과 재활 중재의 효과를 평가하는데 특히 중요하다. 신경계 질환이 있는 환자의 경우 보행 장애는 다양한 임상 결과를 보이며 시간이 지남에 따라 변화가 발생한다는 점에 유의해야 한다. 질병의 진행 또는 치료와 관련된 보행의 변화를 더 잘 이해하면 임상의가 보행 장애를 분류하는데 있어 도움이 될 수 있다. 보행 장애 패턴의 분류는 재활 전문가 간의 의사소통을 개선하고 환자의 필요에 따른 특성화된 중재법을 개발할 수 있다는 점에서 중요한 의미를 갖는다[15, 21].

보행 분석에 사용되는 매개변수는 ① 시공간적 매개변수, ② 운동학적 매개변수, ③ 운동역학적 매개변수, ④ 통합 생체역학(관절 도멘트 및 파워), ⑤ 근전도 등 다섯 가지 유형으로 나눌 수 있다[20].

시공간적(temporal-spatial) 매개변수는 가장 이해하기 쉽고, 다른 매개변수와 비교했을 때 임상 현장에서 가장 적용하기 쉽다. 기본적으로 시공간적 매개변수는 보행 속도(미터/초), 보행 간격(stride length; 미터), 보행률(cadence; 스텝/초), 보간 또는 보폭(stride width; 미터), 한발지지 시간(초), 양발지지 시간(초), 입각(stance) 지속 시간 등이다[20]. 로봇 보조 보행 훈련 후 뇌졸중 환자의 병리적 보행 패턴의 변화를 정량화하기 위해 시공간적 매개변수가 자주 사용되었다[10, 11]. 시공간적 매개변수는 임상시험에서 널리 사용되지만 보행 기능의 전반적인(global) 표현이며 여러 요인(피험자의 성별과 나이, 사용된 측정 방법, 피험자에게 주어진 과제 지침 사항 등)에 의해 직접적인 영향을 받을 수 있다는 점을 고려해야 한다[20].

운동학적(kinematic) 매개변수는 움직임을 생성하는 힘과 별개로 신체의 움직임을 연구하는데 사용된다. 이는 선형 또는 각가속도나 속도의 변위(displacement)로 측정되며, 일반적으로 동작 추적(motion tracking) 장치 또는 광학 추적 카메라를 사용하여 관절 각도와 사지의 궤적을 계산하여 기록한다. 첨단 보행 분석 실험실에는 2차원 또는 3차원(3D) 보행 분석을 위한 광학 추적 카메라가 설치되어 있다.

특히 3D 모델에서 광학 카메라는 지정된 공간을 보정하고(calibrate) 해당 공간 내에서 마커의 움직임을 3차원으로 모두 추적할 수 있다. 마커는 일반적으로 기존의 검증된 모델[18]에 따라 미리 정의된 피부의 주요 지점에 부착되며 이를 통해 특정 신체 분절을 측정할 수 있다. 사용되는 마커는 능동형 마커(active marker)와 수동형 마커(passive marker)로 나뉘며, 능동형 마커는 일반적으로 빛과 같은 신호를 발산하는 반면 수동형 마커는 송수신 카메라에서 생성된 신호를 반사한다. 시공간적 매개변수와 마찬가지로 운동학적 매개변수에도 몇 가지 제한 사항이 있다[20].

운동역학(kinetics)은 움직임을 결정하는 힘과 모멘트(moment)를 연구하는 학문이다. 운동역학적 매개변수에는 지면 반력(압력 중심 및 발바닥 압력 분포 측정)

과 관절의 기계적 파워 및 관절 모멘트가 포함된다. 일반적으로 지면반력기(force plate)는 보행의 입각기 동안 지면 반력을 측정하는데 사용된다. 지면 반력은 보행 기능의 전반적인 지표이며 비정상적인 발과 발목의 결과 곡선 패턴을 정상으로 간주되는 패턴과 구분하는데 사용될 수 있다[20].

압력 중심(COP)은 보행 및 자세 제어를 연구하는데 자주 사용되는 운동역학적 측정 변수이다. 이는 보행 주기의 입각기 동안 발바닥에 작용하는 모든 힘의 벡터(vector) 평균을 나타낸다. 지면반력기는 정상적인 보행 시 뒤꿈치를 디딜 때(heel strike) 발뒤꿈치에서 시작해서 발을 뗄 때(toe off) 엄지 발가락 쪽으로 이동하는 COP를 감지하고 측정한다. 질병이나 부상은 COP의 위치와 타이밍을 변화시킬 수 있다[20].

발 아래의 평균 힘을 나타내는 COP와 달리 족저 압력(plantar pressure)은 지면과 접촉하는 발의 전체 영역에 퍼지는 힘으로 정의된다(면적당 힘 단위). 이는 지면 반력기를 사용하거나 압전 저항(piezo-resistive; 기계적인 압력에 의해 변하는 저항-역주) 기술을 사용하여 발바닥 표면의 압력 분포에 대한 '지도'를 생성한다.

운동학적 및 운동역학적 데이터는 관절 모멘트(joint moment)로 정의되는 여러 관절에 작용하는 힘을 추정하는데 사용된다. 예를 들어 파워(와트 단위로 측정)는 순 근모멘트(net muscle moment)와 신체 분절의 각속도의 결과로 계산한다. 순 관절 파워(net joint power)는 보행 주기 동안의 근수축에 대한 중요한 정보를 제공한다.

마지막으로 근전도(electromyography) 검사는 근육에 흐르는 전기 활동을 측정한다. 근전도 검사는 보행 주기의 여러 단계에서 근육 활성화 타이밍과 근육 동원(recruitment) 수준에 대한 정보를 제공한다. 잘 갖춰진 동작 분석 실험실은 위의 모든 매개변수를 측정하고 기록할 수 있는 역량을 갖추고 있으며, 움직임의 3차원의 이동 경로와 정밀한 정량적 데이터를 동시에 수집할 수 있다. 보행 분석 장치는 일반적으로 사용하기 쉽고 환자에게 비침습적(non-invasive; 신체의 절개나 관통이 필요없는 방식-역주)이다(표 2).

표 2. 보행 및 자세 제어를 평가하기 위한 측정 기기 목록

VICON system
G-sensor
GAITRite system
OPTO GAIT photoelectric cell system
Motion analysis corporation
H-GAIT system
Electromyography
Posturography

인간의 보행을 연구하는데 사용되는 기술 장치는 비착용형 센서, 웨어러블 센서, 하이브리드 센서의 세 가지 범주로 나뉜다. 비착용형 센서를 사용하는 시스템은 측정 센서가 배치된 특정 구조가 필요하다. 이 경우 환자는 표시된 보행로를 따라 걸으며, 배치된 센서가 보행에 대한 모든 필요한 데이터를 수집한다. 비착용형 센서를 사용하는 시스템은 데이터를 수집하는 방법에 따라 ① 이미지 처리를 기반으로 하는 시스템[예: 아날로그 또는 디지털 카메라, 레이저 거리 스캐너, 적외선 센서 및 이동시간 측정 카메라(time-of-flight camera)]과 ② 바닥 센서(지면반력기 등) 사용을 기반으로 하는 측정 시스템으로 분류할 수 있다. 반면 웨어러블 센서(즉, 환자의 신체에 부착할 수 있는 센서)를 사용하는 시스템은 가속도계(accelerometer; 가속도를 측정하여 물체의 움직임, 기울기, 진동 등의 정도를 측정하는 기기-역주), 자이로스코프 센서(gyroscopic sensor; 지구의 중력을 사용하여 방향을 결정하는 센서-역주), 경사계(inclinometer; 중력 방향에 대한 물체의 기울기를 측정하는 기기-역주), 자력계(magnetometer; 자기장이나 자기 모멘트의 크기와 방향을 측정하는 기기-역주), 힘(force) 센서, 신장계[extensometer; 인장(tensil) 또는 압축(compression)에 의한 물체의 길이 변화를 측정하는 기기-역주], 각도계 및 전자각도계(electrogoniometer; 디지털 각도 측정 센서-역주), 능동형 마커, 표면 근전도 측정 기기 등이 있다[25, 34, 36].

보행 장애의 평가는 재활 분야의 핵심 영역이지만 결과 측정을 선택하는 최적의 방법에 대한 합의된 지침은 부족하다. 또한 연구자와 임상의들은 특히 로봇 보조 팔[29] 훈련 및 보행 훈련[10]의 영역에서 치료 효과를 평가하는데 어떤 임상 척도를 사용해야 하는지에 대해 서로 공유된 합의 사항도 아직 없는 실정이다.

이탈리아 로봇 신경재활 연구 그룹(IRNRG)[10]은 뇌졸중 환자를 대상으로 한

로봇 보조 보행 훈련 임상시험에서 일반적으로 보고된 결과 측정에 초점을 맞춘 문헌을 검토했다. 그 결과 27개의 서로 다른 임상시험에서 총 45개의 결과 측정이 사용된 점을 발견했다. 가장 일반적으로 사용된 결과 측정은 기능적 보행 범주(FAC), 10 m 걷기 검사, 운동성 지수(MI), 6분 걷기 검사, Rivermead 운동성 지수, Berg 균형 척도 순이었다.

Holden et al.이 처음 제시한 FAC [13]는 보행에 필요한 물리적 지원(physical support)의 정도를 기준으로 보행 능력을 6가지 수준으로 분류한다. 이 검사 도구는 보행 독립성을 평가하는데 사용되는 간단하고 비용 효율적이며 신속한 도구이다. 연구에 따르면 FAC 점수는 보행 속도 및 보행 간격과 상관관계가 있는 것으로 나타났다[13, 14].

10 m 걷기 검사는 환자가 서 있는 상태에서 출발하여 평상시의 속도로 10 m 거리를 이동하는데 걸리는 시간(또는 걸음 수)을 측정한다. 일반적으로 장애물이 없는 최소 12 m의 바닥 공간이 필요하며, 바닥에 10 m 간격으로 평행 테이프를 설치하여 '시작' 및 '끝' 라인을 표시한다. 스톱워치를 사용하여 10 m를 이동하는데 걸리는 시간을 측정한다[37].

운동성 지수(MI)는 환자의 사지 근력을 측정한다. 이 지수의 하위 영역은 발목 배측굴곡(전경골근), 무릎 신전(대퇴사두근), 고관절 굴곡(장요근과 대퇴직근)과 관련된 세 가지 동작에서 하지 근력을 평가한다. 검사자는 각 근육의 움직임과 수축을 모니터링한다[7].

6분 걷기 검사는 걷는 동안 운동 지구력을 측정하는 빠르고 쉬운 검사이다. 이름에서 알 수 있듯 환자가 6분 동안 걸을 수 있는 거리(m)를 정량화하는데 사용된다[30].

Rivermead 운동성 지수(RMI)는 신체의 운동성을 측정하는데 사용되는 척도로 15개의 운동성 항목을 포함한다. 14개는 자기 보고식(self-reported) 수행 항목이고, 1개(지지 없이 서 있기)는 직접 관찰과 관련된 항목이다. 이분법적인 '예/아니요' 답변은 1/0점으로 채점된 후 합산되며, 점수가 높을수록 수행 능력이 우수함을 나타낸다[6].

마지막으로 Berg 균형 척도(BBS)는 노인의 균형 감각을 정량적으로 평가하는데 사용된다[4]. 이 척도는 환자가 자세를 유지하거나 다양한 난이도의 운동 과제를 완수해야 하는 14개 항목으로 구성되며, 모든 항목은 일상생활과 관련된 활동이다. 일반적으로 총 56점 중 45점 미만의 점수는 균형 장애를 시사하는 것으로 받아들여진다.

요약하면 앞에서 언급한 임상시험에서 평가된 보행의 주요 초점은 보행 독립

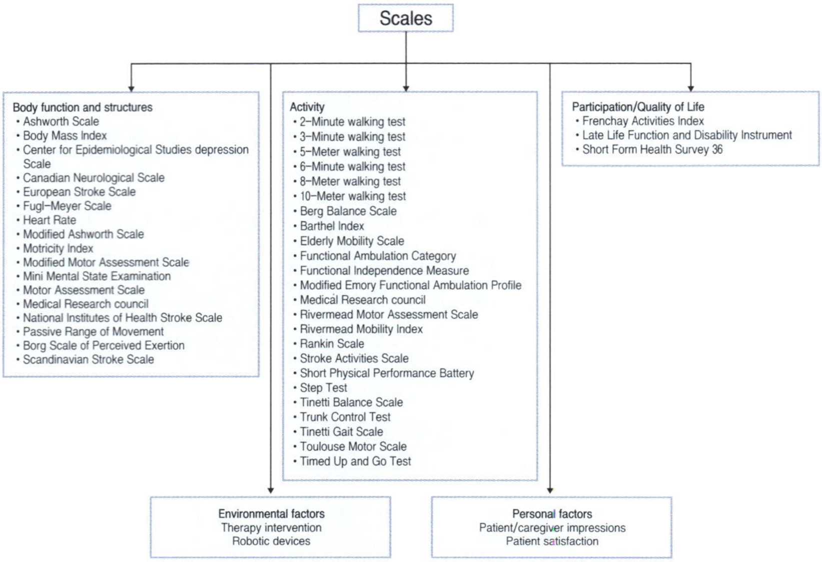

그림 1. 국제 기능, 장애 및 건강 분류법(ICF) 체계. 신체 기능 및 구조(body function and structure), 활동(activity), 참여/삶의 질(participation/quality of life) 범주에 사용되는 측정 척도의 예시를 보여준다. 환경 요인(environmental factors; 치료 중재, 로봇 기기)과 개인 요인(personal factors; 환자 또는 간병인의 이해 및 만족도)의 역할도 고려하고 있다.

성, 속도, 근력, 지구력, 운동성, 균형 감각이었으며, 이는 보행 재활에 잠재적인 영향을 미칠 수 있는 요소들이다. 이러한 측면은 주로 ICF의 '신체 기능 및 구조' 또는 '활동' 영역에 속한다는 점에 주목할 필요가 있다. 반면 신경계 재활의 주요 목표 중 하나인 '참여' 영역은 다소 간과되어 왔다[10](그림 1).

2.1 적합한 결과 측정법의 선택 (Selecting the Appropriate Outcome Measures)

올바른 결과 측정법을 선택하고 표준화된 평가 프로토콜을 개발하는 것은 재활의 필수적인 부분이다. 가장 적합한 치료 절차를 선택하고 방향을 설정함으로써 임상의와 연구자가 환자의 회복 가능성을 최적화할 수 있다[17].

적합한 임상 측정법을 선택하는 것은 쉽지 않지만 다음 사항을 고려하여 개선할 수 있다. 이러한 요소는 ① ICF 모델, ② 필수 심리계량적 특성, ③ 연구의 성격(효과 또는 효능), ④ 측정의 목적, ⑤ 뇌졸중 환자에서 발생하는 다양한 임상 병력,

⑥ 환자의 회복 과정, ⑦ 검사 시행 방식과 검사 완료에 걸리는 시간 등이다. 결과 측정 선택에 대한 합의가 이루어지면 표준화된 평가 프로토콜을 수립하여 다양한 치료 절차[예: 말단 작동형(end-effector) 로봇 기기 대 외골격 장치(exoskeleton)를 이용한 치료]의 효과를 비교할 수 있으며, 이는 치료와 관련된 의사 결정을 개선하는데 도움이 될 수 있다[10].

2.1.1 국제 기능, 장애 및 건강 분류법 (The International Classification of Functioning, Disability and Health)

ICF는 건강을 개인과 환경 간의 상호작용으로 이해하기 위한 과학적 토대를 제공한다. 또한 연구자, 의료 전문가, 정책 입안자 그리고 장애인을 포함한 사람들 간의 원활한 의사소통을 촉진하기 위해 건강 및 건강 관련 상태를 설명하는 표준화된 용어를 제공한다. ICF는 '신체 기능 및 구조', '활동', '참여' 영역을 포함하지만 '환경 요인'의 역할도 고려한다[39].

'신체 기능 (body function)'은 신체의 생리적 및 심리적 기능에 대한 평가를 나타내며, '구조(structure)'는 해부학적 구성 요소와 체계에 대한 평가를 의미한다. 운동 기능 약화, 감각 및 고유수용성 감각 결함, 인지 장애와 같은 증상 및 징후는 '손상(impairment)'의 범주에 속하는 기능 장애이다[28]. '활동(activity)'은 주어진 과제를 수행하는 개인의 능력으로 정의되며, 활동 영역에서의 제한은 '장애(disability)', 즉 개인이 주어진 과제를 수행할 수 없는 것으로 정의된다[26]. 마지막으로 '참여(participation)'는 피험자가 실제 상황에 참여하는 것을 말한다. 개인이 실제 상황

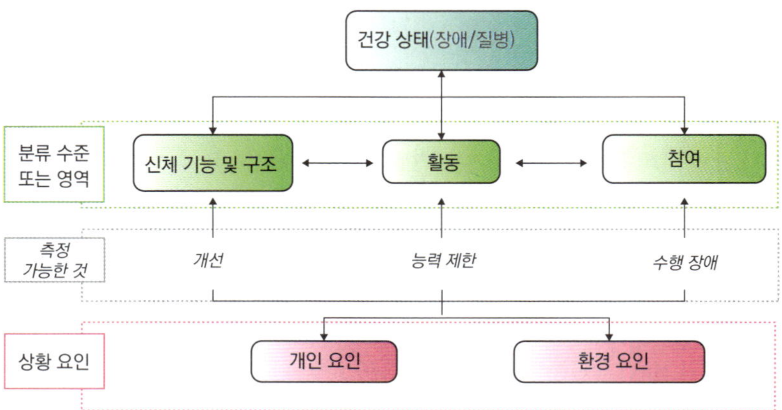

그림 2. 국제 기능, 장애 및 건강 분류법의 모형.

에서 자신의 역할을 수행하는데 어려움이 있는 경우 이를 참여의 제한으로 정의한다[27]. 신경계 질환으로 인한 장애 환자를 평가할 때는 환자의 의료 기록과 함께 이러한 모든 측면을 고려해야 한다[3](그림 2).

2.1.2 심리계량적 특성(Psychometric Properties)

심리계량적 특성의 분석은 결과 측정법을 선택하는데 있어 중요한 단계이다. 필수적인 심리계량적 특성은 신뢰도(reliability), 타당도(validity), 변화에 대한 반응성(responsiveness), 민감도(sensitivity), 그리고 임상적으로 중요한 최소 차이(minimal clinically important difference, MCID)이다[2].

점수의 신뢰도 또는 재현성(reproducibility)은 측정된 점수에 무작위 오류(random error)가 없는 정도를 말한다. 도구의 신뢰도에는 내적 일관성(internal consistency)과 평가자 간(inter-rater) 신뢰도 및 검사-재검사(test-retest) 신뢰도가 포함된다.

내적 일관성은 검사 항목 간의 연관성 정도를 말하며, 단일 시점에 피험자 집단에 검사를 실시하여 평가할 수 있다. 이후 데이터를 분석하여 0.80 이상은 우수, 0.70~0.79는 보통, 0.70 미만은 낮은 일관성을 나타내는 기준값에 따라 내적 일관성을 평가한다[1]. 평가자 간 신뢰도는 동일한 피험자 집단에 대해 두 명 이상의 평가자가 수행한 두 측정값 간의 차이를 나타낸다. 일반적으로 평가자 간 최소 80%의 일치도가 필요하다[12]. 검사-재검사 신뢰도는 동일한 개인이 서로 다른 시점에 점수를 매긴 두 측정치 간의 상관 관계이다. 상관관계가 0.75 이상이면 우수, 0.4~0.74이면 적절, 0.40 이하이면 낮은 신뢰도로 간주된다[26]. 치료 중인 환자의 지속적인 진행 상황을 평가하는데 척도를 사용하는 경우 최소 0.90의 상관 관계가 권장된다[9].

도구의 타당도는 도구가 측정하려고 하는 내용을 정확하게 측정하는 평가 능력을 의미한다. 타당도에는 안면 타당도, 내용 타당도, 구성 타당도 및 기준 타당도, 그리고 관련된 하위 유형(동시, 수렴, 변별 및 예측 타당도)과 함께 여러 유형의 타당도가 존재한다[26]. 이 중에서 기준(criterion) 타당도와 하위 유형의 예측 타당도가 특히 중요하다[2].

반응성은 치료로 인해 시간이 지남에 따라 임상적으로 유의미한 환자의 변화를 감지하는 도구의 측정 능력을 말한다[26]. 측정값에 변화가 있다는 증거가 있는 경우, 효과 크기(effect size)는 작음(<0.5), 보통(0.5~0.8), 큼(≥0.8)으로 분류될 수 있다[26]. 감지 가능한 변화의 한계나 범위를 이해하려면 잠재적인 '바닥(floor) 및 천장(ceiling)' 효과(측정값이 제한된 범위 내에서만 변하여 특정 하한이나 상한 점수에 이르면

더 이상 변하지 않는 현상-역주)를 평가하는 것도 중요하다. 측정에 있어서 바닥 및 천장 효과가 없는 것이 가장 좋은 조건이며, 환자의 20% 미만이 최소(바닥) 또는 최대(천장) 점수를 받으면 이러한 효과가 없는 것으로 간주한다[26].

민감도는 연구의 목적뿐만 아니라 ICF 영역, 즉 신체 기능 및 구조, 활동, 참여에 관한 도구의 관련성을 말한다[2]. 마지막으로 임상적으로 중요한 최소 차이는 환자에게 유익하고 의미 있는 것으로 간주되는 점수의 가장 작은 변화를 나타낸다[2].

2.1.3 연구의 성격과 측정의 목적 (The Nature of the Study and the Aim of the Measurement)

재활 중재에 대한 결과 측정법을 선택할 때 효능(efficacy) 중심 임상시험과 효과(effectiveness) 중심 임상시험을 구분할 필요가 있다. 효능 중심 임상시험은 가능한 한 적은 수의 환자를 대상으로 생물학적 변화를 감지할 수 있도록 변화를 최적화하는 것을 목표로 한다. 이러한 맥락에서 변화에 가장 민감하고 치료 집단을 효과적으로 구분할 수 있는 장애 척도(impairment scale)가 권장되는 경우가 많다. 반면 효과 중심 임상시험은 중재법이 일반적인 임상 진료의 맥락에서 혜택을 가져올 수 있는지 여부(치료의 외적 타당도)를 확립하는 것을 목표로 한다. 이러한 관점에서 동반 질환(comorbidity), 삶의 질, 비용 효율성 등 공중 보건과 관련된 사항을 포함하여 여러 가지 결과를 평가한다.

연구의 특성을 고려하는 것 외에도 재활 분야의 측정은 차별적(discriminative), 예측적(predictive), 평가적(evaluative) 측정 등 다양한 목적을 가질 수 있다. 차별적 측정은 특히 임상시험의 맥락에서 환자를 두 개 이상의 동질적인 집단으로 분리하는데 사용된다[2]. 예측적 측정은 최적 기준을 기반으로 환자를 사전에 정의된 측정 범주로 분류하는데 사용된다. 이 최적 기준은 시간 경과에 따른 성과 진행을 규명하는데 사용된다[2]. 평가적 측정은 치료 후 또는 후속 평가와 같이 다양한 시점에 걸쳐 개별 환자 또는 환자 집단의 시간 경과에 따른 변화를 측정하는데 사용된다[2].

2.1.4 다양한 임상 병력 및 회복 과정의 구분(The Discrimination of Different Clinical Histories and Recovery Processes)

결과 측정법의 선택은 질병의 단계(예: 급성, 아급성(subacute), 만성)와 자연적 경과 및 중증도도 고려해야 한다. 환자는 특히 질병의 단계와 중증도에 따라 감각운동 회복의 패턴이 다르게 나타날 수 있다.

결과 측정법을 선택할 때 운동기능적 회복(motor recovery)과 보상적 회복

(compensatory recovery) 간의 차이도 중요하다. 일반적으로 '운동기능적 회복'은 주어진 운동 과제의 훈련을 통해 병변 이전에 존재했던 움직임 패턴을 다시 습득하는 것을 의미한다. 반면 보상적 또는 대체적(substitutive) 회복은 병변 후 운동 과제를 수행하는 동안 새로운 움직임 패턴이 출현하는 것으로, 이는 병변 후 잔존하는 움직임 패턴의 적응 또는 통합과 같은 현상으로 인해 발생한다. 이러한 보상적 현상 덕분에 환자는 기능적 동작 과제를 다시 수행할 수 있게 된다. 기능 회복의 자연스러운 과정에서 운동기능적 회복과 보상적 회복은 모두 필수적인 요소이며 환자의 기능적 결과를 개선하는데 기여한다. 임상의와 연구자는 이 두 가지 회복 과정을 구분하는 것이 필수적이며, 이는 현실적이고 달성 가능한 목표를 설정하는 기초가 된다[19].

2.1.5 검사 시행 방식(Modalities of Test Administration)

결과 측정법을 선택하는데 있어 또 다른 중요한 사항은 데이터 수집 방식이다. 자가 평가, 숙련된 면접관에 의한 검사 시행, 의료 전문가 또는 기타 대리인(proxy)에 의한 시행, 또는 전산화된(computerized) 적응형 검사 등 다양한 방식이 사용될 수 있다.

숙련된 면접관이 시행하는 설문조사는 재활 치료에서 자주 사용되며, 응답자의 순응도(compliance)를 보장하고 오류와 누락 항목을 최소화할 수 있다. 자가 평가 설문지는 비용 효율적이지만 응답 누락 비율이 높아질 수 있다. ICF 모델의 관점에서는 장애 및 활동과 관련된 측정은 수행(performance) 기반인 반면, 참여 및 삶의 질과 관련된 측정은 자기 보고식 기반인 경우가 많다. 자가 보고식 측정은 특히 뇌졸중 환자의 잠재적 인지 장애 및 의사소통 장애로 인해 한계가 있을 수 있는 점에 유의해야 한다.

대리인을 사용하는 것도 또 다른 실행 가능한 옵션이다. 그러나 대리 평가자는 환자를 실제보다 더 장애가 있는 것으로 평가하는 경향이 있는 것으로 보고된다[2].

마지막으로 최근 재활 및 의료 서비스 연구에 전산화된 적응형 검사가 도입되었다. 컴퓨터를 활용한 적응형 검사는 환자의 특성(trait) 또는 능력 수준을 추정하여 환자별로 서로 다른 검사 항목 세트를 제공하며, 소수의 검사 항목을 시행하여 개인의 기능적 능력 수준에 대한 정확한 정보를 제공한다[2].

3 결론(Conclusions)

적합한 결과 측정법을 선택하는 것은 최적의 치료 절차를 선택하는데 중대한 영향을 미치는 어려운 작업이다. 임상 진료와 연구 환경 모두에 적용할 수 있는 통합된 평가 프로토콜을 수립하는 것이 필수적이지만 여전히 어려운 과제로 남아 있다. 문헌에 따르면 임상의와 연구자 간의 공유된 용어의 사용이 특히 로봇 재활 치료 영역에서 가장 적합한 중재법을 평가하고 선택하는데 중요하다는 점을 강조한다. 이를 통해 제안된 중재 전략을 구현함으로써 결과 측정법의 선택 과정을 향상시킬 수 있다[10].

참고 문헌

1. Andresen EM. Criteria for assessing the tools of disability outcomes research. Arch Phys Med Rehabil. 2000;81:S15-20.
2. Barak S, Duncan PW. Issues in selecting outcome measures to assess functional recovery after st oke. NeuroRx. 2006;3:505-24.
3. Bensoussan L, Viton JM, Barotsis N, Delarque A. Evaluation of patients with gait abnormalities in physical and rehabilitation medicine settings. J Rehabil Med. 2008;40:497-507.
4. Berg KO, Wood-Dauphinee S, Williams JL, Maki B. Measuring balance in the elderly: preliminary development of an instrument. Physiother Can. 1989;41:304-11.
5. Bloem BR, Haan J, Lagaay AM, van Beek W, Wintzen AR, Roos RA. Investigation of gait in elderly subjects over 88 years of age. J Geriatr Psychiatry Neurol. 1992;5:78-84.
6. Collen FM, Wade DT, Robb GF, Bradshaw CM. The Rivermead mobility index: a further development of the Rivermead Motor Assessment. Int Disabil Stud. 1991;13:50-4.
7. Collin C, Wade D. Assessing motor impairment after stroke: a pilot reliability study. J Neurol Neurosurg Psychiatry. 1990;53:576-9.
8. Ferrarello F, Bianchi VA, Baccini M, et al. Tools for observational gait analysis in patients with stroke: a systematic review. Phys Ther. 2013;93:1673-85.
9. Fitzpatrick R, Davey C, Buxton MJ, Jones DR. Evaluating patient-based outcome measures for use in clinical trials. Health Technol Assess 1998;2(i-iv):1-74.
10. Geroin C, Mazzoleni S, Smania N, et al., Italian Robotic Neurorehabilitation Research Group. Systematic review of outcome measures of walking training using electromechanical and robotic devices in patients with stroke. J Rehabil Med. 2013;45:987-96.
11. Geroin C, Picelli A, Munari D, Waldner A, Tomelleri C, Smania N. Combined transcranial direct current stimulation and robot-assisted gait training in patients with chronic stroke: a preliminary comparison. Clin Rehabil. 2011;25:537-48.
12. Higgins PA, Straub AJ. Understanding the error of our ways: mapping the concepts of validity and reliability. Nurs Outlook. 2006;54:23-9.
13. Holden MK, Gill KM, Magliozzi MR, Nathan J, Piehl-Baker L. Clinical gait assessment in the neurologically impaired. Reliability and meaningfulness Phys Ther. 1984;64:35-40.
14. Holden MK, Gill KM, Magliozzi MR. Gait assessment for neurologically impaired patients. Standards for outcome assessment. Phys Ther. 1986;66:1530-9.
15. Kempen JC, Doorenbosch CA, Knol DL, de Groot V, Beckerman H. Newly identified gait patterns in patients with multiple sclerosis may be related to push-off quality. Phys Ther 2016;12.
16. Küçükdeveci AA, Tennant A, Grimby G, Franchignoni F. Strategies for assessment and outcome measurement in physical and rehabilitation medicine: an educational review. J Rehabil Med. 2011;43:661-72.
17. Langhorne P, Bernhardt J, Kwakkel G. Stroke rehabilitation. Lancet. 2011;377(9778):1693-702.
18. Leardini A, Benedetti MG, Berti L, Bettinelli D, Nativo R, Giannini S. Rear-foot, mid-foot

and fore-foot motion during the stance phase of gait. Gait Posture. 2007;25:453–62.
19. Levin MF, Kleim JA, Wolf SL. What do motor "recovery" and "compensation" mean in patients following stroke? Neurorehabil Neural Repair. 2009;23(4):313–9.
20. Mayich DJ, Novak A, Vena D, Daniels TR, Brodsky JW. Gait analysis in orthopedic foot and ankle surgery–topical review, part 1: principles and uses of gait analysis. Foot Ankle Int. 2014;35:80–90.
21. Mirek E, Kubica JL, Szymura J, Pasiut S, Rudziń ska M, Chwała W. Assessment of gait therapy effectiveness in patients with Parkinson's disease on the basis of three-dimensional movement analysis. Front Neurol. 2016;27(7):102.
22. Muro-de-la-Herran A, Garcia-Zapirain B, Mendez-Zorrilla A. Gait analysis methods: an overview of wearable and non-wearable systems, highlighting clinical applications. Sensors (Basel) 2014;14:3362–94.
23. Pike J, Jones E, Rajagopalan K, Piercy J, Anderson P. Social and economic burden of walking and mobility problems in multiple sclerosis. BMC Neurol. 2012;12:94.
24. Pundik S, Holcomb J, McCabe J, Daly JJ. Enhanced life-role participation in response to comprehensive gait training in chronic-stroke survivors. Disabil Rehabil. 2012;34:1535–9.
25. Rowe PJ, Myles CM, Hillmann SJ, Hazlewood ME. Validation of flexible electrogoniometry as measure of joint kinematics. Physiotherapy. 2001;87:479–88.
26. Salter K, Jutai JW, Teasell R, Foley NC, Bitensky J, Bayley M. Issues for selection of outcome measures in stroke rehabilitation: ICF activity. Disabil Rehabil. 2005;27:315–40.
27. Salter K, Jutai JW, Teasell R, Foley NC, Bitensky J, Bayley M. Issues for selection of outcome measures in stroke rehabilitation: ICF Participation. Disabil Rehabil. 2005;27:507–28.
28. Salter K, Jutai JW, Teasell R, Foley NC, Bitensky J. Issues for selection of outcome measures in stroke rehabilitation: ICF body functions. Disabil Rehabil. 2005;27:191–207.
29. Sivan M, O'Connor RJ, Makower S, Levesley M, Bhakta B. Systematic review of outcome measures used in the evaluation of robot-assisted upper limb exercise in stroke. J Rehabil Med. 2011;43:181–9.
30. Steffen TM, Hacker TA, Mollinger L. Age- and gender-related test performance in community-dwelling elderly people: six-minute walk test, berg balance scale, timed up & go test, and gait speeds. Phys Ther. 2002;82:128–37.
31. Stucki G, Cieza A, Melvin J. The International Classification of Functioning, Disability and Health (ICF): a unifying model for the conceptual description of the rehabilitation strategy. J Rehabil Med. 2007;39:279–85.
32. Sudarsky L. Gait disorders: prevalence, morbidity, and etiology. Adv Neurol. 2001;87:111–7.
33. Tan D, Danoudis M, McGinley J, Morris ME. Relationships between motor aspects of gait impairments and activity limitations in people with Parkinson's disease: a systematic review. Parkinsonism Relat Disord. 2012;18:117–24.
34. Tao W, Liu T, Zheng R, Feng H. Gait analysis using wearable sensors. Sensors (Basel). 2012;12:2255–83.
35. Tinetti ME, Williams CS. Falls, injuries due to falls, and the risk of admission to a nursing home. N Engl J Med. 1997;337:1279–84.
36. Wang W, De Stefano A, Allen R. A simulation model of the surface EMG signal for analysis of muscle activity during the gait cycle. Comput Biol Med. 2006;36:601–18.
37. Watson MJ. Refining the ten-metre walking test for use with neurologically impaired people. Physiotherapy. 2002;88:386–97.
38. Whittle WM. Clinical gait analysis. Hum Mov Sci. 1996;15:369–87.
39. World Health Organization. The International Classification of Functioning, Disability and Health (ICF). Geneva: WHO; 2001. http://www.who.int/classifications/icf/en/. Accessed 23 June 2016.

병상 전정 기능 검사

Bedside Vestibular Examination

Maurizio Versino, Roberto De Icco and Silvia Colnaghi

1 서론(Introduction)

전정 시스템(vestibular system)은 머리의 가속도를 감지하고 공간에서 신체 위치와 움직임을 감지하는데 기여한다. 또한 전정감각 신호는 공간에서 시선 위치[전정안구반사(vestibular ocular reflex, VOR)]와 신체 위치[전정척추반사(vestibular spinal reflex)]를 안정화시키는 반사 작용을 촉발한다.

이번 장에서는 어지럼증(dizzy) 환자의 VOR 관련 징후에 대한 임상 검사, 특히 후천성 안구진탕증(nystagmus)의 다양한 종류와 머리 충동 검사(head impulse test) 및 머리 흔들기 검사(head shaking test)의 사용에 대해 살펴보고자 한다.

반면에 다양한 종류의 양성 발작성 체위형 현기증(benign paroxysmal positional vertigo; 갑작스럽게 위치가 바뀔 때 발생하는 현기증-역주)을 진단하는데 사용되는 위치교정술(positioning maneuver)에 대해서는 다루지 않는다. 가장 흔한 현기증 증후군인 이 질환은 전정 시스템의 영구적인 병변이 기저에 깔려 있지 않은 자기 제한적 장애(self-limiting disorder; 외부 요인이 아닌 자신의 특성에 의해 한정되는 장애-역주)로, 일반적으로 위치 재조정을 통해 효과적으로 치료할 수 있고 추가적인 재활 치료가 필요하지 않다.

이 장의 주제는 많은 교과서에서 다루어졌으므로 더 자세한 정보를 원하는 독자는 이들 교과서를 참고하기 바란다[1-3, 7].

2 안구진탕증(Nystagmus) (표 1)

안구진탕증[5, 6, 9-17]은 안구 움직임이 반대 방향으로 발생하는 두 단계, 즉 저속 국면(slow phase)과 단속운동(saccade)을 알려진 고속 국면(fast phase)로 구성된 불수의적 안구 운동을 말한다. 진자성 안구진탕증(pendular nystagmus)은 고속 국면은 없고 반대 방향으로 두 개의 저속 국면이 나타나는 유일한 형태이다. 반면 단속성 침습(saccadic intrusion)은 연속적으로 또는 간격을 두고 반대 방향으로 움직이는 두 개의 고속 국면(불수의적 단속운동)의 결합을 특징으로 한다.

저속 국면과 고속 국면을 갖는 안구진탕증의 형태를 경련성(jerk) 안구진탕증이라고 하며, 고속 국면에서 환자의 좌표계 방향을 기준으로 수직성, 수평성, 회전성(tortional; 안구가 좌우면에서 회전할 때)으로 나뉜다.

안구진탕증은 지속적인 회전이나 전체 시야의 영상 움직임을 보는 동안 발생하는 시운동성(optokinetic) 안구진탕증과 같이 생리적 반응으로 나타날 수 있으나 전정 기능 또는 소뇌 기능의 장애로 인한 병리적 징후일 수도 있다.

안구진탕증은 모든 9가지 시선 위치에서 평가되어야 하며, 환자가 앉은 자세 및 누운 자세에서 평가되어야 한다. 또한 말초성과 중추성 안구진탕증을 구분하는 데 도움이 될 수 있으므로 시선 고정(fixation) 유무에 관계없이 평가해야 한다. 말초성 안구진탕증의 경우 중추 시각-전정 상호 작용을 사용하여 안구진탕증과 그에 따른 시각적 효과를 완화시킬 수 있다. 확대경과 역조명 렌즈로 구성된 프렌젤(Frenzel) 고글을 사용하면 시선 고정을 방지할 수 있다. 또 다른 방법[18]으로 검사자는 검안경(ophthalmoscope)을 사용하여 피검사자의 다른 눈을 손으로 가리거나 가리지 않은 상태에서 한쪽 눈의 시신경 두부(head of the optic nerve)를 관찰하는데, 이 방법에서는 시신경의 두부가 안구 회전 중심 뒤에 있고 모든 방향이 반대여야 한다는 점, 즉 시신경의 두부가 오른쪽으로 회전하면 동공이 왼쪽으로 회전한다는 것을 염두에 두어야 한다. 마지막으로 검안경이나 기타 펜라이트(penlight)를 사용하여 한쪽 눈에 빛을 비추어 해당 눈에 의한 시선 고정을 억제할 수 있으며, 반대쪽 눈의 고정은 허용하거나 눈을 가려서 허용하지 않을 수 있다[8].

표 1. 다양한 안구진탕증 유형의 임상적 특징 및 가능한 병변 부위

안구진탕증	임상적 특징	병변 부위
말초성	수평-회전성 안구 움직임, 항상 건강한 쪽을 향해 안구가 떨림	일측성 전정 말단 기관/신경/핵
주시 유발성	편심 시선에서만 존재, 시선 방향으로 안구가 떨림	소뇌 편엽
하박성	하향성 안구 떨림, 특히 측면 시선 및 하향 시선 시 현저히 나타남	소뇌 편엽
상박성	상향성 안구 떨림, 특히 상향 시선 시 눈에 띄게 나타남	뇌간(정중연수, 뇌교, 중뇌)
진자성	원형, 타원형 또는 대각선 안구 운동으로 이어지는 연속적인 저속 국면	뇌간
주기적 교대성	일정 기간 후 안구의 떨림 방향이 바뀌는 수의적인 수평성 안구진탕증	소뇌 결절 및 구개수

2.1 말초성 전정 안구진탕증(Peripheral Vestibular Nystagmus)

말초성 전정 안구진탕증(peripheral vestibular nystagmus, PerN)은 전정 말단 기관 또는 전정 신경에 영향을 미치는 일측성 병변이나 전정핵(vestibular nuclei) 내의 국소 병변에 의해 발생한다. PerN의 주요 원인은 일반적으로 감염성(바이러스성) 또는 혈관성 기원으로 인해 발생하는 전정 신경염(vestibular neuritis)이다. 병리생리적 관점에서 PerN은 양쪽에서 발생하는 전정 입력 신호의 병리적 불균형에 기인한다.

일반적으로 머리가 가만히 있을 때 전정 말단 기관은 지속적인 긴장(tonic)을 유지하며 균형 잡힌 활동을 보이는 반면, 머리를 회전하면 한쪽의 활동이 증가하고 다른 쪽의 활동은 감소한다. 예를 들어 머리를 오른쪽으로 회전하면 오른쪽의 활동이 증가하고 왼쪽의 활동이 감소한다. 이 불균형은 VOR을 자극하여 눈이 공간에서 안정적인 시선을 유지하기 위해 반대 방향으로 움직이게 만든다. 위의 예에서 눈의 왼쪽 움직임은 머리의 오른쪽 회전을 보상하여 위상[phase; 주기성(periodic) 움직임에서 시간적 위치나 상대적인 상태-역주] 불일치 없이 머리 움직임과 동일한 속도를 나타낸다.

좌측 전정 신경염의 경우 머리가 가만히 있어도 좌측 전정 입력이 손실되고 우측의 긴장 활동이 우세해 양쪽의 긴장 활동의 평형이 깨지게 되는데, 이러한 불균형이 VOR을 작동시켜 눈이 왼쪽으로 이동하게 된다. 그러나 머리는 움직이지 않기 때문에 VOR에 의해 유발된 이러한 느린 안구 움직임은 시선을 안정화하기보

다는 이동하게 만든다. 이때 느린 안구 움직임은 중심을 다시 맞추려는 단속운동(saccade)에 의해 자주 중단되는데, 그 결과 서로 반대 방향으로 움직이는 느리고 빠른 안구 운동의 조합이 불수의적으로 지속되는 경련성(jerk) 안구진탕증이 발생한다. 또한 느린 단계에서 생성된 망막 이미지의 변위(retinal slip)는 반대 방향으로의 환경 움직임으로 인식될 수도 있고, 이러한 움직임 감각이 자각되어 피험자가 현기증이나 진동시(oscillopsia) 증상을 경험할 수 있다(안구의 단속운동 중에는 기능적으로 실명(blind) 상태임을 유의하기 바람).

PerN은 건강한 쪽을 향해 안구가 떨리는 수평-회전성 안구진탕증인 경우가 더 많으며, 시각 고정(visual fixation)에 의해 억제된다. 안구의 궤도(orbital) 위치에 따라 떨림의 방향은 변하지 않지만, 일반적으로 안구 떨림의 진폭과 속도는 시선이 안구진탕증이 있는 쪽으로 이동할수록 커진다.

2.2 주시 유발성 안구진탕증(Gaze Evoked Nystagmus)

주시 유발성 안구진탕증(gaze evoked nystagmus, GEN)은 눈이 시선의 기본 위치에 있을 때에는 감지되지 않지만 측면 시선 및 위쪽이나 아래쪽 시선(반드시 모든 시선 위치에서 감지되는 것은 아님)에서 관찰되고 시선 방향으로 안구 떨림이 발생한다. 즉 시선 방향에 따라 떨림의 방향이 달라진다. GEN은 시각 고정과는 무관하며, 누운 자세에서 더 뚜렷하게 나타날 수 있다.

GEN의 병리생리는 시선 유지 메커니즘의 기능 손상이다. 눈을 기본 위치에서 벗어나 편심(eccentric) 위치에 유지하려고 할 때 안구 운동 시스템(ocular motor system)은 먼저 안와 내부의 점성력(viscous force)을 극복하기 위해 속도 신호인 펄스(pulse)를 생성한다. 이어서 안구를 기본 위치로 되돌리게 만드는 탄성력(elastic force)에 대응하기 위치 신호인 스텝(step)을 생성한다. 펄스 또는 속도 신호는 수평성 단속운동의 경우 뇌교정중망상체(pontine paramedian reticular formation), 그리고 수직-회전성 단속운동의 경우 내측종속의 문측간질핵(rostral interstitial nucleus of the medial longitudinal fascicles)에 위치한 펄스 발생기에 의해 생성된다. 스텝 또는 위치 신호는 속도 신호의 수학적 적분(integration)에 의해 얻어지며, 수평성 단속운동의 경우 신경 적분체(neural integrator)는 해부학적으로 내측전정핵(medial vestibular nucleus)과 설하전신경핵(nucleus prepositus hypoglossi)에, 그리고 수직성 단속운동의 경우 내측종속의 간질핵문측부(nucleus interstitialis rostralis of the medial longitudinal fasciculus)에 위치한다. 신경 적분체의 작용은 소뇌 편엽(cerebellar flocculus)에 의해 강화된다. 따라서 GEN은 뇌간 또는 소뇌 병변으로 인해 발생할 수 있다. 하지만 신경 적분체에만 영향을 미치는 국소 뇌간 병변은 가능성이 낮으므로 GEN이 있는 경우 소뇌 편엽의 손상을 고려해야 한다. GEN은 하박성 안구진탕증(downbeat nystagmus, DBN), 원활한 추적 안구 운동(smooth pursuit eye movement) 장애, 그리고 시각 고정에 의한 VOR 억제 불능과도 연관되어 있다.

측면 시선에서의 DBN과 GEN의 조합은 처음에는 수평성 안구진탕증(GEN)이 짧은 과도기적 '대각선' 국면을 거쳐 결국 수직성 안구진탕증(DBN)이 되는 형태를 취할 수 있다.

원활한 추적 안구 움직임은 안정된 배경에서 움직이는 물체를 시각적으로 따라가는데 사용되며 눈과 물체 사이의 속도 차이에 의해 유발된다. 원활한 추적 시스템이 움직이는 물체의 속도와 일치하지 않으면 시선과 목표물 간의 위치 오류로 인해 단속운동이 발생한다. 따라서 임상 검사에서 안구의 원활한 추적 움직임이 중단되거나 단속운동 또는 추격(catch-up) 단속운동으로 완전히 대체되면 원활한 추적 움직임이 비정상적으로 나타나며, 이러한 이상 증상은 모든 방향의 움직임에 동일하게 영향을 줄 수도 있고 비대칭적으로도 나타날 수 있다. 위양성 검사(false-positive examination; 실제로는 거짓인데 참인 경우, 즉 가짜 양성을 판별하는 검사-역주)를 피하기 위해 검사자는 피검사자가 최선을 다해 표적을 따라가도록 유도해야 한다. 표적은 기본 위치를 중심으로 약 70°의 넓은 진폭 범위에 걸쳐 1 Hz 이하의 속도로 움직여야 하며, 이러한 조건에서 안구의 원활한 추적 시스템이 단속운동 시스템의 지원 없이 독립적으로 작동할 수 있도록 해야 한다. 임상 검사에서 발견할 수 있는 유일한 이상 증상은 원활한 추적 시스템 내의 병변 부위와 관계없이 발생하는 추격 단속운동이기 때문에 추격 단속운동은 소뇌 편엽 손상의 병리적 증상이 아니라는 점에 유의해야 한다.

VOR은 공간에서 시선을 안정화시키지만(안구를 궤도 내에서 머리 움직임과 반대 방향으로 움직이게 함), 머리를 움직여 시선 방향을 바꾸는 것이 목적일 때는 VOR을 억제해야 한다(안구를 궤도 내에서 고정되어야 함). 소뇌 편엽은 원활한 시각적 추적 시스템을 통해 이러한 억제를 촉진한다.

VOR 억제는 환자를 회전할 수 있는 사무실 의자에 앉혀 테스트할 수 있다. 환자는 똑바로 앉은 자세에서 양팔을 앞으로 뻗고 두 엄지손가락을 서로 가까이 붙인 자세를 유지한다. 검사자는 환자 앞에 앉아 의자를 회전시키면서 환자에게 검사자의 코를 보거나(VOR) 자신의 엄지손가락을 보도록 요청한다(VOR 억제).

GEN은 일반적으로 피검사자가 눈의 편심 위치를 유지하려고 시도할 때 감지할 수 있지만 때로는 약화되거나 심지어 사라질 수 있다. 또한 눈을 기본 위치로 되돌릴 때 반동성 안구진탕증(rebound nystagmus, RB)이 동반될 수 있다. 일반적인 순서는 다음과 같다. 기본 위치에서 안구진탕증이 없고, 왼쪽(또는 오른쪽) 시선에서 왼쪽(또는 오른쪽) 안구 떨림이 있으며(GEN), 이후 기본 위치로 돌아갈 때 오른쪽(또는 왼쪽) 안구 떨림(RB)이 이어지는 순서로 나타난다.

RB는 단기 적응 메커니즘의 활성화로 설명할 수 있다. 앞의 예에서 피검사자는 자신의 왼쪽에 위치한 목표물을 계속 주시하려고 하는데, 필요한 만큼의 위치 신호를 생성할 수 없기 때문에 눈은 기본 위치로(오른쪽으로) 이동(drift)하게 되고, 이러한 망막 이동의 시각적 결과는 목표물이 왼쪽으로 움직이는 것처럼 보이게 되는 것이다. 안구의 원활한 추적 시스템이 크게 손상되지 않았다면 피검사자는 왼쪽으로 원활한 추적 신호를 생성할 수 있으며, 이 신호는 시간이 지남에 따라 감소하는 위치 신호와 함께 상쇄되어 목표물이 동공의 중앙(fovea)에 유지되도록 한다. 이렇게 기본 위치로 돌아왔을 때 이 적응 메커니즘이 즉시 비활성화(turned off)되지 않으면 눈은 계속 왼쪽으로 천천히 움직이며, 눈을 기본 위치로 다시 돌리기 위해 안구의 단속운동, 즉 RB가 유발된다. RB는 일반적으로 안구 떨림이 몇 차례 반복된 후에 사라진다.

GEN에 대한 가장 일반적인 감별 진단은 생리학적 또는 종말점(end-point) 안구진탕증이다. 임상적으로 구분하기는 어려울 수 있지만 몇 가지 사항이 도움이 될 수 있다. 생리적 안구진탕증은 일반적으로 원거리 주시에서만 발생하고 진폭이 작으며 피검사자가 목표물에 시선을 고정하도록 유도하여 조절(억제)할 수 있다. 반면 생리적 안구진탕증이 아닌 GEN은 소뇌 편엽 손상에 따른 징후인 DBN, 비정상적인 원활한 추적 움직임, 시각 고정에 의한 비정상적인 VOR 억제, 그리고 RB를 나타낼 수 있다.

2.3 하박성 및 상박성 안구진탕증 (Downbeat and Upbeat Nystagmus)

수직성(하향 또는 상향) 안구진탕증뿐만 아니라 순수한 회전성 안구진탕증이 있으면 중추적 원인, 즉 중추 전정 회로와 관련된 중추 신경계의 병변을 의심해야 한다.

하박성 안구진탕증(downbeat nystagmus, DBN)은 모든 안와 위치에서 감지될 수 있지만 일반적으로 측면 시선에서 가장 잘 관찰된다. 이는 위치에 따라 달라질 수 있으며 누운 자세에서 증가된다. 그리고 가운데로의 눈모음(convergence)에 의해 강화되거나 감소할 수 있고 상박성 안구진탕증(upbeat nystagmus)으로 변형될 수 있다. DBN은 시각 고정에 의해 억제되지 않는다.

DBN은 일반적으로 편엽과 관련된 소뇌 기능 장애의 결과로 발생한다. 근본적인 원인은 매우 다양할 수 있지만 약 30%의 피험자에서 특발성(idiopathic; 명확한 원인 없이 발병하는 성질-역주)이다. 이는 단독으로 나타날 수도 있지만 이 장의 다른 부분에서 설명한 소뇌 편엽 손상의 징후(예: 주시 유발성 안구진탕증, 비정상적인 원활한 추적 안구 운동, 시각 고정에 의한 VOR의 억제 부족)와 연관되어 나타날 수도 있다. DBN이 주시 유발성 안구진탕증과 연관되고 측면 시선 중에는 그 방향이 바뀌어 더 '대각선(측면 및 아래쪽 방향)' 궤적이 될 수 있다.

상박성 안구진탕증(upbeat nystagmus, UBN)은 모든 안와 위치에서 감지될 수 있지만 일반적으로 상향 시선에서 가장 잘 관찰된다. 이는 위치에 따라 달라질 수 있으며, 눈모음에 의해 강화되거나 감소할 수 있고 하박성 안구진탕증(downbeat nystagmus)으로 변형될 수 있다. UBN은 시각 고정에 의해 억제되지 않는다. UBN을 유발하는 병변의 부위는 정중연수와 뇌교 및 중뇌이다.

2.4 진자성 안구진탕증(Pendular Nystagmus)

진자성 안구진탕증(pendular nystagmus, PenN)에는 안구 움직임에서 고속 국면이 없으며 반대 방향으로 연속적인 저속 국면만 나타난다. PenN의 방향은 순전히 수평 또는 수직일 수도 있지만 두 가지가 결합된 형태일 수도 있으며, 상대적 진폭과 속도 및 둘 사이의 위상 변화(phase shift)에 따라 PenN의 궤적은 대각선이나 타원형 또는 원형이 될 수 있다. 안구 진동(oscillation)은 양쪽 눈에서 동일하게 나타나는 결합진동(conjugate)일 수도 있지만 약간 분리되어(disconjugate) 나타나는 경우가 더 많으며, 경우에 따라 PenN이 단안으로 나타나는 경우도 있다. 안구 진동의 주파수는 1~8 Hz이며, 단속성(saccadic) 안구 움직임과 유사할 수 있다. 후천성인 경우 환자는 일반적으로 장애를 동반한 진동시(oscillopsia) 증상을 호소한다. PenN은 시력 상실과 뇌간 탈수초화(demyelination)의 조합으로 인해 발생하며 다발성 경화증(multiple sclerosis)에서도 관찰된다.

2.5 핵간안근마비(Internuclear Ophthalmoplegia)

핵간안근마비(internuclear ophthalmoplegia, INO)는 내측종속(medial longitudinal fasciclus, MLF)에 영향을 미치는 병변으로 인해 발생한다. 외전신경핵(abducens nucleus)에는 외전신경을 통해 안구의 동측 외직근(lateral rectus)을 활성화시

키는 일부 운동 신경세포가 포함되어 있지만, MLF를 통해 반대쪽 내직근(medial rectus)을 활성화하는 반대쪽 안구 운동 신경세포에 도달하는 일부 중간 신경세포(interneuron)도 포함되어 있다. 여기서는 운동 신경세포와 중간 신경세포 그룹을 외전신경핵 복합체(abducens nucleus complex)라고 부른다. 이러한 해부학적 연결은 수평면에서 눈의 결합 운동(conjugate movement)의 기초가 된다. 시선을 오른쪽으로 이동하려면 오른쪽 외전신경(운동 신경세포와 중간 신경세포 모두)이 활성화되고 이후 오른쪽 외직근이 활성화되며, 그 다음 왼쪽 MLF를 통해 왼쪽 내직근이 활성화된다[INO의 측면은 외전신경핵이 아닌 안구 운동신경핵(ocular motor nucleus)의 측면에 해당한다는 점에 유의해야 함]. 왼쪽 MLF 병변은 피험자가 시선을 오른쪽으로 이동하려고 할 때 왼쪽 INO를 초래하며, 내전하는(adducting) 왼쪽 눈의 마비와 외전하는(abducting) 오른쪽 눈의 안구진탕 증상을 보인다. 일반적으로 MLF에 의해 전달되는 신경 신호는 왼쪽 내직근을 활성화시키는 신경세포에 도달하지 않기 때문에 왼쪽 눈의 내전이 손상되며, 병변의 중증도와 보상 현상에 따라 이 장애는 완전한 마비(왼쪽 눈이 오른쪽으로 회전할 수 없고 기본 위치보다 더 멀리 움직일 수 없음)에서 다소 심한 마비(왼쪽 눈이 부분 또는 정상 진폭 범위로 천천히 오른쪽으로 이동)에 이르기까지 다양한 범위로 나타날 수 있다. MLF 병변은 오른쪽 외전핵, 외전신경 및 외직근에 영향을 미치지 않기 때문에 우안의 오른쪽으로의 움직임(외전)은 정상일 것으로 예상할 수 있지만, 실제로는 기능 장애가 있는 MLF를 통해 안구 운동 신경에 도달하는 신호를 증가시키기 위해 생성되는 외전신경핵 복합체 내의 신경 신호의 증가로 인해 우안이 정상보다 더 움직이고 오른쪽으로 떨리는 안구진탕증을 보이게 된다(**그림 1**). 전체적으로 왼쪽 INO는 피험자가 눈을 오른쪽으로 움직이려고 할 때 나타나며, 내전하는 왼쪽 눈의 마비(움직임이 없거나 부분적인 움직임)와 외전하는 오른쪽 눈의 오른쪽 방향 안구진탕증으로 나타난다. 안구진탕은 외전한 눈에서만 감지되고 양쪽 눈에서는 관찰되지 않기 때문에 이를 '해리성(dissociated) 안구진탕증'이라고 한다. 가운데로의 눈 모음 동안 왼쪽 눈의 정상적인 내전은 내전 결손이 INO에 의한 것이지 내직근의 마비에 의한 것이 아님을 확인시켜 준다. 때로는 다발성 경화증 탈수초성 질환과 같은 병변이 양쪽 MLF에 영향을 미쳐 양측성 INO를 유발할 수 있다. 마지막으로 외전신경핵 복합체와 동측 MLF 모두에 영향을 미치는 병변은 1.5 (one-and-half) 증후군을 유발한다. 반면 오른쪽 MLF 병변의 경우 오른쪽 외전신경핵 복합체(오른쪽 외전 운동 신경세포와 왼쪽 MLF에서 기원하는 오른쪽 중간 신경세포)의 손상으로 인해 눈을 오른쪽으로 움직이지 못하여 시선 마비(gaze paresis)를 일으키며, 눈을 왼쪽으로 움직이려고 하면 오른쪽 MLF 병변으로 인한 INO 패턴, 즉 외전하

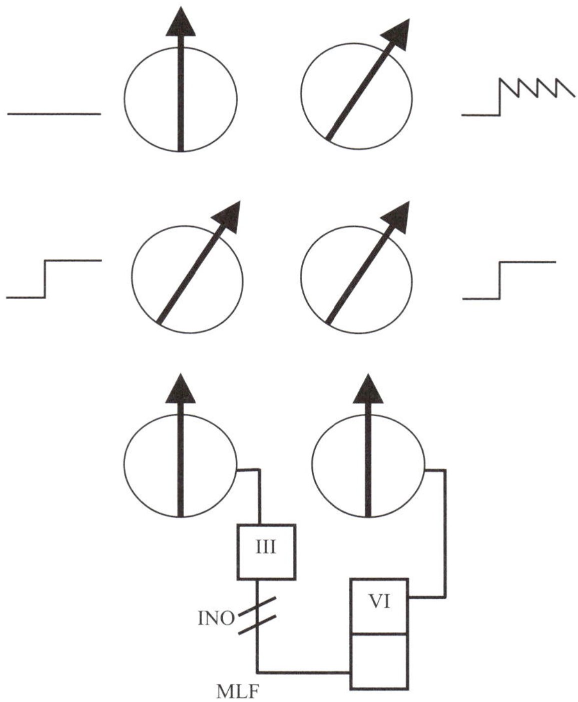

그림 1. 핵간안근마비(internuclear ophthalmoplegia). 아래쪽 패널에는 오른쪽으로 이동하는데 관여하는 해부학적 구조가 나와 있다. 가운데 패널에서는 정상적인 우측 단속운동의 예로, 각 눈에서 '계단식(step)' 움직임으로 묘사되어 있다(x축은 시간, y축은 위치). 위쪽 패널에서 왼쪽 MLF의 병변으로 인한 INO가 있을 때의 동일한 움직임으로, 왼쪽 눈의 계단식선 대신 일직선은 (내전) 움직임이 없음을 의미하며, 오른쪽(외전) 눈 근처의 톱니 모양의 선은 오른쪽 시선에서의 우측 방향 안구진탕증을 나타낸다. III: 왼쪽 안구 운동신경핵; VI: 오른쪽 외전신경핵; INO: 왼쪽 MLF를 따라 병변(이중 대각선)으로 인한 왼쪽 핵간안근마비.

는 왼쪽 눈의 왼쪽 방향 안구진탕증과 오른쪽 눈의 내전 장애가 발생한다.

2.6 주기적 교대성 안구진탕증(Periodic Alternating Nystagmus)

주기적 교대성 안구진탕증(periodic alternating nystagmus, PAN)은 기본 위치에서 감지할 수 있는 수의적 수평성 안구진탕증으로, 일정 기간 후에 안구 떨림 방향의 변화가 발생한다. 다른 방향으로 전환하는 동안 안구 떨림이 나타나지 않거나 잠깐 동안 상향성 또는 하향성 떨림이 나타날 수 있다. 선천성인 경우 이 기간의 지속 시간은 가변적이지만, 후천성인 경우 일반적으로 90~120초 동안 지속된다.

병상 검사(bedside examination) 동안 PAN은 일반적으로 시각 고정에 영향을 받지 않으며, 눈모음 또는 머리 회전에 의해 억제될 수 있다. 대부분의 경우 후천성 PAN은 소뇌 기능 장애, 특히 소뇌 결절(nodulus) 및 구개수(uvula)와 관련된 병변에 의해 이차적으로 발생한다.

3 두부 충동 검사(Head Impulse Test)

두부 충동 검사(head impulse test, HIT)는 1988년 Halmagyi와 Curthoys가 처음 소개한 독창적이고 간단한 검사법이다[4]. 검사자와 피검사자는 서로 마주보고 있으며, 피검사자는 목에 힘을 빼고 목표물(일반적으로 검사자의 코)을 주의 깊게 바라보도록 유도한다. 검사자는 피검사자의 머리를 약 45° (2000-4000°/s) 정도 빠르게 회전시키고 머리 움직임을 멈춘 후 피검자의 눈을 관찰한다. VOR이 정상이면 눈은 보상 안구 운동 없이 목표물에 고정된 상태로 유지된다. VOR이 저활동성(hypoactive)인 경우(눈의 움직임이 머리보다 적음) 머리 회전과 반대 방향의 단속운동이 눈을 목표물로 다시 향하게 한다. VOR이 과도하게 활동하는(hyper-active) 경우(눈이 머리보다 더 많이 움직임), 머리 회전과 같은 방향의 단속운동이 눈을 목표물에 다시 돌아오게 한다(**그림 2**).

머리가 멈춘 후에 볼 수 있는 이러한 교정 단속운동을 외현적(overt) 단속운동이라고 부르지만, 보상 현상으로 인해 피검사자가 머리를 움직이는 동안 이미 교정 단속운동이 발생하는 내현적(covert) 단속운동이 나타날 수 있다. 물론 내현적 단속운동은 외현적 단속운동보다 감지하기 어렵다.

HIT의 주목할 만한 측면은 매우 높은 각가속도의 조건에서 VOR을 평가하는 것으로, 이 경우 VOR은 주로 억제된 쪽이 아닌 활성화된 쪽에 의존한다. 따라서 머리의 회전 방향을 적절히 조절하면 개별 이관(canal)의 기능을 평가할 수 있다. 예를 들어 환자에게 머리를 약 30° 앞으로 기울이도록 한 후 수평면에서 오른쪽과 왼쪽으로 각각 회전하면 오른쪽 및 왼쪽 측면 이관을 평가할 수 있다. 수직 회전도 마찬가지로 수직 이관을 평가할 수 있다(한쪽의 후방 이관은 다른 쪽의 전방 이관과 기능적으로 연결됨). 이를 실행하기 위해 머리는 몸통을 기준으로 45° 회전하고 양이개(bi-auricular) 축을 중심으로 수직면에서 머리를 빠르게 회전시킨다. 머리를 왼쪽(또는 오른쪽)으로 돌릴 때 수직 회전은 왼쪽(또는 오른쪽) 후방 반고리관과 오른쪽(또는 왼쪽) 전방 반고리관을 최대로 자극한다. 또한 후방 반고리관과 전방

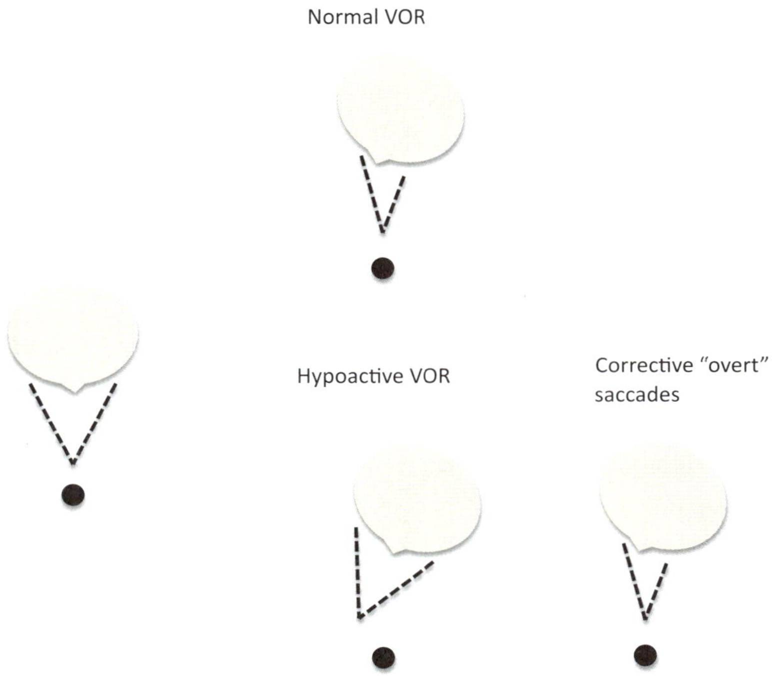

그림 2. 두부 충동 검사(head impulse test). 왼쪽 패널은 피검사자가 목표물을 바라보는 모습을 보여준다. 가운데 패널은 피검사자가 고개를 오른쪽으로 돌리면서 목표물을 계속 주시하려고 할 때 어떤 일이 일어나는지 보여준다. VOR이 정상적으로 작동하는 경우(가운데 위 패널), 눈은 머리의 움직임을 보정하기 위해 왼쪽으로 회전하고 시선은 목표물에 유지된다. VOR이 저활성 상태인 경우(가운데 아래 패널), 눈의 왼쪽 움직임이 완전히 보상되지 않으며, 머리를 멈춘 후 목표물을 주시하기 위해 왼쪽으로 교정(corrective) 단속운동이 발생한다(아래 오른쪽 패널).

반고리관을 구별하기 위해 고개를 위로 회전시키면 후방 반고리관을 최대로 자극하는 반면(결손 시 하향성 교정 단속운동이 발생), 고개를 아래로 회전시키면 전방 반고리관을 최대로 자극한다(결손 시 상향성 교정 단속운동이 발생)는 점을 염두해 두어야 한다.

4 두부 흔들기 검사(Head Shaking Test)

두부 흔들기 검사(head shaking test, HST)에서 검사자는 약 20초 동안 약 60°의 진폭으로 피검자의 머리를 약 2-3 Hz로 회전시킨다. 회전하는 동안 환자는 Frenzel 고글을 착용하고 목 근육을 이완하고 눈을 감은 상태를 유지해야 한다. 머리 회전은 수평면(측면 이관을 수평면에 놓기 위해 머리를 약 30° 앞으로 기울인 상태)과 수직면 모두에서 수행할 수 있다. 회전이 끝나면 피검사자에게 눈을 뜨도록 요청한다.

머리를 흔드는 것은 전정 저장(storage) 메커니즘을 '충전(charge)'하는데, 이는 전정 반응이 전정 자극보다 오래 지속되도록 하는 중추 전정 메커니즘을 말하며, 다른 감각 입력(시각, 고유수용성 감각)에 의한 조절을 가능하게 한다.

건강한 사람의 경우 속도 저장 메커니즘은 머리를 회전하는 동안 대칭적으로 충전되어 회전이 끝날 때 안구 운동이 일어나지 않는다. 그러나 급성 일측성 전정 결함의 경우 속도 저장 메커니즘은 영향을 받은 쪽보다 건강한 쪽에서 더 많이 충전되며, 이러한 불균형은 건강한 쪽을 향한 머리 회전 중에 관찰되는 편향성을 반영하여 건강한 쪽으로 경련성 안구진탕증이 유발된다(임상적으로 유의미하려면 최소 3회 이상 떨림이 발생해야 함). '중추성' 현기증이 있는 환자의 경우 HST는 안구진탕증 부재 또는 수평성이나 수직성 안구진탕증(교차 결합) 등 매우 다른 반응이 나타날 수 있는데, 후자만 중추성 전정 징후로 간주할 수 있다.

용어 사전

DBN (downbeat nystagmus) 하박성 안구진탕증
GEN (gaze evoked nystagmus) 주시 유발성 안구진탕증
HIT (head impulse test) 두부 충동 검사
HST (head shaking test) 두부 흔들기 검사
INO (internuclear ophthalmoplegia) 핵간안근마비
MLF (medial longitudinal fasciculus) 내측종속
PAN (periodic alternating nystagmus) 주기적 교대성 안구진탕증
PenN (pendular nystagmus) 진자성 안구진탕증
PerN (peripheral nystagmus) 말초성 전정 안구진탕증
RB (rebound nystagmus) 반동성 안구진탕증
UBN (upbeat nystagmus) 상박성 안구진탕증
VOR (vestibular ocular reflex) 전정안구반사

참고 문헌

1. Baloh RW, Honrubia V, Kerber KA. Baloh and Honrubia's clinical neurophysiology of the vestibular system. Contemporary Neurology series. New York: Oxford University Press; 2011.
2. Brandt T. Vertigo. Its multisensory syndromes. London: Springer-Verlag; 1999.
3. Bronstein A, Lempert T. Dizziness. A practical approach to diagnosis and management. Cambridge: Cambridge University Press; 2007.
4. Halmagyi GM, Curthoys IS. A clinical sign of canal paresis. Arch Neurol. 1988;45(7):737–9.
5. Huh YE, Kim JS. Bedside evaluation of dizzy patients. J Clin Neurol. 2013;9(4):203–13. https://doi.org/10.3988/jcn.2013.9.4.203.
6. Kirchner H, Kremmyda O, Hufner K, Stephan T, Zingler V, Brandt T, Jahn K, Strupp M. Clinical, electrophysiological, and MRI findings in patients with cerebellar ataxia and a bilaterally pathological head-impulse test. Ann N Y Acad Sci. 2011;1233:127–38. https://doi.org/10.1111/j.1749-6632.2011.06175.x.
7. Leigh RJ, Zee DS. The neurology of eye movements. Contemporary Neurology series. New York: Oxford University Press; 2015.
8. Newman-Toker DE, Sharma P, Chowdhury M, Clemons TM, Zee DS, Della Santina CC. Penlight-cover test: a new bedside method to unmask nystagmus. J Neurol Neurosurg Psychiatry. 2009;80(8):900–3. https://doi.org/10.1136/jnnp.2009.174128.
9. Pierrot-Deseilligny C, Milea D. Vertical nystagmus: clinical facts and hypotheses. Brain. 2005;128(Pt 6):1237–46. https://doi.org/10.1093/brain/awh532.
10. Rett D. Gaze-evoked nystagmus: a case report and literature review. Optometry. 2007;78(9):460–4. https://doi.org/10.1016/j.optm.2007.02.016.
11. Serra A, Leigh RJ. Diagnostic value of nystagmus: spontaneous and induced ocular oscillations. J Neurol Neurosurg Psychiatry. 2002;73(6):615–8.
12. Stahl JS, Averbuch-Heller L, Leigh RJ. Acquired nystagmus. Arch Ophthalmol. 2000;118(4):544–9.
13. Straube A, Bronstein A, Straumann D, European Federation of Neurologic S. Nystagmus and oscillopsia. Eur J Neurol. (2012);19(1):6–14. https://doi.org/10.1111/j.1468-1331.2011.03503.x.
14. Strupp M, Hufner K, Sandmann R, Zwergal A, Dieterich M, Jahn K, Brandt T. Central oculomotor disturbances and nystagmus: a window into the brainstem and cerebellum. Dtsch Arztebl Int. 2011;108(12):197–204. https://doi.org/10.3238/arztebl.2011.0197.
15. Strupp M, Kremmyda O, Adamczyk C, Bottcher N, Muth C, Yip CW, Bremova T. Central ocular motor disorders, including gaze palsy and nystagmus. J Neurol. (2014);261(2): S542–58. https://doi.org/10.1007/s00415-014-7385-9.
16. Strupp M, Magnusson M. Acute unilateral vestibulopathy. Neurol Clin. (2015);33(3):669–685, x. https://doi.org/10.1016/j.ncl.2015.04.012.
17. Welgampola MS, Bradshaw AP, Lechner C, Halmagyi GM. Bedside assessment of acute dizziness and vertigo. Neurol Clin. (2015);33(3):551–64, vii. https://doi.org/10.1016/j.ncl.2015.04.001.
18. Zee DS. Ophthalmoscopy in examination of patients with vestibular disorders. Ann Neurol. 1978;3(4):373–4. https://doi.org/10.1002/ana.410030421.

전산화된 동적 자세조영 플랫폼을 사용한 균형 재활

Balance Rehabilitation Using Computerized Dynamic Posturographic Platforms

Isabella Springhetti and Chiara Villani

1 서론(Introduction)

신체 균형(balance)은 '복잡하고 개방적이며 다기능적인 시스템'으로 개념화할 수 있다.

- 균형 시스템은 여러 하위 시스템으로 구성되며, 신체 균형은 이러한 하위 시스템이 하나의 단위로 상호 연결 및 조정되면서 달성하기 때문에 복잡하다.
- 또한 환경과의 상호 작용은 피드백 메커니즘과 동결과성(equifinality; 서로 다른 초기 조건이나 다른 경로를 통해 동일한 최종 상태 또는 결과에 이르는 현상-역주)을 통해 결과에 영향을 줄 수 있기 때문에 개방적이다.

감각 정보들 간의 커뮤니케이션과 인간의 학습 능력에 영향을 미칠 수 있는 복잡하고 개방적인 균형 시스템의 두 가지 중요한 측면은 중복성(redundancy)과 선호성(preferentiality)이다(그림 1). 중복성은 시스템 내에서 수렴되는 감각 정보가 과도하게 많다는 것을 의미하며, 선호성은 특정 감각 정보를 다른 감각 정보보다 선호하거나 우선시하는 인간의 능력을 말한다.

일상생활에서 정상적인 사람은 주어진 시간과 상황에서 자신의 목적에 가장 적합한 감각 정보를 선택할 수 있는 능력을 가지고 있다. 이러한 감각 선호성은 아동기 발달 초기 단계부터 나타나는 개인적 특징인데, 어떤 사람은 시각 정보에 우선적으로 의존하는 반면 어떤 사람은 전정 또는 고유수용성 감각 정보에 더 의존한

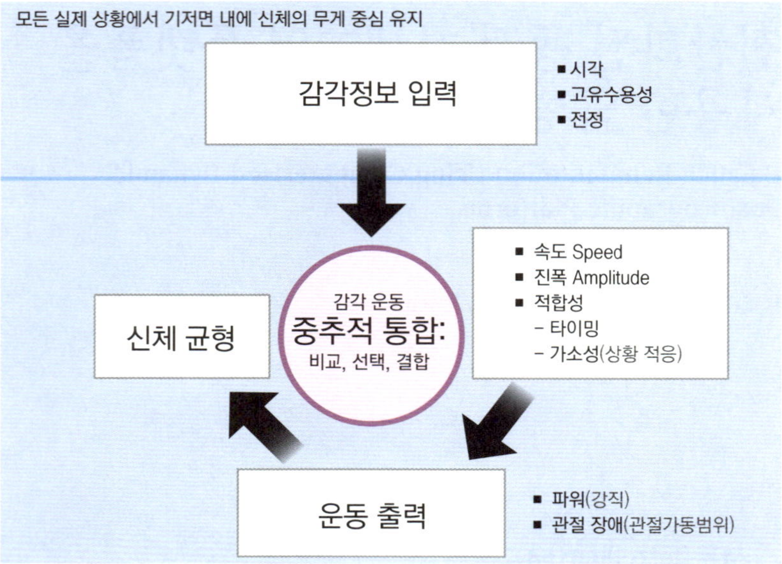

그림 1. 균형 개념에 대한 단순화된 모형. 다양한 상황에서 기저면 내에 신체의 무게 중심을 유지하려면 다음과 같은 요소가 필요하다. a 시각, 미로/전정, 고유수용성 감각 등 다양한 말초신경계 채널을 통한 감각 정보, b 환경 변화와 수행 과제의 요구에 따라 반응을 조정하기 위한 중추신경계의 선택 및 통합 과정, c 움직임의 진폭, 타이밍, 공간성 등이 조정된 운동 반응 (저작자 I.S.의 이미지 자산)

다. 그러나 수많은 일상 활동에는 전정 감각의 활성화가 필요하며, 특히 시각적 단서가 어두울 때와 같이 제한적이거나 보행 표면이 불안정하고 고르지 않은 경우 전정 감각은 균형과 방향을 유지하는데 중요한 역할을 한다.

노인의 경우 중복성이 줄어들고 우선성이 높아지는 감각 저하가 나타날 수 있다. 즉 노화는 감각 채널, 가장 적절한 감각 채널을 사용하는 능력, 그리고 중추적 통합 능력의 감소를 나타낸다. 또한 동반 질환(comorbidity)으로 인해 근육 위축 및 기능 감소, 힘줄 유연성 상실, 골격 기형 등 운동 실행을 담당하는 효과기(effector)의 효율성이 손상된다. 이러한 변화는 안정된 상태에서도 신체의 무게 중심(COG)을 안정성의 한계(limits of stability; 개인이 균형을 잃거나 넘어지지 않고 바닥 지지면 위에서 무게 중심을 유지할 수 있는 경계-역주)에 가깝게 이동시킨다.

마찬가지로 다양한 감각 장애 및 운동 장애와 여러 제약으로 인해 영향을 받은 개인도 이러한 효율성 저하를 경험할 수 있다. 이는 특히 잠재적으로 감각 정보가 서로 상충되는 상황에서 적절한 감각 정보를 선택하려고 할 때 적응 능력(adaptive capacity)의 감소로 이어지며[1], 이러한 어려움은 노화 및 질환의 징후이자 증상이라고 할 수 있다.

예를 들어 시각 정보에 더 의존해야 하는 상황에서 말초 전정 병변(peripheral vestibular lesion)이 있는 환자의 경우 가까이에서 움직이는 이미지를 볼 때 어지럼증을 경험한다. 이런 경우 해당 환자는 어지럼증을 피하기 위해 시각 정보에 의존하지 않으려고 노력한다. 그러나 적절한 고유수용성 감각 훈련을 받지 않았다면, 이들 환자는 어두워지는 해질녘이나 고르지 않은 지면에서 불안정한 자세를 보이며 낙상 위험이 높아질 수 있다. 또는 유사한 상황에서 일부 환자는 남아있는 전정 감각 정보에 의존하여 자세 안정성을 유지하기 위해 고개를 매우 뻣뻣하게 세워 결과적으로 두통이나 목 통증의 위험을 증가시킬 수 있다.

많은 만성 질환은 단일 손상이 아닌 여러 원인이 복합적으로 작용하여 발생하는 경우가 많으며, 그 결과 징후와 증상이 누적되고 중첩된다. 이것이 바로 기능적 모델(functional model)이 필요한 이유이다. 유사한 병리를 가진 환자들이라도 서로 다른 장애를 보일 수 있으며 주어진 치료에 다르게 반응할 수 있다. 가장 효과적인 접근 방식은 일반적으로 다학제적이며 장애 및 증거 기반 접근이지만 병리학적 정보도 고려해야 한다[2]. 그럼에도 불구하고 환자들은 장애의 영향을 줄이기 위해 자발적이고 무의식적인 운동 반응에 의존하는 경우가 많은데, 이는 기존에 가지고 있던 신경생리적 특성과 개인의 임상적 복잡성에 영향을 받는다. 하지만 이러한 운동 반응 중 일부는 적절하지 않거나 기능 회복에 도움이 되지 않는다.

따라서 재활 전문가는 이러한 자동적 반응의 효율성과 환자가 다양한 자극에 반응하여 이를 실행하는 방식을 관찰하고 고려할 필요가 있다. 동적 자세조영 플랫폼(CDP)은 환자가 다양한 자극에 어떻게 반응하는지 분석하여 재활 전문가가 환자의 신체 불균형을 이해하고 치료하는데 도움을 준다.

2 모델(The Model)

2.1 기본 구성요소(The Pillars)

임상 연구에 따르면 병리적인 측면에만 초점을 맞춘 모델보다 손상 및 기능적 제한에 초점을 맞춘 모델이 더 우수한 결과를 생성하며 비용 효율적이다. 관련 모델은 개인의 상호 작용과 상황을 고려하여 외부 및 내부 조건에 따라 달라지는 다음의 세 가지 기본 구성요소를 포함한다(그림 2).

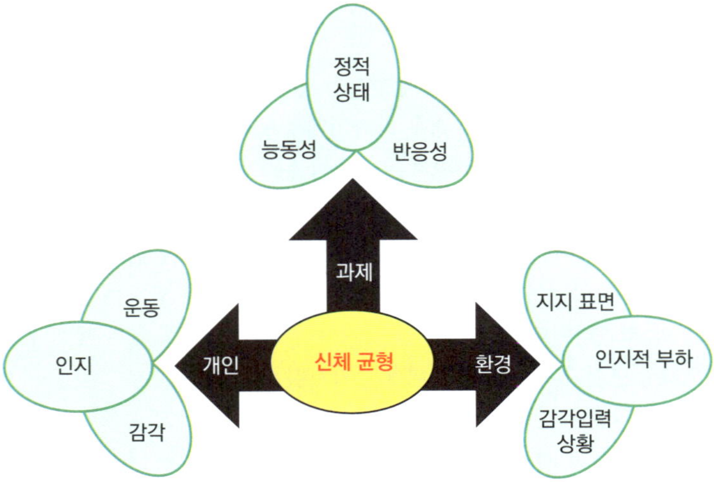

그림 2. 균형 제어 시스템(balance control system)의 복잡성을 간단한 행동 절차로 단순화하기 위해 연구자들은 다양한 모델을 연구하고 테스트했다. 그중에서도 Woollacott과 Shumway-Cook이 제안한 모델은 매우 기능적이고 유용하다. 이 모델은 대상(subject), 과제(task), 환경(environment) 간의 주요 구성 요소와 상호 작용을 효과적으로 묘사한다(저자 허락 하에 2016년 Woollacott과 Shumway-Cook[10]에서 발췌).

- **대상(subject):** 해당 모델에 따르면, 똑바로 선 자세의 사람은 균형을 유지하면서 공간에서 흔들리는 거꾸로 된 원뿔(inverted cone)과 유사하다. 이러한 신체 흔들림의 '축(pivot)' 지점은 경골족근관절(tibiotarsal joint)의 약간 앞쪽에 위치하며, 전방과 후방으로 각각 8°와 4° 정도의 각도 내에서 흔들림이 발생하여 신체 안정성의 한계를 결정한다(**그림 3**). 이 경계를 초과하면 피험자는 균형을 잃게 된다. 전반적인 자세 균형과 관련된 수행 능력은 피험자의 연령, 성별, 인구통계학적 분류 등을 고려한 범위 내에서 표현되며, 개인이 가지고 있는 인지와 운동 및 감각 기능의 총합을 반영한다.
- **환경(environment):** 주어진 상황(context)은 피험자가 반응하도록 유도하며, 상황적 특성에 따라 한 가지 또는 다른 감각 채널이 자극을 받는다. 예를 들어 쿠션 위에서 균형을 잡는 경우 부드러운 지지면에서 지속적으로 변화하는 압력으로 인해 발의 고유수용성 감각이 제대로 전달되지 못한다. 이러한 이유로 건강한 피험자는 균형을 잃지 않고 직립 자세를 유지하기 위해 전정 감각정보를 더 '선호'하는 경향이 있다. 또한 각 환경적 상황은 대상자에게 서로 다른 인지적 부하(cognitive load)를 부과한다. 예를 들어 보행자가 가방을 들고 전화 통화

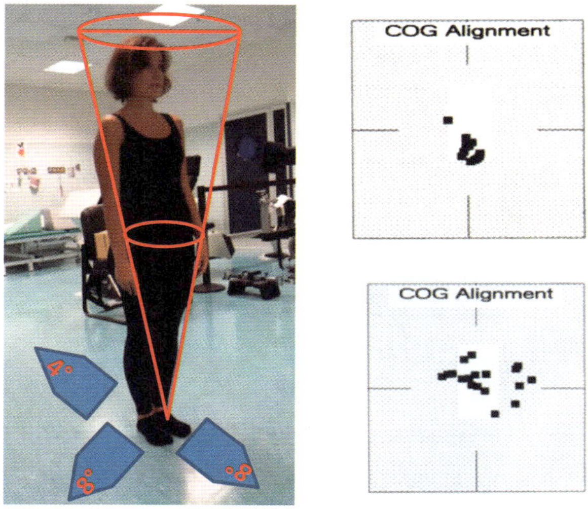

그림 3. 서 있는 동안 정상 피험자의 무제 중심(COG)은 기저면 내에 유지되며, 측면 약 16°, 전방 약 8°, 후방 약 4.5°의 안정성 한계 내에서 역원뿔처럼 흔들린다. 이러한 경계를 넘어 직립 자세를 유지하려면 피험자는 COG를 이동하거나 기저면 내에서 자세를 유지하기 위한 적절한 운동 전략을 사용해야 한다. Balance Master® 장치로 측정한 무게 중심 정렬(COG alignment) 그래프에 표시된 것처럼 건강한 피험자의 경우 정상적인 흔들림의 진폭이 최소이지만(상단, 오른쪽), 소뇌 기능에 장애가 있는 피험자의 경우 훨씬 더 넓게 나타난다(저작자의 이미지 자산).

를 하면서 변화한 거리를 지나가려면 상당한 인지적 자원을 필요로 한다.

- **과제(task)의 요구 사항**: 자발적으로 수행하는 활동의 유형은 주어진 과제를 수행하는데 필요한 자세 반응을 결정한다. 어떤 활동을 하는 동안 균형을 유지하려면 해당 과제의 요구 사항에 적합한 특정 반응이 필요하다. 예를 들어 길을 건너는데 필요한 자세 반응과 사다리 위에 서서 높은 선반에서 책을 꺼내는데 필요한 자세 반응은 다르다.

2.2 균형 과제 조건(Balance Conditions)

해당 모델은 인간의 균형 상태를 세 가지 범주로 구분한다.

① **정적 균형(static balance):** 이는 서 있는 동안 외부의 방해가 없이 지지면 내에 COG를 유지하는 능력을 말한다. 똑바로 서 있는 자세는 불안정한 상태로

간주되며, 건강한 사람은 지지면 내에서 최소한의 신체 흔들림을 보이지만 자세 안정성의 한계에 가까워지면 균형을 유지하기 위해 필요한 조정과 적절한 전략을 사용해야만 넘어지는 것을 방지할 수 있다.

정적 평형은 피험자가 가만히 서 있는 상태에서 평가된다. 일정한 속도의 이동 동작(locomotion)도 정적인 상태로 간주되며, 이는 일정한 속도로 트레드밀을 걷는 것으로 검사한다. 평가 또는 훈련의 목적으로 예기치 않은 상황을 도입하거나 [반응성(reactive) 균형] 또는 자발적인 동작을 시뮬레이션하여[능동성(proactive) 균형] 정적 평형 상태를 방해할 수 있다.

② **반응성 균형(reactive balance):** 이는 예를 들어 버스에 서 있는 동안 밀치거나 갑자기 가속하는 등 예기치 않은 균형 방해가 발생한 후 안정적으로 COG를 회복하는 능력을 말한다. 반응성 균형은 외부의 방해로 인해 COG가 안정성 한계에 근접하거나 초과하는 경우에 나타난다. 이러한 경우 발목의 조정 움직임만으로는 COG를 기저면 내에 유지하기에는 불충분하다(발목 전략; ankle strategy).[1] 따라서 자세 불안정성의 강도에 따라서 점진적으로 다양한 균형 유지 전략이 필요하다.

- **엉덩이 전략(hip strategy):** 균형을 회복하기 위한 조정 움직임의 축이 피험자의 골반 높이에 위치하는 전략이다.
- **사지 전략(limb strategy):** 자세 불안정성이 심할 경우 상지를 벌려 대응하며, 이는 기저면을 넓히는 효과가 있다.
- **스텝 전략(step strategy):** 최후의 수단으로, 외부 방해가 강한 경우 피험자는 방해와 동일한 방향으로 강제로 한 걸음을 내딛게 된다.

반응성 균형은 외부 및 내부 검사 조건을 변경하여 실내에서 인위적으로 재현된 예상치 못한 균형 방해에 환자가 반응하도록 함으로써 평가할 수 있다. 검사 조건의 변경에는 다음과 같은 요소가 포함될 수 있다.

---

1) 발목 전략 반응은 비복근 힘줄(신체의 수동적 전방 변위로 인해 발생) 또는 전경골근 힘줄(신체의 수동적 후방 변위로 인해 발생) 신전에 의해 유발된다. 이러한 갑작스러운 신전은 각각 후방 또는 전방 근육의 연쇄적 반응을 일으킨다.

- 피험자(예: 눈을 뜬 상태와 감은 상태)
- 환경(예: 부드러운 지지면, 견고한 지지면, 좁은 지지면)
- 과제(예: 균형을 유지하면서 물건 들기).

이러한 조건의 변경은 위에서 설명한 대로 개별적 또는 결합하여 적용하여(예: 물체를 들거나 들지 않은 상태에서 눈을 감고 부드럽고 좁은 지지면 위에 서 있기) 피험자가 지속적으로 감각 입력을 전환하도록 유도할 수 있다(아래 참조). 또한 다양한 인지 부하 수준을 갖는 추가적인 과제도 결합하여 함께 사용할 수 있다(예: 균형 유지 동안 시 낭송하기).

③ **능동성 균형(proactive balance):** 이는 자발적인 움직임 동안 예상 반응을 통해 자세 불안정성을 최소화하는 능력이다. 능동성 균형은 동작을 시작하기 전에 활성화되는 자동화된 반응인 예비 반응(anticipatory reaction)을 사용하며, 이를 통해 COG의 과도한 변위를 방지하기 위해 적절한 자세 정렬을 달성하는 것을 목표로 한다. 일반적으로 예비 반응은 발끝으로 서는 동작(tiptoe) 전, 또는 여행 가방을 들거나 장애물 위로 몸을 기울여 팔로 멀리 있는 물체에 도달하는 등의 동작을 시작하기 전에 발생한다. 실제로 일상생활의 자발적 활동 대부분은 신체 균형과 안정성을 유지하기 위해 이러한 준비 반응을 필요로 한다.

능동성 균형은 환자가 다양한 검사 조건에서 적절한 전략을 선택하여 자발적 행동을 수행하도록 유도함으로써 평가할 수 있다. 검사 조건은 다음과 같은 요소에 따라 달라질 수 있다.

- 피험자(예: 눈을 뜬 상태와 감은 상태)
- 환경(예: 부드러운 지지면, 견고한 지지면, 좁은 지지면)
- 과제(예: 균형을 유지하면서 물건 들기).

앞에서 설명한 대로 조건의 변화는 개별적으로 또는 다른 감각 조건과 함께 결합될 수 있으며, 다양한 인지 부하를 부과하는 추가 과제도 사용할 수 있다(예: 균형 유지 동안 시 낭송하기).

2.3 감각 상호 작용(Sensory Interaction)

반응성 균형과 능동성 균형 모두에서 긴밀한 감각 통합(sensory integration) 과정이 필요하다[3]. 감각의 적절한 상호 작용은 일상생활의 일반적인 조건 전반에 걸쳐 신체 균형을 유지하는 핵심 요소이다. 인간은 매일 균형이 불안정한 상황 속에서 수많은 자발적 행동을 수행한다.

중추신경계 수준에서의 감각 통합은 부정확하거나 신뢰할 수 없는 감각 정보를 억제하고 각 상황에 가장 효율적인 감각 채널을 지원한다. 또한 중추적 감각 통합은 주어진 시간에 적절한 운동 전략을 올바른 순서로 실행되도록 조율한다.[2] 감각 및 반응 전략 선택은 주어진 상황과 과제 그리고 환자라는 세 가지 중요한 변수에 의해 영향을 받는다.

감각 상호 작용의 효율성 평가는 감각 채널 중 하나 이상을 배제하기 보다는 의도적으로 신뢰할 수 없는 감각 채널을 설정하여 실시한다. 상황과 과제에 따라 피험자는 COG를 기저면 내에 유지하기 위해 한 감각 채널에서 다른 감각 채널로 전환해야 한다. 예를 들어 조명이 어둡거나 바닥이 고르지 않은 경우 시각적 피드백 제어 회로는 너무 느리게 작동하여 피험자가 반응하기까지 200 ms 이상이 소요된다. 이 시간 간격은 서 있거나 느린 자발적 동작을 하는 동안 자세를 변경하는 데는 적절하지만, 예시와 같은 경우 낙상 예방을 위해서는 전정감각 채널이 훨씬 더 효율적이다.

임상 환경에서는 자발적 움직임 또는 예기치 않은 움직임 중에 환자에게 변경된 감각 정보를 제시하여 감각 채널 전환 능력을 평가할 수 있다. 시각적 신호는 특수하게 변경된 렌즈나 돔(dome) 기능을 하는 특수 헬멧을 통해 왜곡할 수 있다. 고유수용성 감각은 불안정한 진동 지지면을 사용하여 왜곡할 수 있으며, 전정 감각 정보는 목과 머리를 뒤로 젖히거나 옆으로 기울여 조작할 수 있다.

---

2) 이 장에서는 모델을 설명하면서 균형 조절에서 소뇌가 아닌 전정계의 역할을 강조한다는 점에 유의해야 한다. 그렇다고 해서 소뇌의 역할과 관련 신경 연결의 중요성이 간과된다는 의미는 아니다. 소뇌보다 전정 시스템을 우선시하는 것은 소개하고자 하는 장비의 기능을 단순화하고 명확하게 설명해야 할 필요성 때문이다. 소뇌는 중추적 감각 통합, 특히 피드포워드 제어에서 핵심적인 역할을 한다. 관련 메커니즘에 대한 자세한 내용은 이 책의 다른 장에서 확인할 수 있다.

3 전산화된 자세조영 플랫폼 장치: 기능적 진단[3)] (Assessment On Computerized Posturographic Platforms: A Functional Diagnosis)

임상 검사는 신체 균형의 다양한 측면을 검사하고 정량화하는데 유용하며 자주 사용되는 도구이다. 실증적(empirical) 평가 검사는 이전 단락에서 자세히 설명되었다. 정성적(qualitative) 평가 검사는 Berg 균형 척도[4]와 균형 평가 시스템 검사지[5] 및 Equiscale[6] 등이 있다.

임상 검사에서 평가되는 균형 영역은 자세조영 플랫폼(posturographic plat-

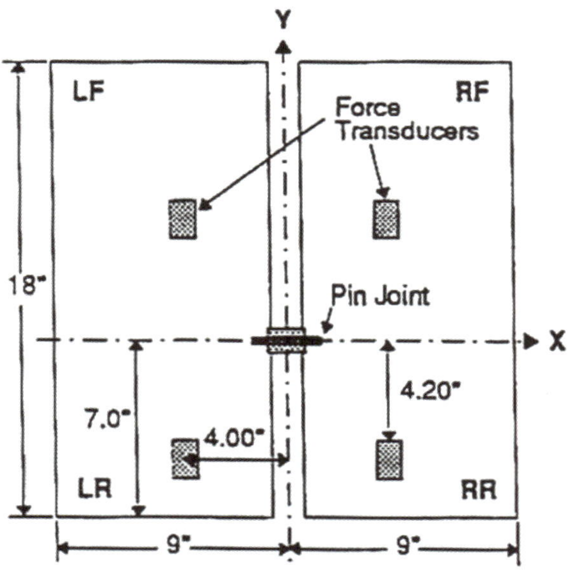

그림 4. 측정 장비의 핵심은 결합핀(pin joint)으로 연결된 각 지지면(왼쪽 L과 오른쪽 R) 너부에 배치된 한 쌍의 힘 변환기(전방 F 및 후방 R)이며, 이는 환자의 발에 가해지는 힘을 측정한다. 감지된 신호는 시스템에 의해 전송, 비교 및 수치화 또는 그래프 형태로 변환된다(Natus 웹사이트에서 각색, 출처: http://www.natus.com/index.cfm?page=products_1&crid=484&contentid=397).

3) 미국 이비인후과-두경부외과 학회(American Academy of Otolaryngology–Head and Neck Surgery)에서는 CDP 장치를 사용하여 실시하는 평가 프로토콜을 현기증과 어지럼증 및 원인 불명의 자세 불균형을 평가하고 진단에 사용하는 것은 물론 의료 사례 관리의 표준으로 인정하고 있다.

form) 장치를 사용하여 다양한 조건에서 보다 더 정확하게 재현하고 정량화할 수 있다. 아래에 언급한 검사의 참고 자료와 예시에는 NeuroCom®, Equitest® 및 Balance Master®[7][4]와 같은 플랫폼 장치를 사용하여 수행된 평가 결과 및 치료 프로토콜이 광범위하게 포함되어 있다.

이러한 측정 장비의 핵심 구성 요소는 환자의 발(압력 중심)에 가해지는 하중의 방향과 크기를 추적하여 COG의 움직임을 감지하는 4개의 힘 변환기(force transducer)이다(**그림 4**). 해당 플랫폼[8]의 독특한 특징은 반응성 균형과 능동성 균형 및 체성감각의 상호 작용을 평가하는데 사용할 수 있다는 점이다(아래 참조). 또한 연령과 성별에 따라 결과를 표준화할 수 있다. 다른 유형의 장비의 구체적인 특징과 속성은 이 장의 마지막에 있는 비교 표에 요약되어 있다(표 1).

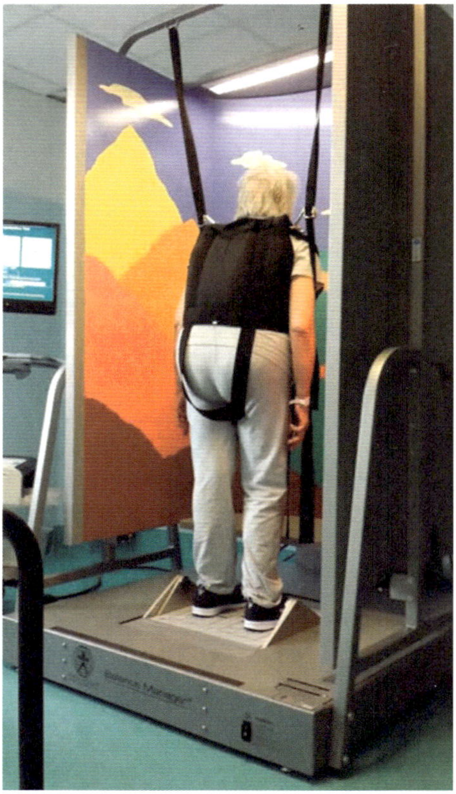

그림 5. Equitest®에는 눈에 보이는 시각적 단서의 신뢰성을 변경하는 시각적 입체 벽면(surround)이 장착되어 있다. 입체 벽면은 환자의 움직임에 따라 움직이며, 환자가 더 많이 흔들릴수록 입체 벽면도 더 많이 흔들린다. 서있는 바닥 지지면도 기울어지거나 수평면으로 이동한다. 검사 조건(본문 참조)에 따라 바닥 지지면은 환자의 움직임과 함께 또는 독립적으로 움직일 수 있다. 지시 사항이나 피드백은 측면 화면과 PC에서 볼 수 있다(저작자의 이미지 자산).

4) Natus Medical Incorporated-본사, 6701 Koll Center Parkway Suite 120, Pleasanton, CA 94566 USA.

3.1 반응성 균형(Reactive Balance)

반응성 균형 평가는 환자에게 인위적으로 생성된 균형 방해 자극에 반응하도록 유도하는 Equitest® 플랫폼(**그림 5**)을 사용하여 수행할 수 있다. 발판은 평면에서 수평 이동(translation) 및 기울기(tilt) 움직임과 같은 다양한 균형 방해 형태를 시뮬레이션한다.

운동 제어 검사(motor control test; 발판의 전후방 이동)(**그림 6**)는 바닥 지지면

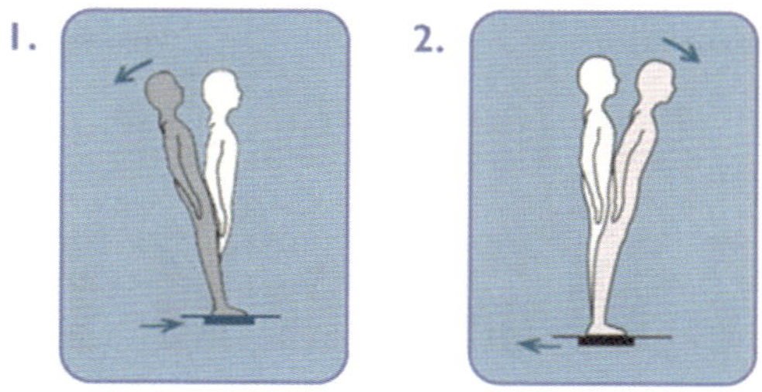

그림 6. 반응성 균형 - 운동 제어 검사. 이 그림은 바닥 지지면이 갑자기 이동하는 초기 단계에서 피험자의 수동적인 움직임을 보여준다. 이에 따른 신체 변위는 전경골근(왼쪽 1)과 비복근(오른쪽 2)에서 신장 반사를 유도하여 전방/후방 근육의 연쇄적 반응에 의해 작동되는 지지면 내 COG의 재배열을 시작한다(NeuroCom® International Inc., Clackamas, OR 2003©의 '균형 및 운동성의 객관적인 정량화'에서 발췌).

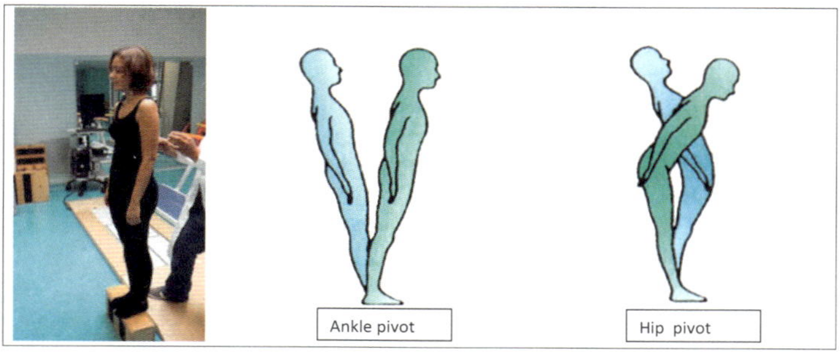

그림 7. 피험자가 균형을 회복하기 위해 사용하는 동작 전략은 균형 방해의 크기와 안정성 한계에 근접한 정도에 따라 달라진다. 또한 환경 조건도 동작 전략에 영향을 미친다. 일반적으로 작은 균형 방해가 발생하면 발목 축(ankle pivot)을 사용하는 발목 전략을 활용하는 반면, 좁은 지지면(사진 참조)에서 큰 균형 방해가 발생하는 경우에는 COG가 안정성 한계를 넘어 빠르게 변위되기 때문에 엉덩이 축(hip pivot)을 사용하는 엉덩이 전략과 같은 다른 전략(오른쪽 그림 참조)을 활용하여 지지면 내에서 압력 중심과 COG를 재조정한다(저작자의 이미지 자산).

의 선형 이동에 따른 신체 무게 중심과 압력 중심 사이의 재정렬(realignment) 능력을 평가한다. 환자는 연속적인 세 번의 급격한 발판 수평 이동(전후 방향, 다양한 진폭) 동안 균형을 유지해야 한다. 이 장치의 시스템은 환자가 예기치 않은 균형 방해 후 최상의 전략(발목 또는 엉덩이 전략)을 사용하여 COG 위치를 신속하게 회복할 수 있는 능력을 평가한다(**그림 7**). 정상 피험자의 경우 매우 빠르게 학습하는 반면, 환자의 수행 능력은 장애 유형에 따라 느린 반응, 부정확한 타이밍, 힘 부족 등의 특징을 보일 수 있다.

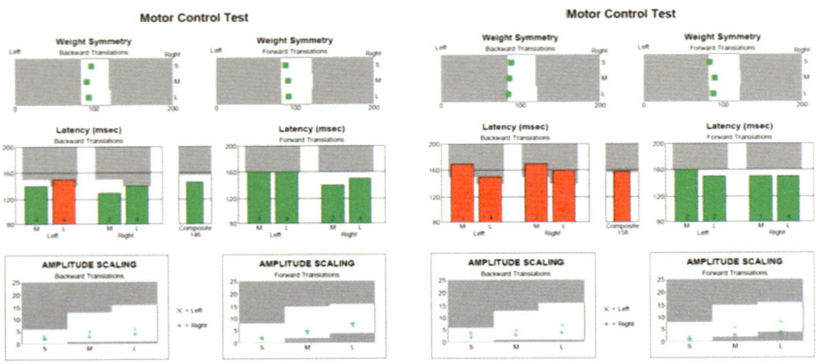

그림 8. 운동 제어 검사 보고서에는 체중 분포 대칭성(weight symmetry), 전후 이동 자극에 대한 지연 시간(latency) 및 근력 반응의 강도(amplitude scaling)가 표시된다(저작자 이미지 자산).

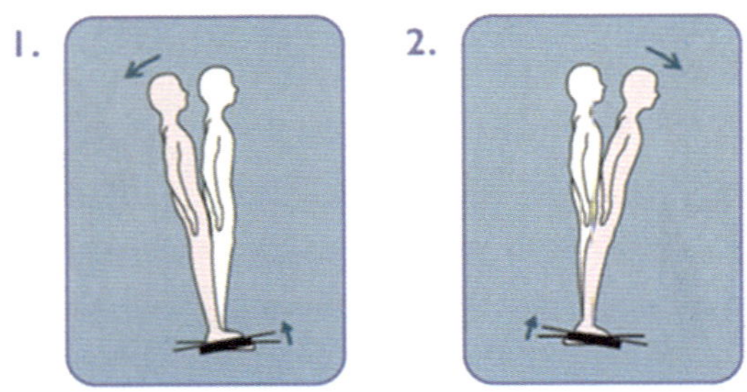

그림 9. 반응성 균형 - 적응성 검사. 이 그림은 지지면의 갑작스러운 회전(기울어짐) 초기 단계에서 피험자의 수동적인 움직임을 보여준다. 서 있는 동안 COG의 초기 위치로 인해 전방 변위가 후방 변위보다 빠르게 발생하며, 이 동작은 두 경우 모두 비복근의 신장 반사를 유도한다(왼쪽 1 및 오른쪽 2 그림). 이 검사는 피험자가 예상치 못한 연속적인 균형 방해에 적응할 수 있는 능력을 평가한다(NeuroCom® International Inc., Clackamas, OR 2003©의 '균형 및 운동성의 객관적인 정량화'에서 발췌).

이 장치의 시스템은 체중 분포의 대칭성, 환자 반응의 시작 지연 시간(자극 개시로부터), 세 번의 이동(전후방) 동안 양쪽 다리의 진폭 조정 정도(반응의 강도)에 대한 그래픽 결과 보고서를 제공한다. 각 그래프의 회색 영역은 정상 범위(연령 및 성별)를 벗어난 결과를 나타낸다(**그림 8**).

적응성 검사(adaptation test)는 바닥 지지면을 연속적으로 5회 기울이는 방해 움직임(상향 및 하향 회전) 동안 COG를 조정하여 재정렬하는데 필요한 시간을 평가한다(**그림 9**). 환자는 바닥면이 무작위로 5회 위쪽 또는 아래쪽으로 움직이는 동안 균형을 유지해야 한다. 이 경우 장치 시스템은 환자가 기울어진 지지면에 노출되었을 때 신체 흔들림을 최소화하는 능력과 필요한 강도를 보정하는 능력을 평가한다. 정상 피험자는 자극 패턴에 빠르게 적응하여 첫 번째 예기치 않은 균형 방해가 발생한 후 신체 흔들림을 크게 줄이고 자세 안정성을 높인다. 반면에 장애가 있는 환자는 예측할 수 없는 변위에 적응하는데 어려움을 겪으며, 이는 발목이나 엉덩이 움직임의 제약(운동 범위) 또는 근력 약화 등의 원인으로 인해 발생할 수 있다.

해당 장치 시스템은 각 시행에 필요한 힘의 양, 흔들림의 진폭, 반응 시작 전 지연 시간 등을 기록한다(**그림 10**). 각 그래프의 회색 영역은 정상 범위를 벗어난 반응을 나타낸다.

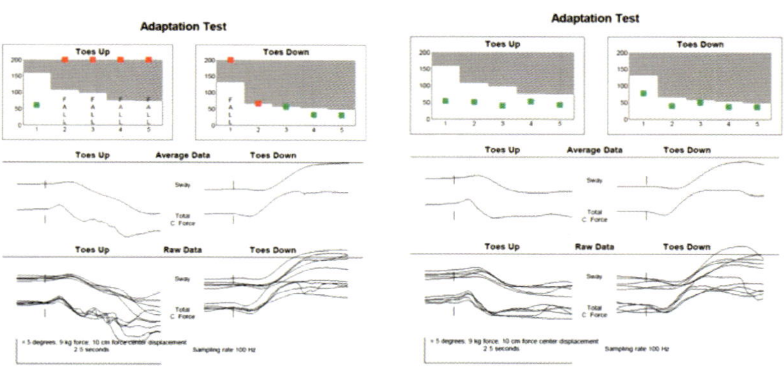

그림 10. 적응성 검사(adaptation test) 결과 보고서. 첫 번째 균형 방해 후 후속 반응은 불안정성이 감소하면서 더 빠르고 강해진다(x축은 1~5회 시행수). 적응 훈련 전과 후를 비교하면 하향 경사(toes down)에 비해 상향 경사(toes up) 조건에서 반응 패턴이 현저하게 개선된 것을 알 수 있다(저작자의 이미지 자산).

3.2 감각 상호 작용(Sensory Interaction)

감각 상호 작용의 효율성을 평가하려면 Equitest® 시스템이 필요하다(**그림 5**). Equitest는 다양한 감각 상호 작용을 감각 조직화 검사(sensory organization test, SOT)라고 하는 단일 검사에서 통합하여 평가한다. 이 검사에서는 6가지 주요 감각 조건을 조사한다. 이 중 두 가지 조건에서 환자는 하나의 감각 채널에만 의존하여 COG를 기저면 내에 유지해야 하며, 다른 감각 채널은 의도적으로 신뢰할 수 없게 만든 조건에서 검사를 시행해야 한다(**그림 11**). 6가지 조건은 다음과 같다.

① **외부 방해 없이 눈을 뜨고 서 있는 조건:** 환자는 검사가 진행되는 동안 눈을 뜨고 지지면 위에 서 있는다. 이 조건은 피험자가 모든 감각 체계를 사용할 수 있는 정적 평형 상태이다.

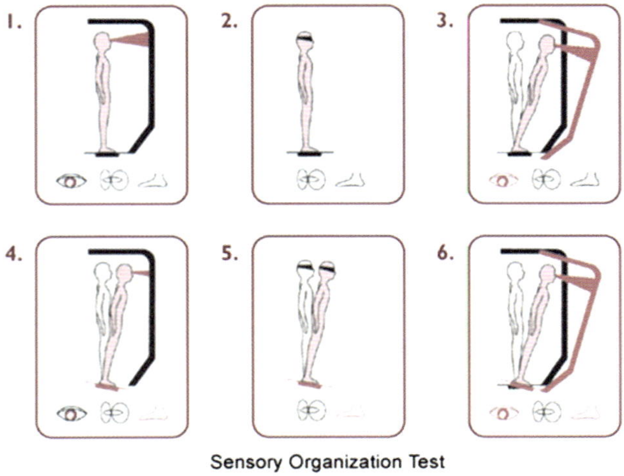

그림 11. Equitest® 감각 조직화 검사에서 평가하는 6가지 검사 조건이 위에 나와 있다. 감각 분석 시스템은 다음과 같이 조건을 비교한다. 조건 2는 환자의 고유수용성 감각 정보 활용 능력을 평가하고, 조건 4는 시각 정보 사용 능력을 평가하며, 조건 5는 전정 감각 활용 능력을 평가한다. 감각 선호도는 조건 (3 + 6)과 조건 (2 + 5)를 비교하여 도출된다. 조건 3과 6에서는 시각 채널이 손상된 반면, 조건 2와 5에서는 시각 채널이 배제된다. 이 모든 경우 피험자는 시각 채널 이외의 다른 감각 채널에 의존해야 한다. 신경병증(neuropathy)이 있는 환자의 경우 일반적으로 시각 채널을 가장 많이 사용한다(NeuroCom® International Inc., Clackamas, OR 2003©의 '균형 및 운동성의 객관적인 정량화'에서 발췌).

② **외부 방해 없이 눈을 감고 서 있는 조건**: 환자가 눈을 감은 채로 검사가 진행되는 동안 지지면 위에 서 있는다. 이는 피험자가 세 가지 감각 체계 중 두 가지 감각 체계인 고유수용성 감각과 전정 감각 체계만 사용할 수 있는 정적 평형 상태이다.

③ **눈을 뜨고 고정된 지지대 위에 서서 신뢰할 수 없는 시각 정보를 받는 조건:** 환자의 흔들림에 따라 기울어지는 입체 벽면을 통해 환자에게 신뢰할 수 없는 시각 정보를 제공한다. 입체 벽면의 움직임이 환자의 움직임과 일치하기 때문에 환자는 주변 환경의 움직임을 인지할 수 없다. 결과적으로 환자는 둘러싸고 있는 벽면의 움직임으로 인해 시각 정보를 신뢰할 수 없게 되므로 세 가지 감각 체계 중 고유수용성 감각과 전정 감각 체계 두 가지에만 의존할 수밖에 없다.

④ **눈을 뜨고 서서 지지면이 기울어지는 조건:** 환자의 자발적인 흔들림에 따라 바닥 지지면이 기울어진다. 환자는 지지면의 움직임이 자신의 움직임과 동시에 일어나기 때문에 지지면의 움직임을 인지할 수 없다. 결과적으로 환자는 세 가지 감각 체계 중 시각과 전정 감각 체계 두 가지에만 의존할 수밖에 없다. 고유수용성 감각은 지지면의 움직임으로 인해 신뢰할 수 없게 된다.

⑤ **눈을 감고 서서 지지면이 기울어지는 조건:** 환자의 자발적인 흔들림에 따라 바닥 지지면이 기울어진다. 환자는 전정 감각 체계에만 의존하여 정보를 얻어야 한다. 고유수용성 감각은 지지면의 움직임으로 인해 신뢰할 수 없게 되고 시각은 배제된다(눈을 감고 있음).

⑥ **눈을 뜨고 서서 지지면과 입체 벽면이 기울어지는 조건:** 환자의 자발적인 흔들림에 따라 바닥 지지면과 입체 벽면 모두가 기울어진다. 환자는 세 가지 감각 체계 중 전정 감각 체계에만 의존해야 한다. 고유수용성 감각과 시각은 바닥 지지면과 둘러싸고 있는 벽면의 움직임으로 인해 신뢰할 수 없게 된다.

이 장비는 전체 검사 전반에 걸쳐 엉덩이와 발목 수준에서 환자의 움직임(전략)과 COG 정렬을 분석한다. 검사 결과 보고서는 다소 복잡하며 네 가지 주요 그래프로 구성된다.

그림 12의 예에서 평형성 점수(equilibrium score)는 가장 어려운 조건[이미지 왼쪽에 '넘어짐'(fall)으로 표시된 SOT 조건 4, 5, 6]에서 균형을 유지하지 못하는 감각 장애 환자의 진행 상황을 보여준다. 치료 전후(오른쪽 이미지)를 비교하면 상충되는 감각 정보가 있거나 한 가지 감각 정보만 사용할 수 있는 경우에도 COG를 기저면 내에 유지하는데 개선이 있었음을 알 수 있다.

감각 분석(sensory analysis)은 환자가 다양한 감각 채널을 사용하는 방법을 설명

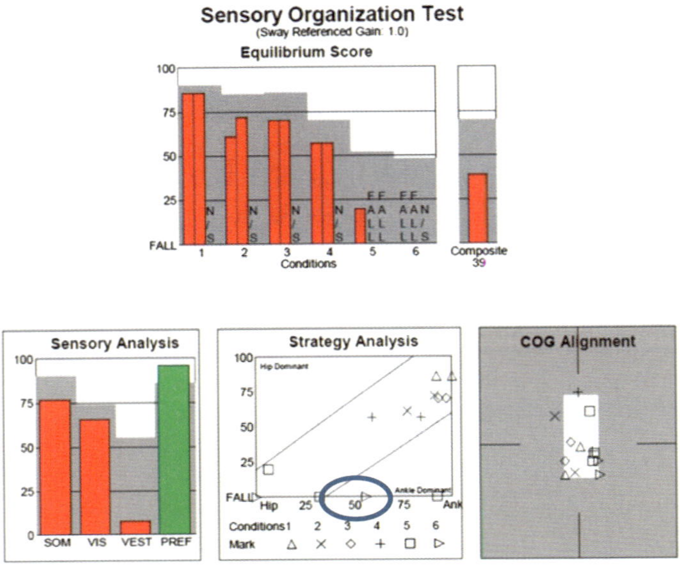
Sensory Organization Test
(Sway Referenced Gain: 1.0)
Equilibrium Score
100
75
50
25
FALL
1 2 3 4 5 6
Conditions
Composite
39
Sensory Analysis
SOM VIS VEST PREF
Strategy Analysis
Hip Dominant
Ankle Dominant
Hip 25 50 75 Ank
Conditions 1 2 3 4 5 6
Mark
COG Alignment

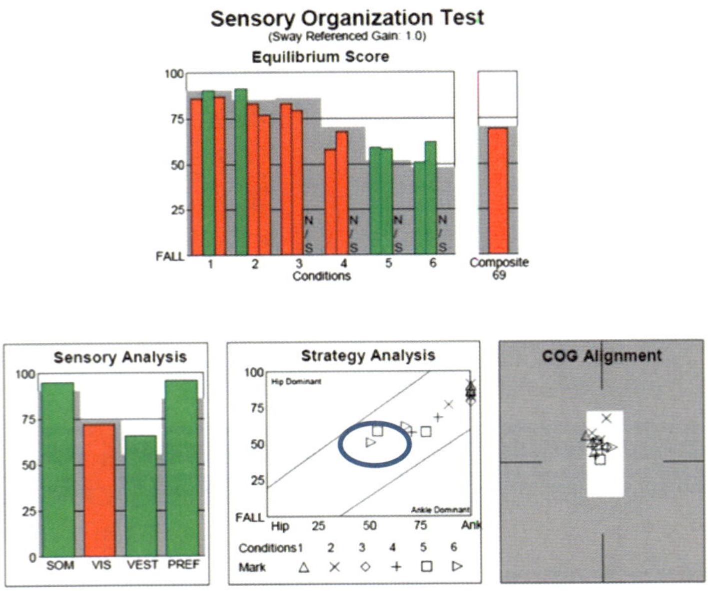
Sensory Organization Test
(Sway Referenced Gain: 1.0)
Equilibrium Score
100
75
50
25
FALL
1 2 3 4 5 6
Conditions
Composite
69
Sensory Analysis
SOM VIS VEST PREF
Strategy Analysis
Hip Dominant
Ankle Dominant
Hip 25 50 75 Ank
Conditions 1 2 3 4 5 6
Mark
COG Alignment

◀ **그림 12.** 그림은 각 시행의 평형성 점수(equilibrium score), 감각 선호도가 포함된 감각 분석(sensory analysis), 전략 분석(strategy analysis; 엉덩이 또는 발목 전략) 및 COG 정렬(alignment) 그래프가 포함된 감각 조직화 검사(SOT) 결과 보고서를 보여준다. 치료 전 결과는 위에 표시되어 있고 치료 후 결과는 아래에 표시되어 있다. 가운데 그래프에는 기호가 있는 사선 띠가 있으며, 이 기호는 각 시행에서 발목과 엉덩이 전략 사이에서 변동하는 환자의 수행을 나타낸다. 예를 들어 치료 전 그래프에서는 가장 어려운 조건 6의 시행을 나타내는 작은 가로 삼각형(원 표시 안)이 발목 전략 쪽으로 과도하게 치우쳐 있는 반면, 치료 후 그래프에서는 두 전략 사이에 위치하여 균형을 잘 이루고 있다(저작자의 이미지 자산).

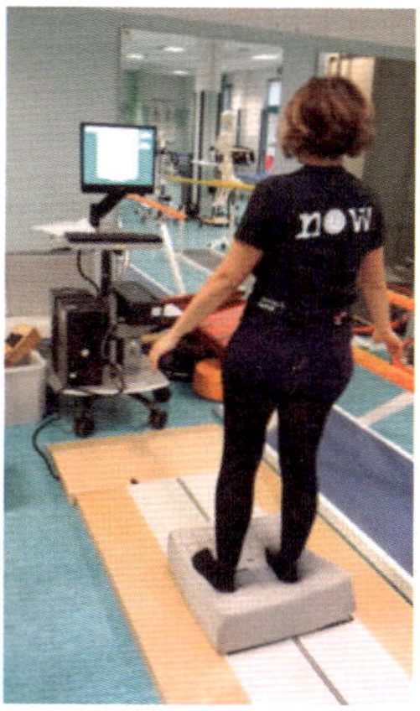

그림 13. Balance Master®는 Equitest®와 동일한 핵심 부품(이중 지면반력기)을 가지고 있지만 입체 벽면 및 지지면 이동이 없다. 여기에는 탈착식 도구, 상자, 진동 및 고정 보드, 사다리, 쿠션 등 다양한 액세서리가 포함되어 있어 다양한 과제와 지지면 견고성(rigidity) 조건에서 환자의 동작을 평가할 수 있다. 쿠션/발 인터페이스는 Equitest의 지지면 경사 움직임을 재현한다. 무엇보다도 이 장치는 감각 상호 작용에 대한 간소화된 평가인 mCTSIB 검사를 제공한다. 이 검사는 다양한 감각 조건에서 피험자가 지지면 내에 COG를 유지하는 능력을 평가한다. 피험자의 COG 변위는 피험자의 움직임과 동시에 화면에서 실시간으로 움직이는 작은 사람 형상으로 재현되어 제공된다(저작자의 이미지 자산).

한다. 두 감각 분석 그래프의 오른쪽 열에는 감각 선호도에 대한 세부 정보가 표시된다. '선호도'는 신뢰할 수 있는 감각 채널의 가용성과 관계없이 환자가 부정확하거나 잘못된 감각 채널에 의존하는 정도를 나타내며, 검사 조건 2 + 5 및 3 + 6의 점수를 비교하여 결정된다. 감각 장애가 있는 환자는 감각 체계를 효과적으로 활용하지 못하며, 전정 감각 정보가 더 적절할 때 시각 정보를 선호하는 경향을 보이고 주어진 과제 또는 상황에 맞게 반응을 조정하지 못한다.

전략 분석(strategy analysis)은 두 이미지 세트의 가운데 그래프에 표시되어 있다(**그림 12**). 발목 전략은 최소한의 신체 변위에 사용되는 반면, 엉덩이 전략은 변위가 더 클 때 사용된다. 이 결과 보고서는 각 조건에 대한 수행 전략(기호)을 보여주며 수행의 적절성은 사선 띠의 상대적 위치로 표시된다. 치료 전후의 수행을 비교하면 모든 감각 채널의 사용이 증가하여 올바른 수행 전략이 실행되고 있음을 알 수 있다.

감각 상호 작용을 평가하기 위한 간소화된 검사인 수정된 균형감각 상호작용 임상 검사(modified clinical test of sensory interaction on balance, mCTSIB)도 이용할 수 있다[9]. 이 검사에는 Balance Master® 시스템이 필요하며, 이 장비의 주요 기능은 그림 13에 설명되어 있다. 과제 지시와 수행에 대한 피드백은 화면에서 제공된다. 전체 평가는 여러 검사 그룹으로 구성되며, 그중 일부는 정적 검사이고 일부는 동적 검사이다. 이 검사는 완전한 시각 체계 평가는 포함하지 않는다. 환자는 각각 눈을 뜨거나 감은 채로 견고한 지지면이나 부드러운 지지면 위에 서 있어야 한다. 각 조건에 대해 세 번의 시도가 실시된다. 이 장비의 시스템은 평균 COG 흔들림 속도, 수행 중 COG 정렬, 그리고 정상 범위를 벗어난 값을 나타내는 음영 영역을 보여주는 결과 보고서를 제공한다(**그림 14**). 고유수용성 감각을 신뢰할 수 없고 [폼(form) 쿠션을 사용하여 평가] 시각이 배제되는(눈을 감은 상태) 가장 어려운 조건(네 번째 조건: 폼 쿠션 사용, 눈을 감은 상태)에서는 환자가 전정 감각 체계를 전

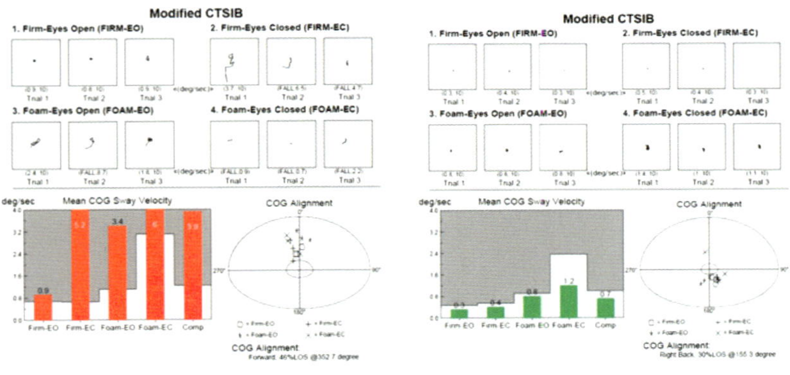

그림 14. Balance Master는 수정된 감각 상호작용 검사(Horak 및 Shumway-Cook의 원본에서 파생된 수정된 균형감각 상호작용 임상 검사, mCTSIB)를 제공한다. 결과 보고서는 모든 시행 조건에서의 COG의 변위 및 평균 흔들림 속도(mean COG sway velocity; degree/sec)와 전체 COG 정렬(alignment) 그래프를 보여준다(저작자의 이미지 자산).

적으로 의존해야 한다. 평균 COG 흔들림 속도(deg/sec) 그래프의 네 번째 조건에서의 확장된 흰색 영역(정상 범위)은 이 조건에서 COG 흔들림의 변동성이 매우 크다는 것을 나타낸다.

3.3 능동성 균형(Proactive Balance)

능동성 균형은 환자에게 그 자리에서 서서 자발적인 동작 과제를 수행하게 하여 평가할 수 있다. 이 균형 상태를 조사하기 위해 Balance Master® 시스템을 사용할 수 있다.

- **안정성 한계(limit of stability, LoS) 검사:** 이 검사는 고정된 단단한 지지면에서 실시한다. 먼저 환자는 서 있는 상태에서 체중 이동을 통해 앞에 있는 화면에 제시된 정면 직선 목표물에 도달한 다음, 그 후 안정성 한계의 둘레를 재현한 원형의 목표물에 도달해야 한다(**그림 15**).

이 검사는 자발적으로 체중을 움직이는 동안 균형을 잃지 않고 COG가 이동할 수 있는 최대 거리를 평가한다. 이 장치의 시스템은 각 시행에 대해 과제 지시 시점부터 동작 개시까지의 반응 시간, 이동 속도(COG 속도), 이동 정밀도(종말점 정확도 및 방향 제어), 최대 이동 거리 등을 기록한다(**그림 16**). 검사가 진행되는 동안 환

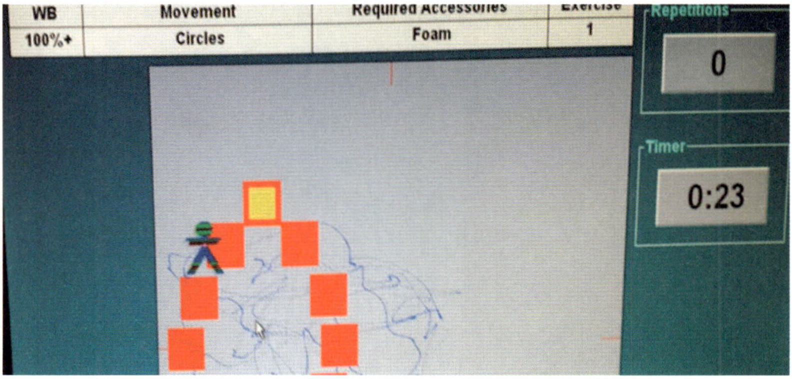

그림 15. 안정성 한계 검사는 서 있는 동안의 정상적인 신체 흔들림의 한계를 재현한다. 피험자의 COG 움직임은 환자의 움직임과 동시에 화면에서 실시간으로 움직이는 작은 사람 형상으로 재현되어 제공된다. 화면에는 피험자가 도달할 수 있는 적절한 목표물이 표시되며, 훈련 중에는 유사한 피드백을 활용하여 자발적인 COG 변위를 연습할 수 있다(저작자의 이미지 자산).

경 요인(예: 바닥 유형 및 지지면 크기)과 동작 과제(방향, 타이밍, 왕복 타이밍)를 점진적으로 조정하여 환자에게 점차적으로 어려운 감각 상호 작용 조건을 제시한다.

- **전환(transition) 검사**: 앉았다 일어서는 전환 동작은 일반적으로 기본 표준 평가에 포함되는 중요한 구성 요소이다(**그림 17**). 전환 검사 시스템은 앉았다 일어서는데 소요된 시간, 일어서는 단계에서 하지에서 가해지는 힘, 두 하지 사이의 하중 대칭도, 일어서는 단계에서부터 안정화될 때까지의(약 20초 동안) COG 흔들림 정도 등을 기록 및 분석한다.
- **보행 개시(initiation of gait) 동작 평가:** 환자가 1.5 m 바닥 플랫폼에서 세 걸음을 걷는 동안 보행 간격, 걸음 사이의 측면 거리, COG의 진행 속도 및 흔들림 진폭을 측정한다.

다른 검사에서는 계단이나 작은 사다리와 같은 장애물을 넘는 동작도 평가할 수 있다.

4 평가에서 치료까지: 기능적 목표 (From Assessment to Treatment: The Functional Goal)

검사 결과는 운동 프로그램을 설계하는데 매우 중요한 역할을 한다. 자세 조영 플랫폼은 검사뿐만 아니라 훈련 중에도 어려운 조건을 재현할 수 있으며, 동작 과제와 상황 그리고 신체 감각 입력을 조정할 수 있다.[5] 검사와 운동을 신중하게 선택하고 통합하여 환자의 필요에 맞게 훈련을 맞춤화할 수 있다.

5) 이 기능은 모든 장비에 공통적으로 적용되는 것은 아니며 장비의 기술 사양에 따라 다르다.

Limits Of Stability

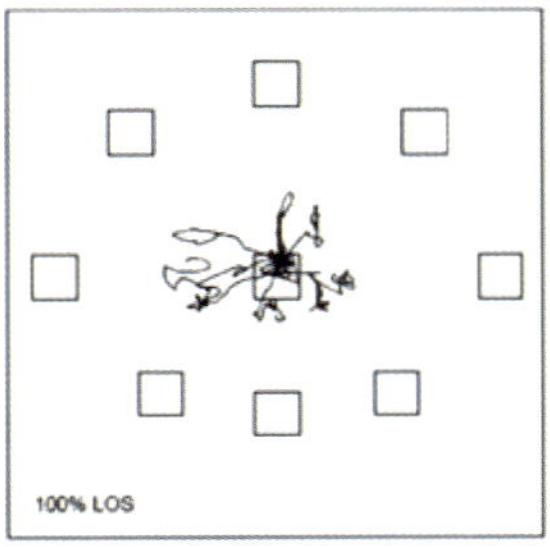

Transition	RT (sec)	MVL (deg/sec)	EPE (%)	MXE (%)	DCL (%)
1 (F)	0.94	2.8	33	43	79
2 (RF)	1.14	1.6	26	38	78
3 (R)	0.51	2.1	18	35	81
4 (RB)	0.75	2.0	26	37	69
5 (B)	0.61	2.4	29	33	49
6 (LB)	0.43	1.2	44	51	61
7 (L)	0.52	1.7	19	51	82
8 (LF)	3.41	1.3	49	49	66

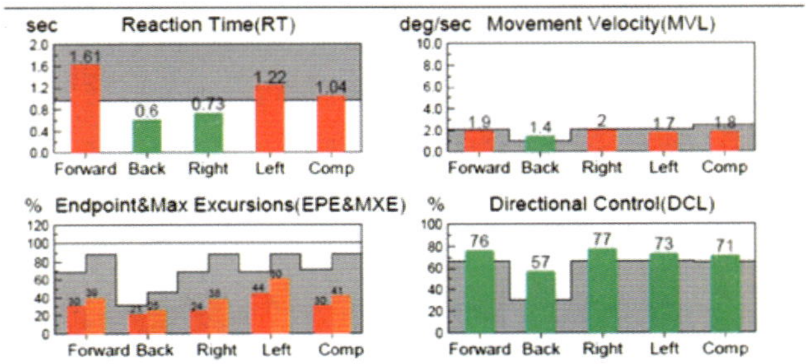

Limits Of Stability

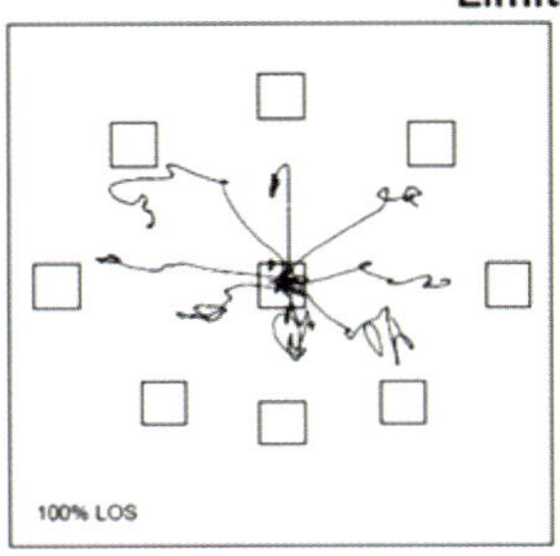

Transition	RT (sec)	MVL (deg/sec)	EPE (%)	MXE (%)	DCL (%)
1 (F)	0.93	5.6	63	63	94
2 (RF)	1.02	5.1	70	79	80
3 (R)	0.66	3.2	40	74	88
4 (RB)	1.25	1.7	49	83	61
5 (B)	0.41	1.8	28	55	45
6 (LB)	0.95	2.8	26	56	58
7 (L)	1.27	3.1	72	82	84
8 (LF)	0.75	5.3	56	92	74

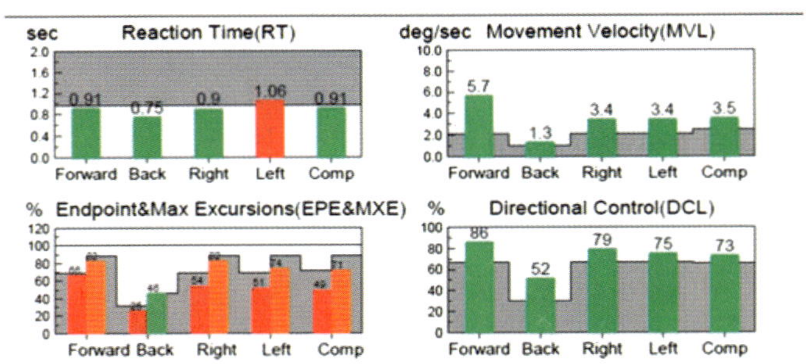

◀ **그림 16.** LoS 결과 보고서는 반응 시간(reaction time), 이동 속도(movement velocity), 종말점 이탈 정도(endpoint & max excursions), 이동 방향 제어(directional control)의 정확성을 보여준다. 훈련 중에는 화면을 통해 자신의 COG 움직임을 추적하면서 환자는 균형을 잃지 않고 공간에서 움직이는 방법을 배운다. 치료 전(위)과 후(아래)의 이미지에서 볼 수 있듯이 환자의 수행 능력이 향상됨에 따라 반응 시간이 줄어들고 이동 궤적은 점점 더 넓어지고 매끄러워진다(저작자의 이미지 자산).

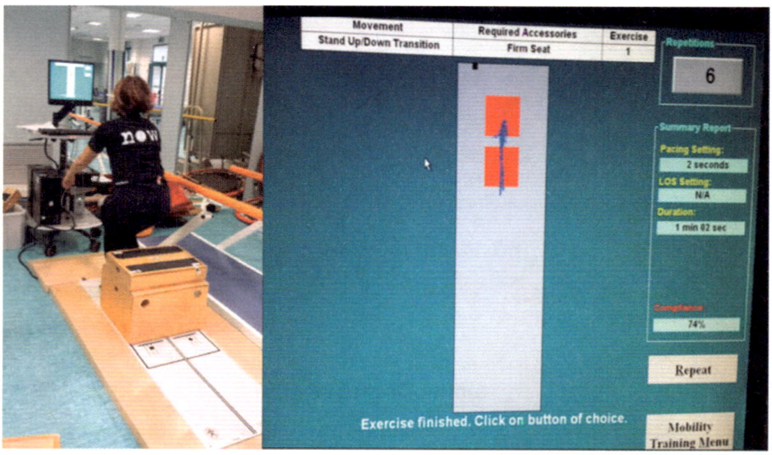

그림 17. 자세조영 플랫폼 장치는 능동적 균형 감각을 평가하고 훈련하는데 효과적이다. 이 장치는 다양한 액세서리가 장착되어 있으며, 긴 바닥 플랫폼으로 보행 평가도 할 수 있다. 또한 문턱, 계단, 장애물, 앉았다 일어서는 동작 등 일상적인 생활 환경을 재현할 수 있다. 왼쪽 이미지는 '일어서고 앉기' 동작 전환의 예이다. 시각적 피드백의 제공은 훈련하는 동안 환자가 COG를 앞뒤로 이동해야 하는 동작을 할 수 있도록 도와준다(저작자의 이미지 자산).

4.1 일반적인 관찰 사항(General Observations)

훈련 프로그램을 고안할 때 재활 전문가는 다음 사항을 고려해야 한다.

① 장비가 제공하는 평가는 기능 중심이다.

② 측정 플랫폼은 특정 손상 부위에 대한 의학적 진단을 제공하기 위한 것이 아니다.

③ 검사 결과는 환자가 감각 채널을 활용하지 못하거나 자동 반응의 지연 시간 증가와 같은 운동 반응에 적응하지 못하는 것을 보여주지만, 근본적인 원인을 명시하지는 않는다.

④ 여러 질환에서 다양한 균형 기능 장애 패턴이 공통적으로 나타나며, 이러한 패턴은 자세 조영 평가 중에 잘 드러나므로 임상의가 각 장애에 가장 적합한 운동을 선택하는데 도움이 된다.
⑤ 치료 목표의 최종 결정은 환자가 프로그램을 잘 감당할 수 있는 지에 대한 통찰력을 가진 의사가 내린다.

4.2 구체적인 관찰 사항(Specific Observations)

모델 관점에서 훈련 연습은 다음과 같이 분류할 수 있다.

- **반응성 균형 훈련:** 주로 일상생활의 필요를 해결하기 위해 환자의 빠른 자동 반응(반응 행동)을 향상시키는 것에 중점을 둔다. 이는 환자가 서 있는 바닥의 매트를 잡아당기는 등 안정성의 한계 내에서 예상치 못한 균형 방해에 환자를 노출시켜 달성할 수 있다.
- **능동성 균형 훈련:** 의지(volition)와 의도(능동적 행동)에 의한 예비 반응을 향상시키는 것을 목표로 한다(**그림 18**). 이는 균형 과제 수행 동안 추가적인 인지 과제(예: 숫자 세기) 또는 운동 과제(예: 물건 옮기기)를 결합하는 등 자발적 활동에 복잡성을 더하연 달성할 수 있다.

적절한 제어 전략의 실행은 반응성 및 능동성 균형 행동 모두에 필수적이다. 이러한 전략은 COG가 안정성 한계에 접근하거나 이를 초과할 때마다 그에 따라 조정되어야 한다. 환자가 적절한 순간에 올바른 전략으로 전환할 수 있도록 하는 것도 치료의 또 다른 목표이다[10].

재학습의 정도에 따라 반응성 및 능동성 균형 조건에서 시각 및 체성 감각 채널을 방해하여 감각 정보의 상충(conflict) 상황을 점진적으로 도입할 수 있다.

훈련의 효과를 높이기 위해 능동적 요소와 반응적 요소를 결합하고 운동 시간을 단축하며, 또한 단일 훈련 세션 내에서 반복 횟수를 늘려 운동을 더 어렵게 만들어야 한다.

환자에게 최적의 훈련 조건을 제공하기 위해 균형 운동을 시작하기 전에 신체 사지의 최적 기능(가동 범위, 근육 유연성, 근력 및 힘줄 탄력성 등)을 갖추기 위한 준비 프로그램을 실행해야 하는 경우가 종종 있다. 골관절염이나 외상성 손상에서 관찰되는 경직(stiffness)이나 관절 움직임 저하는 관절(발목 또는 엉덩이) 전략의 사용을 제한하여 균형 반응에 영향을 줄 수 있다. 예를 들어 앞에서 언급한 적응성

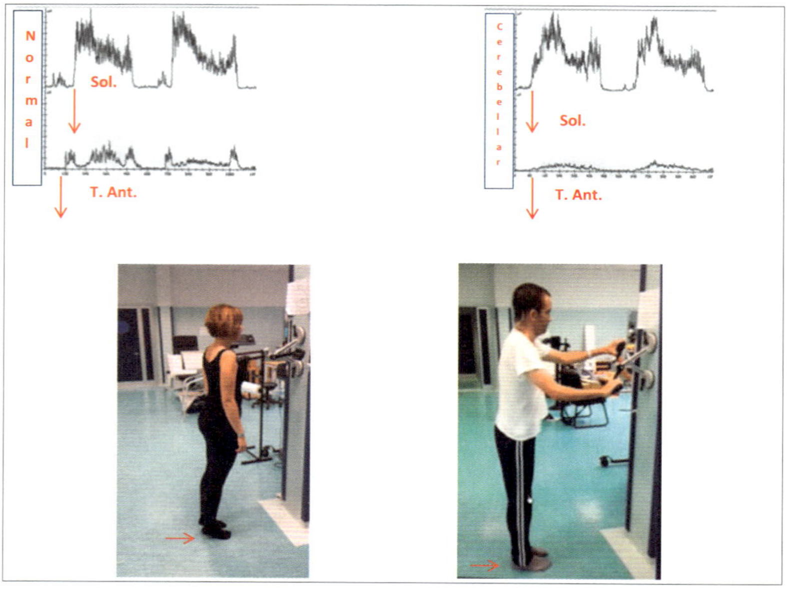

그림 18. 능동성 균형 행동에는 예비 반응(anticipatory reaction)이 필요하며, 이러한 반응은 자발적 동작 과제로 인해 COG의 변위가 유발될 때마다 활성화된다. 변하는 지지 기반 내에서 COG를 유지하려면(예: 발끝 서기를 시도할 때) 비복근이 활성화되기 전에 전경골근(T. Ant.)의 활성화가 선행된다. 위 이미지는 근전도(EMG) 활성화 패턴을 보여준다. 정상 피험자(왼쪽)에서는 피험자가 발끝 서기를 시작하기 전에 전경골근이 먼저 활성화되어 COG를 전방으로 이동시킨다. 그러나 소뇌 질환 환자(오른쪽)의 경우 이러한 EMG 패턴이 없이 가자미근(Sol.)만 활성화되어 과도한 후방 변위가 발생하고 발끝으로 설 수 없게 된다(저작자 이미지 자산).

검사에서 이러한 측면을 파악할 수 있다. 가능하면 물리적 기술과 방식을 사용하여 관절 가동 제약을 줄이거나 완화시키도록 해야 한다. 그러나 제약 조건에 관계없이 환자가 훈련 중에 어려움을 극복하고 적응할 수 있도록 하는 것이 중요하다.

이에 반해 다발성 경화증(multiple sclerosis)과 같은 중추성 감각 장애는 전정 감각 경로를 비효율적으로 만들 수 있다. 이러한 경우 일반적인 치료 목표는 환자가 시각적 단서에 대한 의존에서 체성감각 정보로 전환하도록 유도하여 시각 의존도를 줄이고 감각 상호 작용을 향상시키는 것이다. 그러나 고유수용성 감각 또는 전정 감각 시스템을 부분적으로 사용할 수 있음에도 불구하고 환자는 종종 적절한 감각 채널로 전환하는데 어려움을 겪는 경우가 많다. 이러한 경우 감각 조직화 검사(SOT)를 통해 시각 정보를 신뢰할 수 없는 경우에도 환자가 시각적 단서에 얼마나 의존하는지를 알 수 있다.

시각 장애의 경우 청각 단서가 공간 탐색에서 시각 단서를 부분적으로 대체할 수 있기 때문에 시각에 덜 의존하지만, 연구에 따르면 시각 장애인은 잔존하는 감각 채널을 사용하는데 이점이 없는 것으로 나타났다[11]. 실제로 신경운동(neuro-motor) 장애가 있는 경우 시각 장애인은 마치 정상인처럼 행동하여 전정감각 정보를 제대로 활용하지 못하는 경향이 있다.

5 결론(Conclusions)

이 책의 다른 장에서 살펴본 것처럼 플랫폼 장치에서 인위적으로 재현한 많은 조건은 임상 검사를 통해 제공된다. 이와 더불어 기존의 저기술 장비를 사용하여 어려운 균형 조건을 만들어 다양한 운동을 수행할 수도 있다.

자세 조영술 장비의 주요 장점은 다음과 같이 요약할 수 있다.

- 참조(reference) 데이터(연령대 및 성별)[6]의 가용성(availability)을 통해 환자의 수행 능력을 정상 인구 데이터와 비교할 수 있다.
- 검사 보고서 자료를 그래프 및 수치 형태로 저장하여 추후 필요에 따라 활용할 수 있다.
- 시각 및 청각 신호를 통해 제공되는 친숙한 인터페이스는 평가 중에 환자의 주의를 집중시키고 운동 중 동기를 부여하는데 도움이 된다.
- 평가 및 훈련을 위해 측정된 객관적인 매개변수를 통해 시간 경과, 특히 기능 수준이나 운동 조건의 변화에 따른 환자별 결과 보고서를 비교할 수 있다. 이는 환자의 임상 상태를 모니터링하고, 새로운 훈련 프로그램을 고안하며, 무엇보다도 임상 연구를 촉진하는데 유용하다.

6) Equitest® 장비만 해당.

표 1. 기존 자세조영 플랫폼의 기능적 특성

Comparative table between static and dynamic[a] posturographic platforms

Name/brand	Assessment	Training	Technical features				Balance					
			Safety support		Screen	Accessories	Steady	Reactive		Proactive		Sensory interaction
			Harness vest	Handrails				Vision[b]	Plate[c]	Default	Custom	
Equitest® (Natus)	✓		✓		2✓	EMG	✓	✓	✓		✓	✓
SMART Equitest® (Natus)	✓	✓	✓		2✓	EMG	✓	✓	✓	✓	✓	✓
SMART Balance Master® (Natus)	✓	✓	✓		2✓	EMG	✓	✓	✓	✓	✓	✓
Balance Master® (Natus)	✓	✓			✓	Boards, foam cushion	✓			✓	✓	
BASIC Balance Master® (Natus)	✓	✓			✓	Cushion	✓			✓	✓	
VSR™ SPORT (Natus)	✓	✓					✓			✓	✓	
VSR™ (Natus)	✓	✓				Cushion	✓			✓	✓	
Balance System™ SD (Biodex)	✓	✓		✓	✓	Vibrating feedback	✓		✓	✓		
BioSway™ (Biodex)	✓	✓			✓	Vibrating feedback	✓			✓		
Gea HD (VertigoMed)		✓		✓	✓		✓		✓	✓		
Multitest Equilibre (Framiral®)	✓	✓		✓			✓	✓	✓			

(continued)

Comparative table between static and dynamic[a] posturographic platforms

Name/brand	Assessment	Training	Technical features				Balance					
			Safety support		Screen	Accessories	Steady	Reactive		Proactive		Sensory interaction
			Harness vest	Handrails				Vision[b]	Plate[c]	Default	Custom	
Prokin 212 (Woodway)	✓	✓		✓	✓		✓		✓	✓	✓	
Libra (easytech)		✓					✓			✓		
Gymplate© (Tecno Concept)	✓	✓		✓			✓		✓	✓		
Equilibrium board (Delos)	✓	✓		✓	✓	Round board	✓			✓		

이 표에는 대부분의 기존 자세조영 플랫폼의 기능적 특성이 요약되어 있다. 특별한 선택 기준은 없었으며, 웹 검색을 통해 발견된 모든 장비를 비교 대상에 포함했다. 이 장비들은 현재 유럽 시장의 대부분(90% 이상)을 차지하고 있다.

[a] 동적 플랫폼: 회색 박스만 해당

[b] 시각적 정보를 배제하거나 신뢰할 수 없는 상태로 만드는 조건 제공(입체 벽면)

[c] 신체감각 정보를 신뢰할 수 없게 만드는 조건(지면반력기의 움직임) 제공(저작자 Alan Bisiop의 자산)

참고 문헌

1. Springhetti I, Tesio L. Effects of strength training on balance performance in the elderly. In: Capodaglio P, Narici MV, editors. The ageing motor system and its adaptation to training, vol. 9. Pavia: PIME; 2000. p. 91–99 ISBN 88-7963-108-X.
2. Verbrugge LM, Jette AM. The disablement process. Soc Sci Med. 1994;38:1–14 cited by Sandy LG, Gibson R in Managed care and chronic care: challenges and opportunities Manag Care Q. 1996; 4(2):5–11 (Spring).
3. Shumway-Cook A, Horak F. Assessing the influence of sensory interaction on balance. J Am. Phys Ther. 1986; 66:1584–50.
4. Berg KO, Wood-Dauphinee SL, Williams JI, Maki B. Measuring balance in the elderly: validation of an instrument. Can J Public Health. 1992;83(Suppl 2):S7–11.
5. Horak FB. The Balance Evaluation Systems Test (BESTest)—NCBI https://www.ncbi.nlm.nih.gov. PubMed Central (PMC).
6. Tesio L, Perucca L, Franchignoni FP, Battaglia MAA. short measure of balance in multiple sclerosis: validation through rasch analysis. Funct Neurol. 1997;125:255–65.
7. Management of balance and mobility disorders: Bibliography: A compilation of resources assembled by Neuro Com International Inc. Neuro Com Clackamas OR. 2003. Available at http://www.natus.com/documents/015367A_SMART-BM_EN-US_lores.pdf.
8. Monsell EM, Furman JM, Herdman SJ, Konrad HR, Shepard NT. Computerized dynamic platform posturography. Otolaryngol Head Neck Surg. 1997;117(4):394–8.
9. Shumway-Cook A, Horak FB. Assessing the influence of sensory interaction of balance. Suggestion from the field. Phys Ther. 1986;66(10):1548–50.
10. Shumway-Cook A, Woollacott M. Motor Control: Translating Research into Clinical practice. 5th ed. Baltimore Md, Lippincott William & Wilkens; 2016.
11. Schmid M, Nardone A, De Nunzio AM, Schmid M, Schieppati M. Equilibrium during static and dynamic tasks in blind subjects: no evidence of cross-modal plasticity. Brain. 2007;130:2097–107.

자세 균형과 보행에 대한 인지적 요소의 영향

The Influence of Cognitive Factors on Balance and Gait

Valentina Varalta, Cristina Fonte and Daniele Munari

1 서론(Introduction)

보행 및 균형 장애는 일반 노인 인구, 특히 신경계 질환을 앓고 있는 노인에게 흔하게 나타나는 것으로 알려져 있다(자세한 내용은 [1] 참조).

최근까지 보행과 균형은 대뇌의 제어가 필요 없는 자동화된 생체역학적 과정으로 대체로 인식되어 왔다. 그러나 지난 10여 년 동안 균형, 보행 및 낙상, 그리고 인지 기능 사이의 연관성을 밝히기 위해 광범위한 연구가 수행되었다[1-3]. 이러한 연구 데이터는 운동 기능과 인지 기능이 서로 연결되어 있다는 개념을 뒷받침하며 보행이 단순히 최소한의 상위 수준의 인지적 입력만을 활용하는 자동화된 운동 활동이 아니라는 점을 보여주었다. 인지 기능과 보행에 대한 연구는 이제 생리학 및 생체역학에서 뇌 매핑과 물리학 및 신경심리학에 이르기까지 다양한 연구 분야를 아우르고 있다.

이 장에서는 가장 흔한 신경계 질환인 뇌졸중과 파킨슨병(PD) 및 다발성 경화증(MS)에서 인지 기능과 보행 그리고 낙상 사이의 연관성을 나타내는 문헌에 대한 개요를 제공하고자 한다.

2 인지적 요인이 뇌졸중 환자의 균형과 보행에 미치는 영향 (The Influence of Cognitive Factors on Balance and Gait in Stroke Patients)

뇌졸중(stroke)은 일반적으로 혈관의 협착이나 폐색(허혈성 뇌졸중)으로 인해 발생하지만 대뇌 또는 지주막하 출혈(출혈성 뇌졸중)로도 발생할 수 있으며[4], 서구 국가에서는 성인에게 영구 장애를 일으키는 주요 원인 중 하나이다[5]. 뇌졸중 후 환자는 일상적인 기능에 상당한 지장을 초래하는 다양한 운동 장애와 인지 장애를 겪게 되어 활동과 참여에 제한을 받는 경우가 많다[6]. 뇌졸중 후 운동 장애는 일반적으로 신체의 한쪽에 영향을 미치며(편마비, 협응 장애, 경련, 통증, 근력 약화 등), 환자의 약 80%에서 발생한다[7]. 이러한 장애는 종종 보행 이상과 균형 장애를 초래하여 활동 수준을 더욱 떨어뜨리고 좌식 생활이 더 늘어나게 한다[8]. 따라서 뇌졸중 환자들은 종종 높은 수준의 장애에 직면하게 된다[9].

일부 연구에 따르면 뇌졸중 급성기(acute phase)의 인지 장애 빈도는 70% 이상이다[10, 11]. 이러한 장애는 뇌졸중 발생 3개월 후 환자의 35.2~43.9%에서 나타나며, 약 1/3의 환자에서 장기간 지속될 수 있다[12, 13]. 일반적으로 여기에는 기억력, 시공간 지각(편측 무시), 집행 기능, 주의력, 지각(인지불능증), 언어(실어증) 장애와 같은 신경심리학적 장애가 포함된다[14].

앞서 언급한 바와 같이 운동 및 인지 장애는 뇌졸중 환자의 삶의 질과 일상 기능에 큰 영향을 미친다. 현재 재활 치료 환경에서는 신경심리 및 신체적 결함은 별도의 문제로 다루어지며, 일반적으로 인지 치료보다는 물리 치료와 작업 치료에 더 중점을 두고 있다[6]. 그러나 이들 환자의 운동 장애와 신경심리 장애의 여러 증상 사이에는 상당한 상호 작용이 있으며, 이러한 측면은 현재 제대로 이해되지 않고 있다.

특히 편측 무시(neglect) 뇌졸중 환자는 보행 궤적의 측면 편향을 나타낸다[15, 16]. 이러한 현상은 보행을 주의력(attention)이 필요한 의식적이고 능동적인 모니터링 과정으로 간주하여 설명할 수 있으며, 이러한 맥락에서 건강한 피험자에서 관찰되는 것에 비해 보행의 과제 우선순위가 더욱 높아진다. 또한 최근에는 일상적인 상황에서 걷는 것도 주의력과 집행 기능(executive function)이 필요할 수 있으며[17], 따라서 완전히 자동화된 기능이 아닌 것으로 간주해야 한다는 주장이 제기되고 있다[18]. 뇌졸중 후 환자는 일반적으로 속도, 보행률(cadence), 보폭이 감소하는 등 비정상적인 보행 패턴을 나타낸다[19]. 이러한 점을 고려할 때 뇌졸중 후 보행 시 필요한 인지 자원에 더 많은 주의를 기울일 필요가 있는 것으로 보인다. 두 가지 과제 수행에 필요한 인지 부하 수준이 인지 시스템이 처리할 수 있는 용량을 초과하면 수행 과제 간 간섭(interference)이 발생한다. 최근 Lee et al.의 연구에 따르면 환자가 이중 과제(dual task)를 수행할 때 보행 능력이 감소하는 것으로 나타났다. 특히 보행 중 추가적인 운동 과제가 부과된 경우에 발생하는 보행 속도의 감소는 인지 과제가 추가된 경우보다 더 뚜렷하게 나타난다. 이는 추가된 운동 과제가 보행과 동일한 신경 경로를 사용하여 보행을 방해하기 때문에 발생할 수 있는 현상이다[20].

마찬가지로 이중 과제를 수행하지 못하면 자세 균형(신체 흔들림 증가, 비대칭적 신체 하중 분포, 안정성 한계 감소)에 영향을 미치고 뇌졸중 후 낙상 위험이 더욱 높아질 수 있는 것으로 나타났다[21]. 다중 과제를 수행하기 위해서는 대뇌 피질 및 피질하 영역의 활동이 필요하기 때문에 뇌졸중 환자는 이러한 위험에 취약할 수 있다[21].

신체 균형은 시공간적 결함(예: 공간 무시)으로 인해 영향을 받을 수도 있다. 실제 연구 결과에 따르면 공간 무시와 자세 균형 사이에는 부정적인 관계가 있는 것으로 나타났다. 특히 신체주위 무시(peripersonal neglect) 환자는 신체 압력 중심(COP)의 내외측 방향 이동이 변위(displacement)된 것으로 나타났다[22].

연구 문헌에 따르면 인지 장애는 신체 불균형을 촉진하는 요인으로 보고되고 있다. 균형 장애는 뇌졸중 환자의 낙상 위험을 높이며[23], 이 경우에도 인지 기능의 결손이 중요한 역할을 한다. 대부분의 뇌졸중 환자가 다중 과제를 수행하는 동안 자세 안정성을 유지하는데 어려움을 겪는다는 연구에 따르면[24, 25] 뇌졸중 환자는 걷기, 말하기와 같은 두 가지 과제를 동시에 수행하는 동안 넘어질 가능성이 더 높아진다. 따라서 주의력 결핍이 사고가 발생하기 쉬운 행동과 낙상의 원인이 될 수 있다는 연구 결과가 있다[26]. 그러나 지역사회에 거주하는 뇌졸중 환자의 인지 장애가 낙상 위험에 미치는 영향에 대한 연구는 그리 많지 않다[27].

집행 기능은 일련의 목표 지향적인 복잡한 행동을 계획, 모니터링 및 실행하는데 필요한 일련의 인지 기술로 정의되며[28], 보행 및 균형 조절의 중요한 인지 요인으로 여겨진다. 이러한 기반에서 뇌졸중 환자를 대상으로 인지-운동 간섭(cognitive motor interference, CMI) 과제의 효과를 조사하는 연구가 증가하고 있다[29, 30]. 운동 과제와 인지 과제를 동시에 수행하는 동안 발생하는 변화는 CMI의 결과이며, 단일 과제 수행에서 이중 과제 수행 조건으로 결과 측정값의 백분율 변화를 계산하여 이중 과제 비용(cost)을 산출한다. 이러한 이중 과제 연구에 참여하는 참가자는 일반적으로 인지 과제를 수행하는 동안 걷거나 균형을 유지하는 과제를 수행한다. 최근 고찰논문에 따르면 CMI가 포함된 이중 과제 훈련은 보행 및 균형 기능 개선에 유의한 결과를 제공하는 것으로 밝혀졌다[8]. 특히 An et al.은 운동과 인지 과제를 결합한 보행 훈련이 운동 이중 과제 보행 훈련이나 인지 이중 과제 보행 훈련을 하는 것보다 만성 뇌졸중 환자의 균형 및 보행 능력 향상에 더 효과적이라는 것을 밝혔다[31]. 마찬가지로 Lee et al.은 인지 과제를 수반한 가상현실 신체 운동 프로그램이 뇌졸중 환자의 균형과 보행에 긍정적인 영향을 미친다는 것을 보여주었다[32].

이러한 맥락에서 최근에는 뇌졸중 재활에서 운동기능 학습의 모델로서 자세와 보행 제어를 위한 이중 과제 수행 중 지각(perception)과 집중력(concentration)의 역할을 강조하는 연구가 이루어지고 있다[31]. 뇌졸중 환자는 일상생활에서 여러 가지 과제를 동시에 수행해야 하는 경우가 많기 때문에 재활 훈련 동안 운동 과제와 높은 인지 기능을 동시에 수행해야 한다고 주장한다.

한편 앞서 설명한 바와 같이 편측 공간무시 증상이 있으면 뇌졸중 환자의 균형 및 보행 장애에도 영향을 미칠 수 있다. 일부 연구자들은 특정 공간무시 증상의 치료가 균형 능력에 미치는 영향에 대해 조사했다[33, 34]. 특히 Nijboer와 동료 연구자들은 프리즘 적응(굴절 렌즈가 적용된 안경 착용-역주) 단일 훈련 세션이 균형에 미치는 영향을 조사한 결과, 뇌졸중 환자에서 손상된 공간 표상(representation)의 재보정(recalibration)뿐만 아니라 신체 외부 및 내적 신체 공간에 대한 향상된 표상을 생성할 수 있음을 발견했다[33]. 또한 Sturt와 Punt는 반대측 귀에 전정 온도 자극(caloric stimulation)을 주면 환자의 자세 제어 능력이 개선되는 것을 관찰했다[34]. 이러한 결과는 인지 결함(즉, 편측 공간무시)에 대한 특정 치료가 뇌졸중 환자의 균형 감각을 향상시킬 수 있음을 시사한다.

연구 문헌의 결과는 뇌졸중 환자의 치료에 이중 과제 훈련이 포함되어야 함을 제안한다. 또한 향후 연구에서는 특정 인지 훈련(예: 주의력 또는 집행 기능 훈련)이 보행 및 균형 장애에 미치는 영향에 대해 조사할 필요성이 있음을 제안한다.

3 인지적 요인이 파킨슨병 환자의 균형과 보행에 미치는 영향 (The Influence of Cognitive Factors on Balance and Gait in PD Patients)

파킨슨병(PD)은 흑색질(substantia nigra) 치밀부(pars compacta)의 도파민성 신경세포의 점진적인 손실로 인해 발생하는 특발성(idiopathic) 신경퇴행성 질환이다[35, 36]. 임상 증상으로는 움직임의 진폭 감소, 운동저하증(hypokinesia), 경직(rigidity), 안정 시 떨림(tremor), 균형 감각 상실 등이 있다[35]. 이러한 운동 이상 증상은 비정상적인 보행 패턴[37]을 초래하여 낙상 위험을 증가시키며, 실제로 PD 환자의 최대 63%가 1년에 한 번 이상 낙상을 경험한다고 보고된다[38].

운동 장애뿐만 아니라 새로 진단된 비치매(non-demented) PD 환자의 약 25%는 주의력, 기억력, 시공간 및 집행 기능 등의 인지 기능에서 장애를 나타낸다[39]. 특히 PD 환자는 주의력의 내적 통제, 반응 계획 및 목표 전환, 억제 조절, 갈등 해결, 이중 과제 수행 및 다양한 의사 결정과 사회적 인지 과제 수행의 어려움을 특징으로 하는 집행 기능 장애(executive dysfunction)를 보인다[40]. 이러한 PD 환자의 인지 장애는 삶의 질을 저하시키고[41] 장애 및 사망률의 위험을 증가시킨다[42].

선행 연구에서는 운동 능력과 인지 기능이 서로 연결되어 있다는 개념을 뒷받침하는데, 이는 운동 능력이 인지와 균형 기능의 기초가 되는 피질-피질하 네트워크를 공유하기 때문일 수 있다[1, 43]. 이러한 전제를 바탕으로 PD 환자를 대상으로 인지와 운동 기능의 관계에 대해 광범위한 연구가 진행되었다.

연구에 따르면 파킨슨병에 있어서 자세 불안정 및 보행 장애가 진전증 우세(tremor dominant) 장애 유형에 비해 인지 장애와 관련이 있으며[44, 45], 이는 더 심각하고 일반적인 파킨슨병의 운동 이상 증상인 것으로 나타났다[45, 46].

일반적으로 축성 징후[axial sign; 주로 머리, 목, 몸통 등 신체의 축(중심) 부위에 영향을 미치는 증상과 신체적 징후-역주]은 기억력, 시공간 및 집행 기능 장애와 관련이 있다[47-49]. 특히 Varalta와 동료 연구자들은 집행 기능 장애(언어적 유창성 및 두 수행 과제 간에 주의를 전환하는 능력)와 기능적 운동 능력 사이에 유의한 상관관계가 있음을 발견했다[49]. 이러한 결과는 전반적인(glabal) 인지 기능과 정보 처리 속도 및 시공간 기능의 저하가 보행 동결(freezing of gait, FoG) 중증도와 관련이 있다는 Kelly et al.의 연구 결과와 일치한다[50]. '걷고자 하는 의지와는 상관없이 일시적인 전진 동작의 중단 또는 현저한 감소'[51]로 정의되는 FoG는 PD 환자의 절반에서 관찰되는 보행 장애이다[52]. FoG는 운동 및 인지 이상 증상을 동반하기 때문에[53], 많은 연구에서 이들의 상호 작용과 FoG의 발생에 기여하는 주요 요인이 무엇인지 조사했다[54-60]. 그 결과 FoG와 전두엽 기능 장애 사이에 명확한 연관성이 있으며[54, 56, 58, 59], 특히 FoG는 반응 계획 전환(set-shifting)의 어려움과 밀접한 관련이 있는 것으로 나타났다[55, 57]. Vercruysse et al.은 인지적 결함이 PD 환자의 FoG를 결정하는 독립적인 요인 중 하나라고 결론지었다[60].

일부 연구에서는 앞에서 설명한 대로 두 가지 과제를 동시에 수행하는 능력을 평가하는 이중 과제 패러다임을 사용하여 PD 환자의 인지와 운동 제어 사이의 연관성을 추가로 조사했다[56, 61-63]. 일반적으로 운동 과제(예: 걷기)는 인지 과제(예: 거꾸로 숫자 세기)와 결합된다. 앞에서 언급한 바와 같이 PD 환자는 일반적으로 두 가지 과제를 동시에 수행하는데 어려움을 겪으며 추가적인 집행 기능의 관여가 필요하고, 특히 PD 환자의 보행 장애는 이중 과제 조건에서 더욱 악화된다(자세한 내용은 [40, 64] 참조). 따라서 연구에 따르면 PD 환자는 이중 과제 조건에서 인지 과제(언어 유창성, 산술 과제, 거꾸로 세기)와 운동 과제(보행) 모두에서 단일 과제 수행에 비해 수행 능력이 저하되는 것으로 나타났다[61-63]. 또한 이중 과제 조건에서 평가된 기능적 운동 능력(일어서서 걷기(timed up and go) 검사를 이중 과제로 측정)과 인지 장애[Montreal 인지 평가(Montreal cognitive assessment, MoCA)로 측정] 간에 유의한 상관관계가 있는 것으로 나타났다[49]. 이러한 데이터는 인지 능력 저하가 기능적 운동 능력의 저하와 관련이 있음을 뒷받침한다.

기능적 운동 능력은 균형 능력과 밀접한 관련이 있는 것으로 알려져 있으며, 일부 연구에서는 PD 환자의 균형 능력과 운동 및 인지 능력 간의 관계를 조사했다. 예를 들어 Lee et al.은 자세 불안정성(전산화된 동적 자세조영 검사로 측정)과 인지 장애 사이의 관계를 조사한 결과, 균형 능력과 전반적인 인지와 시공간 및 기억 기능 사이의 상관관계를 발견했다[65]. 또한 일부 연구자들은 균형 능력이 집행 기능과도 연관되어 있음을 확인했다[49, 50].

파킨슨병에서 보행 및 균형 능력 장애는 종종 낙상으로 이어진다. 여러 전향적(prospective) 연구(연구하고자 하는 요인을 미리 설정한 후 일정 기간 동안 변화를 추적하는 연구-역주)에서 PD 환자의 인지 및 운동 기능 특성을 조사하고 낙상 횟수를 수개월에 걸쳐 측정했다[38, 66-68]. 그 결과 낙상 빈도와 인지 결함 사이에 연관성이 있는 것으로 나타났다. 특히 주의력 및 집행 기능 장애는 PD 환자의 향후 재발성 낙상에 대한 중요한 예측 인자인 것으로 나타났다[38, 67, 68].

파킨슨병에서 가장 빈번한 운동 장애인 보행 및 균형 장애는 환자의 전반적인 장애 수준에 큰 영향을 미치며 삶의 질 저하에 기여한다. 기존 문헌은 파킨슨병의 보행 및 균형 장애와 인지 장애 사이에 밀접한 연관성이 있음을 보여준다.

이러한 연구 결과는 PD 환자의 재활 전략 수립에 필요한 정보를 제공하여 인지-운동 관계에 기반한 임상 치료 프로토콜을 제시할 수 있다. 이를 바탕으로 최근 일부 연구자들은 PD 환자의 인지 및 운동 수행 능력에 대한 신체 훈련의 효과를 평가하기 위한 재활 프로토콜을 제안했다[69, 70]. 특히 Picelli와 동료 연구자들은 4주간의 트레드밀 훈련 프로그램을 통해 환자들의 인지 능력(집행 기능)과 운동 능력(보행)이 크게 향상된 것을 발견했다[70]. 이러한 결과는 가상 장애물(가상 현실)을 이용한 6주간의 트레드밀 훈련 후 운동 능력(보행 속도와 보폭 및 지구력)과 인지 기능(이중 과제 수행 능력과 주의력 및 전환 능력)이 향상되었다는 Mirelman et al.의 연구와 일치하는 결과이다[71].

단일 방식(single-modality) 치료 프로그램(인지 또는 운동 훈련)이 PD 환자의 인지 및 운동 장애에 미치는 영향을 더 심도 있게 조사하기 위해서는 인지-운동 관계에 초점을 맞춘 추가적인 재활 연구가 필요하다.

4 인지적 요인이 다발성 경화증 환자의 균형과 보행에 미치는 영향 (The Influence of Cognitive Factors on Balance and Gait in MS Patients)

다발성 경화증(multiple sclerosis, MS)은 중추신경계 내의 반점형(patchy) 염증, 신경교증(gliosis) 및 탈수초화(demyelination)를 특징으로 하는 만성 신경 질환이다[72]. 다발성 경화증은 18세에서 50세 사이의 성인에서 세 번째로 흔한 신경 장애의 원인으로 꼽힌다[73].

뇌와 척수 영역 사이의 연결이 막히거나 느려지면 운동 및 인지 그리고 신경정신과적 문제가 발생하는 경우가 많다[74]. 다발성 경화증의 일반적인 운동 증상으로는 근력 약화, 강직(spasticity), 운동실조증(ataxia), 근육 경련(muscle spasm), 보행 가변성 증가, 보행 속도 감소, 균형 및 협응 동작 장애 등이 있다[75].

인지 기능 장애는 MS 환자의 최대 70%에 영향을 미치며 대부분 질병 진행 초기에 시작되고[76], 질병이 지속되고 진행될수록 악화된다[77]. 특히 해당 환자들은 정보 처리 속도 저하, 학습 및 기억력 결함, 지각 능력 및 집행 기능 장애를 나타낼 수 있다[77, 78]. 이러한 인지 영역의 장애는 재발 완화형(relapsing-remitting) MS 환자에 비해 진행성(progressive) MS 환자에게서 더 두드러지게 나타난다[79]. MS 환자의 인지 장애는 해당 질환에 의해 발생하는 매우 심각한 장애이며, 건강 악화와 사회적 기능 저하로 인해 독립성을 잃고 일상 활동에 대한 도움의 필요성을 증가시킨다[80].

최근 일부 연구에서는 MS 환자의 인지적 요인과 보행 및 균형 장애 사이의 관계를 조사했다. Benedict와 동료 연구자들은 경증에서 중등도 장애를 가진 211명의 MS 환자에서 정보 처리 속도와 집행 기능이 신체 상하부 운동 기능[25피트 보행 검사(timed 25 foot walk test) 및 9개 구멍 끼우기 검사(nine hole peg test)로 측정]에 대한 중요한 예측 인자임을 입증했다[81]. 다른 연구에서도 정보 처리 속도 검사 결과와 여러 보행 능력 측정치 간에 통계적으로 유의한 연관성이 있다고 보고했다[82]. 마찬가지로 D'Orio et al.도 IQ와 정보 처리 속도 및 집행 기능에 대한 인지 검사의 수행 능력이 보행 속도와 관련이 있다고 보고했다[74].

여러 연구자들은 인지 기능과 운동 기능 사이의 연관성이 부분적으로는 공유된 대뇌 기질(substrate) 때문일 수 있다고 제안했다[74, 81]. 실제로 뇌구조 영상 및 사후(post-mortem) 연구에 따르면 인지 처리 속도와 집행 기능에 관여하는 전두엽 및 피질하 영역이 보행의 공간적(예: 보행 간격) 및 시간적(예: 양발 지지 시간) 측면과 관련이 있는 것으로 나타났다[74, 81].

MS 환자의 약 50%가 질환이 진행되는 동안 낙상으로 인해 장애와 이환율(morbidity; 특정 질병에 걸린 환자의 빈도를 백분율로 표시한 것-역주) 및 심지어 사망률(mortality)까지 증가하는 것으로 나타났다[83]. 이러한 연관성은 낙상 예방 전략의 지침이 될 수 있으며, 특히 낙상이 재발하기 쉬운 MS 환자에게 집중해야 할 필요성을 시사한다. 낙상과 인지능력 간의 관계를 조사한 연구에 따르면 인지 처리 속도와 언어 기억력이 MS 환자의 낙상 빈도와 관련이 있는 것으로 나타났다[74, 84].

최근 연구에 따르면 걷기와 말하기 등 운동과 인지 과제를 동시에 수행할 때 운동 및 인지 장애가 악화되는 것으로 나타났다. 피험자가 운동(예: 걷기 또는 균형 유지)과 인지 과제를 동시에 수행할 때 발생하는 변화는 앞서 설명한 인지-운동 간섭(CMI)의 결과이다.

Wajda와 Sosnoff[85]는 MS 환자의 보행 중 CMI를 조사한 연구를 검토한 결과 2009년부터 2014년까지 14건의 연구를 찾았다[82, 86-98]. 이러한 연구에는 다양한 인지 과제(예: 단어 목록 생성, 뺄셈, 숫자 세기)를 수행하는 동안 짧은 걷기 과제(예: 10 m)를 수행하는 것이 포함되었다. 주요 연구 결과에 따르면 MS 환자의 보행 중 CMI는 주로 보행 속도의 감소를 초래하며, 보행 속도의 감소 범위는 약 6%에서 27%에 달했다[85].

그 외에도 보행 간격(step length)[82, 86, 87, 92, 96-98], 보행 주기의 백분율로 계산한 양발 지지 시간(double support time)[90, 92-95] 및 보행률(cadence)[82, 92, 97, 98] 등이 영향을 받는 것으로 나타났다. 특히 집행 기능이 감소할수록 보행 능력이 더 크게 저하된다는 연구 결과도 있다.

최근 재활 연구에서도 이중 과제가 보행에 미치는 영향에 대해 조사했다. 특히 Peruzzi et al.[99]은 MS 환자 8명을 대상으로 6주 동안 가상 현실을 이용한 트레드밀 훈련을 실시했다. 이 훈련에는 균형 전략과 계획의 통합, 정보 처리 및 감각 통합이 모두 필요한 가상 장애물이 도입되었다. 단일 과제 평가에서는 보행 속도와 보폭이 점진적으로 개선된 것으로 나타났지만 통계적으로 유의하지는 않았다. 반면 이중 과제 조건에서는 훈련 후 유의한 차이가 관찰되었으며, 이러한 차이는 1개월 추적 관찰에서도 유지되었다. 또한 균형 및 수행 기반 측정 항목에서도 개선이 있었다[99].

보행 장애와 마찬가지로 균형 기능 장애는 MS에서 가장 먼저 보고되는 증상 중 하나이며, 임상적 장애가 없는 경우에도 관찰될 수 있다[100]. 보행 중 CMI를 조사한 연구와 유사하게, 7건의 연구[91, 100-105]에서 다발성 경화증의 균형 과제 수행 중의 CMI를 조사했다. 이러한 연구의 대부분은 지면반력기에서 수행된 정적 기립 균형 검사 중에 기록된 COP 기반 측정(예: 신체 흔들림의 면적 및 속도)을 이용했다. 해당 연구에서 환자들은 균형 과제 중에 단어 목록 생성이나 숫자 세기 과제 또는 억제 조절과 같은 인지 과제를 수행했다. 그 결과 질병의 초기 단계에서도 신체 흔들림의 속도의 증가가 나타나[103] 다발성 경화증의 균형 과제에서 CMI가 영향을 미치는 것으로 조사되었다. 또한 Negahban et al.[104, 105]은 COP의 규칙성이 떨어지고 더 복잡해져 COP 속도의 변동성(variability)이 감소하는 것을 관찰했으며, 이는 예비 자세 조절(anticipatory postural adjustment)의 개시가 지연되어 발생한 것으로 해석했다[104, 105].

실제로 인지 처리 속도가 느려지는 등 인지 기능이 저하된 사람은 외부의 균형 방해에 대응하기 위해 적절하게 움직임을 조정하는데 어려움을 겪는다. 이러한 개념은 MS 환자의 균형 능력이 인지 처리 속도와 관련이 있다는 연구[106]와 MS 환자가 균형 방해에 대한 자세 반응이 손상되었다는 것을 보여주는 연구 결과에 의해 뒷받침된다[107].

5 결론(Conclusions)

이 장에서 살펴본 바와 같이 연구 문헌들은 신경계 환자의 운동 능력, 낙상 위험, 그리고 인지 기능 간에 밀접한 관계가 있음을 보여준다. 이러한 연구 결과는 임상의가 환자의 운동 장애와 낙상 위험을 더 잘 이해하기 위해 인지 기능 결함도 조사해야 함을 시사한다.

또한 일상생활 활동에는 일반적으로 운동 능력과 인지 능력이 모두 필요하다는 점을 고려할 때, 신경계 환자의 재활 중재는 인지 과제와 운동 훈련을 결합한 다중 모드 접근 방식을 채택하여 CMI를 완화해야 한다. 이러한 다각적인 재활 중재는 운동 기능과 인지 기능을 모두 향상시키는 가장 효과적인 전략이 될 수 있다. 신경계 환자의 인지 및 운동 장애에 대한 단일 방식(인지 또는 운동) 또는 복합 방식(이중 과제) 재활 중재의 영향을 더 심도 있게 조사하기 위해서는 추가적인 연구가 필요하다.

참고 문헌

1. Segev-Jacubovski O, Herman T, Yogev-Seligmann G, Mirelman A, Giladi N, Hausdorff JM. The interplay between gait, falls and cognition: can cognitive therapy reduce fall risk?

Expert Rev Neurother. 2011;11:1057–75. https://doi.org/10.1586/ern.11.69.

2. Jacobs JV, Horak FB. Cortical control of postural responses. J Neural Transm. 2007;114:1339–48. https://doi.org/10.1007/s00702-007-0657-0.
3. Yogev-Seligmann G, Hausdorff JM, Giladi N. The role of executive function and attention in gait. Mov Disord. 2008;23:329–42.
4. Cengić L, Vuletić V, Karlić M, Dikanović M, Demarin V. Motor and cognitive impairment after stroke. Acta Clin Croat. 2011;50:463–7.
5. Veerbeek JM, Kwakkel G, van Wegen EE, Ket JC, Heymans MW. Early prediction of outcome of activities of daily living after stroke: a systematic review. Stroke. 2011;42:1482–8. https://doi.org/10.1161/STROKEAHA.110.604090.
6. Chen C, Leys D, Esquenazi A. The interaction between neuropsychological and motor deficits in patients after stroke. Neurology. 2013;80:S27–34.
7. Langhorne P, Coupar F, Pollock A. Motor recovery after stroke: a systematic review. Lancet Neurol. 2009;8:741–54. https://doi.org/10.1016/S1474-4422(09)70150-4.
8. Wang XQ, Pi YL, Chen BL, Chen PJ, Liu Y, Wang R, Li X, Waddington G. Cognitive motor interference for gait and balance in stroke: a systematic review and meta-analysis. Eur J Neurol. 2015;22:555–e37. https://doi.org/10.1111/ene.12616.
9. Smania N, Picelli A, Gandolfi M, Fiaschi A, Tinazzi M. Rehabilitation of sensorimotor integration deficits in balance impairment of patients with stroke hemiparesis: a before/after pilot study. Neurol Sci. 2008;29:313–9. https://doi.org/10.1007/s10072-008-0988-0.
10. Lesniak M, Bak T, Czepiel W, Seniow J, Czlonkowska A. Frequency and prognostic value of cognitive disorders in stroke patients. Dement Geriatr Cogn Disord. 2008;26:356–63. https://doi.org/10.1159/000162262.
11. Nys G, van Zandvoort M, de Kort P, Jansen B, de Haan E, Kappelle L. Cognitive disorders in acute stroke: prevalence and clinical determinants. Cerebrovasc Dis. 2007;23:408–16.
12. Lawrence ES, Coshall C, Dundas R, Stewart J, Rudd AG, Howard R, Wolfe CD. Estimates of the prevalence of acute stroke impairments and disability in a multiethnic population. Stroke. 2001;32:1279–84.
13. Patel M, Coshall C, Rudd AG, Wolfe CD. Natural history of cognitive impairment after stroke and factors associated with its recovery. Clin Rehabil. 2003;17:158–66.
14. Jokinen H, Melkas S, Ylikoski R, Pohjasvaara T, Kaste M, Erkinjuntti T, Hietanen M. Post-stroke cognitive impairment is common even after successful clinical recovery. Eur J Neurol. 2015;22:1288–94. https://doi.org/10.1111/ene.12743.
15. Berti A, Smania N, Rabuffetti M, Ferrarin M, Spinazzola L, D'Amico A, Ongaro E, Allport A. Coding of far and near space during walking in neglect patients. Neuropsychology. 2002;16:390–9.
16. Huitema RB, Brouwer WH, Hof AL, Dekker R, Mulder T, Postema K. Walking trajectory in neglect patients. Gait Posture. 2006;23:200–5.
17. Cho KH, Lee JY, Lee KJ, Kang EK. Factors related to gait function in post-stroke patients. J Phys Ther Sci. 2014;26:1941–4. https://doi.org/10.1589/jpts.26.1941.
18. Bowen A, Wenman R, Mickelborough J, Foster J, Hill E, Tallis R. Dual-task effects of talking while walking on velocity and balance following a stroke. Age Ageing. 2001;30:319–23.
19. Chen G, Patten C, Kothari DH, Zajac FE. Gait deviations associated with post-stroke hemiparesis: improvement during treadmill walking using weight support, speed, support stiffness, and handrail hold. Gait Posture. 2005;22:57–62.
20. Lee KB, Kim JH, Lee KS. The relationship between motor recovery and gait velocity during dual tasks in patients with chronic stroke. J Phys Ther Sci. 2015;27:1173–6. https://doi.org/10.1589/jpts.27.1173.
21. Campos Sasaki A, Pinto EB, Mendel T, Sá KN, Oliveira-Filho J, D'Oliveira A Jr. Association between dual-task performance and balance during gait in community-dwelling elderly people after stroke. Healthy Aging Res. 2015;4:29. https://doi.org/10.12715/har. 2015.4.29.
22. Nijboer TC, Olthoff L, Van der Stigchel S, Visser-Meily JM. Prism adaptation improves postural imbalance in neglect patients. NeuroReport. 2014;25:307–11. https://doi.org/10.

1097/WNR.0000000000000088.
23. Stapleton T, Ashburn A, Stack E. A pilot study of attention deficits, balance control and falls in the subacute stage following stroke. Clin Rehabil. 2001;15:437–44.
24. Malouin F, Richards CL, Doyon J, Desrosiers J, Belleville S. Training mobility tasks after stroke with combined mental and physical practice: a feasibility study. Neurorehabil Neural Repair. 2004;18:66–75.
25. Shumway-Cook A, Brauer S, Woollacott M. Predicting the probability for falls in community-dwelling older adults using the Timed Up & Go Test. Phys Ther. 2000;80:896– 903.
26. Hyndman D, Ashburn A. People with stroke living in the community: attention deficits, balance, ADL ability and falls. Disabil Rehabil. 2003;25:817–22.
27. Hwang S, Woo Y, Kim KH, Ki KI. Effects of falls experience on cognitive functions and physical activities in community-dwelling individuals with chronic stroke. Int J Rehabil Res. 2013;36:134–9. https://doi.org/10.1097/MRR.0b013e32835b667e.
28. van Iersel MB, Kessels RP, Bloem BR, Verbeek AL, Olde Rikkert MG. Executive functions are associated with gait and balance in community-living elderly people. J Gerontol A Biol Sci Med Sci. 2008;63:1344–9.
29. Her JG, Park KD, Yang YA, Ko T, Kim H, Lee J, Woo JH, Ko J. Effects of balance training with various dual-task conditions on stroke patients. J Phys Ther Sci. 2011;23:713–7.
30. Zheng J, Wang X, Xu Y, Yang Y, Shen L, Liang Z. Cognitive dual-task training improves balance function in patients with stroke. HealthMED. 2012;6:840–5.
31. An HJ, Kim JI, Kim YR, Lee KB, Kim DJ, Yoo KT, Choi JH. The effect of various dual task training methods with gait on the balance and gait of patients with chronic stroke. J Phys Ther Sci. 2014;26:1287–91. https://doi.org/10.1589/jpts.26.1287.
32. Lee IW, Kim YN, Lee DK. Effect of a virtual reality exercise program accompanied by cognitive tasks on the balance and gait of stroke patients. J Phys Ther Sci. 2015;27:2175–7. https://doi.org/10.1589/jpts.27.2175.
33. Nijboer TC, Ten Brink AF, van der Stoep N, Visser-Meily JM. Neglecting posture: differences in balance impairments between peripersonal and extrapersonal neglect. NeuroReport. 2014;25:1381–5. https://doi.org/10.1097/WNR.0000000000000277.
34. Sturt R, Punt TD. Caloric vestibular stimulation and postural control in patients with spatial neglect following stroke. Neuropsychol Rehabil. 2013;23:299–316. https://doi.org/10.1080/09602011.2012.755831.
35. Meara J, Bhowmick BK. Parkinson's disease and Parkinsonism in the elderly: introduction. In: Meara J, Koller WC, editors. Parkinson's Disease and Parkinsonism in the Elderly. Cambridge: Cambridge University Press; 2000.
36. Monchi O, Petrides M, Doyon J, Postuma RB, Worsley K, Dagher A. Neural bases of set-shifting deficits in Parkinson's disease. J Neurosci. 2004;24:702–10.
37. Picelli A, Camin M, Tinazzi M, Vangelista A, Cosentino A, Fiaschi A, Smania N. Three-dimensional motion analysis of the effects of auditory cueing on gait pattern in patients with Parkinson's disease: a preliminary investigation. Neurol Sci. 2010;31:423–30. https://doi.org/10.1007/s10072-010-0228-2.
38. Allcock LM, Rowan EN, Steen IN, Wesnes K, Kenny RA, Burn DJ. Impaired attention predicts falling in Parkinson's disease. Parkinsonism Relat Disord. 2009;15:110–5. https:// doi.org/10.1016/j.parkreldis.2008.03.010.
39. Muslimovic D, Post B, Speelman JD, Schmand B. Cognitive profile of patients with newly diagnosed Parkinson disease. Neurology. 2005;65:1239–45.
40. Dirnberger G, Jahanshahi M. Executive dysfunction in Parkinson's disease: a review. J Neuropsychol. 2013;7:193–224. https://doi.org/10.1111/jnp.12028.
41. Winter Y, von Campenhausen S, Arend M, Longo K, Boetzel K, Eggert K, et al. Health-related quality of life and its determinants in Parkinson's disease: results of an Italian cohort study. Park Relat Disord. 2011;17:265–9. https://doi.org/10.1016/j.parkreldis.2011. 01.003.
42. Rosenthal E, Brennan L, Xie S, Hurtig H, Milber J, Weintraub D, et al. Association between cognition and function in patients with Parkinson disease with and without dementia. Mov

Disord. 2010;25:1170–6. https://doi.org/10.1002/mds.23073.
43. Stuss DT, Alexander MP. Is there a dysexecutive syndrome? Philos Trans R Soc Lond B Biol Sci. 2007;362:901–15. https://doi.org/10.1098/rstb.2007.2096.
44. Burn DJ, Rowan EN, Allan LM, Molloy S, O'Brien JT, McKeith IG. Motor sub-type and cognitive decline in Parkinson's disease, Parkinson's disease with dementia, and dementia with Lewy bodies. J Neurol Neurosurg Psychiatry. 2006;77:585–9.
45. Vervoort G, Bengevoord A, Nackaerts E, Heremans E, Vandenberghe W, Nieuwboer A. Distal motor deficit contributions to postural instability and gait disorder in Parkinson's disease. Behav Brain Res. 2015;287:1–7. https://doi.org/10.1016/j.bbr.2015.03.026.
46. Herman T, Weiss A, Brozgol M, Giladi N, Hausdorff JM. Gait and balance in Parkinson's disease subtypes: objective measures and classification considerations. J Neurol. 2014;261:2401–10. https://doi.org/10.1007/s00415-014-7513-6.
47. Domellöf ME, Elgh E, Forsgren L. The relation between cognition and motor dysfunction in drug-naive newly diagnosed patients with Parkinson's disease. Mov Disord. 2011;26:2183– 9. https://doi.org/10.1002/mds.23814.
48. Poletti M, Frosini D, Pagni C, Baldacci F, Nicoletti V, Tognoni G, Lucetti C, Del Dotto P, Ceravolo R, Bonuccelli U. Mild cognitive impairment and cognitive-motor relationships in newly diagnosed drug-naive patients with Parkinson's disease. J Neurol Neurosurg Psychiatry. 2012;83:601–6. https://doi.org/10.1136/jnnp-2011-301874.
49. Varalta V, Picelli A, Fonte C, Amato S, Melotti C, Zatezalo V, Saltuari L, Smania N. Relationship between cognitive performance and motor dysfunction in patients with Parkinson's disease: a pilot cross-sectional study. Biomed Res Int. 2015;2015:365959. https://doi.org/10.1155/2015/365959.
50. Kelly VE, Johnson CO, McGough EL, Shumway-Cook A, Horak FB, Chung KA, Espay AJ, Revilla FJ, Devoto J, Wood-Siverio C, Factor SA, Cholerton B, Edwards KL, Peterson AL, Quinn JF, Montine TJ, Zabetian CP, Leverenz JB. Association of cognitive domains with postural instability/gait disturbance in Parkinson's disease. Parkinsonism Relat Disord. 2015;21:692–7. https://doi.org/10.1016/j.parkreldis.2015.04.002.
51. Nutt JG, Bloem BR, Giladi N, Hallett M, Horak FB, Nieuwboer A. Freezing of gait: moving forward on a mysterious clinical phenomenon. Lancet Neurol. 2011;10:734–44. https://doi.org/10.1016/S1474-4422(11)70143-0.
52. Giladi N, Treves TA, Simon ES, et al. Freezing of gait in patients with advanced Parkinson's disease. J Neural Transm. 2001;108:53–61.
53. Giladi N, Hausdorff JM. The role of mental function in the pathogenesis of freezing of gait in Parkinson's disease. J Neurol Sci. 2006;248:173–6.
54. Amboni M, Cozzolino A, Longo K, Picillo M, Barone P. Freezing of gait and executive functions in patients with Parkinson's disease. Mov Disord. 2008;23:395–400.
55. Naismith SL, Shine JM, Lewis SJ. The specific contributions of set-shifting to freezing of gait in Parkinson's disease. Mov Disord. 2010;25:1000–4. https://doi.org/10.1002/mds. 23005.
56. Ricciardi L, Bloem BR, Snijders AH, Daniele A, Quaranta D, Bentivoglio AR, Fasano A. Freezing of gait in Parkinson's disease: the paradoxical interplay between gait and cognition. Parkinsonism Relat Disord. 2014;20:824–9. https://doi.org/10.1016/j.parkreldis.2014.04.009.
57. Stefanova E, Ječmenica Lukić M, Ziropadja L, Marković V, Stojković T, Tomić A, Dragašević Mišković N, Kostić V. Attentional set-shifting in Parkinson's disease patients with freezing of gait-acquisition and discrimination set learning deficits at the background? J Int Neuropsychol Soc. 2014;20:929–36. https://doi.org/10.1017/S1355617714000769.
58. Teramoto H, Morita A, Ninomiya S, Shiota H, Kamei S. Relation between freezing of gait and frontal function in Parkinson's disease. Parkinsonism Relat Disord. 2014;20:1046–9. https://doi.org/10.1016/j.parkreldis.2014.06.022.
59. Vandenbossche J, Deroost N, Soetens E, Spildooren J, Vercruysse S, Nieuwboer A, Kerckhofs E. Freezing of gait in Parkinson disease is associated with impaired conflict resolution. Neurorehabil Neural Repair. 2011;25:765–73. https://doi.org/10.1177/154596 8311403493.
60. Vercruysse S, Devos H, Munks L, Spildooren J, Vandenbossche J, Vandenberghe W, Nieu-

wboer A, Heremans E. Explaining freezing of gait in Parkinson's disease: motor and cognitive determinants. Mov Disord. 2012;27:1644–51. https://doi.org/10.1002/mds.25183.
61. Delval A, Moreau C, Bleuse S, Guehl D, Bestaven E, Guillaud E, Dujardin K, Defebvre L, Devos D. Gait and attentional performance in freezers under methylphenidate. Gait Posture. 2015;41:384–8. https://doi.org/10.1016/j.gaitpost.2014.10.022.
62. Fuller RL, Van Winkle EP, Anderson KE, Gruber-Baldini AL, Hill T, Zampieri C, Weiner WJ, Shulman LM. Dual task performance in Parkinson's disease: a sensitive predictor of impairment and disability. Parkinsonism Relat Disord. 2013;19:325–8. https:// doi.org/10.1016/j.parkreldis.2012.11.011.
63. Yogev G, Giladi N, Peretz C, Springer S, Simon ES, Hausdorff JM. Dual tasking, gait rhythmicity, and Parkinson's disease: which aspects of gait are attention demanding? Eur J Neurosci. 2005;22:1248–56.
64. Kelly VE, Eusterbrock AJ, Shumway-Cook A. A review of dual-task walking deficits in people with Parkinson's disease: motor and cognitive contributions, mechanisms, and clinical implications. Parkinsons Dis. 2012;2012:918719. https://doi.org/10.1155/2012/ 918719.
65. Lee JM, Koh SB, Chae SW, Seo WK, Kwon do Y, Kim JH, Oh K, Baik JS, Park KW. Postural instability and cognitive dysfunction in early Parkinson's disease. Can J Neurol Sci. 2012;39:473–82.
66. Camicioli R, Majumdar SR. Relationship between mild cognitive impairment and falls in older people with and without Parkinson's disease: 1-Year Prospective Cohort Study. Gait Posture. 2010;32:87–91. https://doi.org/10.1016/j.gaitpost.2010.03.013.
67. Mak MK, Wong A, Pang MY. Impaired executive function can predict recurrent falls in Parkinson's disease. Arch Phys Med Rehabil. 2014;95:2390–5. https://doi.org/10.1016/j.apmr.2014.08.006.
68. Paul SS, Sherrington C, Canning CG, Fung VS, Close JC, Lord SR. The relative contribution of physical and cognitive fall risk factors in people with Parkinson's disease: a large prospective cohort study. Neurorehabil Neural Repair. 2014;28:282–90. https://doi.org/10.1177/1545968313508470.
69. King LA, Peterson DS, Mancini M, Carlson-Kuhta P, Fling BW, Smulders K, Nutt JG, Dale M, Carter J, Winters-Stone KM, Horak FB. Do cognitive measures and brain circuitry predict outcomes of exercise in Parkinson Disease: a randomized clinical trial. BMC Neurol. 2015;15:218. https://doi.org/10.1186/s12883-015-0474-2.
70. Picelli A, Varalta V, Melotti C, Zatezalo V, Fonte C, Amato S, Saltuari L, Santamato A, Fiore P, Smania N. Effects of treadmill training on cognitive and motor features of patients with mild to moderate Parkinson's disease: a pilot, single-blind, randomized controlled trial. Funct Neurol. 2016;31:25–31.
71. Mirelman A, Maidan I, Herman T, Deutsch JE, Giladi N, Hausdorff JM. Virtual reality for gait training: can it induce motor learning to enhance complex walking and reduce fall risk in patients with Parkinson's disease? J Gerontol A Biol Sci Med Sci. 2011;66:234–40. https://doi.org/10.1093/gerona/glq201.
72. Steinman L. Multiple sclerosis: a two-stage disease. Nat Immunol. 2001;2:762–4.
73. Karni A, Kahana E, Zilber N, Abramsky O, Alter M, Karussis D. The frequency of multiple sclerosis in jewish and arab populations in greater jerusalem. Neuroepidemiology 2003;22:82–6.
74. D'Orio VL, Foley FW, Armentano F, Picone MA, Kim S, Holtzer R. Cognitive and motor functioning in patients with multiple sclerosis: neuropsychological predictors of walking speed and falls. J Neurol Sci. 2012;316:42–6. https://doi.org/10.1016/j.jns.2012.02.003.
75. McNalley TE, Haselkorn JK. Disorders of mobility in multiple sclerosis. In: Giesser BS, editor. Primer on multiple sclerosis. New York: Oxford University Press; 2011. p. 189–96.
76. Loitfelder M, Fazekas F, Koschutnig K, Fuchs S, Petrovic K, Ropele S, Pichler A, Jehna M, Langkammer C, Schmidt R, Neuper C, Enzinger C. Brain activity changes in cognitive networks in relapsing-remitting multiple sclerosis—insights from a longitudinal FMRI study. PLoS ONE. 2014;9:e93715. https://doi.org/10.1371/journal.pone.0093715.

77. Chiaravalloti ND, DeLuca J. Cognitive impairment in multiple sclerosis. Lancet Neurol. 2008;7:1139–51. https://doi.org/10.1016/S1474-4422(08)70259-X.
78. Benedict RH, Zivadinov R. Risk factors for and management of cognitive dysfunction in multiple sclerosis. Nat Rev Neurol. 2011;7:332–42. https://doi.org/10.1038/nrneurol.2011.61.
79. Amato MP, Zipoli V, Portaccio E. Multiple sclerosis-related cognitive changes: a review of cross-sectional and longitudinal studies. J Neurol Sci. 2006;245:41–6.
80. Sandroff BM. Exercise and cognition in multiple sclerosis: The importance of acute exercise for developing better interventions. Neurosci Biobehav Rev. 2015;59:173–83. https://doi.org/10.1016/j.neubiorev.2015.10.012.
81. Benedict RH, Holtzer R, Motl RW, Foley FW, Kaur S, Hojnacki D, et al. Upper and lower extremity motor function and cognitive impairment in multiple sclerosis. J Int Neuropsychol Soc. 2011;13:1–11.
82. Motl RW, Sosnoff JJ, Dlugonski D, Pilutti LA, Klaren R, Sandroff BM. Walking and cognition, but not symptoms, correlate with dual task cost of walking in multiple sclerosis. Gait Posture. 2014;39:870–4. https://doi.org/10.1016/j.gaitpost.2013.11.023.
83. Brønnum-Hansen H, Hansen T, Koch-Henriksen N, Stenager E. Fatal accidents among Danes with multiple sclerosis. Mult Scler. 2006;12:329–32.
84. Sosnoff JJ, Balantrapu S, Pilutti LA, Sandroff BM, Morrison S, Motl RW. Cognitive processing speed is related to fall frequency in older adults with multiple sclerosis. Arch Phys Med Rehabil. 2013;94:1567–72. https://doi.org/10.1016/j.apmr.2013.02.009.
85. Wajda DA, Sosnoff JJ. Cognitive-motor interference in multiple sclerosis: a systematic review of evidence, correlates, and consequences. Biomed Res Int. 2015;2015:720856. https://doi.org/10.1155/2015/720856.
86. Allali G, Laidet M, Assal F, Armand S, Lalive PH. Walking while talking in patients with multiple sclerosis: the impact of specific cognitive loads. Neurophysiol Clin. 2014;44:87–93. https://doi.org/10.1016/j.neucli.2013.10.136.
87. Allali G, Laidet M, Assal F, Chofflon M, Armand S, Lalive PH. Dual-task assessment in natalizumab-treated multiple sclerosis patients. Eur Neurol. 2014;71:247–51. https://doi.org/ 10.1159/000357217.
88. Gunn H, Creanor S, Haas B, Marsden J, Freeman J. Risk factors for falls in multiple sclerosis: an observational study. Mult Scler. 2013;19:1913–22. https://doi.org/10.1177/1352458513488233.
89. Hamilton F, Rochester L, Paul L, Rafferty D, O'Leary CP, Evans JJ. Walking and talking: an investigation of cognitive-motor dual tasking in multiple sclerosis. Mult Scler. 2009;15:1215–27. https://doi.org/10.1177/1352458509106712.
90. Kalron A, Dvir Z, Achiron A. Walking while talking–difficulties incurred during the initial stages of multiple sclerosis disease process. Gait Posture. 2010;32:332–5. https://doi.org/10.1016/j.gaitpost.2010.06.002.
91. Kramer A, Dettmers C, Gruber M. Exergaming with additional postural demands improves balance and gait in patients with multiple sclerosis as much as conventional balance training and leads to high adherence to home-based balance training. Arch Phys Med Rehabil. 2014;95:1803–9. https://doi.org/10.1016/j.apmr.2014.04.020.
92. Learmonth YC, Sandroff BM, Pilutti LA, Klaren RE, Ensari I, Riskin BJ, Holtzer R, Motl RW. Cognitive motor interference during walking in multiple sclerosis using an alternate-letter alphabet task. Arch Phys Med Rehabil. 2014;95:1498–503. https://doi.org/10. 1016/j.apmr.2014.03.007.
93. Nogueira LA, Dos Santos LT, Sabino PG, Alvarenga RM, Santos Thuler LC. Factors for lower walking speed in persons with multiple sclerosis. Mult Scler Int. 2013;2013:875648. https://doi.org/10.1155/2013/875648.
94. Nogueira LA, Santos LT, Sabino PG, Alvarenga RM, Thuler LC. Walking execution is not affected by divided attention in patients with multiple sclerosis with no disability, but there is a motor planning impairment. Arq Neuropsiquiatr. 2013;71:521–6. https://doi.org/10.1590/

0004-282X20130080.

95. Sosnoff JJ, Boes MK, Sandroff BM, Socie MJ, Pula JH, Motl RW. Walking and thinking in persons with multiple sclerosis who vary in disability. Arch Phys Med Rehabil. 2011;92:2028–33. https://doi.org/10.1016/j.apmr.2011.07.004.
96. Sosnoff JJ, Socie MJ, Sandroff BM, Balantrapu S, Suh Y, Pula JH, Motl RW. Mobility and cognitive correlates of dual task cost of walking in persons with multiple sclerosis. Disabil Rehabil. 2014;36:205–9. https://doi.org/10.3109/09638288.2013.782361.
97. Wajda DA, Motl RW, Sosnoff JJ. Dual task cost of walking is related to fall risk in persons with multiple sclerosis. J Neurol Sci. 2013;335:160–3. https://doi.org/10.1016/j.jns.2013.09.021.
98. Wajda DA, Sandroff BM, Pula JH, Motl RW, Sosnoff JJ. Effects of walking direction and cognitive challenges on gait in persons with multiple sclerosis. Mult Scler Int. 2013;2013:859323. https://doi.org/10.1155/2013/859323.
99. Peruzzi A, Cereatti A, Della Croce U, Mirelman A. Effects of a virtual reality and treadmill training on gait of subjects with multiple sclerosis: a pilot study. Mult Scler Relat Disord. 2016;5:91–6. https://doi.org/10.1016/j.msard.2015.11.002.
100. Wajda DA, Motl RW, Sosnoff JJ. Correlates of dual task cost of standing balance in individuals with multiple sclerosis. Gait Posture. 2014;40:352–6. https://doi.org/10.1016/j. gaitpost.2014.04.209.
101. Boes MK, Sosnoff JJ, Socie MJ, Sandroff BM, Pula JH, Motl RW. Postural control in multiple sclerosis: effects of disability status and dual task. J Neurol Sci. 2012;315:44–8. https://doi.org/10.1016/j.jns.2011.12.006.
102. Jacobs JV, Kasser SL. Effects of dual tasking on the postural performance of people with and without multiple sclerosis: a pilot study. J Neurol. 2012;259:1166–76. https://doi.org/10.1007/s00415-011-6321-5.
103. Kalron A, Dvir Z, Achiron A. Effect of a cognitive task on postural control in patients with a clinically isolated syndrome suggestive of multiple sclerosis. Eur J Phys Rehabil Med 2011;47:579–86.
104. Negahban H, Mofateh R, Arastoo AA, Mazaheri M, Yazdi MJ, Salavati M, Majdinasab N. The effects of cognitive loading on balance control in patients with multiple sclerosis. Gait Posture. 2011;34:479–84. https://doi.org/10.1016/j.gaitpost.2011.06.023.
105. Negahban H, Sanjari MA, Mofateh R, Parnianpour M. Nonlinear dynamical structure of sway path during standing in patients with multiple sclerosis and in healthy controls is affected by changes in sensory input and cognitive load. Neurosci Lett. 2013;553:126–31. https://doi.org/10.1016/j.neulet.2013.08.024.
106. Sandroff BM, Motl RW. Fitness and cognitive processing speed in persons with multiple sclerosis: a cross-sectional investigation. J Clin Exp Neuropsychol. 2012;34:1041–52. https://doi.org/10.1080/13803395.2012.715144.
107. Krishnan V, Kanekar N, Aruin AS. Anticipatory postural adjustments in individuals with multiple sclerosis. Neurosci Lett. 2012;506:256–60. https://doi.org/10.1016/j.neulet.2011.11.018

낙상의 위험 요인 및 수반된 결과

Risk Factors and Outcome in Falls

Alessio Baricich, Marco Invernizzi and Carlo Cisari

1 임상적 문제(The Clinical Problem)

낙상은 피험자가 동작을 수행하기 위해 움직일 때 다방면으로 발생하는 사고이다. 세계보건기구(WHO)는 낙상을 '사람이 의도치 않게 바닥이나 기타 낮은 곳으로 넘어지는 사고'로 정의했다[1]. 미국에서는 낙상으로 인해 매년 1,800,000명이 응급실에 입원하고 16,000명이 사망하며[2], 영국에서는 매년 노인의 약 1/3이 낙상을 당하고 그중 절반이 반복적으로 낙상을 경험한다.

노인 낙상은 실제로 흔한 일이며, 낙상 환자의 삶과 웰빙에 중대한 영향을 미친다. 65세 이상 노인의 30%가 지난 12개월 동안 낙상을 경험했으며, 이 중 10%는 심각한 부상을 입은 것으로 보고되었다. 또한 부상은 노인 사망의 가장 흔한 원인 중 하나이며, 노인 인구의 부상 중 최대 70%가 낙상으로 인해 발생한다[3].

노인 낙상 생존자의 경우 심각한 건강 문제를 경험하는데, 그중 1/3이 6개월 동안 일상생활 활동(ADL)에 도움이 필요했으며[4], 지속적인 장애가 매우 흔하게 발생하여 의존도가 증가하거나 요양원에 입원하는 것으로 나타났다[5]. 또한 낙상은 의료 시스템에 대한 비용 증가로 이어져 경제적으로도 큰 영향을 미치며, 서구 국가에서는 노인 인구의 비율이 증가하면서 이러한 측면이 더욱 심화되고 있다.

사회인구학적 변수, 신체 활동 수준, 음주, 급성 및 만성 건강 문제, 어지럼증, 운동 능력, 약물 복용 등 여러 가지 낙상 위험 요인이 확인되었다. 이러한 요인들은 측정 및 평가가 가능하며 특정 재활 중재를 통해 잠재적으로 변화시킬 수 있다. 서

부적으로는 생리적 장애(연령, 라이프스타일 및 의학적 상태와 관련)와 특정 행동(습관이나 인식 및 판단력과 같은 기타 요인과 관련)이 모두 낙상 위험을 증가시킬 수 있으며, 환경적 위험은 개인의 특정 행동 관리 능력에 반비례하여 위험해질 수 있다. 일반적으로 이러한 각 요소가 낙상 위험에 미치는 영향은 개인 간 그리고 개인 내에서 매우 다양하다.

많은 신경계 질환이 낙상으로 이어지는데, 자세 문제와 보행 장애는 이러한 임상 상태에서 빈번하게 나타나는 증상이다. 이 분야에서 발표된 대부분의 연구는 노인 인구에 영향을 미치는 신경 질환에 초점을 맞추었으며, 신경학적 결함은 실제로 노인 인구의 낙상 발생률을 높일 수 있는 요인으로 간주된다. 그러나 이러한 데이터는 대부분 병원 입원이 필요한 낙상의 원인에 대한 조사에서 간접적으로 도출된 것으로, 다양한 신경 질환을 앓고 있는 환자들의 상대적인 낙상 위험에 대해서는 알려진 바가 적다.

여러 연구에서 뇌졸중, 파킨슨병, 다발성 경화증, 치매와 같은 일반적인 신경계 질환에서 낙상 위험이 증가한다고 보고했다[3, 6, 7]. 그러나 다양한 신경계 질환의 낙상 위험을 비교 분석한 데이터는 제한적이다.

Stolzeet et al.[7]은 신경과에 입원한 모든 환자를 대상으로 낙상 병력을 조사하는 전향적 연구를 수행했다. 이 연구의 목적은 신경과 입원 환자의 낙상 유병률을 파악하고 가장 빈번하게 관련된 질환을 조사하는 것이었다. 또한 해당 환자들의 낙상과 보행 장애 사이의 관계를 조사했다. 489명의 환자 중 165명(34%)이 지난 1년 동안 한 번 이상 낙상을 경험했으며, 낙상 유병률은 비슷한 연령대의 지역사회 인구에 비해 거의 두 배나 높았다. 낙상자 중 약 16%(전체의 7%)가 낙상으로 인해 신경과에 입원했으며, 낙상자 중 36%는 한 번 낙상을 경험했고 64%는 두 번 이상 낙상한 경험이 있었다. 이 집단에서 낙상자는 비낙상자보다 나이가 약 8세 더 많았다. 낙상 환자군에서는 파킨슨병(62%), 실신(57%), 다발성 신경병증(48%), 간질(41%), 척추 장애(41%), 운동신경 질환(33%), 다발성 경화증(31%), 심인성 장애(29%), 뇌졸중(22%), 통증 증후군(21%) 환자에서 낙상이 가장 빈번하게 발생했다. 대부분의 낙상은 집 안에서 발생했고(53%), 14%는 다른 건물 안에서, 그리고 33%는 야외에서 발생했다. 전체 낙상자 중 68%는 낙상으로 인한 말초적 외상(trauma)을 보고했고, 9%는 골절을, 59%는 타박상이나 연조직(soft tissue) 손상을 입었다. 낙상 관련 말초적 외상은 통증 증후군, 파킨슨병, 다발성 신경병증 환자에게서 가장 심각하게 나타났으며, 낙상자 중 5%는 머리 외상을 입었다. 주목할만한 점은 대부분의 낙상(55%)은 보행 장애와 직접적으로 관련이 있으며, 자세 제어 장애도 낙상과 밀접한 상관관계가 있었다. 이 두 가지는 신경과 환자의 일반적인 소견과 일치한다. 낙상을 유발할 수 있는 약물 중 항우울제, 항고혈압제, 이뇨제, 신경안정제 등이 위험 요인으로 확인되었다. 해당 집단에서 입원 당시 낙상 환자가 사용하던 보행 보조기는 30%의 환자에서 적절하지 못한 것으로 나타났으며, 이러한 측면이 충분히 해결되지 않아 보행 보조기 처방 개선의 필요성이 있음을 보여주었다. 그러나 이 연구의 잠재적 한계는 신경과 입원 환자로서 각 진단 범주에서 가장 심각하게 영향을 받았다고 판단되는 환자에만 초점을 맞췄다는 점이다.

최근의 전향적 환자-대조군 연구(case-controlled study)에서 Homann et al.[5]은 독립적인 지역사회 거주 노인의 낙상 위험에 대한 다양한 일반적인 신경계 질환의 영향을 비교했다. 이 연구에는 신경과 외래 클리닉에서 치료를 받는 60세 이상의 환자와 건강한 대조군으로 같은 지역에 거주하는 일반 노인이 포함되었다. 1년의 관찰 기간 동안 신경과 환자의 46.5%가 한 번 이상 낙상을 경험한 반면, 건강한 대조군은 16.1%에 불과했다. 뇌졸중 환자(89%)와 파킨슨병(77%), 치매(60%), 간질(57%) 환자에서 가장 높은 비율의 낙상자가 관찰되었다. 또한 신경과 환자의 13.2%가 1년에 3회 이상 낙상을 경험한 반면 건강한 피험자는 3.6%에 그쳤으며, 신경병증, 말초신경 병변, 파킨슨병이 낙상 재발의 위험 요인으로 밝혀졌다. 그리고 더 많은 신경학적 동반 질환, 낮은 Barthel 지수 점수, 낮은 균형 조절 능력, 우울증, 고령, 여성 성별 등 몇 가지 추가 위험 요인을 밝혀냈다.

앞에서 언급했듯이 기존 연구의 대부분은 노인 신경계 환자의 낙상 위험에 초점을 맞췄다. 젊은 성인 역시 여러 가지 신경학적 장애를 경험할 수 있지만, 이 연령대의 낙상 위험에 대한 연구는 몇 가지 이유로 중요한 문제임에도 불구하고 여전히 제한적이다. 첫째, 신경계 질환을 앓고 있는 젊은 성인은 신체적, 인지적 및 정서적 장애가 복합적으로 나타날 수 있으며, 연령을 고려할 때 더 오랜 기간 동안 낙상 위험에 노출될 수 있다. 둘째, 활동(일 및 스포츠 참여) 가능성이 높은 젊은 성인은 노인에 비해 낙상 위험이 증가할 수 있다는 점 등이다. 또한 스테로이드 및 항간질제와 같은 약물의 장기 사용으로 인해 골절 위험이 증가할 수 있다[8, 9]. Saverinoet et al.[6]은 신경 장애를 앓고 있는 젊은 환자의 낙상 위험 요인에 대한 문헌을 체계적으로 검토했다. 그 결과 이들 환자의 약 50%가 낙상 위험이 높다는 것을 발견했다. 그러나 검토한 기존 연구에서는 상세한 질적 설명이 부족하여 집단 간 비교와 뚜렷한 낙상 패턴을 파악하는데 어려움이 있었다. 또한 근력이나 감각 저하와 같은 신체적 장애가 낙상 예측 인자로서의 역할과 관련하여 상반된 연구 결과를 보여주었다. 하지만 신경계 질환이 있는 노인 및 지역사회에 거주하는 건강한 노인의 경우 이전에 보고된 바와 같이 균형 및 보행 능력의 저하가 낙상 위험과 관련이 있다는 일관된 증거가 제시되었다. 해당 저자는 낙상의 다인성(multifactorial)

특성을 강조하며 개인 및 환경과 관련된 다양한 요인이 존재한다는 점을 언급했다. 결과적으로 보행 및 균형 감각이 손상되었거나 중등도 이상의 운동 장애가 있는 젊은 환자는 낙상 위험이 높은 것으로 보이지만, 활동적인 생활 방식을 가진 비교적 독립적인 환자의 경우에도 낙상 위험에 노출될 가능성이 높다는 결론을 내렸다.

2 낙상의 병태생리(The Pathophysiology of Falls)

낙상의 병태생리는 아직 완전히 이해되지 않았다. 보행 및 균형 장애와 같은 특정 원인은 밝혀지는 경우가 많지만, 일반적으로 낙상 발생은 여러 요인이 복합적으로 작용하여 발생할 가능성이 높다. 낙상 예방은 공중 보건에서 가장 중요한 주제 중 하나이며, 이 분야에 대한 관심은 낙상의 신경학적 기초에 대한 관심으로 이어졌다.

미국 신경학회(American Academy of Neurology)는 낙상의 임상적 위험 요인을 확인하여 이를 레벨 A(예: 뇌졸중, 치매, 보행 장애, 자세 불안정)와 레벨 B(예: 파킨슨병, 신경병증, 하지 약화, 시력 저하)로 분류했다[10]. 그러나 이러한 '질병 기반' 접근법의 위험성은 최근 고찰논문에서 Fasano et al.[11]이 지적한 것처럼 낙상과 관련된 병리 생리학적 및 인과적 메커니즘을 고려하지 못한다는 점이다. 실제로 낙상의 기저에는 여러 가지 신경학적 메커니즘이 있을 수 있으며, 이러한 메커니즘은 특정 질병이나 관련 질환에만 의존하지 않고 서로 다른 임상 양상을 보일 수 있다.

- 운동 장애(Motor impairment)

운동 장애(근력 약화, 운동 속도 또는 협응력 저하)는 생리적 조건(예: 방향 전환 또는 서 있거나 걷는 동안의 신체 흔들림)과 외적 균형 방해가 있는 조건에서 낙상 위험을 증가시킨다[11]. 외적 균형 방해 후 자세 안정성을 유지하려면 몸통과 발목의 완벽한 협응이 필요하다. 그래도 신체 안정성이 유지되지 않으면 상지가 자세 수정 및 보호 반응을 실행하는데 중요한 역할을 한다. 이러한 외적 방해에 대해 자세 수정 전략을 사용하기 위해서는 시각과 전정감각 및 체성감각 입력의 효과적인 정보 처리와 함께 주의력 및 집행 기능도 필요하다.

낙상의 원인이 되는 운동 요인은 기저면 및 신체 질량 중심과 관련이 있다[12]. 보행 동결(freezing of gait, FOG)은 기저면과 관련된 가장 흔한 장애로, 보행 개시나 방향 전환 또는 공간적 제약과 스트레스에 직면했을 때 일시적으로 효과적인 걸음걸이를 시작하지 못하는 것이 특징이다. 또한 FOG 환자는 정상적인 보행 조건에서도 병적인 보행 패턴을 보이며, 걸음걸이의 리듬성(rhythmicity), 대칭성(symmetry), 양측 협응, 스텝 조절 및 동적 자세 제어에 장애가 나타난다[13]. 이러한 환자는 보행 중 장애로 인해 또는 정지된 자세로 인해 앞으로 넘어지는 경우가 많다. FOG는 파킨슨병 환자의 50% 이상에 영향을 미치며, 보행 중 낙상의 주요 원인 중 하나이다. 또한 FOG는 이들 환자의 삶의 질을 떨어뜨리는 주요 원인이기도 하다[14]. 신체 질량 중심과 관련된 장애의 경우 자세 불안정성 또한 가장 빈번하게 관찰되며, 일반적으로 신체의 전후 축을 따라 몸이 뒤로 흔들리는 특징을 보인다[15]. 그러나 운동실조증, 비정형(atypical) 파킨슨병, 헌팅턴병 등 자세 불안정성이 눈에 띄는 일부 특정 질환에서는 내외측 축을 따라 장애가 나타날 수도 있다[16, 17]. 파킨슨병 환자는 기저면과 신체 질량 중심 모두에 장애를 보일 수 있으며, 건강한 노인에 비해 낙상 위험이 더 높다. 그러나 파킨슨병 진단을 받지 않은 노인 환자에서도 경미한 파킨슨병 징후가 확인되는데[18], 이는 주로 전두엽에 위치한 혈관 병변과 관련이 있는 것으로 추정된다[19].

• 인지 장애(Cognitive impairment)

자세 유지 및 보행은 피질하(subcortical) 운동 기능에 의한 자동적 동작이다. 그러나 외부의 균형 방해 후 자세 및 안정성을 유지하는데 사용되는 운동 반응 전략은 피질의 제어를 받는다[20]. 자세 안정성과 관련된 생리학적 메커니즘에 대한 이해는 아직 제한적이다. 자세 제어는 일반적으로 대뇌 피질을 포함한 중추신경계(CNS)의 상위 중추에 의해 제어되는 것으로 알려져 있다. CNS는 외부 방해에 대응하여 자세 안정성을 유지하기 위해 가장 효율적인 동작 전략을 선택하고 낙상 시 보호 반응을 생성한다. 예를 들어 파킨슨병 환자는 낙상 후 부상률이 더 높은 것으로 보고되었는데, 이는 주의력 전략의 결함으로 인해 팔을 사용하여 보호 반응 동작을 생성하지 못하기 때문일 수 있다[21]. 흥미로운 점은 원위부 요골(distal radius)과 고관절 골절이 동반된 노인 낙상 환자의 경우 고관절 단독 골절 환자보다 예후가 더 좋다고 보고되어 상지를 사용한 보호 반응 동작의 중요성을 강조하고 있다[22]. 또한 일상생활에서 주의력이 요구되는 상황에 종종 직면하게 되는데 보행 중 이차(secondary) 과제 수행의 어려움은 향후 낙상을 예측하게 한다[23]. 걷기와 같은 '자동' 활동에도 일정 수준의 주의력이 필요하다는 증거가 제시되었다. 예를 들어 뇌졸중 환자와 파킨슨병 환자의 경우 이중 과제 수행 동안에 보행 장애를 보여 집행 기능과 주의력이 손상되었음을 나타내었다[24, 25]. 또한 일상적인 보행에 인지적 요소가 관여하는 이중 과제(보행 중 대화) 수행에 특히 취약한 치매 환자의 경우 낙상 위험이 더 높게 나타난다[26]. 한편 Saverino et al.[6]이 보고한 바에 따르면 젊은 환자에서 인지적 요인의 역할은 소수의 연구에서만 조사되어 이 집단에 미치는 영향에 대한 결론은 없는 실정이다.

- 상위 수준의 보행 장애(Higher-level gait disorders)

Nutt et al.[27]은 기본적인 운동 및 감각 기능이 온전한 상태에서 가장 상위의 감각운동(sensorimotor) 통합 시스템의 기능 장애를 설명하기 위해 상위 수준(higher-level)의 보행 장애라는 용어를 사용했다. 관련 임상 증상은 체간 움직임 감소와 체간 제어력 저하 및 자세 제어 장애와 같은 여러 원인과 관련된 높은 수준의 보폭 변동성(variability)과 자세 불안정성이 특징이다. 이러한 기능 장애의 영향을 받은 환자는 자세 전환(transferring) 및 서기와 걷기에 어려움을 보인다. 대부분은 백질(white matter)에 확산성(diffuse) 혈관 병변이 있으며, 기저핵(basal ganglia)과 보조운동 영역(supplementary motor area) 간의 상호 작용이 손상되어 있다[28, 29].

- 자세 및 보행 제어의 자동화(Automaticity of posture and gait control)

앞에서 설명한 것처럼 자세와 보행은 주로 자동 기능으로 작동한다. 일반적으로 외부 방해에 대응하고 보행 패턴을 유지하기 위해 미리 설정된(pre-existing) 운동 반응이 활성화된다[30, 31]. 집행 기능 및 주의력 감소와 운동 장애와의 연관성은 보행 중 자동성 저하나 사지간 협응 및 대칭성 장애로 이어질 수 있다[11].

- 낙상에 대한 두려움(Fear of falling)

낙상에 대한 두려움은 넘어지거나 넘어질 뻔한 사고를 경험 후에 나타날 수 있으며, 반드시 부상을 입어야만 발생하는 것은 아니다. 이는 낙상 위험에 대한 과장되고 주관적인 인식을 포함한다. 낙상에 대한 두려움은 새로운 낙상 위험 요인이며[32], 이동성을 감소시켜 비가동성(immobilization) 상태와 같은 결과를 초래할 수 있다[33].

- 균형과 낙상 위험에 영향을 미치는 기타 요인
(Other factors affecting balance and the risk of falling)

보행 및 균형 제어는 구심성(afferent) 정보 입력과 원심성(efferent) 시스템 간의 정밀한 조정이 필요하다. 구심성 시스템에는 체성감각과 시각 및 전정감각 입력이 포함된다. 이러한 입력에 장애가 발생하면 균형과 보행 제어에 영향을 미쳐 낙상 위험을 증가시킬 수 있다[34]. 원심성 시스템도 균형 방해 후 자세 반응을 담당하기 때문에 균형 유지에 중요하며, 이는 중추신경계 구성 요소[예: 추체로(pyramidal tract), 기저핵, 소뇌]와 말초 효과기(effector), 즉 근골격계로 구성된다. 소뇌성 운동실조증이나 파킨슨병[35, 36]과 같은 질환을 가진 환자의 낙상 위험에 대한 연구에서 도출된 증거는 신체 균형 제어에서 이러한 원심성 중추 시스템의 중요성을 보여준다.

Horlings et al.[34]은 포괄적 내용을 포함한 고찰논문에서 근력 약화를 낙상의 중요한 위험 요인으로 강조했다. 이와 더불어 근력을 강화하고 균형 능력을 개선하며 낙상을 줄이기 위해 보다 효과적인 중재법을 개발하기 위해서는 근력 약화의 메커니즘과 패턴에 대한 심층적인 이해가 필요하다고 제안했다.

3 신경계 질환의 낙상 및 수반된 결과 (The Outcome of Falls in Neurological Diseases)

낙상은 부상, 신체적 쇠약, 사망 등 다양한 건강상의 문제를 초래할 수 있으며, 신경 질환이 있는 경우 낙상자의 예후가 악화될 수 있다.

일반적으로 골절(facture)은 낙상으로 인한 가장 두드러진 결과 중 하나이며, 장애와 삶의 질 측면에서 중대한 영향을 미친다. 골절 위험 요인 중에는 골 질량, 골 형태, 골 미세구조, 골 전환율(turnover; 오래된 골세포가 새로운 골세포로 대체되는 비율-역주) 등 순전히 뼈와 관련된 요인도 있지만, 신경-근육 기능 장애, 균형 감각 저하, 인지 장애, 심혈관 불안정, 시력 저하, 진정제 사용 등과 같은 낙상 관련 요인도 낙상으로 인한 결과를 악화시킬 수 있다. 특히 Rapp et al.[37]은 장애가 있는 사람이 그렇지 않은 사람에 비해 대퇴골 골절 발생률이 더 높다고 보고했다.

이전에 문헌에서 보고된 바와 같이, 신경학적 장애는 근골격계에 중대한 변화를 초래할 수 있다. 주로 뇌졸중과 척수 손상과 같은 중추신경계 질환에서는 탈신경(denervation), 불용성 위축(disuse atrophy), 강직(spasticity), 근지방증(myosteatosis) 등으로 인해 다양한 근육 손실 및 근육 변화 패턴이 나타날 수 있다. 신경계 질환에서 이러한 병리적 근육 변형은 근감소증(sarcopenia)과 일부 병리생리학적 메커니즘 및 특성을 공유하지만, 이러한 변형과 관련된 장애는 근육량 손실뿐만 아니라 근섬유 유형 변화(switch)와 같은 조직학적(histological) 변형으로 인해 발생한다. 따라서 이러한 근육 조직의 변화는 양적인 측면보다는 질적인 측면의 변화가 더 크며[38], 자세 반응의 효과적인 실행을 감소시키고 근력 약화와 함께 낙상 위험을 증가시킨다.

또한 뼈는 파킨슨병[39], 뇌졸중[40], 척수 손상[41], 다발성 경화증[42]과 같은 여러 신경계 질환에 영향을 받는 것으로 알려져 있다. 기존 연구에 따르면 낙상 위험 증가와 함께 골밀도 감소는 신경계 환자에서 더 심각한 낙상 관련 결과를 초래할 수 있다고 보고하고 있다.

- 파킨슨병(Parkinson's disease)

파킨슨병 환자는 낙상 관련 부상을 입을 위험이 건강한 일반인에 비해 5배 더 높고[43], 대퇴골 골절의 위험도 증가한다[44].

골다공증(osteoporosis)과 골감소증(osteopenia)은 파킨슨병 환자에서 매우 흔하게 발견되며, 여성의 최대 91%와 남성의 61%에 영향을 미친다. 파킨슨병 환자의 골량 감소는 주로 다른 신경계 질환에서 관찰되는 것과 유사한 메커니즘을 통한 운동성 감소로 인해 발생하는 것으로 보인다. 내분비 요인(예: 비타민 D 결핍)과 영양 및 의원성(iatrogenic; 진찰이나 치료 과정 중 의료인에 의해 발생한 상태-역주) 요인도 골량 감소에 중요한 역할을 한다. 여성 성별, 유병 기간 및 중증도(Hoehn & Yahr 3기 및 4기), 고령 및 낮은 체질량 지수는 더 심각한 골다공증과 관련이 있다[39]. 또한 파킨슨병 환자는 고관절 수술 후 장기적인 합병증이 나타날 가능성이 있으며, 욕창(pressure ulcer)이 발생하고 수술 후 운동성이 감소할 가능성이 더 높다[45]. Fink et al.[46]의 연구에 따르면 남성 파킨슨병 환자의 경우 비슷한 연령대의 일반인에 비해 골절 발생 위험이 더 증가하며 사망 위험도 높은 것으로 나타났다.

- 뇌졸중(Stroke)

뇌졸중 환자는 연령 및 성별이 일치하는 일반인에 비해 골절 위험이 높다. 연구에 따르면 뇌졸중 환자의 14~65%가 입원 기간 중 한 번 이상 낙상을 경험하는 것으로 나타났다. 퇴원 후 첫 6개월 동안 37~73%가 낙상을 경험하며, 뇌졸중 회복 후기 단계에서도 비슷한 연령대의 일반인보다 여전히 낙상 위험이 더 높다[47]. 급성기(acute) 치료 환경에서 재활 치료 환경으로, 재활 치료 환경에서 가정으로 전환하는 시기는 낙상에 있어 중요한 시기이다. 여기에는 재활 초기 단계(첫 주)와 재활 퇴원 후 첫 2개월이 포함된다[47]. 뇌졸중의 낙상 위험은 다양한 원인이 있지만, 보행 장애가 중요한 역할을 한다. 또한 급성 건강 문제(예: 폐렴, 요로 감염)와 반복적인 낙상 및 장기간의 신체 비활동도 상태를 악화시키고 낙상 의험을 증가시킨다[47].

이와 더불어 낙상을 경험한 뇌졸중 환자는 골절 위험이 높아져 임상 결과에 중대한 영향을 미칠 수 있다. Ramnemark et al.[48]은 급성 뇌졸중으로 연속 입원한 환자 1139명(남성 630명)을 중앙값(median) 2.9년 동안 모니터링하여 120명의 환자에서 154건의 골절을 확인했으며, 뇌졸중 후 골절 발생률은 연간 37/1000명으로 나타났다. 골절의 84%는 낙상으로 인해 발생했으며, 고관절 골절이 가장 흔한 유형이었다. 이들 환자에서 고관절 골절은 연령이 일치하는 일반인보다 2~4배 더 많이 발생했다. 후속 연구에서 Ramnemark et al.[49]은 뇌졸중 환자의 고관절 골절 결과를 조사한 결과, 뇌졸중 병력이 없는 고관절 골절 환자에 비해 고관절 골절 후 생존율 및 독립적인 이동성의 회복이 크게 감소한다는 것을 발견했다. Kanis et al.의 최근 연구[50]에 따르면 뇌졸중 환자는 주로 고관절에서 골절 위험이 7배 이상 증가하는 것으로 나타났으며, 이러한 골절 위험은 젊은 연령층과 뇌졸중 발생 후 첫 해에 더 높았다.

뇌졸중 환자는 골다공증과 낙상으로 인해 고관절 골절의 위험이 높다. 또한 이들 환자는 저하된 근력과 균형감각, 시각 문제 및 간질 등으로 인해 잦은 낙상을 경험한다[51, 52]. Forster와 Young[53]은 경증에서 중등도 장애를 가진 뇌졸중 환자의 73%가 퇴원 후 6개월 이내에 낙상을 경험했으며, 낙상은 대개 마비가 있는 쪽에서 발생한다고 보고했다[54].

- 다발성 경화증(Multiple sclerosis)

다발성 경화증(MS) 환자 또한 낙상 위험이 높다. 연구에 따르면 MS 환자의 절반 이상이 3~6개월의 전향적 연구 기간 동안 낙상을 경험하며, 이러한 낙상은 부상, 낙상에 대한 두려움, 활동 저하 및 사회 참여 감소와 상당한 관련성이 있는 것으로 보고되었다[55]. 여러 연구에서 다발성 경화증 낙상과 관련된 요인을 밝혀냈으며, 최근에 발표된 고찰논문에서는 다발성 경화증 낙상과 밀접한 관련이 있는 네 가지 주요 요인으로 이동 보조기구 사용, 자세 불균형, 인지 기능 장애, 다발성 경화증의 진행성 하위 유형을 강조했다[56]. 또한 낙상에 취약한 MS 환자는 유병기간이 길고 전반적인 장애 수준이 높으며, 보행 속도가 느리고 눈을 뜨고 감은 상태에서 균형 검사 및 지면반력 측정에서 낮은 수행 점수를 보인다[57]. Matsuda et al.[58]은 장애의 누적과 낙상 사고의 빈도 사이에 상관관계가 있음을 발견했으며, Bazelieret et al.[59]은 MS 환자의 골다공증성 골절 위험이 일반인에 비해 1.7배, 고관절 골절 위험이 4배 높다고 보고했다. 골다공증성 골절의 위험은 지난 6개월 동안 항우울제나 최면제 또는 항불안제를 처방받은 경험이 있는 MS 환자에서 특히 더 높았다. 또한 경구용 또는 정맥주사용 당질 코르티코이드(glucocorticoid)를 처방받은 환자도 골절 위험이 높았다[60].

- 척수 손상(Spinal cord injury)

척수 손상(SCI)으로 인한 감각운동 장애는 보행의 질과 정도에 영향을 미쳐 환자의 낙상 위험을 증가시킨다. Brotherton et al.[61]이 따르면 독립 보행이 가능한 SCI 환자의 75%가 1년에 한 번 이상 낙상을 경험했으며, 이 중 18%는 골절을, 45%는 지역사회 및 생산적 활동에서 독립적으로 기능하는데 제한을 받았다고 보고했다. 최근 연구에서 Phonthee et al.[62]은 척수 손상을 가진 독립적 외래 보행 참가자의 1/3 이상이 연구 기간 6개월 동안 적어도 한 번 이상 낙상을 경험했으며, 이는 낙상을 경험한 참가자가 그렇지 않은 참가자에 비해 기능적 능력이 현저히 저하되었음을 나타낸다. AIS[척수손상의 정도를 판단하는 등급(총 5단계 분류)-역주]의 C 등급[63] 및 낙상에 대한 두려움 또한 낙상 위험을 크게 증가시키는 것으로 밝혀졌다.

4 낙상 위험 평가(Fall Risk Assessment)

낙상은 치료 가능한 임상 증후군이다. 선별 검사(screening)는 향후 낙상과 낙상으로 인해 발생할 수 있는 주요 부상을 예방하는 첫 번째 단계이다. 환자에 대한 다요인(multifactorial) 낙상 평가를 실시한 후 적절한 치료를 시행하면 낙상 위험을 30~40%까지 줄일 수 있다[64].

임상 검사 중 낙상 위험 선별 검사는 환자가 지난 1년 동안 낙상을 한 적이 있는지 여부를 확인하기 위해 과거의 기억 데이터를 수집하는 것으로 시작된다. 이전에 낙상 경험이 없는 환자의 경우 선별 검사는 보행 및 균형 평가로 구성된다. 연구에 따르면 낙상 경험이 있거나 보행 또는 균형에 문제가 있는 환자는 향후 낙상 위험이 증가하는 것으로 보고되었다[65].

이러한 맥락에서 Gor-García-Fogeda et al.[66]은 신경계 장애를 가진 환자들을 대상으로 관찰 기반 보행 평가 척도의 임상적 및 심리계량적(psychometric) 특성을 분석했다. 연구 결과, 보행 평가 및 중재 도구(gait assessment and intervention tool, G.A.I.T.)는 타당도, 신뢰도, 변화에 대한 민감도, 동질성 및 포괄성을 갖추고 있으며 보행 패턴의 대부분의 구성 요소를 평가하는 많은 항목을 포함하고 있어 임상 및 연구용으로 가장 적합한 척도로 확인되었다. Rivermead 시각 보행 평가(Rivermead visual gait assessment, RVGA)는 다발성 경화증을 포함한 다양한 신경계 장애를 가진 피험자를 대상으로 평가되었다. 파킨슨병 환자의 경우 Tinetti 보행 척도(Tinetti gait scale, TGS)는 민감도(sensitivity)가 높게 나타났고, Tinetti 수행 지향적 운동성 평가(Tinetti performance-oriented mobility assessment, POMA)는 낙상 및 사망률을 예측할 수 있으며 높은 평가자 내 및 평가자 간 신뢰도를 보였다. Tinetti POMA를 평가한 결과 정상압 수두증(hydrocephalus) 환자에서는 높은 민감도를,

헌팅턴병 환자에서는 높은 신뢰도와 타당도를 보인 것으로 나타났다. 마지막으로 해당 연구자들은 뇌졸중 이외의 신경학적 장애를 가진 환자에서 RVGA, TGS, G.A.I.T.의 심리계량적 특성을 분석하기 위한 추가 연구의 필요성을 제안했다.

또 다른 중요한 측면은 장애와 낙상 위험 사이의 상관관계이다. 여러 연구에서 장애가 심한 환자일수록 낙상 위험이 더 높은 사실을 보여주면서 이러한 상관관계가 존재함을 뒷받침했다[67]. 그러나 Weerdesteyn et al.[68]은 뇌졸중 환자의 낙상 빈도를 줄이는 것은 신체 활동을 줄임으로써 달성될 수 있기 때문에 그 자체로 반드시 좋은 것은 아니며, 이는 결과적으로 신체적 쇠퇴와 자세 안정성 및 삶의 질 저하로 이어질 수 있다고 주장했다. 또한 Homann et al.[3]은 경도에서 중등도의 신경계 장애가 있는 환자의 경우에도 낙상 발생률이 건강한 사람보다 3배 더 높다는 사실을 발견했다. 저자들은 이들 환자의 경우 장애와 낙상 위험 사이의 관계가 모든 장애 등급에 걸쳐 선형적인 관계가 아니라 오히려 역U자형 곡선 형태에 해당한다는 가설을 내세웠다. 즉 장애가 높을수록 낙상 위험이 증가하는 초기 경향은 특정 지점까지만 증가하고, 그 이후에는 환자가 더 주의를 기울이고 다양한 자세 지지 도구를 사용하여 낙상 위험이 정체되거나 심지어 감소하는 경향을 보인다. 마지막으로 해당 저자들은 환자가 장애가 심해져 누워서 지내면 낙상할 기회가 없기 때문에 낙상 위험이 0에 가까워질 수 있다고 결론지었다. Saverino et al.[6]도 신경계 질환을 앓고 있는 젊은 성인에 대해서 유사한 관찰을 했다. 이러한 개념은 이전에 파킨슨병 환자에 대한 연구에서 제안된 바 있지만[69] 다른 신경계 질환에 대해서는 제시되지 않았으며, 이러한 가정을 뒷받침하기 위해서는 다양한 장애 정도를 가진 신경과 입원 환자와 외래 환자의 낙상 위험을 직접 비교하는 추가 연구가 필요하다.

또한 앞서 Lee et al.[70]이 언급한 것처럼 낙상은 다양한 환경(예: 가정, 급성기 치료 병원, 급성기 재활센터, 전문 요양 시설)에서 발생할 수 있다. 따라서 낙상 위험 요인 및 낙상 예방 전략 그리고 관련 평가 도구도 환경에 따라 다를 수 있다. 해당 연구진은 낙상 위험을 평가하기 위해 전반적인 임상 평가와 함께 사용할 수 있는 7가지 평가 도구를 제안했으며, 이는 지역사회 거주 노인을 대상으로 한 일어서서 걷기 검사(timed up and go test)와 기능적 보행 평가(functional gait assessment), 65세 미만 의료 입원 환자와 수술 입원 환자의 St Thomas 위험 평가 도구(St Thomas risk assessment tool), 의료 입원 환자의 Hendrich 낙상 위험 모델 II(Hendrich fall risk model II), 뇌졸중 후 재활 중인 환자의 10분 걷기 검사(10-minute walk test), 입원 중 낙상이 있었던 뇌졸중 후 재활 중인 환자의 Berg 균형 척도(Berg balance scale) 또는 스텝 검사(step test)를 포함한다.

5 결론(Conclusions)

신경계 질환은 낙상의 중요한 위험 요소이므로 더 많은 주의가 필요하다. 예방 조치는 낙상 위험을 줄이고 부상을 예방하며 골다공증을 예방 및 치료하는데 중점을 두어야 한다.

우선 낙상 위험 선별 평가가 실시되어야 하며, 그 다음에는 모든 잠재적 요인을 파악하기 위한 종합적인 임상 평가가 이루어져야 한다. 낙상에 대한 중재는 다학제적으로 접근해야 하며, 여기에는 의학적 치료(약물 검토, 동반 질환의 최적 관리), 물리 치료(균형, 보행 및 이동성 훈련), 작업 치료(기능, 독립성, 행동 수정), 식이 지원(비타민 D 및 칼슘 보충, 일반 영양) 및 낙상에 대한 불안과 두려움을 줄이기 위한 임상 심리 중재 등을 포함한다.

참고 문헌

1. World Health Organisation—Falls Fact sheet. Reviewed Sept 2016 (http://www.who.int/mediacentre/factsheets/fs344/en/).
2. Alexander BH, Rivara FP, Wolf ME. The cost and frequency of hospitalization for fall-related injuries in older adults. Am J Public Health. 1992;82(7):1020–3.
3. Homann B, Plaschg A, Grundner M, Haubenhofer A, Griedl T, Ivanic G, Hofer E, Fazekas F, Homann CN. The impact of neurological disorders on the risk for falls in the community dwelling elderly: a case-controlled study. BMJ Open. 2013;3(11):e003367.
4. Sleet DA, Moffett DB, Stevens J. CDC's research portfolio in older adult fall prevention: a review of progress, 1985–2005, and future research directions. J Saf Res. 2008;39:259–67.
5. Sattin RW, Lambert Huber DA, DeVito CA, et al. The incidence of fall injury events among the elderly in a defined population. Am J Epidemiol. 1990;131:1028–37.
6. Saverino A, Moriarty A, Playford D. The risk of falling in young adults with neurological conditions: a systematic review. Disabil Rehabil. 2014;36(12):963–77.
7. Stolze H, Klebe S, Zechlin C, Baecker C, Friege L, Deuschl G. Falls in frequent neurological diseases—prevalence, risk factors and aetiology. J Neurol. 2004;251(1):79–84.
8. Siniscalchi A, De Arro G, Michniewicz A, Gallelli L. Conventional and new antiepileptic drugs on Vitamin D and bone health: what we know to date? Curr Clin Pharmacol. 2016;11(1):69–70.
9. Whittier X, Saag KG. Glucocorticoid-induced osteoporosis. Rheum Dis Clin North Am. 2016;42(1):177–89.
10. Thurman DJ, Stevens JA, Rao JK, Quality Standards Subcommittee of the American Academy of Neurology. Practice parameter: Assessing patients in a neurology practice for risk of falls (an evidence-based review): report of the Quality Standards Subcommittee of the American Academy of Neurology. Neurology. 2008;70(6):473–9.
11. Fasano A, Plotnik M, Bove F, Berardelli A. The neurobiology of falls. Neurol Sci. 2012;33(6):1215–23. https://doi.org/10.1007/s10072-012-1126-6.
12. Thijs RD, Bloem BR, van Dijk JG. Falls, faints, fits and funny turns. J Neurol. 2009;256(2):155–67.
13. Nutt JG, Bloem BR, Giladi N, Hallett M, Horak FB, Nieuwboer A. Freezing of gait: moving forward on a mysterious clinical phenomenon. Lancet Neurol. 2011;10(8):734–44.
14. Bloem BR, Hausdorff JM, Visser JE, Giladi N. Falls and freezing of gait in Parkinson's dis-

ease: a review of two inter-connected, episodic phenomena. Mov Disord. 2004;19(8): 871–84.
15. Bloem BR, Beckley DJ, van Dijk JG. Are automatic postural responses in patients with Parkinson's disease abnormal due to their stooped posture? Exp Brain Res. 1999;124(4):481–8.
16. Abdo WF, Borm GF, Munneke M, Verbeek MM, Esselink RA, Bloem BR. Ten steps to identify atypical parkinsonism. J Neurol Neurosurg Psychiatry. 2006;77(12):1367–9.
17. Stolze H, Petersen G, Raethjen J, Wenzelburger R, Deuschl G. The gait disorder of advanced essential tremor. Brain. 2001;124(Pt 11):2278–86.
18. Louis ED, Bennett DA. Mild Parkinsonian signs: an overview of an emerging concept. Mov Disord. 2007;22(12):1681–8.
19. Blahak C, Baezner H, Pantoni L, Poggesi A, Chabriat H, Erkinjuntti T, Fazekas F, Ferro JM, Langhorne P, O'Brien J, Visser MC, Wahlund LO, Waldemar G, Wallin A, Inzitari D, Hennerici MG. Deep frontal and periventricular age related white matter changes but not basal ganglia and infratentorial hyperin- tensities are associated with falls: cross sectional results from the LADIS study. J Neurol Neurosurg Psychiatry. 2009;80(6):608–13.
20. Skoyles JR. Human balance, the evolution of bipedalism and dysequilibrium syndrome. Med Hypotheses. 2006;66(6):1060–8.
21. Bloem BR, Steijns JA, Smits-Engelsman BC. An update on falls. Curr Opin Neurol. 2003;16(1):15–26.
22. Berner Y, Shabat S, Mann G, Stern A, Sagiv P, Nyska M. Comorbidity of distal radius (Colles' type) and hip fractures implies a better outcome in older patients. J Am Geriatr Soc. 2002;50(5):976–7.
23. Lundin-Olsson L, Nyberg L, Gustafson Y. "Stops walking when talking" as a predictor of falls in elderly people. Lancet. 1997;349(9052):617.
24. Plotnik M, Giladi N, Dagan Y, Hausdorff JM. Postural instability and fall risk in Parkinson's disease: impaired dual tasking, pacing, and bilateral coordination of gait during the "ON" medication state. Exp Brain Res. 2011;210(3–4):529–38.
25. Yang YR, Chen YC, Lee CS, Cheng SJ, Wang RY. Dual-task-related gait changes in individuals with stroke. Gait Posture. 2007;25(2):185–90.
26. Camicioli R, Howieson D, Lehman S, Kaye J. Talking while walking: the effect of a dual task in aging and Alzheimer's disease. Neurology. 1997;48(4):955–8.
27. Nutt JG, Marsden CD, Thompson PD. Human walking and higher-level gait disorders, particularly in the elderly. Neurology. 1993;43(2):268–79.
28. Chang CM, Yu YL, Ng HK, Leung SY, Fong KY. Vascular pseudoparkinsonism. Acta Neurol Scand. 1992;86(6):588–92.
29. Hennerici MG, Oster M, Cohen S, Schwartz A, Motsch L, Daffertshofer M. Are gait disturbances and white matter degeneration early indicators of vascular dementia? Dementia. 1994;5(3–4):197–202.
30. Dietz V. Do human bipeds use quadrupedal coordination? Trends Neurosci. 2002;25(9):462–7.
31. Jacobs JV, Horak FB. Cortical control of postural responses. J Neural Transm. 2007;114(10):1339–48.
32. Mak MK, Pang MY. Fear of falling is independently associated with recurrent falls in patients with Parkinson's disease: a 1-year prospective study. J Neurol. 2009;256(10):1689–95.
33. Brozova H, Stochl J, Roth J, Ruzicka E. Fear of falling has greater influence than other aspects of gait disorders on quality of life in patients with Parkinson's disease. Neuro Endocrinol Lett. 2009;30(4):453–7.
34. Horlings CG, van Engelen BG, Allum JH, Bloem BR. A weak balance: the contribution of muscle weakness to postural instability and falls. Nat Clin Pract Neurol. 2008;4(9):504–15.
35. Adkin AL, Bloem BR, Allum JH. Trunk sway measurements during stance and gait tasks in Parkinson's disease. Gait Posture. 2005;22(3):240–9.
36. Van de Warrenburg BP, Bakker M, Kremer BP, Bloem BR, Allum JH. Trunk sway in patients with spinocerebellar ataxia. Mov Disord. 2005;20(8):1006–13.

37. Rapp K, Becker C, Cameron ID, Klenk J, Kleiner A, Bleibler F, König HH, Büchele G. Femoral fracture rates in people with and without disability. Age Ageing. 2012;41(5):653-8.
38. Carda S, Cisari C, Invernizzi M. Sarcopenia or muscle modifications in neurologic diseases: a lexical or patophysiological difference? Eur J Phys Rehabil Med. 2013;49(1):119-30.
39. Invernizzi M, Carda S, Viscontini GS, Cisari C. Osteoporosis in Parkinson's disease. Parkinsonism Relat Disord. 2009;15(5):339-46.
40. Carda S, Cisari C, Invernizzi M, Bevilacqua M. Osteoporosis after stroke: a review of the causes and potential treatments. Cerebrovasc Dis. 2009;28(2):191-200.
41. Jiang SD, Jiang LS, Dai LY. Mechanisms of osteoporosis in spinal cord injury. Clin Endocrinol 2006;65(5):555-65.
42. Gupta S, Ahsan I, Mahfooz N, Abdelhamid N, Ramanathan M, Weinstock-Guttman B. Osteoporosis and multiple sclerosis: risk factors, pathophysiology, and therapeutic interventions. CNS Drugs 2014;28(8):731-42.
43. Hirsch MA, Toole T, Maitland CG, Rider RA. The effects of balance training and high-intensity resistance training on persons with idiopathic Parkinson's disease. Arch Phys Med Rehabil. 2003;84(8):1109-17.
44. Benzinger P, Rapp K, Maetzler W, König HH, Jaensch A, Klenk J, Büchele G. Risk for femoral fractures in Parkinson's disease patients with and without severe functional impairment. PLoS ONE. 2014;9(5):e97073.
45. Walker RW, Chaplin A, Hancock RL, Rutherford R, Gray WK. Hip fractures in people with idiopathic Parkinson's disease: incidence and outcomes. Mov Disord. 2013;28(3):334-40.
46. Fink HA, Kuskowski MA, Taylor BC, Schousboe JT, Orwoll ES, Ensrud KE, Osteoporotic Fractures in Men (MrOS) Study Group. Association of Parkinson's disease with accelerated bone loss, fractures and mortality in older men: the Osteoporotic Fractures in Men (MrOS) study. Osteoporos Int. 2008;19(9):1277-82.
47. Batchelor FA, Mackintosh SF, Said CM, Hill KD. Falls after Stroke. Int J Stroke 2012;7(6):482-90.
48. Ramnemark A, Nyberg L, Borssén B, Olsson T, Gustafson Y. Fractures after stroke. Osteoporos Int. 1998;8(1):92-5.
49. Ramnemark A, Nilsson M, Borssén B, Gustafson Y. Stroke, a major and increasing risk factor for femoral neck fracture. Stroke. 2000;31(7):1572-7.
50. Kanis J, Oden A, Johnell O. Acute and long-term increase in fracture risk after hospitalization for stroke. Stroke. 2001;32(3):702-6.
51. Grisso JA, Kelsey JL, Strom BL, Chiu GY, Maislin G, O'Brien LA, Hoffman S, Kaplan F. Risk factors for falls as a cause of hip fracture in women. The Northeast Hip Fracture Study Group. N Engl J Med. 1991;324(19):1326-31.
52. Jørgensen L, Engstad T, Jacobsen BK. Higher incidence of falls in long-term stroke survivors than in population controls: depressive symptoms predict falls after stroke. Stroke. 2002;33(2):542-7.
53. Forster A, Young J. Incidence and consequences of falls due to stroke: a systematic inquiry. BMJ. 1995:311(6997):83-6.
54. Chiu KY, Pun WK, Luk KD, Chow SP. A prospective study on hip fractures in patients with previous cerebrovascular accidents. Injury. 1992;23(5):297-9.
55. Nilsagård Y, Gunn H, Freeman J, Hoang P, Lord S, Mazumder R, Cameron M. Falls in people with MS—an individual data meta-analysis from studies from Australia, Sweden, United Kingdom and the United States. Mult Scler. 2015;21(1):92-100.
56. Gunn HJ, Newell P, Haas B, Marsden JF, Freeman JA. Identification of risk factors for falls in multiple sclerosis: a systematic review and meta-analysis. Phys Ther. 2013;93(4):504-13.
57. Giannì C, Prosperini L, Jonsdottir J, Cattaneo D. A systematic review of factors associated with accidental falls in people with multiple sclerosis: a meta-analytic approach. Clin Rehabil. 2014;28(7):704-16.
58. Matsuda PN, Shumway-Cook A, Ciol MA, Bombardier CH, Kartin DA. Understanding

falls in multiple sclerosis: association of mobility status, concerns about falling, and accumulated impairments. Phys Ther. 2012;92(3):407–15.
59. Bazelier MT, van Staa TP, Uitdehaag BM, Cooper C, Leufkens HG, Vestergaard P, Herings RM, de Vries F. Risk of fractures in patients with multiple sclerosis: a population-based cohort study. Neurology. 2012;78(24):1967–73.
60. Bazelier MT, van Staa T, Uitdehaag BM, Cooper C, Leufkens HG, Vestergaard P, Bentzen J, de Vries F. The risk of fracture in patients with multiple sclerosis: the UK general practice research database. J Bone Miner Res. 2011;26(9):2271–9.
61. Brotherton SS, Krause JS, Nietert PJ. Falls in individuals with incomplete spinal cord injury. Spinal Cord. 2007;45(1):37–40.
62. Phonthee S, Saengsuwan J, Siritaratiwat W, Amatachaya S. Incidence and factors associated with falls in independent ambulatory individuals with spinal cord injury: a 6-month prospective study. Phys Ther. 2013;93(8):1061–72.
63. American Spinal Injury Association. International standards for neurological classification of spinal cord injury, revised 2002. Chicago: American Spinal Injury Association; 2002.
64. Chang JT, Morton SC, Rubenstein LZ, Mojica WA, Maglione M, Suttorp MJ, Roth EA, Shekelle PG. Interventions for the prevention of falls in older adults: systematic review and meta-analysis of randomised clinical trials. BMJ. 2004;328(7441):680.
65. Ganz DA, Bao Y, Shekelle PG, Rubenstein LZ. Will my patient fall? JAMA. 2007;297(1):77–86.
66. Gor-García-Fogeda MD, Cano de la Cuerda R, Carratalá Tejada M, Alguacil-Diego IM, Molina-Rueda F. Observational gait assessments in people with neurological disorders: a systematic review. Arch Phys Med Rehabil. 2016;97(1):131–40.
67. Schmid AA, Kapoor JR, Dallas M, Bravata DM. Association between stroke severity and fall risk among stroke patients. Neuroepidemiology. 2010;34(3):158–62.
68. Weerdesteyn V, de Niet M, van Duijnhoven HJ, Geurts AC. Falls in individuals with stroke. J Rehabil Res Dev. 2008;45(8):1195–213.
69. Bloem BR, van Vugt JP, Beckley DJ. Postural instability and falls in Parkinson's disease. Adv Neurol. 2001;87:209–23.
70. Lee J, Geller AI, Strasser DC. Analytical review: focus on fall screening assessments. PM R. 2013;5(7):609–21.

낙상 예방을 위한 전략

Strategies to Prevent Falls

Giovanni Morone, Alessia Federici, Marco Tramontano, Roberta Annicchiarico and Antonino Salvia

1 서론(Introduction)

균형 장애가 있는 환자의 낙상은 일상적인 임상 진료에서 흔히 관찰되며 종종 환자의 이동성과 독립성을 상실하게 한다[1]. 연구 문헌에 따르면 65세 이상 인구의 4분의 1에서 3분의 1이 전년도에 낙상을 경험한 것으로 보고되었다[2, 3]. 노인 낙상의 10~15%는 심각한 부상을 초래하고 5~10%는 골절을 일으킨다[4]. 또한 노인은 미국 서부 지역 인구층 중에서 가장 빠르게 증가하는 연령대이기 때문에 낙상과 관련된 비용으로 인해 공중 보건 시스템에 부담이 가중되고 있다. 균형 및 보행 장애는 신경계 환자에서 빈번한 증상이므로 많은 신경계 장애가 낙상 위험을 증가시킬 수 있다. 따라서 이들 환자의 낙상은 빈번하게 발생하고 있는 실정이나[5], 신경과 입원 환자 및 외래 환자의 낙상 유병률과 위험 요인 및 낙상의 근본적인 원인에 대한 연구는 미흡하다.

입원 환자의 2.5~15%는 입원 기간 중 낙상을 경험하며, 이 중 15~30%는 부상으로 이어지고 4%에서 6%는 심각한 부상을 입는다. 재활 치료 환경에서는 낙상 발생률이 24~47%에 이르며 약 30%가 부상으로 이어진다. 이러한 낙상은 재활 프로그램의 실패로 이어질 수 있다[6]. 낙상은 병원에서 발생하는 주요 부작용 중 하나로, 전체 부작용의 최대 30%를 차지한다[7, 8]. Wong et al.[9]에 따르면 낙상 관련 부상을 입은 환자의 경우 입원 기간과 입원 비용이 증가했으며, 낙상 환자는 집으로 퇴원할 가능성이 더 낮았다[10]. 또한 낙상 관련 부상으로 인한 법적 분쟁이 지속적으로 증가하고 있으며, 의료진의 과실이 인정되는 경우 관련 병원에 막대한 비용을 초래한다[10]. 입원환자의 낙상 빈도와 재발을 고려하여 병원에서는 낙상의 위험요인을 파악하고 입원환자의 낙상 발생을 예방하기 위해 노력하고 있다. 의료 시설에서 환자의 낙상 위험 감소는 실제로 의료 서비스의 질을 나타내는 지표로 간주된다.

2 낙상의 정의(Definition)

Tinetti[11]에 따르면 비입원 노인 인구에서 낙상은 '뇌졸중과 같은 중대한 의학적 사건이나 심각한 위험으로 인한 것이 아니라 의도치 않게 바닥이나 낮은 곳으로 넘어지는 사건'으로 정의된다.

3 낙상 위험 요인(Risk Factors)

뇌졸중, 치매, 보행 및 균형 장애와 같은 다양한 진단과 보행 보조기의 사용, 그리고 최근 낙상 병력은 낙상 위험을 예측하는 중요한 요인이다. 다른 예측 인자로는 파킨슨병, 말초 신경병증, 하지의 쇠약 또는 감각 상실, 심각한 시력 상실 등이 있다[12-14].

지역사회와 병원 환경 모두에서 낙상은 일반적으로 다인성(multifactorial) 요인에 기인하며 내재적 및 외재적 요인으로 인해 발생하는 경우가 많다. 내재적 낙상 위험 요인은 환자의 건강 상태와 관련이 있으며, 다양한 동반 질환, 벤조디아제핀(benzodiazepine)과 같은 신경안정제나 수면진정제(sedative-hypnotic)와 같은 특정 약물의 영향, 인지 장애, 고령(65세 이상), 시력 문제, 체위성 저혈압(postural hypotension), 불안정한 보행 및 이전 낙상 병력, 비타민 D 결핍[단독 혹은 낮은 크레아티닌 청소율(creatinine clearance)과 결합], 낙상 공포증(fallophobia)이나 낙상에 대한 두려움 등이 포함된다[15]. 외재적 낙상 위험 요인에는 우발적인 낙상을 유발할 수 있는 환경적 장애물이 포함된다. 예를 들어 전기 케이블, 부적합한 신발, 환자 주변의 잡동사니 등이 입원 환자의 낙상 위험을 증가시키는 것으로 나타났다[16, 17].

4 낙상 및 낙상 위험 선별 검사 (Screening for Falls and Risk of Falling)

가장 효과적인 낙상 예방 및 관리는 낙상 위험 요인을 파악하는데 기반을 두고 있다. 낙상으로 인해 치료를 받거나 지난 1년 이내에 낙상이 반복적으로 발생한 경우, 그리고 보행 또는 균형 문제를 보이는 지역사회 거주 노인의 경우에는 종합적인 낙상 위험 평가를 제공해야 한다. 마찬가지로 낙상 위험이 있는 입원 환자는 65세 이상의 환자, 감각 장애, 치매, 낙상 병력, 뇌졸중, 실신, 섬망(delirium; 갑작스러운 의식의 변화와 함께 주의력 및 인지 장애가 발생하는 일시적 상태-역주), 보행 장애 등으로 인해 임상의가 고위험군으로 분류한 50-64세의 환자 등도 포함된다[17].

환자가 낙상을 당했을 때는 어떤 유형의 낙상을 경험했는지 파악하는 것이 중요하다. 이를 통해 환자의 특정 요구에 맞는 가장 적절한 낙상 예방 전략을 수립할 수 있다. 또한 간병인이 낙상의 원인을 파악하고 의료진이 효과적인 낙상 예방 조치를 시행하는데 도움이 된다. 실제로 병원이나 요양 시설의 치료 목표 중 하나는 낙상 위험이 있다고 판단되는 환자의 부작용을 줄이거나 예방하는 것이다.

낙상은 일반적으로 우발적 낙상, 예기치 못한 생리적 낙상, 예상된 생리적 낙상, 그리고 의도적 낙상의 네 가지 유형 중 하나로 분류할 수 있다[15, 16]. 우발적 낙상은 외적 요인으로 인한 의도하지 않은 낙상으로, 예를 들어 젖은 바닥에서 미끄러지거나 장애물에 걸려 넘어지는 것과 같이 주로 환경적 요인으로 인해 발생한다. 예상치 못한 생리적 낙상은 환자의 첫 실신, 발작 또는 병리적 고관절 골절과 같은 이전에 알려지지 않은 내재적 위험 요인에서 비롯된다. 반면 예상되는 생리적 낙상은 알려진 내재적 낙상 위험 요인이 있을 때 발생한다[15, 16].

5 낙상 위험 환자의 임상 및 다인자적 평가 (Clinical and Multifactorial Assessment of Patients at Risk of Falls)

낙상 위험이 있는 환자의 경우 다인자적(multifactorial) 평가를 실시하는 것이 중요하다. 특히 건강 검진(medical examination)은 필수이며, 정신 상태, 균형 및 보행 평가는 물론 고유수용성 감각 검사, 반사 신경 검사, 피질과 추체외로(extrapyramidal) 및 소뇌 기능 검사 등이 포함되어야 한다[12]. 또한 체위형 혈압, 골다공증 위험, 심박수 및 리듬, 요실금, 비타민 D 결핍 및 시력 문제 가능성도 평가하는 것이 중요하다. 낙상 위험의 다면적인 특성으로 인해 개인의 인지된 기능적 능력과 낙상에 대한 두려움도 평가해야 한다[17]. 실제로 최근 아급성(subacute) 뇌졸중 환자에서 볼 수 있듯이 보행 능력을 과대평가하면 반복적인 낙상으로 이어질 수 있다[18]. Morse 낙상 위험 평가 도구(Morse falls risk assessment tool)[19], STRATIFY[20], Hendrich 낙상 위험 모델 II (Hendrich falls risk model II)[21]와 같은 표준화된 평가를 활용하면 도움이 될 수 있다. 그러나 최근 몇 년 동안 이러한 위험 여측 도구는 검증된 환경에서만 우수한 예측 타당도를 보였다. 낙상 위험 인구 및 지역사회 기반 평가에 더 유용한 낙상 위험 평가 도구로는 Tinetti 점수(Tinetti scores)[22], Berg 균형 검사(Berg balance test), 노인 낙상 선별 검사(elderly fall screening test), 동적 보행 지수(dynamic gait index), 일어서서 걷기 검사(timed up and go test, TUG)[23] 등이 있다.

실제로 많은 임상 평가 도구가 개발되었지만, 대부분은 개별적인 관찰과 주관적인 해석에 의존하기 때문에 일관성이 부족하고 부정확한 평가로 이어진다. 이러한 표준화된 도구의 또 다른 주요 한계는 예측값(predictive value)이 낮다는 것이다. 이는 높은 위양성률(false-positive rate)을 초래하여 실제로는 고위험군에 속하지 않는데도 고위험군으로 분류되는 경우가 많다[20, 24]. 또다른 단점은 이러한 평가의 대부분이 임상 환경에서만 수행될 수 있으며, 올바른 실행을 위해서는 종종 감독(supervision)이 필요하기 때문에 장기적인 모니터링에는 다소 적합하지 않다는 것이다. 최근 이러한 문제를 해결하기 위해 연구자들은 웨어러블(wearable) 모션 센서로 물리적 낙상 위험 평가를 계측하여 보다 객관적이고 신속하게 실행하며 잠재적으로 지역사회에서 감독 없이 사용하기에 더 적합하도록 만들려고 시도했다[23-26]. 평가되는 신체 움직임의 루틴은 구조화되거나 비구조화될 수 있으며, 각각에 대해 몇 가지 하위 옵션이 존재한다. 예를 들어 구조화된 루틴은 사람들이 일상생활에서 일반적으로 수행하지 않는 복잡한 동작 과제를 기반으로 할 수 있으며, TUG 검사, 앉았다 일어서기(sit-to-stand) 검사, 교대 스텝(alternate step) 검사와 같이 피검자의 힘이나 균형 감각 및 인지 기능을 평가하는 동작이 포함될 수 있다. 반면 구조화되지 않은 루틴은 일상생활 활동(ADL)과 유사한 일련의 간단한 동작으로 구성된다[23-26]. Rispens et al.[27]의 연구에서는 일상생활 중의 보행 특성이 낙상 병력과 관련이 있음을 보여주었다. 그러나 낙상 위험에 대한 예측 측면에서 이러한 연구 결과의 가치에 대한 결론에 도달하기 전에 추가적인 연구에 의해 확인되고 전향적(prospective) 데이터를 통해 뒷받침되어야 한다. 앞서 언급했듯이 TUG 검사는 가장 자주 시행되는 검사 중 하나이다[28]. Green et al.은 TUG 검사 중 보행과 회전 동작의 정량적 평가를 통해 낙상 위험을 보다 객관적이고 민감하게 판단하여 낙상 위험이 있는 지역사회 거주 노인에게 제공되는 치료의 질을 개선하고 향후 낙상을 예방하기 위해 보다 시의적절한 중재법의 시행이 가능하다는 점을 보여주었다. 해당 연구는 신체 착용형 동작 센서를 사용하여 TUG 검사를 객관적으로 정량화하고 각 검사 구간에서의 동작 타이밍과 보행 및 자세 안정성에 대한 포괄적이고 정량적인 분석을 제공할 수 있음을 보여주고자 했다. 또한 해당 연구자들은 감독 기반 모니터링 프로토콜에 계측형(instrumented) TUG (iTUG) 평가 도구가 적용될 수 있음을 제안했으며, 이 설정에서는 TUG 검사 중 자이로스코프(gyroscope; 움직이는 물체의 각속도 변화를 측정하여 방향이나 회전의 변화를 감지하는 장치-역주)를 이용해 계측된 매개변수(parameter)의 기록을 통해 시간 경과에 따른 피검사자의 보행 및 균형 변화를 추적하는 것이 포함되었다. 이는 가정이나 1차 의료 시설에 적합한 지속적인 낙상 위험 평가 프로토콜로 활용될 수 있다. 마지막으로 일부 연구에서 최근 스마트폰 모델에 탑재된 것과 같은 소비자용 가속도계(accelerometer; 물체의 가속도를 측정하여 이동 및 기울기를 감지하는 장치-역주)가 iTUG 검사와 같은 임상 검사에 사용될 수 있는 가능성이 있음을 보여주었다. FARSEEING EU 프로젝트[29]에서는 가정에서 스스로 관리할 수 있도록 설계된 TUG 검사 계측용 독립형 애플리케이션인 Android uTUG 애플리케이션을 소개했으며, 이 애플리케이션은 임상 기능을 계측하는 일련의 독립형 애플리케이션 중 하나이다. 이 프로젝트의 또 다른 제품인 uFall Android 애플리케이션은 가정에서 사용자의 운동 활동을 모니터링하기 위해 개발되었다. 이러한 애플리케이션은 스마트폰에 내장된 관성 센서(inertial sensor; 가속도계와 각속도계 등을 사용하여 관성을 측정하는 장치-역주)를 활용하므로 사용자는 허리 벨트에 스마트폰을 착용해야 한다.

6 다인자적 중재(Multifactorial Intervention)

급성(acute) 치료 병원과 지역사회에서의 낙상 예방 프로토콜은 외재적 및 내재적 낙상 위험 요인을 모두 다루고 낙상 발생을 최소화하는 것을 목표로 한다. 입원 환자의 경우 내재적 낙상 위험 요인이 다양하기 때문에 특정 낙상 위험 요인을 식별하기가 쉽지 않다. 게다가 환자가 중력을 거스르는(defying) 운동을 해야 하는 재활 병원에서는 더 많은 문제가 발생할 수 있다.

낙상 위험을 관리하려면 기저 질환을 해결하고 약물을 조절하며(향정신성 약물 사용 최소화), 보행 및 균형 훈련을 포함한 운동 프로그램 등을 시행해야 한다. 낙상 위험을 줄이기 위한 추가적인 중재법에는 다인자적 평가를 통해 확인된 위험 요인을 관리하는 것이다. 여기에는 시각 이상, 신경 장애, 인지 장애, 체위형 저혈압, 기타 심혈관 이상, 비뇨기 이상, 발 및 신발 문제, 기타 관련 급성 또는 만성 질환의 관리와 보행 보조 장치 처방 및 사용 교육, 작업 치료 처방, 골다공증 치료, 낙상에 대한 공포 관리, 가정 환경 적응 또는 개선 등이 포함된다[12, 17].

낙상 예방 중재법에 대해 체계적으로 고찰한 논문[30]에 따르면 낙상 예방 프로그램은 낙상 위험을 11%, 월간 낙상 비율을 23% 감소시키는 것으로 나타났다. 고

위험군(예: 이전에 낙상 경험이 있고 다시 낙상할 위험이 높은 사람)에 초점을 맞춘 중재는 일반 노인 집단을 대상으로 한 중재보다 더 효과적이었다. 또한 가장 효과적인 중재 전략은 개별화된 낙상 위험 감소 및 환자 추적 관찰과 결합된 임상 평가였다. 이러한 임상 평가는 보행 및 균형 검사, 신경 기능 검사, 모든 약물에 대한 검토, 맞춤형 의료 관리 접근법의 개발 등으로 구성되었으며 적절한 진료 의뢰(referral)도 포함되었다. 총체적으로 분석한 결과, 임상 평가 및 위험 요인 감소를 사용한 중재는 낙상 위험을 18%, 평균 낙상 횟수를 43% 감소시켰다[30].

다학제적(multidisciplinary) 위험 평가 및 관리 전략은 가장 효과적인 낙상 예방 도구이다. 대부분의 입원 환경에서는 일반적으로 재활 의료진이 환자의 낙상 위험을 가장 먼저 평가한다[31]. 요양 시설과 병원에서 노인의 낙상 예방을 위한 중재 효과를 조사한 최근 Cochrane 문헌 고찰에 따르면 비타민 D 보충제가 낙상 발생률을 낮추는데 효과적인 것으로 나타났다. 또한 아급성기 병원 환경에서의 운동 효과에 대한 증거는 제시되었지만, 요양 시설에서의 효과는 명확하지 않았다. 마지막으로 다인자적 중재가 병원에서 낙상을 감소시키는 것으로 나타났지만, 그 영향에 대한 증거는 아직 명확하지 않았다[32]. 또한 최근 연구에서는 여러 전문가가 참여하는 다인자적 중재(낙상 후 원인 검토, 환자 교육, 의료진 교육, 신발에 대한 조언 및 배변 등의 측면 포함)의 효과를 강조했으며, 섬망 예방 프로그램, 진정제 및 최면제 축소, 환자 교육 및 지속적인 운동 프로그램도 개별적으로 시행할 경우 낙상을 줄일 수 있다고 보고했다[33]. 정확한 위험 요인에 대한 평가가 없이는 낙상 예방 접근법을 적절하게 실행할 수 없다. 부상을 동반하는 낙상을 예측하는 것은 여전히 어려운 일이지만, 많은 연구 문헌에서 위험 평가 프로토콜을 개발하고 실행하는 것에 대한 필요성을 제기하고 있다[33]. 지역사회에 거주하는 노인의 낙상 예방을 위한 중재에 대한 최근 Cochrane 문헌 고찰에 따르면 가정 기반 운동 프로그램과 가정 안전 중재는 낙상률과 낙상 위험을 감소시키는 것으로 나타났다. 반면 다인자적 평가 및 중재 프로그램은 낙상률은 감소시켰지만 낙상 위험은 감소시키지 못했다. 마지막으로 저자들은 태극권(Tai Chi) 운동이 낙상 위험을 감소시킨다고 제안했다[14].

7 낙상 예방을 강화하는 기술(Technology to Boost Fall Prevention)

최근 몇 년 동안 정보통신기술(ICT)은 낙상 감지 및 예방 기능을 강화하여 노인의 자립과 삶의 질을 향상시킬 수 있는 가능성을 보여주었다. 또한 이러한 ICT 솔루션은 노인 케어와 관련된 의료 비용을 절감시킬 수 있을 뿐만 아니라 특정 대상 집단과 위험 요인에 맞게 맞춤화하여 최적화할 수 있는 잠재력을 가지고 있다. 이러한 맞춤화를 통해 잠재적 낙상자는 가장 적합한 기기와 방식 및 프로그램을 최적의 빈도와 가장 적절한 조합으로 사용할 수 있다. 최근 건강한 노화(그리고 활동적인 노화)를 위한 ICT의 발전은 낙상을 효과적으로 관리하기 위한 기술, 도구, 기법 및 전반적인 솔루션의 개발과 검증에 초점을 맞추고 있다. 이러한 솔루션에는 낙상을 적시에 감지하기 위한 센서 사용, 경보 발동을 위한 보급형(pervasive) 애플리케이션, 주변 환경(예: 조명 조건) 개선을 위한 조절 장치, 고령 사용자의 운동 능력 훈련 및 개선을 위한 애플리케이션에 이르기까지 다양하다. 또한 사용자 상태를 모니터링하고 잠재적 위험을 식별하며 예방 조치를 구현하도록 설계된 애플리케이션도 있다. 여러 가지 솔루션(주로 낙상 감지기와 같은 구성 요소 수준)이 상용 제품으로 출시되어 요양 서비스 제공업체와 주택 관련 기관 및 가정에서 거인 사용자도 널리 이용하고 있다. 이와 동시에 최근에는 연구 프로젝트의 일환으로 보다 발전된 통합 솔루션이 도입되어 검증되고 있다. 이러한 ICT 기반 낙상 감지 및 예방 솔루션은 기술 도구와 필수적 인간 치료 요소를 통합하는 종합적인 낙상 관리 전략의 일부이다. 다양한 낙상 감지 및 예방 솔루션이 존재하지만, 이러한 솔루션을 특정 낙상 위험 요인과 대상 집단에 맞게 조정하거나 맞춤화하는 데는 한계가 있었다. 실제로 낙상은 생물학적, 경제적, 사회적, 문화적, 환경적 요인 등 다양한 요인의 영향을 받는다[34, 35]. 생물학적 요인의 경우 여러 질병과 만성 질환(예: 균형 및 보행 문제, 심혈관 질환, 시력 문제, 우울증)이 낙상의 일반적인 원인이 된다. 동시에 개인의 출신 국가와 거주지에 따라 낙상 위험 요소의 특징도 달라질 수 있다.

목욕 매트, 침대 옆 난간, 이동 벤치, 변기 시트 안전 지지 장치, 벽걸이형 샤워 의자, 이동용 손잡이, 팔걸이가 달린 높이 조절 변기 등 낙상 사고를 예방하기 위한 다양한 장치가 시중에 판매되고 있다. 이와 동시에 가속도계 기반 시스템[36-39], 소형 웨어러블 시스템[40], 휴대폰 기반 시스템[41], 손목 착용 장치 시스템[42], 카메라 기반 시스템, 움직임 분류 기반 시스템, 바닥 압력 감지 시스템 등 낙상을 예방 및 감지하기 위한 다양한 웨어러블 디바이스가 연구 노력에 의해 만들어졌다. 또한 다수의 ICT 연구 프로젝트(EC 공동 지원 프로젝트 포함)에서 보다 통합된 솔루션을 생산하고 검증하기 위해 노력해 왔다. 예를 들어 FP7-CONFIDENCE 프로젝트(http://fallsprevention.eu/ confidence-ubiquitous-care-system-to-support-independent-living-fp7-ict)는 낙상 등 이상 징후를 감지하는 유비쿼터스 시스템을 제공하고, BIOTELEKINESY 프로젝트(FP7-PEOPLE-IEF-2008에 따라 지원)는 노인의 이동 장애를 감지하고 낙상을 예방하기 위한 원격 모니터링 및 원격 관리를 위한 통신 플랫폼을 제공한다. 또다른 예로는 노인들을 위한 웨어러블 소형 낙상 감지 시스템을 개발한 FALL-WATCH 프로젝트(FP7 '중소기업을 위한 연구', http://www. fallwatch-project.eu 참조)가 있다. 마찬가지로 FP6-IST 프로젝트 ENABLE은 노인들이 독립적이고 편안하게 잘 생활할 수 있도록 서비스를 지원하는 웨어러블 시스템을 제작했다[43]. 낙상을 모니터링하고 낙상 발생 시 전문가나 보호자에게 알리는 홈 자동화 시스템 등 다양한 ICT 혁신이 적용되었다[44]. 현재까지 이러한 기술은 사후 대응형(reactive) 기술로, 낙상 후 바닥에 누워 있는 시간을 최소화하여 잠재적인 건강 위험을 줄이고 신속한 도움을 받을 수 있도록 해준다. 또한 낙상 예방을 위해 노년층에게 근력 및 균형 훈련 기회를 제공하는 게임형 운동(exergame), Wii-fit, Kinect 등 다양한 ICT 시스템이 개발 또는 적용되어 낙상을 사전에 예방할 수 있도록 돕는다[45, 46]. 가정에서 운동 프로그램을 제공하는 ICT 혁신은 비용을 절감하고 노인들에게 정기적인 피드백과 동기를 부여하여 운동 지속도(adherence)를 높일 수 있는 잠재력이 있다. 이러한 기술의 사용에 관한 연구 문헌은 특히 사용자의 수용성(acceptability)이 중요한 고려 사항임을 강조한다. 이러한 사용자 수용성은 통제력, 독립성, 안전에 대한 필요성이나 요구 사항과 같은 내재적 요인과 사용 용이성 및 피드백 제공과 같은 외재적 요인 등 다양한 요인에 의해 영향을 받는다. 무엇보다도 사용자의 선호도에 따라 기술을 선택하고 사용자의 특정 요구 사항을 충족하도록 맞춤화하는 것이 중요하다.

참고 문헌

1. Blake AJ, Morgan K, Bendall MJ, Dallosso H, Ebrahim SB, Arie TH, et al. Falls by elderly people at home: prevalence and associated factors. Age Ageing. 1988;17(365-372):2.
2. Bohannon R. Correlation of lower limb strengths and other variables with standing performance in stroke patients. Physiother Can. 1989;41(198-202):3.
3. Dunn JE, Rudberg MA, Furner SE, Cassel CK. Mortality, disability, and falls in older persons: the role of underlying disease and disability. Am J Public Health. 1992;82(395-400):4.
4. Elble RJ, Hughes L, Higgins C. The syndrome of senile gait. J Neurol. 1992;239(71-75):5.
5. Stolze H, Klebe S, Zechlin C, Baecker C, Friege L, Deuschl G. Falls in frequent neurological diseases-prevalence, risk factors and aetiology. J Neurol. 2004;25:79-84.
6. Fahn S, Elton RL. Unified's Parkinson's disease rating scale. Recent developments in Parkinson's disease. Florham Park, NJ: Macmillan Health Care Information; 1987. p. 153-63.
7. Oliver D, Connelly JB, Victor CR, Shaw FE, Whitehead A, Genc Y. Strategy to prevent falls and fractures in hospitals and care homes and effect of cognitive impairment: systematic review and meta-analyses. BMJ. 2007; 334(7584):82.
8. Hitcho EB, Krauss MJ, Birge S, Dunagan WC, Fischer I, Johnson S, Nast PA, Costantinou E, Fraser VJ. Characteristics and circumstances of falls in a hospital setting: a prospective analysis. J Gen Intern Med. 2004;19:732-9.
9. Wong CA, Recktenwald AJ, Jones ML, Waterman BM, Bollini ML, Dunagan WC. The cost of serious fall-related injuries at three midwestern hospitals. J Qual Patient Saf. 2012;37(2):81-7.

10. Bates D, Pruess K, Souney P, Platt R. Serious falls in hospitalized patients: correlates and resource utilization. Am J Med. 1995;99:137–43.
11. Tinetti ME, Speechley M, Ginter SF. Risk factors for falls among elderly persons living in the community. N Engl J Med. 1988;319:1701–7.
12. Summary of Evidence-based Guideline for Clinicians. Assessing patients in a neurology practice for risk of falls. www.aan.org. Accessed 10 Aug 2016.
13. Guideline for the prevention of falls in older persons. American Geriatrics Society, British Geriatrics Society, and American Academy of Orthopaedic Surgeons Panel on Falls Prevention. J Am Geriatr Soc. 49(5):664–72; 2001.
14. Gillespie LD, Robertson MC, Gillespie WJ, Sherrington C, Gates S, Clemson LM, Lamb SE. Interventions for preventing falls in older people living in the community. Cochrane Database Syst Rev. (9):CD007146; 2012.
15. Currie L. Fall and injury prevention. In: Hughes R, editor. Patient safety and quality. An evidence handbook for nurses. 2008. Available at http://www.ahrq.gov/legacy/qual/nurseshdbk/.
16. Gray-Miceli D, Quigley PA. Fall prevention: assessment, diagnoses, and intervention strategies. In: Boltz M, Capezuti E, Fulmer T, Zwicker D, editors. Evidence-based geriatric nursing protocols for best practice. 4th ed. New York, NY: Springer Publishing Company; 2012. p. 268–97.
17. National Institute for Health and Care Excellence. Falls in older people: assessing risk and prevention. NICE guidelines [CG161] Published date: June 2013, ISBN: 978-1-4731-0132-6. www.nice.org.uk. Accessed 11 Aug 2016.
18. Morone G, Iosa M, Pratesi L, Paolucci S. Can overestimation of walking ability increase the risk of falls in people in the subacute stage after stroke on their return home? Gait Posture. 2014;39:965–70.
19. Morse JM, Morse RM. Calculating fall rates: methodological concerns. QRB Qual Rev Bull. 1988;14:369–71.
20. Coker E, Oliver D. Evaluation of the stratify falls prediction tool on a geriatric unit. Outcomes Manag. 2003;7(1):8–14; quiz 15-6.
21. Hendrich AL, Bender PS, Nyhuis A. Validation of the Hendrich II fall risk model: a large concurrent case/control study of hospitalized patients. Appl Nurs Res. 2003;16(1):9–21.
22. Tinetti ME. Performance-oriented assessment of mobility problems in elderly patients. J Am Geriatr Soc. 1986;34:119–26.
23. Perell KL, Nelson A, Goldman RL, et al. Fall risk assessment measures: an analytic review. J Gerontol A Biol Sci Med Sci. 2001;56:M761–6.
24. Vassallo M, Stockdale R, Sharma JC, et al. A comparative study of the use of four fall risk assessment tools on acute medical wards. J Am Geriatr Soc. 2005;53:1034–8.
25. Shany T, Redmond SJ, Marschollek M, Lovell NH. Assessing fall risk using wearable sensors: a practical discussion. A review of the practicalities and challenges associated with the use of wearable sensors for quantification of fall risk in older people. Z Gerontol Geriatr. 2012;45:694–706.
26. Zijlstra W, Aminian K. Mobility assessment in older people: new possibilities and challenges. Eur J Ageing. 2007;4:3–12.
27. Rispens SM, van Schooten KS, Pijnappels M, Daffertshofer A, Beek PJ, van Dieën JH. Identification of fall risk predictors in daily life measurements: gait characteristics' reliability and association with self-reported fall history. Neurorehabil Neural Repair. 2015;29(1):54–61.
28. Greene BR, O'Donovan A, Romero-Ortuno R, Cogan L, Scanaill CN, Kenny RA. Quantitative falls risk assessment using the timed up and go test. IEEE Trans Biomed Eng. 2010;57(12):2918–26.
29. Mellone S, Tacconi C, Schwickert L, Klenk J, Becker C, Chiari L. Smartphone-based solutions for fall detection and prevention: the FARSEEING approach. Zeitschrift für Gerontologie und Geriatrie. 2012;45(8):722–7.

30. Shekelle P, Maglione M, Chang J, Mojica W, Morton SC, Suttorp M, Roth EA, Rhodes S, Wu S, Newberry S. Evidence report and evidence-based recommendations. Zugriff am. 2003;4(2003):2010.
31. GholamHosseini H, Baig MM, Connolly MJ et al. A multifactorial falls risk prediction model for hospitalized older adults. In: 36th annual international conference of the IEEE in engineering in medicine and biology society (EMBC); 2014. p. 3484–87.
32. Cameron ID, Gillespie LD, Robertson MC, Murray GR, Hill KD, Cumming RG, Kerse N. Interventions for preventing falls in older people in care facilities and hospitals. Cochrane Database Syst Rev. 2012;12:CD005465.
33. Oliver D, Healey F, Haines TP. Preventing falls and fall-related injuries in hospitals. Clin eriatr Med. 2010;26(4):645–92.
34. Suzhen L, Jiping L, Yijuan C. Body function and fall-related factors of the elderly in community. J Nurs Sci. 2004;19(6):5–7.
35. Prudham D, Evans J. Factors associated with falls in the elderly: a community study. Age Ageing. 1981;10:141–6.
36. Bourke A, van de Ven P, Gamble M, et al. Evaluation of waist-mounted tri-axial accelerometer based fall-detection algorithms during scripted and continuous unscripted activities. J Biomech. 2010;43(15):3051–7.
37. Li Q, Stankovic J, Hanson M, Barth A, Lach J, Zhou G. Accurate, fast fall detection using gyroscopes and accelerometer-derived posture information. In: Sixth international workshop on wearable and implantable body sensor networks. BSN 2009; 2009. p. 138–43.
38. Kangas M, Konttila A, Lindgren P, Winblad I, Jamsa T. Comparison of low-complexity fall detection algorithms for body attached accelerometers. Gait Posture. 2008;28(2):285–91.
39. Nyan N, Tay FE, Manimaran M, Seah KH. Garment-based detection of falls and activities of daily living using 3-axis MEMS accelerometer. J Phys Conf Ser. 2006;34:1059–67.
40. Chen J, Kwong K, Chang D, Luk J, Bajcsy R. Wearable sensors for reliable fall detection. In: Proceedings of 27th annual international conference of the engineering in medicine and biology society, IEEEEMBS; 2005.
41. Dai J, Bai X, Yang Z, Shen Z, Xuan D. PerFallD: a pervasive fall detection system using mobile phones. In: 8th IEEE international conference on pervasive computing and communications workshops (PERCOM Workshops); 2010. https://doi.org/10.1109/PERCOMW.2010.5470652.
42. Degen T, Jaeckel H. Speedy: a fall detector in a wrist watch. In: Proceedings of the seventh IEEE international symposium on wearable computing; 2003. p. 184–89.
43. Hawley-Haguea H, Boultona E, Halla A, et al. Older adults' perceptions of technologies aimed at falls prevention, detection or monitoring: a systematic review. Int J Med Inform. 2014;83:416–26.
44. Brownsell S, Hawley MS. Automatic fall detectors and the fear of falling. J Telemed Telecare. 2004;10:262–6.
45. Miller CA, Hayes DM, Dye K, Johnson C, Meyers J. Using the Nintendo Wii Fit and body weight support to improve aerobic capacity, balance, gait ability, and fear of falling: two case reports. J Geriatr Phys Ther. 2012;35:95–104.
46. Williams MA, Roy LS, Jenkinson A, Stewart A. Exercising with computers in later life (EXCELL)—pilot and feasibility study of the acceptability of the Nintendo® WiiFit in community-dwelling fallers. BMC Res Notes. 2010;3:238.

제 2 부

신경계 질환의 보행 및 균형 회복을 위한 통합적 접근

Integrated Approach to Gait and Balance Rehabilitation in Neurological Diseases

파킨슨병의 재활 치료

Rehabilitation of Parkinson's Disease

Giovanni Abbruzzese and Elisa Pelosin

1 서론(Introduction)

파킨슨병(PD)은 운동성 및 비운동성 증상이 특징인 복합적인 신경퇴행성 질환이다. 비운동성 증상(수면, 기분, 후각, 자율신경 조절 등 다양한 영역과 관련)은 전형적인 운동 이상 증상(서동증(bradykinesia), 운동불능증(akinesia), 경직(rigidity), 안정 시 진전증(tremor) 등)에 대한 임상 진단이 내려지기 수년 전에 나타날 수 있다.

현재 이용 가능한 치료적 또는 신경보호적(neuroprotective) 요법은 없으며, 파킨슨병의 관리는 전통적으로 약물 요법[레보도파(levodopa)가 '최적 표준'으로 간주됨] 또는 신경외과적 접근법[뇌심부 자극술(deep brain stimulation)]을 통한 증상 치료(symptomatic treatment)를 기반으로 하고 있다. 그러나 파킨슨병은 만성적으로 진행되며, 최적의 의학적 또는 수술적 관리에도 불구하고 환자는 여전히 운동성 및 비운동성 증상의 변동성(fluctuation) 및 점진적인 자율성(autonomy)의 상실을 경험한다. 특히 질병이 진행된 단계에서는 장애가 심해지는 것이 특징이며, 이는 주로 보행 장애[보행 동결(freezing) 포함]와 이동 제한 및 낙상으로 이어지는 자세 불안정과 같은 비도파민성(non-dopaminergic) 특징과 관련되어 있다[15]. 또한 질병의 다양한 증상의 하위 유형 중 '자세 불안정성 보행 장애'는 발병 초기부터 레보도파 반응성의 감소와 인지 저하 속도의 증가 및 삶의 질의 악화를 동반하는 축성(axial) 운동 장애를 특징적으로 보인다는 점에 유의해야 한다[40].

이러한 이유로 파킨슨병의 재활 치료는 기능적 능력을 극대화하고 이차적 합병증을 최소화하는 것을 목표로 약리학적 및 신경외과적 치료의 보조적(adjuvant) 요법으로 활용되는 경우가 늘어나고 있다.

2 파킨슨병의 보행 및 균형 이상 (Gait and Balance Abnormalities in PD)

보행 장애는 PD 환자에게 흔히 나타나는 증상이며, 발생 패턴에 따라 지속성(continuous) 또는 일시성(episodic)으로 분류된다[14]. 지속성 보행 장애는 걸음걸이마다 어느 정도 일관되게 나타나며, 보행 속도가 느리고 걸음 길이 및 보간(step width)이 감소하는 특징(shuffling 보행: 짧은 보폭으로 발을 끄는 보행 패턴-역주)을 보인다. 또한 팔 스윙이 감소하거나 없고, 양발 지지 시간이 더 길어지며, 걸음걸이의 좌우 비대칭이 증가하여 더 높은 가변성(variability)을 나타낸다. 이러한 지속성 보행 이상은 일반적으로 이중 과제(dual-task, DT) 조건에서 악화된다[31, 38]. 반면에 일시성 보행 장애는 간헐적이고 명백하게 무작위적(random)으로 발생한다. 이는 설명할 수 없는 방식으로 발생하며 다음을 포함한다: ① 가속 보행(festination), 즉 디딤발 위로 신체 무게 중심을 앞으로 이동하는 것과 관련하여 점점 더 빨라지고 더 작은 걸음으로 전방으로 나아가는 경우, ② 보행 동결(freezing of gait, FOG), 즉 걸으려는 의도에도 불구하고 발이 일시적으로 움직이지 않거나 전진 진행이 현저한 감소하는 경우. FOG는 환자의 보행 개시, 방향 전환, 좁은 공간 통과, 특정 목적지를 향한 이동을 어렵게 만든다.

가속 보행은 상대적으로 드물지만 FOG는 PD 환자에게 흔하고 쇠약하게 하는 현상입니다. 주로 질병의 진행 및 유병 기간과 관련되어 있지만 초기 단계에서도 발생할 수 있다. 근본적인 메커니즘[자동성(automaticity) 상실, 리듬 조절 장애, 대뇌의 걸음걸이 프로그램 억제 해제 실패]은 여전히 불확실하지만[25], FOG는 낙상 빈도 증가 및 독립성 상실과 관련이 있는 것으로 보고되고 있다[6].

자세 불안정은 특히 질병이 좀 더 진행된 단계에서 나타나는 파킨슨병의 특징이다. 이는 복잡한 메커니즘의 상호작용을 반영한다[37](표 1). 보행 시작, 방향 전환, 장애물 넘기, 보행 정지와 같은 보행 과제는 지속적인 적응(adaptation)을 필요로 하기 때문에 보행은 PD 환자의 균형 유지에 가장 큰 어려움을 야기하는 동작 과제라고 할 수 있다. 더불어 이중 과제 조건(인지 과제 및 운동 과제 모두)은 PD 환자의 자세 안정성을 손상시킨다[18].

파킨슨병의 자세 불안정성은 더 악화되는 질병 진행 속도 및 장애 정도와 관련이 있다. 이는 FOG[6]와 함께 PD 환자 낙상의 주요 원인이며, 파킨슨병이 없는 연령 일치 대상자보다 PD 환자에서 낙상 발생률이 훨씬 더 높다[6, 30]. 낙상은 환자의 삶의 질과 자율성(autonomy)에 신체적 및 심리적으로 큰 영향을 미치며, PD 환자 입원의 첫 번째 원인이다.

표 1. PD의 자세 불안정성 메커니즘(Sconeburg et al.[37]에서 수정됨)

자세 정렬	• 좁은 보폭	
	• 부정확한 수직성 표현	
	• 자세 변형	몸통굽힘증, 앞굽힘증, 편측굽힘증, 척추측만증
	• 자세 흔들림 증가(내측-외측 방향)	
	• 감각 가중치 장애	
	• 안정성의 한계 감소	
자세 조정	• 반응(자동)자세조절 손상	동작 서행 및 다중적이고 작은 진폭 전략의 유연성 부족
	• 예비자세조절 결함	동작 크기 감소 및 지연 시간 연장
동적 균형 (걷기 동작)	• 부적절한 적응	발 정치 측면 및 전방 자세 안정성의 축 제어 신체 무게 중심의 좌우 이동(하지 무부하) 무게 중심의 전방 이동

3 인지 기능 및 보행 동작 수행과 낙상 사이의 상호 작용 (Interaction Between Cognitive Function, Gait Performance and Falls)

오랫동안 보행 및 균형과 같은 운동 기능은 주로 피질하 및 척추 수준에서 조절되는 준자동적(quasi-automatic) 동작으로 간주되었다. 그러나 여러 신경심리학적 연구에 따르면 인지적 결함(실행 및 주의력 기능과 시공간 능력의 결함 포함)은 보행 수행 능력 저하(보행 가변성 증가 및 보행 속도 감소)와 향후 낙상과 관련이 있는 것으로 나타났다[3, 43].

형태학적(morphological) 및 기능적(functional) 연구는 보행과 인지 자원 간의 관계를 뒷받침하는 추가적인 증거를 제시했다. 신경 영상 소견[예: 일반화된 뇌 위축(atrophy) 또는 백질변성(white matter hyperintensithy)]과 보행 및 인지 기능 장애 사이에 비특이적(nonspecific) 연관성이 보고되었다[3]. 자세 불안정성과 낙상 병력은 베타-아밀로이드 침착(β-amyloid deposition)[23] 및 콜린성(cholinergic) 기능 장애[7]와 관련이 있다. 감각운동 피질의 억제(inhibitory) 회로를 평가하고 뇌의 콜린성 기능에 대한 전반적인 지표로 간주되는 경두개 자기 자극술(transcranial magnetic stimulation)인 단시간 구심성 억제 기법(short-latency afferent inhibition, SAI)을 사용하여 Rochester et al.[35]은 파킨슨병의 보행 기능 장애 및 콜린성 결핍과 주의력 장애 사이의 연관성을 입증했다. 이러한 결과와 유사하게, 본 연구진 또한 최근 PD 피험자 및 노인 낙상자와 노인 비낙상자에서 인지 상태와 관계없이 이중 과제 조건에서 보행 속도의 변화와 상관관계가 있는 SAI 감소 경향성을 보여주었다[28]. 특히 추가적 과제 수행의 요구가 있는 조건(즉, 이중 과제 조건)에서 자세 안정성과 보행 능력의 변화가 나타난 결과는 콜린성 시스템이 중추적인 역할을 하는 고차(higher-order) 신경망의 공유 개념을 뒷받침한다.

결론적으로 인지 장애의 정도가 PD 환자의 보행 및 균형 개선과 낙상 위험 감소를 목표로 하는 재활 중재의 성공에 영향을 미칠 수 있다는 명백한 증거들이 존재한다. 이는 인지 훈련 중재가 전통적인 물리치료(physiotherapy)적 접근법과 성공적으로 연관될 수 있음을 시사한다.

4 파킨슨병 재활의 기본 원칙 (Basic Principles of Rehabilitation in PD)

파킨슨병 재활에 대한 기존의 접근 방식은 그 효과의 근간이 되는 메커니즘에 대한 지식이 부족한 상태에서 경험적(empirical) 지식을 기반으로 했다. 지난 10여 년 동안 파킨슨병에서 물리치료의 효능을 평가하는 임상 시험의 수와 질이 크게 증가했다.

최근 물리치료적 중재에 대한 메타 분석[41]에서는 단기간(예: 3개월 미만) 동안의 물리치료가 약간의 효과를 보인다는 증거를 제공했는데, 보행 속도, 2분 또는 6분 보행 검사, 보행 동결 설문지, 일어서서 걷기 검사(timed up and go test), 기능적 뻗기 검사, Berg 균형 척도, 그리고 임상의가 평가한 통합형 파킨슨병 평가척도(unified Parkinson's disease rating scale)에서만 유의미한 변화를 보였고, 낙상률에서는 집단 간 차이가 발견되지 않았다.

해당 고찰논문은 물리치료사(physiotherapist)가 PD 환자를 치료하기 위해 다양한 접근법을 사용한다는 사실을 밝혀냈으며(다양한 중재 유형 간의 치료 효과 차이에 대한 증거는 없음), '파킨슨병에서 장기적인 효능과 비용 효율성을 입증하는 최적의 물리치료 사례를 증명하기 위한' 공감(consensus) 및 대규모 무작위 대조 임상시험(randomized controlled trial)의 필요성을 강조하였다[41].

실험 및 임상 증거에 따르면 운동 중재는 파킨슨병의 운동성 및 비운동성 증상 모두에 도움이 될 수 있으며, 이는 모든 재활 접근법의 기본 요소로 간주한다[42]. 뇌 가소성(brain plasticity)은 중추신경계 세포가 다양한 외부 자극에 반응하는 경험(experience) 기반으로 구조와 기능을 변형하는 능력으로 운동으로 인한 뇌 가소성은 파킨슨병에서 재활 중재의 효과에 대한 신경학적 근거로 여겨진다[2, 29]. 그러나 운동이 파킨슨병의 신경가소성(neuroplasticity)과 행동(behavior)을 촉진할 수 있는 가능성은 여러 연습 변수(강도, 특이성, 복잡성)에 따라 달라진다(표 2).

신체 운동과 운동 관련 신경가소성의 변화는 운동 기능 학습의 기본 요소이다. 그러나 파킨슨병에서 기저핵(basal ganglia)의 꼬리(caudal) 부분[피각(putamen)]에서 도파민의 조기 및 우선적 손실은 신체 움직임의 자동적 제어를 감소시키고 인지적 제어를 증가시켜 자극과 반응 간의 '습관화된(habitual)' 제어에서 '목표 지향적(goal-directed)' 제어로 전환된다는 사실에 주목해야 한다[32]. 실제로 운동 과제나 인지 과제의 수행은 PD 환자에게 더 큰 인지적 부담을 준다.

표 2. 파킨슨병 신체 운동의 제안 사항(Abbruzzese et al.[2])

• 목표 기반 학습: 수행 능력 향상으로 이어질 활동의 연습(예: 보행/자세)
• 경험에 따른 신경 가소성: 연습의 강도, 반복, 특이성, 난이도, 복잡성 등 포함
• 유산소 운동: 심폐 기능, 산소 소비량 및 뇌로 가는 혈류를 증가시키기 위한 격렬하고 지속적인 활동
• 피드백(언어 또는 고유감각), 주의력 요구(단서 제공 또는 이중 과제), 동기 부여(보상)를 통한 인지적 참여도 강화
• 실현가능성: 최적의 투약 상태, 현실적인 목표, 방해 요소 제거

5 PD 재활에서 운동 및 인지적 접근 방식의 결합 (Combining the Motor and Cognitive Approach in PD Rehabilitation)

최근 재활은 신경 손상의 생리적 회복을 목표로 하며, 오래된 기술(skill)을 다시 습득하고 연습을 통해 새로운 기술을 배워야 하는 '학습 과정'으로 여겨진다. 이러한 맥락에서 운동 훈련과 인지 훈련을 결합하여 인지 능력의 향상은 특정 신체 동작의 더 나은 수행으로 이어지거나, 반대로 운동 능력의 개선으로 인지 능력을 향상시킬 수 있다. 실제로 최근 경증에서 중등도의 비치매 PD 환자를 대상으로 한 전향적, 병행 그룹, 단일 센터 임상시험에서 24개월 동안 점진적인 저항성 운동 훈련을 실시한 결과 주의력과 작업 기억력이 향상되는 것으로 나타났다[9].

이와 같은 맥락에서 최근 몇 년 동안 재활의 인지적 측면과 운동적 측면을 통합하는 다양한 접근법이 제안되었다. 여기에는 다음과 같은 훈련법이 포함된다. ① 단서 제공(cueing) 훈련, ② 이중 과제 훈련, ③ 운동 심상(motor imagery, MI) 및 활동 관찰(action observation, AO) 훈련, ④ 보강(augmented) 피드백 및 가상 현실(VR) 훈련 등이 있다(**그림 1**).

① 단서 제공 훈련은 움직임이나 운동 활동(보행)의 개시와 지속성을 촉진하기 위해 시간적 또는 공간적 외부 자극을 사용하는 것으로 정의할 수 있 다. 훈련 효과에 대한 메커니즘은 아직 완전히 밝혀지지 않았지만, 집중된 주의력, 자기 지시(self-instruction), 단서 제공 방식 및 매개변수가 그 효과에 중요한 역할을 하는 것으로 알려져 있다.

20명의 PD 환자를 대상으로 한 단일 맹검 연구[19]에서 외부 감각 단서(sensory cue)를 재활 프로토콜에 통합하면 새로운 운동 전략 학습의 결과로 중등도 장애가 있는 PD 환자의 단기간 물리치료 효과를 연장할 수 있음을 보여주었다. 단서 제공은 보행 장애 개선에 특히 효과적인 것으로 밝혀졌으며[17], 리듬 청각 신호를 기반으로 한 홈 물리치료 프로그램의 효과를 조사한 대규모 'RESCUE' 임상시험[24]

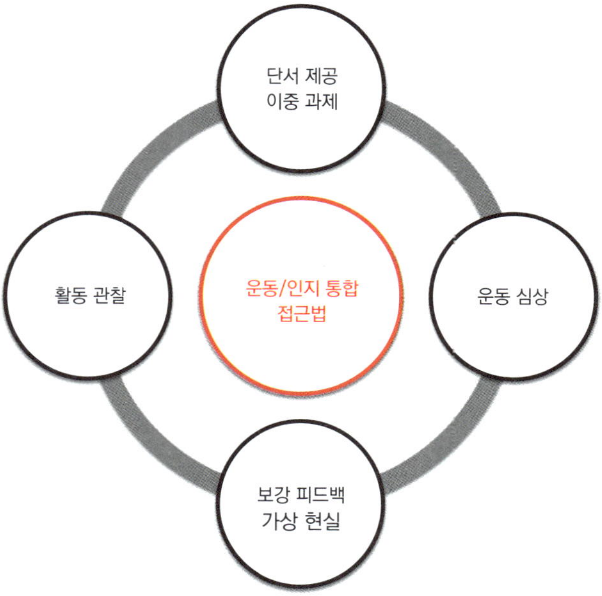

그림 1. 파킨슨병 재활을 위한 운동-인지 통합 접근법의 모델

에서는 보행과 보행 동결 및 자세 균형에 특히 긍정적 효과가 있는 것으로 나타났다. 그러나 단서 제공 요법은 동작의 순서 내에서 하위 동작을 유발하는데 효과적이지만 전체 동작을 습득하는 데는 도움이 되지 않기 때문에 단서에 대한 의존성(dependence)은 운동 학습을 공고화(consolidation)하기 위한 적절한 훈련 방법이 아니라는 한계가 있다.

트레드밀 훈련의 이점은 부분적으로 단서 제공 메커니즘에 의존하지만, 트레드밀 걷기 동작이 규칙적인 리듬을 유도하는 외적 신호(external pacemaker)의 역할을 하여 PD 환자의 보행 리듬과 안정성을 개선한다는 점이다[13].

② 이중 과제(DT) 훈련은 서로 다른 목표를 가진 두 과제를 동시에 수행하며 서로 다른 운동 또는 인지 과제 세트를 사용한다. PD 환자의 경우 DT 수행 능력이 크게 손상되며, DT 조건은 환자의 보행 장애를 악화시켜 낙상 위험이 증가하고 기능적 이동성을 감소시킨다. 전통적으로 파킨슨병에 대한 임상 재활 가이드라인에서는 DT 중재를 잠재적으로 위험한 것으로 간주하고 실제로 환자가 일상 생활에서 여러 작업을 동시에 수행하는 것을 피하도록 권장한다. 그러나 최근 이러한 개념은 파킨슨병에 대한 DT 훈련의 타당성과 효능을 입증하는 일부 예비(pilot) 연구[44]를 통해 도전을 받고 있다[39]. Fernandes et al.[12]은 15명의 PD 환자를 대상으로 단일 과제 훈련이 아닌 DT 훈련을 통해 정적 균형(내외측 방향 흔들림) 및 집행 기능(executive function) 측면에서 우수한 결과를 얻었다. Rochesteret al.[34]은 단서 제공과 DT 조건의 결합이 보행 기능의 습득과 자동성 및 유지력을 크게 향상시킬 수 있다고 제안했다. DT 보행 훈련은 보행 중 주의분산 능력을 향상시킬 수 있다고 가정했다[44]. 현재 DT 재활 훈련에 초점을 맞춘 세 가지 무작위 대조 임상시험이 진행 중이다[39].

③ 운동 심상(MI)과 활동 관찰(AO)은 신경계 장애를 가진 환자를 위한 유망한 재활 도구로 제안된 인지(정신 연습) 훈련 기법이다[22].

MI는 피험자가 특정 운동 동작의 외부(시각적) 또는 내부(운동감각적) 표상(representation)을 활용하여 실제로 동작을 수행하지 않고도 자신이 그 동작을 수행하고 있다고 상상하는 인지적 과정이다. MI가 실제 운동 수행 중에 활성화되는 동일한 피질-피질하 네트워크를 통해 운동 수행 능력을 향상시켜 일차 운동 피질(primary motor cortex)의 신경가소성을 발달시킬 수 있다는 증거들이 존재한다[4].

다른 사람이 수행하는 동작을 관찰하면 똑같은 동작을 실제로 실행하는데 사용되는 동일한 신경 구조가 뇌에서 활성화된다. 이러한 구조는 거울 뉴런 시스템

(mirror neuron system, MNS)으로 구성된다. 실제로 인간의 MNS를 구성하는 대뇌 영역에는 목표 지향적 동작을 실행하는 동안 및 유사한 행동을 수행하는 다른 사람을 관찰하는 동안 모두에서 활성화되는 특정 '거울' 신경 세포가 있다[11].

AO 훈련 처치 중 환자는 관련 운동 영역의 활성화를 강화하기 위해 특정 행동[운동 목록(repertoire)과 관련됨]을 관찰하고 모방하도록 요청받는다[8]. 여러 연구에서 AO 요법이 뇌졸중 환자의 운동 재활에 효과적이라는 결과를 보여주었다[8].

파킨슨병 재활에서 MI 및 AO의 효능에 대한 임상 연구는 거의 없다(자세한 내용은 Abbruzzese et al.[1] 참조). 본 연구진은 AO의 단일 훈련 세션이 서동증(bradykinesia)을 감소시켜 자발적인 손가락 움직임의 수행을 촉진할 수 있다는 점[27]과, AO를 기반으로 한 재활 프로그램이 FOG를 가진 PD 환자의 보행 능력 회복에 추가적인 긍정적 효과를 유도할 수 있다는 것을 보여주었다[26]. 신경생리학적 기전으로 인해 MI와 AO는 모두 새롭고 유망한 접근법으로 간주되지만, 그 효능은 대규모 무작위 대조 임상시험을 통해 확인되어야 한다.

④ 가상 현실(VR)은 현실 세계의 사람과 컴퓨터가 생성한 가상 환경 간의 상호 작용으로 정의할 수 있다. VR 방식은 피험자를 훈련하는데 사용할 수 있는 풍부한 감각 피드백(시각과 청각 및 촉각 입력)을 제공하고 강화된 운동 학습을 통해 결함이 있는 운동 기능을 회복하는데 도움이 된다는 장점이 있다.

쌍방향적(interactive) 비디오 게임과 함께 VR은 지난 10년 동안 뇌졸중 재활 환경에서 새로운 치료 접근법으로 부상했다[16]. 최근에는 VR이 PD 환자를 위한 유망한 재활 도구로 제안되었으며[10, 20], 몇몇 예비 연구에서 VR 기반 훈련이 PD 환자의 보행 및 균형 재활에 사용 가능한 것으로 나타났다. Robles-García et al.[33]은 지시된 운동 패턴을 모방(imitate)하는 능력이 파킨슨병에서 손상되지 않았다는 사실을 발견했는데, 이는 이러한 동작 모방에 있어서 완전한 기능의 도파민 시스템이 필수적이지 않다는 것을 시사한다.

최근 다기관 무작위 대조군 임상시험에서는 PD 환자 130명을 포함한 282명의 노인을 대상으로 트레드밀 훈련과 비몰입형(non-immersive) VR 구성 요소를 결합한 중재 훈련이 단독으로 트레드밀 훈련만 하는 것보다 낙상을 줄일 것이라는 가설을 검증했다[21]. 그 결과 트레드밀 훈련과 VR을 병합한 집단에서는 훈련 전보다 낙상 발생률이 현저히 낮아진 반면, 트레드밀 훈련만 실시한 집단에서는 낙상 발생률이 크게 감소하지 않은 것으로 나타났다.

해당 연구[21]는 보행(및 균형)의 인지적 측면과 운동적 측면을 모두 대상으로 하는 재활 접근법이 상당히 유익한 결과를 유도한다는 것을 추가로 제안했다. VR 시스템은 게임을 통해 운동을 제공할 수 있는 재활 도구로 상용 비디오 게임 시스템이 도입된 이후 훨씬 더 쉽게 사용할 수 있고 관리하기 쉬우며 비용도 저렴해졌다. 이러한 접근 방식을 게임형 운동 기법(exergaming)이라고 한다[5].

6 결론(Conclusions)

파킨슨병의 인지/운동 통합 접근법은 비자동(non-automatic) 경로를 통한 운동 경로의 재지정(re-routing; 기저핵의 자동적 처리 영역에서의 제거)을 기반으로 하는 견고한 병태생리학적인 기저 배경을 가지고 있다. 횡단(cross-sectional) 연구의 결과는 실제로 인지 기능(주의력, 작업 기억, 집행 기능)이 보행 장애와 자세 불안정성 및 낙상과 관련이 있다는 것을 보여준다.

여러 연구 증거에 따르면 운동 및 인지 통합 중재가 보행 기능 개선과 낙상 위험 감소 및 손기능(dexterity) 향상에 유용하다고 제안한다. 최적의 재활 접근법은 과제-특수적(task-specific) 훈련과 신경가소성 촉진을 통해 인지, 행동 및 운동 기능을 향상시키는데 목표를 두어야 한다.

참고 문헌

1. Abbruzzese G, Avanzino L, Marchese R, Pelosin E. Action observation and motor imagery: innovative cognitive tools in the rehabilitation of Parkinson's disease. Parkinson's Dis. 2015; 124214.
2. Abbruzzese G, Marchese R, Avanzino L, Pelosin E. Rehabilitation for Parkinson's disease: current outlook and future challenges. Parkinsonism Relat Disord. 2016;22(Suppl 1):S60–4.
3. Amboni M, Barone P, Hausdorff JM. Cognitive contributions to gait and falls: evidence and implications. Mov Disord. 2013;28:1520–33.
4. Avanzino L, Gueugneau N, Bisio A, Ruggeri P, Papaxanthis C, Bove M. Motor cortical plasticity induced by motor learning through mental practice. Front Behav Neurosci. 2015;9:105.
5. Barry G, Galna B, Rochester L. The role of exergaming in Parkinson's disease rehabilitation: a systematic review of the evidence. J Neuroeng Rehabil. 2014;11:33.
6. Bloem BR, Hausdorff JM, Visser JE, Giladi N. Falls and freezing of gait in Parkinson's disease: a review of two interconnected, episodic phenomena. Mov Disord. 2004;19:871–84.
7. Bohnen NI, Frey KA, Studenski S, Kotagal V, Koeppe RA, Scott PJ, Albin RL, Müller ML. Gait speed in Parkinson disease correlates with cholinergic degeneration. Neurol. 2013;81:1611–6.
8. Buccino G. Action observation treatment: a novel tool in neurorehabilitation. Philos Trans R Soc Lond B Biol Sci. 2014;369:20130185.
9. David FJ, Robichaud JA, Leurgans SE, Poon C, Kohrt WM, Goldman JG, Comella CL, Vaillancourt DE, Corcos DM. Exercise improves cognition in Parkinson's disease: the PRET-PD randomized, clinical trial. Mov Disord. 2015;30:1657–63.
10. dos Santos Mendes FA, Pompeu JE, Lobo AM, da Silva KG, de Paula Oliveira T, Zomig-

nani AP, Pimentel Piemonte ME. Motor learning, retention and transfer after virtual-reality-based training in Parkinson's disease—effect of motor and cognitive demands of games: a longitudinal, controlled clinical study. Physiotherapy. 2012;98:217–23.

11. Fabbri-Destro M, Rizzolatti G. Mirror neurons and mirror systems in monkeys and humans. Physiology. 2008;23:171–9.
12. Fernandes Â, Rocha N, Santos R, Tavares JM. Effects of dual-task training on balance and executive functions in Parkinson's disease: a pilot study. Somatosens Mot Res. 2015;32:122–7.
13. Frenkel-Toledo S, Giladi N, Peretz C, Herman T, Gruendlinger L, Hausdorff JM. Treadmill walking as an external pacemaker to improve gait rhythm and stability in Parkinson's disease. Mov Disord. 2005;20:1109–14.
14. Giladi N, Horak FB, Hausdorff JM. Classification of gait disturbances: distinguishing between continuous and episodic changes. Mov Disord. 2013;28:1469–73.
15. Hely MA, Reid WG, Adena MA, Halliday GM, Morris JG. The Sydney multicenter study of Parkinson's disease: the inevitability of dementia at 20 years. Mov Disord. 2008;23:837–44.
16. Laver K, George S, Thomas S, Deutsch JE, Crotty M. Cochrane review: virtual reality for stroke rehabilitation. Eur J Phys Rehabil Med. 2012;48:523–30.
17. Lim I, van Wegen E, de Goede C, Deutekom M, Nieuwboer A, Willems A, Jones D, Rochester L, Kwakkel G. Effects of external rhythmical cueing on gait in patients with Parkinson's disease: a systematic review. Clin Rehabil. 2005;19:695–713.
18. Marchese R, Bove M, Abbruzzese G. Effect of cognitive and motor tasks on postural stability in Parkinson's disease: a posturographic study. Mov Disord. 2003;18:652–8.
19. Marchese R, Diverio M, Zucchi F, Lentino C, Abbruzzese G. The role of sensory cues in the rehabilitation of parkinsonian patients: a comparison of two physical therapy protocols. Mov Disord. 2000;15:879–83.
20. Mirelman A, Maidan I, Deutsch JE. Virtual reality and motor imagery: promising tools for assessment and therapy in Parkinson's disease. Mov Disord. 2013;28:1597–608.
21. Mirelman A, Rochester L, Maidan I, Del Din S, Alcock L, Nieuwhof F, Rikkert MO, Bloem BR, Pelosin E, Avanzino L, Abbruzzese G, Dockx K, Bekkers E, Giladi N, Nieuwboer A, Hausdorff JM. Addition of a non-immersive virtual reality component to treadmill training to reduce fall risk in older adults (V-TIME): a randomised controlled trial. Lancet. 2016;388:1170–82.
22. Mulder T. Motor imagery and action observation: cognitive tools for rehabilitation. J Neural Transm. 2007;114:1265–78.
23. Müller ML, Frey KA, Petrou M, Kotagal V, Koeppe RA, Albin RL, Bohnen NI. b-amyloid and postural instability and gait difficulty in Parkinson's disease at risk for dementia. Mov Disord. 2013;28:296–301.
24. Nieuwboer A, Kwakkel G, Rochester L, Jones D, van Wegen E, Willems AM, Chavret F, Hetherington V, Baker K, Lim I. Cueing training in the home improves gait-related mobility in Parkinson's disease: the RESCUE trial. J Neurol Neurosurg Psychiatry. 2007;78:134–40.
25. Nutt JG, Bloem BR, Giladi N, Hallett M, Horak FB, Nieuwboer A. Freezing of gait: moving forward on a mysterious clinical phenomenon. Lancet Neurol. 2000;10:734–44.
26. Pelosin E, Avanzino L, Bove M, Stramesi P, Nieuwboer A, Abbruzzese G. Action observation improves freezing of gait in patients with Parkinson's disease. Neurorehabil Neural Repair. 2010;24:746–52.
27. Pelosin E, Bove M, Ruggeri P, Avanzino L, Abbruzzese G. Reduction of bradykinesia of finger movements by a single session of action observation in Parkinson disease. Neurorehabil Neural Repair. 2013;27:552–60.
28. Pelosin E, Ogliastro C, Lagravinese G, Bonassi G, Mirelman A, Hausdorff JM, Abbruzzese G, Avanzino L. Attentional control of gait and falls: is cholinergic dysfunction a common substrate in the elderly and Parkinson's disease? Front Aging Neurosci. 2016;8:104.
29. Petzinger GM, Fisher BE, McEwen S, Beeler JA, Walsh JP, Jakowec MW. Exercise-en-

hanced neuroplasticity targeting motor and cognitive circuitry in Parkinson's disease. Lancet Neurol. 2013;12:716-26.
30. Pickering RM, Grimbergen YA, Rigney U, Ashburn A, Mazibrada G, Wood B, Gray P, Kerr G, Bloem BR. A meta-analysis of six prospective studies of falling in Parkinson's disease. Mov Disord. 2007;22:1892-900.
31. Plotnik M, Giladi N, Dagan Y, Hausdorff JM. Postural instability and fall risk in Parkinson's disease: impaired dual tasking, pacing, and bilateral coordination of gait during the "ON" medication state. Exp Brain Res. 2011;210:529-38.
32. Redgrave P, Rodriguez M, Smith Y, Rodriguez-Oroz MC, Lehericy S, Bergman H, Agid Y, DeLong MR, Obeso JA. Goal-directed and habitual control in the basal ganglia: implications for Parkinson's disease. Nat Rev Neurosci. 2010;11:760-72.
33. Robles-García V, Arias P, Sanmartín G, Espinosa N, Flores J, Grieve KL, Cudeiro J. Motor facilitation during real-time movement imitation in Parkinson's disease: a virtual reality study. Parkinsonism Relat Disord. 2013;19:1123-9.
34. Rochester L, Rafferty D, Dotchin C, Msuya O, Minde V, Walker RW. The effect of cueing therapy on single and dual-task gait in a drug naïve population of people with Parkinson's disease in northern Tanzania. Mov Disord. 2010;25:906-11.
35. Rochester L, Yarnall AJ, Baker MR, David RV, Lord S, Galna B, Burn DJ. Cholinergic dysfunction contributes to gait disturbance in early Parkinson's disease. Brain. 2012;135:2779-88.
36. Rubinstein TC, Giladi N, Hausdorff JM. The power of cueing to circumvent dopamine deficits: a review of physical therapy treatment of gait disturbances in Parkinson's disease. Mov Disord. 2002;17:1148-60.
37. Schoneburg B, Mancini M, Horak F, Nutt JG. Framework for understanding balance dysfunction in Parkinson's disease. Mov Disord. 2013;28:1474-82.
38. Springer S, Giladi N, Peretz C, Yogev G, Simon ES, Hausdorff JM. Dual-tasking effects on gait variability: the role of aging, falls, and executive function. Mov Disord. 2006;21:950-7.
39. Strouwen C, Molenaar EA, Münks L, Keus SH, Bloem BR, Rochester L, Nieuwboer A. Dual tasking in Parkinson's disease: should we train hazardous behavior? Expert Rev Neurother. 2015;15:1031-9.
40. Thenganatt MA, Jankovic J. Parkinson disease subtypes. JAMA Neurol. 2014;71:499-504.
41. Tomlinson CL, Patel S, Meek C, Herd CP, Clarke CE, Stowe R, Shah L, Sackley CM, Deane KH, Wheatley K, Ives N. Physiotherapy versus placebo or no intervention in arkinson's disease. Cochrane Database Syst Rev. 2013;9: CD002817.
42. van der Kolk NM, King LA. Effects of exercise on mobility in people with Parkinson's disease. Mov Disord. 2013;28:1587-96.
43. Verghese J, Wang C, Lipton RB, Holtzer R. Motoric cognitive risk syndrome and the risk of dementia. J Gerontol Ser A Biomed Sci Med Sci. 2013;68:412-8.
44. Yogev-Seligmann G, Giladi N, Brozgol M, Hausdorff JM. A training program to improve gait while dual tasking in patients with Parkinson's disease: a pilot study. Arch Phys Med Rehabil. 2012;93:176-81.

축성 및 족부 근긴장이상 치료법

The Treatment of Axial and Foot Dystonia

Micol Avenali, Roberto De Icco and Cristina Tassorelli

1 서론(Introduction)

근긴장이상증(dystonia)은 지속적 또는 간헐적인 근수축으로 인해 비정상적인 자세나 움직임이 지속되는 운동 장애이다. 근긴장이상증의 범위(spectrum)은 다양한 신체 부위 및 신체 분포 패턴의 범위와 다양한 병인(환경 요인, 유전적 또는 산발적 신경 기능 장애, 신경퇴행성 질환)의 결과로 인해 이질적이다. 발병 연령, 신체 분포, 시간적 패턴 및 관련 임상 증상은 다양한 유형의 근긴장이상증을 구분하는 주요 특징이다.

원발성 근긴장이상증(primary dystonia) 범주에서 경부 근긴장이상(cervical dystonia, CD)은 성인에서 발병하는 국소적 축성(axial) 형태 중 가장 흔하다. 증상으로는 통증과 기능 장애 등이 있으며, 환자의 일상 생활에 치명적인 영향을 미친다.

족부 및 체간 근긴장이상증은 비정형적인(atypical) 형태이며 발생 빈도가 훨씬 낮다. 파킨슨병(PD), 비정형 파킨슨병, 알츠하이머병과 같은 신경퇴행성 질환의 표현형(phenotypical) 특징의 일부 혹은 단독으로 나타날 수 있다. 성인 발병성 족부 근긴장이상증의 표현형에는 일반적으로 앞발과 발가락의 굴곡을 동반하는 족부 비틀림(torsion)이 포함된다. 피사 증후군(Pisa syndrome)으로도 알려진 체간 근긴장이상증은 몸통이 한쪽으로 현저하게 편향된 근긴장성 근육 수축 상태로, PD 환자에게 가장 먼저 나타나는 자세 장애 중 하나이다.

이러한 질환의 발병 기전(pathogenesis)에는 다양한 메커니즘이 관련되어 있지만 아직 완전히 밝혀지지 않았다. 질환에 대한 치료는 계속해서 대증요법(symptomatic)으로 이루어지며, 이용 가능한 치료법에는 경구 약물치료, 보툴리눔 독소(botulinum toxin), 수술 및 물리치료가 포함된다. 지난 몇 년 동안 신경조절(neuromodulation) 기술에 대한 관심이 높아지고 있으며, 이는 근긴장이상 재활 분야에도 적용된다. 하지만 이 주제에 관한 문헌은 부족한 실정이다.

이 장에서는 축성 및 족부 근긴장이상증의 발병 기전과 이러한 질환의 치료에 대한 최신 증거를 살펴볼 것이다.

2 근긴장이상증의 정의(The Definition of Dystonia)

근긴장이상증은 지속적 또는 간헐적인 근수축으로 인해 비정상적이고 종종 반복적인 움직임이나 자세 또는 두 가지 모두를 유발하는 운동 장애이다. 근긴장이상 움직임은 일반적으로 패턴화되어 있으며, 대개 비틀어지는(twisting) 특성을 띠고 떨림이(tremulous) 있을 수 있다[1]. 근긴장이상증은 종종 수의적 동작에 의해 시작되거나 악화되며 과도한 근육 활성화와 관련이 있다[2-4]. 수년에 걸쳐 점점 더 많은 연구 결과의 영향을 받아 근긴장이상증을 분류하기 위해 다양한 시스템과 체계(scheme)가 사용되어 왔다. 이러한 분류 체계는 발병 연령과 신체 분포 및 병인(etiology)을 주요 차별화 요소로 고려하여 개발되었다.

2013년에는 '임상적 특성'과 '병인'이라는 두 가지 축을 포함하는 새로운 근긴장이상증 분류가 제안되었다[1]. 임상적 특성은 발병 연령, 신체 분포, 시간적 패턴 및 관련 임상 증상을 포함한다. 발병 연령은 유아기(출생~2세), 아동기(3~12세), 청소년기(13~20세), 초기 성인기(21~40세), 후기 성인기(40세 이상)로 소아기부터 성인기까지 다양하다. 신체 분포 측면에서 근긴장이상증은 국소성(한 신체 부위만 영향을 받는 경우), 분절성(segmental; 두 개 이상의 인접한 신체 부위가 영향을 받는 경우), 다국소성(multifocal; 두 개 이상의 인접하지 않은 신체 부위가 관련된 경우), 전신성(generalized; 몸통과 최소 두 개 이상의 다른 부위가 관련된 경우), 반긴장이상증(hemidystonia; 여러 신체 부위가 관련되어 있으며 신체의 한쪽에만 제한된 경우)으로 나타낼 수 있다. 실제로 영향을 받는 신체 부위와 그 범위는 치료 결정을 내리는데 도움이 될 수 있는 중요한 고려 사항이다. 또한 근긴장이상증 분류는 발병 양상[급성 또는 잠복성(insidious)], 증상의 단기적 변화[일과성(diurnal), 간헐적, 행동-유발성], 전반적인 중증도의 장기적 변화(정적 또는 진행성)를 나타내는 시간적 정의도 고려한다. 관련 임상 증상의 유무와 관련하여 근긴장이상증이 유일한 운동 장애인 경우 '단독형(isolated)'으로 정의되고, 간대성근경련(myoclonus)이나 파킨슨병과 같은 다른 운동 장애와 연관된 경우 '복합형(combined)'으로 정의된다.

병인과 관련하여 질병분류학적(nosographic) 체계는 병리학적 변화나 구조적 손상, 후천적 또는 유전적 원인의 존재를 고려한다. 근긴장이상증의 원인은 환경적 요인부터 유전성 또는 산발성 신경 기능 장애, 신경퇴행성 질환, 단일성 근긴장이상을 유발하는 유전자의 병원성 돌연변이에 이르기까지 다양하다. 명확한 원인이 없는 경우 근긴장이상증은 특발성 가족성 또는 특발성 산발성으로 분류된다.

3 질환의 병태생리(Pathophysiology)

원발성 전신성 근긴장이상증을 유발하는 최초의 두 가지 유전자 돌연변이(DYT1-TOR1A 및 DYT6-THAP1)가 발견되면서 돌연변이 유전자 산물의 분자 생물학에 대한 연구가 촉발되었고 원발성 근긴장이상증의 병인과 병리 생리에 대한 연구가 촉진되었다. 최근 근긴장이상증의 유전학에 대한 이해에 상당한 진전이 있었으며, 이로 인해 새로운 유전자좌(locus; 특정 유전자 또는 유전자 마커가 위치한 염색체의 특정 고정 위치를 지칭-역주)와 유전자가 밝혀졌다. 전장 엑솜 염기서열 분석법(whole-exome sequencing)을 사용하여 새로운 돌연변이가 발견되었으며, 이는 가장 일반적인 형태의 국소성 근긴장이상증의 발병 기전에 대한 더 큰 통찰력을 제공했다[2].

유전성 근긴장이상증은 임상적·유전적 측면에서 모두 이질적이다. 알려진 유전적 형태는 모든 단일 유전자 유전 패턴(상염색체 열성, 상염색체 우성 및 X염색체 연관)을 포함한다. 2013년의 새로운 분류[2, 5]에 따르면 유전성 근긴장이상증의 다양한 형태는 임상적 특징과 병인에 따라 정의된다.

근긴장이상증은 처음에는 담창구(globus pallidus) 내핵 부분의 체성순서적(somatotopical)으로 구별되는 영역의 변화로 인해 발생하는 것으로 생각되었다. 그러나 이후 더 많은 연구 결과를 통해 기저핵-시상 회로의 시스템 전반에 걸친 장애로 인해 발화 패턴과 동기화된 진동(oscillation) 및 더 넓은 수용 영역이 변경되는 것으로 나타났다. 일부 연구자들은 소뇌-시상-피질 경로의 변화도 중요한 역할을 할 수 있다고 제안했으며, 근긴장이상증 발생의 근본적인 회로 장애는 소뇌-시상-피질 섬유의 결핍과 관련이 있을 수 있다고 주장했다. 그러나 이러한 이상이 어떻게 근긴장이상증을 발생시키는지는 아직 정확히 밝혀지지 않았다[6, 7].

4 경부 근긴장이상증(Cervical Dystonia)

경부 근긴장이상증(CD)은 성인 발병 국소 근긴장이상증의 가장 흔한 형태이며[8], 유병률은 20-4100건/백만 명, 발병률은 연당 8-12건/백만 명이다[8]. CD는 환자의 일상 생활에 치명적인 영향을 미치는 주된 건강 문제이다[8]. CD의 주요 특징은 조절되지 않는 목 근육의 수축으로 인해 머리와 경추의 자세 편차가 발생한다는 것이다. 이러한 근수축은 간헐적이거나 지속될 수 있으며, 주요 증상은 목 통증과 어깨 통증 및 목 경직 등이다[9].

4.1 치료(Treatment)

질병 과정에 대한 이해도가 높아졌음에도 불구하고 근긴장이상증에 대한 치료는 여전히 증상에 따라 이루어지고 있다. 사용 가능한 치료법에는 경구 약물과 보툴리눔 독소(BoNT) 그리고 외과적 시술이 포함된다. 수년 동안 근긴장이상증 치료를 위해 다양한 유형의 증상 완화 약물이 사용되어 왔지만, 지난 15~20년 동안 BoNT가 일차 치료법으로 부상했다[10]. 무작위 대조 임상시험에서 밝혀진 바와 같이, BoNT는 성인의 경부 근긴장이상증의 운동 및 비운동 증상을 완화하는데 효과적인 유일한 치료법이다. BoNT를 근긴장성 근육에 주사하면 아세틸콜린의 방출을 방지하여 신경근 접합부의 가역적 탈신경(reversible denervation)을 유도한다[11]. 주사는 정확도를 높이기 위해 근전도(EMG) 유도 하에 관련 근육만 선택해 실시해야 한다. 이러한 근전도 유도 절차는 투여량을 최소로 유지하고 가능한 가장 긴 투여 간격으로 사용할 수 있게 한다. BoNT의 장기적인 안전성과 효능을 확인한 여러 연구에 따르면 치료 후 평균 12~16주 동안 효과가 지속되는 것으로 나타났다.

BoNT는 A와 B의 두 가지 유형으로 제공된다. 둘 다 여러 이중 맹검, 위약 대조 임상시험에서 CD 중증도, 근긴장이상 관련 장애 및 통증에 도움이 되는 것으로 밝혀졌다[10]. 해당 치료의 이점은 Botox, Dysport 및 Myobloc의 경우 위약보다 우수했지만, 중국 BoNT 혈청형 A형인 Prosigne의 경우에는 그렇지 않았다. 무작위, 이중 맹검, 위약 대조 임상시험에서 Truong et al.[12]는 CD 환자 80명을 대상으로 위약 대비 BoNT/A 주사(Dysport, 500 단위)의 장기 효과를 관찰했다. 해당 연구에서 환자들은 기초선(baseline) 시점부터 주사 후 20주까지 추적 관찰되었으며, 토론토 서부 경련성 사경 등급 척도(Toronto western spasmodic torticollis rating scale, TWSTRS) 점수의 개선으로 입증된 바와 같이 4주, 9주, 12주째에 Dysport가 위약

보다 훨씬 더 효과적이라는 사실을 발견했다. 반복 주사 후 안전성을 조사한 다른 두 연구에서는 최대 10년 동안 반복 주사를 맞은 환자에서 통계적으로 유의한 개선 효과를 보여주었다[13, 14]. BoNT 치료로 인한 부작용은 일반적으로 일시적이고 경미하다. 주요 부작용인 목 약화, 연하곤란(dysphagia), 구강 건조, 인후염 및 음성 변화는 고용량에서 나타나며 용량 제한이 있다. BoNT/B는 환자가 BoNT/A에 내성이 생겼을 때 사용한다. 여러 연구[12, 15, 16]에서 환자 자가 평가 척도로 측정한 BoNT/A 또는 BoNT/B의 효능에 대해 보여주었다. 3개의 다기관 이중 맹검 위약 대조 임상시험에 대한 메타 분석에 따르면 주사 후 4주차에 TWSTRS 총 점수가 20% 개선되는 등 긍정적인 효과가 나타났다[17, 18]. 이러한 연구는 BoNT/A 및 BoNT/B 주사가 단일 용량에서 안전하고 효과적이라는 것을 보여주었다. BoNT/A와 BoNT/B의 부작용은 동일하지만 BoNT/B에서 더 빈번한 것으로 나타났다[18].

문헌에는 성인 CD 치료를 위한 물리치료 중재에 관한 논문이 부족하고 무작위 대조 임상시험도 없다. CD에 대한 물리치료는 일반적으로 EMG 바이오피드백 훈련, 근육 이완 기술, 자세 개선 운동, 마사지, 가동성(mobilization) 기법, 경추 조작, 진동, 전정 자극 및 인지 행동 치료로 구성된다[19]. EMG 바이오피드백 치료의 효능은 5건의 임상시험에서 평가되었지만, 이 중 2건만이 올바른 방법론에 기반한 것이었다[20, 21]. EMG 바이오피드백 훈련은 근육 이완 운동에 추가적으로 사용될 때 흉쇄유돌근(sternocleidomastoid muscle)의 수축을 줄이고 경추 운동 범위와 머리 정렬을 개선하는데 효과적인 것으로 나타났다. 소수의 CD 환자를 대상으로 실시한 임상시험에서 EMG 바이오피드백만으로도 통증 강도를 줄이고 머리와 몸통의 정렬을 개선하며 일상 생활 활동에서 기능적 수행 능력을 향상시키는 것으로 나타났다[21]. 해당 연구에서는 12명의 CD 환자를 무작위로 배정하여 EMG 바이오피드백 또는 이완 훈련과 등급별 목 운동을 실시했다. 주요 결과 측정에는 생리적 변수(두 흉쇄유돌근의 EMG, 피부 전도도 수준), 행동 변수(머리 편차 각도, 머리 움직임의 범위), 자가 보고 평가[우울증, 기능 장애, 신체 도식(schema) 인식], 치료사 및 부양자의 보고, 독립 관찰자 비디오 평가가 포함되었다. 연구 결과 두 집단 모두 치료 기간이 끝날 때 목 근육 활동도는 감소했지만, EMG 바이오피드백 집단에서 그 감소가 더 두드러졌다.

세 건의 양질의 임상시험에서 BoNT/A와 병행한 물리치료의 효과를 평가했다[22-24]. Tassorelliet al.[22]은 CD 환자 40명을 대상으로 무작위 대조 임상시험을 실시하여 BoNT/A 치료와 EMG 바이오피드백을 결합한 2주간의 물리치료 프로그램의 효과를 평가했다. 그 결과 물리치료 프로그램에 BONT/A 치료를 추가하면 치료 효과의 지속 시간이 연장되는 것으로 나타났다. 특히 TWSTRS 및 Tsui 척도(CD 환자의 지속적인 불수의적 목 움직임, 어깨 상승 및 머리 떨림의 진폭과 지속 시간을 평가하는 4가지 항목의 척도)로 측정한 결과 CD 중증도가 감소한 것으로 나타났다. 또한 물리치료와 더불어 BoNT/A를 받은 환자 집단에서 통증 증상이 감소하고 근육 기능이 개선되었다. 이전에 병용 치료(BoNT/A + 물리치료)를 받은 적이 있는 환자들의 경우, 이후 치료에서 더 낮은 용량의 BoNT/A로 충분했다는 점은 주목할 가치가 있다. BoNT/A의 효능은 두 건의 추가 연구[23, 24]에서도 확인되었는데, 이 연구에서는 BoNT/A와 물리치료를 병행하면 목과 머리의 자세 및 통증 그리고 일상생활 활동과 관련된 삶의 질이 개선되는 것으로 나타났다.

근긴장이상증에서 발생하는 감각운동 및 운동 시스템 이상은 부적응적(maladaptive) 가소성 증가의 결과로 간주될 수 있다. 이들 환자의 감각운동 시스템은 외부 자극에 비정상적으로 민감하며, 이는 부적절하고 비특이적인 감각운동 연관 작용을 생성하여 궁극적으로 상황별 운동 활동을 방해할 수 있다[25]. CD의 비정상적인 활동 패턴을 차단하고 조절할 수 있는 도구가 효과적일 수 있는데, 경두개 자기 자극(transcranial magnetic stimulation, TMS) 또는 경두개 직류 자극(transcranial direct current stimulation, tDCS)으로 전달되는 비침습적(non-invasive) 신경 자극술의 경우가 이에 해당한다. TMS와 tDCS는 모두 개별적으로 증상과 근본적인 신경병태생리를 선택적으로 조절할 수 있는 가능성을 제공하므로 근긴장이상증에 대한 유효한 보조 치료법으로 적합할 수 있다. 여러 메커니즘이 근긴장이상증에서 반복적 TMS (rTMS) 및 tDCS의 임상 효과에 기여할 수 있는데, 이는 피질 흥분성의 정상화, 분산 신경망 활동의 재균형 및 도파민 방출 유도 등을 포함한다[26].

근긴장이상증에서 rTMS 또는 tDCS에 대한 연구는 장애의 생리에 대해 많은 데이터를 제공했지만 이러한 기술의 임상 효과에 대한 증거는 매우 제한적이다. 실제로 이러한 환경에서 국소성 근긴장이상증에 대한 예비 연구는 거의 수행되지 않았으며 제대로 통제되지 않았다. 개별적 관찰에 따르면 신경망 패턴의 비정상적인 흥분성은 일차 운동 피질(M1) 또는 배측 전운동 피질(premotor cortex)에 대한 저주파 rTMS에 의해 유발될 수 있다[11, 18]. 2007년에 Allam et al.[27]은 배측 전운동 피질에 저주파(1 Hz)로 전달되는 1200 TMS 펄스로 5회 자극을 받은 CD 환자의 증상에 대한 rTMS의 효과를 평가했다. 그 결과 Burke, Fahn & Marsden 비틀림 근긴장이상 척도에서 목 항목의 점수가 50% 감소한 것으로 나타났다. tDCS와 관련하여 흥미로운 사례 대조 연구[28]에서는 tDCS 자극과 경두개 교류 자극(transcranial alternating current stimulation, tACS)이 특발성 CD 환자의 대뇌 피질의 흥분성을 조절할 수 있음을 보여주었다. tDCS에서 양극(anode) 전극은 흥분 효과를 보였고, 음극(cathode) 전극은 기저 피질에 대한 억제 효과와 관련이 있었다. tACS의 경우 두 전극 모두 페이싱(pacing) 속도에 따라 피질에 동일한 효과를 나타냈다. 연구 결과에 따르면 15 Hz로 전달된 tACS는 근긴장이상 증상을 즉각적으르 감소시키는 효과가 있었으며, TWSTRS 총점 54% 감소와 통증 하위 척도 75% 감소로 이어진 것으로 나타났다. 이러한 효과는 최소 30일 동안 지속되었다[28]. 최근 사례 보고에서 Bradnam et al.[29]은 근긴장이상 근육에 BoNT 주사와 병용하여 소뇌와 M1에 적용한 tDCS의 효과를 평가했다. 우측 소뇌(5회 세션), 좌측 소뇌(5회 세션), 복합 소뇌-M1 영역(우측 M1에 양극 DCS, 좌측 소뇌에 양극 DCS, 10회 세션)의 세 가지 다른 부위에 양극 tDCS를 전달했다. 자극 패러다임은 5분 간격으로 15분씩 두 번의 블록으로 구성되었다. 12주 동안 BoNT/A 주사에 이어 소뇌와 M1에 tDCS를 적용한 결과 근긴장이상 증상과 삶의 질이 개선되었으며, 이는 TWSTRS 총점 39% 감소, TWSTRS의 통증 하위 척도 55% 감소, 경부 근긴장이상 영향 프로파일(cervical dystonia impact profile) 및 두개경부 근긴장이상 설문지(craniocervical dystonia questionnaire) 평가에서 유의한 개선으로 이어졌다[29]. 이 연구는 CD 환자에서 비침습적 경두개 전기 자극의 유의미하고 오래 지속되는 치료 효과에 대한 최초의 증거를 제공하며 유망한 새로운 치료 옵션으로 사용될 수 있음을 뒷받침한다. 그러나 이러한 신경조절 기법의 유효성을 검증하기 위해서는 더 많은 무작위 대조 연구가 필요하다.

5 족부 근긴장이상증(Dystonic Foot)

성인 발병 근긴장이상증은 일반적으로 상체, 특히 두개-경추(cranio-cervical) 부위에 국한되며 하지에서는 거의 발생하지 않는다. 실제로 성인의 원발성 국소성 족부 근긴장이상증은 거의 보고되지 않았다. 성인 발병 하지 근긴장이상증의 표현형에는 발목 관절에서 발이 내전(inversion)되는 족부 비틀림이 포함되며, 일반적으로 앞발과 발가락의 굴곡이 동반된다. 국소성 족부 근긴장이상증의 발병은 보통 아급성(subacute) 또는 잠복성이다. 주요 원인으로는 파킨슨병, 경직성 사지 증후군(stiff-limb syndrome), 외상 및 뇌졸중 등이 있으며 심인성(psychogenic) 원인에 의해서도 발생할 수 있다[30, 31].

Pacchett iet al.[32]은 1995년에 일반적으로 발과 관련된 비정상적인 불수의 움직임의 일종인 '약효소실(off)' 통증성 근긴장이상증을 보고했다. 이 상태는 레보도파 약물의 만성 사용에 의해 유발되며 주로 파킨슨병이 진행된 단계에서 관찰된다.

Bromocriptine, pergolide and, 특히 apomorphine과 같은 도파민성 약물은 족부 근긴장이상증을 개선할 수 있다. 항콜린제(anticholinergic)인 baclofen과 lithium도 어느 정도 효과가 있다. Pacchetti et al.의 연구에서 BoNT/A 주사를 사용한 결과 통증과 자세가 현저하게 개선되는 것을 관찰했다. 드물게 PD 환자는 발의 근긴장이상 자세가 운동이상증(dyskinesia)과 번갈아 나타나는 경우 '약효개시(on)' 기간 동안 근긴장이상증을 경험할 수 있다. BoNT/A는 이러한 '약효개시 근긴장이상증(on dystonia)'의 경우에도 개선 효과를 제공한다[32].

2005년에 Singer et al.은 원발성 성인 발병 국소 족부 근긴장이상증 환자의 임상 표현형과 치료 결과에 대해 보고했다. 그들은 6년에 걸쳐 진단을 받은 4명의 환자를 대상으로 후향적(retrospective) 연구를 실시하고 5년 동안 추적 관찰했다. 원발성 국소 족부 근긴장이상증은 중년이나 노년기에 발병했으며 발에만 국한되어 나타냈다(비퇴행성 메커니즘을 나타냄). 경구용 항근긴장 약물은 일반적으로 증상 완화에 도움이 되지 못했다. 반면 다른 유형의 사지 근긴장이상증에서 관찰된 것과 유사하게 BoNT 주사는 환자에게 상당한 개선 효과를 나타냈다[30].

McKeonet al.[31]은 하지 근긴장이상증의 표현형과 관련된 임상 스펙트럼 특성을 보고했다. 그들은 족부 비틀림을 포함한 단일사지(monomelic) 하지 근긴장이상증을 나타내는 36명의 환자(여성 31명, 남성 5명)를 선별했다[31]. 19명의 피험자는 특발성 근긴장이상증으로 진단되었고 5명은 파킨슨증으로 진단되었다. 근긴장성 족부 비틀림은 보행 시 발생하거나 특정 동작 과제 수행 및 휴식 중에 지속되었다. 모든 환자에서 근긴장이상으로 인해 보행이 어느 정도 악화되었으며 독립적인 보행에 어려움을 보였다. 레보도파 요법이 권장되었지만 환자의 절반에서만 효과적이었다. 환자 4명 중 1명만이 항콜린제인 trihexyphenidyl로부터 약간의 일시적인 효과를 얻었다. 환자 7명 중 3명은 영향을 받은 근육에 BoNT 주사를 맞고 눈에 띄는 효과를 보았으며, 담창구(pallidal) 심부 뇌 자극술은 기형(deformity)과 통증 및 보행을 개선했다. 여러 가지 약물 치료와 BoNT 주사에 실패한 후에는 정형외과적 수술을 고려해야 한다[31].

2012년에 Ramdhani et al.은 동작 관련 특발성 국소 하지 근긴장이상증을 앓고 있는 9명의 환자를 보고했다. 이들 환자의 주요 특징은 늦은 발병 연령, 여성의 우세, 특정 발 움직임 패턴(족저 굴곡과 내번 및 발가락 굴곡)이었으며, 족부의 내번이 가장 흔한 패턴이었다. 근긴장이상증 자세를 유발하는 구체적인 요인은 걷기나 계단 내려가기 동작, 달리기 동작 등 다양한 보행 동작이었다. 병태생리학적 관점에서 이러한 유형의 근긴장이상증은 유전적 요인과 환경적 요인 모두에 의해 발생하는 것으로 간주할 수 있다. 이러한 환자들은 정형외과적 문제나 심인성 행동으로 오진되는 경우가 많다. 이들 환자에서도 BoNT 주사가 가장 효과적인 치료법이다[33].

6 축성 근긴장이상증: 피사 증후군 (Axial Dystonia: Pisa Syndrome)

축 근육(axial muscles; 신체의 중심 축을 따라 위치한 근육으로 머리, 목, 몸통의 근육이 포함됨-역주)의 병리학적 침범은 종종 파킨슨병과 연관되어 있으며 자세 장애 및 균형 장애를 유발한다. 이러한 장애의 발병기전은 아직 완전히 밝혀지지 않았지만, 자세 반사의 결핍, 긴장과도(hypertonia) 및 경직, 순수 근긴장이상증 등 다양한 기전이 관련되어 있다. 파킨슨병에서 가장 널리 퍼진 '비정형' 근긴장이상은 흉막긴장이상증(pleurothotonus) 또는 피사 증후군(Pisa syndrome)으로도 알려진 체간굴곡증(camptocormia)과 측면 체간 굴곡이다[34-36].

흉막긴장이상증은 신경이완제(neuroleptic) 치료를 받고 있는 세 명의 환자를 관찰한 Ekobm et al.이 1972년 처음 보고했다[37]. 이들 환자의 경우 치료 중단 후 자세 장애가 호전되었다. 신경이완제 사용과의 연관성에 대한 최초 보고 이후, 여러 다른 연구에서 항우울제(antidepressant), cholinesterase 억제제, lithium, benzodiazepines, tiapride, pergolide 및 pramipexole의 사용과 관련되거나 또는 특정 약물과 관련이 없는 파킨슨병에서 피사 증후군이 나타날 수 있음을 보여주었다[38-41].

피사 증후군은 이탈리아의 유명한 피사의 사탑을 떠올리게 하는 환자의 특징적인 자세에서 유래한 이름이다. 이 증후군의 실제 유병률은 알려져 있지 않지만, Yassa et al.은 노인정신병(psychogeriatric) 인구에서 8.3%(여성 9.3%, 남성 6.4%)의 유병률을 보고했으며, Tinazzi et al.(2015)은 PD 환자 집단(cohort)에서 8.8%의 유병률을 보고했다[42, 43].

피사 증후군은 임상적으로 다음과 같은 특징이 있다.

- 체간의 측면 굴곡으로 인해 천골(sacrum)과 7번째 경추의 극상 돌기(spinous process) 사이에 0이 아닌 각도가 형성된다.
- 시상축(sagittal axis)을 중심으로 하는 체간의 동측(ipsilateral) 축 회전으로, 기립 자세에서 체간 편위측 반대쪽 어깨가 더 높고 더 앞쪽 위치에 있게 된다.
- 서거나 앉거나 걸을 때 자세 장애가 악화된다.
- 바로 누운 자세에서 자세 장애가 개선된다.
- 환자 자신의 자세 장애에 대한 인식이 제한되어 있다.

이들 환자 자세의 동적 변화, 즉 누운 자세에서 자세 장애가 개선된다는 사실은 피사 증후군과 척추 측만증(scoliosis)을 명확하게 구분하게 한다.

문헌에서는 다양한 정도의 측면 체간 편위 각도가 진단에 사용된다(Doherty et al.은 10°, Bonanni et al.은 15°). 또한 해당 저자들은 각도 진폭(20° 미만 또는 20° 이상)을 기준으로 피사 증후군을 경증 형태와 중증 형태로 세분화할 것을 제안했다[44, 45]. 본 연구진의 경험에 따르면 진단 및 재활 관점에서 절대적인 편위 각도보다는 측면 몸통 편위의 임상적 특징을 고려하는 것이 더 실용적인 것으로 보인다. 임상 양상만으로는 피사증후군과 척추측만증을 구별하기 어려운 경우에만 척추 X선 촬영과 편위각 정량화가 필수적으로 고려되어야 한다. 자세 장애 외에도 피사 증후군이 있는 PD 환자는 해당 증후군이 없는 PD 환자보다 연령이 더 높으며, 보다 오래되고 심각한 질병 경과 및 낮아진 삶의 질을 보이는 것으로 나타났다. 더욱이 낙상 및 관절염(arthrosis)과 골다공증(osteoporosis)의 위험이 더 높아 정형외과적 합병증에 노출될 수 있다. 피사 증후군이 있는 PD 환자의 또 다른 일반적인 불만 사항은 통증, 특히 요통(low back pain)으로 대상자의 75%에서 보고된다[43, 46].

피사 증후군의 유병률이 상대적으로 낮고 다양한 병인이 존재하기 때문에 근본적인 발병 기전에 대한 연구가 어려운 실정이지만, 중추적 및 말초적 기전이 모두 관찰되었다[47].

6.1 중추적 메커니즘(Central Mechanisms)

피사 증후군의 중추적 요인과 관련하여 기저핵 출력 신호의 비대칭성이 중요한 역할을 하는 것으로 보인다. 동물 연구에 따르면 비대칭적인 도파민 신호는 가장 손상된 선조체(striatum) 쪽[일반적으로 파킨슨병의 무동증(akinetic) 증상의 영향을 덜 받는 쪽]으로 체간이 기울어지는 자세 장애를 유발하는 것으로 나타났다. 피사 증후군을 앓고 있는 PD 환자를 임상 관찰한 결과 이 가설이 확증되었다. Tassorelliet al.은 피사 증후군이 파킨슨병에서 운동 증상의 비대칭성이 높고 체간이 영향을 덜 받는 쪽으로 편향되는 것과 관련이 있다고 설명했다[48]. 이러한 메커니즘은 기저핵과 관련된 일측(unilateral) 신경수술 후 시작된 피사 증후군에 대한 연구 보고에서 확인할 수 있다. 이 경우 체간 편위는 항상 의원성(iatrogenic) 손상 쪽의 반대쪽이었다[49-52].

피사 증후군의 잠재적인 또 다른 중추 메커니즘은 체간의 운동 제어에 관여하는 신경전달물질(neurotransmitter)의 불균형이다. 이 증후군을 앓고 있는 환자는 노르아드레날린과 세로토닌 수준이 변화되었으며, 그리고 무엇보다도 도파민 결핍과 관련된 높은 수준의 아세틸콜린 수치가 나타났다. 이러한 가설은 피사 증후군과 신경퇴행성 질환(알츠하이머병, 특히 PD 및 다계통 위축증(multiple system atrophy)과 같은 도파민 결핍이 특징인 질환)[53, 54] 및 D2 수용체 차단제 섭취와의 연관성에 의해 확증된다.

또한 일부 연구에 따르면 일반적인 신경이완제 복용 후 증상의 임상적 시작과 약물 중단 후 증상의 해소 사이에 밀접한 시간적 관계가 있다고 보고하고 있다. 마지막으로 일부 사례에서 L-도파 또는 도파민 작용제로 피사 증후군의 부분적인 개선이 나타났다[55].

Vitaleet al. [56]은 피사 증후군이 있는 모든 PD 환자와 이 증후군이 없는 PD 환자 11명 중 4명에서 체간이 기울어진 쪽의 동측(ipsilateral)에 전정 기능 결손이 있음을 발견했다. 흥미로운 점은 후자 중 두 명은 이후에 피사 증후군을 일으켰는데, 이는 전정 기능 결손이 발병에 앞서 발생하고 비정상적인 감각운동 통합의 무증상(subclinical) 지표를 나타내는 것을 시사한다[56]. 피사 증후군의 임상적 특징 중 일부를 설명할 수 있는 파킨슨병의 또 다른 관련 특징은 비정상적인 공간 인식, 특히 자세 수직성(verticality)에 대한 비정상적인 지각이다. 이러한 결과로 인해 피사 증후군 환자는 측면 굴곡 시 수직 축과 정렬된 것으로 인식하고, 수동적으로 교정하면 정렬이 잘못된 것으로 인식한다[57-59].

6.2 말초적 메커니즘(Peripheral Mechanisms)

말초 가설에 따르면 근골격계는 피사 증후군의 발생에 주요한 역할을 한다. 일부 연구자들은 근섬유 크기의 비정상적인 변화와 내부 핵(internal nucleus) 및 결합 조직의 증가를 보고했다. 체간굴곡증 환자의 척수 주위 근육과 심부 목 신전근의 근육 생검(biopsy)에서 근섬유의 부적절한 정렬(disarray)과 단백질 과잉 근육병증(myopathy)과 유사한 점이 관찰되었다[60]. 또한 PD 환자 중 머리가 처지거나 척추가 구부러지는 축성 자세 이상이 있는 하위 집단에서 괴사성(necrotizing) 근육병증, 염증성 근육병증, 미토콘드리아 이상을 동반한 근육병증이 나타났다[61].

체간 제어에 관여하는 근육을 근전도(EMG)를 통해 간접적으로 평가하는 것은 일반적으로 원발성 근육 질환의 신경생리적 징후를 보여주지 못했으며, 마찬가지로 척추 주위 근육의 EMG 기록에서도 탈신경 패턴이나 근육병증이 드러나지 않았다[48, 60, 61]. 컴퓨터 단층 촬영(computer tomography) 및 자기 공명 영상과 같은 신경영상(neuroimaging) 기술은 피사 증후군 환자의 척추 주위 근육의 위축(atrophy)을 보여 주었지만, 항상 체간 편위 측면과 관련이 있는 것은 아니었다

[45, 48, 60, 61]. 이러한 데이터를 종합하면 파킨슨병에서 피사 증후군의 발병 기전은 말초보다는 중추에 있음을 시사한다. 이 개념적 틀에서 관찰되는 일부 말초 이상(즉, 근육 위축)은 만성 자세 장애의 결과로 인한 것일 수 있다. 말초 근골격계가 이 질병의 발생에 주된 역할을 하지는 않지만, 체간 근육의 EMG 평가는 임상 환경에서 체간 근긴장이상증의 여러 하위 유형을 구별하고 다양한 치료 접근법을 평가하는데 중요하다. 피사 증후군의 경우 적어도 능동적으로 체간을 편향된 쪽으로 움직이거나 반대쪽으로 움직이는 동안 정적 및 동적 자세 조건 모두에서 광범위한 EMG 평가를 수행하는 것이 중요하다.

여러 연구에서 근육 활성화 패턴을 분류하려고 시도했지만 상반된 결과가 나왔다. Tassorelliet al.[48]은 직립 자세에서 복부 경사근(abdominal oblique muscle)과 굽힌 쪽의 척추 옆 흉부 근육(T6-T7)의 지속적인 강직(tonic) 활성이 있는 반면, 반대쪽 근육에서는 EMG 활성이 현저하게 감소했다고 보고했다. 이러한 비대칭적인 강직 활성화가 누운 자세에서 사라진다는 사실은 이것이 피사 증후군의 임상적 특징 중 하나임을 보여준다[48]. Di Matteo et al.[60]은 EMG 평가를 통해 10명의 PD 환자의 동적 자세 조건에서 척추 주위 근육의 시너지 효과를 조사했으며, 소수의 피험자에서만 명확한 근긴장이상 패턴을 보고했다. 보다 구체적으로 살펴보면, 정적 기립 상태의 세 명의 피험자에서 기울어진 쪽 동측 흉추장근(longissimus thoracis muscle; T12와 L1 사이)의 강직 활성화가 보고되었으며, 이는 반대쪽의 능동적인 체간 측면 굴곡 동안에도 사라지지 않아 좌우 척추 근육의 동시 활성화(co-activation)가 나타났다(근긴장이상 패턴). 다른 피험자들은 동적 자세 평가 중에 척추 근육의 동시 활성화 없이 정적 기립 상태에서 기울어진 쪽 반대편 흉추장근의 강직 활성화를 보였으며, 따라서 이들 환자는 순수한 근긴장이상 패턴 없이 '보상성(compensatory)' 강직 활성화를 보여주었다[60].

이러한 결과를 고려하여 2013년에는 보다 광범위한 EMG 평가(척추 주위 요부 근육, 척추 주위 흉부 근육, 복부 경사근, 장요근(iliopsoas) 및 대퇴직근)를 통해 피사 증후군의 다양한 하위 유형을 분류하려는 시도가 이루어졌다[61]. 특히 다음과 같은 사항이 확인되었다.

- 패턴 I: 체간이 기울어진 쪽의 동측 요추 주위 근육의 과활동성(hyperactivity)
  - 하위 유형 1: 체간이 기울어진 쪽의 동측 흉추 주위 근육의 과활동성과 관련됨
  - 하위 유형 2: 체간이 기울어진 쪽의 반대쪽 흉추 주위 근육의 과활동성과 관련됨
- 패턴 II: 체간이 기울어진 쪽 반대편의 요부 및 흉부 척추 주위 근육의 과활동성

과 체간 편위와 동측의 비척추 주위 근육의 과활동성(대퇴직근, 장요근, 복부 경사근)[61].

건강한 피험자의 체간 제어에서 위에서 언급한 근육이 수행하는 생리적 역할을 고려하면, 파킨슨병에서 흉막긴장이상증은 요추 부근 근육(패턴 I) 또는 비척추 주위 근육(패턴 II)의 근긴장이상성 활성화에 의해 영향을 받는 것으로 보이며, 체간의 편위를 제한하기 위해 기울어진 쪽의 반대쪽 근육(특히 흉추 주위 근육)의 보상적 활성화와 관련이 있을 수 있다[61]. 피사증후군이 발생한 이후의 시간 경과에 따라 EMG 평가 패턴이 달라질 수 있다는 점에 주목할 필요가 있다. 실제로 근긴장이상적 특징은 발병 시 주요 기저 메커니즘을 나타내는 것으로 보이지만 근육 위축이 우세한 만성 안정화 단계에서는 사라질 수 있다. 피사 증후군은 다른 자세 장애와 관련이 있을 수 있으므로 체간 측면 굴곡의 실제 심각도를 평가하는 것은 어려울 수 있다. 따라서 사진이나 비디오 또는 각도계를 이용하여 측정하거나 가능한 경우 동작의 운동학적(kinematic) 분석을 통해 척추 주위 근육의 비대칭 긴장도(tone)를 가진 환자를 지속적으로 모니터링하는 것이 권장된다. 또한 몸통과 팔의 관절 운동 및 신체 분절의 근력(strength) 그리고 호흡 기능을 평가하는 것도 중요하다. 피사 증후군의 주요 자세 변화는 관상면(frontal plane)에서 나타난다. 관상면에서의 일반적인 생리학적 자세 정렬은 다음과 같은 특징을 보인다.

- 머리와 척추는 수직축에 정렬되어 있다.
- 양쪽 견봉(acromion)을 가로지르는 선과 장골능(iliac crest)을 가로지르는 선은 수평이고 서로 평행하다.
- 팔은 몸과 비대칭적으로 정렬된다.
- 견갑골(scapulae)은 T3과 T7 사이에 정렬되고 돌출된다.

6.3 치료적 접근법(Treatment)

피사 증후군 개선에 대한 약물 치료의 효과를 평가하는 구체적인 표적 연구는 없으며, 임상에서 이 증후군은 항파킨슨 약물에 거의 반응하지 않는다. 따라서 물리치료는 운동 증상을 완화할 뿐만 아니라 일상 생활 활동에서 개인의 독립성을 유지하기 위해 파킨슨병 및 일반적인 자세 장애에 대한 근본적인 접근 방식 중 하나로 간주된다[62]. 피사증후군 재활 프로그램은 주로 자세 격자(grid) 거울 앞에서 수행하는 운동과 보바스 풍선을 이용한 운동 및 폐쇄운동사슬(closed kinetic chain; 손이나 발이 지면이나 장비 등에 고정된 상태에서의 운동-역주)의 코어 강화 운동으로 구성된다.

Bartoloet al.[63]은 경증에서 중증의 측면 체간 굴곡이 있는 22명의 PD 환자와 체간 굴곡이 없는 22명의 PD 환자를 대상으로 임시(ad hoc) 재활 프로그램이 측면 체간 굴곡 및 운동성에 미치는 영향을 평가했다. 해당 프로그램은 심혈관 준비 운동(10분), 스트레칭 운동(15분), 기능적 맥락에서의 강화 운동(15분), 지상 보행 훈련(20분), 균형 훈련(15분), 이완 운동(15분) 등 4주 연속으로 매일 90분씩(주 5일) 구성되었다. 이 접근법을 통해 재활이 끝날 때 직립 자세와 체간의 운동 범위가 모두 크게 향상되었으나, 6개월 후에 그 효과가 사라졌다[63].

재활 프로그램에 포함될 수 있는 또 다른 옵션은 과활동성 근육에 BoNT/A를 주사하는 것이다. Bonanni et al.[45]은 교차(cross-over) 연구에서 BoNT/A 또는 위약을 체간 편위와 동측의 요추 주위 근육(L2-L5 수준)에 주사하여 피사 증후군 환자 9명을 관찰했다. 그 결과 처치 집단의 환자들은 50%에서 85.7% 범위의 측면 체간 굴곡 감소를 경험했으며, 7명의 환자에서는 근긴장이상과 관련된 통증이 감소했다[45].

2014년에 Tassorelli et al.[46]은 26명의 PD 환자를 대상으로 재활 프로그램과 BoNT/A를 병용한 치료법의 효능을 평가하기 위한 연구를 설계했다. 이 연구에서는 BoNT/A를 모든 과활동성 근육[다열근(multifidus), 장요근, 복직근, 흉추 및 요추 주위 근육]에 주사했다. 해당 연구자들은 신체 재활에 BoNT/A를 추가하면 재활 기간이 끝날 때 신체 재활을 단독으로 시행했을 때보다 측면 체간 경사가 더 개선된다는 것을 발견했으며, 이러한 개선 효과는 최소 3개월 동안 지속되었다. 이전에 보여진 바와 같이 모든 환자에서 BoNT/A 주사 및 재활 치료 후 피사 증후군과 관련된 통증이 호전되었다[46].

확정적인 권장 사항이 아직 나오지는 않았으나, 문헌 데이터와 본 연구진의 오랜 전문 지식을 바탕으로 PD 환자의 피사 증후군 관리에 대한 가장 합리적이고 효과적인 접근법은 항파킨슨 약물 요법을 최적화하고, 이것이 효과가 없는 것으로 판명될 경우 물리치료와 함께 EMG 유도 하에 과활동성 근육에 BoNT를 주사하는 것이라고 판단된다.

참고 문헌

1. Albanese A, et al. Phenomenology and classification of dystonia: a consensus update. Mov Disord. 2013;28:863–73.
2. Morgante F, Klein C. Dystonia. Continuum (Minneap Minn). 2013;19:1225–41.
3. Fahn S. The varied clinical expression of dystonia. Neurol Clin. 1984;2:541–54.
4. Klein C. Movement disorders: classifications. J Inherit Metab Dis. 2005;28:425–39.

5. Balint B, Bhatia KP. Dystonia: an update on phenomenology, classification, pathogenesis and treatment. Curr Opin Neurol. 2014;27:468–76.
6. Hendrix CM, Vitek J. Toward a network model of dystonia. Ann NY Sci. 2012;46–55.
7. Skogseid IM. Dystonia—new advances in classification, genetics, pathophysiology and treatment. Acta Neurol Scand. 2014;129(Suppl. 198):13–9.
8. Defazio G, Jankovic J, Giel JL, Papapetropoulos S. Descriptive epidemiology of cervical dystonia. Tremor Other Hyperkinet Mov (N Y). 2013;4:3.
9. Snaith A, Wade D. Dystonia. Clin Evid (Online). 2014;28:2014.
10. Jankovic J. Treatment of dystonia. Lancet Neurol. 2006;5:864–72.
11. Han Y, Stevens AL, Dashtipour K, Hauser RA, Mari Z. A mixed treatment comparison to compare the efficacy and safety of botulinum toxin treatments for cervical dystonia. J Neurol. 2016.
12. Truong D, Duane DD, Jankovic J, et al. Efficacy and safety of botulinum type A toxin (Dysport) in cervical dystonia: results of the first US randomized, double-blind, placebo-controlled study. Mov Disord. 2005;20:783–91.
13. Kessler KR, Skutta M, Benecke R. Longterm treatment of cervical dystonia with botulinum toxin A: efficacy, safety, and antibody frequency. German Dystonia Study Group. J Neurol 1999;246:265–74.
14. Haussermann P, Marczoch S, Klinger C, et al. Long-term follow-up of cervical dystonia patients treated with botulinum toxin A. Mov Disord. 2004;19:303–8.
15. Lew MF, Brashear A, Factor S. The safety and efficacy of botulinum toxin type B in the treatment of patients with cervical dystonia: summary of three controlled clinical trials. Neurology. 2000;55(12suppl 5):S29–S35.
16. Factor SA, Molho ES, Evans S, Feustel PJ. Efficacy and safety of repeated doses of botulinum toxin typeBin typeAresistant and responsive cervical dystonia.MovDisord. 2005;20:1152–60.
17. Costa J, Espirito-Santo C, Borges A, et al. Botulinum toxin type B for cervical dystonia. Cochrane Database Syst Rev. 2005;(1):CD004315.
18. Delnooz CC, van de Warrenburg BP. Current and future medical treatment in primary dystonia. Ther Adv Neurol Disord. 2012;5:221–40.
19. De Pauw J, Van der Velden K, Meirte J, Van Daele U, Truijen S, Cras P, Mercelis R, De Hertogh W. The effectiveness of physiotherapy for cervical dystonia: a systematic literature review. J Neurol. 2014;261:1857–65.
20. Jahanshahi M, Sartory G, Marsden CD. EMG biofeedback treatment of torticollis: a controlled outcome study. Biofeedback Self Regul. 1991;16:413–48.
21. Smania N, Corato E, Tinazzi M, et al. The effect of two different rehabilitation treatments in cervical dystonia: preliminary results in four patients. Funct Neurol. 2003;18:219–25.
22. Tassorelli C, Mancini F, Balloni L, et al. Botulinum toxin and neuromotor rehabilitation: an integrated approach to idiopathic cervical dystonia. Mov Disord. 2006;21:2240–3.
23. El-bahrawy MN, El-tamawy MS, Shalaby NM, Abdel-alim AM. Cervical dystonia: abnormal head posture and its relation to hand function. Egypt J Neurol Psychiatry Neurosurg. 2009;46:203–8.
24. Queiroz MAR, Chien HF, Sekeff-sallem FA, Barbosa ER. Physical therapy program for cervical dystonia: a study of 20 cases. Funct Neurol. 2012;27:187–92.
25. Quartarone A, Siebner HR, Rothwell JC. Task-specific hand dystonia: can too much plasticity be bad for you? Trends Neurosci. 2006;29:192–9.
26. Wagner T, Valero-Cabre A, Pascual-Leone A. Noninvasive human brain stimulation. Annu Rev Biomed Eng. 2007;9:527–65.
27. Allam N, Brasil-Neto JP, Brandão P, Weiler F, Barros Filho Jd, Tomaz C. Relief of primary cervical dystonia symptoms by low frequency transcranial magnetic stimulation of the premotor cortex: case report. Arq Neuropsiquiatr. 2007;65:697–9.
28. Angelakis E, Liouta E, Andreadis N, Leonardos A, Ktonas P, Stavrinou LC, Miranda PC, Mekonnen A, Sakas DE. Transcranial alternating current stimulation reduces symptoms in

intractable idiopathic cervical dystonia: a case study. Neurosci Lett. 2013;533:39–43.
29. Bradnam LV, Frasca J, Kimberley TJ. Direct current stimulation of primary motor cortex and cerebellum and botulinum toxin A injections in a person with cervical dystonia. Brain Stimul. 2014;7:909–11.
30. Singer C, Papapetropoulos S. Adult-onset primary focal foot dystonia. Parkinsonism Relat. Disord. 2006;12:57–60.
31. McKeon A, Matsumoto JY, Bower JH, Ahlskog JE. The spectrum of disorders presenting as adult onset focal lower extremity dystonia. Parkinsonism Relat. Disord. 2008;14:613–9.
32. Pacchetti C, Albani G, Martignoni E, Godi L, Alfonsi E, Nappi G. "Off" painful dystonia in Parkinson's disease treated with botulinum toxin. Mov Disord. 1995;10:333–6.
33. Ramdhani RA, Frucht SJ. Adult-onset idiopathic focal lower extremity dystonia: a Rare task-specific dystonia. Tremor Other Hyperkinet Mov (NY). 2013;3: pii: tre-03–142-2990-1.
34. Tolosa E, Compta Y. Dystonia in parkinson's disease. J Neurol. (2006);253(Suppl 7): VII7-13.
35. Djaldetti R, Mosberg-Galili R, Sroka H, Merims D, Melamed E. Camptocornia (bent spine) in patients with Parkinson's disease—characterization and possible pathogenesis of an unusal phenomenon. Mov Disord. 1999;3:443–7.
36. Holler I, Dirnberger G, Pirker W, et al. Camptocormia in idiopathic Parkinson's disease: 123I beta CIT SPECT and clinical characteristics. Eur Neurol. 2003;50:118–20.
37. Ekbom, Lindholm, Ljungberg. New dystonic syndrome associated with butyrophenone therapy. Z. Neurol. 1972;202:94–103.
38. Gambarin M, Antonini A, Moretto G, et al. Pisa syndrome without neuroleptic exposure in a patient with Parkinson's disease: case report. Mov Disord. 2006;21:270–3.
39. Suzuki T, Matsuzaka H. Drug induced pisa syndrome (pleurothotonus): epidemiology and management. CNS Drugs. 2002;16:165–74.
40. Cannas A, Solla P, Floris G, et al. Reversible pisa syndrome in parkinson's disease during treatment with pergolide: a case report. Clin Neuropharm. 2005;28(5):252.
41. Kwak YT, Han IW, Baik J, Koo MS. Relation between cholinesterase inhibitor and Pisa syndrome. Lancet. 2000;355:2222.
42. Yassa R, Nastase C, Cvejic J, Laberge G. The Pisa syndrome (or pleurothotonus): prevalence in a psychogeriatric population. Biol Psychiatry. 1991;29:942–5.
43. Tinazzi M, Fasano A, Geroin C, et al. Pisa syndrome in Parkinson Disease: an observational multicenter Italian study. Neurology. 2015;85:1–11.
44. Doherty KM, Davagnanam I, Molloy S, Silveira-Moriyama L, Lees AJ. Pisa syndrome in Parkinson's disease: a mobile or fixed deformity? J Neurol Neurosurg Psychiatry. 2013;84:1400–3.
45. Bonanni L, Thomas A, Varanese S, Scorrano V, Onofrj M. Botulinum toxin treatment of lateral axial dystonia in Parkinsonism. Mov Disord. 2007;22:2097–103.
46. Tassorelli C, De Icco R, Alfonsi E, Bartolo M, Serrao M, Avenali M, De Paoli I, Conte C, Pozzi NG, Bramanti P, Nappi G, Sandrini G. Botulinum toxin type A potentiates the effect of neuromotor rehabilitation of pisa syndrome in parkinson disease: a placebo controlled study. Parkinsonism Relat Disord. 2014;20:1140–4.
47. Castrioto A, Piscicelli C, Perennou D, Krack P, Debu B. The pathogenesis of Pisa syndrome in Parkinson's disease. Mov. Dis. 2014;29:1100–7.
48. Tassorelli C, Furnari A, Buscone S, et al. Pisa syndrome in Parkinson's disease: clinical, electromyographic, and radiological characterization. Mov Disord. 2012;27:227–35.
49. Van de Warrenburg BP, Bhatia KP, Quinn NP. Pisa syndrome after unilateral pallidotomy in Parkinson's disease: an unrecognised, delayed adverse event? J Neurol Neurosurg Psychiatry. 2007;78:329.
50. Mamo H, Dondey M, Cophignon J, Pialoux P, Fontelle F, Houdart R. Transitory lateropulsion after subthalamic and thalamic coagulations in parkinsonism patients. Rev Neurologique. 1965;112:509–20.

51. Velasco F, Velasco M, Ogarrio C, Olvera A. Neglect induced by thalamotomy in humans: a quantitative appraisal of the sensory and motor deficits. Neurosurgery. 1986;19:744-51.
52. Su PC, Tseng HM, Liou HH. Postural asymmetries following unilateral subthalomotomy for advanced Parkinson's disease. Mov Disord. 2002;17:191-4.
53. Patel S, Tariot PN, Hamill RW. Pisa syndrome without neuroleptic exposure in a patient with dementia of the Alzheimer type. J Geriatr Psychiatry Neurol. 1991;4:48-51.
54. Colosimo C. Pisa syndrome in a patient with multiple system atrophy. Mov Disord. 1998;13:607-9.
55. Villarejo A, Camacho A, Garcia-Ramos R, Moreno T, Penas M, Juntas R, et al. Cholinergic—dopaminergic imbalance in pisa syndrome. Clin Neuropharmacol. 2003;26:119-21.
56. Vitale C, Marcelli V, Furia T, et al. Vestibular impairment and adaptive postural imbalance in parkinsonian patients with lateral trunk flexion. Mov Disord. 2011;26:1458-63.
57. Yokochi F. Lateral flexion in Parkinson's disease and Pisa syndrome. J Neurol 2006;253 (Suppl 7):VII17-20.
58. Proctor F, Riklan M, Cooper IS, Teuber HL. Judgment of visual and postural vertical by parkinsonian patients. Neurology. 1964;14:287-93.
59. Bisdorff AR, Bronstein AM, Gresty M, Anastasopoulos D. Subjective postural vertical in peripheral and central vestibular disorders and Parkinson's disease. In: Taguchi KIM, Mori S, editors. Vestibular and neural front: Excerpta Medica; 1994, pp. 615-18.
60. Di Matteo A, Fasano A, Squintani G, et al. Lateral trunk flexion in Parkinson's disease: EMG features disclose two different underlying pathophysiological mechanisms. J Neurol. 2011;258:740-5.
61. Tinazzi M, Juergenson I, Squintani G, et al. Pisa syndrome in Parkinson's disease: an electrophysiological and imaging study. J Neurol. 2013;260:2138-48.
62. Tomlinson CL, Herd CP, Clarke CE, Meek C, Patel S, Stowe R, Deane KH, Shah L, Sackley CM, Wheatley K, Ives N. Physiotherapy for parkinson's disease: a comparison of techniques. Cochrane Database Syst Rev. 2014;6:CD002815.
63. Bartolo M, Serrao M, Tassorelli C, Don R, Ranavolo A, Draicchio F, et al. Four-week trunk-specific rehabilitation treatment improves lateral trunk flexion in parkinson's disease. Mov Disord. 2010;25:325-31.

뇌졸중에 대한 재활 치료 접근법

Rehabilitation Approach to Stroke

Giovanni Morone, Marco Iosa and Stefano Paolucci

1 서론(Introduction)

걷기는 일상생활 활동에서 환자의 독립성을 결정하는 주요 요인이다[46]. 따라서 뇌졸중 환자의 신경재활의 가장 중요한 목표 중 하나는 정적 및 동적 활동 중 보행 및 자세 제어력을 회복하는 것이다. 이러한 회복은 재활병원에서 퇴원한 환자의 55%에서만 나타난다[43]. 또한 이러한 환자에서도 보행 능력이 완전히 회복되지 않는 경우가 많으며, 기능적인 속도와 균형을 유지하는데 문제가 있을 수 있다. 평균적으로 뇌졸중 환자의 보행 속도는 건강한 사람에 비해 약 50% 정도 감소한다[22]. 하지만 가장 중요한 문제는 낙상의 위험이다. 뇌졸중 환자의 40~70%에서 급성기 발생 후 1년 이내에 낙상이 발생하는 것으로 보고되고 있으며[18, 33, 51], 이는 신체적 합병증과 심리적 후유증을 낳는다. 더욱이 낙상은 의료 시스템에 막대한 경제적 부담을 안겨주어 전체 재활 과정의 효율성에 영향을 미칠 수 있다[33].

보행 중 자세 균형과 안정성은 뇌졸중 환자뿐만 아니라 다른 질환을 앓고 있는 환자와 건강한 노인을 대상으로도 광범위하게 연구되었다. 최근의 한 고찰 논문은 보행 안정성에 대해 다양한 장치를 사용하여 측정한 92가지의 정량적 측정치를 보고했다[19]. 가장 중요한 측정치는 시공간적 보행 매개변수와 하지 관절 및 상체 움직임에 대한 운동학적(kinematic) 분석과 관련된 것이었다[19]. 흥미로운 점은 '직립 보행의 안정성'은 다양한 방법으로 평가될 수 있다는 것이다. 한 가지 방법은 상대적으로 일정한 속도로 머리의 움직임을 직선으로 유지하여 하체에서 상체로 점진적으로 보행 동안의 신체 동요(oscillation)를 최소화하는 능력을 평가하는 것이다[6, 21, 22]. 이러한 측면에서 볼 때 통합된 감각운동(sensorimotor) 관점에서 보행 안정성을 고려하는 것이 필수적이다. 보행 중 머리의 안정화는 광학 흐름(optic flow; 관찰자와 환경 사이의 상대적인 움직임에 의해 발생하는 시각적 변화 또는 패턴으로서 이를 통해 움직임에 대한 정보를 획득함-역주)을 일정하게 유지하는데 중요하며, 이를 통해 전정 시스템 신호를 보다 효율적으로 처리하여[4, 50] 운동 활동 중 환경 탐색의 효율성을 향상시킨다[47].

병리적 사건은 갑작스러운 자세 안정성 상실을 초래할 수 있으며, 질병이 더 심하면 직립 보행 안정성의 더 큰 상실을 초래할 수 있다. 최근 많은 연구에서 직립 보행 안정성을 평가하기 위해 웨어러블 기기의 사용을 제안했으며, 이는 주로 상체의 가속도(acceleration)를 측정하여 수행된다[23, 24]. 뇌졸중 환자의 경우 보행 중 모든 신체 축에서 상체 가속도[속도로 표준화됨(normalized)]가 건강한 대상자보다 높았다[25-28, 36]. 특히 건강한 젊은 성인에 비해 뇌졸중 환자의 보행 속도는 약 50% 감소하는 반면, 원(raw) 가속도는 그렇지 않았다. 더욱이 체간 제어력은 보행 회복의 예후(prognostic) 인자이며[9, 34], 환자들은 보폭 및 한발 지지기 단계의 비대칭보다 훨씬 더 현저한 체간 비대칭을 보이는 것으로 보고되었다[20].

과도한 운동과 피로는 뇌졸중 환자의 보행 안정성 제어를 더욱 악화시킬 수 있다. 한 연구에서는 뇌졸중 환자들이 장시간 걷기(6분)를 위해 사용하는 두 가지 대안적인 운동 전략을 보고했다. 일부 환자는 상체 안정성이 점진적으로 감소함에도 불구하고 오래 걷는 동안 속도를 유지했다. 반면 다른 환자들은 보행 속도를 낮춰 상체 가속도를 작게 유지하는 보상(compensatory) 전략을 사용했다[28]. 전자의 경우 낙상 위험에 더 많이 노출되어 있다.

2 운동-인지 통합(Motor-Cognitive Integration)

걷는 행위에는 다양한 근육이 관여하며 동시에 여러 신체 자유도(degrees of freedom)를 제어해야 한다. 보행과 관련된 가장 중요한 발견 중 하나는 뇌 연결 및 감각 정보가 없는 상태인 중추 패턴 발생기(central pattern generator, CPG)에 기본적인 리듬(rhythmic) 운동 패턴을 자율적으로 생성할 수 있는 척수 내 신경 회로가 존재한다는 것이다[16]. 인간에게 CPG가 존재한다는 것을 뒷받침하는 증거는 상당히 많다. 그러나 체외 분리 제제(in vitro isolated preparation; 살아있는 유기체로부터 제거되어 실험 연구를 위해 통제된 실험실 환경에서 유지되는 생물학적 조직 또는 장기로서 이를 통해 특정 생리학적 과정을 조사할 수 있음-역주), 유전자 조작 쥐, 척수 절개

동물 및 가상 모델을 포함한 실험 모델에서 CPG가 조사되었지만 아직 확실한 증거는 부족하다[17].

이동운동(locomotion) 중에도 상부 뇌(supraspinal) 구조가 관여한다는 점에 주목할 필요가 있다. 이들 구조는 기본 보행 리듬의 시작[29]과 수정, 직립 보행의 안정화, 환경에서의 움직임 조정을 담당한다[15]. 상부 뇌 구조의 손상(damage)은 뇌졸중[7, 14], 뇌 손상(injury), 뇌성 마비[26], 파킨슨병 및 소뇌 질환[31] 환자에서 볼 수 있듯 인간의 보행에 특정한 변화를 초래한다[31]. 특히 소뇌는 보행과 신체 균형 그리고 외부 환경에 대한 움직임의 적응 및 조정에서 핵심적인 역할을 한다. 또한 소뇌는 내적 모델[internal model; 감각운동 시스템의 입출력 특성과 같은 우리 신체의 중요한 측면을 모방한 중추적 표상(representation)]이 발달할 수 있는 CNS 구조이다[53]. 내적 모델 제어는 감각운동 피드백의 지연 또는 부족을 보상하기 위한 운동 전략 수립에 관여한다. 또한 이동운동 중 높은 동적 안정성이 요구되거나 장애물을 회피해야 하는 경우 또는 신체 감각 피드백이 손상되거나 변경된 경우 등과 같은 일부 상황에서는 내적 모델의 예측 제어(predictive control)가 필요한 것으로 알려져 있다.

이동운동에 대한 상위 인지 기능의 역할은 여전히 논쟁의 여지가 있다. 일부 연구자는 이동운동이 대체로 자동화된 기능이라는 생각을 지지한다. 실제로 인지 장애가 있는 사람도 큰 어려움 없이 걸을 수 있다(예: Ruchinskas et al.[48]). 반면 다른 연구자(예: [32])는 보행 중 수행되는 인지 과제(이중 과제 조건)가 보행 안정성에 영향을 미친다고 보고했다. 피험자는 일반적으로 단일 과제 조건에서는 보행 속도가 감소했지만, 이중 과제 조건에서 측면-측면 방향의 보행 안정성도 감소하는 것을 보여주었다. 이러한 결과는 낙상 위험을 줄이기 위해 통합된 운동-인지 재활이 필요함을 시사한다[52].

시각(vision)은 보행 수행에 있어 중요한 역할을 하며, 걷는 동안 주변 환경을 탐색하는데 있어 대뇌 피질 영역과 가장 관련이 있는 감각 기능일 것이다. Aprileet al.[1]은 외사시(exotropia; 확장된 시야)를 가진 피험자가 내사시(esotropia; 감소된 시야)를 가진 피험자보다 더 큰 보간(step width)을 보였으며, 이는 비정상적인 시력에 대한 보행의 특별한 신경감각적(neurosensory) 적응을 나타낸다고 하였다. 이러한 결과는 Berthoz의 저서 <The Brain's Sense of Movement>에서 '내가 보고 있는 곳으로 가되 내가 가는 곳을 보지 말라(Go where I'm looking, not look where I'm going)'라는 유명한 대사를 연상시키는데, 이는 시선 기반(gaze-based) 피드포워드(feed-forward) 제어가 원하는 경로를 따라 신체를 이동시키는데 중요한 역할을 한다는 것을 의미한다[3].

피험자가 실제로 운동 과제를 수행하기 전에 운동 과제의 수행을 상상할 때 인지 과정의 역할이 우세해질 수 있다. 최근 정신적 심상(mental imagery) 훈련을 기반으로 한 재활 프로토콜이 제안되었으며 긍정적인 결과를 보여주었다. 정신적 또는 운동(motor) 심상이라는 용어는 정신적으로 동작을 실행하는 것, 즉 마음속으로 동작을 연기하는 것을 말한다. 정신적 심상 훈련의 시기와 실제 운동 수행 사이에 높은 상관 관계가 보고되었지만 최근에는 이러한 상관 관계가 상호 간의 동등성(equivalence)을 의미하지 않는다는 주장이 제기되었다[12]. 또한 뇌졸중으로 인한 손상을 과소평가하는 등 손상에 대한 부족한 인식 능력이 이동운동의 계획 수립에 영향을 미치고 낙상 위험을 증가시킬 수 있는 것으로 나타났다[40].

뇌졸중에서 하향식(top-down) 접근법의 중요성은 재활치료에 인지-운동 중재를 통합해야 한다는 점을 시사한다[2]. 이러한 접근법에서 가장 많이 사용되는 방법은 활동 관찰(action observation) 요법과 거울(mirror) 요법으로, 둘 다 거울 신경계(mirror neural system)에 작용하여 회복을 촉진한다[13]. 최근에는 정신적 심상을 기반으로 재활 치료 결과를 개선하기 위한 뇌-컴퓨터 인터페이스의 사용[44] 및 다음 단락에서 소개하는 다른 접근법과 같은 새로운 기술(technology)이 도입되었다.

3 보행 및 균형 회복을 위한 통합 접근 방식을 지원하는 기술 (Technologies in Support of an Integrated Approach for Gait and Balance Recovery)

지난 10여 년 동안 뇌졸중 환자를 위한 기존의 수기 치료(manual therapy)는 치료 결과를 개선하기 위한 기술적 장치의 사용으로 더욱 향상되었다[27]. 그렇다면 수기 치료에 기술적 지원이 필요한 이유는 무엇일까? 재활은 의학계에서 '잠자는 거인(sleeping giant)'으로 정의되어 왔다. 따라서 양질의 치료 기준을 개선하기 위한 더 많은 노력이 필요하다[11]. 재활 치료에서는 치료 대상자의 수, 치료 강도 및 기간, 그리고 관련 의료 비용 간의 균형(trade-off)을 최적화하는 것이 필수적이다. 하지만 뇌졸중과 같은 신경학적 장애의 복잡성을 고려하면 이 목표를 달성하는 것은 쉽지 않다.

이용 가능한 기술 지원을 활용하는 새로운 접근법의 개발과 더불어 관련된 복잡한 신경 메커니즘에 대한 심층적인 지식이 필요하다. 이는 결과적으로 보다 효과적이고 적절하게 수행되는 치료법에 대한 요구를 충족시킬 것이다. 회복의 정도는 치료 강도와 운동 결합을 목표로 하는 특정 숙련된 동작의 반복에 따라 달라질 수 있으며, 수행 피드백에 의해 향상된다[37, 45]. 이러한 개념적 틀에서 기술 장치의 사용은 재활 치료의 강도와 반복을 높이고 특수성 및 피드백을 강화하는데 도움을 줄 수 있다. 통합된 하향식 접근법[2]의 필요성에 따라 최근에는 가상 현실 시스템, 신경로봇공학(neurorobotics), 근육 및 신경 전자기 자극기(electromagnetic stimulator), 웨어러블 장치[27]와 같은 새로운 기술이 훨씬 더 널리 보급되고 있다. 이러한 맥락에서 3T 접근법이 제안되었으며, 여기서 3T는 치료(therapy), 기술(technology) 및 중개(translationality; 기초연구 결과를 기업과 임상현장으로 연결하는 것-역주)을 의미한다[41]. 신경재활(neurorehabilitation)은 신경 가소성 및 신경계 운동 생리학 분야의 증거를 기반으로 해야 하며, 해당 신경과학 분야의 최신 연구 결과를 기반으로 지속적으로 검토되어야 한다. 또한 새로운 장치의 기술 개발이 제공하는 새로운 가능성을 지속적으로 고려해야 한다. 이는 신경과학과 신경공학에서 신경재활에 이르는 직접적인 중개(translational) 접근 방식을 의미한다. 치료에 대한 통합적 접근을 향한 움직임의 두 가지 명확한 예는 신경과학 연구에 의해 주도된 강제-유도 운동 치료(constraint-induced movement therapy)[49, 54]와 신경기술 분야에서 개발되어 신경재활에 적용되는 뇌-컴퓨터 인터페이스이다[44]. 그러나 치료와 기술의 관계는 때때로 상충되는 경우가 있으며, 신경재활을 위한 새로운 기술 장치의 사용에서 파생될 수 있는 이점에 대해 과도한 낙관론(optimism)을 불러일으키거나[8] 반대로 회의론(skepticism)을 불러일으킬 수도 있다[10]. 새로운 기술과 최근의 신경과학적 연구 결과 및 기존의 재활 기법을 통합하려는 시도는 과학적으로 수집된 데이터와 엄격하게 검증된 가설을 기반으로 해야 한다. 하지만 새로운 기술 장치는 그 효과에 대한 명확한 증거와 구체적으로 정의된 사용자 가이드라인이 개발되기 전에 판매되는 경우가 많다.

4 다학제적 팀 구성의 필요성 (The Need for a Multidisciplinary Team)

포괄적이고 통합된 접근 방식을 위해서는 각 환자에게 최상의 기능 회복을 제공할 수 있는 의료팀의 서비스가 필요하다. 여기에는 종합적인 평가, 치료 계획, 치료 제공, 장비 제공, 맞춤형 재활, 적응 장치 제공 등이 포함된다[30]. 그러므로 이는 다학제간(interdisciplinary) 기술을 보유한 전문가들로 구성된 다학제적(multidisciplinary) 팀이어야 하며, 각 팀원은 자신의 특정 분야에 고도로 능숙하면서도 다른 전문가와 적극적으로 상호 작용할 수 있어야 한다. 예를 들어 뇌졸중 환자의 경우 실어증(aphasia)이나 편측 공간 무시증(unilateral spatial neglect)을 치료하는 것이 중요한 경우가 많다. 이러한 장애의 개선은 보행 및 균형과 같은 다른 기능적 운동의 회복에 긍정적인 영향을 미칠 수 있으며, 결과적으로 일상 생활 활동의 독립성을 향상시킬 수 있다[35, 42]. 따라서 이러한 모든 과정은 언어 치료사와 신경 심리학자를 포함하는 초학제적(trans-disciplinary) 팀 구성원 간의 협력을 기반으로 해야 한다. 또한 기술적 측면의 추가와 더불어 재활 장치의 활용을 극대화하고 계측 운동 분석을 통해 환자의 운동 결과를 객관적으로 평가하기 위해 생체공학자(bioengineer)도 필요할 수 있다.

보행 회복에 로봇을 사용하는 것과 관련하여 이미 제안된 바와 같이, 치료팀은 적절한 환자에게 적절한 시기에 적합한 치료 접근법을 맞춤화할 수 있어야 한다[38, 39]. 이러한 맥락에서 환자의 심리적 상태나 특성(profile)도 중요한 역할을 할 수 있다. 연구에 따르면 불안(anxiety)이 기존 재활보다 로봇 재활의 효과를 더 제한할 수 있다고 보고되었으며[5], 이는 인지 및 운동 상태가 얼마나 밀접하게 연결되어 있는지를 잘 보여준다.

히포크라테스의 말을 인용하면, 미래는 과거로부터 교훈을 얻어야 한다고 말할 수 있다. '그 사람이 어떤 질병을 앓고 있는지 보다 어떤 사람이 그 질병을 앓고 있는지 아는 것이 훨씬 더 중요하다(It's far more important to know what person the disease has than what disease the person has)(Hippocrates; Coo, 460 A.D.—Larissa, 377 A.D.)'.

참고 문헌

1. Aprile I, Ferrarin M, Padua L, Di Sipio E, Simbolotti C, Petroni S, Tredici C, Dickmann A. Walking strategies in subjects with congenital or early onset strabismus. Front Hum Neurosci. 2014;8:484.
2. Belda-Lois JM, Mena-del Horno S, Bermejo-Bosch I, Moreno JC, Pons JL, Farina D, Iosa M, Molinari M, Tamburella F, Ramos A, Caria A, Solis-Escalante T, Brunner C, Rea M. Rehabilitation of gait after stroke: a review towards a top-down approach. J Neuroeng Rehabil. 2011;8:66. https://doi.org/10.1186/1743-0003-8-66.
3. Berthoz A. The Brain's Sense of Movement (translated by G.Weiss). Boston: Harvard University Press; 2000.
4. Berthoz A, Pozzo T. Head and body coordination during locomotion and complex movements. In: Swinnen S, Heuer H, Massion J, Casaer P, editors. Interlimb coordination. San Diego: Academic Press; 1994.
5. Bragoni M, Broccoli M, Iosa M, et al. Influence of psychologic features on rehabilitation outcomes in patients with subacute stroke trained with robotic-aided walking therapy. Am J Phys Med Rehabil. 2013;92(10 Suppl 2):e16–25.
6. Cappozzo A. Analysis of the linear displacement of the head and trunk during walking at different speeds. J Biomech. 1981;14:411–25.
7. Clark DJ, Ting LH, Zajac FE, Neptune RR, Kautz SA. Merging of healthy motor modules predicts reduced locomotor performance and muscle coordination complexity post-stroke. J Neurophysiol. 2010;103:844–57.
8. Datteri E. Predicting the long-term effects of human-robot interaction: a reflection on responsibility in medical robotics. Sci Eng Ethics. 2013;19(1):139–60.

9. Di Monaco M, Trucco M, Di Monaco R, Tappero R, Cavanna A. The relationship between initial trunk control or postural balance and inpatient rehabilitation outcome after stroke: a prospective comparative study. Clin. Rehabil. 2010;24:543–54.
10. Dobkin BH, Duncan PW. Should body weight-supported treadmill training and robotic-assistive steppers for locomotor training trot back to the starting gate? Neurorehabil Neural Repair. 2012;26(4):308–17.
11. Donnan GA. Rehabilitation: the sleeping giant of stroke medicine. Int J Stroke. 2013;8(1):1.
12. Fusco A, Gallotta MC, Iosa M, Morone G, Iasevoli L, Trifoglio D, Saraceni VM, Paolucci S, Baldari C, Guidetti L. The dynamic motor imagery of locomotion is task-dependent in patients with stroke. Restor Neurol Neurosci. 2016;34(2):247–56. https://doi.org/10.3233/RNN-150573.
13. Garrison KA, Winstein CJ, Aziz-Zadeh L. The mirror neuron system: a neural substrate for methods in stroke rehabilitation. Neurorehabil Neural Repair. 2010;24(5):404–12. https://doi. org/10.1177/1545968309354536.
14. Gizzi L, Feldbæk Nielsen J, Felici F, Farina D. Impulses of activation but not motor modules are preserved in the locomotion of subacute stroke patients. J Neurophysiol. 2011;106: 202–10.
15. Grasso R, Ivanenko YP, Zago M, Molinari M, Scivoletto G, Castellano V, Macellari V, Lacquaniti F. Distributed plasticity of locomotor pattern generators in spinal cord injured patients. Brain. 2004;127:1019–34.
16. Grillner S. Neurobiological bases of rhythmic motor acts in vertebrates. Science. 1985;228:143–9.
17. Guertin PA. Preclinical evidence supporting the clinical development of central pattern generator-modulating therapies for chronic spinal cord-injured patients. Front Hum Neurosci. 2014;8:272.
18. Gustafson Y. Falls and injuries after stroke: time for action! Stroke. 2003;34(2):494–501.
19. Hamacher D, Singh NB, Van Dieën JH, Heller MO, Taylor WR. Kinematic measures for assessing gait stability in elderly individuals: a systematic review. J R Soc Interface. 2011;8:1682–98.
20. Hodt-Billington C, Helbostad JL, Moe-Nilssen R. Should trunk movement or footfall parameters quantify gait asymmetry in chronic stroke patients? Gait Posture. 2008;27:552–8.
21. Inman VT, Ralston HJ, Todd F. Human walking. Baltimore: Williams & Wilkins; 1981.
22. Iosa M, Fusco A, Morone G, Paolucci S. Development and decline of upright gait stability. Front Aging Neurosci. 2014; 6:14. https://doi.org/10.3389/fnagi.2014.00014.
23. Iosa M, Morone G, Cherubini A, Paolucci S. The three laws of Neurorobotics: a review on what neurorehabilitation robots should do for patients and clinicians. J Med Biol Eng. 2016;2016(36):1–11.
24. Iosa M, Picerno P, Paolucci S, Morone G. Wearable inertial sensors for human movement analysis. Expert Rev Med Devices. 2016;13(7):641–59. https://doi.org/10.1080/17434440.2016.1198694.
25. Iosa M, Fusco A, Morone G, Pratesi L, Coiro P, Venturiero V, De Angelis D, Bragoni M, Paolucci S. Assessment of upper body dynamic stability during walking in patients with subacute stroke. J Rehabil Res Dev. 2012;49:439–50.
26. Iosa M, Marro T, Paolucci S, Morelli D. Stability and harmony of gait in children with cerebral palsy. Res Dev Disabil. 2012;33(1):129–35.
27. Iosa M, Morone G, Fusco A, Bragoni M, Coiro P, Multari M, Venturiero V, De Angelis D, Pratesi L, Paolucci S. Seven capital devices for the future of stroke rehabilitation. Stroke Res Treat. 2012;2012:187965.
28. Iosa M, Morone G, Fusco A, Pratesi L, Bragoni M, Coiro P, Multari M, Venturiero V, De Angelis D, Paolucci S. Effects of walking endurance reduction on gait stability in patients with stroke. Stroke Res Treat. 2012;2012:810415.
29. Jiang N, Gizzi L, Mrachacz-Kersting N, Dremstrup K, Farina D. A brain computer interface for single-trial detection of gait initiation from movement related cortical potentials. Clin

Neurophysiol. 2014;S1388-2457(14):1-00252.
30. King JC, Nelson TR, Heye ML, Turturro TC, Titus MND. Presciptions, referals, order writing, and rehabilitation team function. In: DLisa JA and Gans BM, editors. Rehabilitation medicine: principle and practice, Third Edition. Limppincott-Raven Publishers, Philadelphia, 1998.
31. Kirtley C. Clinical gait analysis; theory and practice. Philadelphia, PA: Elsevier; 2006.
32. Lamoth CJ, van Deudekom FJ, van Campen JP, Appels BA, de Vries OJ, Pijnappels M. Gait stability and variability measures show effects of impaired cognition and dual tasking in frail people. J Neuroeng Rehabil. 2011;8:2.
33. Langhorne P, Stott DJ, Robertson L, et al. Medical complications after stroke: a multicenter study. Stroke. 2000;31(6):1223-9.
34. Masiero S, Avesani R, Armani M, Verena P, Ermani M. Predictive factors for ambulation in stroke patients in the rehabilitation setting: a multivariate analysis. Clin Neurol Neurosurg. 2007;109:763-9.
35. Matano A, Iosa M, Guariglia C, Pizzamiglio L, Paolucci S. Does outcome of neuropsychological treatment in patients with unilateral spatial neglect after stroke affect functional outcome? Eur J Phys Rehabil Med. 2015;51(6):737-43.
36. Mizuike C, Ohgi S, Morita S. Analysis of stroke patient walking dynamics using a tri-axial accelerometer. Gait Posture. 2009;30:60-4.
37. Morasso, P., Casadio, M., Giannoni, P., Masia, L., Sanguineti, V., Squeri, et al. Desirable features of a "humanoid" robot-therapist. Conference proceedings: Annual International Conference of the IEEE Engineering in Medicine and Biology Society, 2009:2418-21.
38. Morone G, Bragoni M, Iosa M, et al. Who may benefit from robotic-assisted gait training? a randomized clinical trial in patients with subacute stroke. Neurorehabil Neural Repair. 2011;25(7):636-44.
39. Morone G, Iosa M, Bragoni M, et al. Who may have durable benefit from robotic gait training? a 2-year follow-up randomized controlled trial in patients with subacute stroke. Stroke. 2012;43(4):1140-2.
40. Morone G, Iosa M, Pratesi L, Paolucci S. Can overestimation of walking ability increase the risk of falls in people in the subacute stage after stroke on their return home? Gait Posture. 2014;39(3):965-70.
41. Morone G, Paolucci S, Mattia D, Pichiorri F, Tramontano M, Iosa M. The 3Ts of the new millennium neurorehabilitation gym: therapy, technology, translationality. Expert Rev Med Devices. 2016;13(9):785-7. https://doi.org/10.1080/17434440.2016.1218275.
42. Paolucci S, Antonucci G, Pratesi L, Traballesi M, Lubich S, Grasso MG. Functional outcome in stroke inpatient rehabilitation: predicting no, low and high response patients. Cerebrovasc Dis. 1998;8(4):228-34.
43. Paolucci S, Bragoni M, Coiro P, et al. Quantification of the probability of reaching mobility independence at discharge from a rehabilitation hospital in nonwalking early ischemic stroke patients: a multivariate study. Cerebrovasc Dis. 2008;26(1):16-22.
44. Pichiorri F, Morone G, Petti M, Toppi J, Pisotta I, Molinari M, Paolucci S, Inghilleri M, Astolfi L, Cincotti F, Mattia D. Brain-computer interface boosts motor imagery practice during stroke recovery. Ann Neurol. 2015;77(5):851-65. https://doi.org/10.1002/ana.24390.
45. Pollock A, Baer G, Pomeroy V, Langhorne P. Physiotherapy treatment approaches for the recovery of postural control and lower limb function following stroke. Cochrane Database Syst Rev. 2007;(1):CD001920. Review. Update in: Cochrane Database Syst Rev. 2014;4: CD001920.
46. Preston E, Ada L, Dean CM, Stanton R, Waddington G. What is the probability of patients who are nonambulatory after stroke regaining independent walking? a systematic review. Int J Stroke. 2011;6(6):531-40.
47. Reed ES. Encountering the world: toward an ecological psychology. New York: Oxford University Press; 1996.
48. Ruchinskas RA, Singer HK, Repetz NK. Cognitive status and ambulation in geriatric reha-

bilitation: walking without thinking? Arch Phys Med Rehabil. 2000;81:1224-8.
49. Smania N, Gandolfi M, Paolucci S, Iosa M, Ianes P, Recchia S, Giovanzana C, Molteni F, Avesani R, Di Paolo P, Zaccala M, Agostini M, Tassorelli C, Fiaschi A, Primon D, Ceravolo MG, Farina S. Reduced-intensity modified constraint-induced movement therapy versus conventional therapy for upper extremity rehabilitation after stroke: a multicenter trial. Neurorehabil Neural Repair. 2012;26(9):1035-45. https://doi.org/10.1177/1545968312446003.
50. Spoor F, Wood B, Zonneveld F. Implications of early hominid labyrinthine morphology for evolution of human bipedal locomotion. Nature. 1994;369(6482):645-8.
51. Tilson JK, Wu SS, Cen SY, et al. Characterizing and identifying risk for falls in the leaps study: a randomized clinical trial of interventions to improve walking post-stroke. Stroke. 2012;43(2):446-52.
52. Tramontano M, Morone G, Curcio A, Temperoni G, Medici A, Morelli D, Caltagirone C, Paolucci S, Iosa M. Managing the mantainment of gait stability during dual walking task: effects of age and neurological disorders. Eur J Phys Rehabil Med. 2016.
53. Wolpert DM, Miall RC, Kawato M. Internal models in the cerebellum. Trends Cogn Sci. 1998;2:338-47.
54. Wu CY, Chang KC. Constraint-induced movement therapy translated into practice. LancetNeurol. 2015;14(9):869-71.

운동실조증에 대한 재활 치료

Rehabilitation of Ataxias

Mariano Serrao

1 서론(Introduction)

소뇌 장애(선천성, 유전성 및 후천성 질환 포함)는 원인에 따라 다를 수 있지만 일반적으로 운동실조증(ataxia)을 포함하는 여러 증상을 유발한다. 운동실조증[고대 그리스어로 '질서의 결여(lack of order)'를 의미]이라는 용어는 운동 협응의 부족을 의미하지만, 소뇌가 언어 및 인지와 정서 기능과 같은 특정 비운동 기능의 조절에도 관여한다는 증거가 늘어나고 있다. 다양한 원인이 있는 퇴행성 소뇌 운동실조증은 인구 100,000명당 5.2-18.5명의 유병률로 추정되는 중요한 장애 범주에 속한다[2, 33]. 전형적인 소뇌 운동 증후군에는 거리측정이상(dysmetria; 거리나 속도 측면에서 움직임이 부정확하게 측정되어 의도한 목표를 초과하거나 미치지 못하는 운동 증상-역주), 근육간협응불능(asynergia/dyssynergia), 길항운동반복불능(dysdiadochokinesia; 손을 내전 및 외전하거나 한 발을 반복적으로 두드리는 등 신속하고 교대하는 동작을 수행하는데 어려움을 겪는 운동 증상-역주), 진전증(tremor), 안구 운동 이상(oculomotor abnormality), 언어 장애, 근긴장저하(hypotonia), 자세 및 보행 이상과 같은 광범위한 특징이 포함된다(자세한 내용은 Bodranghien et al.[3] 참조). 특히 보행 및 균형 장애는 소뇌 운동실조증의 중요한 특징으로, 환자의 일상 생활 활동에서의 독립성과 삶의 질 및 낙상 위험에 큰 영향을 미친다[11, 28]. 이러한 사항과 함께 상당한 경제적 비용과 건강 관련 삶의 질에 미치는 영향을 고려할 때 운동실조증 환자의 신경재활 중재의 주요 초점은 보행 및 균형 이상 치료가 되어야 한다[21]. 지난 10여 년 동안 재활 중재가 소뇌 운동실조증 환자의 자세 및 보행 기능을 개선시킬 수 있다는 증거가 나타났다[15, 17, 18]. 이는 신경재활이 독립적인 보행 기능의 상실을 지연시키는데 중요한 역할을 할 수 있음을 시사한다.

신경 질환 환자에서 보행 기능의 특정 손상을 정량화하고 유형화하는 것을 목표로 시행하는 보행 평가는 환자 개인의 필요에 맞는 재활 치료법을 설계하는데 매우 중요하다. 최근 여러 연구에서 운동 분석 시스템을 통해 소뇌 운동실조증 환자의 보행 및 균형 장애를 정량적으로 평가하여 시공간 매개변수와 운동학적(kinematic) 및 운동역학적(kinetic) 측정변수에서 건강한 대상자와의 차이를 보여주었다(자세한 내용은 Bodranghien et al.[3] 참조).

동작 분석 시스템을 사용하면 이러한 신경계 질환의 보행 장애를 보다 심층적으로 분석할 수 있으며, 구체적인 주요 보행 장애와 보상적 메커니즘의 특성을 밝힐 수 있다. 장애 특성에 대한 심층적인 이해는 보다 목표화되고 더 발전된 재활 전략을 수립하기 위한 중요한 전제 조건이라 할 수 있다.

1.1 소뇌 운동실조증 환자의 보행 및 균형에 대한 정량적 평가 (Quantitative Evaluation of Gait and Balance in Patients with Cerebellar Ataxia)

보행 실조증(gait ataxia)은 술에 취한 사람의 보행과 유사한 '넓은 걸음걸이로 서투르고 비틀거리는 움직임'으로 오랫동안 묘사되었다. 이러한 전통적인 설명은 여전히 유용하여 임상의가 소뇌 질환을 식별하는데 도움이 되지만, 최신 동작 분석 시스템은 보행 기능 장애의 특성과 정도를 정량적으로 특성화하는데 사용되어 왔다. 그 결과는 안정적인 직선 보행, 회전, 보행 개시 및 보행 종료와 같은 다양한 이동운동 활동에서 손상이 있음을 밝혀냈다[8, 13, 14, 22, 27, 30-32, 35]. 이러한 운동 이상은 사지 협응력의 저하 및 신체 균형 장애를 반영하며, 이는 환자의 일상 생활 활동을 크게 제한하고 낙상을 유발하기 쉽다[37].

정적 직립 자세에서 환자의 몸은 앞뒤 그리고 좌우로 흔들릴 수 있다. 소뇌 운동실조증 환자에서는 자세 제어와 관련된 다양한 메커니즘이 손상되는 것으로 밝혀졌다. 특히 근육 길이를 일정하게 유지하고 자세를 취하는 동안 균형 관련 메커니즘으로 작용하는 발목 관절 신장 반사(stretch reflex)가 증가하는 것으로 나타났다[10, 25, 36]. 또한 운동실조증 환자는 중추 신경계의 여러 계층적(hierarchical) 수준에서 피드백 및 피드포워드 메커니즘의 손상으로 인해 자세 반응을 조정(scale)하는 능력에 결함이 있다[1, 4, 5, 13, 14, 20].

보행 실조증을 분석하고 감지할 때 시공간 매개변수, 관절 ROM, 관절 토크, 관절 협응, 상체의 운동학적 측정변수 및 근육 활성화 패턴 측면에서 여러 가지 생체역학적 이상이 밝혀졌다. 영향 요인(influencing factor)인 보행 속도를 통제하면, 운동실조증 환자와 건강한 대조군 간의 시공간 그리고 관절의 운동학적 및 운동역학적 측정변수의 주요 차이점은 보간(step width)과 걸음 길이(step length) 그리고 발목 관절의 운동학적 패턴과 관련이 있다[7, 22, 24]. 특히 운동실조증 환자는 보간이 증가하고 보행 길이와 발목 관절의 편위(excursion)가 감소하는 것으로 나타났다. 이러한 이상 현상은 관상면(frontal plane)의 신체 안정성 한계(margin of stability)를 증가시키거나, 덜 안정적인 보행 단계인 한발 지지 구간의 시간을 줄이거나, 또는 발목 관절 전략을 강화하여 신체 질량 중심(COM)의 변위(displacement)를 제어하여 동적 자세 불균형을 줄이기 위한 균형 관련 보상 메커니즘을 나타내는 것으로 보인다[3].

보행 실조증의 가장 두드러진 특징 중 하나는 거의 모든 연구에서 보고된 신체 전체(global) 및 분절(segmental)의 운동학적 및 운동역학적 보행 매개변수 값의 현저한 가변성(variability)이다(자세한 내용은 Bodranghien et al.[3] 참조). 이 특징은 운동실조증 환자가 규칙적인 보행 패턴을 통해 동적 균형을 유지하는데 어려움이 있음을 반영하며, 이는 낙상 위험을 증가시킨다[28, 29].

관절 협응의 결함과 관련하여 여러 연구에서 관절 움직임과 상호작용 토크(interaction torque; 한 관절의 움직임에 의해 생성되어 동일한 사지 내 다른 관절의 움직임에 영향을 미치는 힘-역주) 측면에서 보행 중 비정상적인 사지 내(intra-limb) 관절 협응이 보고되었다(자세한 내용은 Bodranghien et al.[3] 참조). 특히 사지 내 협응의 시간적 가변성 증가는 보행 동안의 동적 균형 장애 및 불규칙한 발 움직임 궤적과 관련이 있는 것으로 밝혀졌으며[16], 관절 간(inter-joint) 협응 장애는 매우 불규칙한 관절 교차(alternating) 동작을 초래하여 건강한 대조군에서 보이는 동시적(synchronous) 근위부(proximal)/원위부(distal) 관절 교차 동작 패턴을 보이지 않는다[30]. 또한 최근 연구에서는 상체의 비정상적인 제어로 인해 발생하는 움직임의 증가와 국소적인 체간 안정성의 부족이 보고되었으며[7, 9], 이는 상체와 하체 사이의 협응이 보행 실조증의 여러 측면을 설명하는데 중요한 역할을 할 수 있음을 시사한다.

소뇌 운동실조증에서 보행 중 근육 활동 패턴을 자세히 분석한 최근 연구에 따르면[22, 24], 개별 근육의 근전도 활동의 공간적 및 시간적 특성이 비정상적이었으며, 길항근(antagonist muscle)의 활성화에 결함이 있는 것으로 나타났다. 본질적으로 운동실조증 환자는 개별 근육 및 쌍을 이루는 길항근 모두가 더 강하고 오랫동안 활성화되는 것으로 나타났는데, 이는 근육의 동시 활성화를 통해 사지를 경직시켜 근육 협응 불능으로 인한 자세 불안정성을 보상하려는 시도로 보인다.

1.2 소뇌 실조증의 보행 및 균형 재활 (Rehabilitation of Gait and Balance in Cerebellar Ataxia)

소뇌 운동실조증의 재활에 관한 연구는 퇴행성 운동실조증, 국소 소뇌 병변, 다발성 경화증 등 다양한 질환의 영향을 받는 환자를 대상으로 진행되었다. 이로 인해 특정 형태의 운동실조증에 대한 재활 치료가 다른 형태의 운동실조증으로 일반화될 수 있는지 여부를 파악하기는 어렵다.

현재까지 소수의 연구만이 척수소뇌(spinocerebellar) 운동실조증 및 프리드라이히(Friedreich) 운동실조증을 포함한 소뇌 변성 환자의 보행 및 균형 개선을 위한 재활의 효능을 평가하였다. 이 중 무작위 대조 연구는 단 하나뿐이다[26]. 일반적으로 이들 연구에서 제안된 접근법은 집중적인 정적 및 동적 균형, 자세 조절, 그리고 협응 운동에 초점을 맞춘 재활 기법의 사용을 통해 환자의 균형 능력과 독립성을 향상시키려는 것이었다[15, 17, 18, 23, 26].

적용되는 훈련 원칙에는 단순한 운동에서 복잡한 운동으로 진행하고, 점점 더 까다로운 동작 과제(정적 균형에서 동적 균형으로, 느린 움직임에서 빠른 움직임으로, 단일 관절 움직임에서 복잡한 다관절 협응 동작으로 진행)로 환자를 훈련하는 것이 포함된다. 이들 모든 연구에서 재활 치료는 임상 척도 점수(예: SARA, FIM, Berg 균형 척도)와 보행 속도를 개선하고 낙상 위험을 줄이는데 효과적인 것으로 나타났다[26, 34]. 그러나 재활로 인한 개선 효과를 평가하는데 사용된 정량적 운동학적 매개변수는 소수의 연구에서만 이루어졌다[17]. 이 중 Ilg et al.[17]은 운동실조증 환자를 대상으로 한 연구에서 재활 치료 후 보행 중 사지 협응의 시간적 가변성이 감소한다는 결과를 보여주었다.

퇴행성 운동실조증 환자를 위한 여러 재활 프로그램이 제안되었다. Ilg et al.[17, 18]은 매일 1시간씩 4주 동안 정적 및 동적 균형과 협응 운동을 하는 훈련 일정을 제안했다. Miyai et al.[26]은 균형 운동, 보행 훈련, 일상 생활 활동에 초점을 맞춘 근육 강화 운동 및 작업 치료를 포함하는 집중적(주당 11시간) 6주 치료 프로그램의 효과를 설계하고 연구했다. 사례 중심으로 보고된 다른 재활 프로그램으로는 가상현실 훈련[19], 등반(climbing) 동작 훈련[34], 체중 지지대 사용 또는 비사용 트레드밀에서의 보행 훈련[6, 12, 38] 등이 있었다.

일반적으로 재활 치료로 인한 결과 측정의 개선 효과는 치료 후 6개월에서 1년 동안 지속되는 것으로 나타났다[18, 19, 26]. 퇴행성 소뇌 질환에서 환자의 운동능력 저하를 지연시키기 위해서는 반복적인 재활 치료가 중요하다는 점을 고려해야 한다.

참고 문헌

1. Bakker M, Allum JH, Visser JE, Grüneberg C, van de Warrenburg BP, Kremer BH, Bloem BR. Postural responses to multidirectional stance perturbations in cerebellar ataxia. Exp Neurol. 2006;202:21–35.
2. Berciano J, Infante J, Mateo I, Combarros O. Hereditary ataxias and paraplegias: a clinico-genetic review. Neurologia. 2002;17:40–51.
3. Bodranghien F, Bastian A, Casali C, Hallett M, Louis ED, Manto M, Mariën P, Nowak DA, Schmahmann JD, Serrao M, Steiner KM, Strupp M, Tilikete C, Timmann D, van Dun K. Consensus paper: revisiting the symptoms and signs of cerebellar syndrome. Cerebellum. 2016;15:369–91.
4. Bruttini C, Esposti R, Bolzoni F, Vanotti A, Mariotti C, Cavallari P. Temporal disruption of upper-limb anticipatory postural adjustments in cerebellar ataxic patients. Exp Brain Res. 2015;233:197–203.
5. Bunn LM, Marsden JF, Giunti P, Day BL. Stance instability in spinocerebellar ataxia type 6. Mov Disord. 2013;28:510–6.
6. Cernak K, Stevens V, Price R, Shumway-Cook A. Locomotor training using body-weight support on a treadmill in conjunction with ongoing physical therapy in a child with severe cerebellar ataxia. Phys Ther. 2008;88:88–97.
7. Chini G, Ranavolo A, Draicchio F, Casali C, Conte C, Martino G, Leonardi L, Padua L, Coppola G, Pierelli F, Serrao M. Local stability of the trunk in patients with degenerative cerebellar ataxia during walking. Cerebellum. 2016 (in press).
8. Conte C, Serrao M, Casali C, Ranavolo A, Mari S, Draicchio F, et al. Planned gait termination in cerebellar ataxias. Cerebellum. 2012;11:896–904.
9. Conte C, Pierelli F, Casali C, Ranavolo A, Draicchio F, Martino G, Harfoush M, Padua L, Coppola G, Sandrini G, Serrao M. Upper body kinematics in patients with cerebellarataxia. Cerebellum. 2014;13(6):689–97.
10. Dichgans J, Mauritz KH. Patterns and mechanisms of postural instability in patients with cerebellar lesions. Adv Neurol. 1983;39:633–43.
11. Fonteyn EM, Schmitz-Hubsch T, Verstappen CC, Baliko L, Bloem BR, Boesch S, Bunn L, Giunti P, Globas C, Klockgether T, Melegh B, Pandolfo M, Schols L, Timmann D, van deWarrenburg BP. Prospective analysis of falls in dominant ataxias. Eur Neurol. 2013;69:53–7.
12. Freund JE, Stetts DM. Use of trunk stabilization and locomotor training in an adult with cerebellar ataxia: a single system design. Physiother Theory Pract. 2010;26:447–58.
13. Horak FB, Diener HC. Cerebellar control of postural scaling and central set in stance. J Neurophysiol. 1994;72:479–93.
14. Horak FB, Diener HC. Cerebellar control of postural scaling and central set in stance. J Neurophysiol. 1994;72:479–93.
15. Ilg W, Timmann D. Gait ataxia–specific cerebellar influences and their rehabilitation. Mov Disord. 2013;28(11):1566–75.
16. Ilg W, Golla H, Thier P, Giese MA. Specific influences of cerebellar dysfunctions on gait. Brain. 2007;130:786–98.
17. Ilg W, Synofzik M, Brotz D, Burkard S, Giese MA, Schols L. Intensive coordinative training improves motor performance in degenerative cerebellar disease. Neurology. 2009;73:1823–30.
18. Ilg W, Brotz D, Burkard S, Giese MA, Schols L, Synofzik M. Long-term effects of coordinative training in degenerative cerebellar disease. Mov Disord. 2010;25:2239–46.
19. Ilg W, Schatton C, Schicks J, Giese MA, Schols L, Synofzik M. Video game-based coordi-

native training improves ataxia in children with degenerative ataxia. Neurology. 2012;79:2056–60.

20. Küng UM, Horlings CG, Honegger F, Kremer HP, Bloem BR, van De Warrenburg BP, Allum JH. Postural instability in cerebellar ataxia: correlations of knee, arm and trunk movements to center of mass velocity. Neuroscience. 2009;159:390–404.
21. Lopez-Bastida J, Perestelo-Perez L, Monton-Alvarez F, Serrano-Aguilar P. Social economic costs and health-related quality of life in patients with degenerative cerebellar ataxia in Spain. Mov Disord. 2008;23(2):212–7.
22. Mari S, Serrao M, Casali C, Conte C, Ranavolo A, Padua L, Draicchio F, Iavicoli S, Monamì S, Sandrini G, Pierelli F. Turning strategies in patients with cerebellar ataxia. Exp Brain Res. 012;222(1–2):65–75.
23. Marquer A, Barbieri G, Pérennou D. The assessment and treatment of postural disorders in erebellar ataxia: a systematic review. Ann Phys Rehabil Med. 2014 Mar;57(2):67–78.
24. Martino G. Ivanenko YP, Serrao M, Ranavolo A, d'Avella A, Draicchio F, Conte C, Casali C, acquaniti F. Locomotor patterns in cerebellar ataxia. J Neurophysiol 2014;112:2810–21.
25. Mauritz KH, Dichgans J, Hufschmidt A. Quantitative analysis of stance in late cortical erebellar atrophy of the anterior lobe and other forms of cerebellar ataxia. Brain. 979;102:461–82.
26. Miyai I, Ito M, Hattori N, et al. Cerebellar ataxia rehabilitation trial in degenerative cerebellar iseases. Neurorehabil Neural Repair. 2012;26:515–22.
27. Morton SM, Bastian AJ. Relative contributions of balance and voluntary leg-coordination deficits to cerebellar gait ataxia. J Neurophysiol. 2003;89:1844–56.
28. Schniepp R, Wuehr M, Schlick C, Huth S, Pradhan C, Dieterich M, Brandt T, Jahn K. Increased gait variability is associated with the history of falls in patients with cerebellar ataxia. J Neurol. 2014;261:213–23.
29. Schniepp R, Schlick C, Pradhan C, Dieterich M, Brandt T, Jahn K, Wuehr M. The interrelationship between disease severity, dynamic stability, and falls in cerebellar ataxia. J Neurol. 2016;263:1409–17.
30. Serrao M, Pierelli F, Ranavolo A, Draicchio F, Conte C, Don R, Di Fabio R, LeRose M, Padua L, Sandrini G, Casali C. Gait pattern in inherited cerebellar ataxias. Cerebellum. 2012;11:194–211.
31. Serrao M, Conte C, Casali C, Ranavolo A, Mari S, Di Fabio R, et al. Sudden stopping in patients with cerebellar ataxia. Cerebellum. 2013;12:607–16.
32. Serrao M, Mari S, Conte C, Ranavolo A, Casali C, Draicchio F, et al. Strategies adopted by cerebellar ataxia patients to perform U turns. Cerebellum. 2013;12:460–8.
33. Shibata A, Oka K, Nakamura Y, Muraoka I. Prevalence and demographic correlates of meeting the physical activity recommendation among Japanese adults. J Phys Act Health. 2009;6:24–32.
34. Stephan MA, Krattinger S, Pasquier J, Bashir S, Fournier T, Ruegg DG, Diserens K. Effect of long-term climbing training on cerebellar ataxia: a case series. Rehabil Res Pract. 2011;2011:525879.
35. Timmann D, Horak FB. Prediction and set-dependent scaling of early postural responses in cerebellar patients. Brain. 1997;120(pt 2):327–37.
36. Tokuda T, Tako K, Hayashi R, Yanagisawa N. Disturbed modulation of the stretch reflex gain during standing in cerebellar ataxia. Electroencephalogr Clin Neurophysiol. 1991;81:421–6.
37. van de Warrenburg BP, Steijns JA, Munneke M, Kremer BP, Bloem BR. Falls in degenerative cerebellar ataxias. Mov Disord. 2005;20:497–500.
38. Vaz DV, Schettino RdC, Rolla de Castro TR, Teixeira VR, Cavalcanti Furtado SR, de Mello Figueiredo E. Treadmill training for ataxic patients: a single-subject experimental design. Clin Rehabil 2008;22:234–41.

다발성 경화증의 보행 및 균형 재활에 대한 통합적 접근법

An Integrated Approach to Gait and Balance Rehabilitation in Multiple Sclerosis

Maria Grazia Grasso and Luca Pace

1 질환의 특징(Characteristics)

중추신경계(CNS)의 만성 질환인 다발성 경화증(multiple sclerosis, MS)은 젊은 성인에게 신경 장애를 일으키는 주요 원인 중 하나이며, 전 세계적으로 약 250만 명에게 영향을 미친다[36]. 이 질환의 근본 원인은 아직 완전히 밝혀지지는 않았으나, 염증이나 탈수초화(demyelination) 그리고 신경퇴화(neurodegeneration) 사이의 복잡한 상호 작용에 의해 발생한다. 다발성 경화증의 진단은 (개정된) McDonald 기준에 따라 이루어진다[47]. 임상적 관점에서 볼 때, 다발성 경화증 병변의 공간적 분포는 다양한 신경학적 증상을 유발할 수 있다. MS 환자의 75%는 하지 감각-운동 장애를, 66%는 상지 장애를, 그리고 44%는 일상 생활 활동(ADL)에 어려움를 호소한다[24, 54]. 의료 전문가들은 균형감각 부족과 장거리 보행의 어려움을 환자들이 가장 많이 호소하는 두 가지 문제로 꼽고 있으며[20], MS 환자들은 질병의 지속 기간에 관계없이 보행 장애를 가장 큰 불만 사항으로 꼽고 있다. 더욱이 보행 장애는 MS 환자의 직장 생활에 부정적인 영향을 미쳐 작업할 수 있는 시간을 단축시키고 업무 환경의 변화 필요성을 증가시키는 것으로 알려져 있다[31]. 도구 및 임상 평가를 기반으로 한 여러 연구에 따르면 장애 정도가 낮은 MS 환자에서도 보행 이상이 존재하며, 특히 전산화된(computerized) 분석은 임상 검사보다 이동성(mobility)의 변화를 더 일찍 감지하는 것으로 밝혀졌다[2, 18]. 또한 이동성 장애는 ADL 설문지를 통해 평가된 결과에 따르면 ADL에 조기에 영향을 미치는 것으로 나타났다. 심각한 장애를 유발하는 균형감각 결손은 전체적으로 두 번째로 흔한 증상이며, 보행 장애가 MS 환자에서 가장 흔한 증상으로 간주된다[14]. 이는 감각 정보의 입력이 중단될 때 발생하며, 이 질환의 첫 번째 증상일 수 있는 균형 장애는 질병이 악화되면서 지속되고 시간이 지날수록 진행되는 경향이 있다. MS 환자들이 겪는 주요 어려움은 좁은 지지면에서 균형을 유지하는 것과 신체 무게 중심을 옮기는 것이다.

2 평가(Assessment)

여기에서는 다발성 경화증 평가에 있어서 가장 널리 사용되는 특정 척도에 대한 간략한 요약을 제공하고자 한다. Kurtzke의 확장된 장애 상태 척도(expanded disability status scale, EDSS)는 정신, 시각, 뇌간, 감각, 추체로(pyramidal), 소뇌, 장, 및 방광 기능을 포함하는 기능 시스템을 평가하며, 이 질병의 징후를 평가하는데 가장 일반적으로 사용되는 척도이다. EDSS 점수는 신경학적 검사가 정상임을 나타내는 0점부터 다발성 경화증으로 인한 사망에 해당하는 10점까지 다양하다[29]. 다발성 경화증의 보행과 균형은 의뢰 의사의 필요와 관심에 따라 다양한 척도를 사용하여 평가된다. 첫 번째 단계인 임상 평가에는 환자의 서기와 걷기를 관찰하고 환자 인터뷰를 통해 보행의 양과 질, 하지 근육 상태, 그리고 보행 기구 사용 등에 대한 정보를 수집한다. 객관적인 보행 척도는 속도와 지구력을 평가하기 위해 설계된 척도를 사용하는데, 보행 속도는 시간을 측정하는 7.62 m (25 ft) 걷기, 10 m 걷기, 30 m 걷기, 100 m 걷기 검사를 사용하여 평가되며, 지구력은 6분 걷기 검사(6 m WT) 및 2분 걷기 검사(2 m WT)를 사용하여 평가된다. 다발성 경화증에서 가장 신뢰할(reliable) 수 있는 검사를 식별하기 위해 수행된 다기관 연구에 따르면 7.62 m (25 ft) 걷기 검사가 환자의 일반적인 보행 능력을 정확하게 설명하는 것으로 나타났으며, 2 m WT와 같은 지구력 측정은 중재 연구에서 권장된다고 보고하고 있다[17]. Berg 균형 척도는 다발성 경화증에서 균형 능력을 평가하는데 가장 널리 사용되는 객관적인 척도이다[26]. 주관적 척도의 경우, 검증된 12개 항목 MS 보행 척도(the validated 12-item MS walking scale)[22]는 길이가 짧아 사용하기 쉽고, 관심 있는 영역에 집중하는데 도움이 된다. 또한 후속 평가에 유용하고, 객관적 측정과 함께 사용할 수 있어 활용도가 높은 것으로 알려져 있다. 최근에는 7항목으로 구성된 낙상 효능 척도 국제 버전(fall efficacy scale–international, short FES-I)도 개발 및 검증되었다. 이 낙상 위험 설문지는 가정과 지역사회에서 낙상 위험을 평가하는 환자 자가 보고 척도로, 시간과 자원이 제한적인 경우에 유용하다[13]. 활동별 균형 자신감(activities-specific balance confidence, ABC) 척도는 특정 ADL 동안 균형 자신감을 측정하는 설문지이다. 그러나 MS 환자에서 균형 문제를 철저히 규명하려면 객관적 균형 측정과 주관적 균형 측정을 모두 사용해야 한다[8]. 여러 연구에서는 3D 동작 분석에 중점을 두었다. 특히 보행 분석은 시간이 오래 걸리고 특별한 장비가 필요하지만, 시간 측정 검사보다 더 정밀하게 측정할 수 있다. 이러한 도구적(instrumental) 측정 방법은 임상의가 보행의 기능적 제한 및 제한과 장애 사이의 상관관계에 대한 정량적 및 정성적 정보를 수집하는데 사용할 수 있다[42, 43, 53]. 또한 MS 환자의 근육 강직(spasticity)에 대한 3D 보행 분석은 약물 및 재활 치료의 효과를 검증하는데 도움이 될 수 있다[43].

가속도 측정(accelerometry)은 보행 가능한 MS 환자에서 보행 제한 요소를 측정하는데 효과적인 방법으로 보고되었다[39]. 최근에는 보다 기능적이고 생태학적인 접근 방식인 국제 기능, 장애 및 건강 분류(international classification of functioning, disability and health, ICF) 모델을 사용하여 보행과 균형을 평가하고 있다. 균형과 낙상 위험 및 보행에 영향을 미치는 요인을 평가하기 위해 ICF의 여러 수준에서 다양한 측정 방법을 사용할 수 있다. 이러한 측정 방법들의 결합은 개인에 대한 종합적인 평가와 더불어 의료팀의 중재에 대한 지침을 제공할 수 있다[9].

3 재활 접근법(Rehabilitation Approaches)

재활 접근법은 쇠약이나 근육 강직 또는 피로와 같은 장애와 다른 동반 질환을 포함한 폭넓은 임상 양상을 확인하기 위해 종합적인 평가를 기반으로 각 MS 환자에게 개별화되어야 한다. 개인의 활동 및 참여 수준을 평가한 후 재활 프로그램은 환자의 신체적 및 심리적 능력을 최적화하는 방식으로 설계한다. 훈련 프로그램은 질병의 중증도에 따라 세션 중간에 적절한 휴식과 함께 난이도가 점차적으로 높아지는 구조화된 운동을 기반으로 계획한다. 다발성 경화증에는 세 가지 주요 물리치료적 접근법이 사용된다. 첫 번째는 촉진(facilitation) 접근법이라고 불리는 것으로, 보바스(Bobath) 개념과 고유수용성 신경근 촉진법(proprioceptive neuromuscular facilitation) 및 보이타(Vojta) 반사 운동이 포함되어 있으며, 운동 제어(motor control) 영역에 기반한 이론적 접근법과 결합되어 있다[34]. 두 번째는 과제-지향적(task-oriented) 치료 접근법으로, 개별 환자의 특정 장애에 초점을 맞춘 새로운 운동 제어 모델이다. 대표적으로 강제-유도 운동 치료법(constraint-induced movement therapy) 또는 운동 재학습(motor relearning) 프로그램 등이 있다. 처음 두 가지 접근법의 목적은 더 나은 움직임을 유도하기 위해 내부(신체 내) 및 외부

(환경) 자극을 모두 사용하여 ADL을 개선하는 것이다[35]. 세 번째 접근법은 근육 재활(muscle rehabilitation)로, 바이오피드백(biofeedback), 유산소(aerobic) 운동 훈련, 저항성(resistance) 훈련 등을 포함하며, 모두 여러 다발성 경화증 증상에 대응하는(counteract) 것으로 보고되고 있다[37]. 유산소 운동 훈련은 신체 능력을 향상시키기 위해 고안되었으며, 이 경우 최대 산소 섭취량(VO2max)과 운동 중에 생성된 기계적 파워(mechanical power)가 지표로 사용된다. 반면 저항성 훈련 프로그램은 근력, 이동성, 균형 및 ADL 수행 능력을 높이기 위해 설계되었다. 여기에는 웨이트 머신과 저항 밴드 그리고 수중 훈련과 같은 다양한 기구의 사용이 포함된다. 점진적인 저항 운동을 적용하면 근력이 향상되지만, 걷기나 피로도와 같은 다른 매개 변수와 더 심한 장애를 가진 MS 환자에서 이 접근법의 효과에 대한 데이터는 부족하다[16].

진행성 질환과 경증-중등도 장애가 있는 47명의 MS 환자를 상지 에르고미터(arm ergometry; 자전거 바퀴 모양을 팔로 움직이는 기구-역주) 운동, 조정(rowing) 운동, 자전거 에르고미터 운동, 그리고 대기자 대조군(waitlist control group) 집단으로 세분한 Briken의 예비(pilot) 연구에 따르면 신체 훈련은 다른 증상에도 매우 유익한 효과를 보인다는 점을 제안했다. 연구를 완료한 42명의 MS 환자는 유산소 운동 능력과 보행 능력뿐만 아니라 여러 인지 기능 및 우울증과 피로감에서도 유의한 개선을 보였다[5].

재활 치료는 기능의 효율성을 개선하기 위한 회복 치료(restorative treatment) 또는 MS 환자가 보상적(compensatory) 전략을 사용하도록 돕기 위한 대체 치료(replacement treatment) 목적으로 설계될 수 있다. 환자의 특성에 따라 이 두 가지 접근법을 병행할 수도 있다. 환자는 자신의 어려움을 일상 생활에 적응시키고, 정기적으로 휴식을 취하도록 해야 한다[44]. 훈련 프로그램은 질병 모니터링을 통해 감지된 변화를 반영하여 최소 6개월마다 수정해야 한다. 보조 기기(assistive device)의 처방은 MS 환자의 삶에서 중요한 요소이므로, 특정 환자에게 가장 적합한 보조 기기와 이를 처방하는 최적의 시기를 파악하는 것이 중요하다. 실제로 보조 기기의 목적은 결함을 교정하여 결과적으로 삶의 질을 향상시키는 것이지만, 환자의 자아상(self-image)에 부정적인 영향을 미칠 수 있다. 또한 이탈리아 다발성 경화증 협회에서 실시한 연구에 따르면 보조 기기는 다학제간 팀에 의해 처방되어야 장비 폐기(abandonment)의 위험을 줄일 수 있는 것으로 나타났다[59]. 발목관절 보조기(ankle-foot orthosis)가 MS 환자의 보행 능력에 미치는 영향에 대한 문헌은 매우 제한적이며 아직 확실한 결론이 도출되지 않았다. 그러나 발표된 데이터에 따르면 장애가 심한 MS 환자일수록 보조기의 혜택을 더 많이 받는 경향이 있는 것으로 보고되었다[60].

4 증거 기반 재활 결과(Evidence-Based Rehabilitation Results)

약 15년 전까지만 해도 다발성 경화증에 대한 여러 접근 방식은 매우 보수적이고 조심스러웠으며, 환자에게 주로 권장되는 것은 스스로를 돌보고 피곤하지 말라는 것이었다. 그러나 그 이후로 많은 과학적 증거가 이러한 입장을 바꾸어 놓았다. 첫 번째 강력한 증거는 물리적 치료(physiotherapy)의 효과에 대한 Cochrane의 체계적 문헌 고찰이 발표된 2005년으로 거슬러 올라간다. 해당 고찰논문의 저자는 물리적 치료가 효과적일 수 있으며, 특정 치료법이 다른 치료법보다 더 효과적이라는 증거는 존재하지 않으며, 물리적 치료가 부정적인 영향을 미친다는 증거는 없다고 결론지었다[49]. 또 다른 주목할 만한 Cochrane Database의 체계적 문헌 고찰에 따르면 다학제적 재활이 장애 수준을 변화시키지는 않지만 MS 환자의 활동 및 참여 수준을 향상시킬 수 있음을 보여주었다[27]. 이후 몇 년 동안 발표된 신체 훈련의 효과의 메타 연구에 따르면 신체 훈련이 MS 환자의 삶의 질(QOL)에 작지만 유의한 개선을 가져왔고[38], 걷기 능력 또한 작지만 유의한 개선 효과를 보이는 것으로 나타났다[52]. 신체 훈련의 피로에 대한 효과는 확정적이지 않으며 연구 결과도 일치하지 않는 경우가 많지만, 대체로 피로에 긍정적인 영향을 미치는 것으로 알려져 있다[1, 45]. 2012년의 체계적 문헌 고찰에서는 특정 균형 운동(운동 및 감각 전략), 문제 해결 접근법에 기반한 물리치료, 저항성 및 유산소 운동의 효과를 고려한 물리치료 중재가 균형 능력에 미치는 영향에 관한 명백한 증거가 발견되지 않았다. 해당 논문의 저자들은 물리치료가 경도에서 중등도 수준의 장애를 가진 MS 환자의 균형 능력에 작지만 유의한 영향을 미치지만 중증 환자에게는 효과가 없다고 결론지었다[41]. 물리치료의 안전성에 대한 보다 최근의 체계적인 문헌 고찰에 따르면 운동 훈련은 재발 위험 증가와 관련이 없으며, 부작용(adverse event)의 위험은 건강한 인구보다 높지 않은 것으로 나타났다[46]. 이러한 결과에 비추어 볼 때 운동 요법은 MS 환자에게 유익한 효과가 있어 재활 목적으로 권장될 수 있다[50]. 호흡 훈련과 다학제적 재활을 통해 일부 결함이 개선되는 것으로 보이지만, 보행이 불가능한 MS 환자에서 신체 재활의 효과는 아직 불분명하다[57]. 그러나 최근 미국 신경학회(American academy of neurology, AAN)에서 다발성 경화증의 재활 치료에 대해 실시한 체계적 문헌 고찰에 따르면 다음과 같은 결론을 내렸다. ① 8주 동안 매주 가정 또는 외래에서 신체 훈련을 하면 5 m 이상 걸을 수 있는 MS 환자의 균형과 장애 및 보행이 개선될 수 있지만, 우울증과 불안에 대한 효과를 뒷받침하거나 반박하기에는 데이터가 충분하지 않다. ② 3주 동안 입원 환자를 대상으로 개별화된 운동과 15주 동안 가정 운동을 하면 경중증 질환에서 장애를 줄일 수 있지만, QOL에 대한 영향을 뒷받침하거나 반박하기에는 데이터가 충분하지 않다. ③ 3주 정도의 운동 및 감각 균형 훈련은 정적 및 동적 균형을 개선하고, 운동 균형 훈련은 정적 균형을 개선할 수 있다. 하지만 이 데이터는 낙상 위험이나 자가 보고된 장애 및 장애에 대한 해당 치료의 효과를 뒷받침하거나 반박하기에는 부적절한 것으로 밝혀졌다[21].

AAN의 문헌 고찰에서 알 수 있듯이, 점진적 저항성 운동과 유산소 운동 모두에 대한 연구가 해당 접근법의 효과를 입증하지 못했기 때문에 아직 최선의 치료법에 대한 결정적인 증거는 없다. 그러나 2013년 캐나다의 가이드라인에 따르면 경증에서 중등도 장애를 가진 MS 환자는 주 2회 중간 강도의 유산소 운동을 30분씩 수행하고, 주요 근육 그룹을 중심으로 근력 운동을 주 2회 실시해야 한다고 명시하고 있다[32]. 또 다른 연구에서는 MS 환자 30명을 대상으로 확산 텐서 영상(diffusion tensor imaging)을 통해 능동적(active) 운동 재활과 수동적(passive) 운동 훈련이 백질(white matter) 미세구조에 미치는 영향을 조사했다. 연구 결과 능동적 신경재활 집단에서는 MS 환자에서 뇌량(corpus callosum)과 피질척수로(cortico-spinal tract)의 백질 온전성(integrity)이 보존된 반면, 수동적 운동으로 치료받은 집단에서는 미세구조 온전성이 악화되어 수동적 운동이 MS 환자에 부정적인 영향을 미친다고 보고했다[3]. 질병 진행(progression)에 대한 운동의 효과와 관련된 문헌 고찰에서는 해당 효과가 임상 측정에 의해 산출된 증거에 의해 뒷받침되지 않는다는 결론을 내렸다. 그러나 이전의 MRI 연구 결과, 환자 자가 보고 및 면역학적 연구 결과, 그리고 유산소 운동(또는 자발적인 신체 활동)이 실험적 자가면역성 뇌수막염(autoimmune encephalomyelitis; MS의 동물 모델)에서 질병의 임상 경과를 잠재적으로 변경할 수 있다는 연구 결과 등을 포함한 일부 데이터는 아직 결정적인 증거는 아니지만 가능한 효과가 있음을 보여주고 있다[28].

5 새로운 접근법 및 기술(New Approaches and Technologies)

최근 몇 년 동안 보행 및 균형 감각 개선을 위해 Lokomat®나 TT (Treadmill Training) 및 보행 훈련 시스템과 같은 로봇 보조(robot-assisted) 훈련 시스템을 이용한 새로운 접근법과 기술이 제안되었다. 현재까지 발표된 몇 가지 연구 결과에 따르면 체중 지지대 사용 또는 비사용 TT와 로봇 보조 보행 훈련(RAGT)이 보행 속도와 보행 거리를 개선하는 것으로 나타났지만, 어떤 종류의 TT 중재가 가장 효과적인지는 아직 밝혀지지 않았다[56]. 그러나 임상적 관점에서 볼 때, RAGT는 중증 MS 환자에 대한 또 다른 재활 전략이 될 수 있다[48, 55].

다발성 경화증을 위해 고안된 많은 운동 프로그램이 수중 치료(hydrotherapy)를 기반으로 하고 있지만, 균형 및 보행 기능에 대한 해당 치료의 효과를 평가한 연구가 부족하여 명확한 결론을 도출할 수 없다. 그러나 이 기법은 임상적 관점에서 유용한 것으로 간주되며 큰 부작용이 없다[10].

전신 진동(whole-body vibration)의 효과는 2012년에 발표된 Cochrane 문헌 고찰에서 평가되었다. 해당 고찰논문은 방법론적 질(quality)이 낮은 4개의 다발성 경화증 연구만 포함되었다[51]. 또한 전신 진동이 균형과 보행 및 근육 기능에 미치는 효과에 대한 증거는 미약했다. 승마치료(hippotherapy)도 균형 개선에 긍정적인 영향을 미칠 수 있지만 이 가설은 비무작위 대조 임상시험에만 근거하고 있다[6]. 경피전기신경자극술(transcutaneous electrical nerve stimulation), 반복 자기자극술(repetitive magnetic stimulation) 및 전자기 치료법(electromagnetic therapy)과 같은 다른 기법들은 RCT에서 과학적으로 연구되지 않았으며, 재활 치료에 사용되는 다른 기술들에 비해 특별한 이점도 제공하지 않는 것으로 보인다[58].

지난 몇 년 동안 다발성 경화증에서 재활 목적으로 Nintendo Wii®의 효과가 점점 더 널리 사용되고 있다. Wii에서 제공하는 쌍방향적 시각 피드백 운동은 다발성 경화증의 균형 장애를 개선할 수 있다고 보고되었다[4]. 또한 요가, 킥복싱, 테이핑(taping), 필라테스, 전정 재활(vestibular rehabilitation) 훈련, 태극권(tai chi) 등이 다발성 경화증의 재활에 효과가 있다고 알려져 있다. 이러한 운동 중 일부는 유망한 결과를 보여주지만 잘 설계된 연구의 부족으로 인해 그 효과에 대한 결정적인 증거는 아직 없다[7, 11, 12, 23, 25, 40].

6 예후 요인(Prognostic Factors)

긍정적인 재활 결과를 예측하는 예후 요인(prognostic factor)을 규명한 연구는 거의 없다. 38명의 진행성 MS 환자를 대상으로 한 연구에서 입원 시 낮은 운동 장애와 언어 지능 및 소뇌 기능이 재활 결과를 결정하는데 영향을 미치는 것으로 나타났다[30]. 220명의 진행성 MS 환자를 대상으로 실시한 대규모 연구에서 가장 유망한 예후 요인은 낮은 EDSS 점수, 짧은 유병 기간, 심각한 인지 결함의 부재, 심각한 괄약근(sphincter) 장애의 부재였다[19]. 단기간 재활 치료를 받은 212명의 MS 환자를 대상으로 한 세 번째 최근의 연구에서는 재활 치료의 긍정적인 결과를 예측할 수 있는 요인으로 짧은 유병 기간과 덜 심각한 균형 장애(앞서 언급한 두 연구와 일치), 그리고 더 심각한 기초선(baseline) 장애 및 활동 제한과 재발-완화 질병 경과(relapsing-remitting disease course; 증상이 새로 나타나거나 악화되는 기간(재발)과 부분적 또는 완전한 회복(완화) 기간-역주)를 꼽았다[33].

7 결론(Conclusions)

다수의 과학적 증거에 따르면 재활은 경증-중등도 장애가 있는 MS 환자의 보행 및 균형 기능에 안전하고 효과적인 것으로 보고되었다. 중증 이상의 장애를 가진 MS 환자에 대한 재활의 잠재적 이점은 양질의 연구가 부족하기 때문에 아직 명확하지 않다. 결정적인 증거는 부족하지만 신체 활동은 피로, 우울증, 인지 결함, 삶의 질과 같은 다른 증상에도 긍정적인 영향을 미치는 것으로 보인다. 능동적 운동 재활은 대뇌 미세 구조에 작용하여 뇌량과 피질척수로 백질의 온전성을 유지하는 것으로 보이며, 이러한 결과는 재활 치료가 무엇보다도 수의적인 움직임에 초점을 맞춰야 한다는 점을 시사한다. 안타깝게도 건강한 대조군의 40%에 비해 중등도 이상의 신체 활동을 수행하는 MS 환자는 20% 미만이며, 여기에 더해 재발-완화형 MS환자의 경우 질병이 진행되면서 신체 활동 수준이 더욱 감소한다. 결과적으로 MS 환자 중 이러한 유형의 치료 전략으로 혜택을 받은 사람은 거의 없다. MS 환자에게는 개인의 장애 특성을 기준으로 선택한 신체 활동이 그들의 생활 방식이 되도록 권장되어야 한다.

결론적으로 MS 환자 집단에서 여러 재활 중재의 효과를 확실하게 확립하기 위해서는 다양한 유형의 다발성 경화증과 다양한 장애 수준을 가진 환자를 대상으로 임상적으로 관련된 결과 측정을 사용하여 재활 중재에 대해 엄격하게 수행된 장기 임상시험이 시급히 필요하다. 이는 자원 할당과 관련하여 증거 기반(evidence-based) 결정을 내리는 능력을 향상시키기 때문에 필수적이다. 분명한 것은 특정 재활 중재를 통해 누가 가장 큰 혜택을 받을 수 있는지 파악하는 것이 최우선 과제이다. 현재 이러한 문제를 다룬 방법론적으로 엄격한 연구는 거의 없다. 그러나 증거가 부족하다고 해서 절차에 반대하는 증거가 되는 것은 아니다. 방법론적 품질이 낮은 소수의 RCT에서 얻은 증거를 요약한 체계적 문헌 고찰에서 확고한 결론을 도출하는 것은 지나치게 단순하다. 증거 기반 진료에서는 임상의 및 환자 모두의 경험뿐만 아니라 다양한 연구 방법론을 사용하여 얻은 광범위한 증거를 바탕으로 임상적 결정을 내릴 수 있도록 하여 이를 인정한다. 이 원칙은 국내 및 국제 다발성 경화증 지침의 권장 사항과 함께 재활을 양질의 의료 서비스의 필수적인 측면으로 간주하는 MS 환자의 관점에서도 분명하게 드러난다[15].

참고 문헌

1. Andreasen AK, Stenager E, Dalgas U. The effect of exercise therapy on fatigue in multiple sclerosis. Mult Scler. 2011;17(9):1041-54.
2. Benedetti MG, Piperno R, Simoncini L, Bonato P, Tonini A, Giannini S. Gait abnormalities in minimally impaired multiple sclerosis patients. Mult Scler. 1999;5(5):363-8.
3. Bonzano L, Tacchino A, Brichetto G, Roccatagliata L, Dessypris A, Feraco P, Lopes De Carvalho ML, Battaglia MA, Mancardi GL, Bove M. Upper limb motor rehabilitation impacts white matter microstructure in multiple sclerosis. Neuroimage. 2014;15(90):107-16.
4. Brichetto G, Spallarossa P, de Carvalho ML, Battaglia MA. The effect of Nintendo® Wii® on balance in people with multiple sclerosis: a pilot randomized control study. Mult Scler. 2013;19(9):1219-21.
5. Briken S, Gold SM, Patra S, Vettorazzi E, Harbs D, Tallner A, Ketels G, Schulz KH, Heesen C. Effects of exercise on fitness and cognition in progressive MS: a randomized, controlled pilot trial. Mult Scler. 2014;20(3):382-90.
6. Bronson C, Brewerton K, Ong J, Palanca C. Sullivan SJ Does hippotherapy improve balance in persons with multiple sclerosis: a systematic review. Eur J Phys Rehabil Med. 2010;46(3):347-53.
7. Burschka JM, Keune PM, Oy UH, Oschmann P, Kuhn P. Mindfulness-based interventions in multiple sclerosis: beneficial effects of Tai Chi on balance, coordination, fatigue and depression. BMC Neurol. 2014;23(14):165.
8. Cameron MH, Huisinga J. Objective and subjective measures reflect different aspects of balance in multiple sclerosis. J Rehabil Res Dev. 2013;50(10):1401-10.
9. Cameron MH, Nilsagård YE. Measurement and treatment of imbalance and fall risk in multiple sclerosis using the international classification of functioning, disability and health model. Phys Med Rehabil Clin N Am. 2013;24(2):337-54.
10. Castro-Sánchez AM, Matarán-Peñarrocha GA, Lara-Palomo I, Saavedra-Hernández M, Arroyo-Morales M, Moreno-Lorenzo C. Hydrotherapy for the treatment of pain in people with multiple sclerosis: a randomized controlled trial. Evid Based Complement Alternat Med. 2012;2012:473963.
11. Costantino C, Pedrini MF, Licari O. Neuromuscular taping versus sham therapy on muscular strength and motor performance in multiple sclerosis patients. Disabil Rehabil. 2016;38(3):277-81.
12. Cramer H, Lauche R, Azizi H, Dobos G, Langhorst J Yoga for multiple sclerosis: a systematic review and meta-analysis. PLoS One. 2014;9(11).
13. Dewan N, MacDermid JC. Fall efficacy scale-international (FES-I). J Physiother. 2014;60(1):60.
14. Findling O, Sellner J, Meier N, Allum JH, Vibert D, Lienert C, Mattle HP. Trunk sway in mildly disabled multiple sclerosis patients with and without balance impairment. Exp Brain Res. 2011;213(4):363-70.
15. Freeman JA, Playford ED. Rehabilitation therapy in MS; a short-term, expensive, placebo. Mult Scler. 2012;18(10):1379-81.
16. Freeman J. Progressive resistance therapy is not the best way to rehabilitate deficits due to multiple sclerosis: commentary. Mult Scler. 2014;20(2):145-6.
17. Gijbels D, Dalgas U, Romberg A, de Groot V, Bethoux F, Vaney C, Gebara B, Medina CS, Maamâgi H, Rasova K, de Noordhout BM, Knuts K, Feys P. Which walking capacity tests to use in multiple sclerosis? A multicentre study providing the basis for a core set. Mult Scler. 2012;18(3):364-71.
18. Goldman MD, Marrie RA, Cohen JA. Evaluation of the six-minute walk in multiple sclerosis subjects and healthy controls. Mult Scler. 2008;14(3):383-90.
19. Grasso MG, Troisi E, Rizzi F, Morelli D, Paolucci S. Prognostic factors in multidisciplinary rehabilitation treatment in multiple sclerosis: an outcome study. Mult Scler. 2005;11(6):719-24.

20. Hartung HP, Aktas O. Evolution of multiple sclerosis treatment: next generation therapies meet next generation efficacy criteria. Lancet Neurol. 2011;10(4):293-5.
21. Haselkorn JK, Hughes C, Rae-Grant A, Henson LJ, Bever CT, Lo AC, Brown TR, Kraft GH, Getchius T, Gronseth G, Armstrong MJ, Narayanaswami P. Summary of comprehensive systematic review: Rehabilitation in multiple sclerosis: report of the guideline development, dissemination, and implementation subcommittee of the American academy of neurology. Neurology. 2015;85(21):1896-903.
22. Hobart JC, Riazi A, Lamping DL, Fitzpatrick R, Thompson AJ. Measuring the impact of MS on walking ability: the 12-item MS walking scale (MSWS-12). Neurology. 2003;60(1):31-6.
23. Jackson K, Edginton-Bigelow K, Cooper C. Merriman H A group kickboxing program for balance, mobility, and quality of life in individuals with multiple sclerosis: a pilot study. J Neurol Phys Ther. 2012;36(3):131-7.
24. Johansson S, Ytterberg C, Claesson IM, Lindberg J, Hillert J, Andersson M et al. High concurrent presence of disability in multiple sclerosis. Associations with perceived health. J Neurol. 2007;254(6):767-73.
25. Kalron A, Rosenblum U, Frid L, Achiron A Pilates exercise training vs. physical therapy for improving walking and balance in people with multiple sclerosis: a randomized controlled trial. Clin Rehabil. 2016. pii: 02692.
26. Kanekar N, Aruin AS. The role of clinical and instrumented outcome measures in balance control of individuals with multiple sclerosis. Mult Scler Int. 2013;2013:190162.
27. Khan F, Turner-Stokes L, Ng L, Kilpatrick T. Multidisciplinary rehabilitation for adults with multiple sclerosis. Cochrane Database Syst Rev. 2007;(2).
28. Kjølhede T, Vissing K, Dalgas U. Multiple sclerosis and progressive resistance training: a systematic review. Mult Scler. 2012;18(9):1215-28.
29. Kurtzke JF. Rating neurologic impairment in multiple sclerosis: an expanded disability status scale (EDSS). Neurology. 1983;33:1444-52.
30. Langdon DW, Thompson AJ. Multiple sclerosis: a preliminary study of selected variables affecting rehabilitation outcome. Mult Scler. 1999;5(2):94-100.
31. Larocca NG. Impact of walking impairment in multiple sclerosis: perspectives of patients and care partners. Patient. 2011;4(3):189-201.
32. Latimer-Cheung AE, Martin Ginis KA, Hicks AL, Motl RW, Pilutti LA, Duggan M, Wheeler G, Persad R, Smith KM. Development of evidence-informed physical activity guidelines for adults with multiple sclerosis. Arch Phys Med Rehabil. 2013;94(9):1829-36.
33. Liberatore G, Clarelli F, Nuara A, Ungaro D, Gatti R, Rovaris M, Martinelli V, Comola M, Comi G, Rossi P, Martinelli-Boneschi F. Predictors of effectiveness of multidisciplinary rehabilitation treatment on motor dysfunction inmultiple sclerosis. Mult Scler. 2013.
34. Marcham G.A facilitation and co-ordination therapy approach to the treatment of multiple sclerosis. Aust J Physiother. 1974;20(1):23-5.
35. Mark VW, Taub E, Uswatte G, Bashir K, Cutter GR, Bryson CC, Bishop-McKay S, Bowman MH. Constraint-induced movement therapy for the lower extremities in multiple sclerosis: case series with 4-year follow-up. Arch Phys Med Rehabil. 2013;94(4):753-60.
36. Markowitz CE. Multiple sclerosis update. Am J Manag Care. 2013;19(16 Suppl):s294-300.
37. Motl RW, Arnett PA, Smith MM, Barwick FH, Ahlstrom B, Stover EJ. Worsening of symptoms is associated with lower physical activity levels in individuals with multiple sclerosis. Mult Scler. 2008;14(1):140-2.
38. Motl RW, Gosney JL. Effect of exercise training on quality of life in multiple sclerosis: a meta-analysis. Mult Scler. 2008;14(1):129-35.
39. Motl RW, Pilutti L, Sandroff BM, Dlugonski D, Sosnoff JJ, Pula JH. Accelerometry as a measure of walking behavior in multiple sclerosis. Acta Neurol Scand. 2013;127(6):384-90. https://doi.org/10.1111/ane.12036 Epub 2012 Dec 13.
40. Ozgen G, Karapolat H, Akkoc Y, Yuceyar N. Is customized vestibular rehabilitation effective in patients with multiple sclerosis? a randomized controlled trial. Eur J Phys Rehabil

Med. 2016;52(4):466–78.

41. Paltamaa J, Sjögren T, Peurala SH, Heinonen A. Effects of physiotherapy interventions on balance in multiple sclerosis: a systematic review and meta-analysis of randomized controlled trials. J Rehabil Med. 2012;44(10):811–23.
42. Pau M, Coghe G, Atzeni C, Corona F, Pilloni G, Marrosu MG, Cocco E, Galli M. Novel characterization of gait impairments in people with multiple sclerosis by means of the gait profile score. J Neurol Sci. 2014;345(1–2):159–63.
43. Pau M, Coghe G, Corona F, Marrosu MG, Cocco E Effect of spasticity on kinematics of gait and muscular activation in people with multiple sclerosis. J Neurol Sci. 2015;358(1–2): 339–44 (2015.09.352).
44. Petajan JH, Gappmaier E, White AT, Spencer MK, Mino L, Hicks RW. Impact of aerobic training on fitness and quality of life in multiple sclerosis. Ann Neurol. 1996;39(4):432–41.
45. Pilutti LA, Greenlee TA, Motl RW, Nickrent MS, Petruzzello SJ. Effects of exercise training on fatigue in multiple sclerosis: a meta-analysis. Psychosom Med. 2013;75(6):575–80.
46. Pilutti LA, Platta ME, Motl RW, Latimer-Cheung AE. The safety of exercise training in multiple sclerosis: a systematic review. J Neurol Sci. 2014;343(1–2):3–7.
47. Polman CH, Reingold SC, Banwell B, Clanet M, Cohen JA, Filippi M, et al. Diagnostic criteria for multiple sclerosis: 2010 revisions to the McDonald criteria. Ann Neurol. 2011;69 (2):292–302.
48. Pompa A, Morone G, Iosa M, Pace L, Catani S, Casillo P, Clemenzi A, Troisi E, Tonini A, Paolucci S, Grasso MG. Does robot-assisted gait training improve ambulation in highly disabled multiple sclerosis people?. Mult Scler: A pilot randomized control trial; 2016.
49. Rietberg MB, Brooks D, Uitdehaag BM, Kwakkel G. Exercise therapy for multiple sclerosis. Cochrane Database Syst Rev. 2005; (1).
50. Sá MJ. Exercise therapy and multiple sclerosis: a systematic review. J Neurol. 2014;261 (9):1651–61.
51. Sitjà Rabert M, Rigau Comas D, Fort Vanmeerhaeghe A, Santoyo Medina C, Roqué i Figuls M, Romero-Rodríguez D, Bonfill Cosp Whole-body vibration training for patients with neurodegenerative disease. Cochrane Database Syst Rev. 2012;2.
52. Snook EM, Motl RW, Gliottoni RC. The effect of walking mobility on the measurement of physical activity using accelerometry in multiple sclerosis. Clin Rehabil. 2009;23(3):248–58.
53. Socie MJ MJ, Motl RW, Pula JH, Sandroff BM, Sosnoff JJ. Gait variability and disability in multiple sclerosis., Gait and Posture. 2013;38(1):51–5.
54. Spooren AI, Timmermans AA. Seelen HA Motor training programs of arm and hand in patients with MS according to different levels of the ICF: a systematic review. BMC Neurol. 2012;2(12):49.
55. Straudi S, Fanciullacci C, Martinuzzi C, Pavarelli C, Rossi B, Chisari C, Basaglia N. The effects of robot-assisted gait training in progressive multiple sclerosis: A randomized controlled trial. Mult Scler. 2015.
56. Swinnen E, Beckwée D, Pinte D, Meeusen R, Baeyens JP. Kerckhofs E treadmill training in multiple sclerosis: can body weight support or robot assistance provide added value? A systematic review. Mult Scler Int. 2012;2012:240274.
57. Toomey E, Coote SB. Physical rehabilitation interventions in nonambulatory people with multiple sclerosis: systematic review. Int J Rehabil Res. 2012;35(4):281–91.
58. Tyler ME, Kaczmarek KA, Rust KL, Subbotin AM. Skinner KL1, Danilov YP. Non-invasive neuromodulation to improve gait in chronic multiple sclerosis: a randomized double blind controlled pilot trial. J Neuroeng Rehabil. 2014;1(11):79.
59. Verza R, Carvalho ML, Battaglia MA, Uccelli MM. An interdisciplinary approach to evaluating the need for assistive technology reduces equipment abandonment. Mult Scler. 2006;12(1):88–93.
60. Wening J, Ford J, Jouett LD. Orthotics and FES for maintenance of walking in patients with MS. Dis Mon. 2013;59(8):284–9.

운동실조성 신경병증에 대한 균형 및 보행 훈련

Balance and Walking Training in Ataxic Neuropathies

Philippe Thoumie, Maeva Ferrari, Samy Bendaya, Michèle Mane and Besma Missaoui

1 서론(Introduction)

신경병증(neuropathy)은 사지, 특히 하지의 감각운동 손상을 특징으로 한다. 임상 징후에 따라 운동형(motor), 감각형(sensory), 영양형(trophic)으로 나눌 수 있다. 감각형에 있어서 주요 장애는 운동 장애가 없는 주관적 및 객관적 감각 장애이다. 운동실조성 신경병증(ataxic neuropathy)은 균형 및 보행 장애를 유발하는 심각한 심부 감각 장애로, 소리굽쇠(tuning fork) 검사에서 사지의 원위부 민감도(distal sensitivity)가 감소하고 눈을 감았을 때 신체 불균형이 더 심해진다(Romberg 징후라 불림).

2 고유수용성 장애가 균형 기능에 미치는 영향 (Consequences of Proprioceptive Disorders on Balance Function)

하지의 고유수용성 감각은 정적 및 동적 균형에 중요한 역할을 한다. 19세기 중반에 Romberg는 소위 이동운동(locomotor)에서 운동실조증의 주요 징후를 확인했다. 감각 입력 조작(manipulation)에 대한 실험 연구를 통해 고유수용성 경로의 손상으로 인한 결과가 명확히 밝혀졌다.

하지의 고유수용성 감각 상실의 주요 특징은 시각적 의존성이며, Romberg 징후가 명확하게 나타난다. 눈을 감고 있을 때(예: 샤워 중) 균형을 잃거나 어둠 속에서 걷기가 어려워지는 것이 해당 환자들이 가장 먼저 호소하는 증상이다.

걷기와 같은 동적 조건에서도 균형 감각이 손상되지만 정적 조건에 비해 그 정도는 적은 편이다[1]. 이는 균형을 유지하고 있을 때보다 움직이는 동안 고유수용성 감각 입력이 덜 사용되기 때문이다[2]. 결과적으로 일부 운동실조증 환자는 지팡이 없이도 걸을 수 있지만 멈출 때는 몸을 기대야 한다. 따라서 환자는 걷는 동안 동적 균형을 유지하더라도 지면에 발뒤꿈치를 닿는 동작의 제어에 어려움을 겪으며, 기저면(base of support)을 증가시키는 특징을 보이는 운동실조 상태를 보이는데, 이러한 결함들은 시각적 피드백으로 개선된다.

3 운동실조성 신경병증의 발현 (Presentation of Ataxic Neuropathies)

운동실조성 신경병증은 다양한 질환과 연관될 수 있다[3].

- 신경절병증(ganglionopathy) 또는 감각 신경병증[이상 면역(dysimmune), 약물 관련, 주로 백금 화합물(platinum compound)과 관련 또는 유전적(hereditary) 원인].
- 탈수초성 다발신경병증(demyelinating polyneuropathy), 이상 면역, 또는 IgM 단클론성 감마선병증(monoclonal gammopathy; 항-MAG 신경병증) 및 주로 감각 장애를 동반하거나 드물게 감각 장애만을 동반하는 만성 특발성 다발근신경병증(polyradiculoneuropathy).
- 감염성, 독성, 대사성, 또는 퇴행성 병인을 가진 축삭 신경병증(axonal neuropathy).

이러한 다양한 질환은 모두 큰 감각 섬유와 관련된 말초 신경 손상이 특징이다. 이들 질환의 차이점은 그 원인과 질환의 진행을 관리하는 특정 치료법에 있다.

이러한 질환 중 일부에 대한 약물 치료는 최근에 개선되었으며[4], 구체적인 평가 척도가 개발되었다(일부는 나중에 소개함). 면역글로불린(immunoglobulin)을 사용하는 치료뿐만 아니라 순차적(sequential) 치료에서도 치료 빈도에 맞춰 환자 치료를 조정해야 한다. 이러한 측면은 신경 질환과 특히 기저 질환과 관련될 수 있는 피로에 대한 치료의 영향을 고려해야 하기 때문에 환자 치료 평가에 영향을 미친다. 평가 검사는 주로 약물 투여 단계(on phase)에서 수행되며, 기본 치료에 반응하지 않는 증상에 따라 목표를 정의하고, 긍정적인 약리학적 결과를 물리치료의 효과로 돌리지 않도록 하는 것이 목표이다.

4 재활 임상 시험: 결과 요약 (Clinical Trials of Rehabilitation: Summary of Results)

물리적 치료(physiotherapy)는 다른 만성 신경계 질환뿐만 아니라 신경병증어도 오랫동안 고려되어 왔다. 이 측면을 평가한 Cochrane 문헌 고찰[5]에서는 포함 기준을 완전히 충족한 임상시험은 단 한 건만 발견했으며, 무작위 배정 후 8주 이내에 결과를 평가한 2개의 임상시험도 추가로 포함했다. 세 연구에는 82명의 환자가 참여했다. 신경병증에 대한 물리적 치료에는 근력 강화[6, 7], 균형 운동[8], 지구력 운동[9]이 포함되었으며, 기간(3~24주)과 재교육 훈련 유형(근력 훈련 또는 균형 재활)에 따라 차이가 있었다.

이 연구에 참여한 전체 환자 수는 적었지만 운동과 근력 강화 훈련은 신경 손상을 악화시키지 않았으며, 근력과 균형 기능 및 지구력과 같은 기준 측정뿐만 아니라 해당 환자의 삶의 질에도 단기적으로 긍정적인 영향을 미치는 것으로 나타났다. Ruhland와 Shields[7]는 SF-36평가 도구의 하위 척도인 신체 활동(+25점), 사회적 통합(+8점), 정서적 요인(+11점)에서 증가를 보여주었다. 이는 신경병증의 재활이 긍정적인 영향을 미칠 수 있음을 보여준다. 그러나 지금까지 제공된 프로그램은 장애의 특성을 고려하지 않고 재활의 한 측면에만 초점을 맞추었다. 따라서 매우 다른 임상 양상을 보이는 환자(예: 운동 장애가 더 많은 환자 또는 주로 감각 장애가 있는 환자 등)를 함께 평가했다. 다양한 임상 상황에서 수행된 다른 연구에 따르면 감각 장애의 정도는 신경병증이 있는 노인의 낙상 위험과 직접적으로 연관되어 있으며[10], 상대적 위험 인자는 낙상이 17배, 자세 불안정성은 13배 높게 나타났다. 이는 근력 약화의 결과로도 발생하며, 이후 다발성 경화증과 같은 다른 질환의 보행 속도에도 영향을 미친다[11]. 최근 두 건의 실험 연구에서도 발바닥 진동 자극이 노인 환자나 신경병증을 앓고 있는 환자의 자세 안정성을 증가시키는 것으로 나타났다[12, 13].

5 운동실조성 신경병증의 임상 평가 (Clinical Evaluation of Ataxic Neuropathies)

신경학적 검사를 통해 다른 감각 및 운동 장애보다 심부 감각 장애가 더 두드러질 때 운동실조성 신경병증을 진단할 수 있다. 관련된 다양한 손상과 장애를 정량적으로 평가하기 위해 특히 염증성 만성 다발근신경병증(가장 흔한 운동실조성 신경병증 중 하나)의 경우 여러 척도가 개발되었다.

5.1 운동성 지수(Motricity Index)

이는 전경골근과 같은 주요 근육에 대한 Guillain-Barré 증후군[14]에서 검증된 의학 연구 위원회의 고전적 척도(0-5)에 따른 근육 임상 평가를 기반으로 한다. 이 근육 등급은 Charcot Marie Tooth 신경병증(유전성 신경병증)에 사용되는 척도에서 파생되었다[15].

0 = 정상
1 = 발뒤꿈치와 발가락으로 걷는 전경골근 운동 장애 (4 + ~ 4-)
2 = 전경골근의 운동 장애가 3 이하(발뒤꿈치 -, 발끝+)
3 = 3 미만의 전경골근 및 종아리세갈래근의 장애 (발뒤꿈치-, 발끝-)
4 = 전경골근 3 이하 및 근위부 장애(중둔근, 요근)

5.2 민감도 검사(Sensibility Test)

Merkies et al.은 상지와 하지에 핀 찌르기(pin-prick) 및 소리굽쇠 검사와 Weber 검사를 적용하여 0에서 20 사이의 점수를 얻는 평가를 제안했다[16].

점수	핀 찌르기 상지	핀 찌르기 하지	소리굽쇠 상지	소리굽쇠 하지	Weber 지수
정상 = 0	지수 DIP +	족무지 IP	지수 DIP +	족무지 IP + 5 mm 이하	
1	지수 DIP –	족무지 IP –	지수 DIP –	족무지 IP –	5 – 9 mm
2	척골 경상 –	내측 복사뼈 –	척골 경상 –	내측 복사뼈 –	10 – 14 mm
3	상과염 –	슬개골 –	상과염 –	슬개골 –	15 – 19 mm
4	견봉 쇄골 –	전상장골극 –	견봉 쇄골 –	전상장골극 –	20 mm 이상

5.3 ODSS(종합 장애 합산 점수)(Overall Disability Sum Score)

이는 상지(0-5점) 및 하지(0-7점)의 장애 척도를 포함한 혼합 척도(0-12점)로, 기능 평가에서 파생되었으며[17], 만성 염증성 신경병증에 대해 검증되었다.

5.4 보행 및 균형 장애 평가 (Evaluation of Walking and Balance Disorders)

이 평가는 일련의 임상 검사와 검증된 도구를 통해 이루어진다. 이는 신경학적 질환이나 노인의 균형 또는 보행 장애에 사용되는 일반적인 검사이다.

- Berg 균형 척도(BBS)[18], 일어서서 걷기 검사(TUG), 기능적 뻗기 검사(FRT) [19]를 사용한 임상 검사
- 눈을 뜨거나 감은 조건에서의 지면반력기 및 폼(foam) 위에서의 균형에 대한 도구적 분석
- Locomètre®를 이용한 보행의 도구적 분석
- 등속성(isokinetic) 수축 중 무릎 신전근 및 굴곡근의 근력 분석

또한 계단 걷기와 낙상을 평가하고, 회피(avoidance) 행동을 식별하여 환자가 질병의 진행에 적응하는데 도움이 되는지, 아니면 사회적 고립이나 낙상에 대한 두려움으로 이어져 해로운지 여부를 파악한다.

6 주간병원 재활 프로토콜(Day Hospital Rehabilitation Protocol)

Rothschild 병원에서 실시하는 해당 프로그램은 발바닥 진동 자극을 기반으로 한 고유수용성 자극, 시각적 입력을 줄이는 균형 훈련, 근육 약화에 대한 재활을 제공하는 것을 목표로 한다. 3시간씩 4주 동안 매주 세 번의 세션이 진행되며, 각 세션에는 다음이 포함된다.

- 감각 훈련(20분)
  - 기본 민감도를 높이기 위해 앉아서 수행하는 운동: 냉온욕 교대, Vibralgic®을 사용하여 양 발바닥의 지각 역치(threshold) 이상의 진동 자극(**그림 1**).
  - 손기능(dexterity) 향상을 목표로 앉거나 누워서 수행하는 운동: 압력 운동, 물건 다루기 및 집기, 쓰기
  - 다양한 표면과 다양한 환경에서 눈을 감고 걷기 등 서서 수행하는 운동

- 가동 범위 개선 운동
  - 평가 대상 관절에 따른 비특이적 및 특정 운동으로, 양동이에 발을 담근 후 실시할 수 있다.

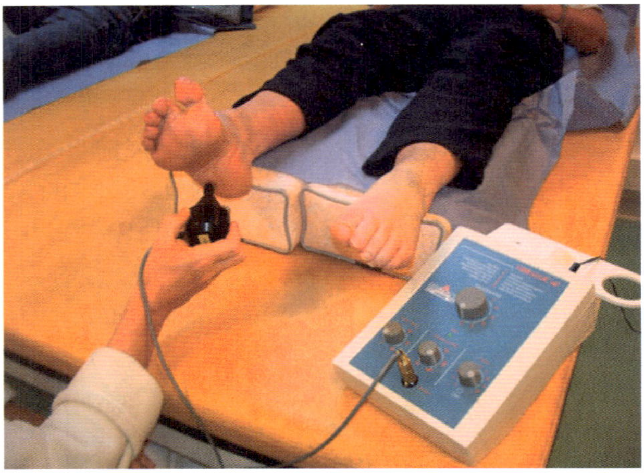

그림 1. Vibralgic®을 이용한 양쪽 발바닥의 지각 역치(threshold) 이상의 진동 자극

- 분석적 근육 강화 훈련(20분)

– 검사를 통해 약해진 것으로 확인된 근육을 강화한다.

– 운동은 시간과 종류로 나누어 교대로 이루어지며, 주로 등장성(isotonic) 운동으로 최대 근력의 60%로 수행되며, 환자의 통증과 피로도에 따라 하루 동안 10회씩 2번 반복된다.

- 균형 훈련(30분)

여기에는 정적 및 동적 균형 훈련이 포함된다.

– **정적 균형 훈련:** 치료사는 눈을 뜨고, 눈을 감고, 신발을 신거나 맨발로, 머리를 움직이면서, 안정된 표면에서 혹은 불안정한 표면에서 수행되는 균형 운동 중에서 선택할 수 있다. 균형 운동은 쉬운 것부터 시작해서 어려운 것까지 진행되며 환자에게 맞게 조정된다. 진행 순서의 예를 들면, 앉은 상태에서 균형, 안정된 표면에서 시작한 후 불안정한 표면에서 균형, 상지 운동이 포함된 클라인(Klein) 볼 잡기 운동, 네 발 기기 균형, 두 무릎으로 앉아 균형, 한쪽 무릎을 세운 자세로 균형, 서서 균형, 불안정한 표면에서 균형(**그림 2**), 상지 움직임을 포함하는 이중 과제 균형, 한 발 서기 균형 운동 등으로 수행한다.

– **동적 균형 훈련**: 다양한 걷기 운동을 실시하며, 가장 쉬운 것부터 어려운 것까지 진행하고, 다음 사항을 동시에 자극하는 운동을 고려해야 한다.

– **고유수용성 적응:** 불규칙한 표면, 경사면, 뒤로 걷기, 조명이 어두운 곳에서 걷기

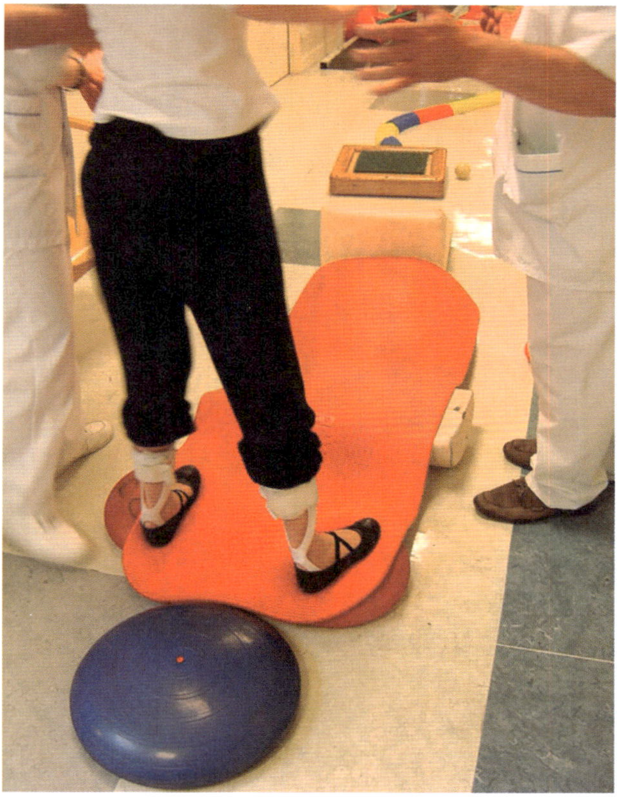

그림 2. 불안정한 표면에 선 자세

- **시각적 적응:** 옆으로 걷기, 부분 시야(partial vision) 걷기, 장애물 넘어 걷기(그림 3).

- 균형 훈련 프로그램과 관련된 두 가지 다른 프로그램

- 잡기(grip) 동작의 수동 재활은 초기 평가(400점 척도)에 따라 작업 치료사와 함께 수행한다. 접근 방식은 하지의 경우와 유사하지만 여기서는 설명하지 않는다.
- 유산소 능력 향상을 위한 지구력 훈련(20~30분)은 이론적 심박수의 60 %에서 최대 저항이 있는 에르고미터 자전거 또는 트레드밀에서 수행한다.

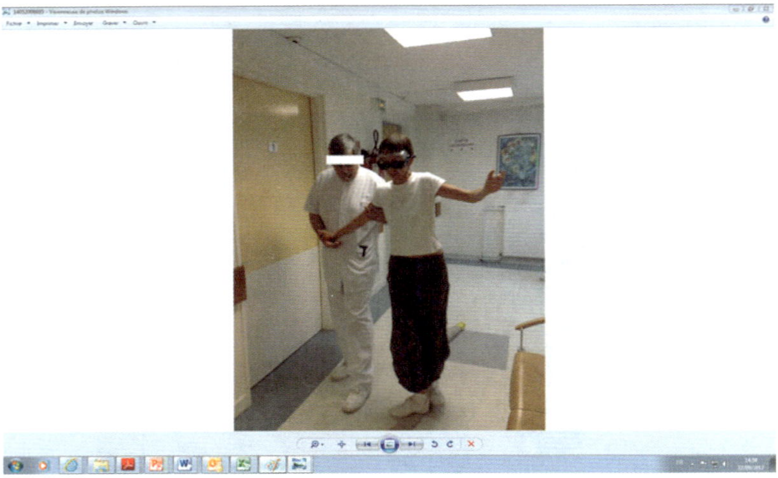

그림 3. 시각 보상 훈련: 옆으로 걷기, 부분 시야 걷기, 장애물 넘어 걷기

7 연구 경험의 요약(Summary of Our Experience)

본 연구진의 경험은 최근 논문으로 발표되었다[20]. 해당 연구의 주요 목표는 30명의 고유수용성 운동실조증 환자의 균형 및 보행 장애를 특성화하고, 예비 비대조(non-controlled) 연구를 통해 재활 프로그램의 가치를 평가하는 것이었다.

훈련 프로그램 종료 후 모든 임상 균형 검사에서 유의한 개선이 관찰되었다. BBS에서는 4.7 ± 4.8점, FRT에서는 5.6 ± 5 cm, TUG에서는 -2.2 ± 2.4초가 향상되었다. 훈련 후 눈을 감고 서 있을 수 없는 환자의 숫자는 11/30(이전 15/30), 눈을 뜨고 서 있을 수 없는 환자의 숫자는 8/30(이전 12/30)으로 감소했지만, 통계적으로 유의하게 나타나지는 않았다. 최종 평가에서 눈을 뜬 상태에서 견고한 표면에서의 신체 흔들림의 크기로 평가한 자세 불안정성과 진동감각(pallesthetic) 점수 사이에는 유의한 상관관계가 관찰되었다.

훈련 후 측정기기를 사용한 검사에서는 제한적인 변화가 관찰되었다. 눈을 뜬 상태에서 지면반력기 위에서 균형 검사를 하는 동안 신체 흔들림의 영역이 감소하는 경향이 나타났고, 보행을 하는 동안 보행률(cadence)의 증가와 약간이지만 유의하게 빨라진 속도 변화가 관찰되었다.

연령 및 신경병증 관련 장애의 교란 효과(confounding effect)는 상관관계 연구를 통해 평가되었다. 연령과 진동감각 점수 사이에는 상관 관계가 발견되지 않았으나, 연령과 FRT값 사이에는 유의한 음(negative)의 상관 관계가 관찰되었다. 또한 훈련이 BBS에 긍정적인 영향을 미치는 것으로 나타났으나, 연령을 공변량(co-variate)으로 고려했을 때는 아무런 변화도 관찰되지 않았다.

이 연구의 결론은 고령의 환자를 포함하여 감각 운동실조증이 있는 모든 환자가 동적 균형 능력의 개선을 목표로 하는 재활 훈련을 통해 혜택을 받을 수 있다는 것이다. 그럼에도 불구하고 정적 상태의 균형 개선은 측정기기를 사용한 평가에서는 관찰되지 않았으며, 감각 상실 정도가 높은 환자는 재활 훈련에도 불구하고 시각 의존성의 위험이 여전히 높은 것으로 나타났다.

8 결론(Conclusion)

운동실조성 신경병증은 심각한 균형 문제를 야기하여 정적 균형과 보행 모두에 영향을 미친다. 이러한 장애는 감각 결함을 보상하기 위해 고안된 훈련 프로그램을 통해 개선될 수 있다. 해당 프로그램은 촉각 감각과 시각적 피드백을 통한 보상(compensation) 기법을 활용한 다감각적(multisensory) 접근 방식으로 구성된다. 본 연구진의 경험에 따르면 이러한 훈련 프로그램은 정적 균형보다 동적 균형 능력을 더 개선시키는 것으로 보인다. 훈련의 장기적인 효과는 신경병증의 원인과 환자가 규칙적인 운동을 계속할 수 있는지 여부에 따라 달라진다.

참고 문헌

1. Nardone A, Grasso M, Schieppati M. Balance control in peripheral neuropathy: are patients equally unstable under static and dynamic conditions? Gait Posture. 2006;23:364–73.
2. Capaday C, Stein RB. Amplitude modulation of the soleus H-reflex in the human during walking and standing. J Neurosci. 1986;6:1308–13.
3. Kuntzer T, Antoine JC, Steck AJ. Clinical features and pathophysiological basis of sensory neuronopathies (ganglionopathies). Muscle Nerve. 2004;30:255–68.
4. Leger JM. A review of the medical management of chronic inflammatory demyelinating polyradiculoneuropathy. Expert Opin Pharmacother. 2005;6:569–82.
5. White CM, Pritchard J, Turner-Stokes L. Exercise for people with peripheral neuropathy. Cochrane Database Syst Rev 2004;CD003904.
6. Lindeman E, Leffers P, Spaans F, Drukker J, Reulen J, Kerckhoffs M, et al. Strength training in patients with myotonic dystrophy and hereditary motor and sensory neuropathy: a randomized clinical trial. Arch Phys Med Rehabil. 1995;76:612–20.
7. Ruhland JL, Shields RK. The effects of a home exercise program on impairment and health-related quality of life in persons with chronic peripheral neuropathies. Phys Ther. 1997;77:1026–39.
8. Richardson JK, Sandman D, Vela S. A focused exercise regimen improves clinical measures of balance in patients with peripheral neuropathy. Arch Phys Med Rehabil. 2001;82:205–9.
9. Pitetti KH, Barrett PJ, Abbas D. Endurance exercise training in Guillain-Barre syndrome. Arch Phys Med Rehabil. 1993;74:761–5.

10. Richardson JK, Hurvitz EA. Peripheral neuropathy: a true risk factor for falls. J Gerontol A Biol Sci Med Sci. 1995;50:M211-5.
11. Thoumie P, Mevellec E. Relation between walking speed and muscle strength is affected by somatosensory loss in multiple sclerosis. J Neurol Neurosurg Psychiatry. 2002;73:313-5.
12. Priplata AA, Patritti BL, Niemi JB, Hughes R, Gravelle DC, Lipsitz LA, et al. Noise-enhanced balance control in patients with diabetes and patients with stroke. Ann Neurol. 2006;59:4-12.
13. Priplata AA, Niemi JB, Harry JD, Lipsitz LA, Collins JJ. Vibrating insoles and balance control in elderly people. Lancet. 2003;362:1123-4.
14. Kleyweg RP, van der Meche FG, Schmitz PI. Interobserver agreement in the assessment of muscle strength and functional abilities in Guillain-Barre syndrome. Muscle Nerve. 1991;14:1103-9.
15. Shy ME, Blake J, Krajewski K, Fuerst DR, Laura M, Hahn AF, et al. Reliability and validity of the CMT neuropathy score as a measure of disability. Neurology. 2005;64:1209-14.
16. Merkies IS, Schmitz PI, van der Meche FG, van Doorn PA. Psychometric evaluation of a new sensory scale in immune-mediated polyneuropathies. Inflammatory Neuropathy Cause and Treatment (INCAT) Group. Neurology. 2000;54:943-9.
17. Merkies IS, Schmitz PI, van der Meche FG, Samijn JP, van Doorn PA. Clinimetric evaluation of a new overall disability scale in immune mediated polyneuropathies. J Neurol Neurosurg Psychiatry. 2002;72:596-601.
18. Berg KO, Wood-Dauphinee SL, Williams JI, Maki B. Measuring balance in the elderly: validation of an instrument. Can J Public Health. 1992;83(Suppl 2):S7-11.
19. Duncan PW, Weiner DK, Chandler J, Studenski S. Functional reach: a new clinical measure of balance. J Gerontol. 1990;45:M192-7.
20. Missaoui B. Thoumie P. Balance training in ataxic neuropathies. Effects on balance and gait parameters. Gait Posture. 2013;38(3):471-6.

척수 손상 후 보행 및 균형 재활 접근 방법

Approach to Gait and Balance Rehabilitation in Spinal Cord Injury

Federica Tamburella, Marcella Masciullo, Marco Molinari and Giorgio Scivoletto

1 서론(Introduction)

기원전 1700년 고대 이집트 의학 문헌인 Edwin Smith Papyrus에는 척수 손상(spinal cord injury, SCI)을 '치료할 수 없는 질병'으로 묘사했다[1]. 척수손상은 실제로 척수의 어느 부위에서든 발생하며, 손상 부위 수준 아래의 운동과 감각 및 자율신경계 기능의 완전 또는 불완전 손상을 초래한다[1]. SCI의 병인은 외상성(TSCI) 또는 비외상성(NTSCI)으로 나눌 수 있다.

모든 원인의 SCI에 대한 양질의 국가 수준 발생률 연구에 따르면 전 세계적으로 추정되는 SCI의 발생률은 연간 인구 백만 명당 40~80건이다. 이는 매년 25만 명에서 50만 명의 사람들이 척수 손상을 입는다는 것을 의미한다[2]. TSCI가 차지하는 비율은 매우 다양하며 지역마다 차이가 있는 것으로 보인다. 과거 SCI의 최대 90%는 외상이 원인이었지만, 최근의 역학(epidemiological) 연구 데이터에 따르면 NTSCI의 발생률이 증가하는 추세를 보이고 있다. NTSCI 환자는 일반적으로 나이가 많고 진행성 질환의 영향을 받으며, 치료 비용이 더 많이 들지만 치료 기간은 더 짧다[2].

SCI에 대한 인식, 평가, 입원 전(pre-hospital) 관리뿐만 아니라 외상 치료 서비스, 일반 임상 치료 및 재활 서비스의 개선으로 고소득 국가에서 SCI 환자의 기대수명이 길어지고 2차 질환으로 인한 사망 위험이 감소했다[2].

TSCI 환자는 병변 발생한 후 급성(acute), 아급성(sub-acute), 만성(chronic)의 3

가지 연속 임상 단계를 거치게 된다. 급성기에는 병변 발생 직후 안정이 필요하다. 아급성기에는 재활병원 입원 환자일 때 기능적 결과와 독립성을 최대화하기 위해 주요 인지 및 운동 재활 중재가 시행된다. 더 이상 병원에서 집중적인 치료를 받지 않는 만성기에 접어들면 환자는 외래 환자로서 덜 집중적인 재활 중재를 받게 된다. 실제로 SCI 환자, 특히 완전 또는 거의 완전 병변을 가진 환자는 만성기에도 심각하고 종종 생명을 위협하는 합병증이 발생할 수 있다는 것이 이제 일반적으로 인식되고 있다. 예를 들어 근육 손실, 골감소증(osteopenia) 또는 골다공증(osteoporosis), 호르몬 조절 장애, 심혈관 문제 등이 만성 SCI에서 일반적으로 발생하는 문제들이다. 이러한 이유로 이들 환자들은 지속적인 재활 훈련이 필요하다.

영향을 받은 대상자에 대한 재활 중재의 전반적인 목표는 좋은 삶의 질에 부합하는 수준의 독립성을 회복하도록 돕는 것이다. 삶의 질은 다양한 방식으로 평가할 수 있는데, 환자의 관점에서 볼 때 하반신 마비(paraplegia) 환자의 경우 방광 및 장 기능 회복이 주요 목표인 반면, 사지 마비(tetraplegia) 환자는 상지 기능 회복을 우선 순위로 고려한다[3].

이동운동(locomotor) 능력의 회복은 질병의 중증도, 부상 후 시간, 부상 당시의 나이와 무관하게 SCI 환자에게 최우선 순위이며[3], 여러 SCI 재활 접근법의 목표가 되고 있다. 실제로 보행 회복은 SCI 후 주요 목표 중 하나이며, 완전 병변을 가진 환자에서는 거의 달성할 수 없지만 불완전 병변을 가진 환자에게는 현실적인 목표이다. 그중 보행 회복은 재활 목표 중 1순위로 간주되고 있다[4].

2 대뇌피질 및 척추 신경가소성 (Cortical and Spinal Neuroplasticity)

SCI 환자 재활의 주요 목표는 기능적 손실을 보상하고 아직 온전한 감각-운동 시스템의 일부를 활용하는 것이다[5]. 일반적으로 SCI에는 피질 재조직화(re-organization)가 뒤따르며, 대뇌의 감각-운동 피질이 SCI 환자의 기능 회복에 중요한 역할을 한다는 증거가 제시된 바 있다[6]. 이러한 재조직화는 기존 신경 회로와 새로 형성된 신경 회로를 모두 활용한 결과로 나타날 수 있다[7]. 아직 손상되지 않은 온전한 감각-운동 시스템 부분의 재활성화[8]는 재활 중에 동작 과제별 감각 단서(cue)를 활용하고 척추 회로와 보존된 척수 상부 신경 연결의 동원을 촉진하여 최적화될 수 있다.

SCI 이후의 신경가소성(neuroplasticity)은 대뇌 피질 수준뿐만 아니라 척수 및 뇌간과 같은 중추신경계의 다른 해부학적 및 생리학적 수준에서도 발생하며[9], 이는 시냅스 형성 및 시냅스 강도의 변화, 축삭 발아(sprouting) 및 세포 내 특성의 변화를 포함한다[10, 11].

실제로 여러 동물 연구에서 설명된 바와 같이, 척수의 운동 신경 회로는 뇌와의 연결과는 별개로 훈련을 통해 '학습'할 수 있는 능력이 있다[12]. 향상된 이동운동 능력 회복으로 이어지는 이러한 훈련으로 인한 신경가소성의 기본 메커니즘에는 척수 내 신경전달물질 시스템[글리신성(glycinergic) 및 GABA성 시스템]의 적응과 향상된 축삭 측부 발아(collateral sprouting)가 포함된다[13]. 이러한 동물 연구 결과를 바탕으로 불완전 SCI를 가진 환자를 위한 기능적 움직임(예: 스텝핑 동작) 훈련 방법이 성공적으로 개발되었다[14, 15].

병변 부위 수준 아래의 척추 신경 회로는 적절한 구심성(afferent) 감각 입력에 의해 활성화되어 훈련 효과를 가져올 수 있다[16]. 반대로 강직성(spastic) 운동 장애와 같이 SCI 이후 흔히 관찰되는 운동 장애는 이차적인 보상 메커니즘과 구심성 입력의 잘못된 활용으로 인해 발생한다[17]. 따라서 SCI 이후의 재활 중재는 근긴장도나 반사 흥분성(reflex excitability)과 같은 개별적인 임상 징후를 개선하는데 초점을 맞추기보다는 신경 회로의 가소성, 즉 척수 및 척추 상위 수준에서의 신경가소성을 활용하는데 초점을 맞춰야 한다.

3 활동 의존적 가소성 기반 보행 재활 및 생리적 전제 조건 (Activity-Dependent Plasticity-Based Gait Rehabilitation and Its Physiological Prerequisites)

보행 재활 전략은 현재 성인 포유류의 대뇌 피질과 척수가 보행 훈련에 노출되었을 때 활동 의존적 가소성에 대한 상당한 능력을 가지고 있음을 보여주는 위에서 언급한 증거에 기반하고 있다. 하지 근육을 어느 정도 제어할 수 있는 사람의 경우, 척추 운동 원리에 따라 체중을 지지하는 트레드밀 훈련을 하면 속도, 근력, 협응력, 지구력이 향상되고 보조 장치의 필요성이 감소하는 등 운동 능력이 개선될 수 있다.

재활 훈련의 성공은 신경계 손상이 없는 사람에서 관찰되는 것과 유사한 근육 활성화 패턴을 이끌어내는데 필요한 다양한 생리적 전제 조건의 존재 여부에 달려 있다. 이는 의미 있는 가소성을 촉진하기 위한 필수적인 요건이다[16].

척추 운동의 원리에 따르면 걷기 동작에서 체중의 탈부하(un-loading) 및 재부하(re-loading)는 신경계의 이동운동 중추의 훈련 효과를 유도하는데 매우 중요하다. 이는 발바닥 접촉을 통해 신생아가 걸음마를 시작하는 방식과 유사하게 보행 중 입각기(stance phase) 동안 지면에 접촉하는 발의 힘을 전달하는 수용체로부터의 구심성 감각 입력이 이동운동을 담당하는 척추 신경 회로를 활성화하는데 필수적이기 때문이다.

보행에서 가장 중요한 감각 입력은 근육과 피부에 위치한 신장(stretch) 및 부하(load)에 민감한 기계수용체(mechanoreceptor)에서 비롯된다. 또한 인간의 경우 발등의 피부 수용체는 장애물 위를 넘는 동안의 유각기(swing phase)에서 중요한 역할을 한다[18].

체중 부하에 관한 고유수용성 입력은 하지 신전근에서 비롯되며, 골지건 기관과 발바닥의 기계수용체에서 Ib 구심성 신호로 전달된다[19-21]. 이 정보는 자율 이동운동 패턴을 실제 지면 조건에 맞게 조정하는 다중시냅스 척추 반사(polysynaptic spinal reflex) 경로에 통합되는 것으로 알려져 있다. 한 입각기 동안 하지 신전근으로부터의 Ib 구심성 입력은 굴곡근의 활동을 억제한다고 여겨지고 있다.

이러한 부하 수용체로부터의 구심성 입력은 SCI 환자의 이동운동 EMG 패턴을 유발하는데 필요한 중요한 요소이다[20, 21]. 이 주장은 체중 지지 보행 중 발바닥에 하중이 가해지지 않았을 때 완전 SCI를 가진 환자에서 유의한 하지 근육의 활성화가 발생하지 않는다는 관찰 결과에 근거한다. 이 특정 구심성 입력은 이동운동 패턴을 생성 및 조정하고, 보행 단계의 전환을 제어하며, 지속적인 활동을 강화하는 역할을 한다.

또한 고양이를 대상으로 한 연구에서 관찰된 바와 같이[22], 고관절 신전 동작, 달리 말하면 무릎이나 발목 관절 보다 고관절 관련 구심성 입력이 불완전 SCI를 가진 환자의 보행 중 유각기 시작과 이동운동 EMG 패턴 생성에 필수적이라는 것이 밝혀졌다[23]. 또한 부하 수용체 정보와 더불어 고관절 관련 구심성 입력이 이동운동 패턴을 생성하는데 중요하다는 것은 인간 유아의 걸음걸이에서도 해당되는 것으로 나타났다[23].

동물 모델과 마찬가지로, 운동성(motor) 완전 하반신 마비가 있는 환자의 경우 구동형 보행 보조기(orthosis)를 사용하여 고관절 움직임이 제한된 상태(무릎 움직임 차단)에서 보조된 걸음걸이 동작을 수행하면 하지 근전도 활동의 정상적인 패턴이 유도된다. 이는 이동운동 활동을 생성하는데 있어서 고관절 수용체의 중요성을 강조한다[24]. 그러나 이러한 보조 걸음걸이 동작을 발목 관절 움직임을 제한된 조건에서 수행하면 신장된 근육의 반사 반응이 거의 또는 전혀 발생하지 않는다[24].

4 암묵적 학습과 명시적 학습(Implicit and Explicit Learning)

트레드밀 훈련과 기존 보행 훈련 중에 명시적(explicit) 및 암묵적(implicit) 단서를 사용하여 환자의 회복을 향상시킬 수 있다. 명시적 입력의 예로는 시각적 피드백이 있다. 보강된(augmented) 시각적 피드백은 불완전 SCI 환자가 걸음걸이 동작의 수행 오류를 감지하는데 도움을 주기 위해 일반적으로 사용되는 접근 방법이다. 예를 들어 임상의는 일반적으로 환자가 예상 보폭과 실제 보폭 사이의 차이를 볼 수 있도록 바닥에 시각적 단서를 배치한다[25]. 시각적 목표에 따라 환자는 수행 오류를 최소화하기 위해 운동 계획을 수정한다. 이를 위해서는 인지 과정(예: 환자가 더 긴 보폭을 취하기로 의식적으로 결정을 내림)의 참여가 필요하며, 이는 명시적 학습의 예로 간주된다. 반면에 유각기 동안 다리에 가해지는 저항을 사용하는 것은 암묵적 입력으로 간주된다.

다리에 가해진 저항과 보강된 시각 피드백은 서로 다른 운동 학습 과정을 유도할 수 있지만, ① 척추 상부 수준에서 보행에 대한 운동 명령의 수정, ② 잔존하는 척추 경로에서 하행 신경 구동(drive)의 강화 등 유사한 경로를 통해 보폭이나 걸음의 길이를 조절한다. 특히 시각 및 고유수용성 감각 채널에 의해 감지된 오류 신호는 운동 적응(motor adaptation)을 유도하여 실제 보폭과 예상 보폭 사이의 차이를 최소화하기 위해 보행에 대한 운동 명령을 재보정(recalibration)하는데 사용된다[26]. 하행 신경 구동은 피험자가 저항에 대항하여 움직일 때 더 증가하는 것으로 알려져 있다[27]. 또한 보행 훈련 중에 보강된 시각적 피드백을 제공하면 능동적인 참여를 강화하여 하행 구동과 운동 출력을 높일 수 있다[28]. 이러한 고려 사항을 통해 불완전 SCI 환자의 경우 보행 훈련 중에 다리 저항과 보강 피드백을 결합하면(다감각 피드백) 두 가지 유형의 피드백 중 하나만 제공하는 것보다(단감각 피드백) 훈련 결과를 개선할 수 있다는 가정을 세울 수 있다. 특히 다중 감각 피드백은 잔존하는 척추 경로의 하행 신경 구동을 더욱 강화할 수 있다. 또한 오류를 기반으로 한(error-driven) 학습은 서로 다른 학습 경로(암묵적 및 명시적)가 동시에 관여할 때 더 효과적일 수 있다(효과가 더 오래 지속될 수 있음). 그러나 암묵적 학습과 명시적 학습이 운동 훈련 결과에 미치는 영향에 관한 문헌은 서로 상반된 결과를 제시한다. 일부 연구자들은 암묵적 운동 학습에 대한 명시적 정보의 유익한 효과를 보고한 반면[29], 다른 연구자들은 오히려 부정적인[30, 31] 또는 미미한[32, 33] 효과만 발견했다. 이러한 불일치는 수행 과제의 차이, 명시적 정보의 유형, 시기, 정보의 중요도(salience), 참가자의 특성 등 다양한 요인으로 인해 발생할 수 있다[34].

5 기타 접근법: 균형 훈련 및 감각 강화 (Other Approaches: Balance Training and Sensory Enhancement)

기능적 보행 훈련은 전통적으로 보행 기능 회복을 촉진하는 가장 효과적인 접근법으로 알려져 있지만[9], 과제 특수적(task-specific) 훈련 외에도 보행 제어와 관련된 손상된 기능을 개선하기 위한 임시 프로토콜도 회복을 촉진하는데 도움이 될 수 있다. 아래에서는 근육 강직을 줄이고 균형 및 보행 기능을 개선하는데 있어 개별적인 균형 훈련의 효과와 체성감각(somatosensory) 입력의 강화에 대해 살펴보고자 한다.

하지 근력은 일반적으로 SCI 환자의 보행 기능에 영향을 미치는 주요 요인으로 간주되었다[35]. 따라서 대부분의 재활 접근법의 목표는 하지 근력을 강화하는 것이었다. 그러나 최근 본 연구진에서 보고한 바와 같이 근력 이외에도 많은 요인이 보행 기능 회복에 영향을 미친다[36]. 특히 균형 능력과 근육 강직뿐만 아니라 체중도 SCI 환자의 보행에 영향을 미치는 주요 요인인 것으로 나타났다[36].

균형 감각이 좋으면 환자가 더 적은 보조기구로 걸을 수 있고, 시간 제한 검사에서 더 짧은 시간을 기록(더 빠른 속도로 걷는 것)하고 더 먼 거리를 걸을 수 있었다[36]. 최근 다른 연구자들도 균형 능력을 보행 속도 및 다른 결과 측정과 함께 사용한 무작위 임상시험에서 유사한 결과를 보여주었다[37].

또한 자세 제어 부족은 보행 및 균형 능력 향상을 목표로 하는 재활 프로그램 중 SCI 환자들 사이에서 관찰되는 낙상에 대한 두려움의 근본적인 원인 중 하나로 간주된다[38, 39]. SCI 환자의 낙상 발생률은 75%로, 이는 65세 이상의 건강한 대상자(35%)에 대해 보고된 것보다 높고[39], 말초 신경병증(peripheral neuropathy)을 유발하는 신경 질환 환자(50%)나 파킨슨병(38-62%) 환자에서 보고된 비율보다 더 높다[40]. 또한 SCI 환자의 경우 낙상으로 인한 골절 발생률은 18%로 건강한 노인의 발생률보다 5~6% 더 높다.

여러 연구자들이 균형 문제를 다루면서 SCI 이후 보행 수행 능력을 결정하는데 균형 능력이 중요하다고 제안했다[36, 37, 40]. 이에 따라 앉은 자세[41-44] 및 서 있는 자세의 균형 회복[45, 46]에 초점을 맞춘 과제 특수성 중심의 훈련을 통해 SCI 환자의 균형 기능 재교육의 효과를 조사했다[41]. 그러나 단 한 건의 연구에서만 만성 운동성 불완전 SCI 환자의 보행 기능을 지원하는 시각적 바이오피드백(vBFB)을 기반으로 한 과제 특수적 균형 훈련의 효과를 다뤘다[47]. 해당 연구 결과에 따르면 vBFB 훈련은 이들 환자의 균형과 보행을 개선하는 것으로 나타났다. 그리고 재활 프로토콜에 vBFB 훈련을 포함시켰을 때 기존의 보행 재활 훈련만 했을 때보다 더 큰 보행 개선 효과를 얻었으며, 이러한 개선 효과는 후속 검사에서도 유지되었다.

감각 입력의 강화와 관련하여 SCI는 위에서 이미 언급했듯이 기존 신경 회로의 재조직화와 새로운 회로의 형성으로 구성된 대뇌 피질 재조직화가 뒤따른다. 또한 기능의 회복은 아직 손상되지 않은 감각-운동 시스템의 일부가 재활성화되는 것과도 관련이 있을 수 있다[48]. 이러한 신경가소성 현상은 외부수용성(exteroceptive) 구심성 신경에 의해 강화되고 척수 상부 중추가 활성화될 수 있다고 제안되었다[49]. 이러한 가설과 부합하여 최근 서 있는 자세에서 발바닥 압력 감각에 방해를 가하면 균형 장애가 발생한다는 결과가 보고되었으며, 이는 구심성 피부 감각이 이동운동뿐만 아니라 자세 제어에도 기여함을 시사한다[50]. 일반적으로 척수와 뇌로 투사되는 감각 정보는 운동 실행 중 오류를 수정하는 역할을 한다. 즉 예측 가능한 방식으로 변화하는 환경과 광범위한 신체 조직으로부터의 감각 입력에 반응하여 수정 피드백을 제공한다. 감각 신경계를 재활성화하는 한 가지 접근법은 체성감각 구심성 신경을 포함하고 기능적 움직임을 활성화하는 재활 전략을 사용하는 것이다[51]. 최근에는 신경근 키네시오테이핑(kinesiotaping, KT)을 통해 피부 자극을 증가시키는 것이 체성감각 입력을 강화하는 수단으로 제안되었다[52]. 건강한 사람의 경우, KT는 H-반사 진폭을 감소시켜 고유수용성 피드백을 통해 근긴장도에 영향을 미치는(억제하는) 것으로 나타났다[53, 54]. KT는 뇌졸중과 다발성 경화증을 포함한 신경학적 병리[55-57]와 다양한 정형외과적 질환[53, 54]에 사용되어 왔으며, 일반적으로 근긴장도, 운동 범위, 균형 매개변수, 통증 증상을 개선하는 것으로 밝혀졌다. 불완전 SCI의 주요 보행 장애는 발목 근육 강직과 균형 능력 감소로 인해 발생하며[36] 이 두 요인 모두 KT에 의해 긍정적인 영향을 받는다는 연구 결과에 근거하여[53-57], 최근 본 연구진은 만성 SCI 환자에서 KT의 효과를 조사하는 연구를 수행했다[58]. 그 결과 단기간의 KT 적용이 하지 근육 강직과 통증을 감소시키는 것으로 나타났다. 또한 KT를 적용하면 균형 및 보행 능력이 개선되는 결과를 얻었으나, 근력 등 기타 신경학적 결함에는 영향을 미치지 않았다.

참고 문헌

1. Silva NA, Sousa N, Reis RL, Salgado AJ. From basics to clinical: a comprehensive review on spinal cord injury. Prog Neurobiol. 2014;114:25–57.
2. World Health Organization, International Spinal Cord Society. 2013. International Perspectives on Spinal Cord Injury. In: Bickenbach J. editor. 2013.
3. Hubli M, Dietz V. The physiological basis of neurorehabilitation–locomotor training after spinal cord injury. J Neuroeng Rehabil. 2013;10:5.
4. Ditunno PL, Patrick M, Stineman M, Morganti B, Townson AF, Ditunno JF. Cross-cultural differences in preference for recovery of mobility among spinal cord injury rehabilitation professionals. Spinal Cord. 2006;44:567–75.

5. De Biase ME, Politti F, Palomari ET, Barros-Filho TE, De Camargo OP. Increased EMG response following electromyographic biofeedback treatment of rectus femoris muscle after spinal cord injury. Physiotherapy. 2011;97:175–9.
6. Green JB, Sora E, Bialy Y, Ricamato A, Thatcher RW. Cortical motor reorganization after paraplegia: an EEG study. Neurology. 1999;53:736–43.
7. Raineteau O, Schwab ME. Plasticity of motor systems after incomplete spinal cord injury. Nat Rev Neurosci. 2001;2:263–73.
8. van Tuijl JH, Janssen-Potten YJ, Seelen HA. Evaluation of upper extremity motor function tests in tetraplegics. Spinal Cord. 2002;40:51–64.
9. Dietz V, Fouad K. Restoration of sensorimotor functions after spinal cord injury. Brain. 2014;137:654–67.
10. Boulenguez P, Liabeuf S, Bos R, et al. Down-regulation of the potassium-chloride cotransporter KCC2 contributes to spasticity after spinal cord injury. Nat Med. 2010;16:302–7.
11. Murray KC, Nakae A, Stephens MJ, et al. Recovery of motoneuron and locomotor function after spinal cord injury depends on constitutive activity in 5-HT2C receptors. Nat Med. 2010;16:694–700.
12. Courtine G, Song B, Roy RR, Zhong H, Herrmann JE, Ao Y, Qi J, Edgerton VR, Sofroniew MV. Recovery of supraspinal control of stepping via indirect propriospinal relay connections after spinal cord injury. Nat Med. 2008;14:69–74.
13. Fouad K, Tetzlaff W. Rehabilitative training and plasticity following spinal cord injury. Exp Neurol. 2012;235:91–9.
14. Dietz V, Colombo G, Jensen L, Baumgartner L. Locomotor capacity of spinal cord in paraplegic patients. Ann Neurol. 1995;37:574–82.
15. Harkema SJ, Hillyer J, Schmidt-Read M, Ardolino E, Sisto SA, Behrman AL. Locomotor training: as a treatment of spinal cord injury and in the progression of neurologic rehabilitation. Arch Phys Med Rehabil. 2012;93:1588–97.
16. Rossignol S, Dubuc R, Gossard JP. Dynamic sensorimotor interactions in locomotion. Physiol Rev. 2006;86:89–154.
17. Dietz V, Sinkjaer T. Spastic movement disorder: impaired reflex function and altered muscle mechanics. Lancet Neurol. 2007;6:725–33.
18. Schillings AM, van Wezel BM, Mulder T, Duysens J. Muscular responses and movement strategies during stumbling over obstacles. J Neurophysiol. 2000;83:2093–102.
19. Bastiaanse CM, Duysens J, Dietz V. Modulation of cutaneous reflexes by load receptor input during human walking. Exp Brain Res. 2000;135:189–98.
20. Harkema SJ, Hurley SL, Patel UK, Requejo PS, Dobkin BH, Edgerton VR. Human lumbosacral spinal cord interprets loading during stepping. J Neurophysiol. 1997;77:797–811.
21. Dietz V. Neuronal plasticity after a human spinal cord injury: positive and negative effects. Exp Neurol. 2012;235:110–5.
22. Pearson KG. Role of sensory feedback in the control of stance duration in walking cats. Brain Res Rev. 2008;57:222–7.
23. Dietz V. Do human bipeds use quadrupedal coordination? Trends Neurosci. 2002;25:462–7.
24. Dietz V, Muller R, Colombo G. Locomotor activity in spinal man: significance of afferent input from joint and load receptors. Brain. 2002;125(12):2626–34.
25. Amatachaya S, Keawsutthi M, Amatachaya P, Manimmanakorn N. Effects of external cues on gait performance in independent ambulatory incomplete spinal cord injury patients. Spinal Cord. 2009;47(9):668–73.
26. Bastian AJ. Understanding sensorimotor adaptation and learning for rehabilitation. Curr Opin Neurol. 2008;21(6):628–33.
27. Aagaard P, Simonsen EB, Andersen JL, Magnusson P, Dyhre-Poulsen P. Neural adaptation to resistance training: changes in evoked V-wave and H-reflex responses. J Appl Physiol. 2002;92(6):2309–18.
28. Banz R, Bolliger M, Colombo G, Dietz V, Lünenburger L. Computerized visual feedback:

an adjunct to robotic-assisted gait training. Phys Ther. 2008;88(10):1135-45.
29. Boyd LA, Winstein CJ. Implicit motor-sequence learning in humans following unilateral stroke: the impact of practice and explicit knowledge. Neurosci Lett. 2001;298(1):65-9.
30. Green TD, Flowers JH. Implicit versus explicit learning processes in a probabilistic, continuous fine-motor catching task. J Mot Behav. 1991;23(4):293-300.
31. Malone LA, Bastian AJ. Thinking about walking: effects of conscious correction versus distraction on locomotor adaptation. J Neurophysiol. 2010;103(4):1954-62.
32. Reber PJ, Squire LR. Encapsulation of implicit and explicit memory in sequence learning. J Cogn Neurosci. 1998;10(2):248-63.
33. Shea CH, Wulf G, Whitacre CA, Park JH. Surfing the implicit wave. Q J Exp Psychol A. 2001;54(3):841-62.
34. Boyd LA, Winstein CJ. Providing explicit information disrupts implicit motor learning after basal ganglia stroke. Learn Mem. 2004;11(4):388-96.
35. Burns SP, Golding DG, Rolle WA Jr, Graziani V, Ditunno JF Jr. Recovery of ambulation in motor-incomplete tetraplegia. Arch Phys Med Rehabil. 1997;78:1169-72.
36. Scivoletto G, Romanelli A, Mariotti A, et al. Clinical factors that affect walking level and performance in chronic spinal cord lesion patients. Spine. 2008;33:259-64.
37. Ditunno JF Jr, Barbeau H, Dobkin BH, et al. Validity of the walking scale for spinal cord injury and other domains of function in a multicenter clinical trial. Neurorehabil Neural Repair. 2007;21:539-50.
38. Arazpour M, Bani MA, Hutchins SW, Curran S, Javanshir MA. The influence of ankle joint mobility when using an orthosis on stability in patients with spinal cord injury: a pilot study. Spinal Cord. 2013;51:750-4.
39. Kannus P, Niemi S, Palvanen M, Parkkari J. Continuously increasing number and incidence of fall-induced, fracture-associated, spinal cord injuries in elderly persons. Arch Intern Med. 2000;160:2145-9.
40. Brotherton SS, Krause JS, Nietert PJ. Falls in individuals with incomplete spinal cord injury. Spinal Cord. 2007;45:37-40.
41. Alexeeva N, Sames C, Jacobs PL, et al. Comparison of training methods to improve walking in persons with chronic spinal cord injury: a randomized clinical trial. J Spinal Cord Med. 2011;34:362-79.
42. Boswell-Ruys CL, Harvey LA, Barker JJ, Ben M, Middleton JW, Lord SR. Training unsupported sitting in people with chronic spinal cord injuries: a randomized controlled trial. Spinal Cord. 2010;48:138-43.
43. Betker AL, Desai A, Nett C, Kapadia N, Szturm T. Game-based exercises for dynamic short-sitting balance rehabilitation of people with chronic spinal cord and traumatic brain injuries. Phys Ther. 2007;87:1389-98.
44. Bjerkefors A, Carpenter MG, Thorstensson A. Dynamic trunk stability is improved in paraplegics following kayak ergometer training. Scand J Med Sci Sports. 2007;17:672-9.
45. Sayenko DG, Alekhina MI, Masani K et al. Positive effect of balance training with visual feedback on standing balance abilities in people with incomplete spinal cord injury. Spinal Cord. 2010;48(12):886-93.
46. Harkema SJ, Ferreira CK, van den Brand RJ, Krassioukov AV. Improvements in orthostatic instability with stand locomotor training in individuals with spinal cord injury. J Neurotrauma. 2008;25:1467-75.
47. Tamburella F, Scivoletto G, Molinari M. Balance training improves static stability and gait in chronic incomplete spinal cord injury subjects: a pilot study. Eur J Phys Rehabil Med. 2013;49(3):353-64.
48. Lam T, Eng JJ, Wolfe DL, Hsieh JT, Whittaker M. A systematic review of the efficacy of gait rehabilitation strategies for spinal cord injury. Top Spinal Cord Inj Rehabil. 2007;13:32-57.
49. Delwaide PJ, Crenna P. Cutaneous nerve stimulation and motoneuronal excitability. II: evidence for non-segmental influences. J Neurol Neurosurg Psychiatry. 1984;47:190-6.
50. Nakazawa K, Miyoshi T, Sekiguchi H, Nozaki D, Akai M, Yano H. Effects of loading and

unloading of lower limb joints on the soleus H-reflex in standing humans. Clin Neurophysiol. 2004;115:1296-304.

51. Lynskey JV, Belanger A, Jung R. Activity-dependent plasticity in spinal cord injury. J Rehabil Res Dev. 2008;45:229-40.
52. Halseth T. The effects of kinesioTM taping on proprioception at the ankle. J Sports Sci Med. 2004;3:1-7.
53. Alexander CM, Stynes S, Thomas A, Lewis J, Harrison PJ. Does tape facilitate or inhibit the lower fibres of trapezius? Manual Ther. 2003;8:37-41.
54. Lin JJ, Hung CJ, Yang PL. The effects of scapular taping on electromyographic muscle activity and proprioception feedback in healthy shoulders. J Orthop Res. 2011;29:53-7.
55. Cortesi M, Cattaneo D, Jonsdottir J. Effect of kinesio taping on standing balance in subjects with multiple sclerosis: a pilot study\m{1}. NeuroRehabilitation. 2011;28:365-72.
56. Kilbreath SL, Perkins S, Crosbie J, McConnell J. Gluteal taping improves hip extension during stance phase of walking following stroke. Aust J Physiotherapy. 2006;52:53-6.
57. Karadag-Saygi E, Cubukcu-Aydoseli K, Kablan N, Ofluoglu D. The role of kinesiotaping combined with botulinum toxin to reduce plantar flexors spasticity after stroke. Top Stroke Rehabil. 2010;17:318-22.
58. Tamburella F, Scivoletto G, Molinari M. Somatosensory inputs by application of Kinesio-Taping: effects on spasticity, balance, and gait in chronic spinal cord injury. Front. Hum Neurosci. 2014;30(8):367.

제 3 부

보행 및 균형 장애의 평가와 재활을 위한 최신 기술

New Technologies for the Evaluation and Rehabilitation of Gait and Balance Disorders

보행 분석을 위한 최신 데이터 처리 기술

Advanced Methods for Gait Analysis Data Processing

Manuela Galli and Mariano Serrao

1 서론(Introduction)

보행 분석(gait analysis, GA) 또는 보행에 대한 전산화된(computerized) 다요인(multifactorial) 평가(3D 운동학(kinematic)과 운동역학(kinetic) 및 근전도 검사)는 임상 환경에서 점점 더 널리 보급되고 있다. GA는 정확한 진단을 내리고, 특정 병리가 있는 환자의 기능적 한계를 더 잘 특성화 하며, 재활 치료의 효과를 평가하기 위한 목적으로 보행 능력을 평가하는 수단이다. 요즘에는 보행 가변성(variability) 측정 및 분석의 중요성에 대한 인식이 높아지면서 재활 및 임상 연구에서 GA가 점점 더 많이 수용되고 사용되고 있다. 지금과 같은 근거 중심(evidenced-based) 의학 시대에 면밀한 측정과 결과 기록을 통한 지속적인 양질의 분석 기술 개발은 진단 절차 및 중재의 효율성을 향상시키고 불필요한 과정에 대한 지출을 줄이는데 기여한다. 이러한 측면에서 GA는 보행 패턴을 정량적으로 특성화하기 위한 기본적인 도구이다.

2 보행 분석 데이터 수집: 보행 분석 실험실 장비 (Gait Analysis Data Acquisitions: Gait Analysis Lab Equipment)

임상 GA 결과는 다양한 데이터(시공간적 매개변수, 운동학, 운동역학, 근전도)를 통합한 결과이다.

동작 분석 실험실(movement analysis lab)에서 사용되는 장비는 다음과 같은 일련의 기술적 요구 사항을 충족해야 한다.

- 3차원성(3D)
- 비침습성
- 높은 정밀도로 정량적 정보를 제공할 수 있는 능력
- 통합된 다요인 분석을 실행할 수 있는 능력, 즉 비디오 녹화 데이터와 함께 운동학과 운동역학 및 근육 활성화에 대한 데이터를 동시에 획득할 수 있는 능력
- 사용의 용이성
- 비용 효율성

'전통적인' 동작 분석 실험실에서 일반적으로 사용되는 장비는 다음과 같다(그림 1).

- **입체사진측량 시스템(sterophotogrammetry):** 이 시스템은 피험자 신체의 주요 특정 부위(landmark)에 부착된 마커의 3차원 좌표를 제공한다(그림 2a). 반사(reflective) 소재로 구성된 마커는 각 카메라의 적외선 광원에 의해 일정한 간격으로 조명되고, 반사된 빛은 광원에 맞춰 정렬된(coaxial) 카메라에 의해 캡처된다. 이 시스템은 완전히 비침습적(non-invasive)이다. 이 간단한 기능의 계측

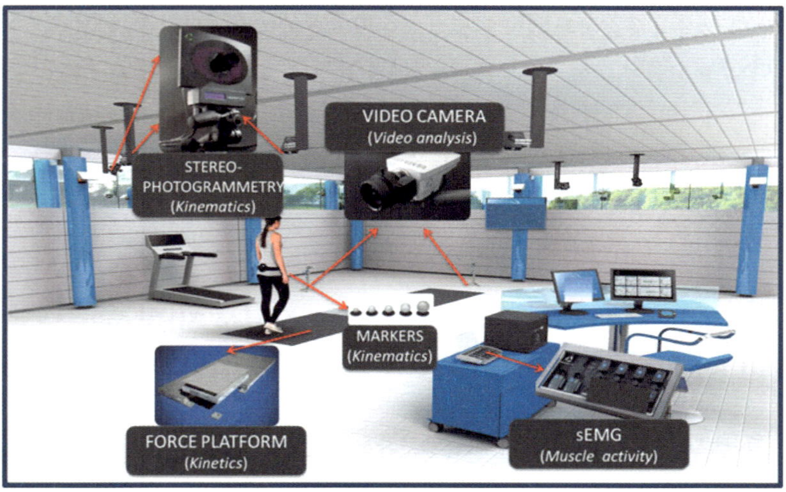

그림 1. 보행 분석 실험실의 일반적인 장비

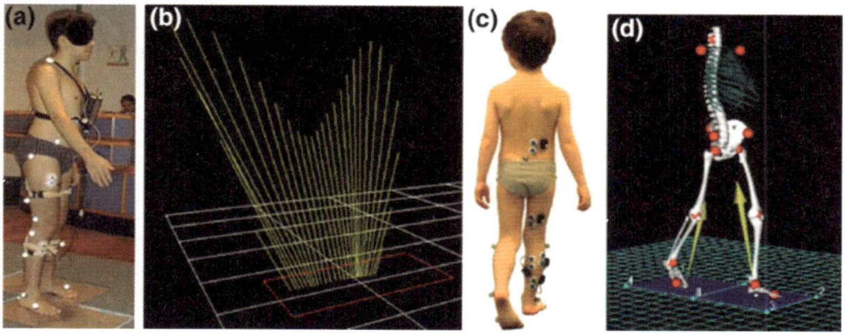

그림 2. a Davis 프로토콜[23]에 따라 피험자의 신체에 마커를 부착한 모습, b 보행 중 지면 반력기에 발이 접촉하는 동안 생성된 벡터그램(vectogram), c 마커의 배치(placement), d 신체 및 지면 반력(ground reaction force)의 3D 재구성 모습

기(자세한 설명은 Ferrigno et al. 참조[30])는 전용 소프트웨어를 통해 [국제 프로토콜에 따라 특정 신체 부위에 부착된 마커의 3차원 좌표(XYZ)로부터] 보행과 관련된 주요 관절(골반, 고관절, 무릎, 발목 등)의 내부 관절 위치와 궤적, 속도, 가속도 및 각도(굴곡-신전 각도, 외전 각도 및 내부 회전 각도)를 계산할 수 있다. 이러한 방식으로 마커가 부착된 신체 부위의 운동학적 데이터를 측정할 수 있다. 마커는 일반적으로 피험자의 신체에 테이프로 부착되며 통증이나 불편함을 유발하지 않는다.

- **지면반력기(force plate):** 이 장비는 발이 장비의 표면에 닿을 때 지면(ground)과 교환되는 접촉력(contact force)을 기록하는데 사용된다(그림 2b). 지면과 교환되는 힘 측정 시스템과 함께 운동학적 데이터를 획득할 수 있는 광전자(opto-electronic) 시스템을 결합하면 역동역학(inverse dynamics) 접근법을 통해 주요 관절의 토크(torque)와 파워(power)을 계산할 수 있다[23].
- **근전도검사(electromyography):** 이 시스템[표면 근전도(surface electromyography, sEMG), 그림 1]은 표면 전극을 통해 근육 수축에 의해 생성된 전기 신호를 수집할 수 있다. 최신 시스템은 무선 기술을 기반으로 하며 기록 및 전송을 위해 가볍고 소형화된 전극을 사용한다. 전선이 없고 전극이 가볍기 때문에 검사 중 환자의 운동 패턴에 거의 영향을 주지 않으며 검사 준비를 신속하게 수행할 수 있다(그림 2c).
- **비디오 녹화 시스템(video recording system):** 비디오 녹화를 통해 환자의 움직임을 관찰하고 정성적으로 분석할 수 있다. 관절의 움직임을 나타내는 그래프를 환자의 실제 움직임과 비교할 수 있다면 훨씬 쉽게 이해할 수 있으므로

비디오 녹화 분석은 GA 데이터의 해석을 지원하는데 중요하다.

이와 같은 장비는 평가할 움직임에 대한 3D 다요인 측정을 제공하기 위해 통합된 방식으로 사용된다.

3 GA 출력과 요약 측정값 및 임상 적용 사례 (GA Output, Summary Measures and Their Clinical Applications)

GA 결과보고서는 일반적으로 시공간 매개변수[보행률(cadence), 보행 속도, 유각 시간(stride time), 입각 시간(stance time), 걸음 길이, 보행 길이 등], 운동학적 변수(골반, 고관절, 무릎 및 발목 관절의 굴곡-신전, 외전-내전 내외회전), 시상면에서의 내부 모멘트 및 관절 파워 등을 데이터 그래픽 구성을 통해 보여준다. 여러 연구에서 아동의 뇌성마비(cerebral palsy, CP)와 같은 특정 병리에 대한 GA 그래프 분석을 사용했다. GA의 시행, GA 데이터를 읽고 임상적으로 해석하는 방법, 재활 목적으로 이러한 데이터를 적용하는 방법 등에 대한 지침을 제공하는 많은 과정이 구성되어 있다. 여러 과학 논문에서 다음과 같은 이유로 GA의 사용이 CP 아동의 치료를 크게 변화시켰다는 사실을 보여주었다[24, 25, 33, 47].

- 치료 전에 GA를 사용하면 운동 장애를 보다 정확하게 평가할 수 있으며, 각 환자에게 가장 적합한 재활 또는 치료 경로를 식별하는데 도움이 된다.
- 치료 후에는 GA를 통해 치료 효과를 측정할 수 있으며, 새로운 중재나 치료 전략 수정이 필요한지 여부를 결정하는데 도움이 된다. 치료 전에 다양한 치료법의 효과에 대한 정량적 정보를 확보하면 더 많은 지식을 얻을 수 있으며, 성공적인 치료의 가능성이 높아진다.

임상 환경에서 GA의 중요성을 고려할 때 필수적인 요소는 피험자의 비정상적인 보행 패턴을 식별하고 특정 보행 특성을 요약한 보고서를 생성하는 능력이다. GA에는 다양한 변수(시공간 매개변수, 3D 운동학 및 운동역학 변수, EMG 신호 등)가 포함되며 또한 각 환자에서 나타나는 특정한 보행 패턴의 일관성을 식별하기 위해서는 여러 보고서(각각 다른 검사 시행으로부터 얻은 결과)의 데이터를 분석하여 검증해야 한다. 따라서 GA 임상시험을 읽고 평가하는 것은 시간이 많이 소요되는 과정이다. 이러한 문제를 해결하기 위한 기존의 접근 방식은 시공간 매개변수[예: 보행 속도, 보폭, 보간(step width) 등], 보행 사이클의 특정 순간에서의 관절 각도값[예: 고관절 가동 범위, 중간 입각기(midstance)에서의 무릎 각도값, 초기 지면 접촉 시 발목 각도값 등], 모멘트 및 파워 그래프에서의 최대값[예: 말기 입각기(terminal stance)에서의 발목 관절 모멘트 및 파워의 최대값 등]과 같은 기본 그래프와 운동학 및 운동역학적 데이터로부터 특정 주요 매개변수를 식별하는데 중점을 두었다. 그러나 보고서 분석에 대한 이러한 접근 방식에는 다음과 같은 몇 가지 제한 사항이 있다.

– 고려해야 할 매개변수의 식별은 주관적이다(일부 연구자는 특정 순간에 특정 관절 각도를 강조하는 것을 선택하지만 이는 개인적인 선호도의 문제이다).

– 고려해야 할 매개변수의 선택은 병리에 따라 달라진다(일부 변수는 특정 운동 장애와 관련된 일반적인 보행 패턴을 식별하는데 효과적이지만 다른 장애와 관련된 패턴을 식별하는 데는 적합하지 않을 수 있다).

GA 데이터를 처리하는 새로운 방법이 제안되었으며, 보행 기능에 대한 간단한 정량화를 제공하는 요약 척도가 개발되어 환자의 정상 보행으로부터의 편차(deviation)를 단일 숫자 또는 몇 개의 숫자로 나타낼 수 있다[11, 13, 17, 19, 21, 27, 35, 45, 51, 60, 65-68, 74]. 이러한 지수는 특히 임상적 증상을 객관화하고, 보행이 정상에서 벗어난 정도를 정량화하며, 병리의 심각도를 계층화(stratifying)한다. 또한 시간에 따른 보행 변화를 기록하며, 재활 중재의 효과를 평가하는데 유용한 것으로 나타났다. 문헌에서는 GA 임상시험 데이터로부터 계산할 수 있고 임상 적용이 가능

표 1. 문헌에서 제안된 주요 요약 측정값

지수명	저자	지수에 대한 고려사항	적용 분야
운동학적 데이터에 기반한 지수			
정상성 지수(NI) 또는 Gillette 보행 지수(GGI)	Schutte et al.[59]	1. 선택된 매개 변수는 병리에 따라 다름 2. 참조 데이터 세트에 따라 다름 3. 지나치게 합성됨 4. 동역학적 측정 부재	주로 뇌성마비
보행 편차 지수(GDI)	Schwartz and Rozumalski [61]	1. 참조 데이터 세트에 따라 다름 2. 지나치게 합성됨 3. 동역학적 측정 부재	뇌성마비, 바텐병, 근이영양증, 파킨슨병, 하지 절단 환자 등
보행 프로필 점수(GPS) 및 움직임 분석 프로필(MAP)	Baker et al.[4]	1. 각 관절 편차를 강조할 수 있음(보행 변수 점수) 2. 동역학적 측정 부재 3. 대규모 참조 데이터 세트와 무관	뇌성마비, 다발성 경화증, 헬러스-댄로스 증후군, 유전성 강직성 하반신마비, 파킨슨병, 다운증후군
움직임 편차 프로필(MDP)	Barton et al.[9]	1. 대규모 참조 데이터 세트와 무관 2. GPS와 같은 단일 숫자보다 더 자세한 정보 제공	주로 뇌성마비
운동역학적 데이터에 기반한 지수			
GDI-Kinetic	Rozumalski and Schwartz[56]		뇌성마비, 류마티스 관절염

한 몇 가지 요약적 측정값을 제안했다. 대부분의 매개변수[정상성 지수(normality index), 보행 편차 지수(gait deviation index), 보행 프로필 점수(gait profile score), 운동 편차 프로필(movement deviation profile)]는 운동학적 GA 데이터를 기반으로 계산되었다. 또한 고관절 굴곡근 지수(hip flexor index) 및 GDI-Kinetics와 같은 일부 측정값은 운동역학적 데이터와 부분적으로 또는 전체적으로 관련되어 있다. 표 1에는 임상에서 실제로 사용할 수 있는 GA 평가 결과를 제공하기 위해 가장 널리 사용되는 요약 측정값이 나와 있다.

3.1 정상성 지수(NI) 또는 Gillette 보행 지수(GGI) [Normalcy Index (NI) or Gillette Gait Index (GGI)]

정상성 지수(normalcy index, NI) 또는 Gillette 보행 지수(Gillette gait index, GGI)[59]는 보행 패턴의 질을 전반적으로 설명할 수 있는 단일 매개변수를 정의하려는 첫 번째 시도이다. 이는 보행 패턴의 중요한 특징을 포착하는데 중요하다고 판단되는 16개의 단변량(univariate) 보행 매개변수로부터 계산된 건강한 개인의 평균 보행 패턴과 환자의 보행이 얼마나 다른지를 측정하는 척도로서 기기 개발자가 식별하여 정량화한 것이다. NI는 표준 다변량(multivariate) 통계 기법인 주성분 분석(principal component analysis; 데이터 복잡성을 줄이고 중요한 패턴을 식별하는데 사용되는 통계 기법-역주)을 사용하여 16개의 3D GA 변수, 특히 3개의 시공간 매개변수(입각기 백분율(percentage of stance phase), 표준화된(normalized) 보행 속도 및 보행율)와 13개의 운동학적 변수(평균 골반 기울기, 골반 기울기 범위, 평균 골반 회전, 최소 고관절 굴곡, 고관절 굴곡 범위, 유각(swing) 시 최대 외전, 입각(stane) 시 평균 고관절 회전, 초기 지면 접촉 시 무릎 굴곡, 최대 무릎 굴곡 시간, 무릎 굴곡 범위, 입각 시 배측 굴곡(dorsiflexion) 최대값, 유각 시 배측 굴곡 최대값, 평균 발 진행 각도)에 적용하여 계산된다. 이들 16개 독립 변수의 제곱의 합은 대상자의 보행이 정상에서 벗어난 정도를 나타내는 것으로 해석된다. 이 통계 기법을 사용하면 병리적 보행 패턴이 정상 평균 특성(profile)에서 벗어난 정도를 단일 수치로 측정하고 표현할 수 있다. NI의 평균값은 15.7이며, 값이 높을수록 비정상적인 보행 패턴을 나타낸다. 이는 가장 널리 인용되고 검증된 요약 척도이다. 특히 NI는 CP 환자와 특발성 까치발 보행자(toe walker) 집단에서 널리 검증되었다. 이 지수는 특정 진단에 존재하는 병리의 범위를 평가하고, 환자의 보행을 동일한 진단을 받은 다른 환자의 보행과 비교하며, 시간 경과에 따른 환자의 보행 병리를 추적하고, 중재의 효과를 평가하는데 사용할 때 효과적인 것으로 나타났다[26, 59, 69, 73].

3.2 보행 편차 지수(GDI)[Gait Deviation Index (GDI)]

보행 편차 지수(gait deviation index, GDI)는 NI의 한계를 해결하기 위해 개발되었다[61]. 이 지수는 보행 주기 전반에 걸친 9개 관절 각도(골반과 고관절은 3개 평면, 무릎과 발목은 시상면, 발의 진행 각도)에 대한 데이터를 사용하며 일반적으로 GA에서 가장 임상적으로 중요한 지수로 간주된다. GA로 평가받은 대규모 데이터 세트에서 특이값 분해법(singular value decomposition; 행렬을 세 개의 간단한 행렬로 분해하여 분석 및 조작을 더 쉽게 만드는데 사용되는 수학적 기법-역주)을 사용하여 GA 운동학적 데이터에서 15개의 보행 특징을 추출한다. 이러한 보행 특징을 대조군에 적용하면 평균적인 비병리적인 보행 패턴을 정의할 수 있다. 보행 병리를 나타내는 대상과 대조군 사이의 15개 보행 특징의 제곱평균제곱근(root mean square) 차이가 계산된다. 결과 측정값이 정규 분포를 따르지 않기 때문에 로그를 취하여 건강한 집단의 평균값이 100이 되도록 조정하며, 100보다 10점 낮으면 건강한 집단 평균에서 1표준편차 벗어난 것에 해당한다[4, 61]. GDI는 NI와 중간 정도의 상관관계(r2 = 0.56)를 보이는데, 이는 이 두 지수가 모두 동일한 기본 구조의 측정값임을 나타낸다. 그러나 특정 수준에서 보이는 큰 편차는 보행 병리의 다른 측면을 측정한다는 것을 시사한다[61].

GDI는 서로 다른 기능 평가 설문지(functional assessment questionnaire, FAQ) 점수를 가진 개인들 사이에서 정규적으로 분포하는 것으로 나타났으며, 각 수준의 평균값은 유사한 증분(increment) 차이를 보인다. GDI의 타당성은 먼저 건강한 대상과 CP 환자, 그리고 아동[18, 46, 48, 50, 61]과 성인[2] 모두에서 평가되었다. 성인을 대상으로 한 연구에서는 건강한 아동과 CP가 있는 아동에게서 관찰된 것과 유사한 GDI의 분포 특성이 관찰되었다[61]. GDI는 현재 뇌성마비뿐만 아니라 Batten 질환[34], 근이영양증(muscular dystrophy)[62], 하지 절단(amputee) 환자[29, 39], 파킨슨병[63], 고관절염[55], 류마티스 관절염[14, 28], 대퇴골두골단분리증(slipped capital femoral epiphysis)[15], 요추 척추관 협착증(lumbar spinal stenosis)[38] 등 다양한 병리 상태를 가진 환자들에게도 성공적으로 적용되고 있다.

NI 지수와 비교하여 GDI 지수는 몇 가지 장점을 제공한다. GDI는 CP 아동과 관련된 소수의 이산(discrete) 매개변수에 의존하는 대신 보행 주기 전반에 걸친 운동학적 변수의 전체 가변성(variability)을 활용하여 매개변수 선택에 있어 주관적인 요소가 많이 제거된다. 또한 기준(reference) 데이터 세트에 상당히 많은 수의 사람이 필요하고 선택한 기준 데이터 세트에 따라 크게 달라질 수 있는 값을 제공하는 NI와 달리 GDI 값은 기준 데이터의 차이에 훨씬 덜 민감하다[49]. GDI는 보행 특징 분석에서 더 나아가 상당한 데이터 압축을 제공하며 보행 분류를 위한 군집(cluster) 분석과 같은 다른 분석 기술을 위한 틀(framework)을 제공한다[61]. 또한 이전 연구에서 병리적 상태에 따라 GGI 값이 증가하면 GGI에 대한 불확실성(uncertainty)도 증가하는 것으로 나타났는데[3], 이는 병리에 따라 GGI가 무한정 증가하고 이는 결국 불확실성의 증가로 이어질 수 있다는 사실과 관련이 있다. 대신 GDI의 변화는 0에서 100까지의 유한한 간격 내에 국한되어 있다. 또한 각 곡선에 대해 전체 보행 주기를 기반으로 하는 GDI 계산은 보행 주기의 특정 순간에 시간적(punctual) 매개 변수를 사용하는 GGI와 달리 오류 전파(propagation)를 제한할 수 있다는 점에 유의하는 것도 중요하다[48].

3.3 보행 프로필 점수(GPS) 및 동작 분석 프로필(MAP) [Gait Profile Score (GPS) and Movement Analysis Profile (MAP)]

최근에는 개인의 보행 데이터와 신체 한쪽의 9개 관절 각도에 대해 보행 주기에 걸쳐 계산된 평균 정상 데이터 사이의 직접적인 제곱평균제곱근 차이로 계산되는 보행 프로필 점수(gait profile score, GPS)가 도입되었다. 이는 GDI의 기초가 되는 차이 측정값을 보다 간단하게 해석한 것으로, GPS는 보행 특성 분석과 독립적으로 계산할 수 있는 수정된 측정값을 제공한다. 또한 전체적인 보행의 질(quality)에 대한 전반적인 측정, 즉 GPS를 분해하여 9개의 운동학적 변수(세 평면의 골반과 엉덩이, 시상면의 무릎과 발목, 발의 진행 각도)에 대한 보행 변수 점수(gait variable score, GVS)를 제공할 수 있다[4]. GPS는 일반적으로 GVS와 함께 막대형 차트에 표시되어 움직임 분석 프로필(movement analysis profile, MAP)을 생성한다. MAP는 보행 주기에 걸쳐 평균화된 9개 개별 변수의 편차 크기를 설명하여 어떤 변수가 GPS 증가에 기여하는지 파악할 수 있게 한다.

GPS는 정상 대조군의 경우 정규 분포를 한다(평균 5.3°). 환자 데이터를 확인했을 때, 총운동기능분류체계(gross motor function classification system, GMFCS; 뇌성마비인 경우) 또는 기능적 활동 설문지(functional activities questionnaire, FAQ; 모든 환자의 경우)로 분류된 분포는 정상이 아니지만, 해당 분포의 로그 변환은 Baker et al.[4]에 의해 제시되었다. GPS는 보행 이상에 대한 기존의 지수 측정과 CP 아동의 일반적인 이동성 측정에 대해 검증되었다[4]. 관련된 연구[5]에서 GPS에 대해 임상적으로 중요한 최소 차이를 정의하는 근거를 제시했으며, 그 결과 1.68로 나타났다.

GPS 및 MAP 구성요소 점수와 임상의의 운동학적 보행 편차 평가 사이에 높은 양의 상관관계가 발견되어[12], 이러한 지수가 임상의의 판단과 관련하여 준거 관련 타당성(criterion-related validity; 측정값이 특정 준거와 관련된 정도-역주)를 갖는다는 증거를 제공했다. 해당 연구자는 GPS, 특히 MAP가 임상 진료와 교육에서 복잡한 운동학 데이터의 전통적인 표현에 대한 보조 수단으로 유용할 수 있다고 제안했다. 또한 중재 후 또는 시간의 흐름에 따라 집단 및 개인의 결과를 측정하는데 유용할 수 있다. 따라서 GPS와 함께 MAP 및 GVS 구성요소를 포함한 측정은 다른 측정에 비해 상당한 이점을 제공한다[12].

GPS는 개별 아동의 보행 데이터와 보행 병리가 없는 아동의 평균 데이터 사이의 제곱평균제곱근 차이를 기반으로 하기 때문에 안면 타당도(face validity; 표면적으로 측정해야 할 내용을 측정하는 정도-역주)가 높다. 세션 내(intra-session) 가변성을 분석한 결과 이는 신뢰할 수 있는 측정치이며, NI와의 중간 정도의 상관관계 및 GPS와 GDI 간의 강한 상관관계는 본질적으로 유사한 차이 측정에 기반한 결과이다. GPS는 GDI와 매우 강한 비선형 상관관계(r = 0.995)를 보여주며, 분석 결과 GPS와 조정되지 않은(unscaled) GDI 간에 밀접한 수학적 관계가 있음을 보여주었다. GDI와 GPS는 사실 동일한 기본 구조를 확장하는 서로 다른 방식이므로 이 두 가지 결과 측정치를 모두 사용할 필요는 없다[4]. 그러나 임상 진료 및 연구에서 GDI와 GPS를 사용하는 것에 대한 논란이 있다. 현재로서는 두 지수 모두 장단점이 있으며, 어느 한 쪽을 선택하는 것은 개인적 선호도에 따라 결정되는 경우가 많다. 두 매개변수 사이의 선택은 주로 조정된 점수 또는 조정되지 않은 점수 사이의 선호도와 MAP를 참조하는 것이 결과 해석을 향상시키는지 여부에 따라 달라진다[6]. 최근 Rasmussen et al.(2015)은 CP 아동 집단을 대상으로 GDI와 GPS (GVS 포함)의 평가자 내(intra-rater) 신뢰도 및 일치도(agreement)를 조사했다. 해당 연구진은 GDI와 GPS가 우수한 신뢰도와 수용 가능한 일치도를 보여 연구와 임상에서 모두 사용될 수 있음을 보여주었다. 그러나 일부 GVS에서 관찰된 큰 가변성은 결과 측정을 선택할 때 신중한 고려가 필요하다는 것을 의미한다. 그러나 해당 연구자는 연구에서 고려한 아동 표본의 크기(n = 18)가 상대적으로 적어서 결과에 영향을 미쳤을 수 있으며, 또한 연구의 포함 기준이 상대적으로 좁아 신뢰도와 외적 타당도 측면에서 결과가 제한되었을 수 있다고 지적했다.

문헌에는 뇌성마비를 포함해서 GPS를 사용하여 수행된 여러 연구가 존재한다. CP를 가진 아동[31, 32, 57, 58, 70-72] 및 성인[54]의 정형외과 수술 결과와 발목 보조기[37] 사용이 보행에 미치는 영향을 평가한 연구에서 GPS가 사용되었다. 또한 하지 절단 환자[39], 젊은 편마비 환자[22], 파킨슨병[63] 연구에서도 GPS 및 기타 보행 요약 측정값(NI 및 GDI)의 적합성이 평가되었다. Karket al.[39]은 NI와 더불어

GPS는 손상되지 않은 하지의 절단(amputation) 수준 간에 유의한 차이를 감지한 반면 GDI는 그렇지 않다는 사실을 발견했다. GDI와 GPS 간의 결과 차이는 사용된 계산 방법의 결과일 수 있다. GDI는 비장애인 피험자의 데이터 행렬(matrix)을 기준으로 계산되는 반면, GPS는 비장애인 피험자의 데이터 단일 열(column)을 기준으로 계산된다. 이러한 계산 방법으로 인해 GDI의 가변성이 커졌고, 손상되지 않은 쪽의 절단 수준 간의 유의한 차이를 감지하지 못한 원인이 되었을 수 있다. 이와 관련하여 MAP는 다른 전반적인 보행 요약 측정값으로는 나타낼 수 없었던 보행 병리의 근본 원인을 밝히는데 유용한 것으로 나타났다[39]. GPS와 GDI 간의 이러한 상이한 결과를 정당화하는 또 다른 요소는 GPS는 원(raw) 점수로 정의되는 반면 GDI는 변환 및 척도화된 점수로 정의된다는 것이다. Danino et al.[22]은 편마비 환자의 보행을 개선하기 위해 기능적 전기 자극 신경보철물(neuroprosthesis)의 사용을 평가한 연구에서 GPS와 NI 및 GDI를 사용했다.

해당 연구진은 GPS와 GDI가 비슷한 결과를 산출한다는 것을 발견했지만, GPS의 경우 이를 9개의 MAP 점수로 세분화했을 때 연구에서 관찰된 전체적인 변화를 설명하는 주요 구성 요소를 파악할 수 있어 보행 연구를 평가하는데 유용한 도구라고 보고하였다. 반대로 GGI는 긍정적인 추세가 관찰되었으나 유의한 개선을 보이지 않았다. 이러한 결과는 이 지수를 구성하는 16개 매개변수의 임의적이고(arbitrary) 불균형적인 특성 및 실제적인 구현(implementation)의 어려움 등의 몇 가지 단점에 기인한 것일 수 있다[22, 61]. Speciali et al.[63]은 GPS와 GDI를 사용하여 파킨슨병 환자의 보행에 대한 시상하부(subthalamic) 심부 뇌 자극술과 레보도파의 효과를 평가한 결과, 고관절 및 무릎 굴곡/신전에 대한 GVS 측정값과 유사한 치료 효과를 관찰했다. 해당 연구진은 전반적으로 GDI와 GPS 및 GVS 측정값의 결과가 파킨슨병 환자의 약물 치료 및 자극술에 대한 알려진 반응을 잘 반영한다고 결론지었다. 이는 이러한 측정값이 해당 질환을 가진 사람들에게 사용하기에 유효하다는 것을 강하게 시사할 뿐만 아니라, 더 나아가 원래 설계된 대상 이외의 다른 집단, 즉 아동 CP 환자에게도 사용할 수 있는 일반적인 타당성을 제시하고 있다.

GPS는 다발성 경화증[20, 52, 53], Helers-Danlos 증후군[16], 유전성 강직성 하반신 마비[1], 파킨슨병[64] 및 다운 증후군[36]과 같은 다른 병리에도 적용되었으며, 이러한 병리 상태의 생리적 패턴에서의 보행 편차를 나타내는데 적합한 척도인 것으로 보인다.

다른 요약 측정값에 비해GPS는 몇 가지 장점을 가지고 있다. 기존 보행 모델에서 파생된 이전 지수들의 경우 다양한 보행 모델에서 파생된 데이터나 다양한 활동(달리기, 계단 오르기 등)으로 쉽게 확장할 수 없었다. 하지만 GPS는 보행 특성 분석과는 무관하며 개별적 데이터와 보행 병리가 없는 사람들의 평균 데이터로부터 직접 계산될 수 있다. GPS의 또 다른 잠재적 이점은 MAP 점수로 분해(deconstruction)된다는 것이다. MAP는 어떤 변수가 GPS 상승에 기여하는지에 대한 유용한 정보를 제공한다. 개별 GVS와 GPS 및 서로 간의 강한 상관관계가 부족하다는 것은 GPS에만 포함된 정보보다 MAP에 포함된 정보가 훨씬 더 많다는 것을 의미한다. 또한 GPS 점수는 건강한 대조군 데이터베이스에서 도출되기 때문에 기존 보행 모델의 결과값을 기반으로 하는 GDI 및 NI와는 달리 다양한 보행 모델에 대한 등가(equivalent) 점수 계산을 용이하게 한다.

GPS의 제한점 중 하나는 GDI와 마찬가지로 시공간 매개변수와 운동역학적 계산에 포함되지 않았다는 것이다. 시공간 매개변수와 관련하여 보행 속도는 GPS와 상관관계가 없기 때문에[4] 임상 연구에서는 GPS와 함께 자체적으로 선택한 속도를 보고하는 것이 권장된다. 그러나 운동역학에 대한 GVS를 계산하려는 초기 노력에서 Firth et al.[32]은 발목의 배측-저측(dorsi-plantar) 굴곡 모멘트와 발목 파워를 고려했다.

3.4 움직임 편차 프로필(MDP)[Movement Deviation Profile (MDP)]

복잡한 데이터에 대한 기존 분석의 대안으로 인공 신경망(artificial neural network), 특히 Kohonen[43, 44]이 설명한 자기조직화 맵(self-organizing map, SOM)이 다양한 응용 분야에서 정상성(normality)으로부터의 편차를 감지하는데 사용되었다. Barton et al.은 SOM의 양자화 오류(quantization error)를 사용하여 정상성과의 보행 편차를 정량화하고[8], 이를 CP 환자의 사례를 통해 설명했다. 또한 Bartonet al.[7]은 복잡한 보행 패턴을 단일 곡선 형태로 시각화하기 위해 자기조직화 인공 신경망 또는 SOM의 기능도 사용했다. SOM은 보행 데이터를 줄기 패턴으로 수렴하여 작동한다. 이 줄기 패턴은 훈련 중에 SOM에 제시된 전체 데이터 공간의 맥락에서 관계형 맵에 배열된다. 이 방법을 사용하면 기존 보행 패턴을 식별할 수 있으며 다차원 데이터 공간에서 식별하기 어려운 새로운 보행 패턴을 정의할 수 있는 가능성이 열린다. 이 방법은 입력 데이터를 신중하게 선택하여 제어할 수 있는 해상도로 반복 가능한 차원 감소를 제공한다. 주제의 다차원 순위 지정은 횡단적 및 종단적 모두 가능하다. 이 방법은 다양한 유형의 발 보조기 간 하지 협응의 차이를 확인하고 다양한 보행 문제가 있는 환자 집단의 보행의 질을 평가하는데 사용되었다[8].

최근 논문에서는 SOM이 제공한 정보로부터 움직임 편차 프로필(movement deviation profile, MDP)을 생성하는 보다 개선된 절차가 제안되었다[9]. MDP는 GDI와 FAQ 점수, 그리고 대규모 데이터 세트의 환자 임상 진단 자료와 비교하여 검증되었다. 특히 MDP는 한 개인의 움직임이 정상성에서 벗어난 정도를 단일 곡선으로 나타낸다. 해당 연구에서는 정상적으로 발달 중인 아동의 한 보행 주기 동안의 관절 각도 측정 기록을 사용하여 SOM을 학습시킨 다음, 이를 기반으로 보행에 문제가 있는 환자에 해당하는 MDP 곡선을 생성했다. 보행 주기에 대한 평균 MDP는 GDI와 높은 상관관계를 나타냈으며, 이는 다양한 기능 수준(Gillette FAQ walking scale 7-10)을 가진 환자 집단 간에 통계적으로 유의미한 차이가 있었고, 편마비 I-IV, 양측마비(diplegia)와 삼지마비(triplegia) 및 사지마비(quadriplegia) 유형의 CP 환자의 경우 값이 증가하는 경향을 보였다. MDP와 GDI의 작은 차이점은 측정한 생체역학적 패턴을 가장 유사한 추상적 기준 패턴과 비교하는 SOM의 작동 방식과 움직임 데이터의 시간적 변화를 보정하는 유연성으로 설명할 수 있다. GDI와 달리, 그리고 GPS와 유사하게 MDP는 대조군 및 환자 데이터가 포함된 대규모 데이터베이스의 압축된 표현에 의존하지 않는다. 또한 MDP의 단순 평균은 단일 점수를 제공하지만, MDP는 사용된 데이터와 동일한 단위(각도)로 정상성으로부터의 편차를 표현하는 단일 숫자보다 더 자세한 정보를 제공할 수 있다는 점에서 GPS와 유사하다. MDP는 복잡한 생체역학적 데이터를 처리하는 대체 방법으로 간주될 수 있으며, 잠재적으로 임상적 해석을 지원한다. 보행 변화를 감지하는 MDP와 GDI의 능력은 CP 아동을 대상으로 평가되었다[10]. GDI는 정상성의 반대쪽 두 측면에서 대칭적인 반응을 보였지만 신경망 기반 MDP는 비대칭적인 반응을 나타내어 관절 각도 변화의 불균등한 생체역학적 결과를 충실하게 반영하였다. 결론적으로 해당 연구자는 MDP는 GDI가 놓친 보행 변화를 감지할 수 있으며, GDI의 장점을 보완하기 위해 MDP와 같은 다른 보행 지수를 추가로 사용하는 것이 권고된다고 제안했다.

보행의 전반적인 운동학적 패턴을 요약적으로 측정하기 위한 많은 통합적 지수가 문헌에서 제안되었지만, 보행의 운동역학적(kinetic) 패턴을 평가하기 위한 지수는 GDI-Kinetic만이 개발되었다.

3.5 GDI-Kinectic

운동역학 변수를 기반으로 한 지수인 GDI-Kinetic은 본질적으로 GDI 개발에 사용된 것과 동일한 방법을 사용하여 개발되었다[56]. 이 방법은 특이값 분해법을 사용하여 원 보행 운동역학 데이터에서 20개의 보행 특징을 추출했다. 이 20가지 보행 특징의 선형 조합(linear combination)은 91%의 충실한 데이터 재구성을 생성했다. GDI-Kinetic에 대한 동시 타당도(concurrent validity; 하나의 측정 결과가 동시에 기존의 다른 측정 결과와 연계되는 정도-역주)와 안면 타당도는 GDI와 Gillette FAQ 보행 척도 및 뇌성마비 진단에 사용되는 국소적(topographic) 분류법(영향을 받는 신체의 특정 위치나 부위를 기준으로 상태를 분류하는 방법-역주)과의 비교를 통해 제시되었다. GDI-Kinetic과 GDI는 선형적으로 관련되어 있지만 강한 상관관계는 없는데, 이는 특정 수준의 GDI-Kinetic에 대해 다양한 운동학적 패턴이 있을 수 있으며 그 반대의 경우도 마찬가지임을 나타낸다. 이것은 각 지수가 보행 병리의 다른 측면을 측정한다는 것을 의미한다. GDI와 마찬가지로 FAQ 수준의 GDI-Kinetic 척도는 다양한 수준의 기능적 제한을 구분하는데 적합하다. 또한 GDI-Kinetic은 편마비 유형 I~IV, 양측마비, 삼지마비 및 사지마비의 국소적 뇌성마비 분류법을 기반으로 임상적 관련성에 따라 달라진다. 흥미로운 점은 편마비에서 영향을 받지 않은 사지는 영향을 받은 쪽보다 GDI-Kinetic 점수가 낮게 나타나며, 이는 영향을 받지 않은 사지의 보상 작용으로 인해 영향을 받은 사지에서 관찰된 것보다 정상적인 보행에서 더 큰 편차가 발생함을 의미한다[56]. GDI-Kinetic은 GDI를 보완하여 운동학적 및 운동역학적 패턴을 모두 통합하여 보행 병리에 대한 보다 포괄적인 측정을 가능하게 한다. 그러나 이 지수를 적용한 문헌은 매우 드물다. Brostromet et al.[14]는 GDI와 GDI-Kinetic을 사용하여 류마티스 관절염 환자의 보행 패턴에 대한 항종양 괴사 인자-알파 억제제(anti-tumor necrosis factor-alpha inhibitor) 치료의 영향을 정량화했으며, 연구 결과 GDI 및 GDI-Kinetic 점수가 해당 치료 후 보행 편차의 변화를 정량화하는데 유용한 결과 측정값인 것으로 나타났다. Kiernanet al.[40, 41]은 GPS와 GDI-Kinetic을 사용하여 보행 분석 중 고관절 중심을 추정하는데 일상적으로 사용되는 골반 해부학을 기반으로 한 다양한 회귀 방정식의 임상적 일치도를 조사했다. 또 다른 연구에서는 GDI-Kinetic을 사용하여 정상 보행 및 양측마비 CP 환자의 보행 중 예상되는 시상면 모멘트에 대한 다양한 인체측정(anthropometric) 세트 사용의 효과를 조사했다[42].

4 보행 분석 보고서의 예(Example of a Gait Analysis Report)

그림 3은 최신 소프트웨어를 사용하여 수행된 보행 분석 보고서의 샘플 페이지를 보여준다. 여기에는 앞서 설명한 두 가지 요약 측정값(GPS와 GVS 및 GDI)이 포함된다. 해당 보고서에는 CP(강직성 우측 편마비) 아동의 오른쪽 사지(첫 번째

Gait Profile Score	RIGHT LIMB	LEFT LIMB	NORMAL VALUES
Gait Profile Score (deg):	14.5 ± 0	10.8 ± 0	< 7

Gait Variable Scores	RIGHT LIMB	LEFT LIMB
Pelvis Obliquity (deg):	4.2 ± 0	3.8 ± 0
Pelvis Tilt (deg):	1.9 ± 0	2.1 ± 0
Pelvis Rotation (deg):	6.8 ± 0	4.6 ± 0
Hip Ab-Adduction (deg):	6.1 ± 0	8.9 ± 0
Hip Flex-Extension (deg):	9.6 ± 0	7.4 ± 0
Hip Rotation (deg):	38.1 ± 0	23.6 ± 0
Knee Flex-Extension (deg):	19.8 ± 0	11.4 ± 0
Ankle Dorsi-Plantarflex (deg):	10.1 ± 0	6.4 ± 0
Foot Progression (deg):	7.2 ± 0	12.3 ± 0

Gait Deviation Index	RIGHT LIMB	LEFT LIMB	NORMAL VALUES
Gait Deviation Index:	63.93 ± 0	88.82 ± 0	> 100

그림 3. 두 가지 통합 지수(GPS 및 GDI)를 사용하는 보행 분석 보고서의 샘플 페이지. 해당 보고서는 강직성 우측 편마비가 있는 아동에 관한 것이다.

열)와 왼쪽 사지(두 번째 열)에 대한 GPS 및 GDI 값과 정상 값 범위가 나와 있다.

GPS 결과를 보면 오른쪽 사지가 왼쪽 사지보다 높은 값(14.5° 대 10.8°)을 나타내며, 이를 통해 오른쪽 사지가 더 많이 손상된 것을 요약적으로 확인할 수 있다. 한편 GVS 분석을 통해서는 오른쪽 사지 GPS의 악화를 초래하는 주요 변경 요인을 식별하는 것이 가능하다. 특히 고관절 굴곡-신전, 고관절 회전, 무릎 굴곡-신전, 발목 배측-저측 굴곡은 왼쪽에 비해 오른쪽이 더 높은 값을 보이는 것을 확인할 수 있으며, 이러한 결과를 통해 보행 이상과 관련된 주요 관절을 파악할 수 있다.

GDI만 고려하는 경우 더 손상된 관절을 식별할 수 있는 기회가 손실된다. GDI를 통해 오른쪽 사지가 더 많이 손상되었음을 확인할 수 있지만(63.93 대 88.82), 이 지수를 분석해서는 어떤 관절 각도 값이 손상되었는지 정확히 파악할 수 없다.

5 결론(Conclusions)

이 장에서는 환자의 보행 패턴과 정상 보행과의 편차를 표현하는데 가장 널리 사용되는 요약 측정값에 대한 개요를 제공했다. 이 주제에 관한 문헌과 이러한 측정법의 임상적 적용 그리고 연구자의 개인적 경험을 바탕으로 본 연구진은 요약 측정법이 주로 임상 환경에서 임상 소견을 객관화하고, 정상 보행과의 편차 정도를 정량화하며, 병리의 심각도를 계층적으로 분류하고, 시간 경과에 따른 보행 변화를 기록하며, 중재 효과를 평가하는데 유용한 도구가 될 수 있다고 결론지었다. 그러나 이러한 측정값은 시공간 매개변수, 운동학적 및 운동역학적 데이터, 그리고 EMG 데이터와 같은 보행 분석 보고서의 다른 특정 정보와 함께 항상 사용해야 한다는 것이 일반적인 의견이다.

참고 문헌

1. Adair B, Rodda J, McGinley JL, et al. Kinematic gait deficits at the trunk and pelvis: characteristic features in children with hereditary spastic paraplegia. Dev Med Child Neurol. 2016;58:829-35.
2. Andersson C, Mattsson E. Adults with cerebral palsy: a survey describing problems, needs, and resources, with special emphasis on locomotion. Dev Med Child Neurol. 2001;43:76-82.
3. Assi A, Ghanem I, Lavaste F, et al. Gait analysis in children and uncertainty assessment for Davis protocol and gillette gait index. Gait Posture. 2009;30:22-6.
4. Baker R, McGinley JL, Schwartz MH, et al. The gait profile score and movement analysis profile. Gait Posture. 2009;30:265-9.
5. Baker R, McGinley JL, Schwartz M, et al. The minimal clinically important difference for the gait profile score. Gait Posture. 2012;35:612-5.
6. Baker R. Measuring walking: a handbook of clinical gait analysis. London: Mac Keith Press; 2013.
7. Barton G, Lees A, Lisboa P, et al. Visualisation of gait data with Kohonen self-organising neural maps. Gait Posture. 2006;24:46-53.
8. Barton G, Lisboa P, Lees A, et al. Gait quality assessment using self-organising artificial neural networks. Gait Posture. 2007;25:374-9.
9. Barton GJ, Hawken MB, Scott MA, et al. Movement deviation profile: a measure of distance from normality using a self-organizing neural network. Hum Mov Sci. 2012:31:284-94.
10. Barton GJ, Hawken MB, Holmes G, et al. A gait index may underestimate changes of gait: a comparison of the movement deviation profile and the gait deviation index. Comput Methods Biomech Biomed Eng. 2015;18:57-63.
11. Begg RK, Wytch R, Major RE. Instrumentation used in clinical gait studies: a review. J Med Eng Technol. 1989;13(6):290-5.
12. Beynon S, McGinley JL, Dobson F, et al. Correlations of the gait profile score and the movement analysis profile relative to clinical judgments. Gait Posture. 2010;32:129-32.
13. Brehm MA, Harlaar J, Schwartz M. Effect of ankle-foot orthoses on walking efficiency and gait in children with cerebral palsy. J Rehabil Med. 2008;40:529-34.
14. Broström EW, Esbjörnsson AC, von Heideken J, et al. Change in gait deviation index after anti-tumour necrosis factor-a treatment in individuals with rheumatoid arthritis: a pilot study. Scand J Rheumatol. 2013;42:356-61.
15. Caskey PM, McMulkin ML, Gordon AB, et al. Gait outcomes of patients with severe slipped capital femoral epiphysis after treatment by flexion-rotation osteotomy. J Pediatr Orthop. 2014;34:668-73.
16. Celletti C, Galli M, Cimolin V, et al. Use of the gait profile score for the evaluation of patients with joint hypermobility syndrome/Ehlers-Danlos syndrome hypermobility type. Res Dev Disabil. 2013;34:4280-5.
17. Choi SJ, Chung CY, Lee KM, et al. Validity of gait parameters for hip flexor contracture in patients with cerebral palsy. J Neuroeng Rehabil. 2011;8:4.

18. Cimolin V, Galli M, Vimercati SL, et al. Use of the gait deviation index for the assessment of gastrocnemius fascia lengthening in children with Cerebral Palsy. Res Dev Disabil. 2011;32:377–81.
19. Cimolin V, Galli M. Summary measures for clinical gait analysis: a literature review. Gait Posture. 2014;39:1005–10.
20. Coghe G, Pau M, Corona F, et al. Walking improvements with nabiximols in patients with multiple sclerosis. J Neurol. 2015;262:2472–7.
21. Cretual A, Bervet K, Ballaz L. Gillette gait index in adults. Gait Posture. 2010;32:307–10.
22. Danino B, Khamis S, Hemo Y, et al. The efficacy of neuroprosthesis in young hemiplegic patients, measured by three different gait indices: early results. J Child Orthop. 2013;7:537–42.
23. Davis RB, Ounpuu S, Tyburski D, Gage JR. A gait analysis data collection and reduction technique. Hum Mov Sci. 1991;10:575–87.
24. Davids JR. Quantitative gait analysis in the treatment of children with cerebral palsy. J Pediatr Orthop. 2006;26(4):557–9.
25. De Luca PA. Cerebral Palsy. In: Drennan JC, editor. The child's foot and ankle. New York: Raven Press; 1992. p. 279–304.
26. Domagalska M, Szopa A, Syczewska M, et al. The relationship between clinical measurements and gait analysis data in children with cerebral palsy. Gait Posture. 2013;38:1038–43.
27. Dreher T, Vegvari D, Wolf SI, et al. Development of knee function after hamstring lengthening as a part of multilevel surgery in children with spastic diplegia: a long-term outcome study. J Bone Joint Surg Am. 2012;18:121–30.
28. Esbjörnsson AC, Rozumalski A, Iversen MD, et al. Quantifying gait deviations in individuals with rheumatoid arthritis using the gait deviation index. Scand J Rheumatol. 2014;43:124–31.
29. Eshraghi A, Abu Osman NA, Karimi M, et al. Gait biomechanics of individuals with transtibial amputation: effect of suspension system. PLoS ONE. 2014;9:e96988.
30. Ferrigno G, Pedotti A. Elite: a digital dedicated hardware system for movement analysis via real-time TV signal processing. IEEE Trans Biomed Eng. 1985;32:943–50.
31. Ferreira LA, Cimolin V, Costici PF, et al. Effects of gastrocnemius fascia lengthening on gait pattern in children with cerebral palsy using the gait profile score. Res Dev Disabil. 2014;35:1137–43.
32. Firth GB, Passmore E, Sangeux M, et al. Multilevel surgery for equinus gait in children with spastic diplegic cerebral palsy: medium-term follow-up with gait analysis. J Bone Joint Surg Am. 2013;95:931–8.
33. Gage JR. (2004). The treatment of gait problems in cerebral palsy. In: Gage JR. editor. London: Cambridge University Press.
34. Galli M, Cimolin V, De Pandis MF, et al. Use of the gait deviation index for the evaluation of patients with Parkinson's disease. J Mot Behav. 2012;44:161–7.
35. Galli M, Ferrario D, Patti P, et al. The use of 3d motion analysis in a patient with an atypical juvenile neuronal ceroid lipofuscinoses phenotype with CLN1 mutation and deficient PPT activity. J Dev Phys Disabil. 2012;24(2):155–65.
36. Galli M, Cimolin V, Rigoldi C, et al. Use of the Gait Profile Score for the quantification of gait pattern in Down syndrome. J Dev Phys Disabil. 2015;27:609–15.
37. Galli M, Cimolin V, Rigoldi C, et al. Quantitative evaluation of the effects of ankle foot orthosis on gait in children with cerebral palsy using the Gait profile score and gait variable scores. J Dev Phys Disabil. 2016;28:367–79.38. Garbelotti SA Jr, Lucareli PR, Ramalho A Jr, et al. An investigation of the value of tridimensional kinematic analysis in functional diagnosis of lumbar spinal stenosis. Gait Posture. 2014;40:150–3.
39. Kark L, Vickers D, McIntosh A, et al. Use of gait summary measures with lower limb amputees. Gait Posture. 2012;35:238–43.
40. Kiernan D, Malone A, O'Brien T, et al. The clinical impact of hip joint centre regression equation error on kinematics and kinetics during paediatric gait. Gait Posture. 2015;41:175–9.

41. Kiernan D, Hosking J, O'Brien T. Is adult gait less susceptible than paediatric gait to hip joint centre regression equation error? Gait Posture. 2016;45:133 - 6.
42. Kiernan D, Walsh M, O'Sullivan R, et al. The influence of estimated body segment parameters on predicted joint kinetics during diplegic cerebral palsy gait. J Biomech. 2014;47:284 - 8.
43. Kohonen T. Self-organisation and associative memory. Berlin: Springer; 1988.
44. Kohonen T. Self-organizing maps. Berlin: Springer; 2001.
45. Lee KM, Chung CY, Kwon DG, et al. Reliability of physical examination in the measurement of hip flexion contracture and correlation with gait parameters in cerebral palsy. J Bone Joint Surg Am. 2011;93:150 - 8.
46. Lee SY, Kwon SS, Chung CY, et al. Rectus femoris transfer in cerebral palsy patients with stiff knee gait. Gait Posture. 2014;40:76 - 81.
47. Lee EH, Goh JC, Bose K. Value of gait analysis in the assessment of surgery in cerebral palsy. Arch Phys Med Rehabil. 1992;73(7):642 - 6.
48. Massaad A, Assi A, Skalli W, et al. Repeatability and validation of gait deviation index in children: typically developing and cerebral palsy. Gait Posture. 2014;39:354 - 8.
49. McMulkin ML, MacWilliams BA. Intersite variations of the Gillette Gait Index. Gait Posture. 2008;28:483 - 7.
50. McMulkin ML, Gordon AB, Caskey PM, et al. Outcomes of orthopaedic surgery with and without an external femoral derotational osteotomy in children with cerebral palsy. J Pediatr Orthop. 2016;36:382 - 6.
51. Novacheck TF, Trost J, Schwartz MH. Intramuscular psoas lengthening improves dynamic hip function in children with cerebral palsy. J Pediatr Orthop. 2002;22:158 - 64.
52. Pau M, Coghe G, Atzeni C, et al. Novel characterization of gait impairments in people with multiple sclerosis by means of the gait profile score. J Neurol Sci. 2014;345:159 - 63.
53. Pau M, Coghe G, Corona F, et al. Effect of spasticity on kinematics of gait and muscular activation in people with multiple sclerosis. J Neurol Sci. 2015;358:339 - 44.
54. Putz C, Döderlein L, Mertens EM, et al. Multilevel surgery in adults with cerebral palsy. Bone Joint J (2016);98-B:282 - 8.
55. Rosenlund S, Holsgaard-Larsen A, Overgaard S, et al. The gait deviation index is associated with hip muscle strength and patient-reported outcome in patients with severe hip steoarthritis-a cross-sectional study. PLoS ONE. 2016;11:e0153177.
56. Rozumalski A, Schwartz MH. The GDI-Kinetic: a new index for quantifying kinetic deviations from normal gait. Gait Posture. 2011;33:730 - 2.
57. Rutz E, Baker R, Tirosh O, et al. Tibialis anterior tendon shortening in combination with Achilles tendon lengthening in spastic equinus in cerebral palsy. Gait Posture. 2011;33:152 - 7.
58. Rutz E, Donath S, Tirosh O, et al. Explaining the variability improvements in gait quality as a result of single event multi-level surgery in cerebral palsy. Gait Posture. 2013;38:455 - 60.
59. Schutte LM, Narayanan U, Stout JL, et al. An index for quantifying deviations from normal gait. Gait Posture. 2000;11:25 - 31.
60. Schwartz MH, Novacheck TF, Trost J. A tool for quantifying hip flexor function during gait. Gait Posture. 2000;12:122 - 7.
61. Schwartz MH, Rozumalski A. The gait deviation index: a new comprehensive index of gait pathology. Gait Posture. 2008;28:351 - 7.
62. Sienko Thomas S, Buckon CE, Nicorici A, et al. Classification of the gait patterns of boys with Duchenne muscular dystrophy and their relationship to function. J Child Neurol. 2010;25:1103 - 9.
63. Speciali DS, Oliveira EM, Cardoso JR, et al. Gait profile score and movement analysis profile in patients with Parkinson's disease during concurrent cognitive load. Braz J Phys Ther. 2014;18:315 - 22.
64. Speciali DS, Corrêa JC, Luna NM, et al. Validation of GDI, GPS and GVS for use in Parkinson's disease through evaluation of effects of subthalamic deep brain stimulation and levodopa. Gait Posture. 2014;39:1142 - 5.

65. Syczewska M, Dembowska-Bagińska B, Perek-Polnik M, et al. Gait pathology assessed with gillette gait index in patients after CNS tumour treatment. Gait Posture. 2010;32:358–62.
66. Sutherland DH. The evolution of clinical gait analysis part I: kinesiological EMG. Gait Posture. 2001;14(1):61–70.
67. Sutherland DH. The evolution of clinical gait analysis. Part II kinematics. Gait Posture. 2002;16(2):159–79.
68. Sutherland DH. The evolution of clinical gait analysis part III—kinetics and energy assessment. Gait Posture. 2005;21(4):447–61.
69. Szopa A, Domagalska-Szopa M, Czamara A. Gait pattern differences in children with unilateral cerebral palsy. Res Dev Disabil. 2014;35:2261–6.
70. Terjesen T, Lofterød B, Skaaret I. Gait improvement surgery in ambulatory children with diplegic cerebral palsy. Acta Orthop. 2015;86:511–7.
71. Thomason P, Baker R, Dodd K, et al. Single-event multilevel surgery in children with spastic diplegia: a pilot randomized controlled trial. J Bone Joint Surg Am. 2011;93:451–60.
72. Tinney A, Thomason P, Sangeux M, et al. The transverse Vulpius gastrocsoleus recession for equinus gait in children with cerebral palsy. Bone Joint J. (2015);97-B:564–71.
73. Trost JP, Schwartz MH, Krach LE, et al. Comprehensive short-term outcome assessment of selective dorsal rhizotomy. Dev Med Child Neurol. 2008;50:765–71.
74. Westhoff B, Martiny F, Reith A, et al. Computerized gait analysis in Legg-Calvé-Perthes disease–analysis of the sagittal plane. Gait Posture. 2012;35:541–6.

척수 손상 후 지상 보행 훈련을 위한 외골격 장치

Exoskeletons for Over-Ground Gait Training in Spinal Cord Injury

Molinari, Marcella Masciullo, Federica Tamburella, Nevio Luigi Tagliamonte, Iolanda Pisotta and José L. Pons

1 서론(Introduction)

유럽과 그 밖의 지역에서 척수 손상(spinal cord injury, SCI)은 점점 더 중요한 공중 보건 문제로 대두되고 있다. SCI가 지속되면 심각한 결과를 초래할 수 있으며 환자의 삶의 여러 측면에 영향을 미친다.

최근 추정에 따르면 유럽에서 SCI의 발생률은 인구 백만 명당 연간 약 6명이며, 전 세계적으로 매년 25만 명에서 50만 명의 사람들이 SCI를 겪고 있다. 척추 병변의 빈도 증가와 더불어 SCI 환자의 기대 수명이 늘어남에 따라 SCI 환자 수는 해마다 증가하고 있다. 해당 분야에 대한 지식은 계속 발전하고 있지만 척수 신경 경로의 재생을 촉진할 수 있는 중재 방법은 아직까지 없다. 많은 경우 재활 중재의 목표는 환자가 일상 생활에서 더 큰 자율성(autonomy)을 얻도록 돕는 것이다. 현재 휠체어의 사용을 통해 SCI 환자는 어느 정도의 이동성과 독립성을 회복할 수 있지만, 신체적 및 심리적 장애로 인해 더 큰 독립성을 추구하는 것은 방해를 받고 있다[53].

이로 인해 이동운동(locomotor) 능력의 회복은 상태의 중증도, 손상 이후 경과된 시간, 손상을 입은 나이와 관계없이 SCI 환자에게 있어서 최우선 과제이며[34] 여러 SCI 재활 접근법의 목표가 되고 있다.

해당 환자에 대해 로봇 보행 보조 장치(robotic gait assistance)를 사용하면 훈련 기간을 늘리고 보행 패턴을 재현할 수 있으며, 치료 중 환자의 진행 상황을 면밀히 모니터링할 수 있다[33, 49]. 물리치료사가 환자의 하지를 수동으로 조작하여 올바른 보행 패턴을 재현하는 수동적인 방식[32]과 로봇 보행 방식 모두 환자의 치료 결과를 향상시켰으나, 아직 로봇 훈련의 장점을 확실하게 보여주는 통계적 증거는 충분하지 않다[62].

보행 훈련용 로봇 기기는 최근 몇 년 동안 상당한 기술 발전을 거듭해 왔다. 보행 재활을 위해 개발된 최초의 장치는 체중 지지 플랫폼과 하지 활동 보조기를 결합한 고정식 로봇 장치였다(예: Lokomat)[8].

이러한 정적인 솔루션에 비해 착용형 외골격 장치(wearable exoskeletons, WRs)는 이동성을 향상시키고 다양한 보행 훈련할 수 있으며, 환자의 적극적인 참여를 유도하는 등 재활에 여러 가지 이점을 제공한다. 특히 지상 보행 시스템(overground walking system)은 환자가 안전하고 통제된 방식으로 보행과 자세 및 균형 운동을 연습할 수 있도록 도와주며, 미리 정해진 동작 패턴에 따라 움직이는 것이 아닌 환자 스스로 움직임을 제어할 수 있는 로봇 장치이다.

그러나 현재 사용 가능한 모든 하지 WRs은 주로 보조 기능을 제공하도록 설계되었다. 이는 환자가 특정 보행 패턴을 연습할 수 있도록 사전 프로그래밍되어 있으며, 이러한 '부과된' 보행 운동 패턴을 여러 주기에 걸쳐 반복하여 운동 기능의 향상을 유도한다.

이러한 외골격 장치의 안전성과 휴대성, 그리고 훈련하는 기술과 이를 사용하는데 필요한 노력을 향상시키는 데에도 상당한 진전이 이루어졌다[37, 63]. 하지만 외골격 기술이 계속해서 발전하여 하지를 이용한 이동성의 신체적 및 심리적 이점으로 이어질 가능성이 있지만, 여러 생리적 시스템 전반에 걸쳐 기대되는 이점은 아직 입증되지 않은 상태이다. 또한 외골격 장치 시스템은 로봇을 구동하기 위한 적절한 작동장치(actuator) 유형의 선택을 포함한 복잡한 설계, 실내 가동성을 위한 작은 기저면(base of support)의 확보, 그리고 환자의 신체를 지지할 수 있도록 잘 설계된 메커니즘의 필요성 등으로 인해 상당한 자원(resource)을 필요로 한다.

2 손상된 척수에서의 운동 학습 (Learning in the Damaged Spinal Cord)

현재 적용되는 보행 재활 전략은 성인 포유류(mammalian)의 대뇌 피질과 척수가 트레드밀 걷기와 같은 보행 훈련을 받을 때 활동에 따른 가소성(activity-dependent plasticity)에 대한 능력을 가지고 있다는 증거를 기반으로 한다.

다소 광범위하게 사용되는 용어인 신경가소성(neural plasticity)은 운동 학습 중에 활성화되거나 피질 또는 척추 수준에서 신경외상(neurotrauma) 후에 활성화되는 신경 회로의 재구성 메커니즘을 의미한다[11]. 따라서 보행 능력 회복을 위한 전략은 중추 패턴 발생기(central pattern generator, CPG; 감각 피드백이나 대뇌의 중추적 제어 없이 움직임의 기본 리듬 패턴을 생성하는 척수와 뇌간에 위치한 신경 네트워크-역주)를 자극하도록 설계된 집중 훈련 프로그램을 기반으로 한다[13, 41]. 또한 집중 훈련은 근육의 긴장도와 근육 간의 협응력을 향상시키는 다른 이점도 있다. 신경 가소성, 근긴장도 및 협응력 향상, 그리고 보행을 위한 기능적 전략의 변화(신경학적 변화와 관련이 없는 전략)는 이동운동 능력의 개선에 기여하는 주요 요소이다[59]. 이러한 요소들을 고려하여 리듬 움직임의 고유수용성 자극과 체중 지지 보행 훈련(body weight support gait training, BWST)을 통해 CPG를 재활성화할 수 있다는 가설에 기반한 새로운 재활 중재법이 개발되었다. 몇몇 비무작위 임상시험에 따르면 불완전 운동성 SCI 환자에서 BWST가 기능적 보행 개선으로 이어져 가정 및 지역사회 보행을 향상시키는 것으로 나타났다[2-4, 14, 16, 22, 60].

반면 완전 운동성 SCI 환자의 경우, BWST 이후에도 지지를 받지 않은 독립 보행은 거의 회복되지 않았다[19]. 실제로 임상적으로 완전 SCI를 가진 환자는 BWST 후 사지 하중과 트레드밀 속도 및 운동학적 움직임 측면에서 최적의 조건에서도 도움 없이 3~10보의 연속적인 걸음이 가능하지만 기능적 보행 수준에는 도달하지 못한다[29, 42].

최근 무작위 시험[21]에서 BWST와 지상 보행을 결합한 훈련을 지상 보행 단독 훈련과 비교한 결과, 두 가지 접근법 모두 재활을 위해 입원한 불완전 SCI 환자의 기능적 지상 보행 능력의 향상에 동일한 가능성을 보여주었다. 리듬 움직임 자극을 통해 보행 기능을 회복할 수 있다면 척추 관련 이동운동의 규칙에 따라 리드미컬한 하지 움직임을 유지하는 로봇 장치가 유용할 수 있다. 실제로 기계식 보조 장치가 개발되어 임상적으로 사용되고 있으며, 적어도 트레드밀이나 기존 훈련만큼 효과가 있는 것으로 보고되고 있다.

최근에는 손상된 신경 경로에는 회복 능력이 있고 손상되지 않은 경로에는 활동을 증가시킬 수 있는 능력이 있다는 개념이 축삭 발아(sprouting), 상대적으로 비효율적인 기능적 연결의 활성화, 그리고 시냅스 강도의 수정 등의 개념에 대한 신경생물학적 기반을 제공하는 관찰에 대한 실험적 증거로 입증되고 있다[50]. 그러나 보행의 회복이 정상적인 보행을 담당하는 회로 이외의 회로에 의해 대체된다면 이는 회복된 보행의 특성에 영향을 미칠 수 있다.

신경계 운동(neuromotor) 재활에서 로봇 중재는 기능 회복에 필수적인 운동 학습을 촉진하는 것을 목표로 한다. 학습 촉진에 있어서 인간-로봇 상호 작용의 효과는 환자에게 부과되거나 환자가 스스로 선택한 일련의 행동에 따라 달라진다. 주로 적용되는 전략은 환자의 노력과 자기 주도적 움직임을 촉진하는 것이며, 이는 ① 도움을 제공하지 않은 상태에서 목표로 하는 움직임 경로 주위의 오차 한계를 허용하고, ② 가해진 힘 또는 속도의 양에 따라 도움을 제공하며, ③ 관절 수준에서 순응성(compliance; 움직임의 유연성과 적응성을 허용-역주)을 가능하게 하고, ④ 인간 치료사와 유사하게 제거 요소(forgetting factor; 상태가 호전됨에 따라 제공된 도움 수준을 점진적으로 제거하는 것-역주) 방식[7, 43]을 통해 로봇 지원을 조정하는 것이다. 최근 특정 운동 과제 훈련에 로봇 공학을 사용하는 것이 더욱 보편화되었으며, 여기서는 심각한 척추 손상 후 보행 훈련에서 '필요에 따라 보조(assist-as-needed)'를 제공하는 접근 방식을 사용하면 성공적인 재활로 이어질 수 있는 가능성에 대해 기술하고자 한다. '필요에 따른 보조' 패러다임은 특정 범위 내에서 걸음걸이 궤적에 가변성을 허용하여 로봇 팔이 정상적이고 온전한 조건에서 관찰되는 것과 유사한 방식으로 움직임의 편차를 제한하게 한다. 로봇 장치 또는 이를 이용한 보행 훈련의 또 다른 중요한 특징은 정상적인 보행 중에 발생하는 엉덩이와 다리 움직임을 통합하는 능력이다. 이러한 종류의 로봇 장치는 임상 환경에서 치료사를 돕고 SCI 환자가 가능한 최대 수준의 이동운동 활동을 회복하는 능력을 향상시킬 수 있는 잠재력을 가지고 있다.

3 심각한 척수 손상 후 중요한 운동 제어 원천인 감각 시스템 (The Sensory System as a Critical Source of Control After a Severe Spinal Cord Injury)

척수와 뇌로 전달되는 감각 정보는 일반적으로 감각 수용체의 활성화를 통해 수정 피드백을 제공하여 움직임의 오류를 교정하는 역할을 하는 것으로 알려져 있다. 그러나 불완전 척수 손상의 경우 척추 회로에 남아 있는 제한된 하행 시스템에 직접 또는 간접적으로 접근하는 여러 척추 상부 중추의 상호 작용에 광범위한 변화가 발생한다. 예를 들어 인간의 경우 심각하지만 불완전한 척수 손상을 입은 후 상당한 수준의 가소성이 발생하여 효과적인 이동운동 능력의 회복이 발생한다[20, 21].

이동운동과 가장 관련성이 높은 감각 입력은 근육과 피부에 위치한 신전(stretch) 및 부하(load)에 민감한 기계수용체(mechanoreceptor)에서 비롯된다. 또한 발 등쪽의 피부 수용체는 장애물을 넘는 유각기 단계(swing phase)에서 중요한 역할을 한다[48]. 골지건 기관의 Ib 구심성 신호 형태의 하지 신전근 및 발바닥의 기계수용체로부터의 고유수용성 감각 입력은 부하와 관련된 정보를 제공한다[5]. 이 정보는 자율 이동운동 패턴(autonomous locomotor pattern)을 실제 지면 조건에 맞게 조정하는 다중시냅스(polysynaptic) 척추 반사 경로에 통합된다. 또한 입각기(stance phase) 동안의 하지 신전근으로부터의 Ib 구심성 입력은 하지 굴곡근 활동을 억제하는 것으로 알려져 있다.

부하 수용체로부터의 구심성 입력은 SCI 환자의 이동운동 EMG 패턴을 유발하는데 매우 중요한 요소이다[18, 30]. 관찰에 따르면 입각기 단계에서 발바닥에 부하가 가해지지 않으면 체중 지지 보행에서 완전 SCI 환자는 의미 있는 하지 근육의 활성화가 발생하지 않는 것으로 나타났다. 이러한 특정 구심성 입력은 이동운동 패턴을 생성 및 조정하고, 보행 단계의 전환을 조절하며, 지속적인 활동을 강화하는 역할을 한다.

또한 고양이 실험 결과와 유사하게[48], 고관절 신전 움직임, 즉 고관절 관련 구심성 입력(무릎 또는 발목 관절로부터의 입력 제외)은 불완전 SCI 환자의 유각기 동작의 시작과 이동운동 EMG 패턴의 생성에 필수적이다[17]. 부하 수용체로부터의 정보 외에도 고관절 관련 구심성 입력은 이동운동 패턴 생성에 필요한 것으로 나타났으며, 이는 인간 영아(infant)의 걸음걸이 생성에도 해당되는 것으로 나타났다[17].

완전한 운동 손상 하반신 마비 환자의 동물 모델 연구에 따르면 구동 보행 보조기(driven gait orthosis)의 착용과 무릎 움직임을 차단한 제한적인 고관절 움직임을 통한 보조 보행 동작은 패턴화된 하지 EMG 활동을 유도하는 것으로 나타났으며, 이는 이동운동 활동을 생성하는데 있어 고관절 수용체의 중요성을 강조한다[15].

4 인간의 보행을 지원하는 외골격 장치 (Exoskeletons to Support Human Walking)

외골격 장치는 (손상된) 생물학적 관절을 모방하여 환자의 신체 기능을 더욱 증대시키도록 설계된 전기 구동 관절이 있는 가벼운 착용형 기기이다. 혁신적인 의료 기술을 기반으로 하는 외골격 장치는 착용자의 동작 의도를 파악하여 다음과 같은 기능을 수행하도록 설계되었다. ① 착용자의 이동운동을 보조하고, ② 관절 강도를 강화하며, ③ 재활에서 높은 수준의 성과를 달성할 수 있도록 고안되었다[8].

여러 가지 복잡한 하지 외골격 장치가 시판되고 있으며, 아직 프로토타입 단계에 있는 제품도 있다[6, 10, 23, 37, 46, 51, 54, 56, 57, 63]. 이러한 임상 적용 가능한 보조장치는 움직이지 못하는 사람들에게 새로운 희망을 제공하며[45], 적어도 원칙적으로는 손상된 신체 부위의 부분적 회복 또는 기능적 대체 가능성을 제시한다.

이동운동 제어 기전과 보상적 재활 전략 그리고 신경 네트워크 가소성의 복잡한 특성을 고려할 때 로봇 보행 보조 장치가 이동운동 기능 및 장애가 있는 환자의 회복에 미치는 영향에 대한 지식은 아직 부족하다. 연구에 따르면 다양한 보행 속도와 보조 수준으로 로봇 보행 훈련을 하는 동안 건강한 피험자에게서 근육 간 협응의 시너지 특성이 유지되는 것으로 나타났다[44]. 4개의 모터 모듈은 로봇 유도 훈련 중 요구되는 다양한 행동 목표를 표현하기에 충분했으며, 피험자 간의 근육 패턴 및 생체역학적 매개변수 사이의 관계 측면에서도 유사성을 보여주었다. 이는 로봇의 힘 유도 장치를 통해 인간 보행의 기본 제어 패턴과 간단한 조정 메커니즘이 유지된다 것을 나타낸다.

지상 보행을 지원하는 로봇의 주요 특징은 개인이 재활 환경에서 가정과 지역사회로 돌아가기 전에 필수적인 활동 유형을 연습할 수 있다는 것이다. 실제로 지상에서 걷기, 일어서기, 앉기 및 기타 기능적 동작을 연습할 수 있는 기회는 중요한데, 이러한 모든 동작은 기능적 독립을 위한 핵심 요소이다. 그러나 장애 정도가 심한 환자는 안전하게 연습하기 어려운 경우가 많으며, 이는 부상 위험이 있는 환자뿐만 아니라 치료사에게도 힘든 부분이다. 로봇 기술을 신경계 재활 분야에 적용하면 안전하고 효과적인 보행 훈련을 제공하는데 중요한 역할을 할 수 있다.

현재 많은 착용형 로봇 또는 하지를 움직일 수 있는 전동 외골격 장치가 개발 중이거나 또는 사람을 대상으로 임상시험을 진행 중이거나 이미 시중에 판매되고 있다. 하지용 외골격 장치에는 환자의 하지 관절과 일치하는 관절과 이러한 관절의 움직임을 구동하는 모터가 장착되어 다리의 움직임을 보조한다. 이러한 '기계식 슈트'는 SCI 환자가 휠체어에서 일어나 걷는데 도움을 줄 수 있다. 인체의 기능과 형태에 맞춰 설계된 이러한 외골격 장치는 착용자가 로봇의 팔다리를 제어하여 걷고, 달리고, 점프하는 능력을 향상시키고, 평소에는 할 수 없었던 물건을 들어 올릴 수 있게 해준다.

여기서는 외골격 장치를 다음 두 가지로 구분한다.

- 인간의 근력 증강을 위한 외골격 장치
- 재활 목적의 외골격 장치

• 인간의 근력 증강을 위한 외골격 장치

외상이나 질병으로 인해 상실된 사지의 기능을 대체하기 위해 기술(technology)을 사용한다는 아이디어는 새로운 것이 아니다. 고고학적 자료에 따르면 고관절 치환술(replacement)은 고대 그리스와 로마 시대에도 존재했다[31]. 수세기 동안 이러한 접근 방식은 크게 변하지 않았으며, 현대에 와서야 컴퓨터 과학 분야의 발전으로 기술 장치와 인간 사이의 더 큰 상호 작용을 기반으로 한 접근 방식이 탄생했다. 그러나 환자와 교정 장치 사이의 상호 관계의 복잡성과 움직임 관련 감각 정보를 포함한 관련 신경 회로를 복원하려는 노력의 어려움으로 인해[31] 초기 예상보다 기술 개발은 더 어렵고 복잡하며 더디게 진행되고 있다.

SARCOS(미국)는 군사용으로 개발된 최초의 외골격 장치이며, 2000년에 DARPA의 자금 지원을 받아 개발되었다. 엉덩이와 무릎에 회전식 유압 액추에이터(rotary hydraulic actuator)와 발목에 선형 유압 액추에이터(linear hydraulic actuator)가 장착되어 있으며, 무릎에 가변 댐퍼(variable damper; 변화하는 조건이나 입력에 따라 관절에 가해지는 힘을 제어 및 감쇠하는 장치-역주)와 함께 필요한 관절 토크를 줄이기 위해 탄성 관절(elastic joint)이 사용되었다. 단점으로는 외골격 장치를 착용한 피험자의 대사 에너지 소비를 증가시킨다는 것이다. 또한 탄성 관절은 대칭형으로 굴곡과 신전 모두에 대해 동일한 토크-각도 관계를 가지며 단일 관절이다.

BLEEX (Berkeley lower extremity exoskeleton, 미국)는 배낭을 고정하는 금속 프레임과 두 개의 외골격 다리로 구성되어 있다. 고관절과 무릎 및 발목 관절은 시상면(sagittal plane)에서 작동하고 나머지 고관절과 발목의 자유도(degree of freedom)는 수동적으로 움직인다. 양쪽 발바닥 아래에는 힘 센서가 부착되어 있다. BLEEX는 내장(onboard) 컴퓨터와 유압 장치에 전력을 공급하는 소형 연료 엔진에 의해 자율적으로 작동하도록 설계되었다[64]. 제어 방식의 원리는 인간과 기계 사이에 발생하는 상호 작용력(interaction force)을 최소화하는 것이다[36]. 하지만 착용자에게 예상치 못한 힘이 작용하는 경우 자세 안정성을 제어하기 위해 구현된 알고리즘은 없다.

MIT 준 수동형 하지 외골격 장치(미국) 역시 무릎에 가변 댐퍼와 함께 필요한 관절 토크를 줄이기 위해 탄성 관절을 사용하는 작동 원리를 기반으로 제작되었다. 이 외골격 장치는 착용하는 사람의 대사 에너지 소비를 증가시킨다는 단점도 있으며, 탄성 관절은 굴곡과 신전에 대해 동일한 토크-각도 관계를 가지며 단일 관절이다.

NTU 외골격 장치(싱가포르)는 Nanyang 공과대학교에서 개발되었다[39, 40]. 이 장치는 페이로드 프레임(payload frame; 추가 중량이나 장비를 운반하고 지지하도록 설계된 통합 프레임-역주)을 고정하는 두 개의 작동식 다리를 갖추고 있으며, 수행자(환자)는 외골격의 발판 위에 서게 된다. 제어 방식은 외골격 장치의 발판이 각 다리의 스윙 단계에서 수행자의 발 궤적을 따라 움직이도록 되어 있으며, 이를 통해 수행자는 원하는 속도와 보폭에 대한 정보를 제공할 수 있다. NTU 외골격 장치는 ZMP [zero moment point; 지면 반력에 의한 순 모멘트(토크)가 0이 되는 지면의 특정 지점을 말하며, 사용자의 움직임을 통해 지면에 가해지는 힘을 감지하고 액추에이터 또는 관절을 조정하여 ZMP를 안전한 범위 내에 유지하여 안정성을 확보함-역주] 개념을 활용하여 동작 중에 균형이 유지되도록 한다.

Power assisting suit(일본)는 Kanagawa 공과대학의 연구원들이 개발했으며, 간호 인력이 환자를 다룰 때 보조하기 위한 외골격 장치로 제작되었다. 슈트의 무게는 30 kg이며, 공압식 액추에이터(pneumatic actuator)로 사용자(환자)의 팔꿈치, 허리, 무릎을 지지한다. 컨트롤러는 외골격 구성 요소의 현재 관절 각도와 질량 그리고 미리 측정된 환자의 체중을 고려한 강체(rigid body) 모델의 역수(inverse)를 계산하여 정적으로 안정된 자세를 유지하는데 필요한 관절 토크를 계산한다[61].

ReWalk(이스라엘)는 Argo medical technologies에서 개발했으며, 상체의 움직임을 분석하여 걸음걸이(보행) 패턴 및 기타 동작 모드(예: 계단 오르기, 앉았다 일어서기)를 개시하고 유지하는데 사용한다. 이 장치의 경우 착용자가 목발을 사용해야 하므로 중심 유지를 위한 자가 지지(self-support)나 기타 기능을 위해 손은 자유롭게 남겨 둔다.

Indego®(미국)는 엉덩이 부분, 오른쪽 및 왼쪽 허벅지 부분, 오른쪽 및 왼쪽 정강이 부분으로 구성되어 있다. 이 외골격 장치에는 별도의 발 부분이나 발목 관절이 포함되어 있지 않지만, 표준 발목관절 보조기(ankle-foot orthosis) 세트와 함께 사용할 수 있도록 설계되었다. 또한 노출된 케이블이 없고 무거운 배낭이 필요하지 않다. Indego® 웹사이트에 따르면(Indego. Nashville, TN; 2014년 제공: http://indego.com/indego/en/home) 이 장치는 도움 없이 한 손으로도 빠르고 쉽게 착용하고 벗고 조절할 수 있다. 평균 보행 속도는 0.22 m/s (0.8 km/h)이며, 6가지 모드(앉았다 일어서기, 서기, 서서 걷기, 걷기, 멈추기, 서있다 앉기)를 지원한다. 무게는 12.3 kg이며, 배터리로 최대 4시간 동안 사용할 수 있다(2014년 Indego® 웹사이트 정보). 최근 연구[24]에서 실험실 내 평행봉 사이 보행 훈련 시 거리와 시간 및 보행 속도 측면에서 Indego®가 무릎-발목관절 보조기(무동력) 사용에 비해 훨씬 더 효과적인 것으로 나타났다.

- 재활 목적의 외골격 장치

미시간 대학교에서 개발된 전동 하지 보조기(powered lower limb orthosis; 미국)는 신경학적 손상을 입은 환자의 재활을 위해 설계되었다. 해당 연구는 환자에 대한 즉각적 및 장기적 영향, 운동 행동의 변화, 실제로 환자가 특정 단순 제어 모드를 다룰 수 있는지 여부에 중점을 두었다. 이 장치는 공압식 인공 근육을 사용하여 무릎과 발목 관절에 동력을 공급하며, 움직임은 시상면으로 제한된다.

이 외골격 장치에는 공기 공급 장치와 컨트롤러가 장착되어 있지 않다. 하지만 주로 임상 환경에서 사용하기 위한 재활 장치로 설계되었기 때문에 이는 큰 제약 사항은 아니다. 설계 및 구성에 대한 자세한 설명은 Ferris et al.[25]에서 확인할 수 있으며, 다양한 작동 모드에 대해서는 Sawicki et al.[52]에 설명되어 있다. 실험 결과에 따르면 건강한 사람의 경우 몇 분 안에 근육 활성화를 적절히 조정하여 정상에 가까운 운동학적 보행 패턴을 만들 수 있는 것으로 나타났다.

TUPLEE(독일)[26, 27]는 베를린 공과대학(TUB)에서 개발된 하지용 외골격 장치이다. 이 시스템은 인간 조작자와 외골격 사이의 정보 전달의 주요 수단으로 근육의 전기 신호를 사용한다. 이 장치는 전기 액추에이터를 통해 추가 토크를 제공하여 걷기나 계단 오르기 및 앉았다 일어서는 동작과 같은 활동에서 무릎 관절의 움직임을 보조하도록 설계되었다.

전기(EMG) 신호는 특정 근육 위의 피부 센서에서 수집되며, 이는 해당 근육의 활성화 정도를 반영한다. 이 신호는 정교하지만 단순화된 생체역학적 인체 모델을 사용하여 분석되며, 이를 통해 사용자가 의도한 동작을 파악한다. 원하는 동작에 따라 보조 동작이 계산되고 외골격 장치에 의해 실행된다. 생체역학적 모델에는 사용자의 인체 특성과 현재 신체 상태를 반영하는 매개변수가 포함되어 있다. 이러한 매개변수에 대한 보정(calibration) 알고리즘도 개발되었는데, 이는 외골격에 장착된 센서를 통해 전달되는 정보를 기반으로 한다.

EKSO (Eksobionics Ltd, Richmond, CA, 미국)는 컴퓨터와 배터리가 들어 있는 몸통 구조에 두 개의 다리가 연결된 착용형 하지 로봇 외골격 장치이다. 몸통 구조는 사용자의 허리와 정렬되고 외골격 다리는 사용자의 허리와 관절을 기기의 관절과 맞게 정렬하는 고정형 스트랩으로 사용자의 다리에 고정된다. 그리고 두 개의 추가 스트랩으로 기기의 몸통 구조를 사용자의 어깨 위로 조여 지탱한다. 이 외골격 장치는 시상면에서 고관절과 무릎 관절에 양측으로 동력이 공급되며 다른 움직임 방향은 제한된다. 발목 관절의 경우 시상면으로 제한된 수동적(스프링) 움직임을 허용한다.

현재 Ekso에는 네 가지 보행 모드가 있다. 처음 두 보행 모드에서는 물리 치료사 또는 사용자가 버튼을 눌러 앉았다 일어서는 자세 전환과 보행 동작을 작동하게 한다. 다른 두 보행 모드에서는 사용자 엉덩이의 전방 및 측면 움직임(체중 이동)을 감지하거나 또는 사용자의 체중 이동 및 전방 다리 움직임의 시작을 감지하여 외골격 장치에 명령을 내리는 보행 의도 감지 장치가 작동되어 보행 동작을 수행한다. Ekso는 사용자의 안정성과 안전을 보장하기 위해 목발과 같은 보행 보조 기구가 필요하며, 목발 바닥에는 힘 센서가 장착되어 있어 지면에 단단히 고정되고 최소한 부분적인 체중 지지가 이루어지게 한다. 두 목발이 바닥에 단단히 접지되지 않으며 보행 동작이 작동되지 않는다. 또한 컨트롤러는 계층형 유한 상태 기계(hierarchical finite-state machine; 계층 구조를 활용하여 복잡한 상태 기반 시스템을 보다 효율적이고 유지 관리하기 쉽게 하는 계산 모델-역주)를 사용하여 사용자에게 안전하지 않은 자세를 취하게 하지 않고 다양한 동작 간 전환을 가능하게 한다[55].

HAL (hybrid assistive leg; 일본)은 일본 츠쿠바 대학과 Cyberdyne Systems 회사가 협력하여 개발했다. 이 프로젝트는 노인과 보행 장애가 있는 사람들을 지원하는데 중점을 두었다. 사용자 근육에서 발생하는 EMG 신호를 기본 인터페이스로 사용하여 다양한 제어 전략이 개발되었다. 초기 프로토타입은 양쪽 하지의 엉덩이와 무릎에 4개의 작동 관절(DC 모터)이 있고 발목에 수동 관절이 있는 시스템으로 구성되었다. 최신 개발 버전(HAL 5)에는 작동식 어깨 및 팔꿈치 관절도 포함되었다. 컨트롤러는 제어 알고리즘의 목표 값으로 사용되는 EMG 측정값을 기반으로 추정된 토크를 바탕으로 한다[35]. 단일 사례 실험 A-B(사전 사후) 설계 연구에서 Aach et al.[1]은 8명의 만성 SCI 환자를 대상으로 HAL을 테스트했다. 연구 결과 10 MWT와 6 MWT 및 TUG 검사로 평가된 지상 보행 능력이 매우 크게 향상되었으며, WISCI II 점수에서 신체적 보조 및 보행 보조 장치의 사용이 부분적으로 감소한 것으로 나타났다.

Kinesis (Technaid, Madrid, 스페인)는 불완전 SCI 환자에게 하이브리드 보행 훈련을 제공하도록 설계된 하지 재활 로봇이다. 대상 집단은 보행 기능 회복의 예후가 있는 환자, 즉 짧은 거리를 걸을 수 있지만 지역사회 보행 시 휠체어에 의존하고 일부 고관절 굴곡 기능을 보존한 환자이다. Kinesis는 무릎에 능동형 액추에이터가 장착된 무릎-발목-발 외골격 장치이며, 발의 저측 및 배측 굴곡을 위해 발목에 수동 탄성 액추에이터가 장착되어 있다. 그리고 발과 지면의 접촉을 감지하는 힘 감지 저항기(force-sensitive resistor), 관절 각도 위치를 모니터링하는 전위차계(potentiometer), 사용자-로봇 간 상호작용 토크를 측정하는 내장형 스트레인 게이지 기반 휘트스톤 브리지(Wheatstone bridge; 전기 저항의 변화를 정밀하게 측정하는 데 사용되는 전기 회로-역주)가 장착되어 있다[12]. 하이브리드 치료 시스템인 Kinesis는 표면 전극을 통해 무릎 신전근(대퇴직근 및 외측광근)과 굴곡근(반힘줄근 및 대퇴이두근)에 기능적 전기 자극(functional electrical stimulation, FES)을 제공할 수 있다. 컨트롤러는 ① 로봇 또는 관절 컨트롤러, ② FES 컨트롤러, ③ 근육 피로 추정기, ④ 유한 상태 기계의 네 가지 주요 구성 요소로 이루어져 있다.

FES 보조 보행이 완전 또는 불완전 SCI 환자의 걷기를 가능하게 하거나 걷기 속도를 향상시킬 수 있다는 연구 결과가 있다. 또한 보행 훈련이나 일상생활 활동에서 FES를 정기적으로 사용하면 자극기를 사용하지 않는 경우에도 보행 능력이 개선될 수 있다[38]. 그러나 FES는 근육의 빠른 피로와 관절 궤적의 제어력 저하와 같은 문제를 제기하고 있어[58], 보행 개선을 위한 광범위한 적용에는 한계가 있다. 외골격 시스템에 FES를 추가하면 근력 생성을 활용하여 외골격 장치의 전력 수요를 줄이고 덜 강력한 관절 액추에이터를 사용할 수 있어 무게를 줄이고 전력 소모가 적은 시스템을 만들 수 있다. 또한 FES와 외골격 기술을 결합하면 신경근 전기자극을 더 오랫동안 사용할 수 있으므로, FES 유도 보행에서 얻을 수 있는 이점인 근력 및 심폐 건강[9, 28, 38, 47]을 높일 수 있다[9, 28, 38, 47].

5 결론(Conclusions)

현재 기존의 외골격 장치는 피험자가 일반 지면 위를 걸을 수 있게 해주지만 신체 균형을 잡기 위해서는 지지가 필요하다. 하반신 마비 환자가 외골격 장치를 사용하여 마라톤에 참가할 수 있다는 일화적인 보고도 있다. 2014년 브라질 월드컵에서 뇌 컴퓨터 인터페이스로 제어되는 외골격 장치를 착용한 젊은 하반신 마비 환자가 처음으로 상징적인 대회 킥오프를 수행했다. 그럼에도 불구하고 SCI 환자의 외골격 장치 사용은 여전히 극히 제한적이며 대부분 제 삼자의 감독이 가능한 환경에만 국한되어 사용된다. 외골격 장치가 더 널리 사용되기 위해서는 현재의 몇 가지 한계를 극복해야 한다. 가까운 미래에 해결해야 할 중요한 측면에는 부피를 줄이고 사용 시 환자의 자율성을 높이는 것뿐만 아니라, 보행 속도 및 다양한 지형에 대한 적응성, 신체 균형, 그리고 휴대성과 같은 다른 측면도 이에 포함된다. 기술의 발전으로 이러한 문제가 가까운 시일 내에 해결될 것으로 예상된다.

반면 가까운 미래에 명확한 해결책이 없는 과제는 생리적 공생(symbiotic) 제어 메커니즘을 개발하는 것이다. 현재 사용 가능한 외골격 장치는 최소한의 사용자와의 상호 작용을 제공한다. 일반적으로 보행 동작은 손으로 제어하는 도구나 체중 이동에서 나오는 이진(binary) 명령을 통해 정형화된 방식으로 생성된다. 신체 균형이나 보행 속도에 대한 온라인 제어는 구현되지 않으며, 사용자는 기계에 의해 수동적으로 이동하게 된다. 진정한 과제는 외골격 장치의 움직임을 구동하기 위해 생체 신호를 수집하는 인간-기계 상호작용 모듈을 개발하는 것이다. 이런 측면에서 균형 제어는 유망한 탐구 분야라 할 수 있다. 목발이나 기타 보조 도구가 필요 없는 외골격 장치는 사용자의 손을 자유롭게 하고 장애물이나 불규칙한 지형에 대처할 수 있게 해준다. 또한 균형 공유 제어 모듈은 보행 공유 제어 시스템 개발에 있어 매우 중요한 단계라 할 수 있다.

외골격 장치가 임상 재활 분야에 더 잘 수용되기 위해서는 재활 현장에서 필요한 사항에 잘 적응하여 재활 전문가와의 상호 작용을 촉진하고 맞춤형 평가 및 훈련 세션을 제공할 수 있어야 한다. 향후에는 생체 신호를 기반으로 환자의 다양한 요구에 맞추어 외골격 장치의 성능을 조정할 수 있는 실시간 폐쇄 회로(closed-loop) 제어 메커니즘의 개발이 현재 이 분야의 미래 발전을 위해 올바른 방향이 될 것으로 보인다.

휠체어에서 일어나 모든 환경에서 마음대로, 그리고 원하는 속도로 걷는 것은 모든 하반신 마비 환자의 꿈이다. 한때 상상할 수 없었던 이 목표는 이제 실현 가능해 보이지만, 하반신 마비 환자가 외골격 장치로 쉽게 일어서고, 균형을 잡고, 다른 사람과 같은 속도로 걷거나 심지어 해변을 따라 달릴 수 있게 되려면 아직 많은 장애물을 극복해야 한다. 신체 균형과 속도 문제 그리고 극복해야 할 장애물에 대한 해결을 포함하는 생물학적으로 영감을 받은 공유 제어 메커니즘의 개발은 척수 손상 장애인들의 이러한 높은 기대에 대한 해답이 될 수 있다.

참고 문헌

1. Aach M, Cruciger O, Sczesny-Kaiser M, et al. Voluntary driven exoskeleton as a new tool for rehabilitation in chronic spinal cord injury: a pilot study. Spine J. 2014;14:2847–53.
2. Barbeau H, Fung J. The role of rehabilitation in the recovery of walking in the neurological population. Curr Opin Neurol. 2001;14:735–40.
3. Barbeau H, Ladouceur M, Norman KE, et al. Walking after spinal cord injury: evaluation, treatment and functional recovery. Arch Phys Med Rehabil. 1999;80:225–35.
4. Barbeau H, McCrea DA, O'Donovan MJ, et al. Tapping into spinal circuits to restore motor function. Brain Res Rev. 1999;30:27–51.
5. Bastiaanse CM, Duysens J, Dietz V. Modulation of cutaneous reflexes by load receptor input during human walking. Exp Brain Res. 2000;135:189–98.
6. Belforte G, Gastaldi L, Sorli M. Pneumatic active gait orthosis. Mechatronics. 2001;11:301–23.
7. Belda-Lois J-M, Mena-del Horno S, Bermejo-Bosch I, et al. Rehabilitation of gait after stroke: a review towards a top-down approach. J Neuroeng Rehabil. 2011;8:66.
8. Chen G, Chan CK, Guo Z, et al. A review of lower extremity assistive robotic exoskeletons in rehabilitation therapy. Crit Rev Biomed Eng. 2013;41:343–63.
9. Creasey GH, Ho CH, RJ, et al. Clinical applications of electrical stimulation after spinal cord injury. J Spinal Cord Med. 2004;27:365–75.
10. Cruciger O, Tegenthoff M, Schwenkreis P, et al. Locomotion training using voluntary driven exoskeleton (HAL) in acute incomplete SCI. Neurology. 2014;83:474.
11. Curt A, Hedel HV, Klaus D, Dietz V, Group ESS. Recovery from a spinal cord injury: significance of compensation, neural plasticity, and repair. J Neurotrauma. 2008;25:677–85.
12. del-Ama A, Koutsou A, Moreno J. Review of hybrid exoskeletons to restore gait following spinal cord injury. J Rehabil Res Dev. 2012;49(4):497–514.
13. Dietz V. Spinal cord pattern generators for locomotion. Clin Neurophysiol. 2003;114:1379–89.

14. Dietz V, Colombo G, Jensen L, et al. Locomotor capacity of spinal cord in paraplegic patients. Ann Neurol. 1995;37:574–82.
15. Dietz V, Colombo G. Effects of body immersion on postural adjustments to voluntary arm movements in humans: role of load receptor input. J Physiol. 1996;497:849–56.
16. Dietz V, Wirz M, Curt A, et al. Locomotor pattern in paraplegic patients: training effects and recovery of spinal cord function. Spinal Cord. 1998;36:380–90.
17. Dietz V. Do human bipeds use quadrupedal coordination? Trends Neurosci. 2002;25:462–7.
18. Dietz V. Neuronal plasticity after a human spinal cord injury: positive and negative effects. Exp Neurol. 2012;235:110–5.
19. Ditunno JF, Graziani V, Tessler A. Neurological assessment in spinal cord injury. Adv Neurol. 1997;72:325–33.
20. Ditunno JF Jr, Barbeau H, Dobkin BH, et al. Validity of the walking scale for spinal cord injury and other domains of function in a multicenter clinical trial. Neurorehabil Neural Repair. 2007;21:539–50.
21. Dobkin B, Apple D, Barbeau H, et al. Weight-supported treadmill vs. over-ground training for walking after acute incomplete SCI. Neurology. 2006;66:484–93.
22. Dobkin B, Harkema S, Requejo P, et al. Modulation of locomotor-like EMG activity in subjects with complete and incomplete spinal cord injury. J Neurol Rehabil. 1995;9:183–90.
23. Esquenazi A, Talaty M, Packel A, Saulino M. The ReWalk powered exoskeleton to restore ambulatory function to individuals with thoracic-level motor-complete spinal cord injury. Am J Phys Med Rehabil. 2012;91:911–21.
24. Farris R, Quintero H, Murray S, et al. A preliminary assessment of legged mobility provided by a lower limb exoskeleton for persons with paraplegia. IEEE Trans Neural Syst Rehabil Eng. 2014;22:482–90.
25. Ferris DP, Czerniecki JM, Hannaford B. An ankle-foot orthosis powered by artificial pneumatic muscles. J Appl Biomech. 2005;21:189–97.
26. Fleischer C. Controlling exoskeletons with EMG signals and a biomechanical body model. Dissertation, TU Berlin; 2007.
27. Fleischer C, Hommel G. Calibration of an EMG-based body model with six muscles to control a leg exoskeleton. In: Proceedings of the 2007 IEEE International Conference on Robotics and Automation (ICRA07). 2007, p. 2514–2519.
28. Graupe DH, Cerrel-Bazo H Kern, et al. Walking performance, medical outcomes and patient training in FES of innervated muscles for ambulation by thoracic-level complete paraplegics. Neurol Res. 2008;30:123–30.
29. Harkema S, Dobkin BH, Edgerton VR. Pattern generators in locomotion: implications for recovery of walking after spinal cord injury. Top Spinal Cord Injury Rehabil. 2000;6:82–96.
30. Harkema SJ, Hurley SL, Patel UK, et al. Human lumbosacral spinal cord interprets loading during stepping. J Neurophysiol. 1997;77:797–811.
31. Hernigou P. Ambroise pare IV: the early history of artificial limbs (from robotic to prostheses). Int Orthop. 2013;37:1195–7.
32. Hesse S, Werner C, Paul T, et al. Influence of walking speed on lower limb muscle activity and energy consumption during treadmill walking of hemiparetic patients. Arch Phys Med Rehabil. 2001;82:1547–50.
33. Hidler J, Sainburg R. Role of robotics in neurorehabilitation. Top Spinal Cord Inj Rehabil. 2011;17:42–9.
34. Hubli M, Dietz V. The physiological basis of neurorehabilitation–locomotor training after spinal cord injury. J Neuroeng Rehabil. 2013;10:5.
35. Kawamoto H, Kanbe S, Sankai Y. Power assist method for HAL3 estimating operator's intention based on motion information. In: Proceedings of the 2003 IEEE International Workshop on Robot and Human Interactive Communication. 2003, p. 67–72.
36. Kazerooni H. Exoskeletons for human power augmentation. Intelligent Robots and Systems, 2005 (IROS). In: Proceedings of the 2005 IEEE/RSJ International Conference.

2005;3459– 64.
37. Kolakowsky-Hayner SA. Safety and feasibility of using the EksoTM bionic exoskeleton to aid ambulation after spinal cord injury. J Spine 2013;S4:1–8.
38. Lam T, Wolfe D, Eng J, Domingo A. Lower limb rehabilitation following spinal cord injury. In: Eng JJ, Teasell RW, Miller WC, Wolfe DL, Townson AF, Hsieh JTC, Connolly SJ, Mehta S, Sakakibara BM, editors. Spinal Cord Injury Rehabilitation Evidence. 2010;1–47.
39. Liu X, Low KH. Development and preliminary study of the NTU lower extremity exoskeleton. Cybernetics and Intelligent Systems, IEEE Conference on 2004 (vol. 2, p. 1099–106).
40. Liu X, Low KH, Yu HY. Development of a lower extremity exoskeleton for human performance enhancement. Intelligent Robots and Systems, 2004 (IROS). Proceedings of the 2004 IEEE/RSJ International Conference on, 2004 (vol. 4, p. 3889–94).
41. MacKay-Lyons M. Central pattern generation of locomotion: a review of the evidence. Phys Ther. 2002;82:69–83.
42. Maegele M, Muller S, Wernig A, et al. Recruitment of spinal motor pools during voluntary movements versus stepping after human spinal cord injury. J Neurotrauma. 2002;19:1217–29.
43. Marchal-Crespo L, Reinkensmeyer DJ. Review of control strategies for robotic movement training after neurologic injury. J Neuroeng Rehabil. 2009;6:20.
44. Moreno JC, Barroso F, Farina D, et al. Effects of robotic guidance on the coordination of locomotion. J NeuroEng Rehabil. 2013;10:79.
45. Moreno JC, Del Ama AJ, de Los Reyes-Guzman A, et al. Neurorobotic and hybrid management of lower limb motor disorders: a review. Med Biol Eng Comput 2011;49:1119–1130.
46. Neuhaus PD, Noorden JH, Craig TJ, et al. Design and evaluation of mina: a robotic orthosis for paraplegics. IEEE Int Conf Rehabil Robot. 2011;2011:5975468. 264 M. Molinari et al.
47. Nightingale EJ, Raymond J, Middleton JW, et al. Benefits of FES gait in a spinal cord injured population. Spinal Cord. 2007;45:646–57.
48. Pearson KG. Role of sensory feedback in the control of stance duration in walking cats. Brain Res Rev. 2008;57:222–7.
49. Pons JL. Wearable Robots. Chicester, UK: Wiley; 2008.
50. Rainetau O, Schwab ME. Plasticity of motor systems after incomplete spinal cord injury. Nat Rev Neurosci. 2001;2:263–73.
51. Sanz-Merodio D, Cestari M, ArevaloJ C, et al. A lower-limb exoskeleton for gait assistance in quadriplegia. EEE international conference on robotics and biomimetics: ROBIO. 2012;2012:107511–4.
52. Sawicki GS, Gordon KE, Ferris DP. Powered lower limb orthoses: applications in motor adaptation and rehabilitation. In: Rehabilitation Robotics, 2005 (ICORR). 9th International Conference on 2005, p. 206–11.
53. Simpson LA, Eng JJ, Hsieh JTC, et al. The Health and life priorities of individuals with spinal cord injury: a systematic review. J Neurotrauma. 2012;29:1548–55.
54. Stein J, Bishop L, Stein DJ, et al. Gait training with a robotic leg brace after stroke: a randomized controlled pilot study. Am J Phys Med Rehabil. 2014;93:987–94.
55. Strausser KA, Kazerooni H. The development and testing of a human machine interface for a mobile medical exoskeleton. In: IEEE/RSJ International Conference on Intelligent Robots and Systems (IROS), 2011. Piscataway, NJ: IEEE.
56. Strausser KA, Swift TA, Zoss AB et al. Prototype medical exoskeleton for paraplegic mobility: first experimental results. In: ASME 2010 dynamic systems and control conference: DSCC, 2010.
57. Sylos-Labini F, La Scaleia V, d'Avella A, et al. EMG patterns during assisted walking in the exoskeleton. Front Human Neurosci. 2014;8:423.
58. Thrasher TA, Popovic MR. Functional electrical stimulation of walking: function, exercise and rehabilitation. Ann Readapt Med Phys. 2008;51:452–60.
59. Van Hedel H, Dietz V. Rehabilitation of locomotion after spinal cord injury. Restor Neurol Neurosci. 2010;28:123–34.

60. Wernig A, Muller S, Nanassy A, et al. Laufband therapy based on "rules of spinal locomotion" is effective in spinal cord injured persons. Eur J Neurosci. 1995;7:823–9.
61. Yamamoto K, Ishii M, Noborisaka H et al. Stand alone wearable power assisting suit-sensing and control systems. Robot and Human Interactive Communication, 2004. ROMAN 2004. 13th IEEE International Workshop on 2004, p. 661–6.
62. Yang JF, Musselman KE. Training to achieve over ground walking after spinal cord injury: a review of who, what, when, and how. J Spinal Cord Med. 2012;35:293–304.
63. Zeilig G, Weingarden H, Zwecker M, et al. Safety and tolerance of the ReWalk exoskeleton suit for ambulation by people with complete spinal cord injury: a pilot study. J Spin Cord Med. 2012;35:96–101.
64. Zoss A, Kazerooni H, Chu A. On the mechanical design of the Berkeley Lower Extremity Exoskeleton (BLEEX). Intelligent Robots and Systems, 2005 (IROS). Proceedings of the 2005 IEEE/RSJ International Conference on 2005, p. 3465–72.

보행 재활을 위한 말단 작동형 장치

The End-Effector Device for Gait Rehabilitation

Nicola Smania, Christian Geroin, Nicola Valè and Marialuisa Gandolf

1 서론(Introduction)

현대의 운동 학습 개념은 과제 특수적(task-specific) 접근 방식을 통해 적절한 재활 치료 솔루션을 제공하는 필요성을 강조한다. 1990년대 이후 로봇 보조 보행 훈련(robot-assisted gait training, RAGT)은 기존 재활 치료법과 함께 신경계 질환 환자의 보행 장애를 치료하는 유망한 접근법으로 자리 잡았다. RAGT 장치는 환자가 집중적이고 반복적이며 보조적인 보행 동작을 연습할 수 있게 해주며, 일상 생활 활동에서 이동성과 독립성을 향상시키는 것으로 나타났다[31]. 보행 재활을 위한 로봇 장치는 구동 원리에 따라 외골격 로봇과 말단 작동형(end-effector) 로봇의 두 가지 범주로 나눌 수 있다[20]. 이 책의 다른 곳에서 광범위하게 설명된 전자는 외골격 및 체중 지지 시스템이 결합된 트레드밀 중심 기술로 구성된다. 후자는 발판을 사용하여 발의 움직임을 가이드하여 보행 궤적을 재현하는 대안적 접근 방식이다.

보행 제어의 신경학적 상관관계에 대한 포괄적인 검토는 이 장의 범위를 벗어난다. 하지만 이동운동(locomotion) 제어가 척추의 중추 패턴발생기(central pattern generator)의 온전함과 피드백 및 피드포워드 메커니즘에 의존한다는 전반적인 증거는 신경계 장애가 있는 환자에서 로봇 보행 훈련 기술의 사용을 뒷받침한다[33].

보행과 유사한 동작을 반복하는 것이 보행 회복을 촉진한다는 결과는 많은 문헌에서 제시되었다. 그러나 흥미로운 점은 말단 작동형 장치 시스템의 훈련 효과는 보행 개선뿐만 아니라 균형 회복까지 향상시킬 수 있다는 것이다[11].

이 장에서는 ① 임상시험에 사용되는 말단 작용형 장치의 유형, ② 신경계 장애가 있는 환자에서 말단 작동형 로봇 보조 훈련의 효과에 대한 과학적 증거, ③ 로봇에 의한 보행 회복과 관련된 잠재적 메커니즘을 간략하게 검토하고자 한다.

2 기존 말단 작동형 로봇 보행 훈련 장치 (Existing End-Effector Robotic Gait Training Devices)

신경계 장애를 가진 환자의 보행 재활에는 여러 가지 장치가 사용되어 왔다. 그 중 일부는 시중에서 판매되는 제품이고, 다른 일부는 실험실 환경에서만 제작되어 적용되었다. 문헌에서 연구된 상용화된 로봇 보행 훈련 시스템으로는 Gait Trainer (GT1), G-EO 시스템, Gait Master, LokoHelp (LH) 등 4가지가 있다.

GT1 (Reha-Stim, 베를린)은 뇌졸중 환자의 보행 재활을 위해 개발된 최초의 전자기(electromechanical) 장치이다[13]. '걸으면서 걷는 법을 배운다'는 원칙에 따라 GT1은 잃어버린 동작을 반복적으로 훈련하여 환자의 보행 능력을 향상시키는데 중점을 둔다. GT1을 사용하면 휠체어에 앉아 있는 환자가 최소한의 보조와 적은 제약 조건으로 다양한 하지 수준에서 보행과 유사한 동작을 연습할 수 있다. 체중 지지 시스템과 개별 환자의 능력에 맞게 속도를 조절하여 훈련의 강도를 높이거나 낮출 수 있다. 기존의 트레드밀 훈련과 비교했을 때 GT1은 재활 의료진의 노력이 훨씬 적게 드는 반면 제공되는 보행 재활 훈련의 양은 더 늘릴 수 있다.

GT1은 말단 장치 작동 원리를 따른다. 환자는 유성 기어 시스템[planetary gear system; 중앙(태양) 기어를 중심으로 회전하는 하나 이상의 외부 기어(유성 기어)로 구성된 기계 시스템으로 발판의 위치와 회전을 제어함-역주]으로 움직임을 제어하는 두 개의 움직이는 발판 위에 서 있는다. 발판은 모터로 구동되며 시상면에서 발의 1 자유도(DOF) 움직임을 제어한다. 보행 주기의 입각기 및 유각기 단계의 움직임이 보조된 보행 동작과 같은 형태로 시뮬레이션 된다. 환자의 수평 및 수직 체간 움직임도 보행 단계에 따라 보조된다. 시공간적 보행 매개변수(예: 보폭 및 보행 속도)는 환자의 장애와 시간 경과에 따른 개선의 정도를 고려하여 개별적으로 설정할 수 있다. 또한 체중 지지 시스템을 통해 환자의 신경학적 장애에 따라 다양한 보조 조건에서 환자를 훈련할 수 있다. 치료 중에는 통합된 서보(servo) 드라이브 자동화를 통해 회전 속도를 일정하게 유지하여 환자의 움직임을 돕는다. 환자의 무릎은 고정되어 있지 않으며, 물리치료사는 필요한 경우 물리적인 신체 접촉을 통해 환자의 움직임을 보조하여 과도한 무릎 굴곡이나 무릎 과신전 또는 완전한 무릎 신전 부족 등 보완해야 하는 특정 동작의 결함을 교정할 수 있다. 이와 관련하여 무릎 움직임이 자연스러운 보행 패턴을 갖도록 하고 환자의 보행을 안정화시키기 위해 무릎 지지 시스템이 개발되었다. 또한 보행 훈련은 기능적 전기 자극(functional electrical stimulation, FES)과 결합하여 운동 중에 하지 근육의 활동을 자극할 수 있다.

이 장치의 두 가지 주요 이점은 다음과 같다. 첫째, GT1은 사용하기 쉽다. 치료 세션 전에 환자는 자신의 신체적 특성에 맞게 조정 가능한 하네스 장치를 착용한다. 그 후 환자는 내장된 회전 장치를 사용하여 위치를 잡고, 발은 바닥 발판에 고정하며 와이어 마운트를 부착하여 신체의 측면 움직임을 보정한다. 둘째, GT1은 뇌성마비[34], 다발성 경화증[11], 뇌졸중[12], 파킨슨병[27, 28]과 같은 여러 질환에 대한 치료 효과를 제공하며, 관절을 교체한 환자에게도 사용할 수 있다. 그러나 GT1은 보행 중 유각기(swing) 단계에서 하지의 하중을 완전히 지지하지 못하며, 계단 오르내리기와 같은 환자의 이동성과 관련된 다른 측면을 훈련할 수 없는 등 몇 가지 한계가 있다. 이러한 단점은 하네스를 착용한 환자가 반복적으로 계단 오르내리기 연습을 할 수 있는 최초의 말단 작동형 장치인 HapticWalker[32]를 통해 부분적으로 해결되었다. 이 장치는 시상면에서 각 발을 움직일 수 있는 두 개의 3-DOF 로봇 모듈로 구성되어 있다. 수평 및 수직 기준축을 따라 발을 움직이는 것은 기본 레일에서 독립적으로 작동하지만 슬라이더 크랭크(slider-crank) 시스템을 통해 연결된 선형 직접 구동 모터에 의해 수행된다. HapticWalker는 보행의 모든 단계에서 임의의 보행 궤적을 따라 영구적으로 발을 부착할 수 있는 병진(translatory) 및 회전식 발판 작업공간(workspace)으로 구성되어 있다. 발판의 동적 움직임은 최대 3.5 g의 가속도와 분당 120걸음으로 보행 속도를 최대 5km/h까지 시뮬레이션하도록 설계되었다[31]. 발 모듈에는 6-DOF 힘/토크 센서와 발판이 포함되어 있다. 그러나 장치의 크기와 자연스러운 보행 동작 구동에 필요한 높은 전압으로 인해 임상적 유용성이 제한되었다.

G-EO 시스템(Reha Technologies, 스위스)[15]은 전자기 말단 작동형 장치 분야의 최신 혁신으로 간주된다. 이 시스템은 걷기 및 계단 오르기 시뮬레이션을 사실적으로 구현하는 기능을 가지고 있고, 물리치료사 한 명이 쉽게 조작할 수 있다. 그래픽형 사용자 인터페이스는 실제 궤적을 보여주기 때문에 물리치료사가 필요한 경우 이를 제어하고 수정할 수 있다. 특히 시공간 매개변수(예: 보폭 길이, 보폭 높이, 발의 말기 입각기 및 초기 접촉기)와 더불어 발의 경사각과 신체 무게 중심의 수직 및 측면 이동을 수정할 수 있다. 각 발판은 3개의 DOF가 있어 보폭의 길이와 높이 그리고 발판의 각도를 제어할 수 있다. 또한 잘못된 궤적 설정이 감지되면 바

인딩이 열리고 기계가 즉시 정지한다. 또 다른 두 개의 DOF는 고관절과 체중 지지 시스템의 측면 변위를 제어한다.

이 시스템은 능동(active) 모드와 능동 보조(active-assistive) 모드의 두 가지 치료 모드를 지원한다. 전자는 환자가 미리 선택된 저항(임계값)을 극복하여 보행 시뮬레이션을 스스로 시작할 수 있도록 한다. 이 모드는 치료 세션 동안 환자의 적극적인 참여 수준을 높인다. 반면 후자는 미리 선택된 저항 임계값을 극복하려는 환자의 노력을 감지한 다음 보행 동작을 시작하는 동안 환자의 움직임을 증강시킨다. 적응형 제어(adaptive control)는 하지를 제어하는 3개의 DOF 중 2개에만 적용되며, 신체의 무게 중심(체중 지지 시스템 및 고관절의 측면 변위)을 제어하는 나머지 2개의 DOF는 활성화되지 않는다[36].

앞서 언급했듯이 G-EO 시스템은 계단을 오르내리는 시뮬레이션 기능을 제공한다. 이는 모션 캡처 데이터를 사용하여 생성되며 18 cm 보폭에 대한 Blondel 법칙(건축 분야에서 편안하고 안전한 계단을 설계하기 위해 사용되는 지침-역주)에 따라 계산된다. 이 기능은 완전한 이동성의 회복으로 이어지는 포괄적이고 효과적인 재활 프로그램의 가능성을 제공한다. 짧은 설정 시간과 후면 경사로를 이용해 휠체어를 탄 환자도 장치에 쉽게 접근할 수 있는 특징은 임상적 유용성에 크게 기여한다. 또한 G-EO 시스템은 뇌졸중, 다발성 경화증, 파킨슨병 등의 다양한 질환의 치료를 위해 유연하게 사용할 수 있다.

상업적으로 이용 가능한 다른 두 가지 기계식 보행 장치는 LokoHelp (LokoHelp 그룹, 독일)와 GaitMaster4이다. 전자는 트레드밀에 설치하도록 설계된 전기기계적 보행 장치이다[9]. 환자는 체중을 지탱하는 하네스로 고정되며, 각 하반신은 발목 관절을 90° 각도로 유지시켜주는 보조기를 착용한다. 그런 다음 LokoHelp 장치를 모터 구동식 트레드밀의 벨트에 고정하고 트레드밀의 움직임을 장치 양쪽에 위치한 레버에 전달한다. 보조기는 이 측면 레버에 부착된다. 해당 레버가 따라가는 경로에 의해 입각기 및 유각기 단계를 순차적으로 정확하게 모방하는 보행 시뮬레이션이 이루어진다. 측면 및 전면 막대에 부착된 로프는 신체 무게 중심의 움직임을 제어한다. 보행 속도는 0~2.5 km/h까지 개별적으로 설정할 수 있으며, 보폭은 400 mm로 고정되어 있다. 환자의 필요에 따라 신체적 보조를 제공할 수 있다(예: 입각기에서 무릎이나 고관절 신전 제어).

GaitMaster4(츠쿠바 대학 지능형 상호작용 기술학과)는 2개의 슬라이더 크랭크와 2개의 볼 스크류(ball-screw) 액추에이터로 구성되어 있으며, 이를 통해 발판은 앞뒤 그리고 위아래로 움직인다[40]. 보행 운동은 발판 장치가 환자의 발을 앞뒤 및 위아래로 수동적으로 움직여 수행된다. 결과적으로 환자는 반복적인 고관절 신전 운동을 수행할 수 있다. 컴퓨터가 보행 궤적과 속도를 제어하며, 환자의 상태에 따라 설정할 수 있다. 체중 지지 시스템은 제공되지 않으며, 훈련 중에 물리 치료사는 환자의 몸과 하체 움직임을 보조하고 필요한 경우 체간을 지지해야 한다.

요약하면 이러한 말단 작동형 장치는 비슷한 장단점을 공유한다. 움직임이 하나의 해부학적 평면(즉, 시상면)에만 국한되지 않으므로 보행 궤적에 대한 환자의 영향력이 증가하고 의미 있는 균형 훈련이 가능하다. 외골격 장치와 달리 이러한 시스템은 환자의 움직임을 과도하게 가이드하지 않으므로 더 많은 자발적인 움직임을 촉진하고 보행 훈련에 더 많은 환자 참여를 유도한다. 그러나 외골격 구조가 없기 때문에 무릎 관절은 지지되지 않으며, 이는 치료사의 도움과 보조기의 지지가 필요한 일부 환자에게는 어려울 수 있다. 반면에 다른 환자에게는 보행 궤적에 대한 환자의 영향력을 확대하여 제어 능력을 개선할 수 있는 수단이 될 수 있다.

3 말단 작동형 로봇 보행 훈련 장치의 임상 결과 (Clinical Outcomes of End-Effector Robotic Gait Training Devices)

전자기 말단 작동형 로봇 보조 보행 훈련의 임상 시험(RAGTCT)과 관련된 연구에 대한 체계적인 문헌 검토가 수행되었다. 먼저 관련 연구를 확인하기 위해 MEDLINE, EMBASE, CINALH, PubMed, PsychINFO 및 Scopus 데이터베이스를 검색했다. 사용된 키워드는 뇌졸중, 외상성 뇌손상, 뇌성 마비, 파킨슨병, 척수손상, 다발성 경화증, 하지, 재활, 보행 훈련 및 물리치료였다.

포함 기준(inclusion criteria)은 다음과 같다. 2001년 1월부터 2016년 6월까지 출판된 연구 중 뇌졸중, 외상성 뇌손상, 뇌성마비, 파킨슨병, 척수손상, 다발성 경화증 등 신경계 질환의 영향을 받은 피험자를 대상으로 한 연구, 그리고 말단 작동형 장치와 관련된 RAGTCT을 포함시켰다. 제외 기준(exclusion criteria)은 건강한 피험자만을 대상으로 한 연구, 로봇 보조기 장치의 사용, 영어 이외의 언어로 출판된 논문이었다.

표에는 말단 작동형 장치를 다룬 주요 RAGTCT가 나열되어 있으며, 장치 이름, 연구 디자인, 신경 질환의 유형 및 단계, 등록 대상자 수, 치료 절차 및 주요 결과 등 주요 정보를 제공한다.

3.1 검토 결과(Results)

2001년부터 2016년까지 출판된 총 20편의 논문(904명의 피험자 포함)이 문헌

표 1. 신경계 질환의 보행 재활을 위한 말단 작동형 장치 연구 요약

저자	장치	연구 설계	질병	질병의 단계	피험자 수	훈련 시간(– 총 실제 치료 시간; – ET; – CT)	주요 결과
Chua et al.[1]	GT	RCT	뇌졸중	아급성	106	– 총 45분, 주 6회, 8주 – GT(20분) + 자세 또는 보행 훈련(15분) + 사이클링(10분) – 자세/보행 훈련(35분) + 사이클링(10분)	FAC, Barthel 지수, 보행 속도 및 지구력, 뇌졸중 영향 척도에서 GT와 CT 사이에 차이가 나타나지 않음.
Picelli et al.[28]	GT	RCT	파킨슨병	H&Y = 3	66	– 총 30분, 주 3회, 4주 – GT (30분) – 균형 훈련(30분)	BBS, 활동별 균형 신뢰 척도, TUG, UPDRS에서 GT와 CT 간 차이는 나타나지 않음.
Gandolfi et al.[11]	GT	RCT	다발성 경화증	EDSS = 1.5 – 6.5	22	– 총 50분, 주 2회, 6주 – GT(30분) + 수동적 관절 가동 및 스트레칭(10분) – 감각 통합 균형 훈련(50분)	보행 속도와 BBS, 활동별 균형 신뢰 척도, 감각 조직 균형 검사, 안정도 평가, 피로 심각도 척도, 보행률, 걸음 길이, 한발 및 양발 지지 시간, 다발성 경화증 삶의 질-54에서 GT와 CT 간에 차이가 나타나지 않음. 후속 평가(1개월)에서 감각 조직 균형 검사, 불안정한 지지면-돔 균형 환경에서 SIBT가 GT보다 더 효과적이었음.
Picelli et al.[27]	GT	RCT	파킨슨병	H&Y = 2.5 – 3	41	– 총 40분, 주 3회, 4주 Total of 40 min; 3 times/week; 4 weeks – GT(30분) – 능동적 관절 가동(10분) + 보행 훈련(PNF)(30분)	GT는 치료 후 및 후속 평가(1개월)에서 10 m 보행 속도, 6 MWT, 보폭 및 한발, 양발 지지 기간의 비율, 파킨슨 피로 척도, UPDRS에서 CT보다 더 효과적이었음.
Conesa et al.[3]	GT	관찰 보고	뇌졸중	아급성	69	– 총 4.5시간, 주 5회, 4주 – GT(20–40분) + 다학제적 치료(4시간/일) – 보행 훈련(1시간) + 다학제적 치료(4시간/일)	GT는 FAC, 10 MWT, Tinetti 보행 및 균형 척도에서 개선 효과를 보임. GT와 CT 간에 통계적으로 유의한 차이는 나타나지 않음.
Tanaka et al.[35]	GM4	예비 교차 연구	뇌졸중	만성	12	– 총 20분, 4~6주(총 12회) – GM4 (20분) – 무훈련	GM 조건은 최대 보행 속도를 향상시키는데 무훈련 조건보다 더 효과적이었지만 조건 간 TUG에서 통계적으로 유의한 차이는 나타나지 않음.

저자	장치	연구 설계	질병	질병의 단계	피험자 수	훈련 시간(-총 실제 치료 시간; -ET; -CT)	주요 결과
Hesse et al.[14]	G-EO	임상 시험	뇌졸중	아급성	30	- 총 60분, 주 5회, 4주 - G-EO(15~20분) + 보행 및 계단 오르기 훈련(30분) - 보행 훈련 + 계단 오르기 훈련(60분)	G-EO는 보행 속도, RMI 및 하지 MI를 개선하는데 CT보다 더 효과적이었음. 후속 평가(3개월)에서 FAC와 MI의 차이만 지속됨.

ET (experimental treatment) 실험 치료; *CT* (control treatment) 대조 치료; *GT* (gait trainer) 보행 훈련 장치; *GM4* (GaitMaster4); *RCT* (randomized controlled trial) 무작위 대조 시험 ; *PD* (Parkinson's disease) 파킨슨병 ; *MS* (multiple sclerosis) 다발성 경화증 ; *H&Y* (Hoehn and Yahr scale score) Hoehn 및 Yahr 척도 점수 ; *PNF* (proprioceptive neuromuscular facilitation) 고유수용성 신경근 촉진 ; *EDSS* (expanded disability status scale score) 확장 장애 상태 척도; *FAC* (functional ambulation category) 기능적 보행 범주; *BBS* (Berg Balance Scale) Berg 균형 척도; *TUG* (Timed Up and Go test) 일어서서 걷기 검사; *UPDRS* (unified Parkinson's disease rating scale) 통합 파킨슨병 등급 척도; *SIBT* (sensory integration balance training) 감각 통합 균형 훈련; *6 MWT* (6 min walking test) 6분 보행 검사; *10 MWT* (10 min walking test) 10분 보행 검사; *RMI* (rivermead mobility index) rivermead 이동성 지수; *MI* (motricity index) 운동성 지수

저자	장치	연구 설계	질병	질병의 단계	피험자 수	훈련 시간(-총 실제 치료 시간; -ET; -CT)	주요 결과
Smania et al.[34]	GT	RCT	뇌성마비	GMFC II to IV	18	- 총 40분, 주 5회, 2주 - GT(30분) + 수동적 관절 가동 및 스트레칭(10분) - 수동적 관절 가동 및 스트레칭(10분) + 근력 운동(15분) + 균형 및 보행 운동(15분)	치료 종료 시점 및 후속 평가(1개월)에서 고관절 움직임, 보행 속도, 걸음 길이를 측정한 결과 GT가 CT보다 10 MWT에서 더 효과적이었음. 집단 내 및 집단 간 WeeFIM 점수에는 차이가 나타나지 않음.
Geroin et al.[12]	GT	예비 연구	RCT	뇌졸중	만성	- 총 50분, 주 5회, 2주간 - TDCS 포함 GT(20분) + 관절 가동 및 근력 운동(30분) - STDCS 포함 GT(20분) + 관절 가동 및 근력 운동(30분) - 지상 보행(20분) + 관절 가동 및 근력 운동(30분)	TDCS 포함 또는 불포함 GT는 지상 보행보다 6 MWT 및 10 MWT, 운동학적 보행 매개변수, FAC, RMI, MI-하지 하위 점수를 개선하는데 더 효과적이었음. 이러한 개선 효과는 후속 평가(1개월)에서도 유지됨. TDCS를 포함한 집단과 제외한 집단 간에는 차이가 나타나지 않음.

저자	장치	연구 설계	질병	질병의 단계	피험자 수	훈련 시간(-총 실제 치료 시간; -ET; -CT)	주요 결과
Morone et al.[23]	GT	RCT	뇌졸중	아급성	48	- 총 2.5시간, 주 5회, 4주 - GT(20분) + 일반 물리치료(2시간) - 보행 훈련(40분) + 일반 물리치류(2시간) 환자를 낮은 MI 집단과 높은 MI 집단으로 나눔. 두 집단 모두 GT와 CT로 나눔	치료 종료 시 FAC와 퇴원 시 RMI, 체간 제어력 검사, BI, Rankin 척도, 6MWT 개선에 있어서는 GT가 CT보다 더 효과적이었음. 모든 차이는 낮은 MI 집단에서만 발견됨
Freivogel et al.[10]	LH	RCr	뇌졸중/외상성 뇌 손상/척수 손상	아급성-만성	16	- 총 30분, 주 3~5회, 6주 - LH (30분) - 트레드밀을 이용한 보행 훈련(30분)	FAC, 보행 속도, MI, RMI에서 집단 간 차이가 나타나지 않음
Peurala et al.[25]	GT	RCT	뇌졸중	급성	56	- 총 75분, 주 5회, 3주 - GT(20분) + 일반 물리치료(55분) - 지상 보행(20분) + 일반 물리치료(55분) - 일반 물리치료(55분)	치료 종료 및 후속 평가(6 개월)에서 GT와 지상 보행이 CT보다 FAC 개선에 더 효과적이었음
Ng et al.[24]	GT	예비 RCT	뇌졸중	아급성	54	- 총 2.5시간, 주 5회, 4주 - FES 포함 GT(20분) + 일반 물리치료(40분) + 다학제적 치료(1.5시간) - FES 제외 GT(20분) + 일반 물리치료(40분) + 다학제적 치료(1.5시간) - 지상 보행 훈련(20분) + 일반 물리치료(40분) + 다학제적 치료(1.5시간)	치료 종료 평가에서 노인 이동성 척도와 보행 속도를 개선하는데 있어 FES포함 또는 불포함 GT가 CT보다 더 효과적이었음. FES 포함 GT만이 FAC 개선에 있어 CT보다 더 효과적이었음. 후속 평가(6개월)에서 FES 포함 또는 불포함 GT 집단은 모든 결과에서 CT보다 더 높은 점수를 받았음.

저자	장치	연구 설계	질병	질병의 단계	피험자 수	훈련 시간(-총 실제 치료 시간; -ET; -CT)	주요 결과
Freivogel et al.[9]	LH	타당성 연구	척수 손상/외상성 뇌손상/뇌졸중	아급성-만성	6	- 총 30분, 6주 동안 20회 - LH(30분) + 일반 물리치료	LH는 FAC, MI, BBS, RMI 개선에 효과적이었음.

ET (experimental treatment) 실험 치료; *CT* (control treatment) 대조 치료; *GT* (gait trainer) 보행 훈련 장치; *LH* (LokoHelp); *RCT* (randomized controlled trial) 무작위 대조 시험; *RCr* (randomized crossover study) 무작위 교차 연구; *CP* (cerebral palsy) 뇌성마비; *TBI* (traumatic brain injury) 외상성 뇌손상; *SCI* (spinal cord injury) 척수 손상; *GMFC* (gross motor function classification system) 총 운동 기능 분류 시스템; *TDCS* (transcranial direct current stimulation) 경두개 직류 자극; *STDCS* (sham transcranial direct current stimulation) 가짜 경두개 직류 자극; *MI* (motricity index) 운동성 지수; *FES* (functional electrical stimulation) 기능적 전기 자극; *10 MWT* (10 min walking test) 10 분 보행 검사; *6MWT* (6 min walking test) 6 분 보행 검사; 아동용 *WeeFIM* (WeeFIM functional independence measure for children) 기능적 독립성 측정 ; *FAC* (functional ambulation category) 기능적 보행 범주; *RMI* (rivermead mobility index) rivermead 이동성 지수; *BI* (Barthel index) Barthel 지수; *BBS* (Berg balance scale) Berg 균형 척도

저자	장치	연구 설계	질병	질병의 단계	피험자 수	훈련 시간(-총 실제 치료 시간; -ET; -CT)	주요 결과
Pohl et al.[29]	GT	RCT	뇌졸중	급성	155	- 총 45분, 주 5회, 4주 - GT(20분) + 보행 훈련(25분) + 그룹 물리치료 - 보행 훈련(45분) + 그룹 물리치료	치료 후 GT 집단에서 훨씬 더 많은 환자가 BI > 75(6개월 후 차이 없음)를 보였고 독립적으로 걸을 수 있게 됨. 치료 후 보행 속도, 보행 지구력, RMI, 마비 하지의 운동 능력을 개선하는데 있어 GT가 CT보다 우수했음.
Dias et al.[5]	GT	RCT	뇌졸중	만성	40	- 총 40분, 주 5회, 5주 - GT(20분) + 관절 가동 및 근력 운동(20분) - 물리 치료 - 보바스 기법(20분) + 관절 가동 및 근력 운동(20분)	GT는 MI-하지, Toulouse 운동 척도, BBS, RMI, 10 MWT, 6 MWT를 개선하는데 효과적이었음. GT 환자만 후속 평가(3개월)에서 기능적 향상을 보임.

저자	장치	연구 설계	질병	질병의 단계	피험자 수	훈련 시간(-총 실제 치료 시간; -ET; -CT)	주요 결과
Tong et al.[37]	GT	RCT	뇌졸중	아급성	46	- 총 2.5시간, 주 5회, 4주 - FES 포함 GT(20분) + 일반 물리치료(40분) + 다학제적 치료(1.5시간) - FES 제외 GT(20분) + 일반 물리치료(40분) + 다학제적 치료(1.5시간) - 보행 훈련(20분) + 일반 물리치료(40분) + 다학제적 치료(1.5시간)	5 m 보행 속도 검사, MI, 노인 이동성 척도, FAC를 개선하는데 있어 FES 유무에 관계없이 GT가 CT보다 더 효과적이었음. FES 포함 및 불포함 GT 집단 간에는 차이가 나타나지 않음.
Peurala et al.[26]	GT	RCT	뇌졸중	만성	45	- 총 75분, 주 5회, 3주 - FES 포함 GT(20분) + 일반 물리치료(55분) - FES 불포함 GT(20분) + 일반 물리치료(55분) - 지상 보행(20분) + 일반 물리치료(55분)	10 MWT, 6 MWT, MMAS, 동적 균형 검사 완료 시간 및 검사용 넘어짐 동작을 개선하는데 있어 FES 포함 및 불포함 GT와 CT 간에 차이가 나타나지 않음. 발목 강직을 줄이는 데는 CT가 더 효과적이었음. 발목 배측 굴곡력 개선에 있어서는 FES 포함 GT가 더 우수했음. FES 불포함 GT는 고관절 굴곡력 개선에 더 효과적이었음. 후속 평가에서 모든 집단에서 MMAS 점수가 감소했음.
Werner et al.[39]	GT	RCr	뇌졸중	아급성	30	- 총 15-20분, 주 5회, 2주 - GT(2주 동안 15-20분) - 트레드밀을 이용한 보행 훈련(2주 동안 15-20분)	보행 능력 개선에 있어서는 GT가 CT보다 더 우수했음. 보행 속도, RMI, MMAS에서는 집단 간 차이가 나타나지 않음. 후속 평가(6개월)에서 집단 간 차이는 나타나지 않음
Hesse et al.[17]	GT	타당성 연구	뇌졸중	아급성-만성	14	- 65분, 주 5회, 4주 - GT(20분) + 일반 물리치료(45분)	GT는 보행 속도, 보행율, 보행 길이를 개선하는데 효과적이었음. 근전도 검사 결과 치료가 끝날 때 더 높은 활성화 패턴을 보였음

ET (experimental treatment) 실험 치료; *CT* (control treatment) 대조 치료; *GT* (gait trainer) 보행 훈련 장치; *RCT* (randomized controlled trial) 무작위 대조 시험; *RCr* (randomized crossover study) 무작위 교차 연구; *FES* (functional electrical stimulation) 기능적 전기 자극; *BI* (Barthel index) Barthel 지수; *MI* (motricity index) 운동성 지수; *BBS* (Berg balance scale) Berg 균형 척도; *RMI* (rivermead mobility index) rivermead 이동성 지수; *10 MWT* (10 min walking test) 10분 보행 검사; *6 MWT* (6 min walking test) 6분 보행 검사; *MMAS* (modified motor assessment scale) 수정 운동 평가 척도

검토 포함 기준을 충족했다. 다양한 연구 설계를 사용한 총 4개의 서로 다른 말단 작동형 장치가 임상적 효능 측면에서 평가되었으며, 13건의 무작위 대조 임상 시험, 3건의 교차(crossover) 임상 시험, 4건의 임상 시험(3건의 타당성(feasibility) 연구 및 1건의 전향적(prospective) 관찰 연구)가 포함되었다. 신경 질환은 뇌졸중(16개 연구), 척수 손상(2개 연구), 외상성 뇌손상(2개 연구), 파킨슨병(2개 연구), 다발성 경화증(1개 연구) 및 뇌성 마비(1개 연구) 등을 다루었다.

이 연구들은 질병의 급성기, 아급성기, 만성기 및 다양한 진행 단계에 따른 말단 작동형 장치의 효과를 조사했다. 치료 시간은 20분에서 50분 사이였으며, 3~8주 동안 주당 3~6회 실시되었다. 치료 세션에서 장치를 사용한 실제(net) 시간은 15분에서 30분 사이였다(표 1).

훈련 중에 가상현실(VR)과 뇌-기계 인터페이스(BMI)를 통합하여 사용하면 환자의 경험을 향상시킬 수 있다. VR은 하지 관절의 힘과 토크와 같은 보행 성능과 관련된 긍정적인 생체 신호를 환자에게 제공하여 의식적으로 움직임을 제어하도록 동기부여하여 보행 개선을 강화할 수 있다[18]. 움직임 오류에 대한 유용한 신호와 운동 수행에 대한 즉각적인 피드백도 제공될 수 있다. 연구에 따르면 로봇 보조 보행 훈련과 결합된 VR 방식은 로봇 치료 단독보다 개선 효과를 더 높일 수 있는 것으로 나타났다[21]. 뇌졸중 환자의 경우 VR로 훈련한 후 발목 수준에서 힘(force)과 파워 측면에서 운동 제어 능력이 향상된 것으로 나타났다[22].

마비 및 중증 뇌졸중 환자를 위한 로봇 장치와 관련된 BMI는 여러 연구에서 조사되었다[38]. 이 접근 방식은 뇌 병변으로 인해 손상된 움직임과 중추 신경계에서 움직이려는 의도 그리고 로봇 장치(또는 보조기)의 실제 움직임 사이에 존재하는 공백(gap)을 연결하는데 도움이 된다[4]. 기존 연구의 대부분은 주로 상지 회복에 중점을 두었지만, 보행 및 균형 회복에도 이 접근법의 가치가 있다는 새로운 증거가 제시되고 있다[6].

Chung과 동료 연구자들은 뇌-컴퓨터 인터페이스(BCI) 기반 기능적 전기 자극술(FES)이 뇌졸중 환자의 균형 및 보행 기능에 미치는 영향을 평가했다[2]. 10명의 환자를 BCI-FES 실험 집단(n = 5) 또는 FES 집단(n = 5)에 무작위로 할당했다. 실험 집단은 5일 연속으로 매일 30분씩 BCI와 FES를 이용한 발목 배측 굴곡(dorsiflexion) 훈련을 받았고, FES 집단은 동일한 시간 동안 전기 자극과만 결합된 발목 배측 굴곡 훈련을 받았다. 연구 결과 BCI 기반 FES 훈련이 균형 및 보행 기능에 유용한 훈련 방식임을 보여주었다. 실제로 훈련 후 BCI-FES 집단은 손상을 받은 쪽의 timed up and go 검사 점수와 보행률(cadence) 및 보폭 길이에서 상당한 차이를 나타내었다. 그러나 FES 집단은 중재 후 큰 차이를 보이지 않았다. 훈련 중재 후 두 집단 사이에 통계적으로 유의한 차이는 나타나지 않았지만, 결합 치료 요법은 뇌졸중 후 보행 기능 회복에 유망한 접근법으로 볼 수 있다.

지금까지 특정 보행 성능을 측정하는데 있어 로봇 장치의 잠재적인 역할에 대해서는 제한된 관심이 주어졌다. 이러한 장치는 강직(spasticity), 반사(reflex), 자발적 제어 수준, 기능적 움직임과 같은 다양한 차원을 평가하여 운동 기능 회복과 환자의 진행 상황을 자세히 모니터링할 수 있어[19] 재활 관점에서 특히 유용하다.

4 말단 작동형 로봇 보행 훈련 장치는 어떻게 효과를 발휘할 수 있을까? (How Might End-Effector Robotic Gait Training Devices Exert Their Effects?)

지난 10여 년 동안 보행 재활을 위한 여러 말단 작동형 로봇 장치가 타당성과 유효성 및 효과성 측면에서 유망한 결과를 보여주었다[20]. 기존 연구의 대부분은 GT1 또는 G-EO 시스템을 사용하였으며, 아급성 또는 만성 단계의 뇌졸중 환자를 대상으로 수행되었다[12]. 파킨슨병 환자를 대상으로 한 연구는 2건[27, 28], 소아뇌성 마비를 대상으로 한 연구는 1건[34], 다발성 경화증 환자를 대상으로 한 연구는 1건[11]에 불과했다. 다양한 질환(뇌졸중, 외상성 뇌 손상, 척수 손상 등)을 대상으로 LokoHelp를 사용한 연구도 단지 2건에 불과했다[9, 10]. 뇌졸중 환자에서 말단 작동형 보행 훈련의 일부 치료 효과가 보고되었다. 일반적으로 여러 가지 영역에서 개선을 보여주었는데, 보행 독립성, 지구력, 기능적 보행 능력, 보행 속도에서 향상 효과가 보고되었다[5, 12, 14, 17, 23-25, 29, 37, 39]. 그러나 아급성기 뇌졸중 환자를 대상으로 한 2 건의 연구[1, 3]에서 GT1 훈련은 기존 훈련에 비해 더 뛰어난 개선 효과를 발휘하지 못했다.

임상 실무에서는 최적의 장치 유형(말단 작동형/외골격 장치), 시기(급성/아급성/만성), 훈련 방식(수동형/능동형/보조형), 훈련 프로토콜(기간/빈도/훈련량)에 대해 합의된 지침이 부족하다[33]. 현재까지 환자의 임상적 특성과 재활 목표에 따라 어떤 유형의 장치(말단 작동형 또는 외골격 장치)를 선택해야 하는지에 대한 명확한 증거가 없기 때문에 이러한 결정은 일반적으로 장치의 본질적인 특성을 기반으로 이루어진다[33].

말단 작동형 장치는 운동 중에 적용되는 움직임 제약이 적어 균형 감각이 더 잘 향상될 수 있으며, 이는 감각 통합 균형 훈련 프로그램의 효과를 시뮬레이션한다는 의미이기도 하다[11]. 자세 제어를 개선하는데 있어 말단 작동형 장치의 추가적인 잠재 효과에도 불구하고 균형 및 보행 개선에 있어 외골격 장치에 대한 우월성을 조사하기 위한 직접적인 비교는 아직 이루어지지 않았다[20].

운동 중 신체적 도움을 덜 받고 더 자유롭게 움직이는 것이 감각운동(sensorimotor) 통합을 위한 감각 증강[감각 정보의 가중(weighting) 및 재가중]으로 작용할 수 있다. 이러한 감각 증강은 아감각(sub-sensory) 기계적 소음, 발바닥에 적용되는 진동 자극, 시각 없는 촉각(heptic) 학습, 보행 중 하지 근육의 활동을 강화하기 위한 FES 사이클링 등과 같은 감각 조작을 통해 더욱 강화될 수 있다. 또한 환자의 움직임 오류를 증폭하여 보행의 유각기(swing) 동안 자세 적응과 예기치 않은 균형 방해를 유도하는 것도 도움이 될 수 있다[8].

말단 작동형 로봇 보행 훈련 장치가 작동하는 방식과 관련하여 이러한 장치가 보행에 긍정적인 영향을 미치는 이유는 완전히 명확하지 않다[20]. 로봇 장치는 물리치료사를 위한 추가적인 도구이며 기존의 훈련 방식과 함께 적용해야 한다. 이러한 기술적 장치는 물리치료사를 불필요하게 만드는 것이 아니라, 개별 치료를 더 잘 맞춤화하여 집중적인 훈련을 시행하는 물리치료사를 지원한다[16].

로봇 장치로 달성할 수 있는 보행 동작의 반복 횟수(따라서 치료 강도)는 트레드밀 훈련과 같은 기존의 치료법으로는 달성할 수 없는 수준이기 때문에, 이제 더 많은 대상자에게 동일한 인력으로 보행 회복을 목표로 하는 물리 치료를 더 집중적으로 제공할 수 있게 되었다. 또한 로봇 장치는 근력과 심혈관 능력 및 운동과 관련된 기타 기능을 향상시킬 수 있다.

운동 학습과 관련 신경가소성 효과에 대한 지속적인 논쟁은 운동 학습의 많은 측면이 신경 장애 환자의 보행 회복의 거의 모든 요소에 큰 영향을 미친다는 것을 시사한다. 첫째, 적극적인 참여 및 동기 부여의 수준이 중요한 역할을 한다. 로봇 장치가 제공하는 지원은 환자가 혼자서 필요한 동작 범위를 달성할 수 없는 경우에도 동작 목표에 도달하는데 도움이 될 수 있다. 또한 로봇 장치는 최적의 운동 수행 목표를 향한 진행 과정을 단계별로 조정하는 코칭 역할도 수행한다. 그리고 보조 모드를 사용하면 수천 번의 반복적인 동작을 수행할 수 있다. 훈련 중 로봇의 도움은 동기 부여를 증가시켜 로봇의 도움 없이는 달성할 수 없었던 활동과 수행 수준을 가능하게 할 수 있다[30].

둘째, 치료 방식(modality)은 참여 수준과 운동 학습 과정에 큰 영향을 미친다. 주어진 과제에서 운동 능력의 향상을 위해 난이도를 높이고 오류 정보의 확대(augmentation)를 유도하는 것은 상당한 학습 자극이 될 수 있다. 실제로 두 전략 모두 훈련의 난이도를 높이고 '오류 없는' 운동 학습 현상을 촉진할 수 있다. 한 방법이 다른 방법보다 우월하다는 직접적인 비교 증거는 부족하지만, 오류 정보의 증폭이 운동 기술 습득의 속도를 높인다는 가설은 문헌에서 제시되었다[7]. 이러한 관점에서 환자와 로봇의 상호 작용은 감각운동 유형의 재활 훈련에서 피드백을 제공할 수 있으며[38], 이는 과제 특수적(task-specific) 균형 훈련을 가능하게 한다[5, 11, 28]. 제약 조건의 감소, 특히 골반 움직임의 자유도 증가, 다양한 난이도 설정 가능성(예: 걷기, 계단 오르내리기)은 운동 학습 과정을 촉진하는데 이상적인 환경을 제공한다[11].

마지막으로, 반복적인 과제 연습은 신경가소성 현상을 촉진시킬 수 있다. 신경가소성 과정을 통해 기능 회복을 촉진하는 재활의 잠재적 역할은 뇌졸중 환자에게서 입증되었다(Takeuchi et al. 2013). 신경가소성을 유도하는 로봇 장치 매개 치료의 특별한 기능은 건강한 피험자를 대상으로 설명되었지만[38], 신경계 질환을 앓고 있는 환자에서는 그 기능이 완전히 확립되지 않았다[38]. 향후 이 분야를 더 자세히 조사하기 위해 추가 연구가 수행될 필요가 있다.

5 결론(Conclusions)

문헌에 따르면 말단 작동형 장치는 신경 장애 환자의 보행과 균형 감각을 개선할 수 있다고 제안한다. 표준화된 치료 프로토콜은 없지만, 일반적으로 20분 정도의 보행 훈련은 보행 및 균형 수행 능력의 변화를 가져오는데 필요한 최소 시간으로 간주된다.

이 분야의 연구를 발전시키기 위해서는 더 많은 환자 표본을 대상으로 한 무작위 대조 임상시험이 필요하다. 이러한 임상시험은 로봇 보조, 로봇을 이용한 균형 방해, VR, 로봇 장치와 뇌의 인터페이스 등 로봇 매개 학습 메커니즘과 이들의 결합 효과에 대한 지식을 향상시키는 것을 목표로 설계되어야 한다. 또한 감각 증강 및 감각운동 통합 과정을 향상시키기 위한 소프트웨어(예: 시각 조작의 사용)를 개발하는데 중점을 두어야 한다.

참고 문헌

1. Chua J, Culpan J, Menon E. Efficacy of an electromechanical gait trainer poststroke in Singapore: a randomized controlled trial. Arch Phys Med Rehabil. 2016;97(5):683-90.
2. Chung E, Kim JH, Park DS, Lee BH. Effects of brain-computer interface-base functional electrical stimulation on brain activation in stroke patients: a pilot randomized controlled trial. J Phys Ther Sci. 2015;27(3):559-62.
3. Conesa L, Costa Ú, Morales E, et al. An observational report of intensive robotic and manual gait training in sub-acute stroke. J Neuroeng Rehabil. 2012;9:13.
4. Daly JJ, Wolpaw JR. Brain-computer interfaces in neurological rehabilitation. Lancet Neurol. 2008;7(11):1032-43.
5. Dias D, Laíns J, Pereira A, et al. Can we improve gait skills in chronic hemiplegics? A ran-

domised control trial with gait trainer. Eura Medicophys. 2007;43(4):499–504.
6. Dobkin BH. Brain-computer interface technology as a tool to augment plasticity and outcomes for neurological rehabilitation. J Physiol. 2007;579(3):637–42.
7. Domingo A, Ferris D. The effects of error augmentation on learning to walk on a narrow balance beam. Exp Brain Res. 2010;206(4):359–70.
8. Emken JL, Reinkensmeyer DJ. Robot-enhanced motor learning: accelerating internal model Information during locomotion by transient dynamic amplification. IEEE Trans Neural Syst Rehabil Eng. 2005;13(1):33–9.
9. Freivogel S, Mehrholz J, Husak-Sotomayor T, Schmalohr D. Gait training with the newly developed 'LokoHelp'-system is feasible for non-ambulatory patients after stroke, spinal cord and brain injury. A feasibility study. Brain Inj. 2008;22(7–8):625–32.
10. Freivogel S, Schmalohr D, Mehrholz J. Improved walking ability and reduced therapeutic stress with an electromechanical gait device. J Rehabil Med. 2009;41(9):734–9.
11. Gandolfi M, Geroin C, Picelli A, et al. Robot-assisted vs. sensory integration training in treating gait and balance dysfunctions in patients with multiple sclerosis: a randomized controlled trial. Front Hum Neurosci. 2014;22(8):318.
12. Geroin C, Picelli A, Munari D, Waldner A, Tomelleri C, Smania N. Combined transcranial direct current stimulation and robot-assisted gait training in patients with chronic stroke: apreliminary comparison. Clin Rehabil. 2011;25:537–48.
13. Hesse S, Sarkodie-Gyan T, Uhlenbrock D. Development of an advanced mechanised gait trainer, controlling movement of the centre of mass, for restoring gait in non-ambulant subjects. Biomed Tech. 1999;44:194–201.
14. Hesse S, Tomelleri C, Bardeleben A, Werner C, Waldner A. Robot-assisted practice of gait and stair climbing in nonambulatory stroke patients. J Rehabil Res Dev. 2012;49(4):613–22.
15. Hesse S, Waldner A, Tomelleri C. Innovative gait robot for the repetitive practice of floor walking and stair climbing up and down in stroke patients. J Neuroeng Rehabil. 2010;28(7):30.
16. Hesse S, Werner C. Connecting research to the needs of patients and clinicians. Brain Res Bull. 2009;78(1):26–34.
17. Hesse S, Werner C, Uhlenbrock D, von Frankenberg S, Bardeleben A, Brandl-Hesse B. An electromechanical gait trainer for restoration of gait in hemiparetic stroke patients: preliminary results. Neurorehabil Neural Repair. 2001;15(1):39–50.
18. Koenig A, Omlin X, Bergmann J, et al. Controlling patient participation during robot-assisted gait training. J Neuroeng Rehabil. 2011;23(8):14.
19. Krebs HI, Volpe BT, Aisen ML, Hogan N. Increasing productivity and quality of care: robot-aided neuro-rehabilitation. J Rehabil Res Dev. 2000;37(6):639–52.
20. Mehrholz J, Pohl M. Electromechanical-assisted gait training after stroke: a systematic review comparing end-effector and exoskeleton devices. J Rehabil Med. 2012;44:193–9.
21. Mirelman A, Bonato P, Deutsch JE. Effects of training with a robot-virtual reality system compared with a robot alone on the gait of individuals after stroke. Stroke. 2009;40(1): 169–74.
22. Mirelman A, Patritti BL, Bonato P, Deutsch JE. Effects of virtual reality training on gait biomechanics of individuals post-stroke. Gait Posture. 2010;31(4):433–7.
23. Morone G, Bragoni M, Iosa M, et al. Who may benefit from robotic-assisted gait training? A randomized clinical trial in patients with subacute stroke. Neurorehabil Neural Repair. 2011;25(7):636–44.
24. Ng MF, Tong RK, Li LS. A pilot study of randomized clinical controlled trial of gait training in subacute stroke patients with partial body-weight support electromechanical gait trainer and functional electrical stimulation: six-month follow-up. Stroke. 2008;39(1):154–60.
25. Peurala SH, Airaksinen O, Huuskonen P, et al. Effects of intensive therapy using gait trainer or floor walking exercises early after stroke. J Rehabil Med. 2009;41(3):166–73.
26. Peurala SH, Tarkka IM, Pitkänen K, Sivenius J. The effectiveness of body weight-supported gait training and floor walking in patients with chronic stroke. Arch Phys Med Rehabil.

2005;86(8):1557-64.
27. Picelli A, Melotti C, Origano F. Robot-assisted gait training in patients with Parkinson disease: a randomized controlled trial. Neurorehabil Neural Repair. 2012;26:353-61.
28. Picelli A, Melotti C, Origano F, et al. Robot-assisted gait training is not superior to balance training for improving postural instability in patients with mild to moderate Parkinson's disease: a single-blind randomized controlled trial. Clin Rehabil. 2015;29:339-47.
29. Pohl M, Werner C, Holzgraefe M, et al. Repetitive locomotor training and physiotherapy improve walking and basic activities of daily living after stroke: a single-blind, randomized multicentre trial (DEutsche GAngtrainerStudie, DEGAS). Clin Rehabil. 2007;21(1):17-27.
30. Reinkensmeyer DJ, Patton JL. Can robots help the learning of skilled actions? Exerc Sport Sci Rev. 2009;37(1):43-51.
31. Sale P, Franceschini M, Waldner A, Hesse S. Use of the robot assisted gait therapy in rehabilitation of patients with stroke and spinal cord injury. Eur J Phys Rehabil Med. 2012;48:111-21.
32. Schmidt H, Werner C, Bernhardt R, Hesse S, Krüger J. Gait rehabilitation machines based on programmable footplates. J Neuroeng Rehabil. 2007;9(4):2.
33. Schwartz I, Meiner Z. Robotic-assisted gait training in neurological patients: who may benefit? Ann Biomed Eng. 2015;43:1260-9.
34. Smania N, Bonetti P, Gandolfi M, et al. Improved gait after repetitive locomotor training in children with cerebral palsy. Am J Phys Med Rehabil. 2011;90:137-49.
35. Tanaka N, Saitou H, Takao T, et al. Effects of gait rehabilitation with a footpad-type locomotion interface in patients with chronic post-stroke hemiparesis: a pilot study. Clin ehabil. 2012;26(8):686-95.
36. Tomelleri C, Waldner A, Werner C, Hesse S. Adaptive locomotor training on an end-effector gait robot: evaluation of the ground reaction forces in different training conditions. IEEE Int Conf Rehabil Robot. 2011;2011:5975492.
37. Tong RK, Ng MF, Li LS. Effectiveness of gait training using an electromechanical gait trainer, with and without functional electric stimulation, in subacute stroke: a randomized controlled trial. Arch Phys Med Rehabil. 2006;87(10):1298-304.
38. Turner DL, Ramos-Murguialday A, Birbaumer N, Hoffmann U, Luft A. Neurophysiology of robot-mediated training and therapy: a perspective for future use in clinical populations. Front Neurol. 2013;13(4):184.
39. Werner C, Von Frankenberg S, Treig T, Konrad M, Hesse S. Treadmill training with partial body weight support and an electromechanical gait trainer for restoration of gait in subacute stroke patients: a randomized crossover study. Stroke. 2002;33(12):2895-901.
40. Yano H, Masuda T, Nakajima Y, et al. Development of a gait rehabilitation system with a spherical immersive projection display. J Robotics Mechatronics. 2008;12:836-45.

기립 경사대를 이용한 식물 인간 또는 경증 의식 장애 환자의 조기 재활 치료

Early Verticalization in Patients in a Vegetative or Minimally Conscious State

Giuseppe Frazzitta, Ilaria Zivi, Roberto Valsecchi and Leopold Saltuari

1 연구 배경(Background)

외상(trauma), 뇌 저산소증(hypoxia), 뇌혈관 질환, 종양, 감염, 독성 물질 등으로 인해 발생한 뇌 손상은 급성기(acute phase)의 의식(consciousness)에 영향을 미칠 수 있다. 심한 경우에는 혼수 상태(comatose state)에서 완전히 회복되지 않아 환자가 식물인간 상태(vegetative state, VS)나 최소 의식 상태(minimally conscious state, MCS)에 빠질 수도 있다[1].

전체 인구 중 의식 장애(disorder of consciousness, DOC)의 유병률은 100,000명당 0.2~6명이다. 급성 의료(acute medical care)의 발전으로 오늘날 DOC 환자가 점점 더 많이 생존하고 있지만, 표준 재활 접근법은 여전히 한계를 보이고 있으며, 그 결과 이러한 손상에서 살아남아 잔존 장애를 가진 환자의 수도 증가하고 있다.

상당한 임상적 및 사회적 영향을 고려할 때 현재 재활 과학의 주요 목표는 주요 손상의 영향을 줄이고 이차 및 삼차 합병증을 예방하며, 뇌의 가소성 잠재력을 활용하여 기능 회복을 촉진하는 새로운 치료 전략을 찾는 것이다.

2 환자 관리(Management of Patients)

국제 가이드라인에서는 뇌 손상의 일차 및 이차 기전에 대한 관리를 개선하기 위해 뇌손상 환자를 신경계 중환자실에 입원시킬 것을 권장하며, 급성 치료와 재활 치료가 하나의 다학제적 팀 아래에서 함께 이루어지는 통합적 접근 방식을 제안한다[2-4].

실제로 급성기 환경에서 재활 치료를 시작하면 인공호흡기 의존도와 합병증(예: 감염, 욕창, 골다공증) 위험을 줄이고 혈액 순환과 각성 및 기능적 의사소통을 개선하여 신체 기능 저하를 제한하며 중환자실(ICU) 입원 기간을 단축할 수 있는 것으로 나타났다[5, 6]. 그럼에도 불구하고 현재 후천성 뇌손상 환자에 대해 널리 승인된 재활 프로토콜은 없으며, 집중적인 침대 밖 거동 훈련을 위한 적절한 시기는 여전히 논쟁의 여지가 있다.

3 재활 프로그램의 일환으로서의 수동적 기립 치료 (Passive Verticalization as Part of the Rehabilitation Program)

후천적 뇌손상 재활의 가장 중요한 첫 번째 목표 중 하나는 기립 자세를 회복하는 것이다. 실제로 고유수용성 및 촉각과 전정감각 신경경로를 활성화하는 기립 자세는 혼수 상태의 환자에게 강한 감각 자극을 제공하고 대뇌 피질 활성화를 증가시키는 것으로 알려져 있다[7-9].

의식이 없는 환자의 재활 치료에서는 환자를 0°에서 최대 90°까지 서서히 움직일 수 있는 경사(tilt) 테이블을 사용하는 수동적 기립 치료 세션을 통해 이러한 효과를 얻을 수 있으며, 이는 환자의 의식 수준을 향상시키는 것으로 보고되고 있다.

이러한 맥락에서 Elliott와 Walker는 Wessex Head Injury Matrix를 사용하여 12명의 VS 및 MCS 환자가 침대에 누워 있는 동안과 표준 경사 테이블을 사용하여 20분간 서 있는 동안 환자의 행동을 평가했다. 그 결과 서 있는 자세에서 가장 높은 등급의 행동과 총 행동 수가 일관되게 개선되었다고 보고했다[7].

Riberholt et al.은 뇌손상 후 첫 3개월 이내에 VS/MCS 환자 16명을 대상으로 일반 경사 테이블을 사용한 기립 치료의 효과를 연구했다. 해당 연구자들은 누운 자세에 비해 기립 자세에서 각성(arousal) 수준(눈을 뜨고 있는 시간)이 증가하는 것을 관찰했다[8].

Toccolini et al.은 같은 연구 목적으로 23명의 기계식 인공호흡기 환자를 대상으로 중환자실에서 표준 경사 테이블을 사용하여 매일 점진적으로 기립 치료를 실시했다. 환자들은 치료 시작과 종료 사이의 치료 기간 동안 Glasgow 혼수 척도(Glasgow Coma Scale, GCS)와 Richmond 동요 진정 척도(Richmond Agitation Sedation Scale) 점수에서 상당한 개선을 나타냈다[9].

감각 자극과 더불어 두개내압(intracranial pressure)의 감소도 기립경사 후 신경학적 개선에 기여하는 또 다른 메커니즘이 될 수 있다. 실제로 자세 변화는 두개척수(craniospinal) 공간 내에서 뇌척수액(cerebrospinal fluid)을 재분배하고, 판막(valve)이 없는 경정맥(jugular vein)을 통한 정맥 혈류량(venous outflow)(따라서 뇌혈액량)을 조절하는 것으로 알려져 있다[10]. 그러나 외상 환자의 경우 머리 높이의 상승(elevation)은 평균 동맥압의 현저한 감소와 그에 따른 뇌 관류압(perfusion pressure)의 감소를 유발할 수 있기 때문에 대뇌 자가조절(autoregulation) 메커니즘의 활성화에 의해 균형이 맞추어지지 않으면 위험한 것으로 보고되었다. 반면 지주막하 출혈(subarachnoid hemorrhage) 후 뇌혈관 연축(cerebral vasospasm)이 있는 환자를 대상으로 경두개 도플러(transcranial Doppler) 초음파를 시행한 연구에서는 점진적으로 침대 머리를 45°까지 올린 후에도 뇌혈류에 큰 변화가 나타나지 않았다[11]. 하지만 안타깝게도 대부분 중증 뇌손상 환자에서 표준 경사 테이블을 사용하면 종종 혈관미주신경성 실신(vasovagal syncope) 증상을 유발하기 때문에 이러한 유형의 치료가 제한되거나 지연되는 경우가 많다[12].

4 새로운 접근 방식: '보행 동작식 기립 치료' (A Novel Approach: 'Stepping Verticalization')

Luther et al.은 환자 기립 치료의 부수적 효과를 염두에 두고 2008년에 경사 테이블과 통합 로봇 보행 동작 장치(Erigo®, Hocoma, 스위스)로 구성된 새로운 장치의 효과를 연구했다[12]. 이 장치에는 환자의 상체를 테이블에 고정하는 하네스와 발을 두 개의 발판에 고정하고 허벅지 말단 부분을 보행 동작 장치에 고정하는 스트랩이 장착되어 있다(**그림 1**). 하지 보행 동작은 리드미컬하게 번갈아 가며 발을 밀어 올리는 장치를 통해 수동적으로 이루어진다. 내부 컴퓨터는 걸음걸이 빈도 및 경사도 변화(0°에서 90°까지 가능) 등 수정 가능한 모든 매개변수를 제어한다.

뇌손상 후 30일 이상 경과한 VS 또는 MCS 환자에게 이러한 보행 동작식 기립 치료를 실시한 결과, 기존의 경사 테이블 치료에서 볼 수 있는 것과는 달리 실신 증상의 발생(episode)이 나타나지 않았다. 이러한 미주신경(vagal) 관련 부작용의 개선은 보행 동작 운동이 근육 펌프 시스템을 활성화하여 하지의 혈액 고임(pooling)을 감소시켜 결과적으로 심박출량을 증가시키고 기립성 장애를 감소시키는 것과 관련이 있을 것으로 추정된다[12].

반면 Krewer et al.은 VS 또는 MCS 환자를 대상으로 표준 경사 테이블 또는 통합 보행 동작 장치가 있는 경사 테이블을 사용하여 3주 동안 10회에 걸쳐 기립 치료를 실시하여 개정된 혼수 회복 척도(revised coma recovery scale, CRSr) 점수에

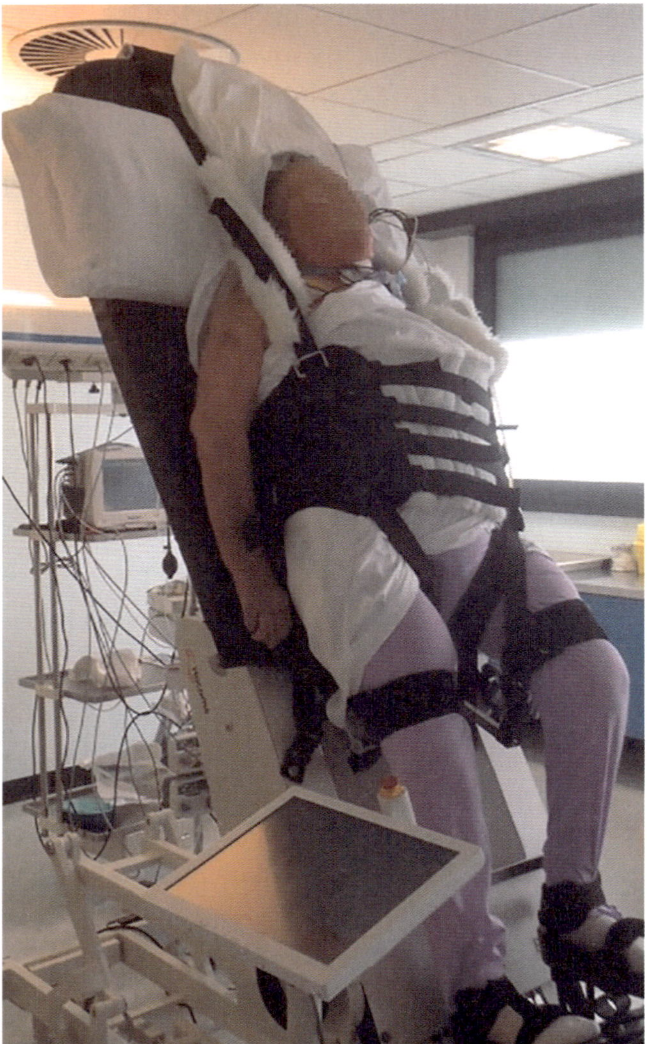

그림 1. Erigo®를 사용한 '보행 동작식 기립 장치'

대한 효과를 비교했다. 해당 연구자들은 뇌손상 후 1~6개월 간격으로 환자를 등록하고 기초선, 3주 치료 후, 3주 후속 관찰 후 CRSr 점수를 평가한 결과, 표준 경사 테이블을 사용했을 때 회복이 더 나은 것으로 나타났다[13].

5 조기 기립 치료의 안전성과 실현 가능성 (Safety and Feasibility of Early Verticalization)

이러한 고려 사항을 바탕으로 본 연구팀은 뇌손상 급성기부터 '보행 동작식 기립 치료' 세션을 포함한 재활 프로그램을 실시하면 VS 또는 MCS 환자의 신경학적 개선이 더 빠르고 더 잘 이루어질 수 있다는 가설을 세웠다.

그러나 중환자실에 입원해 있는 급성기 뇌손상 환자의 위중한 상태를 고려할 때, 크기가 큰 기계를 이용한 집중적인 재활의 안전성과 타당성을 먼저 평가할 필요가 있었다. 이를 위해 중증 후천성 뇌손상 및 관련 DOC를 입은 환자를 순서대로 선별했다. 포함 기준은 다음과 같았다. 뇌손상 발생 후 24시간 동안 GCS 점스 ≤ 8점, 뇌손상 후 3일째에 VS 또는 MCS 진단(CRSr 점수 기준), 뇌손상 발생 후 24시간 이내에 신경계 중환자실에 입원한 경우였다. 이러한 기준을 충족하고 호흡기, 혈역학적(hemodynamic) 또는 두개내(intracranial) 불안정성, 진정(sedation), 골절 또는 심부정맥 혈전증(deep vein thrombosis)을 보이지 않은 환자가 연구에 등록되었다[14].

환자(평균 기초선 CRSr 점수 3.6점)들은 뇌손상을 유발한 사건 발생 후 3일에서 30일 사이에 중환자실에 설치된 통합 보행 동작 장치가 있는 경사 테이블을 사용하여 30분간 15회(주 5회)의 '보행 동작식 기립 치료 세션'을 받았다(그림 2). 본 프로토콜에서 경사 테이블의 기울기는 9분 동안 0°에서 60°까지 점진적으로 증가했으며, 걸음걸이의 빈도는 분당 20걸음으로 설정되었다[14].

안전성에 대한 조치로써 심혈관 및 호흡기 매개변수인 평균 동맥압(mean arterial pressure, MAP), 심박수(heart rate, HR), 심박출량(cardiac output, CO), 동맥산소 포화도(arterial oxygen saturation)를 20초마다 지속적으로 모니터링하고 기록

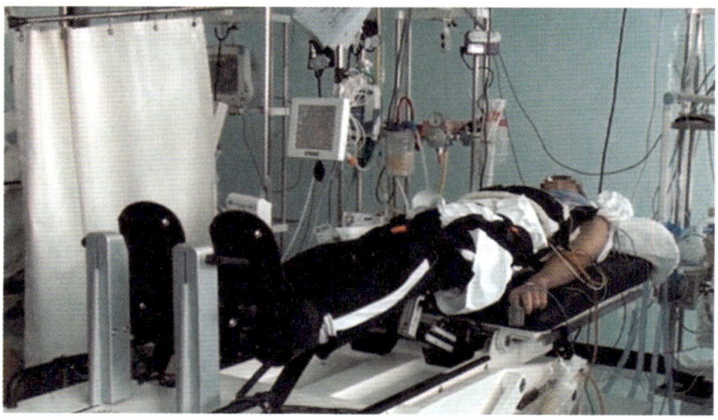

그림 2. 중환자실에 설치된 Erigo®

했다. 치료 세션 중단의 기준은 MAP ≤70 mmHg, HR ≤40 또는 ≥150 bpm, 산소포화도 ≤90%, 그리고 외상성 장치[기관 캐뉼라(tracheal cannula), 정맥 또는 동맥 카테터, 방광 카테터, 외부 고정기]의 이탈 등이었다. 이와 함께 신경학적 악화 또는 심근 경색(myocardial infarction)과 같은 더 심각한 증상이 나타나는 경우도 환자의 연구 참여를 중단해야 하는 조건에 포함되었다[14].

환자들은 치료 세션 중 다양한 혈역학적 변화를 보였지만(기울기 단계에서 HR 증가 및 MAP/CO 감소, 60° 경사에서 더 두드러짐), 모든 매개변수가 안전 범위(CO 3-12.3 l/min, HR 53-147 bpm, MAP 51-170 mmHg) 내에 유지되었고, 이상반응(adverse reaction)을 경험한 환자는 한 명도 없었다. 기립성 저혈압(orthostatic hypotension)과 실신은 발생하지 않았는데, 이는 중재 치료의 조기(precocity) 시작으로 인한 것으로 보인다. 다시 말해 환자가 아직 장기간 침대에 누워있지 않았기 때문에 이러한 상태에 기여할 수 있는 자율신경계 및 내분비 기능의 부정적인 변화로 이어지지 않았고, 또한 기립 자세에서 하지의 리드미컬한 수동적 움직임은 심혈관 매개변수의 변동(fluctuation)을 줄이는데 도움이 되었을 것으로 예상된다.

이러한 치료 중재의 실현 가능성과 관련하여 중환자실 내 경사 테이블의 배치는 치료 세션의 구성을 용이하게 하여 시간 낭비를 줄일 수 있었다. 30분 치료 세션마다 환자를 이동(침대에서 경사 테이블로 이동했다가 다시 돌아옴)하고 심혈관 모니터링 장치를 설치하는데 15분 정도가 더 필요했는데, 이 단계는 간호사와 물리치료사가 수행했다[14]. 결론적으로 본 연구는 중환자실에 입원한 의식이 없는 환자의 조기 기립 치료의 안전성에 대한 우려가 과장되었음을 보여주었다.

6 초기 '보행 동작식 기립 치료' 프로그램의 효용성 (Efficacy of an Early 'Stepping Verticalization' Program)

매우 초기의 '보행 동작식 기립 치료' 프로그램의 우수한 효과를 확인한 후, 본 연구팀은 동일한 프로토콜이 VS 및 MCS 환자의 기능적 및 신경학적 결과를 개선하는데 도움이 될 수 있는지 조사하기로 결정했다.

순서대로 환자를 등록하고 두 집단으로 무작위 배정하여 실험 집단은 앞서 설명한 대로 30분간 15회의 '보행 동작식 기립 치료' 세션과 하루 30분의 기존 물리치료를 받았다. 기립 치료 기간 이전에는 기존의 침대 내(in-bed) 물리치료만 하루 60분 동안 제공되었다. 대조 집단은 중환자실 입원 기간 동안 하루 60분 동안 기존의 침대 내 물리치료만 받았다.

임상적으로 안정(일반적 및 신경학적)을 보이고 실험 집단의 '보행 동작식 기립 치료' 프로토콜이 완료된 후 모든 환자는 중환자실에서 신경재활 병동으로 옮겨져 입원 기간 동안 기존의 물리치료, 로봇 치료('보행 동작식 기립 치료' 세션 포함), 장치 비의존화(weaning), 언어/삼킴(swallowing) 치료, 인지 치료 및 최상의 의료 치료로 구성된 전문 간호와 개별화된 재활 치료를 받았다[15].

단기(중환자실 입원 종료 시점) 및 장기(재활 치료 종료 시점) 결과를 모두 평가하여 기초선 대비 개선 정도를 GCS, 장애 등급 척도(disability rating scale, DRS), CRSr, 인지 기능 수준(levels of cognitive functioning, LCF)의 네 가지 결과 척도로 계산했다. 각 척도는 뇌손상 후 3일째, 중환자실 퇴원, 그리고 재활실 퇴원 시점에 맹검(blinded) 조사자가 평가했다[15].

총 40명의 환자가 등록되었지만 최종적으로 분석된 연구 대상은 31명의 환자로 구성되었다. 두 집단은 성별, 병인(etiology), 주요 뇌손상 부위, 동반 질환, 입원 시 LCF와 DRS 및 CRSr 점수, 입원 중 사망자 수와 관련하여 유사한 수준에서 비교되었다. 조기 기립 치료 집단의 환자들은 뇌손상 후 12.4±7.3일(3일에서 30일 사이)에 '보행 동작식 기립 치료'를 시작했다[15].

이전 연구와 마찬가지로 '보행 동작식 기립 치료' 세션 동안 부작용은 나타나지 않았다. 중환자실 입원이 끝났을 때(단기 결과) 두 집단 모두 평가한 모든 척도에서 유의한 개선을 보였다(모두 $p < 0.004$). 그러나 기존 물리치료와 비교했을 때 조기 '보행 동작식 기립 치료'는 CRSr 점수에서 더 크게 개선된 것을 알 수 있었다($p = 0.006$). DRS 점수의 개선도 실험 집단에서 더 높게 나타났지만 통계적으로 유의하지는 않았다. 반면 GCS와 LCF 점수의 변화는 차이가 없었는데, 이는 신경학적 평가의 맥락에서 해당 척도의 점수 범위가 낮아 평가 민감도(sensitivity)가 감소되었기 때문일 수 있다[15].

이후 신경재활 병동 입원은 두 집단 모두에서 모든 매개변수의 추가 개선을 가져왔으며(모두 $p < 0.004$), 두 집단 간에 차이는 없었다. 전반적인 점수의 개선(중환자실에서의 첫 번째 평가와 신경재활 병동 입원 종료 시 평가 사이)은 두 집단 모두에서 유의했다(모두 $p < 0.001$). 그럼에도 불구하고 실험 집단에서 더 나은 장기 평가 결과가 관찰되었으며, CRSr ($p = 0.033$)과 DRS ($p = 0.040$) 점수는 유의하게 더 크게 개선되었고, GCS와 LCF 점수는 유의하지 않았지만 크게 개선되었다. 또한 신경재활 병동 퇴원 시 실험 집단에서 더 많은 수의 환자가 CRS-r 최대 점수를 기록한 것으로 나타났다. 신경재활 단계에서의 개선에서 집단 간 차이가 없다는 점을 고려하면 이러한 연구 결과는 실험 집단이 중환자실 단계에서 '보행 동작식 기립 치료'를 통해 얻은 초기 이득이 신경재활 병동에서 퇴원할 때까지(평균 4개월 후) 유지되었음을 시사한다[15]. 결론적으로 이들 환자의 장기적인 결과에 대한 긍

정적인 연구 결과는 의식 장애 환자의 조기 재활에 로봇 보행 동작 장치가 있는 경사 테이블을 사용하는 것을 뒷받침한다.

참고 문헌

1. The Multi-Society Task Force Report on PVS. Medical aspects of the persistent vegetative state. N Engl J Med. 1994;330:1499–508.
2. Laver K, Lannin NA, Bragge P, Hunter P, Holland AE, Tavender E, et al. Organising health care services for people with an acquired brain injury: an overview of systematic reviews and randomised controlled trials. BMC Health Serv Res. 2014;14(1):397.
3. Andelic N, Bautz-Holter E, Ronning P, Olafsen K, Sigurdardottir S, Schanke AK, et al. Does an early onset and continuous chain of rehabilitation improve the long-term functional outcome of patients with severe traumatic brain injury? J Neurotrauma. 2012;29:66–74.
4. Eifert B, Maurer-Karattup P, Schorl M. Integration of intensive care treatment and neurorehabilitation in patients with disorders of consciousness: a program description and case report. Arch Phys Med Rehabil. 2013;94(10):1924–33.
5. Elliott L, Walker L. Rehabilitation interventions for vegetative and minimally conscious patients. Neuropsychol Rehabil. 2005;15:480–93.
6. Castro–Avila AC, Serón P, Fan E, Gaete M, Mickan S. Effect of early rehabilitation during intensive care unit stay on functional status: systematic review and meta–analysis. PloS One. 2015;10(7):e0130722. Available at: www.journal.plos.org/plosone.
7. Elliot L, Coleman M, Shiel A, Wilson BA, Badwan D, Menon D, et al. Effect of posture on levels of arousal and awareness in vegetative and minimally conscious patients: a preliminary investigation. J Neurol Neurosurg Psychiatry. 2005;76(2):298–9.
8. Riberholt CG, Thorlund JB, Mehlsen J, Nordenbo AM. Patients with severe acquired brain injury show increased arousal in tilt–table training. Dan Med J. 2013;60(12):A4739. Available at: www.danmedj.dk.
9. Toccolini BF, Osaku EF, de Macedo Costa CR, Teixeira SN, Costa NL, Cândia MF, et al. Passive orthostatism (tilt table) in critical patients: clinicophysiologic evaluation. J Crit Care. 2015;30(3):655.e1–655.e6. Available at: www.jccjournal.org.
10. Schneider GH, von Helden GH, Franke R, Lanksch WR, Unterberg A. Influence of body position on jugular venous oxygen saturation, intracranial pressure and cerebral perfusion pressure. Acta Neurochir Suppl. 1993;59:107–12.
11. Blissitt PA, Mitchell PH, Newell DW, Woods SL, Belza B. Cerebrovascular dynamics with head–of–bed elevation in patients with mild or moderate vasospasm after aneurysmal subarachnoid hemorrhage. Am J Crit Care. 2006;15(2):206–16.
12. Luther MS, Krewer C, Muller F, Koenig E. Comparison of orthostatic reactions of patients still unconscious within the first three months of brain injury on a tilt table with and without integrated stepping. A prospective, randomized crossover pilot trial. Clin Rehabil. 2008;22(12):1034–41.
13. Krewer C, Luther M, Koenig E, Muller F. Tilt table therapies for patients with severe disorders of consciousness: a randomized, controlled trial. PloS One. 2015;10(12):e0143180.
14. Frazzitta G, Valsecchi R, Zivi I, Sebastianelli L, Bonini S, Zarucchi A, et al. Safety and feasibility of a very early verticalization in patients with severe traumatic brain injury. J Head Trauma Rehabil. 2015;30(4):290–2.
15. Frazzitta G, Zivi I, Valsecchi R, Bonini S, Maffia S, Molatore K, et al. Effectiveness of a very early stepping verticalization protocol in severe acquired brain injured patients: a randomized pilot study in ICU. PloS One. 2016;11(7):e0158030. doi:https://doi.org/10.1371/journal.pone. 0158030.

뇌졸중 환자의 재활을 위한 사이클링 운동 중 기능적 전기 자극술의 사용

Functional Electrical Stimulation and Its Use During Cycling for the Rehabilitation of Individuals with Stroke

Elisabetta Peri, Eleonora Guanziroli, Simona Ferrante, Alessandra Pedrocchi and Franco Molteni

1 서론(Introduction)

뇌졸중은 혈관 원인으로 말미암은 중추신경계의 급성 손상으로 인한 신경학적 장애이다[1]. WHO 데이터에 따르면 뇌졸중은 장기적인 장애의 주요 원인 중 하나로 전 세계 1,500만 명에게 영향을 미치며[2], 이 중 1/3은 영구적인 장애를 갖고 있다[3]. 따라서 뇌졸중은 사회에 높은 사회적 및 경제적 영향을 미친다[3]. 가장 중요한 위험 요인(고혈압과 흡연)을 줄이기 위한 많은 노력에도 불구하고 인구 고령화로 인해 뇌졸중 발병률은 지속적으로 증가하고 있다[2]. 뇌졸중 생존자의 대부분(77%)은 운동 기능의 감소로 인해 이동운동(locomotion) 장애를 경험하고 이로 인해 삶의 질이 저하된다[4].

뇌졸중 발생 후 첫 몇 주 동안 적응 메커니즘(adaptive mechanism)에 의해 기존 신경경로를 강화하고 구조적 및 기능적 변화를 가져오면서 운동 기능의 일부 자발적인 회복이 일어난다[5]. 특히 신경 조직의 재구성(신경가소성)은 환자마다 다른 새로운 기능적 구조를 만들어내며 재활 중재의 장기적인 성공에 결정적인 역할을 한다[6]. 따라서 뇌졸중의 새로운 치료 전략은 주로 신경가소성 현상과 상호 작용하여 운동 회복을 촉진하는데 초점을 맞춰야 한다.

기술적으로 진보된 도구를 사용하여 재활을 제공하면 운동 재학습과 신경가소성을 촉진하는데 도움이 될 수 있다. 예를 들어 기능적 전기 자극술(functional electrical stimulation, FES)은 전기 자극을 사용하여 기능적 움직임을 유도하는 기술이다. 전기 펄스(pulse)는 온전한 하위 운동 신경세포(lower motor neuron)의 축삭을 활성화하여 인위적인 근육 수축을 일으킨다. 이 장치 시스템은 뇌졸중[8-11], 척수 손상(SCI)[12], 다발성 경화증[13], 뇌성 마비[14, 15] 등 하위 운동 신경세포가 손상되지 않은 다수의 신경 질환에서 근육 기능의 회복과 수의적 제어 능력[7]을 촉진하기 위해 일시적으로 사용된다. 전통적으로는 편마비 환자의 보행 기능 장애를 치료하는데 사용되어 왔다. 이는 상지 FES 시스템의 경우 주로 척추 수준에서 제어되는 정규화된 운동 계획을 가진 리듬 활동인 보행을 개선하기 위해 설계된 하지 시스템에 비해 사용하기가 더 어렵기 때문이다[16]. 그럼에도 불구하고 신경계 장애 환자의 균형감각과 근력 및 협응력의 저하로 인해 이동운동에 대한 효과적인 중재를 위해서는 훈련 중에 광범위한 보조가 필요하다.

이러한 문제를 극복할 수 있는 안전하고 저렴하며 쉽게 제어할 수 있는 방법은 FES와 사이클 에르고미터(FES-사이클링)를 결합하는 것이다. 이 설계에는 전기 자극이 크랭크 각도와 동기화되어 있으며 피험자의 잔존하는 자발적 노력도 활용할 수 있다. FES-사이클링은 마비 사지 훈련에서 집중적이고 목표 지향적이며 능동적이고 반복적인 움직임을 얻는 수단으로, 이러한 움직임의 모든 특징은 중추신경계에서 신경 재구성 및 재연결(rewiring)을 통해 운동 재학습을 촉진하는 핵심 요소로 인식되고 있다[17].

뇌졸중 환자를 대상으로 한 연구에 따르면 사이클링 훈련을 통해 운동 능력이 향상될 수 있다고 보고된다[18, 19]. 실제로 자전거 타기 동작과 걷기 동작 모두 고관절, 무릎, 발목을 미리 정해진 방식으로 교대로 굴곡하고 신전하는 하지 근육의 조율된 활성화와 함께 반복적인 동작을 수반한다는 공통점이 있다[20].

이 장에서는 뇌졸중 환자의 운동 회복을 촉진하는데 사용되는 FES 및 FES-사이클링 시스템에 대해 중점적으로 설명한다. 이 장은 다섯 개의 단락으로 나뉘는데, 첫 번째 단락에서는 FES의 신경생리학적 원리를 설명한다. 두 번째 단락에서는 FES 치료 후 발생하는 신경가소성 변화에 초점을 맞추고, 세 번째 단락에서는 운동 능력을 회복하는 수단으로서 사이클링 훈련을 살펴보고, 네 번째 단락에서는 뇌졸중 환자에서 관찰할 수 있는 치료 효과에 대해 다룬다. 마지막 단락에서는 이 분야의 향후 방향에 대해 논의하고자 한다.

2 FES의 신경생리적 기초(The Neurophysiological Basis of FES)

FES는 흥분성 조직에 일련의 전기 펄스를 전달하여 해당 근육의 운동 단위(motor unit)를 인위적으로 수축하는 방식으로 작동한다[21]. 전기 자극 기술 분야에서 FES의 특징은 인위적인 수축의 교대 연쇄 자극이 기능적 움직임을 생성하는 역할을 한다는 사실이다[7].

전기 자극은 일반적으로 근육이 아닌 신경을 활성화하는데 사용되는데, 이는 온전한 하위 운동 신경세포 축삭의 활성화 역치(threshold)가 근육 섬유를 직접 활성화하는데 필요한 것보다 낮기 때문이다[22]. 따라서 FES는 척수의 전각(anterior horn)에서 활성화될 근육의 신경근 접합부까지 하위 운동 신경세포가 온전한 피험자를 재활하는 데에만 사용할 수 있다. 그러므로 모든 병리가 FES의 표적이 될 수 있는 것은 아니다. FES는 하위 운동 신경세포가 흥분성이 있고 신경근 접합부와 근육이 건강할 때 효과적이다. 뇌졸중, 두부 손상, SCI, 뇌성마비, 다발성 경화증 등은 일반적으로 이러한 조건을 충족한다[7].

양극(anode)과 음극(cathode) 두 개의 자극 전극 사이의 조직(tissue)에 전류가

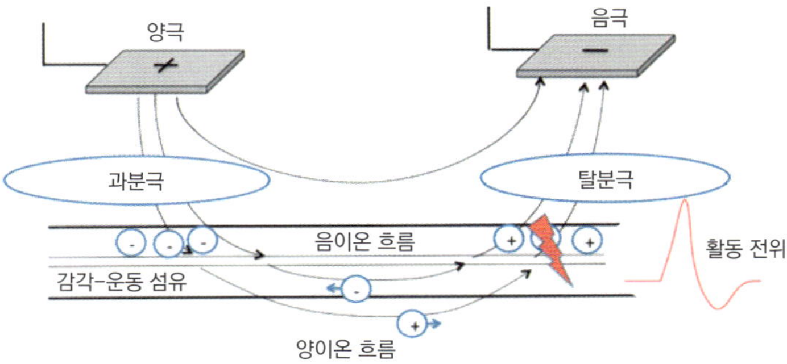

그림 1. FES의 신경생리적 원리

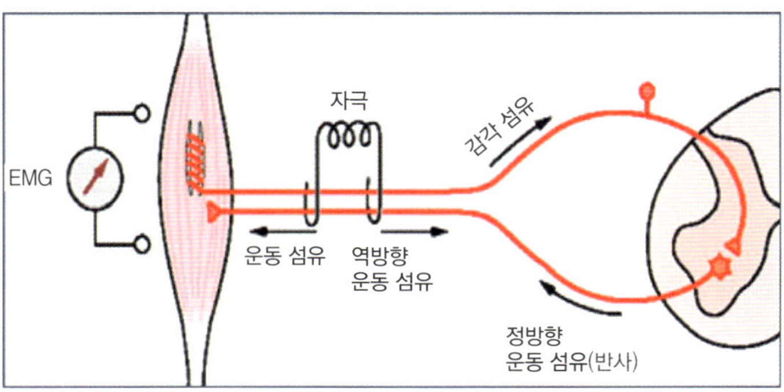

그림 2. 말초 자극에 의해 유도되는 구심성 및 원심성 자극. Kandel et al.[23]에서 발췌

전달되면 국부적인 전기장이 이온 흐름(ionic flux)을 생성한다. 이때 음극 근처에서 탈분극(depolarization)이 발생하며, 그 값이 임계값보다 높으면 그림 1과 같이 나트륨 이온이 세포 외 공간에서 세포 내 공간으로 이동하여 자극 부위에서 양방향으로 전파되는 활동 전위(action potential)가 생성된다[7].

대부분의 축삭은 감각 섬유와 운동 섬유로 구성되어 있기 때문에 활동 전위는 그림 2와 같이 두 가지 유형의 섬유를 따라 정방향(orthodromic) 및 역방향(antidromic)으로 이동한다. 그 결과 구심성(afferent) 전위는 척수와 뇌에 도달하고 이와 함께 원심성(efferent) 전위는 근육에 도달한다. 이러한 이중 전파는 다음 단락에서 설명할 신경가소성 촉진의 기초가 된다.

전류가 조직에 전달될 때 운동 단위의 동원 순서는 일반적인 생리학적 조건에서 발생하는 순서와 다르다. 우선, 신경 섬유의 방향과 자극 전극으로부터의 거리가 중요한 역할을 한다. 활성화 순서는 표면 근육층에서 심부 근육층으로 진행되어 운동 단위의 생리적 대사회전(turnover; 서로 다른 운동 단위의 활성화를 교대로 수행하여 근육 피로를 예방하는데 도움이 되는 자연스럽고 순환적인 과정-역주)을 감소시키는 효과가 있다[24, 25]. 이 메커니즘을 공간적 가중(spatial summation; 신경세포나 근섬유의 서로 다른 위치에서 발생하는 여러 동시 자극이 결합되어 전체적으로 더 큰 효과를 생성하는 과정-역주)이라고 한다. 둘째, 더 큰 운동 단위를 담당하는 큰 직경의 축삭(강하지만 피로 저항성이 낮은 섬유)은 작은 축삭(미세 운동 담당, 피로 저항성 섬유)보다 활성화 역치가 낮기 때문에 자극 부위에서 같은 거리에 있는 다른 축삭보다 먼저 활성화된다. 이는 큰 축삭돌기의 Ranvier 결절 사이의 거리가 더 멀기 때문이며, 이로 인해 유도된 막관통(transmembrane) 전압의 변화가 더 커진다[7, 21]. 이러한 동원 메커니즘은 Henneman 원리에 따라 근육 피로를 최소화하고 힘을 더

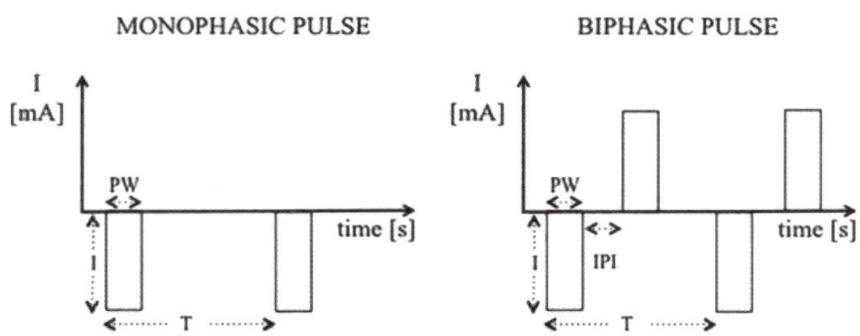

그림 3. 전기 자극 파형. 단상성(monophasic) 및 이상성(biphasic) 펄스가 각각 왼쪽과 오른쪽 패널에 표시되어 있다. 강도(I), 펄스 간 간격(IPI), 펄스 폭 및 주기(T; 빈도 f의 역수)가 표시되어 있다.

정확하게 조절하는 생리학적 메커니즘과 반대이다[26]. 일반적인 생리적 수축과 비교되는 또 다른 차이점은 특정 자극 빈도(frequency)에서 운동에 개입하는 운동 단위의 동기(synchronous) 활성화(시간적 가중)가 발생하여 근섬유의 자연적인 대사 회전이 제한된다는 것이다. 이러한 동원 메커니즘의 결과로 근육 피로가 빠르게 시작되며 이는 FES의 주요 한계점 중 하나이다[21, 27].

이 효과를 줄이기 위해 자극의 파형(waveform)이 중요한 역할을 한다. 실제로 FES는 그림 3에 요약된 것처럼 빈도(frequency, f)와 진폭(amplitude, I) 그리고 펄스 폭(pulse width, PW)의 세 가지 매개변수를 통해 정의된 일련의 펄스와 함께 전달된다. 자극 빈도가 높으면 짧은 시간 내에 발생하는 연축(twitch)의 누적 효과(시간적 가중)로 인해 근육 피로도가 증가한다. 그러나 원활한 근육 수축을 얻기 위해서는 자극 빈도가 융합(fusion) 주파수(일반적으로 12.5 Hz)보다 높아야 한다.

따라서 근육 수축의 강도는 일반적으로 공간적 가중 메커니즘을 결정하는 주입된 전하(electric charge)에 작용하는 자극의 PW 및 I를 통해 조절된다[7]. 일반적인 작동 값은 20~30 z 사이의 빈도(f), 100~500 s 사이의 전류 펄스 폭(PW), 10~125 A 사이의 진폭(I)이다.

펄스는 전압(voltage) 또는 전류(current)로 제어할 수 있다. 전압 제어 자극기의 장점은 전극이 부분적으로 분리될 경우 전류 밀도(current density)가 위험한 값 이하로 유지된다는 것이다. 반면 전류 제어 자극기는 피부-전극 경계면의 임피던스(impedance; 전기 신호가 조직을 통해 이동할 때 전류의 흐름을 방해하는 정도-역주) 변화에 영향을 받지 않으므로 보다 안정적인 운동 단위 동원을 유도하며, 일반적으로 임상 응용 분야에서 선호된다[28].

또한 그림 3과 같이 각 파형은 이상성 또는 단상성 형태를 가질 수 있다[7, 29]. 단상성 파형은 반복되는 단방향 펄스(일반적으로 음극 펄스)로 구성되며, 이상성 파형은 음극 펄스 다음에 양극 펄스가 짧게 이어지는 파형으로 구성된다. 두 번째 구성에서 일차 펄스는 근처에 위치한 축삭을 자극하고, 이차 양극 펄스는 일차 펄스의 전하 주입 균형을 유지하여 전극-조직 경계면의 잠재적인 손상을 방지한다. 이러한 이유로 일반적으로 이상성 구성이 선호된다[7].

전기 자극을 전달하기 위해 표면(surface)과 경피(percutaneous) 및 이식(implanted) 전극을 사용할 수 있다. 표면 전극은 심부 근육을 표적으로 자극하는 효과는 낮지만[11], 최소한의 침습성과 착용 및 탈착의 용이성으로 인해 재활 응용 분야에서 일반적으로 선호되는 전극이다[28]. 따라서 이 장에서는 FES에 사용되는 표면 전극에 초점을 맞추어 설명하고자 한다.

3 재활 목적의 FES에 의해 유도된 신경학적 변화 (Neurological Changes Induced by FES for Rehabilitation Purposes)

신경재활 중재의 핵심 요소는 운동 피질의 장기 강화(long-term potentiation)와 운동 회복을 목표로 하는 피질 가소성 과정을 촉진하는 것이다.

FES는 구심성 및 원심성 신경경로 활성화와 함께 강화된 고유수용성 및 피부 감각 입력을 유도하여 피질 및 척추의 활동을 증진시킨다. 이러한 감각운동 통합 효과를 목표 지향적이고 반복적인 훈련과 결합하면 신경가소성을 자극하여 운동 재학습을 촉진할 수 있다[29].

최근 연구에서는 FES 기반 재활 후 운동 회복이 적어도 부분적으로 피질 흥분성의 변화와 뇌 재구성 메커니즘에 기인할 수 있는지 여부를 조사했다. 10명의 건강한 피험자를 대상으로 한 연구에서 우세한 쪽의 대퇴사두근에 전달된 FES의 자극 강도와 자극 반대편 감각운동 뇌 영역의 반응 사이에 용량-반응(dose-response) 관계가 있는 것으로 나타났다[30]. 12명의 건강한 피험자를 대상으로 한 기능적 자기공명영상(fMRI) 기반 연구에서 발목 배측 굴곡(dorsiflexion)이 능동적인 움직임이나 FES에 의해 유도된 경우에도 유사한 결과가 나타났다. 능동적 배측 굴곡 동안 운동 계획과 실행 및 시각-운동 협응을 담당하는 뇌 영역에서 더 큰 활성화가 나타난 반면, FES로 유도된 움직임은 양측 이차 체성감각(somatosensory) 영역과 뇌섬엽(insula)에서 더 큰 활성화를 일으켰다. 이러한 결과는 감각 통합의 증가와 전기 자극으로 인한 통각(nociceptive) 성분 때문일 것이다[31].

운동 재학습에서 FES에 의해 유도된 움직임 및 이와 함께 생성하는 의지적(volitional) 노력의 역할도 많이 발견했다[9, 32]. 이러한 연구는 FES에 의해 생성된 구심성 전기 자극 및 이와 동기화된 의지적 노력이 척추[33] 및 피질 수준[29, 32] 모두에서 어느 정도의 효과를 나타낼 수 있다고 보고하고 있다.

Rushton은 척추 수준에서 척수 전각 세포가 시냅스 전 활동과 시냅스 후 활동이 동시에 일어날 경우 발화(firing) 속도가 증가하는 것을 특징으로 하는 Hebb형 세포(시냅스 전 뉴런이 시냅스 후 뉴런을 반복적으로 활성화하면 두 뉴런 사이의 연결이 더 강해지는 신경세포-역주)라는 가설을 세웠다. Rushton은 하행 전기 신호의 감소로 인해 뇌 손상 후 Hebb형 시냅스의 활동이 크게 감소한다고 말했다. 그러나 신경운동(neuromotor) 전기 자극이 수의적 하행 전기 신호와 동기화될 때 역방향 펄스는 시냅스 전 및 시냅스 후 활동을 동기화하는 인위적인 수단을 제공하고 일반적인 생리적 시냅스 상태를 복원하며[33] 신경가소성을 촉진하는 수단이 된다.

Barsi와 동료 연구자들은 대뇌피질 수준에서 25명의 건강한 피험자를 대상으로 손을 움켜잡는(grasping) 동작과 관련된 세 가지 패러다임, 즉 첫 번째는 수의적 움직임(VOL), 두 번째는 FES에 의한 움직임, 세 번째는 FES와 수의적 움직임(FES + VOL)을 결합한 움직임에 대해 경두개 자기 자극(transcranial magnetic stimulation, TMS)을 통해 피질척수 흥분성을 연구했다. 연구 결과에 따르면 피질 흥분성은 FES 또는 VOL 단독보다 FES + VOL 패러다임에 의해 훨씬 더 증가했으며, 이는 자발적 노력과 FES를 결합하면 신경가소성을 유도할 가능성이 더 크다는 것을 시사한다[34]. 마찬가지로 17명의 건강한 피험자를 대상으로 동일한 세 가지 패러다임 동안 fMRI를 사용한 최근 연구에서 Iftime-Nielsen et al.은 소뇌가 움직임의 감각 결과(sensory consequence)를 더 잘 예측하여 이차 체성감각 영역의 후속 활성화를 감소시킨다는 사실을 보여주었다. 이는 실제 감각 피드백과 내적 모델(internal model; 외부 세계와 신체의 상호 작용에 대한 뇌의 표상 또는 시뮬레이션-역주) 간의 더 나은 일치를 나타낸다[35]. 하지 움직임과 관련하여 의지적 제어 유무와 FES 유무에 따른 네 가지 조합에서 발목 배측 굴곡에 대한 연구가 수행되었다. 연구 결과 일차 운동 피질과 일차 체성감각 피질 모두 의지적 제어가 FES로 인한 고유수용성 감각 증강과 결합되었을 때 더 높은 활성화를 보였으며, 이는 해당 패러다임이 피질 수준에서 신경가소성의 변화를 촉진할 수 있음을 시사한다[36]. 그러나 모든 환자가 지속 효과(carry-over effect)를 보이는 것은 아니다. FES의 신경 상관관계에 대한 최근 연구에서 Gandolla et al.(2016)은 움직임을 예측하고 자극에 대해 스스로 생성한 것으로 인식할 수 있는 환자[감각 주체성(sense of agency) 또는 신체 소유감(body ownership)]만이 지속 효과를 보여 임상 환경에서 지속 효과를 예측할 수 있는 근거를 마련했다[37].

4 FES 및 FES-사이클링의 임상 적용 (Clinical Applications of FES and FES-Cycling)

FES는 다른 치료법에 비해 우월하다는 명확한 결론을 내릴 수는 없지만 신경운동 장애 환자의 재활에 유익한 것으로 일관되게 나타났으며[11, 38], 환자들은 이를 선호하는 경향이 있다[11, 39].

뇌졸중 후 재활을 위한 전기 자극에 대한 24개의 무작위 대조 임상시험을 포함하는 Cochrane 문헌 고찰에서는 FES가 기능적 운동 능력 및 운동 장애의 특정 측면을 개선하고 정상적인 운동 패턴을 촉진하는 효과적인 중재법이라는 결론지었다. 해당 고찰에 따르면 FES가 운동 장애 회복의 몇 가지 측면에서 기존 물리 치료보다 우수하다는 사실을 발견했지만, 분석된 연구의 이질성(전기 자극 유형, 훈련

용량, 뇌졸중 이후 시간 경과 측면)으로 인해 확고한 결론을 도출할 수 없었다[38].

임상에서 운동 재학습을 위한 FES의 주요 적용 분야는 보행 중 FES, 근전도/바이오피드백 매개 전기 자극, 그리고 FES-사이클링으로 나눌 수 있다[29]. 신경운동 장애에 대한 FES의 최초 사용은 Liberson과 동료들에 의해 개발된 족하수(drop foot) 자극기의 형태였다[40]. 이 시스템은 비골 신경(peroneal nerve)의 단일 채널 자극과 압력 센서를 사용하여 발과 지면의 초기 접촉을 감지했다. 이러한 맥락에서 반복적 움직임 훈련은 기능적 동작 과제를 수행하는데 사용되며 기존 치료법에 비해 이론적 이점을 제공한다. 그럼에도 불구하고 이를 적용함에 있어서 피로의 조기 발생은 훈련량을 크게 줄이고 결과적으로 운동 회복 가능성을 낮출 수 있다는 점을 고려해야 한다. Bogataj와 동료 연구자들은 3주 동안 다중 채널 경피 신경보철 시스템(transcutaneous neuroprosthesis system; 가자미근, 햄스트링, 대퇴사두근, 대둔근에 자극을 전달)의 효과를 3주간의 기존 치료와 비교하는 대조 시험을 수행했다. 연구 결과 FES 집단에서 보행 동작과 운동 기능이 크게 향상되었다[41]. 197명의 뇌졸중 환자를 대상으로 실시된 보다 최근의 연구(다기관, 무작위, 단일맹검 시험)에서는 30주 동안 족하수 자극기 또는 발목관절 보조기 사용의 효과를 비교했다. 해당 연구자들은 두 집단 모두에서 보행 속도가 크게 향상되었다고 보고했으며, 집단 간 분석에서 차이가 나타나지 않았다[39].

근전도/바이오피드백 매개 전기 자극은 구심성 피드백과 전기 자극 매개 반복 훈련을 결합하면 피질척수 변화를 자극할 수 있다는 원리를 기반으로 한다. 예를 들어 뇌졸중을 앓고 있는 69명의 환자에게 근전도 유발 자극을 제공한 결과 자발적 근전도 활동과 운동 기능이 증가했다[42]. 바이오피드백 훈련과 결합된 FES는 대조군, FES, 바이오피드백 또는 FES + 바이오피드백 훈련을 6주간 받은 뇌졸중 환자 36명을 대상으로 Cozean과 동료 연구자들에 의해 연구되었다. 해당 연구자들은 FES + 바이오피드백 훈련이 보행 중 무릎 및 발목 관절 각도, 속도, 자세의 대칭성을 개선시켰다고 보고했다[43]. 여기서 주의할 점은 이러한 응용 치료법의 경우 환자의 잔존 운동 능력과 인지 능력을 활용하므로 장애가 심한 대상자, 특히 운동 회복을 위해 재활 중재가 중요한 뇌졸중 급성기의 환자에게는 적합하지 않을 수 있다.

FES 사이클링은 반복적이고 목표 지향적인 과제와 FES가 제공하는 감각운동 정보를 결합하여 신경가소성을 촉진하는 안전하고 경제적이며 널리 접근 가능한 훈련 방법이다. 뇌졸중 후 운동 장애로 인해 환자는 걸을 수 없게 되는 경우가 많다. 이는 집중적인 중재 훈련이 이 후의 운동 기능 결과에 결정적인 영향을 미치는 것으로 알려진 급성기 후(post-acute) 단계에서 특히 그렇다. 심각한 보행 제한이 있는 환자의 기능 훈련은 보행 관련 활동을 하는 동안 많은 보조가 필요하기 때문에 시간과 비용이 많이 소요되는 경우가 많다.

연구에 따르면 페달링(pedaling) 운동은 걷기 회복을 위한 보조 방법이 될 수 있다. 실제로 이 훈련은 안전하고 목표 지향적이며 운동 활동 감소로 인한 부수적 위험(예: 심혈관 기능 및 골밀도 감소)을 피할 수 있다. 인간의 페달링 동작은 뇌졸중 후 재활의 주요 목표 중 하나인 이동운동[44] 중에 사용되는 감각운동 제어 메커니즘 중 일부를 활성화하는 것으로 나타났다[8]. 또한 앞서 언급한 바와 같이 자전거 타기 동작과 걷기 동작은 둘 다 고관절, 무릎, 발목의 상호 굴곡과 신전을 포함하는 리드미컬한 패턴 및 주동근과 길항근의 적절한 동기화 등의 특징을 공유한다.

건강한 피험자를 대상으로 한 연구에 따르면 사이클링 훈련은 운동 활동에 기여하는 척추 회로의 단기 및 장기적인 변화를 유도하는 것으로 나타났다[44]. 또한 기능적 이상 및 운동 이상에 작용하고[44, 45], 유산소 체력, 균형, 운동 능력 등을 향상시키는데 사용할 수 있다[46]. 이러한 맥락에서 FES-사이클링은 뇌졸중 후 재활 훈련에 효과적인 중재법이 될 수 있다. 특히 자율적 이동운동 수행이 불가능한 중증 장애 환자의 경우 잔존 운동 활동 능력과 균형 능력이 필요하지 않기 때문에 FES-사이클링 훈련을 받을 수 있다.

그림 4에서 볼 수 있듯이 FES 사이클링 훈련은 환자의 하지에 부드럽고 안전한 페달링 동작을 제공하는 전동 사이클 에르고미터를 통해 전달될 수 있다. 크랭크 각도는 생리적 목적에 따라 각 근육을 활성화하기 위해 페달링 단계와 동기화된 자극을 전달하는데 사용되며[생체모방(biomimetic) 자극 전략, 그림 5], 이를 통해 운동 재학습을 촉진한다[9, 10]. 다양한 자극 패러다임을 사용할 수 있으며, 그중 수동 페달링 동안의 FES(전동 사이클 에르고미터가 움직임을 생성) 방식은 가장 장애가 심한 환자에게 널리 사용된다. 또한 FES-사이클링은 앞에서 설명한 신경가소성 촉진 메커니즘을 촉발하는 의지적 노력과 동기화되어 사용될 수 있다. 마지막으로 환자는 FES로 증강된 의지적 사이클링 훈련 동안 양쪽 하지에 의해 생성된 수행 작업에 대해 시각적 바이오피드백을 제공받을 수도 있다. 이론적 관점에서 볼 때 이는 신경가소성을 더욱 향상시킬 수 있다.

그림 4에서 보여진 대로 다중 채널 자극 패러다임은 일반적으로 대퇴사두근, 햄스트링, 대둔근, 전경골근, 내측 및 외측 비복근 등 보행과 사이클링 동작에 크게 관여하는 다양한 근육군을 대상으로 한다. 근육 능선(belly)에 부착되는 자극 전극의 크기는 개별 환자의 인체학적 치수에 따라 달라지며, 일반적으로 성인 환자의 경우 2 x 2인치에서 2 x 5인치 사이이다.

일부 상용 장치는 현재 임상 현장에서 FES 사이클링 교육을 제공하는데 사용

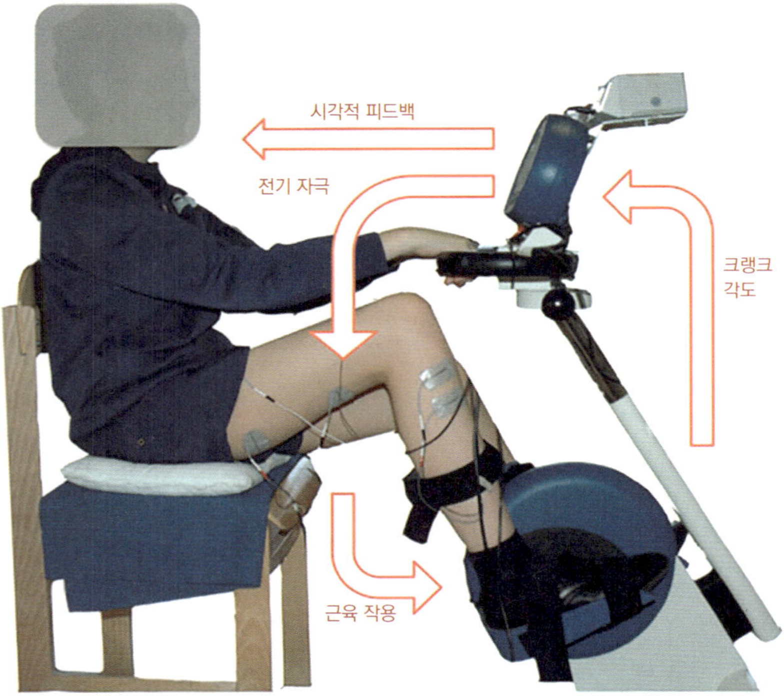

그림 4. 사이클 에르고미터와 자극기 및 환자를 보여주는 FES-사이클링의 개략도. 각 구성요소 간의 상호 작용도 표시되어 있다.

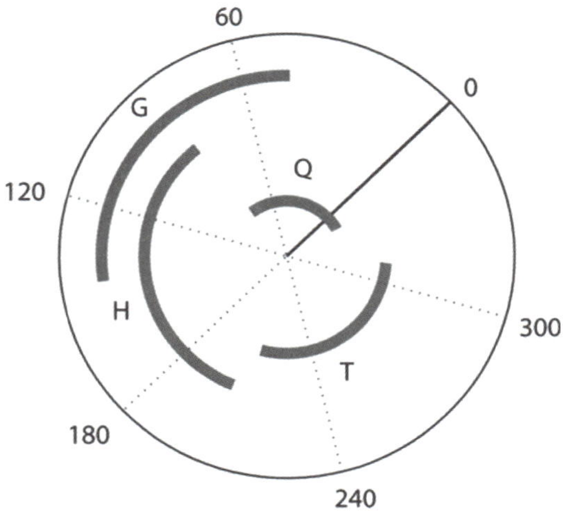

그림 5. 생체모방 전략의 자극 전달 범위. 0: 고관절의 최대 굴곡에 해당함, Q: 대퇴사두근, H: 햄스트링, T: 전경골근, G: 대둔근. Ambrosini et al.에서 발췌[8]

되고 있다. 그중에서도 RehaStim 자극기(Hasomed GmbH)와 MOTOmed 사이클 에르고미터(Reck GmbH) 및 RT300 (Restorative Therapies, Inc.)이 널리 사용되고 있다.

최근에는 편마비 환자의 하지 재활을 위해 FES-사이클링이 점점 더 많이 사용되고 있다. Ferrante와 동료 연구자들은 급성기 후 뇌졸중 환자 20명을 대상으로 일반적인 물리 치료와 비교하여 FES 사이클링 훈련의 효과를 연구했다. 두 집단 모두 4주 동안 하루 3시간씩 훈련을 받았다. FES-사이클링 훈련은 매일 35분 동안 적용되었으며, 자극은 대퇴사두근, 햄스트링, 대둔근, 전경골근에 양측으로 전달되었다. 치료 후 FES 사이클링 집단은 대조군에 비해 대퇴사두근의 최대 등척성(isometric) 수의적 수축이 유의하게 증가했다. 그러나 장기적인 영향은 조사되지 않았다[10].

Ambrosini와 동료 연구자들의 후속 연구에서는 급성기 후 편마비 환자 35명을 대상으로 실시한 무작위 대조 임상시험을 통해 하지 재활의 수동적 사이클링에 대한 FES 유도 사이클링의 효과를 평가했다. 환자들은 무작위로 FES 사이클링 훈련(실험 집단) 또는 FES 위약을 사용한 동일한 훈련량의 수동 사이클링 훈련, 즉 전극은 하지 위에 부착했지만 자극은 전달되지 않는 훈련(위약 집단)을 받도록 배정되었다. 자극은 표면 전극을 통해 각 하지의 대퇴사두근, 햄스트링, 대둔근, 전경골근에 전달되었다. 4주간의 중재 훈련은 각 25분씩 20회의 세션으로 구성되었으며, 5분간 수동적 페달링, 15분간 FES 사이클링 또는 위약 FES 사이클링, 그리고 5분간 수동적 페달링으로 진행되었다.

실험 집단은 훈련 후 그리고 6개월 후속 평가에서 운동성 지수(motricity index), 체간 제어 검사(trunk control test), 기립 운동 제어 검사(upright motor control test)는 물론 보행 속도, 마비 하지의 평균 작업량, 건강한 다리와 마비 다리 사이의 기계적 작업 불균형 측면에서 상당한 개선을 보였다. 반면 위약 집단에서는 훈련 후 어떤 결과 측정에서도 유의한 개선을 보이지 않았다. 이러한 결과는 4주간의 FES 사이클링 훈련 중재가 사이클링 훈련만 단독으로 수행하는 것보다 급성기 후 편마비 환자의 대칭성(symmetry)과 기계적 작업 및 운동 협응력을 개선한다는 것을 강력하게 시사한다[8, 9].

의지적(volitional) 신경 신호가 신경가소성을 향상시키고 회복을 장기적으로 강화하는 역할을 하는 것은 알려져 있으나, 앞에서 언급한 두 연구에서는 환자의 잔존하는 자발적 노력이 활용되지 않았다. 이와는 달리 Alon과 동료 연구자들은 10명의 뇌졸중 환자를 대상으로 8주 동안 주 3회 30분씩 자발적 노력을 기울이는 FES 사이클링 훈련을 실시한 연구를 수행했다. 자극 부위에는 대퇴사두근, 햄스트링, 발바닥 배근 및 굴근이 포함되었다. 연구 결과 보행 속도 및 일어서기, 3 m 걷기, 돌아서기, 뒤로 걷기, 앉는데 걸리는 시간 측면에서 운동 능력이 개선된 것으로 나타났다. 또한 중재 훈련 중에 최대 페달링 파워도 증가했다[47].

Ferrante와 동료 연구자들은 바이오피드백과 사이클링 패러다임을 FES와 결합하여 활용하려는 시도를 했다. 환자들은 온라인 시각적 바이오피드백의 형태로 자신의 수행 능력(즉, 페달을 밟는 동안 두 하지가 생성하는 작업량의 대칭성)에 대한 정보를 제공받았다. 뇌졸중 환자 3명을 대상으로 한 사례 연구에서 이러한 훈련 패러다임이 특히 비대칭적인 보행 패턴과 느린 보행 속도를 가진 환자에게 효과적일 수 있음을 보여주었다. 그러나 더 많은 표본에서 이러한 결과를 확인하려면 추가 연구가 수행되어야 한다[19].

5 결론 및 향후 전망(Conclusion and Future Perspectives)

중추 운동 신경가소성에 대한 최근의 연구는 뇌졸중 후 재활에서 피질의 장기 강화를 달성하기 위해 목표 지향적이고 반복적이며 자발적인 훈련의 중요성을 강조한다. 이러한 종류의 훈련과 FES에 의해 매개되는 증강된 고유수용성 및 피부구심성 입력을 결합하면 피질 및 척추 메커니즘을 통해 운동 재학습 효과를 향상시킬 수 있다.

독립적으로 보행할 수 없는 중증 장애 환자의 경우 안전하고 널리 이용 가능한 FES 훈련 방법은 사이클 에르고미터가 제공하는 주기적인 움직임과 자극을 동기화하는 것이다. 여러 연구에서 이미 뇌졸중 환자에서 FES를 사용한 단기 및 장기적인 유망한 결과가 나타났지만 아직 확실한 결론을 내리기는 힘들다. 또한 단일 대상 또는 병리에 맞는 중재 프로토콜의 선택에 대한 표준화된 가이드라인이 상당히 부족하기 때문에 서로 다른 연구 결과를 비교할 수 없는 경우가 많다. 그러므로 증거 기반(evidence-based) 프로토콜을 수립하는 것은 임상에서 FES의 사용을 확대하는데 핵심적인 요소가 될 수 있다.

향후 연구는 장기적인 결과를 평가하기 위해 대규모, 다기관, 무작위 임상시험의 형태를 취해야 하며, 피질 변화(예: fMRI 또는 TMS)에 대한 직접적인 평가도 포함해야 한다. 또한 FES의 이점을 최대한 활용하기 위해 새로운 기술 발전을 모색해야 한다. 가장 유망한 접근법 중 하나는 재활 및 보조를 위해 FES 유도 수축(근조절 FES 기반 신경보철물)을 유발하여 환자의 의지적 잔존 근육 활성화를 사용하는 것이다[28]. 이 패러다임은 환자의 자발적 기여를 활용하기 때문에 장기 강화의 관점에서 특히 유용하다. 그러나 기술적인 문제와 잔존하는 자발적 제어가 필요하기 때문에 장애가 가장 심한 환자에게는 적합하지 않다는 점에서 아직은 사용이 제한적이다. 또다른 잠재적 연구 방향은 로봇 외골격 장치를 사용하여 환자가 할 수 없는 움직임을 보조하고 완성하는 것이다. 그러나 현재 이러한 하이브리드 접근 방식은 부분적으로는 환자와의 최적의 신체적 및 인지적 상호 작용을 보장할 만큼 아직 기술이 충분히 개발되지 않았고, 휴대성 및 에너지 관리 문제 때문에 여전히 제한적이다[48].

참고 문헌

1. Sacco RL, Kasner SE, Broderick JP, Caplan LR, Connors JJ, Culebras A, Elkind MSV, George MG, Hamdan AD, Higashida RT, Hoh BL, Janis LS, Kase CS, Kleindorfer DO, Lee JM, Moseley ME, Peterson ED, Turan TN, Valderrama AL, Vinters HV. An updated definition of stroke for the 21st century: a statement for healthcare professionals from the American heart association/American stroke association. Stroke. 2013;44(7):2064–89.
2. WHO. The atlas of heart disease and stroke. 2004.
3. Fattore G, Torbica A, Susi A, Giovanni A, Benelli G, Gozzo M, Toso V. The social and economic burden of stroke survivors in Italy: a prospective, incidence-based, multi-centre cost of illness study. BMC Neurol. 2012;12(1):137.
4. Bonita R, Beaglehole R, Bonita R, Beaglehole R. Recovery of motor function after stroke. Stroke. 1988;19:1497–500.
5. Brown JA. Recovery of motor function after stroke. Prog Brain Res. 2006;157:223–8.
6. Ward NS. Neural plasticity and recovery of function. Prog Brain Res. 2005;150:527–35.
7. Peckham PH, Knutson JS. Functional electrical stimulation for neuromuscular applications. Annu Rev Biomed Eng. 2005;7:327–60.
8. Ambrosini E, Ferrante S, Ferrigno G, Molteni F, Pedrocchi A. Cycling induced by electrical stimulation improves muscle activation and symmetry during pedaling in hemiparetic patients. IEEE Trans Neural Syst Rehabil Eng. 2012;20(3):320–30.
9. Ambrosini E, Ferrante S, Pedrocchi A, Ferrigno G, Molteni F. Cycling induced by electrical stimulation improves motor recovery in postacute hemiparetic patients: a randomized controlled trial. Stroke. 2011;42(4):1068–73.
10. Ferrante S, Pedrocchi A, Ferrigno G, Molteni F. Cycling induced by functional electrical stimulation improves the muscular strength and the motor control of individuals with post-acute stroke. Europa Medicophysica-SIMFER 2007 Award Winner. Eur J Phys Rehabil Med. 2008;44(2):159–67.
11. Kafri M, Laufer Y. Therapeutic effects of functional electrical stimulation on gait in individuals post-stroke. Ann Biomed Eng. 2015;43(2):451–66.
12. Gater DR, Dolbow D, Tsui B, Gorgey AS. Functional electrical stimulation therapies after spinal cord injury. NeuroRehabilitation. 2011;28(3):231–48.
13. Barrett CL, Mann GE, Taylor PN, Strike P. A randomized trial to investigate the effects of functional electrical stimulation and therapeutic exercise on walking performance for people with multiple sclerosis. Multiple Sclerosis J. 2009;15(4):493–504.
14. Peri E, Ambrosini E, Pedrocchi A, Pagliano E, Riva D, Baranello G, Arnoldi MT, Foscan M, Corlatti A, Marchi A, Ferrigno G, Ferrante S. Volitional cycling augmented by functional electrical stimulation in hemiparetic adolescents: a case series study. J Autom Control. 2013;21(1):37–42.
15. Trevisi E, Gualdi S, De Conti C, Salghetti A, Martinuzzi A, Pedrocchi A, Ferrante S. Cycling induced by functional electrical stimulation in children affected by cerebral palsy: case report. Eur J Phys Rehabil Med. 2012;48(1):135–45.

16. Singer B. Functional electrical stimulation of the extremities in the neurological patient: a review. Aust J Physiotherapy. 1987;33(1):33–42.
17. Harvey RL. Improving poststroke recovery: Neuroplasticity and task-oriented training. Curr Treat Options Cardiovasc Med. 2009;11(3):251–9.
18. Brown DA, Nagpal S, Chi S. Limb-loaded cycling program for locomotor intervention following stroke. Phys Ther. 2005;85(2):159–68.
19. Ferrante S, Ambrosini E, Ravelli P, Guanziroli E, Molteni F, Ferrigno G, Pedrocchi A. A biofeedback cycling training to improve locomotion: a case series study based on gait pattern classification of 153 chronic stroke patients. J Neuroeng Rehabil. 2011;8(1):47.
20. Burnfield JM, Shu Y, Buster T, Taylor A. Similarity of joint kinematics and muscle demands between elliptical training and walking: implications for practice. Phys Ther. 2010;90(2):289–305.
21. Grill WM, Mortimer JT. Stimulus waveforms for selective neural stimulation. IEEE Eng Med Biol Mag. 1995;14(4):375–85.
22. McNeal DR. Analysis of a model for excitation of myelinated nerve. IEEE Trans Biomed Eng. 1976;BME-23(4):329–337.
23. Kandel ER, Schwartz JH, Jessell TM. Principles of neural science 4th ed. New York: McGraw-Hill, Health Professions Division. 2000.
24. Knaflitz M, Merletti R, De Luca CJ. Inference of motor unit recruitment order in voluntary and electrically elicited contractions. J Appl Physiol. 1990;68(4):1657–67.
25. Farina D, Blanchietti A, Pozzo M, Merletti R. M-wave properties during progressive motor unit activation by transcutaneous stimulation. J Appl Physiol. 2004;97(2):545–55.
26. Mortimer JT. Comprehensive physiology. Hoboken, NJ, USA: Wiley; 2011.
27. Bickel CS, Gregory CM, Dean JC. Motor unit recruitment during neuromuscular electrical stimulation: a critical appraisal. Eur J Appl Physiol. 2011;111(10):2399–407.
28. Ambrosini E, Ferrante S, Pedrocchi A. Design of myocontrolled neuroprosthesis: tricks and pitfalls. Appl Challenges Adv Electromyogr Signal Process. IGI Global, 2014:275–303.
29. Sheffler LR, Chae J. Neuromuscular electrical stimulation in neurorehabilitation. Muscle Nerve. 2007;35(5):562–90.
30. Smith GV, Alon G, Roys SR, Gullapalli RP. Functional MRI determination of a dose-response relationship to lower extremity neuromuscular electrical stimulation in healthy subjects. Exp Brain Res. 2003;150(1):33–9.
31. Francis S, Lin X, Aboushoushah S, White TP, Phillips M, Bowtell R, Constantinescu CS. fMRI analysis of active, passive and electrically stimulated ankle dorsiflexion. Neuroimage. 2009;44(2):469–79.
32. Krakauer JW. Motor learning: its relevance to stroke recovery and neurorehabilitation. Curr Opin Neurol. 2006;19(1):84–90.
33. Rushton DN. Functional electrical Stimulation and rehabilitation—an hypothesis. Med Eng Phys. 2003;25:75–8.
34. Barsi GI, Popovic DB, Tarkka IM, Sinkjær T, Grey MJ. Cortical excitability changes following grasping exercise augmented with electrical stimulation. Exp Brain Res. 2008;191(1):57–66.
35. Iftime-Nielsen SD, Christensen MS, Vingborg RJ, Sinkjær T, Roepstorff A, Grey MJ. Interaction of electrical stimulation and voluntary hand movement in SII and the cerebellum during simulated therapeutic functional electrical stimulation in healthy adults. Hum Brain Mapp. 2012;33(1):40–9.
36. Gandolla M, Ferrante S, Molteni F, Guanziroli E, Frattini T, Martegani A, Ferrigno G, Friston K, Pedrocchi A, Ward NS. Re-thinking the role of motor cortex: context-sensitive motor outputs? Neuroimage. 2014;91:366–74.
37. Gandolla M, Ward NS, Molteni F, Guanziroli E, Ferrigno G, Pedrocchi A. The neural correlates of long-term carryover following functional electrical stimulation for stroke. 2016;(2016).
38. Pomeroy VM, King L, Pollock A, Baily-Hallam A, Langhorne P. Electrostimulation for

promoting recovery of movement or functional ability after stroke. Cochrane Database Syst Rev. 2006; (2).

39. Kluding PM, Dunning K, O'Dell MW, Wu SS, Ginosian J, Feld J, McBride K. Foot drop stimulation versus ankle foot orthosis after stroke: 30-week outcomes. Stroke. 2013;44(6):1660-9.
40. Liberson WT, Holmquest HJ, Scot D, Dow M. Functional electrotherapy: stimulation of the peroneal nerve synchronized with the swing phase of the gait of hemiplegic patients. Arch Phys Med Rehabil. 1961;42:101-5.
41. Bogataj U, Gros N, Kljajic M, Acimovic R, Malezic M. The rehabilitation of gait in patients with hemiplegia: a comparison between conventional therapy and multichannel functional electrical stimulation therapy. Phys Ther. 1995;75(6):490-502.
42. Fields RW. Electromyographically triggered electric muscle stimulation for chronic hemiplegia. Arch Phys Med Rehabil. 1987;68(7):407-14.
43. Cozean CD, Pease WS, Hubbell SL. Biofeedback and functional electric stimulation in stroke rehabilitation. Arch Phys Med Rehabil. 1988;69(6):401-5.
44. Mazzocchio R, Meunier S, Ferrante S, Molteni F, Cohen LG. Cycling, a tool for locomotor recovery after motor lesions? NeuroRehabilitation. 2008;23(1):67-80.
45. Meunier S, Kwon J, Russmann H, Ravindran S, Mazzocchio R, Cohen L. Spinal use-dependent plasticity of synaptic transmission in humans after a single cycling session. J Physiol. 2007;579(Pt 2):375-88.
46. Katz-Leurer M, Sender I, Keren O, Dvir Z. The influence of early cycling training on balance in stroke patients at the subacute stage. Results of a preliminary trial. Clin Rehabil. 2006;20(5):398-405.
47. Alon G, Conroy VM, Donner TW. Intensive training of subjects with chronic hemiparesis on a motorized cycle combined with functional electrical stimulation (FES): a feasibility and safety study. Physiother. Res. Int. 2011;16(2):81-91.
48. del-Ama AJ, Koutsou AD, Moreno JC, delos-Reyes A, Gil-Agudo N, Pons JL. Review of hybrid exoskeletons to restore gait following spinal cord injury. J Rehabil Res Dev. 2012;49(4):497.

기능적 전기 자극술(FES)을 이용한 보행 훈련

Gait Training by FES

Thomas Schauer and Thomas Seel

1 서론(Introduction)

뇌졸중은 보행 장애의 주요 원인 중 하나이다. 전 세계 65세 이상 인구가 증가하면서 뇌졸중 유병률도 증가할 것으로 예상된다. 유럽에서는 연간 뇌졸중 발생 건수가 2000년 110만 건에서 2025년에는 150만 건으로 증가할 것으로 추산되며[1], 전 세계적으로 매년 1,500만 명이 뇌졸중을 경험하고 이 중 1/3은 사망하고 1/3은 영구 장애를 입는다[2]. 뇌졸중 생존자의 약 50~85%는 뇌졸중 발생 후 6개월 이내에 독립적으로 걸을 수 있다[3, 4]. 뇌졸중 환자의 대부분은 독립적으로 걸을 수 있지만 만성 보행 이상은 지속되며, 일상 활동을 모두 수행할 수 있는 보행 수준에 도달하지 못하는 경우도 많다. 보행 속도가 0.8 m/s 이하인 경우 대부분은 지역사회에서 보행 관련 활동을 수행하는데 어려움을 겪는다[5]. 보행 가능한 뇌졸중 환자의 50% 이상이 보행 중 또는 근력 약화나 동작 협응의 문제로 인해 균형을 잃고 낙상한다[6].

뇌졸중 환자는 신체 한쪽의 마비(편마비)를 경험하며 근육 수축을 적절하게 조절하지 못한다. 이러한 장애는 지구력 및 균형 감각 저하와 함께 보행에 악영향을 미친다. 뇌졸중 발생 후 몇 주 후에 근육의 강직(spasticity)과 기계적 특성 변화(예: 길항근의 경직)가 종종 발생한다. 뇌졸중 후 편마비 보행은 정상에서 벗어난 관절 운동 패턴과 잔존 기능에 의한 보상적 운동 패턴이 혼재된 형태를 띤다. 이러한 보행 패턴은 종종 해당 근육의 근력 약화와 길항근의 근 활동 증가로 인해 마비 다리의 고관절과 무릎 및 발목 관절을 구부릴 수 없는 특징이 있다. 결과적으로 다리 길이가 늘어나면 발가락이 끌리거나 다리 휘돌림(circumduction) 형태의 뻐정다리 보행(stiff-legged gait)이 발생한다.

발의 안쪽(내측) 또는 바깥쪽(측면) 가장자리 또는 모두를 수의적 근육 활성화로 들어올리지 못하는 것을 족하수(drop foot) 증후군이라고 하며, 보행 가능한 만성 뇌졸중 환자의 약 20%에서 나타난다[4]. 또한 초기 접지기(initial contact)와 유각 중기(mid-swing)에 고관절과 무릎 굴곡이 감소하는 경우가 많으며, 발목 저측(plantar) 굴곡은 발가락 이지기(toe-off)에서 감소하고 초기 접지기와 유각기(swing phase)에서 증가한다. 편마비 쪽의 골반은 대부분 상승(hip hike)되며, 체간의 경우 유각기 동안 마비측 하지의 발이 땅에서 떨어지도록 하기 위해 정상측 하지 쪽으로 이동한다. 근육 약화와 보상적 동작으로 인해 정상측 하지 쪽에서도 비정상적인 움직임 패턴이 관찰될 수 있다.

척수 손상(SCI)은 보행 장애의 또 다른 원인이다. 외상성 SCI의 유병률은 미국에서 가장 높다(백만 명당 906명)[7]. Singh et al.이 보고한 연구에 따르면 남성의 발병률이 높고 30세 미만에서 가장 많이 발생하는 것으로 나타났다. 일반적으로 교통 사고가 SCI의 가장 흔한 원인이었으며, 노인 인구의 낙상이 그 뒤를 이었다. 병변의 심각성과 정도에 따라 하지 근육의 불완전 마비(paresis) 및 완전 마비(paralysis)가 발생할 수 있다. 흉부(thoracic) 수준 이상의 완전한 병변은 양쪽 하지의 운동 및 감각 마비(하반신 마비)를 유발하여 환자가 움직이지 못하고 평생 휠체어에 의존하게 되며, 방광과 배변 및 성 기능이 완전히 상실될 수 있다. SCI의 이러한 일차적인 영향은 마비된 근육의 위축과 심혈관 건강 저하 등 다양한 이차적인 의학적 합병증으로 이어진다.

뇌졸중 및 SCI 환자 모두 중추 신경계(CNS)에서 근육으로 가는 신호 경로가 끊어지지만 근육 자체는 여전히 수축하여 힘을 생성할 수 있다. 기능적 전기 자극(FES)은 하위 운동 신경세포를 자극하여 근수축을 촉진하여 누락된 CNS 신호를 대체할 수 있다. 적절한 센서 및 피드백 제어 기술을 이 방법과 함께 사용하면 보행 동작을 유도하거나 보조할 수 있다.

FES는 보행에 직접적인 교정(orthotic) 또는 보철(prosthetic) 효과가 있으며, 일상생활에서 보조적 기술로 사용될 수 있다. 임상 환경에서의 재활 과정에서 FES는 주로 치료적 효과를 얻기 위해 적용된다. 여기에는 근력 증가와 지구력 및 심혈관 건강 개선 효과 등도 포함된다. FES가 제공하는 구심성 피드백의 증가는 운동피질 기능과 흥분성을 조절하는 것으로 알려져 있다. 또한 FES는 보행 동안 감각 피드백이 온전한 환자에게 적절한 근육 활동 타이밍을 알려주는데 사용할 수도 있다. 최근 연구 결과(예: Gandolla et al.[8])에 따르면 중추 신경계의 가소성을 향상시키고 치료 효과를 더욱 개선하기 위해 자발적인 운동과 함께 FES를 사용할 것을 권장하고 있다. FES로 유도된 뇌 가소성과 운동 학습에 대한 자세한 논의는 뇌졸중 환자의 보행에 대한 FES의 치료 효과에 대해 고찰한 최근 논문[9]에 잘 기술되어 있다.

이 장은 다음과 같이 구성되어 있다. 단락 2에서는 FES를 이용한 보행 훈련의 기술적 측면에 대한 일반적인 개요를 설명한다. 그런 다음 단락 3에서는 만성 뇌졸중 환자의 족하수 교정에 대한 최신 기술을 소개한다. 단락 4에서는 임상 환경에서 보행 치료를 위한 다중 채널 FES의 사용에 대해 살펴본다. 마지막으로 단락 5에서는 SCI 환자의 보행 회복을 위한 FES의 적용에 대해 설명한다.

2 FES 보조 보행의 기술적 측면 (Technological Aspects of FES-Assisted Gait)

2.1 실시간 보행 단계 감지 기능(Real-Time Gait Phase Detection)

보행을 위한 모든 FES 시스템의 핵심 요소는 효과적이고 신뢰할 수 있는 실시간 보행 단계 감지(real-time gait phase detection, GPD) 기능이다. 시중에서 널리 판매되고 있는 초기 시스템의 경우 발꿈치 아래에 힘 저항(force-resistive) 스위치를 사용하여 보행의 입각기와 유각기 단계를 구분한다. 최근 연구에서는 직물(knitted) 형태의 저항성 변형(strain) 센서를 양말에 내장하여 측정된 발목 관절 각도로부터 보행 단계를 간접적으로 추론하여 이러한 접근 방식을 확장했다[10]. 하지만 힘/변형 센서는 일반적으로 환자별 보정(calibration)이 필요하며 반복적인 하중으로 인해 수명이 제한적이다. 이에 연구자들은 GPD에 가속도계(accelerometer)와 자이로스코프(gyroscope)를 사용하는 방법을 연구해 왔다(예: Chia Bejarano et al.[11], Rueterbories et al.[12], Seel et al.[13, 14] 참조). 이러한 센서는 신발 또는 양

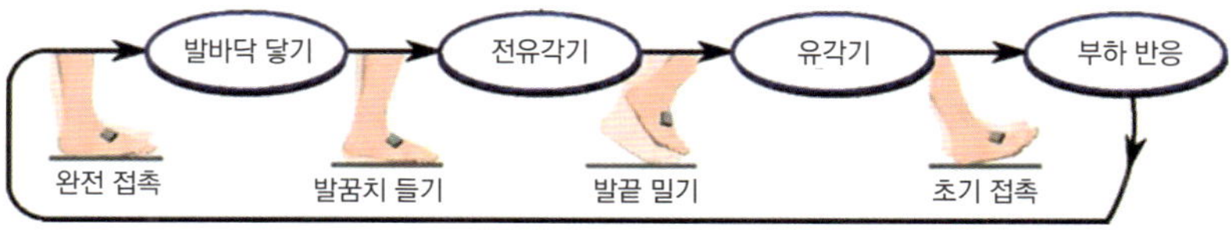

그림 1. 발/신발에 장착된 관성 센서를 통해 네 가지 보행 단계 간의 전환을 실시간으로 감지할 수 있다.

말 및 정강이 등에 부착하여 보다 자세한 GPD를 제공할 수 있다. **그림 1**은 발등에 부착된 소형 관성 센서(가속도계와 자이로스코프 포함, 모두 3D)로 감지할 수 있는 보행 단계와 보행 이벤트를 설명하는 상태 자동화(state automaton)를 보여준다[13, 14]. 향후에는 전자 장치의 통합으로 곧 동전 크기의 무선 관성 센서를 개발하여 신발 안에 넣거나 눈에 띄지 않게 옷 속에 착용할 수 있게 될 것이다. 임플란트(implant) 장치를 사용하면 신경 활동과 같은 자연적인 소스를 통해 보행 단계를 감지할 수 있다[15]. Taborri et al.은 보행 단계의 분할 방법에 대한 체계적인 개요를 제공했다[16].

2.2 신체 분절 방향 및 관절 각도의 실시간 평가 (Real-Time Assessment of Segment Orientations and Joint Angles)

웨어러블 센서 기술은 보행 속도, 보폭, 관절 각도뿐만 아니라 지면에 대한 발의 롤(roll) 및 피치(pitch) 각도와 같은 신체 분절의 방향도 실시간으로 측정할 수 있다. 이러한 정보는 보행 중 자극 매개변수를 조정하여 자극 결과, 즉 환자의 움직임을 개선하는데 사용할 수 있다. 직물 형태의 저항성 변형 센서[10]와 생체 임피던스(bio-impedance) 측정[17]은 관절 각도를 실시간으로 평가할 수 있는 잠재적인 기술이며, 두 기술 모두 직물에 내장할 수 있다. 관성 센서는 폼팩터(form factor; 제품 외형이나 크기 또는 디자인 등의 물리적 요소-역주)가 급격히 감소하고 있기 때문에 보행 중 실시간 동작 분석에 특히 유망한 기술이다.

예를 들어 각 발과 정강이 및 허벅지에 관성 센서를 부착하고 고관절에 추가 센서를 부착하면 광학 모션 캡처 시스템과 비슷한 수준의 측정 정확도로 고관절 및 무릎과 발목 관절의 각도를 도출할 수 있다. 하지만 몇 가지 제한 사항이 있다. 관성 센서를 정확하게 배치하거나 미리 정의된 일련의 정밀한 보정 동작이 필요한데, 이 두 가지 모두 운동 장애가 있는 환자에게는 어려울 수 있다. 또다른 제한 요소는 많은 접근 방식에서 자기계(magnetometer)를 사용해야 한다는 점인데, 이는 건물 내부와 강자성(ferromagnetic) 물질 근처에서 결과값을 신뢰할 수 없는 경우가 많다. 최근에는 이러한 두 가지 한계를 극복하고 보행 자체를 포함한 임의의 동작에서 관성 센서 네트워크의 센서 간 자동 보정을 가능하게 하는 새로운 방법이 제안되었다[18]. 이러한 기술 개발을 고려할 때, 미래의 동작 분석 시스템은 센서가 임의의 방향으로 부착되고 보정 또한 환자가 걷기 시작하면 자동으로 실행되는 플러그 앤 플레이(plug-and-play; 복잡한 설정이나 구성 없이도 장치나 구성 요소를 시스템에 쉽게 연결하고 사용할 수 있도록 하는 기능-역주) 방식이 될 것으로 예상된다[19].

2.3 근육 활동의 실시간 평가 (Real-Time Assessment of Muscle Activity)

근전도(EMG)는 FES 보행 훈련에서 다양한 용도로 사용될 수 있다. **그림 2**는 FES 자극 시행 중 표면 근전도(sEMG) 기록의 예를 보여준다. 해당 근전도 신호를 분석할 때는 FES 유발 근전도와 환자 유발 근전도 활동을 구분해야 하는데, 후자의 경우 의도적(의지적) 및 비의도적 근육 활동을 모두 포함한다[20]. 온라인 신호처리를 통해 자극 펄스 사이, 즉 자극 시행 중에 근전도 데이터에서 두 근전도와 관련된 활동량을 모두 확인할 수 있다. FES 유발 근전도는 마지막 자극 임펄스에 의해 동원된 운동 단위의 양을 측정하는 척도인 소위 M파(M-wave; 운동 신경이 전기적으로 자극될 때 발생하는 근육 반응-역주)에서 나타난다. 최근 상지 동작에 대한 연구에 따르면 M파 크기의 피드백 제어가 근육 피로를 보상하고 원하는 자극 효과(예: 힘 생성)를 유지하는 것으로 나타났다[21, 22].

환자가 유발한 근육 활동으로 인한 근전도 활동은 M파보다 훨씬 작다. 주파수 성분이 30~300 Hz 범위인 다소 노이즈 같은 이 근전도 신호[23]는 고역 통과 필터링(high-pass filtering) 또는 추정/예측된 M파의 감산(subtraction)을 통해 각 자극 펄스 후 약 20~30 ms 후에 M파에서 분리할 수 있다(예: Ambrosini et al.[24] 참조). 환자의 EMG는 자극의 개시를 촉발하여 자극 강도 프로파일을 조절하거나, 단순히 자극이 환자의 근육 활동과 운동 협응에 미치는 영향을 모니터링하는데 사용할 수 있다. 통합 자극 및 측정 전극을 사용하면 환자 유발 근육 활동을 감지할 수 있음이 입증되었지만[25], FES유발 및 환자 유발 근육 활동을 동시에 평가하려면 여

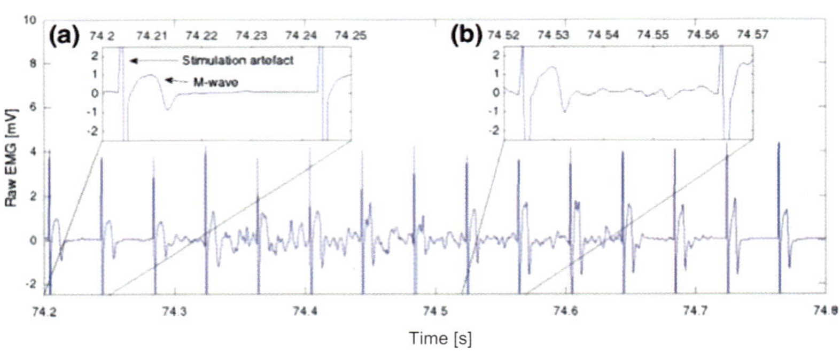

그림 2. 자극 주파수가 25 Hz인 자극 시행 중의 EMG 기록. a 의지적 근육 활동이 거의 없는 자극 구간, b 의지적 근육 활동이 명확하게 보이는 자극 구간

전히 자극 및 근전도 모니터링을 위한 별도의 전극을 사용해야 한다.

2.4 전극 및 자극기 관련 기술 (Electrode and Stimulator Technology)

일반적으로 전하 균형(charge-balanced)이 잡힌 이상성(bi-phasic) 자극 임펄스는 표면(피부) 전극 또는 이식된 임플란트 전극을 통해 전달되어 표적 근육의 운동신경에서 활동 전위(action potential)를 유발한다. 표면 전극은 전도성 하이드로겔(hydro-gel)로 자가 접착식(self-adhesive)이며, 여러 번 재사용할 수 있다. 전극과 피부의 접촉력을 개선하기 위해 추가적으로 커프(cuff)나 바디 스트랩을 사용하는 경우가 많지만, 의류 원단에 내장하는 경우는 흔하지 않다. 대형 표면 전극의 경우 사용상의 제한점과 전극 배치의 어려움을 극복하기 위해 전극 집합체(array; 멀티패드 전극, **그림 3** 참조)의 사용이 제안되었다(예: Heller et al.[26], Malesevic et al.[27, 28], Valtin et al.[29] 참조). 이러한 멀티패드 전극은 많은 작은 전극이 포함되어 있으며, 이러한 전극의 하위 집합으로 구성된 가상 전극을 형성한다. 대부분의 멀티패드 전극은 모든 하위 전극 아래에 공통적인 하이드로젤 층을 사용한다[30]. 즉 하나의 동일한 전극 집합체 내부의 두 개의 가상 전극 간 자극은 불가능하다. 따라서 FES를 적용하기 위해서는 두 개의 멀티패드 전극 또는 하나의 멀티패드 전극과 기존의 상대 전극(counter electrode; 1차 자극 전극을 보완하여 전류를 효과적으로 전달하기 위해 사용되는 전극-역주)이 필요하다.

또한 표면 전극을 이용한 자극은 피부의 통증 수용체를 자극하므로 감각이 온전한 환자에게는 자극 강도와 생성 가능한 힘의 크기가 제한된다. 경피(percutaneous) 전극(피부를 통해 삽입) 또는 완전히 이식된 임플란트 전극은 감각을 덜 유발하고 심부 근육을 더 선택적으로 활성화할 수 있다. 이식형 시스템은 일반적으로

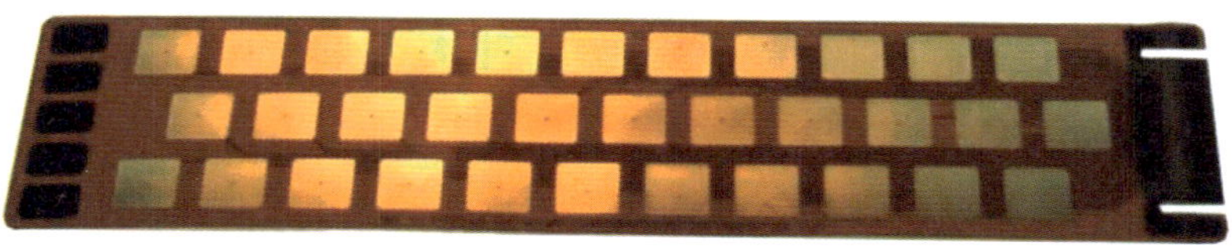

그림 3. 전극 집합체는 전극의 정밀한 배치와 사용상의 제한점을 극복하기 위해 사용된다. 그림은 [29]에서 사용된 것과 같이 비골 신경 자극을 위한 유연한 멀티패드 전극이다. 각 하위 전극의 크기는 8 mm X 8 mm이다.

여러 전극의 작은 배열이 있는 신경 커프를 사용한다. 전기 자극을 받은 근육의 빠른 근육 피로 문제를 완화하기 위해 이러한 전극을 교대로 활성화하여 자연스러운 비동기화된(asynchronous) 근육 활성화 패턴을 시뮬레이션한다. 멀티패드 표면 전극의 경우 전극 배열에서 유사한 자극 결과를 가진 가상 전극을 번갈아 자극하여 동일한 효과를 얻을 수 있다[31].

2.5 개방 회로 및 폐쇄 회로 제어 (Open-Loop and Closed-Loop Control)

대부분의 FES 시스템은 보행 이벤트의 감지나 수의적 근전도 활동의 감지 또는 손으로 조작하는 스위치를 통해 자극 타이밍을 제어한다. 자극 프로필은 일반적으로 사전 프로그래밍(피드포워드 제어/개방 회로 제어)되어 있으며, 수동으로만 변경할 수 있다. 근육이 피로해지거나 근육의 긴장도가 변하면(강직) 이전과 동일한 동작을 얻기 위해 FES 파라미터를 조정해야 한다. 반복적인 수동 조정은 바람직하지 않기 때문에 현재 연구는 환자의 현재 상황에 따라 FES 파라미터를 자동으로 조정하는데 초점을 맞추고 있다. 이러한 폐쇄 회로 시스템은 획득된 동작을 모니터링하고 원하는 기능적 동작을 얻을 수 있도록 자극 강도를 선택한다. 동시에 과도한 자극을 피함으로써 근육 피로의 시작을 지연시킬 수 있다.

최근에는 무선 관성 센서가 이러한 폐쇄 회로 FES 시스템을 구현하는데 점점 더 많이 사용되고 있다. 측정 결과를 평가하고 FES 매개변수를 조정하는 방법을 결정하는 제어 알고리즘은 일반적으로 마이크로컨트롤러(microcontroller)에서 구현된다. 기존의 피드백 제어에서는 전류 측정값을 기반으로 전류 자극 강도를 조정한다. FES의 동적 시스템은 느리고 보행은 다소 빠른 근수축과 움직임을 수반하기 때문에 이러한 기존 제어 방식은 제한적으로 사용된다. 런투런 제어(run-to-run control; 이전 보행 주기 또는 실행에서 얻은 데이터를 사용하여 향후 실행에서 결과를 개선하는 제어 방식-역주)(예: Veltink et al.[32] 참조) 또는 반복 학습 제어(iterative learning control; 연속적으로 반복되는 보행 주기에 대한 학습 데이터를 기반으로 제어 입력값을 개선하는 제어 방식-역주)(예: Seel et al.[14, 33] 참조)와 같은 학습 제어 방법은 이전 걸음에서 얻은 측정값으로부터 학습하여 보행의 반복적인 특성을 활용한다. 런투런 제어는 일반적으로 자극 구간의 진폭(amplitude)을 개선하는 것을 목표로 하는 반면, 반복 학습 제어는 각 걸음 동안 FES 강도의 전체적인 시간 과정을 최적화하는데 사용한다.

3 족하수 자극(Drop Foot Stimulation)

Liberson et al.[34]은 보행 중 입각기 단계에서 발이 떨어지는 것을 교정하기 위해 비골 신경을 자극하는 FES의 임상 적용을 처음으로 제안했다. 비골 신경은 표면 신경과 심부 신경으로 나뉘며, 각각 장비골근(m. fibularis longus)과 전경골근(m. tibialis anterior)에 신경 자극을 전달한다. 일반적인 족하수 자극기의 경우 한 쌍의 표면 전극을 비골의 머리 근처와 전경골의 삽입부에 가까운 피부에 배치하여 두 근육을 모두 활성화한다. 두 전극은 발의 과도한 외번(eversion)이나 내번(inversion) 없이 충분한 발 들어올리기(배측 굴곡)를 얻기 위해 유의해서 배치해야 한다. 자극 효과는 전극 위치의 작은 변화(*1 cm)에 매우 민감하며, '땀이나 피부 건조로 인한 피부 저항의 변화, 전극의 상태 및 근피로도, 종아리 근육의 강직으로 인한 배측 굴곡의 저항 변화 등 여러 요인으로 인해 매일 달라질 수 있다'[35]. Lyons et al.[36]과 Melo et al.[37]의 고찰논문은 연구 및 산업 분야에서 사용되는 족하수 자극기에 대한 훌륭한 개요를 제공하며 여러 가지 방식으로 분류하였다. 지금까지 상용화된 모든 장치는 일반적으로 간단한 발꿈치 스위치와 같은 센서만을 사용하여 자극의 타이밍을 조정하는 개방 회로 시스템을 기반으로 했다[37].

여러 연구에 따르면 경피(transcutaneous) 및 이식형 족하수 자극 시스템은 모두 발 들기 및 보행 속도 개선, 생리적 비용 지수(physiological cost index, PCI) 감소, 보행 중 균형 개선 측면에서 교정 및 치료 효과가 있는 것으로 나타났다(예: Burridge et al.[35], Hausdorff and Ring[38], Kottink et al.[39, 40], Martin et al.[41], Ring et al.[42], Schiemanck et al.[43], Sheffler et al.[44], Stein et al.[45], van Swigchem et al.[46], Taylor et al.[47, 48], Wilder et al.[49]). 많은 환자들은 기존의 발목관절 보조기보다 족하수 자극기를 선호하는 것으로 보고되었다[50, 51].

임상적으로 가장 잘 평가된 시스템 중 하나는 Odstock 족하수 자극기(ODFS)이다(Odstock Medical Ltd.). 지난 20년 동안 L300/L300plus/L300 Go (Bioness Inc.), WalkAide (Innovative Neurotronics Inc.), MyGait (Ottobock Healthcare GmbH), ODFS Leg Cuff (Odstock Medical Ltd.) 등 여러 가지 새로운 시스템이 시장에 출시되었다. 이러한 새로운 시스템의 중요한 특징은 무릎 아래 정강이에 착용하는 레그 커프(leg cuff)에 자극 장치와 전극이 통합되어 있다는 점이다. 또한 L300/L300plus과 MyGait 및 ODFS의 레그 커프 시스템은 무선 발꿈치 스위치를 사용한다. WalkAide의 경우 발꿈치 스위치 대신 커프에 있는 경사(inclination) 센서를 사용하여 보행 단계를 측정한다[52]. 일부 시스템에서는 발목 굴곡, 무릎 굴곡 및 신전, 또는 고관절 신전을 지원하기 위한 추가적인 이차 자극 채널을 사용하기도 한다.

일부 환자의 경우 경피 자극으로 원하는 발 동작을 얻을 수 없으며, 일부는 충분한 발 들어올리기에 필요한 자극 강도를 견디지 못한다. 이식형 임플란드 족하수 자극기는 이러한 환자들에게 잠재적인 대안이 될 수 있으며, 두 가지 관련된 시스템이 개발되었다. 2채널 임플란트 Stimustep (Finetech Medical, 영국)은 발의 배측 굴곡과 외반 및 내반을 더 잘 제어하기 위해 총비골신경(n. peroneus communis)의 두 가지인 심비골신경(n. peroneus profundus)과 천비골신경(n. peroneus superficialis)을 자극한다[53]. ActiGait 시스템(Ottobock Healthcare GmbH)은 4개의 자극 채널이 있는 커프 전극을 통해 총비골신경을 선택적으로 활성화하여 동일한 목표를 달성한다[54].

이러한 상업용 시스템 외에도 연구 프로젝트에서 개발 중인 유망한 새로운 시스템이 많이 있다. 일부 최근 연구에서는 최적의 가상 전극 위치를 찾는 검색 알고리즘과 전극 집합체를 결합하는 방법을 모색하고 있다(예: Heller et al.[26], Malesevic et al.[27], Prenton et al.[28], Valtin et al.[29] 참조). 그러나 현재 기술 수준에서는 이러한 식별에 몇 분이 소요되며, 보행 중 근긴장도 또는 FES 동적 상태(따라서 유도된 발 움직임)가 변할 때 가상 전극이 조정되지 않는다.

또한 경피 자극의 경우 Seel et al.[33]은 두 개의 독립적인 FES 채널을 통해 전경골근과 장비골근의 활성화를 조작하는 세 개의 전극 설정을 제안하고 조사했다. 해당 연구에서는 신발에 장착된 무선 관성 센서를 통해 보행 단계의 전환 및 발의 피치와 롤 각도를 실시간으로 평가했다. 또한 분산형(decentralized) 반복 학습 제어 방식을 사용하여 자극 강도 프로필을 개별 환자의 현재 필요에 맞게 조정했다. 기존 자극 매개변수에서 시작하여 컨트롤러는 개별 자극 매개변수를 자동으로 결정하여 족하수 환자의 보행에서 최대 두 걸음 이내에 생리적 발 피치 및 롤 각도 궤적을 최적화한다.

근전도 유도 자극 강도 프로파일의 사용은 Byrne et al.[55], Chen et al.[56], O'Keeffe와 Lyons[57]가 연구했다. 전경골근의 잔존하는 의지적 활동량에 비례하여 자극하는 방식에 대한 연구는 여러 연구자들에 의해 옹호되었다[58-60]. Kesar et al.[61]은 가변(variable) 주파수 펄스 열(train)의 사용이 일정한 주파수 펄스 열을 전달하는 기존 FES 시스템에 비해 족하수의 교정을 더욱 향상시킬 수 있다고 제안했다.

4 뇌졸중 환자의 FES 보조 보행 치료 (FES-Assisted Gait Therapy in Stroke Patients)

집중적 FES 훈련 프로그램은 종종 아급성 및 만성 환자 모두에서 뇌졸중 후 보행 패턴을 회복하고 향상시키기 위해 임상 현장에서 사용된다[9]. Teasell et al.의 메타 분석[62]은 FES가 보행 훈련에 유용한 보조 수단으로 활용될 수 있다고 제안했다. 또한 Robbins et al.의 메타 분석[63]에서는 FES가 보행 속도 향상에 긍정적인 영향을 미치는 것으로 보고되었다. 무작위 대조 임상연구에서는 만성 뇌졸중 환자에서 보행 동작의 협응력 회복을 보여주기도 했습니다[64].

임상 연구에서는 다양한 자극 채널 구성을 사용했다. 예를 들어 Salisbury et al.[65]의 연구에서는 아급성 뇌졸중 환자의 보행 치료를 위해 단일 채널 족하수 자극기를 사용했다. 반면 다중 채널 FES를 사용한 초기 무작위 연구에서는 발꿈치 스위치를 사용하여 비골신경뿐만 아니라 대퇴삼두근, 햄스트링, 대퇴사두근, 대둔근 및 상완삼두근 등 여러 근육군을 자극했다[66]. 대부분의 임상 시스템은 경피 자극을 사용하지만 Daly et al.에 따르면 근육내(intramuscular) 전극도 효과가 있는 것으로 나타났다[64].

FES 자극은 평지 보행과 트레드밀 보행(부분적 체중 지지와 결합 가능) 중에 적용될 수 있으며(Cho et al.[67], Daly et al.[64], Hesse et al.[68], Kesar et al.[69], Lindquist et al.[70] 참조), 중력 균형 보조기[71], 전기기계식 보행 트레이너[72], 로봇 운동 장치(Dohring과 Daly [73], McCabe et al.[74] 참조)와도 함께 사용될 수 있다. 후자의 두 가지 경우 자극 타이밍은 일반적으로 관성 센서나 발꿈치 스위치가 아닌 기계적 지원 시스템에 의해 제어되는 경우가 많다. 보행이 불가능한 환자의 경우 FES 사이클링 에르고미터[75] 또는 급성 뇌졸중 환자를 위한 침상용(bed-side) 자극 장치[76]를 사용하여 보행 훈련을 준비할 수 있다.

현재 임상 자극 시스템은 특히 여러 자극 채널에 케이블을 연결해야 하기 때문에 번거로운 점이 있다. 그러나 향후에는 분산형 무선 자극 및 센서 시스템을 통해 FES 시스템의 사용 편의성이 향상될 것으로 예상되며, 초기 프로토타입이 이미 개발 중이다[77, 78].

5 척수 손상 후 FES 보조 보행 훈련 (FES-Assisted Ambulation After Spinal Cord Injury)

하반신 마비 환자가 일어서고 걷기 위해서는 일반적으로 여러 가지 자극 채널이 필요하다. 일반적인 접근 방식에는 표면 전극을 사용하여 양쪽 대퇴사두근(무릎 신전용), 비골신경, 그리고 선택적으로 대둔근을 자극하는 것이 포함된다[79]. 일어설 때와 서 있는 동안에는 두 대퇴사두근이 모두 활성화된다. 보행을 시작하기 위해 대퇴사두근 자극의 활성화가 한쪽에서 일시 중지되고 비골신경을 자극하여 철회 반사(withdrawal reflex)를 유발한다(다리 굴곡 발생). 사용자는 신체 균형을 위해 롤러 워커를 잡고 상체를 이용해 구부러진 다리를 앞으로 옮긴다. 보행 시작은 일반적으로 워커 핸들에 장착된 핸드 스위치로 제어한다. 이 원리를 사용하는 상용 시스템의 예로는 ParaStep 시스템(Sigmedics, Inc.)이 있으며[80, 81], 병변 수준이 T4에서 T12 사이인 하반신 마비 환자에게 권장된다. 그러나 걸음걸이는 생

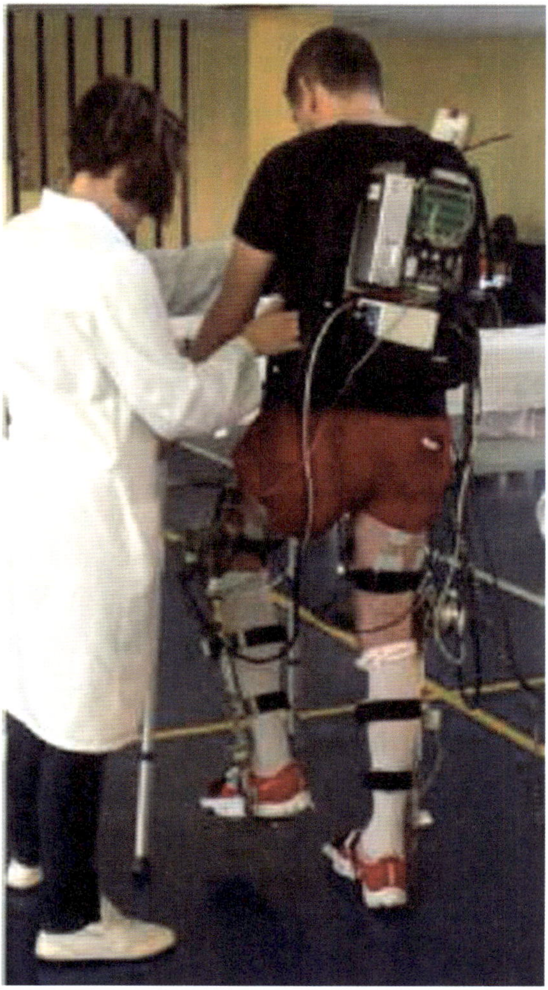

그림 4. 하이브리드 FES 구동 외골격 Kinesis 장치를 사용하여 보행하는 불완전 척수 손상 환자[92]

리적 패턴과 다소 차이가 있으며 정상적인 보행과 다르다. 이 시스템을 사용하기 전에 전기 자극을 통해 피로에 강한 근육을 만들기 위한 장기적이고 집중적인 훈련 프로그램이 필요하다. SCI 후 서기 및 보행 훈련을 위한 FES 제어의 기술적 측면에 대한 자세한 고찰은 Braz et al.[82]에 제시되어 있다.

최대 16개의 채널을 갖춘 이식형 FES 시스템은 하반신 마비 환자[19, 83, 84, 85]와 불완전 척수 손상(iSCI) 환자[86]에게 향상된 이동성을 제공한다. 이식형 시스템을 사용하면 경피 FES 시스템에 비해 착용 시간이 단축되고 매일 반복되는 착용 작업이 용이하다. iSCI 환자의 경우 부분적으로 마비된 근육을 어느 정도 제어할 수 있기 때문에 FES를 신중하게 적용해야 한다. Dutta et al.[87]은 의지적으로(volitionally) 유도된 표면 근전도 활동을 활용하여 iSCI 환자에게 이식된 자극 시스템을 통해 성공적으로 자극을 유발하는 결과를 보여주었다.

FES와 왕복 보행 보조기(reciprocating gait orthoses) 또는 전동 외골격 장치를 결합하면 SCI 환자의 보행을 위한 하이브리드 솔루션을 제공할 수 있다. 이러한 기계적 구조는 하지 관절과 체간을 안정화시키는 동시에 마비된 근육을 인위적으로 활성화하여 보행을 지원한다. 전동 외골격 장치의 경우 시간에 따라 근육의 동적 상태가 변하는 상황에서도 모터에 의한 정확한 움직임 실행을 보장하여 일관되고 반복 가능한 보행을 가능하게 한다. 따라서 하이브리드 시스템은 FES와 보조기 또는 외골격 장치의 장점을 결합하여 개별 구성 요소만 사용할 때보다 더 많은 이점을 제공할 수 있다. 하이브리드 FES 보조기의 예는 Durfee와 Rivard [88], Kobetic et al.[89]의 논문에 제시되어 있으며, 하이브리드 FES 구동 외골격 장치에 대한 개괄적 설명은 del Ama et al.[90]에서 살펴볼 수 있다. 완전 운동성 SCI를 가진 3명의 하반신 마비 환자에게 하이브리드 FES 구동 외골격 장치를 사용한 첫 번째 결과는 Ha et al. [91]에 의해 제시되었으며, del-Ama et al.[92] 및 Del-Ama et al.[93]는 하이브리드 Kinesis 시스템을 사용한 iSCI 환자의 사례 연구를 발표했다(**그림 4 참조**).

6 결론(Conclusions)

기능적 전기 자극술은 뇌졸중 환자와 척수 손상 환자의 보행을 회복하고 지원하는데 유용한 기술이다. 여러 연구에서 경피 및 이식형 족하수 자극 시스템의 교정 및 치료와 지속 효과가 나타났다. 만성 족하수 환자의 보행 지원을 위한 보조 시스템 외에도 다중 채널 FES 시스템의 경우 임상 환경에서 치료적 용도로 사용할 수 있다. 후자는 로봇 장치 또는 부분적 체중 지지 트레드밀 보행 장치와 함께 사용할 수 있다. 그러나 척수 손상 환자의 보행 회복은 여전히 어려운 연구 분야로 남아 있다. 현재 새로운 이식형 자극 시스템과 전동 외골격 장치와 FES를 결합한 하이브리드 접근 방식이 모색되고 있다

족하수 자극기와 다채널 FES 시스템 및 하이브리드 보행 지원 시스템의 단점과 한계는 관성 센서 동작 분석과 근전도 감지 및 향상된 피드백 제어 분야의 현재 및 미래 기술 발전을 통해 극복될 수 있을 것이다. 미래의 시스템은 개별 사용자에 맞게 자동으로 조정되고 보다 환자 및 상황에 맞는 보행 지원을 제공할 수 있을 것으로 예상된다.

참고 문헌

1. Truelsen T, Piechowski-Jozwiak B, Bonita R, Mathers C, Bogousslavsky J, Boysen G. Stroke incidence and prevalence in Europe: a review of available data. Eur J Neurol. 2006;13(6):581-98.
2. Mackay J, Mensah GA, Mendis S, Greenlund K (2004) The atlas of heart disease and stroke. World Health Organization.
3. Jørgensen HS, Nakayama H, Raaschou HO, Olsen TS. Recovery of walking function in stroke patients: the Copenhagen Stroke study. Arch Phys Med Rehabil. 1995;76(1):27-32.
4. Wade DT, Wood VA, Heller A, Maggs J, Hewer RL. Walking after stroke. Measurement and recovery over the first 3 months. Scand J Rehabil Med. 1987;19(1):25-30.
5. Robinson CA, Shumway-Cook A, Matsuda PN, Ciol MA. Understanding physical factors associated with participation in community ambulation following stroke. Disabil Rehabil. 2011;33(12):1033-42.
6. Hyndman D, Ashburn A, Stack E. Fall events among people with stroke living in the community: circumstances of falls and characteristics of fallers. Arch Phys Med Rehabil. 2002;83(2):165-70.
7. Singh A, Tetreault L, Kalsi-Ryan S, Nouri A, Fehlings MG. Global prevalence and incidence of traumatic spinal cord injury. Clin Epidemiol. 2014;6:309-31.
8. Gandolla M, Ferrante S, Molteni F, Guanziroli E, Frattini T, Martegani A, Ferrigno G, Friston K, Pedrocchi A, Ward NS. Re-thinking the role of motor cortex: context-sensitive motor outputs? NeuroImage. 2014;91:366-74.
9. Kafri M, Laufer Y. Therapeutic effects of functional electrical stimulation on gait in individuals post-stroke. Ann Biomed Eng. 2015;43(2):451-66. https://doi.org/10.1007/s10439-014-1148-8.
10. Preece SJ, Kenney LP, Major MJ, Dias T, Lay E, Fernandes BT. Automatic identification of gait events using an instrumented sock. J Neuroengineering Rehabil. 2011;8(1):1.
11. Chia Bejarano N, Ambrosini E, Pedrocchi A, Ferrigno G, Monticone M, Ferrante S. A novel adaptive, real-time algorithm to detect gait events from wearable sensors. IEEE Trans Neural Syst Rehabil Eng. 2015;23(3):413-22. https://doi.org/10.1109/TNSRE.2014.2337914.
12. Rueterbories J, Spaich EG, Andersen OK. Gait event detection for use in FES rehabilitation by radial and tangential foot accelerations. Med Eng Phys. 2014;36(4):502-8.
13. Seel T, Escobar VC, Raisch J, Schauer T. Online gait phase detection with automatic adaption to gait velocity changes using accelerometers and gyroscopes. Biomed Eng/Biomed Technik. 2014;59(s1):S795-8. https://doi.org/10.1515/bmt-2014-5011.
14. Seel T, Werner C, Raisch J, Schauer T. Iterative learning control of a drop foot neuroprosthesis—generating physiological foot motion in paretic gait by automatic feedback control. Control Eng Pract. 2016;48:87-97.
15. Sinkjaer T, Haugland M, Inmann A, Hansen M, Nielsen KD. Biopotentials as command and feedback signals in functional electrical stimulation systems. Med Eng Phys. 2003;25

(1):29–40.

16. Taborri J, Palermo E, Rossi S, Cappa P. Gait partitioning methods: a systematic review. Sensors 16(1):66. http://doi.org/10.3390/s16010066.
17. Nahrstaedt H, Schauer T, Shalaby R, Hesse S, Raisch J. Automatic control of a drop foot stimulator based on angle measurement using bioimpedance. Artif Organs. 2008;32(8):649–54.
18. Seel T, Raisch J, Schauer T. IMU-based joint angle measurement for gait analysis. Sensors. 2014;14(4):6891–909. https://doi.org/10.3390/s140406891.
19. Graurock D, Schauer T, Seel T. Automatic pairing of inertial sensors to lower limb segments–a plugand-play approach. Current Direct Biomed Eng. 2016;2:715–8. https://doi.org/10. 1515/cdbme-2016-01552364-5504.
20. Merletti R, Knaflitz M, De Luca CJ. Electrically evoked myoelectric signals. Crit Rev Biomed Eng. 1992;19(4):293–340.
21. Klauer C, Raisch J, Schauer T. Linearisation of electrically stimulated muscles by feedback control of the muscular recruitment measured by evoked EMG. In: 2012 17th international conference on IEEE, Methods and Models in Automation and Robotics (MMAR); 2012. p. 108–13.
22. Klauer C, Ferrante S, Ambrosini E, Shiri U, Dahne F, Schmehl I, Pedrocchi A, Schauer T. A patient-controlled functional electrical stimulation system for arm weight relief. Med Eng Phys. 2016;38(11):1232–43.
23. De Luca CF, Knaflitz M. Surface electromyography, what's new?. Turin, Italy: CLUT Publishers; 1992.
24. Ambrosini E, Ferrante S, Schauer T, Klauer C, Gaffuri M, Ferrigno G, Pedrocchi A. A myocontrolled neuroprosthesis integrated with a passive exoskeleton to support upper limb activities. J Electromyogr Kinesiol. 2014;24(2):307–17. https://doi.org/10.1016/j.jelekin.2014.01.006.
25. Shalaby R, Schauer T, Liedecke W, Raisch J. Amplifier design for EMG recording from stimulation electrodes during functional electrical stimulation leg cycling ergometry. Biomed Technik Biomed Eng. 2011;56(1):23–33.
26. Heller BW, Clarke AJ, Good TR, Healey TJ, Nair S, Pratt EJ, Reeves ML, van der Meulen JM, Barker AT. Automated setup of functional electrical stimulation for drop foot using a novel 64 channel prototype stimulator and electrode array: results from a gait-lab based study. Med Eng Phys. 2013;35(1):74–81. https://doi.org/10.1016/j.medengphy.2012. 03.012.
27. Malesevic J, Malesevic N, Bijelic G, Keller T, Konstantinovic L. Multi-pad stimulation device for treating foot drop: Case study. In: Annual conference of the Functional Electrical Stimulation Society (IFESS), IEEE, IEEE; 2014. p. 1–4.
28. Prenton S, Kenney LP, Stapleton C, Cooper G, Reeves ML, Heller BW, Sobuh M, Barker AT, Healey J, Good TR, et al. Feasibility study of a take-home array-based functional electrical stimulation system with automated setup for current functional electrical stimulation users with foot-drop. Arch Phys Med Rehabil. 2014;95(10):1870–7.
29. Valtin M, Seel T, Raisch J, Schauer T. Iterative learning control of drop foot stimulation with array electrodes for selective muscle activation. In: Proceedings of the 19th IFAC World Congress; 2014. p. 6587–92.
30. Cooper G, Barker AT, Heller BW, Good T, Kenney LP, Howard D. The use of hydrogel as an electrode-skin interface for electrode array FES applications. Med Eng Phys. 2011;33(8):967–72.
31. Sayenko DG, Nguyen R, Popovic MR, Masani K. Reducing muscle fatigue during transcutaneous neuromuscular electrical stimulation by spatially and sequentially distributing electrical stimulation sources. Eur J Appl Physiol. 2014;114(4):793–804.
32. Veltink PH, Slycke P, Hemssems J, Buschman R, Bultstra G, Hermens H. Three dimensional inertial sensing of foot movements for automatic tuning of a two-channel implantable drop-foot stimulator. Med Eng Phys. 2003;25(1):21–8.
33. Seel T, Werner C, Schauer T. The adaptive drop foot stimulator—multivariable learning

control of foot pitch and roll motion in paretic gait. Med Eng Phys. 2016;38(11):1205-13.
34. Liberson W, Holmquest H, Scott M. Functional electrotherapy: stimulation of the common peroneal nerve synchronised with the swing phase of gait of hemiplegic subjects. Arch Phys Med Rehabil. 1961;42:202-5.
35. Burridge J, Taylor P, Hagan S, Wood DE, Swain ID. The effects of common peroneal stimulation on the effort and speed of walking: a randomized controlled trial with chronic hemiplegic patients. Clin Rehabil. 1997;11(3):201-10.
36. Lyons GM, Sinkjaer T, Burridge JH, Wilcox DJ. A review of portable FES-based neural orthoses for the correction of drop foot. IEEE Trans Neural Syst Rehabil Eng. 2002;10(4):260-79.
37. Melo PL, Silva MT, Martins JM, Newman DJ. Technical developments of functional electrical stimulation to correct drop foot: sensing, actuation and control strategies. Clin Biomech. 2015;30(2):101-13. https://doi.org/10.1016/j.clinbiomech.2014.11.007.
38. Hausdorff JM, Ring H. Effects of a new radio frequency-controlled neuroprosthesis on gait symmetry and rhythmicity in patients with chronic hemiparesis. Am J Phys Med Rehabil. 2008;87(1):4-13. https://doi.org/10.1097/PHM.0b013e31815e6680.
39. Kottink AIR, Oostendorp LJM, Buurke JH, Nene AV, Hermens HJ. IJzerman MJ. The orthotic effect of functional electrical stimulation on the improvement of walking in stroke patients with a dropped foot: a systematic review. Artif Organs. 2004;28(6):577-86. https://doi.org/10.1111/j.1525-1594.2004.07310.x.
40. Kottink AIR, Hermens HJ, Nene AV, Tenniglo MJ, Groothuis-Oudshoorn CG. IJzerman MJ. Therapeutic effect of an implantable peroneal nerve stimulator in subjects with chronic stroke and footdrop: a randomized controlled trial. Phys Ther. 2008;88(4):437-48. https://doi.org/10.2522/ptj.20070035.
41. Martin KD, Polanski W, Schackert G, Sobottka SB. New therapeutic option for drop foot with the ActiGait peroneal nerve stimulator—a technical note. World Neurosurg. 2015;84(6):2037-42. https://doi.org/10.1016/j.wneu.2015.06.074.
42. Ring H, Treger I, Gruendlinger L, Hausdorff JM. Neuroprosthesis for foot-drop compared with an ankle-foot orthosis: effects on postural control during walking. J Stroke Cerebrovasc Dis. 2009;18(1):41-7.
43. Schiemanck S, Berenpas F, van Swigchem R, van den Munckhof P, de Vries J, Beelen A, Nollet F, Geurts AC. Effects of implantable peroneal nerve stimulation on gait quality, energy expenditure, participation and user satisfaction in patients with post-stroke drop foot using an ankle-foot orthosis. Restorative Neurol Neurosci. 2015;33(6):795-807. https://doi.org/10. 3233/rnn-150501.
44. Sheffler LR, Hennessey MT, Naples GG, Chae J. Peroneal nerve stimulation versus an ankle foot orthosis for correction of footdrop in stroke: impact on functional ambulation. Neurorehabilitation Neural Repair. 2006;20(3):355-60. https://doi.org/10.1177/1545968306287925.
45. Stein RB, Everaert DG, Thompson AK, Chong SL, Whittaker M, Robertson J, Kuether G. Long-term therapeutic and orthotic effects of a foot drop stimulator on walking performance in progressive and nonprogressive neurological disorders. Neurorehabil Neural Repair. 2010;24(2):152-67. https://doi.org/10.1177/1545968309347681.
46. van Swigchem R, Weerdesteyn V, van Duijnhoven HJ, den Boer J, Beems T, Geurts AC. Near-normal gait pattern with peroneal electrical stimulation as a neuroprosthesis in the chronic phase of stroke: a case report. Arch Phys Med Rehabil. 2011;92(2):320-4.
47. Taylor P, Humphreys L, Swain I. The long-term cost-effectiveness of the use of functional electrical stimulation for the correction of dropped foot due to upper motor neuron lesion. J Rehabil Med. 2013;45(2):154-60. https://doi.org/10.2340/16501977-1090.
48. Taylor PN, Burridge JH, Dunkerley AL, Wood DE, Norton JA, Singleton C, Swain ID. Clinical use of the odstock dropped foot stimulator: Its effect on the speed and effort of walking. Arch Phys Med Rehabil. 1999;80(12):1577-83. https://doi.org/10.1016/S0003-9993(99)90333-7.

49. Wilder RP, Wind TC, Jones EV, Crider BE, Edlich RF. Functional electrical stimulation for a dropped foot. J Long Term Eff Med Implants. 2002;12(3):149–59.
50. Bulley C, Shiels J, Wilkie K, Salisbury L. User experiences, preferences and choices relating to functional electrical stimulation and ankle foot orthoses for foot-drop after stroke. Physiotherapy. 2011;97(3):226–33. https://doi.org/10.1016/j.physio.2010.11.001.
51. van Swigchem R, Vloothuis J, den Boer J, Weerdesteyn V, Geurts AC. Is transcutaneous peroneal stimulation beneficial to patients with chronic stroke using an ankle-foot orthosis? A within-subjects study of patients' satisfaction, walking speed and physical activity level. J Rehabil Med. 2010;42(2):117–21.
52. Weber DJ, Stein RB, Chan KM, Loeb G, Richmond F, Rolf R, James K, Chong SL. BIONic WalkAide for correcting foot drop. IEEE Trans Neural Syst Rehabil Eng Publ IEEE Eng Med Biol Soc. 2005;13(2):242–6. https://doi.org/10.1109/TNSRE.2005.847385.
53. Kenney L, Bultstra G, Buschman R, Taylor P, Mann G, Hermens H, Holsheimer J, Nene A, Tenniglo M, van der Aa H, Hobby J. An implantable two channel drop foot stimulator: initial clinical results. Artif Organs. 2002;26(3):267–70.
54. Burridge JH, Haugland M, Larsen B, Svaneborg N, Iversen HK, Christensen PB, Pickering RM, Sinkjaer T. Patients' perceptions of the benefits and problems of using the ActiGait implanted drop-foot stimulator. J Rehabil Med. 2008;40(10):873–5. https://doi.org/10.2340/16501977-0268.
55. Byrne CA, O'Keeffe DT, Donnelly AE, Lyons GM. Effect of walking speed changes on tibialis anterior EMG during healthy gait for FES envelope design in drop foot correction. J Electromyogr Kinesiol. 2007;17(5):605–16. https://doi.org/10.1016/j.jelekin.2006.07.008.
56. Chen M, Wu B, Lou X, Zhao T, Li J, Xu Z, Hu X, Zheng X. A self- adaptive foot drop corrector using functional electrical stimulation (FES) modulated by tibialis anterior electromyography (EMG) dataset. Med Eng Phys. 2013;35(2):195–204. https://doi.org/10. 1016/j.medengphy.2012.04.016.
57. O'Keeffe DT, Lyons GM. A versatile drop foot stimulator for research applications. Med Eng Phys. 2002;24(3):237–42.
58. Chen WL, Chen SC, Chen CC, Chou CH, Shih YY, Chen YL, Kuo TS. Patient-driven loop control for ambulation function restoration in a non-invasive functional electrical stimulation system. Dis Rehabil. 2010;32(1):65–71. https://doi.org/10.3109/09638280903026564.
59. Thorsen R, Ferrarin M, Veltink P. Enhancement of isometric ankle dorsiflexion by automyoelectrically controlled functional electrical stimulation on subjects with upper motor neuron lesions. Neuromodulation. 2002;5(4):256–63.
60. Yeom H, Chang YH. Autogenic EMG-controlled functional electrical stimulation for ankle dorsiflexion control. J Neurosci Methods. 2010;193(1):118–25. https://doi.org/10.1016/j.jneumeth.2010.08.011.
61. Kesar TM, Perumal R, Jancosko A, Reisman DS, Rudolph KS, Higginson JS, Binder-Macleod SA. Novel patterns of functional electrical stimulation have an immediate effect on dorsiflexor muscle function during gait for people poststroke. Phys Ther. 2010;90(1):55–66. https://doi.org/10.2522/ptj.20090140.
62. Teasell RW, Bhogal SK, Foley NC, Speechley MR. Gait retraining post stroke. Topics Stroke ehabil. 2003;10(2):34–65. https://doi.org/10.1310/UDXE-MJFF-53V2-EAP0.
63. Robbins SM, Houghton PE, Woodbury MG, Brown JL. The therapeutic effect of functional and transcutaneous electric stimulation on improving gait speed in stroke patients: a meta-analysis. Arch Phys Med Rehabil. 2006;87(6):853–9.
64. Daly JJ, Zimbelman J, Roenigk KL, McCabe JP, Rogers JM, Butler K, Burdsall R, Holcomb JP, Marsolais EB, Ruff RL. Recovery of coordinated gait: randomized controlled stroke trial of functional electrical stimulation (FES) versus no FES, with weight-supported treadmill and over-ground training. Neurorehabilitation and Neural Repair. 2011;25(7):588–96. https://doi.org/10.1177/1545968311400092.
65. Salisbury L, Shiels J, Todd I, Dennis M. A feasibility study to investigate the clinical application of functional electrical stimulation (FES), for dropped foot, during the sub-acute phase

of stroke—a randomized controlled trial. Physiotherapy Theor Pract. 2013;29(1):31–40. https://doi.org/10.3109/09593985.2012.674087.

66. Bogataj U, Gros N, Kljajic M, Acimovic R, Malezic M. The rehabilitation of gait in patients with hemiplegia: a comparison between conventional therapy and multichannel functional electrical stimulation therapy. Phys Ther. 1995;75(6):490–502.
67. Cho MK, Kim JH, Chung Y, Hwang S. Treadmill gait training combined with functional electrical stimulation on hip abductor and ankle dorsiflexor muscles for chronic hemiparesis. Gait Posture. 2015;42(1):73–8.
68. Hesse S, Malezic M, Schaffrin A, Mauritz K. Restoration of gait by combined treadmill training and multichannel electrical stimulation in non-ambulatory hemiparetic patients. Scand J Rehabil Med. 1995;27(4):199–204.
69. Kesar TM, Reisman DS, Perumal R, Jancosko AM, Higginson JS, Rudolph KS, Binder-Macleod SA. Combined effects of fast treadmill walking and functional electrical stimulation on post-stroke gait. Gait Posture. 2011;33(2):309–13. https://doi.org/10.1016/j.gaitpost.2010.11.019.
70. Lindquist AR, Prado CL, Barros RM, Mattioli R, Da Costa PHL, Salvini TF. Gait training combining partial body-weight support, a treadmill, and functional electrical stimulation: effects on poststroke gait. Phys Ther. 2007;87(9):1144–54.
71. Krishnamoorthy V, Hsu WL, Kesar TM, Benoit DL, Banala SK, Perumal R, Sangwan V, Binder-Macleod SA, Agrawal SK, Scholz JP. Gait training after stroke: a pilot study combining a gravity-balanced orthosis, functional electrical stimulation, and visual feedback. J Neurol Phys Ther JNPT. 2008;32(4):192–202. https://doi.org/10.1097/NPT.0b013e31818e8fc2.
72. Tong RK, Ng MF, Li LS. Effectiveness of gait training using an electromechanical gait trainer, with and without functional electric stimulation, in subacute stroke: a randomized controlled trial. Arch Phys Med Rehabil. 2006;87(10):1298–304. https://doi.org/10.1016/j.apmr.2006.06.016.
73. Dohring ME, Daly JJ. Automatic synchronization of functional electrical stimulation and robotic assisted treadmill training. IEEE Trans Neural Syst Rehabil Eng. 2008;16(3):310–3. https://doi.org/10.1109/TNSRE.2008.920081.
74. McCabe JP, Dohring ME, Marsolais EB, Rogers J, Burdsall R, Roenigk K, Pundik S, Daly JJ. Feasibility of combining gait robot and multichannel functional electrical stimulation with intramuscular electrodes. J Rehabil Res Dev. 2008;45(7):997–1006.
75. Ambrosini E, Ferrante S, Pedrocchi A, Ferrigno G, Molteni F. Cycling induced by electrical stimulation improves motor recovery in postacute hemiparetic patients a randomized controlled trial. Stroke. 2011;42(4):1068–73.
76. Yan T, Hui-Chan CW, Li LS. Functional electrical stimulation improves motor recovery of the lower extremity and walking ability of subjects with first acute stroke: A randomized placebo-controlled trial. Stroke. 2005;36(1):80–5.
77. Jovicic NS, Saranovac LV, Popovic DB. Wireless distributed functional electrical stimulation system. J Neuroengineering Rehabil. 2012;9:54.
78. Mecheraoui CA, Swain I, Cobb J. A distributed three-channel wireless Functional electrical stimulation system for automated triggering of stimulation to enable coordinated task execution by patients with neurological disease. Biomed Signal Proc Control. 2013;8(2):176–83. https://doi.org/10.1016/j.bspc.2012.08.006.
79. Kralj A, Bajd T, Turk R. Enhancement of gait restoration in spinal injured patients by functional electrical stimulation. Clin Orthop Relat Res. 1988;233:34–43.
80. Graupe D, Kohn KH. Functional neuromuscular stimulator for short-distance ambulation by certain thoracic-level spinal-cord-injured paraplegics. Surg Neurol. 1998;50(3):202–7.
81. Graupe D, Davis R, Kordylewski H, Kohn KH. Ambulation by traumatic t4–12 paraplegics using functional neuromuscular stimulation. Crit Rev Neurosurg. 1998;8(4):221–31.
82. Braz GP, Russold M, Davis GM. Functional electrical stimulation control of standing and stepping after spinal cord injury: a review of technical characteristics. Neuromodulation J

Int Neuromodulation Soc. 2009;12(3):180–90. https://doi.org/10.1111/j.15251403.2009.00213.x.
83. Guiraud D, Stieglitz T, Koch KP, Divoux JL, Rabischong P. An implantable neuroprosthesis for standing and walking in paraplegia: 5-year patient follow-up. J Neural Eng. 2006;3(4):268–75. https://doi.org/10.1088/1741-2560/3/4/003.
84. Guiraud D, Coste CA, Benoussaad M, Fattal C. Implanted functional electrical stimulation: case report of a paraplegic patient with complete sci after 9 years. J. Neuroengineering Rehabil. 2014;11:15.
85. Kobetic R, Triolo RJ, Uhlir JP, Bieri C, Wibowo M, Polando G, Marsolais EB, Davis JA Jr, Ferguson KA. Implanted functional electrical stimulation system for mobility in paraplegia: a follow-up case report. IEEE Trans Rehabil Eng. 1999;7(4):390–8.
86. von Wild K, Rabischong P, Brunelli G, Benichou M, Krishnan K. Computer added locomotion by implanted electrical stimulation in paraplegic patients (SUAW). Acta Neurochir Suppl. 2002;79:99–104.
87. Hardin E, Kobetic R, Murray L, Corado-Ahmed M, Pinault G, Sakai J, Bailey SN, Ho C, Triolo RJ. Walking after incomplete spinal cord injury using an implanted FES system: a case report. J Rehabil Res Dev. 2007;44(3):333–46.
88. Dutta A, Kobetic R, Triolo RJ. Ambulation after incomplete spinal cord injury with EMG-triggered functional electrical stimulation. IEEE Trans Bio-Med Eng. 2008;55(2 Pt 1):791–4. https://doi.org/10.1109/TBME.2007.902225.
89. Durfee WK, Rivard A. Design and simulation of a pneumatic, stored- energy, hybrid orthosis for gait restoration. J Biomech Eng. 2005;127(6):1014–9.
90. Kobetic R, To CS, Schnellenberger JR, Audu ML, Bulea TC, Gaudio R, Pinault G, Tashman S, Triolo RJ. Development of hybrid orthosis for standing, walking, and stair climbing after spinal cord injury. J Rehabil Res Dev. 2009;46(3):447–62.
91. del-Ama AJ, Koutsou AD, Moreno JC, de-los Reyes A, Gil-Agudo A, Pons JL. Review of hybrid exoskeletons to restore gait following spinal cord injury. J Rehabil Res Dev. 2012;49(4):497–514.
92. Ha KH, Murray SA, Goldfarb M. An approach for the cooperative control of FES with a powered exoskeleton during level walking for persons with paraplegia. IEEE Trans Neural Syst Rehabil Eng. 2016;24(4):455–66. https://doi.org/10.1109/TNSRE.2015.2421052.
93. del-Ama AJ, Gil-Agudo A, Bravo-Esteban E, Perez-Nombela S, Pons JL, Moreno JC. Hybrid therapy of walking with kinesis overground robot for persons with incomplete spinal cord injury: a feasibility study. Robot Auton Syst. 2015;73:44–58.
94. Del-Ama AJ, Gil-Agudo A, Pons JL, Moreno JC. Hybrid gait training with an overground robot for people with incomplete spinal cord injury: a pilot study. Frontiers Hum Neurosci. 2014;8:298.

통각수용성 철회 반사 기반 기능적 전기 치료술을 이용한 보행 재활

Gait Rehabilitation by Nociceptive Withdrawal Reflex-Based Functional Electrical Therapy

Ole Kæseler Andersen and Erika G. Spaich

1 서론(Introduction)

통각수용성 철회 반사(nociceptive withdrawal reflex, NWR)는 강한 구심성 입력에 의해 척추의 보행 발생기 회로가 활성화될 수 있기 때문에 보행을 지원하는 데 사용될 수 있다[36]. 이 원리는 유각기(swing phase) 동안 비골 신경을 전기적으로 자극할 때 기능적 이점이 발생하는 것을 발견한 Liberson[32]의 첫 번째 보고 이후로 많은 기능적 전기 자극 장치에서 활용되었다. NWR 반응은 신체가 잠재적으로 조직을 손상시킬 수 있는 자극을 받을 때 사지의 여러 근육의 협응된 활성화에 의해 생성되는 통합된 움직임이다. NWR은 신체 균형을 유지하고 진행 중인 운동 프로그램의 지속을 보장하면서 적절하고 충분한 철회 동작을 생성하도록 설계되었다[4, 41, 49]. 이 반사에는 반대쪽 사지가 관여하여 직립 자세와 균형을 제어하는 데 도움이 된다. 보행과 같은 리드미컬한 움직임 동안 척추 패턴 발생기는 반사 조절에 관여한다. 이는 반사 반응이 보행 주기의 여러 단계에 의해 상당한 영향을 받기 때문이다[17, 56].

또한 NWR 반응의 효과는 자극 부위에 따라 영향을 받는다. 각 근육이나 시너지 근육 그룹은 충분히 강한 입력이 있을 때 근육의 반사 활성화를 유발하는 특정 피부 영역이 있으며, 이 피부 영역을 반사 수용 영역(reflex receptive field, RRF)이라고 한다[2, 43]. RRF 영역 외부의 자극은 근육의 반사를 억제할 수 있다[48]. RRF는 근육의 생체역학적 기능과 밀접한 관련이 있으며, 기능적으로 근육은 근수축이 효과적인 사지 철회 동작을 지원할 때 활성화된다(예: 발바닥 원위부에 자극이 가할 때 전경골근 활성화를 통한 발의 굴곡 동작 생성)[2, 25]. 자극 부위 의존성(반사 반응의 효과성 또는 크기가 자극이 적용되는 특정 위치에 따라 달라지는 현상-역주)은 보행 중에도 유지되지만 기능적으로 조절된다. 건강한 사람의 경우 입각기에 비해 유각기에서 NWR 운동 반응이 더 강하게 나타난다[49]. 또한 자극 부위 의존성과 기능적 반사 조절은 안정된 대칭적 서기 자세 후의 상대적으로 불안정한 보행 개시 단계에서도 나타난다. 따라서 고관절에서 가장 큰 반사는 선행하는 다리의 발꿈치가 지면에서 떨어지는(heel off) 초기 단계에서 발생되는 반면, 첫 걸음에서 발꿈치가 지면에 닿는(heel contract) 단계에서는 반사가 억제된다[39]. 일반적으로 정적으로 서 있을 때보다 보행 개시 단계에서 더 큰 반사 흥분성이 나타난다[45].

또한 척추 반사 경로에는 신경세포의 시간적 가중(summation)을 통한 증폭(gain) 메커니즘도 포함된다. 따라서 반복적인 자극은 심부 후각(dorsal horn) 신경세포의 강화된 발화를 통해[47] 점차적으로 더 큰 NWR로 이어진다[5]. 기능적으로 최대 30 Hz의 빈도에서의 반복적인 자극은 짧은 시간(몇 초) 동안 반사 크기가 점차 증가한다[5, 50]. 예를 들어 보행 중에 통증 역치보다 약간 높은 강도로 15 Hz 빈도(총 지속 시간 약 200 ms)의 자극 펄스 4회를 발꿈치가 떨어질 때 전달하면 강한 근육 반사와 10°를 초과하는 고관절 반사가 발생한다[50].

이 장에서는 뇌졸중 후 보행 재활 중 척추 반사 경로를 통해 발의 감각 구심신경에 대한 맞춤형 전기 자극이 어떻게 보행을 지원하는지 살펴보고자 한다.

2 편마비 보행 중 통각수용성 철회 반사 조절 (Nociceptive Withdrawal Reflex Modulation During the Hemiparetic Gait)

뇌 손상 후에는 척추 반사의 척추 상위(supraspinal) 수준의 조절에 변화가 생긴다. 뇌졸중 환자의 영향을 받은 쪽의 하지에서 기록된 철회 반사의 시간 경과 패턴 및 크기는 건강한 사람과 차이를 보인다[14, 20, 22, 34, 35, 46]. 주기적인 움직임, 특히 보행은 반사 반응을 조절하는 것으로 알려져 있는데[12, 18, 49], 뇌졸중 환자는 이러한 조절에도 변화를 보인다. 예를 들어 동측(ipsilateral) 전경골근과 가자미근 그리고 반대측(contralateral) 외측광근(vastus lateralis)의 NWR 진폭은 건강한 사람과 다른 위상 조절을 나타낸다[51]. 편마비 환자는 유사한 연령대의 건강한 사람보다 발꿈치가 떨어질 때와 유각기 중반에 전경골근에서 더 큰 반응을 보이는 경우가 많다(그림 1). 족하수(foot drop)는 발꿈치가 지면에서 떨어질 때 마비측 하지에서

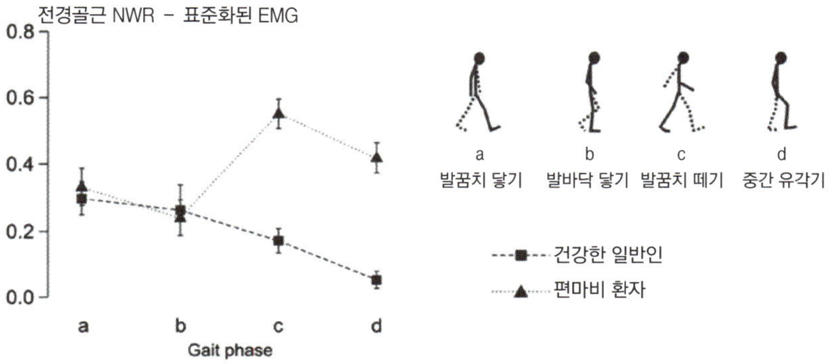

그림 1. 편마비 및 연령이 일치하는 건강한 피험자를 대상으로 한 전경골근 NWR의 위상 조절. NWR은 발바닥을 전기적으로 자극하여 유발되었다. 반사 반응은 통제 조건 보행(control step)에서 기록된 최대 활동을 기준으로 표준화되었다(편마비 환자: 72 μV, 건강한 피험자: 136.5 μV).

특징적으로 나타나므로 NWR 반응은 발목 배측 굴곡을 생성하여 결과적으로 발을 발바닥의 유해한 자극으로부터 멀리 이동시키는 기능적 의미를 가질 수 있다고 제안되었다[51]. 발목 저측 굴곡이 감소한 후의 배측 굴곡은 발목 관절의 일차적인 운동 반사 반응으로, 건강한 사람의 유각기 단계와 유사하게 나타난다[51]. 고관절과 무릎 관절에서 철회 반사 반응은 균형을 유지하고 진행 중인 운동 프로그램의 지속을 보장하면서 자극된 다리의 부하 이완(unloading)에 따른 굴곡 동작으로 나타난다[51]. NWR의 전형적인 부위별 조절은 일반적으로 뇌졸중 후에도 유지되어 보행 주기 동안 자극 부위와 자극 타이밍에 따라 맞춤형 NWR 반응이 가능하다.

3 통각수용성 철회 반사 기반 보행 훈련 (Nociceptive Withdrawal Reflex-Based Gait Training)

뇌졸중 후 흔히 나타나는 보행 장애에는 유각기 동안 고관절, 무릎, 발목의 굴곡이 감소하는 것이 포함된다[37]. 이러한 문제를 해결하고 편마비 환자의 보행 훈련을 촉진하기 위한 치료적 접근 방법으로 NWR 활성화가 제안되었다[51].

적절한 보행 기능은 뇌졸중 후 삶의 질을 유지하는데 중요하기 때문에 보행 훈련은 재활 프로그램의 중요한 측면이다[9, 16]. 이 문제는 뇌졸중 환자의 상당수에 영향을 미치며, 약 50%는 처음에 걸을 수 없고, 12%는 보행에 도움이 필요하다

[28]. 재활 훈련은 일반적으로 물리치료, 하지 근육 강화, 걸음걸이 및 사이클링과 결합된 지상 보행, 체중 지지 또는 무지지 트레드밀 보행, 로봇 보조 보행 등 다양한 접근 방식의 조합으로 구성된다[1, 30, 38, 42, 54]. 이러한 접근법 중 일부는 특정 하지 근육의 기능적 전기 자극(FES)을 결합하여 원하는 움직임을 촉진한다[8, 13]. 특히 보행 중에 적용된 FES는 보행 성능을 개선하는 결과를 가져온다[8, 13, 53]. 이 자극술은 운동 지점에 자극 전극을 배치하고 자극 강도를 조정하며 각 자극 채널에 대한 자극 시작 및 중단을 동기화하는 과정을 포함한다. 특히 여러 근육군을 자극해야 하는 경우에는 상당한 착용 시간이 소요될 수 있다.

보행 관련 움직임을 촉진하기 위한 또 다른 접근 방식은 NWR을 유도하는 것이다[51]. NWR은 영향을 받은 쪽의 다리와 발을 들어 올리는데 도움을 주어 편마비 보행의 유각기 단계를 시작하고 촉진하는데 사용될 수 있다. 발바닥의 자극 부위 선택은 전극 위치에 그다지 민감하지 않다. 이는 다양한 하지 근육에 대한 NWR의 반사 수용 영역은 수 평방 센티미터에 걸쳐 있기 때문이다[2]. 이로 인해 자극 전극(음극)을 배치할 때 어느 정도 유연성이 있으며, 여러 근육의 반사 수용 영역이 겹치기 때문에 서로 다른 관련 근육에서 반사가 유발되고 복잡한 시너지 운동 반응도 나타난다[2]. 보행 훈련의 적용적 관점에서 볼 때 이는 발바닥의 단일 부위를 자극하여 여러 관절의 부하 이완(unloading) 반응을 얻을 수 있다는 것

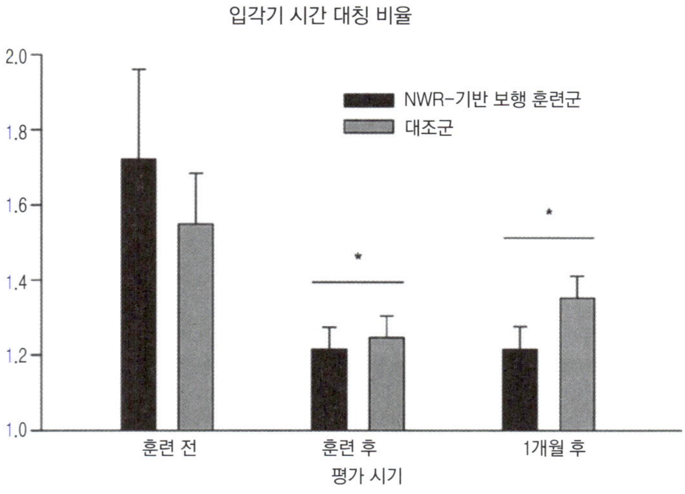

그림 2. 훈련 전, 훈련 완료 직후, 훈련 완료 1개월 후의 입각기 시간 대칭 비율. 건강한 사람의 준거 비율 점수는 1.05이다. 별표는 치료 종료 후 집단 간에 통계적으로 유의한 차이가 있음을 나타낸다.

을 의미한다. NWR을 유발하려면 불쾌하거나 고통스러운 것으로 인식되는 자극 강도를 사용해야 하는데[3], 환자는 일반적으로 치료적 맥락에서 이것이 큰 문제가 되지 않는다고 생각한다[52].

유각기 보행 동작의 시작 및 이를 지원하는 NWR 활성화와 결합된 집중적인 물리치료 기반 보행 훈련은 NWR 기반 기능적 전기 치료 재활 중재의 기초가 된다[52]. 이 재활 중재는 물리치료사에 의해 개별적으로 맞춤화되며 아급성기 뇌졸중 단계, 특히 초기 보행 장애가 심한 환자의 보행 기능 개선에 상당한 효과를 보여주었다[52]. 이러한 개선에는 평상 시 및 빠른 보행 시 보행 속도 증가, 보행 주기 단축 및 영향을 받은 쪽의 입각기 시간 증가, 정상에 가까운 입각기 시간 대칭 비율 등이 포함된다(**그림 2**)[52]. 이러한 결과는 NWR 기반 재활 치료가 아급성 편마비 환자의 보행 기능을 개선하는데 유용하다는 것을 시사한다.

이 치료법의 잠재적인 어려움 중 하나는 NWR의 습관화(habituation), 즉 반복 자극에 따른 반사 반응의 점진적인 감소이다. 이 현상은 자극 매개변수[15, 31]와 자극 간 간격을 변경하여 최소화 할 수 있으며, 지상 보행 훈련을 통해 자연스럽게 완화된다.

4 보행 재활을 위한 반사 지원 시스템의 자동 제어 (Automatic Control of Reflex-Supported Systems for Gait Rehabilitation)

보행 훈련에서 FES를 위한 제어 전략은 주로 척수 손상(SCI) 환자에게 초점을 맞춰 왔다[6, 24, 29, 33]. 일반적으로 비골 신경은 보행의 유각기 동작의 생성 및 지원을 위한 표적이 되며, 이와 함께 무릎과 발목 신전근은 입각기 동작을 위해 활성화된다[7, 10]. 특히 무릎 관절 각도의 지속적인 측정과 인공 신경망(artificial neural network, ANN)의 사용을 기반으로 무릎 신전근 자극에 초점을 맞춘 폐쇄 회로(closed loop) FES 제어 시스템이 연구되어 왔다[21]. 또 다른 접근 방식에는 적응형 ANN을 사용하여 비골 및 대퇴 신경의 전기 자극을 제어하고, 이를 ANN의 온라인 학습과 결합하여 SCI 환자의 유각기 동작을 활성화하는 것이다. 이 설정은 불완전 SCI를 가진 한 환자에게서 성공적으로 입증되었다[44]. ANN은 전경골근의 자극과 관련된 족하수 교정에도 적용되었다[26]. Fuhr와 동료 연구자들은 SCI 환자를 위한 보행과 계단 오르기 및 앉기 동작을 지원하는 폐쇄 회로 FES 시스템을 도입했다[23]. 이 시스템은 또한 유각기 동작을 생성하기 위해 반사 경로를 통해 비골 신경을 자극한다.

유각기 동작에 초점을 맞춘 발바닥 자극은 반사 수용 영역(RRF) 개념과 보행 주기 동안의 조절을 기반으로 자극 부위와 타이밍 및 강도를 조정하여 반사 반응을 더 정확하게 제어할 수 있다. 이러한 신경근 시스템은 모든 자세에서 관절이 상호 연결되어 있기 때문에 출력이 결합된 다중 입력 다중 출력(multiple input multiple output, MIMO) 시스템으로 특징지을 수 있다. 이 비선형 확률적(stochastic) 시스템은 운동 명령, 중추 패턴 발생기 활동, 고유수용성 및 감각 신호, 피로도, 습관화와 같은 요인의 지속적인 통합으로 인해 시간적 가변성이 매우 크다. 따라서 이 시스템에 대한 결정론적(deterministic) 모델을 개발하는 것은 종종 필요한 생리학적 지식조차 부족하기 때문에 어려움이 따른다. 자동 자극 제어를 위한 폐쇄 회로 시스템을 만들기 위해서는 일련의 인공 센서 신호로부터 신경근 시스템의 상태를 예측하는 모델이 필요하다[27, 40]. 이와 관련하여 지속적으로 업데이트되는 유각기 동작에 대한 NWR 시스템의 수치(numeric) 모델이 제안되었다[19]. 이 시스템에서 NWR 프로세스 모델은 자극 부위(발의 네 부위)와 보행 주기의 초기 유각기 동안의 다양한 자극 시작(세 개의 자극 개시 시점)을 기반으로 반사 반응을 예측했다. 이 모델은 훈련 세션 동안 보행 주기마다 지속적으로 업데이트되지만, 자극 강도의 변화를 고려하지는 않았다.

보행 주기 내에서 NWR의 폐쇄 회로 제어는 보행 주기의 지속 시간에 비해 반사 잠복기(latency)가 길기 때문에 어렵다. 대신 제어 전략은 현재 개별 보행 주기 내의 피드포워드 시스템과 유사한 NWR 모델을 기반으로 현실적인 관절 각도 목표를 달성하도록 설계되었으며, 이러한 제어 방식을 반복 학습 제어(iterative learning control)라고 한다[55]. 적응형 폐쇄 회로 제어 시스템은 만성 뇌졸중 환자를 대상으로 한 10분 보행 검사 동안 모든 보행 주기 동안 발의 아치가 자극되는 고정 제어 방식과 비교되었다[19]. 해당 연구는 만성 뇌졸중 환자에서 유각기 동작을 지원하는 자동 제어가 가능하다는 것을 명확하게 보여주었다. 짧은 검사 기간 동안 적응형 제어 시스템은 관절 각도 목표를 더 효과적으로 달성했으며, 자극 부위의 변화로 인해 습관화가 감소하는 경향을 보였다[11].

5 결론 및 향후 전망(Conclusion and Future Perspectives)

통각수용성 철회 반사는 척추 반사 경로의 활동의 최종 결과이다. 이 경로는 구심성 활동과 하행(descending) 제어 및 실행 중인 운동 프로그램을 통합하여 최적의 철회 반사와 균형 제어 및 운동의 지속을 가능하게 한다. 특정 근육의 반사는 일반적으로 자극을 받은 피부 부위를 철회하는 근육의 반응 효과에 따라 공간 민감도가 다르다. 또한 시간 경과에 따른 구심성 입력의 시간적 가중과 주기적인 움직임 중 반사 반응의 조절도 중요한 요소이다. 병변 발생 후 보행 지원을 위해 이러한 공간적 및 시간적 메커니즘을 이해하고 활용하면 원하는 기능적 움직임을 향상시킬 수 있다. 뇌졸중 후에도 NWR은 여전히 존재하지만 보행 주기 동안의 공간적 및 시간적 특성은 변화를 겪는다. 아급성 뇌졸중 환자에서 발꿈치에서 NWR을 자극하여 보행 훈련을 지원하면 보행 속도가 향상되고 보행 대칭성이 개선되는 것으로 나타났다. 기능적 전기 자극 시스템의 자동 제어는 이제 실현 가능하지만, NWR 기반 보행 치료를 위한 폐쇄 회로 제어의 경우 보행 주기 시간에 비해 반사 경로의 긴 지연이 있음을 고려해야 한다. 향후에는 치료 기간과 자극 매개변수 제어의 개선 및 NWR 기반 보행 치료의 혜택을 가장 많이 받는 환자 유형의 식별 등에 대한 체계적인 연구에 중점을 두어야 한다.

참고 문헌

1. Ada L, Dean CM, Hall JM, Bampton J, Crompton S. A treadmill and overground walking program improves walking in persons residing in the community after stroke: a placebo-controlled, randomized trial. Arch Phys Med Rehabil. 2003;84:1486–91.
2. Andersen OK, Sonnenborg FA, Arendt-Nielsen L. Modular organization of human leg withdrawal reflexes elicited by electrical stimulation of the foot sole. Muscle Nerve. 1999;22:1520–30.
3. Andersen OK, Sonnenborg FA, Arendt-Nielsen L. Reflex receptive fields for human withdrawal reflexes elicited by non-painful and painful electrical stimulation of the foot sole. Clin Neurophysiol. 2001;112(4):641–649.
4. Andersen OK. Studies of the organization of the human nociceptive withdrawal reflex. Focus on sensory convergence and stimulation site dependency. Acta Physiol 2007;189 Suppl;654: 1–35.
5. Arendt-Nielsen L, Sonnenborg FA, Andersen OK. Facilitation of the withdrawal reflex by repeated transcutaneous electrical stimulation: an experimental study on central integration in humans. Eur J Appl Physiol. 2000;81:165–73.
6. Bailey SN, Hardin EC, Kobetic R, Boggs LM, Pinault G, Triolo RJ. Neurotherapeutic and neuroprosthetic effects of implanted functional electrical stimulation for ambulation after incomplete spinal cord injury. J Rehabil Res Dev. 2010;47:7–16.
7. Bajd T, Kralj A, Karcnik T, Savrin R, Obreza P. Significance of FES-assisted plantarflexion during walking of incomplete SCI subjects. Gait Posture. 1994;2:5–10.
8. Bogataj U, Gros N, Kljajic M, Acimovic R, Malezic M. The rehabilitation of gait in patients with hemiplegia: a comparison between conventional therapy and multichannel functional electrical stimulation therapy. Phys Ther. 1995;75:490–502.
9. Bohannon RW, Horton MG, Wikholm JB. Importance of four variables of walking to patients with stroke. Int J Rehabil Res. 1991;14:246–50.
10. Braun Z, Mizrahi J, Najenson T, Graupe D. Activation of paraplegic patients by functional electrical stimulation: training and biomechanical evaluation. Scand J Rehabil Med Suppl. 1985;12(93–101):93–101.
11. Carstens E, Ansley D. Hindlimb flexion withdrawal evoked by noxious heat in conscious rats: magnitude measurement of stimulus-response function, suppression by morphine and habituation. J Neurophysiol. 1993;70:621–9.

12. Crenna P, Frigo C. Evidence of phase-dependent nociceptive reflexes during locomotion in man. Exp Neurol. 1984;85:336–45.
13. Daly JJ, Roenigk K, Holcomb J, Rogers JM, Butler K, Gansen J, McCabe J, Fredrickson E, Marsolais EB, Ruff RL. A randomized controlled trial of functional neuromuscular stimulation in chronic stroke subjects. Stroke. 2006;37:172–8.
14. Dimitrijevic MR. Withdrawal reflexes. In: Desmedt JE, editor. New developments in electromyography and clinical neurophysiology, vol. 3. Basel: Karger; 1973. p. 744–50.
15. Dimitrijevic MR, Faganel J, Gregoric M, Nathan PW, Trontelj JK. Habituation: effects of regular and stochastic stimulation. J Neurol Neurosurg Psychiat. 1972;35:234–42.
16. Dobkin BH. Clinical practice. Rehabilitation after stroke. N Engl J Med. 2005;352:1677–84.
17. Duysens J, De GF, Jonkers I. The flexion synergy, mother of all synergies and father of new models of gait. Front Comput Neurosci. 2013;7:14. https://doi.org/10.3389/fncom.2013.00014.eCollection;%2013.:14.
18. Duysens J, Tax AAM, Tripel M, Dietz V. Phase-dependent reversal of reflexly induced movements during human gait. Exp Brain Res. 1992;90:404–14.
19. Emborg J, Matjacic Z, Bendtsen JD, Spaich EG, Cikajlo I, Goljar N, Andersen OK. Design and test of a novel closed-loop system that exploits the nociceptive withdrawal reflex for swing-phase support of the hemiparetic gait. IEEE Trans Biomed Eng. 2011;58:960–70.
20. Faganel J. Electromyographic analysis of human flexion reflex components. In: Desmedt JE, editor. New developments in electromyography and clinical neurophysiology, vol. 3. Basel: Karger; 1973. p. 730–3.
21. Ferrante S, Pedrocchi A, Ianno M, De ME, Ferrarin M, Ferrigno G. Functional electrical stimulation controlled by artificial neural networks: pilot experiments with simple movements are promising for rehabilitation applications. Funct Neurol. 2004;19:243–52.
22. Fisher MA, Shahani BT, Young RR. Electrophysiologic analysis of the motor system after stroke: the "suppressive" effect of vibration. Arch Phys Med Rehabil. 1979;60:11–4.
23. Fuhr T, Quintern J, Riener R, Schmidt G. Walking with WALK! A cooperative, patient-driven neuroprosthetic system. IEEE Eng Med Biol Mag. 2008;27:38–48.
24. Granat MH, Ferguson AC, Andrews BJ, Delargy M. The role of functional electrical stimulation in the rehabilitation of patients with incomplete spinal cord injury—observed benefits during gait studies. Paraplegia. 1993;31:207–15.
25. Grimby L. Normal plantar response: Integration of flexor and extensor reflex components. J Neurol Neurosurg Psychiat. 1963;26:39–50.
26. Hansen M, Haugland MK. Adaptive fuzzy logic restriction rules for error correction and safe stimulation patterns during functional electrical stimulation. J Med Eng Technol. 2001;25:156–62.
27. Jonic S, Jankovic T, Gajic V, Popovic D. Three machine learning techniques for automatic determination of rules to control locomotion. IEEE Trans Biomed Eng. 1999;46:300–10.
28. Jorgensen HS, Nakayama H, Raaschou HO, Olsen TS. Recovery of walking function in stroke patients: the Copenhagen Stroke Study. Arch Phys Med Rehabil. 1995;76:27–32.
29. Kapadia N, Masani K, Catharine CB, Giangregorio LM, Hitzig SL, Richards K, Popovic MR. A randomized trial of functional electrical stimulation for walking in incomplete spinal cord injury: effects on walking competency. J Spinal Cord Med. 2014;37:511–24.
30. Laufer Y, Dickstein R, Chefez Y, Marcovitz E. The effect of treadmill training on the ambulation of stroke survivors in the early stages of rehabilitation: a randomized study. J Rehabil Res Dev. 2001;38:69–78.
31. Laursen CB, Gervasio S, Andersen OK, Hennings K, Spaich EG. Novel electrical stimulation paradigm to reduce habituation of the nociceptive withdrawal reflex: preliminary results. Soc Neurosci. 2015; 268.01/BB74 (Ref Type: Abstract).
32. Liberson WT, Holmquest HJ, Scot D, Dow M. Functional electrotherapy: stimulation of the peroneal nerve synchronized with the swing phase of the gait of hemiplegic patients. Arch Phys Med Rehabil. 1961;42:101–5.

33. Lynch CL, Popovic MR. A comparison of closed-loop control algorithms for regulating electrically stimulated knee movements in individuals with spinal cord injury. IEEE Trans Neural Syst Rehabil Eng. 2012;20:539–48.
34. Meinck H-M, Küster S, Benecke R, Conrad B. The flexor reflex—influence of stimulus parameters on the reflex response. Electroenceph clin Neurophysiol. 1985;61:287–98.
35. Milanov IG. Flexor reflex for assessment of common interneurone activity in spasticity. Electromyogr Clin Neurophysiol. 1992;32:621–9.
36. Nicol DJ, Granat MH, Baxendale RH, Tuson SJM. Evidence for a human spinal stepping generator. Brain Res. 1995;684:230–2.
37. Olney SJ, Richards C. Hemiparetic gait following stroke. Part I: Characteristics. Gait Posture. 1996;4:136–48.
38. Pohl M, Werner C, Holzgraefe M, Kroczek G, Mehrholz J, Wingendorf I, Hoolig G, Koch R, Hesse S. Repetitive locomotor training and physiotherapy improve walking and basic activities of daily living after stroke: a single-blind, randomized multicentre trial (DEutsche GAngtrainerStudie, DEGAS). Clin Rehabil. 2007;21:17–27.
39. Richard MA, Spaich EG, Serrao M, Andersen OK. Stimulation site and phase modulation of the withdrawal reflex during gait initiation. Clin Neurophysiol. 2015;126:2289.
40. Riener R, Fuhr T, Antico D, Quintern J. Modelling and control of the flexion withdrawal reflex for gait neuroprosthesis. In: Sinkjær T, Popovic D, Struijk JJ editors. Proceedings for the 5th annual conference of the international functional electrical stimulation society. Aalborg; 2000. p. 421–4.
41. Rietdyk S, Patla AE. Context-dependent reflex control: some insights into the role of balance. Exp Brain Res. 1998;119:251–9.
42. Salbach NM, Mayo NE, Wood-Dauphinee S, Hanley JA, Richards CL, Cote R. A task-orientated intervention enhances walking distance and speed in the first year post stroke: a randomized controlled trial. Clin Rehabil. 2004;18:509–19.
43. Schouenborg J, Kalliomäki J. Functional organization of the nociceptive withdrawal reflexes. I. Activation of hindlimb muscles in the rat. Exp Brain Res. 1990;83:67–78.
44. Sepulveda F, Granat MH, Cliquet AJ. Gait restoration in a spinal cord injured subject via neuromuscular electrical stimulation controlled by an artificial neural network. Int J Artif Organs. 1998;21:49–62.
45. Serrao M, Ranavolo A, Andersen OK, Conte C, Don R, Cortese F, Mari S, Draicchio F, Padua L, Sandrini G, Pierelli F. Adaptive behaviour of the spinal cord in the transition from quiet stance to walking. BMC Neurosci. 2012;13:80.
46. Shahani BT, Young RR. Human flexor reflexes. J Neurol Neurosurg Psychiat. 1971;34:616–27.
47. Sivilotti LG, Thompson SWN, Woolf CJ. Rate of rise of the cumulative depolarization evoked by repetitive stimulation of small-caliber afferents is a predictor of action potential windup in rat spinal neurons in vitro. J Neurophysiol. 1993;69:1621–31.
48. Sonnenborg FA, Andersen OK, Arendt-Nielsen L. Modular organization of excitatory and inhibitory reflex receptive fields elicited by electrical stimulation of the foot sole in man. Clin Neurophysiol. 2000;111:2160–9.
49. Spaich EG, Arendt-Nielsen L, Andersen OK. Modulation of lower limb withdrawal reflexes during gait: a topographical study. J Neurophysiol. 2004;91:258–66.
50. Spaich EG, Emborg J, Collet T, Arendt-Nielsen L, Andersen OK. Withdrawal reflex responses evoked by repetitive painful stimulation delivered on the sole of the foot during late stance: site, phase, and frequency modulation. Exp Brain Res. 2009;194:359–68.
51. Spaich EG, Hinge HH, Arendt-Nielsen L, Andersen OK. Modulation of the withdrawal reflex during hemiplegic gait: effect of stimulation site and gait phase. Clin Neurophysiol. 2006;117:2482–95.
52. Spaich EG, Svaneborg N, Jorgensen HR, Andersen OK. Rehabilitation of the hemiparetic gait by nociceptive withdrawal reflex-based functional electrical therapy: a randomized, single-blinded study. J Neuroeng Rehabil. 2014;11:81.

53. Stanic U, Acimovic-Janezic R, Gros N, Trnkoczy A, Bajd T, Kljajic M. Multichannel electrical stimulation for correction of hemiplegic gait. methodology and preliminary results. Scand J Rehabil Med. 1978;10:75-92.
54. Teixeira-Salmela LF, Olney SJ, Nadeau S, Brouwer B. Muscle strengthening and physical conditioning to reduce impairment and disability in chronic stroke survivors. Arch Phys Med Rehabil. 1999;80:1211-8.
55. Xu J-X. The frontiers of iterative learning control —part II. Systems, control and information. 2002;46:233-43.
56. Zehr EP. Neural control of rhythmic human movement: the common core hypothesis. Exerc Sport Sci Rev. 2005;33:54-60.

가상 현실 기반 재활 시스템(VRRS) 환경에서의 자세 재활

Postural Rehabilitation Within the VRRS (Virtual Reality Rehabilitation System) Environment

Marco Pirini, Maria Cristina Bisi, Andrea Turolla, Michela Agostini, Denis Vidale, Alessio Fiorentin and Federico Piron

1 서론(Introduction)

자세 제어는 어떤 자세나 활동 중에 균형 상태를 유지 및 달성 또는 회복하는 능력으로 정의된다[1, 2]. 적절한 자세 제어는 일상생활 활동에 절대적으로 필요한 전제 조건이며, 이를 효과적으로 수행하기 위해서는 여러 가지 운동 기술이 필요하다. 방향 감각 및 신체 균형을 위한 적응 전략과 함께 안정적인 직립 자세를 유지하려면 체성감각(70%)과 시각(10%) 및 전정감각(20%) 시스템을 통해 처리되는 정보를 통합해야 하며[3, 4], 다분절 신체 시스템과 사지 간의 협응을 제어하기 위해 감각 및 운동 시스템 간의 복잡한 상호 작용[5]이 필요하다[6]. 따라서 고유수용성 감각이나 시각 또는 전정감각 전달의 중단 또는 변경을 초래하는 노화와 같은 생리적 변화는 자세 제어 기능에 상당한 부정적인 영향을 미친다[7].

안정된 상태와 불안정한 상태 모두에서 신체 균형을 평가하기 위해 가장 일반적으로 측정되는 매개변수는 압력 중심(center of pressure, CoP)이다[8]. 잘 알려진 바와 같이 CoP는 지지면에 가해지는 총 힘의 분포(distribution)의 중심이며, 지면 반력기(force platform) 데이터에서 파생되어 자세 안정성을 정량화하고 다양한 자세 전략을 평가하는데 사용된다. 또한 CoP는 신체의 무게 중심(center of gravity, CoG)의 불균형에 대한 신경근(neuromuscular) 반응으로 간주되며[9], 신체 균형을 유지하거나 질량 중심(center of mass, CoM)의 위치를 조정하기 위해 운동 제어 역학(dynamics)에 의해 생성되는 바닥에서의 움직임을 표현한다. CoP는 좌우 배측

(dorsiflexor) 및 저측(plantarflexor) 굴곡근과 내전근(invertor) 및 외전근(evertor)의 결합된 제어를 반영한다[10]. CoP의 이동 및 궤적 분석과 적절한 신체분절 모델(단순 역진자 모델[10]부터 보다 복잡한 다중 분절 모델[11–13]까지)을 함께 사용하면 전후방(anteroposterior, AP) 및 내외측(mediolateral, ML) 방향의 직립 자세 제어에 사용되는 자세 제어 전략(예: 발목 전략 및 엉덩이 전략[14])을 평가할 수 있다.

자세 조절과 관련된 메커니즘을 구체적으로 분석하기 위해 원(raw) CoP 데이터에서 여러 가지 CoP 변수를 추출할 수 있다[8]. 일반적으로 이러한 변수는 젊은 사람과 노인 그리고 건강한 사람과 신경 장애 환자를 민감하게 구분하며, 자세 결함을 분석하고 정량화하는데 도움이 된다(이러한 변수에 대한 자세한 설명은 Paillard와 Noé[8]의 고찰 논문 참조).

다른 운동 기술과 마찬가지로 자세 균형 제어 능력도 훈련을 통해 개선될 수 있다[7]. 이러한 맥락에서 자세 수행 능력에 대한 정량적 평가(예: 자세 유지 중 CoP 측정)는 재활 중재의 효과를 정량적으로 평가하는 유용한 도구가 될 수 있으며, 게임형 운동(exergaming) 훈련에서 실시간 바이오피드백(biofeedback)으로도 활용될 수 있다.

게임형 운동(운동 + 게임)은 게임의 요구 사항에 따라 수행자가 신체를 움직여야 하는 컴퓨터 응용 프로그램을 말한다. CoP는 보드 위아래로 밟고 내리거나 체중을 이동하는 등의 다양한 운동 프로그램 게임을 제어하기 위한 입력값으로 사용되었다[15, 16]. 게임형 운동 훈련은 건강한 사람과 임상 환자 모두에서 균형 개선을 촉진하는 유망한 수단으로 부상했으며[16, 17], 노인[18], 뇌졸중[19, 20], 뇌성마비[21], 파킨슨병[22] 환자, 척수 손상 또는 뇌 손상[23]에서 회복 중인 환자에게 긍정적인 결과를 보여 균형과 보행 및 신체 기능을 개선시키는 것으로 나타났다.

최근 연구에서 기존의 균형 훈련과 게임형 운동 훈련 간의 차이를 비교한 결과 두 유형 모두 균형과 보행 기능을 개선하는데 비슷한 효과를 보여주었으나, 게임형 운동의 경우 기존 균형 훈련보다 본질적으로 더 동기를 부여하는 것으로 나타났다[16].

예를 들어 재활 분야에서 밸런스 보드[또는 워블(wobble) 보드]를 이용한 기존 훈련은 스포츠 기술의 회복, 노인의 자세 안정성 향상, 다양한 자세 기능 장애 치료 등 많은 자세 재활 환경에서 효과적인 것으로 나타났다[8, 24]. 여러 방향으로 움직일 수 있는 다축(multiaxial) 보드는 이전 경험에서 배운 다양한 기술을 적용하거나 새로운 전략을 탐색하도록 요구하여 한층 더 도전적으로 신체의 자세 제어 능력을 훈련하게 한다[24].

이러한 재활 맥락에서도 CoP 측정은 자세 안정성을 평가하는데 유용하다. 예를 들어 CoP 측정을 통해 AP 및 ML 방향의 신체 흔들림(oscillation)을 정량적으로 분석할 수 있으며, 정적 직립 자세에서 관찰된 자세 제어 유형이 다축 보드 균형 제어에도 적용되는지 여부를 조사할 수 있다[24].

게임형 운동은 계측형(instrumented) 밸런스 보드를 사용하여 기존 훈련을 더욱 향상시켜 운동 중 흥미와 즐거움의 수준을 높일 수 있는 잠재력을 제공한다[25]. 또한 고유수용성 감각이 정적 자세 유지를 위한 기본 요소이므로[5], 훈련 중 고유수용성 입력 또는 피드백을 밸런스 보드 장치와 결합하면 자세 제어 재활을 더욱 향상시킬 수 있다.

게임형 운동 기기는 기존 운동법에 비해 여러 가지 이점을 제공하며, 특히 연습에 대한 동기를 강화하고 지각된 노력의 정도를 줄이는 것으로 나타났다[16]. 또한 수행자의 주의(attention)는 실제 움직임 생성에 집중되지 않고 게임 과제를 수행하는 동안 그 결과에 집중하게 된다[1, 25]. 따라서 의식적인 균형 제어가 아닌 움직임의 결과에 주의가 집중되는 일상 생활에서 일어나는 것과 유사한 상황을 연출한다[1].

2 VRRS 방법론: 개요 및 기본 원리 (VRRS Methodology: Description and Basic Principles)

가상 현실 재활 시스템(virtual reality rehabilitation system, VRRS)은 재활을 위해 설계된 다중 영역(multi-domain)의 통합 에코시스템(ecosystem)이며, 신경학, 정형외과, 인지, 언어, 심폐 및 자세 재활 환경에 적용하기에 적합하다.

VRRS 방법론은 바이오피드백과 증강(augmented) 피드백을 사용하여 피질 가소성에 기반한 피질 재조직화(reorganization)을 통해 기능 회복을 촉진하며, 조작적 조건화(operant conditioning)와 강화 학습(reinforced learning)의 광범위한 원리에 기반을 두고 있다.

크기와 휴대성에 따라 다양한 VRRS 장치를 사용할 수 있으며, 임상 및 가정 환경에서 모두 사용할 수 있다(**그림 1 참조**). VRRS 장치는 위험성이 낮은 1등급 의료기기로 분류된다.

2.1 VRRS 구성 요소(VRRS Components)

일반적인 VRRS에는 다음과 같은 구성 요소들이 있다.

- 계산 장치(computation unit): 활동을 실행하고 환자에게 피드백 및 지침을 제

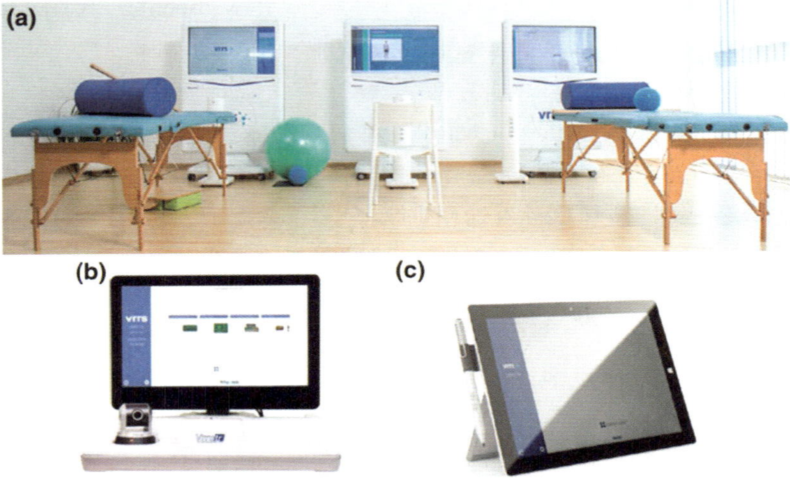

그림 1. 다양한 VRRS 장치가 임상(a) 및 가정용(b, c)으로 사용 가능하다.

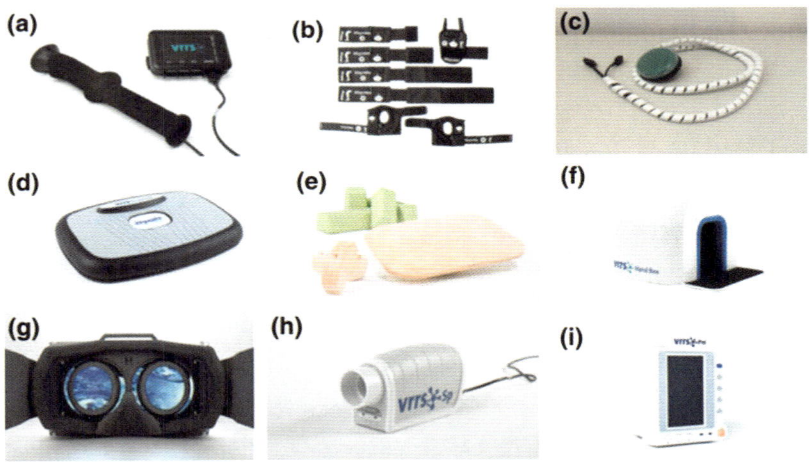

그림 2. 다양한 기술 구성 요소와 장치가 VRRS의 기능을 확장시킨다. 예를 들어 자기 기반 및 IMU 기반 추적 시스템과 함께 환자의 신체에 부착하는 웨어러블 밴드 및 직물형 센서(a, b, c), 자세조영형 및 고유수용성 감각 보드(d, e), 손 움직임을 측정하는 카메라 기반 추적 시스템(f), 가상 현실 헤드셋(g), 심폐기능 매개변수 및 호흡 패턴 추적 시스템(h, i)이 포함된다.

공한다.

- 자세 행동 측정 시스템(**그림 2 참조**): 대상자의 자세 동작을 캡처하여 다양한 재활 응용 프로그램을 맞춤화하여 제공한다. 현재 이 시스템에 통합된 기술은 다음과 같다.
  - 자기(magnetic) 기술 기반 운동 추적 시스템: 웨어러블 센서를 사용하여 손, 발, 팔, 몸통, 머리의 위치 및 방향과 관절 운동을 추적함(신경학, 자세, 정형외과 분야 적용).
  - 관성 모션 장치(inertial motion unit, IMU) 기반 운동 추적 시스템(IMU): 관절 운동을 추적함(신경학 및 정형외과 분야 적용).
  - 3D 마우스 에뮬레이터(emulator) (인지 및 언어 치료 분야 적용).
  - 자세조영형(posturographic) 및 고유수용성 밸런스 보드(신경학, 자세, 정형외과 분야 적용).
  - 카메라 기반 추적 장치: 손과 손가락의 움직임을 정밀하게 추적함(손에 초점을 맞춘 신경학 및 정형외과 분야 적용).
  - 폐활량계(spirometer): 실시간 흡기(inspiration) 및 호기(expiration) 흐름을 모니터링하고 측정함(심폐기능 및 언어 치료 분야 적용).

  일부 활동에서는 환자의 행동을 추적하기 위해 두 개 이상의 장치가 필요하지만 대부분의 활동은 하나의 기술 구성 요소만 필요하다. 시스템의 추적 기능을 최대한 확장하기 위해 향후 다른 장치들이 통합될 예정이거나 현재 개발 중이다.

- 시청각(audio-visual) 피드백 장치: 2D 및 3D 형식의 비몰입형(스크린, 프로젝터) 또는 몰입형(3D 헤드셋) 시나리오에 피험자가 몰입하여 과제를 수행할 수 있게 한다(**그림 3 참조**). 피험자는 터치 스크린 기능(비몰입형 애플리케이션용) 및 손과 손가락 추적(3D 몰입형 애플리케이션용)을 사용하여 시스템과 다양한 방식으로 상호 작용할 수 있다.

2.2 VRRS 활동(VRRS Activities)

간단히 말해 VRRS 활동은 피험자가 주어진 반복 횟수 또는 주어진 시간 동안 수행해야 하는 과제를 말한다. 과제에 내재된 논리와 복잡성은 응용 프로그램에 따라 달라지며, 단순한 과제부터 풍부한 환경의 생태학적 과제까지 다양하다. 과제를 수행하는데 사용되는 환자의 주요 행동은 해당 운동에 따라 달라지는 특정

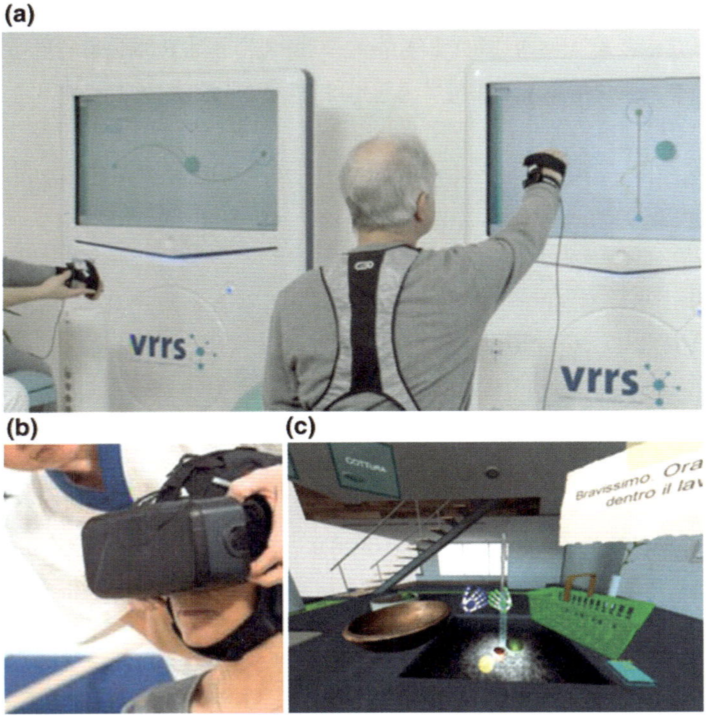

그림 3. VRRS는 비몰입형(a) 및 몰입형(b, c) 응용 프로그램을 모두 제공한다.

기술 구성 요소를 통해 측정한다.

일반적으로 피험자 및 피험자의 행동은 가상 환경에서 다음과 같은 다양한 형태로 표현될 수 있다.

- 현실적이거나 추상적인 물체(object)
- 현실적이거나 게임과 유사한 완전 또는 부분적 아바타(avatar)
- 추상적이고 게임과 유사한 캐릭터
- 마우스와 유사한 포인터

표현 유형은 환자의 잔존하는 기술이나 능력에 따라 달라진다. 신경학적 응용 분야에서는 운동 계획 및 실행의 재학습을 더 잘 촉진하기 위해 높은 수준의 사실성(realism)을 사용하는 반면, 인지적 응용 분야에서는 일반적으로 피험자의 신체 말단 부위(effector)에 대한 추상적인 표현이 적합하다.

피험자에 대한 표현 외에도 가상 시나리오는 목표물, 기준점, 장애물, 안내선, 교육 요소, 경로 표시 및 경계, 시작 및 종료 구역, 배경 구성 요소 등을 나타내는 추상적 물체도 포함된다. 운동의 복잡성과 다양한 그래픽 및 논리적 구성 요소에 대한 결정은 전적으로 치료사가 통제하며, 치료사는 이러한 요소들을 변경하고 수준별로 사용할 수 있으며, 내장된 편집기(editor)를 사용하여 새로운 운동을 만들 수도 있다.

과제는 피질 재조직화를 통해 학습을 촉진하도록 설계되었으며, 이를 위해 다음과 같은 여러 가지 전략과 주요 기능이 포함된다.

- 피험자는 현재 상태와 목표로 하는 행동의 차이에 대한 온라인 피드백을 받는다. 이 피드백은 시각적, 청각적, 또는 언어적 표시의 형태로 제공된다.
- 필요한 경우 3D/2D 환경에서 수행해야 할 행동을 환자가 따라야 하는 교육 요소를 통해 지속적으로 보여줄 수 있다.
- 각 과제가 끝나면 최종적으로 음성 및 시각적 피드백(백분율 점수)이 제공된다. 각 영역의 운동은 최종 피드백 계산 및 보정을 위해 자체 규칙을 사용한다.
- 과제의 난이도는 환자의 특정 시점의 능력에 맞게 조정할 수 있다. 각 영역의 운동은 고유한 복잡성 표현 수준을 가지고 있으며, 대부분의 운동에서는 자동 복잡성 조정 알고리즘을 활성화할 수 있다.
- 인지적 풍부성(즉, 3D/2D 시나리오의 풍부성)은 운동과 과제마다 다르므로 환자의 기능 회복 과정에서 인지적 작업 부하를 환자의 수행 가능성에 맞게 조정할 수 있다.
- 운동 수행과 관련된 피험자의 동작은 가상 환경에서 조정(scaled) 및 확대될(magnified) 수 있다. 이러한 조정은 피험자에게 증강된 피드백을 제공하는 또 다른 수단이며, 강화 학습을 기반으로 한 재활 활동에 피험자를 참여시키는 적절한 방법이 된다. 또한 피험자가 작은 동작을 수행하여 그 자체로 의미 있는 피드백을 생성할 수 없는 경우 확대된 피드백을 제공할 수 있다.

각 VRRS 활동은 최종적인 전체 점수와 개별적인 단일 및 반복 점수와 함께 해당 영역과 관련된 특정 매개변수와 지표를 생성한다.

현재 300개 이상의 활동이 개발되어 VRRS 에코시스템에 통합되었으며, 각 활동은 임상 실무에서 공동 개발 및 검증되었다. 활동의 복잡성, 인지적 풍부성, 피드백 보정 및 점수 계산 규칙, 과제 난이도 및 조정에 대한 표현은 임상 전문가와 연구자 그리고 과학자들이 공동으로 수행한 연구 및 개발 활동의 결과물이다.

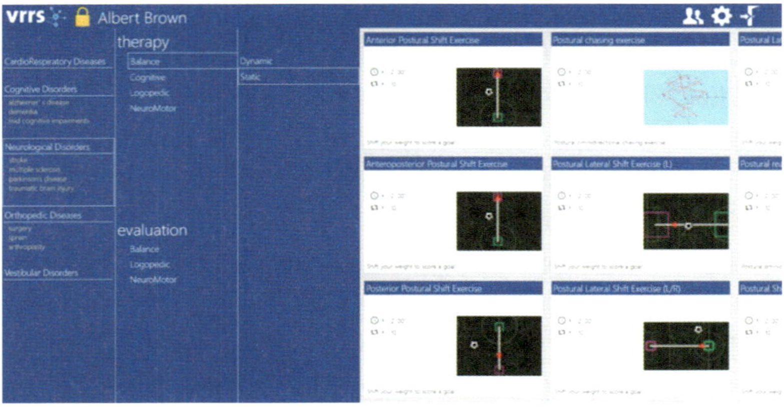

그림 4. 주요 VRRS 인터페이스 예시

2.3 VRRS 인터페이스(The VRRS Interface)

각 VRRS에는 간소화된 사용자 인터페이스가 있지만(**그림 4 참조**), 그럼에도 불구하고 다른 모든 기능을 사용할 수 있다. VRRS 인터페이스의 특징은 다음과 같다.

- 환자 정보를 완벽하게 관리할 수 있다.
- 활동을 탐색 및 선택하고 실행할 수 있는 스마트한 단일 화면 인터페이스이다.
- 내장된 편집기를 통해 활동을 수정하고 새 활동을 생성할 수 있다.
- 임상 프로토콜에서 활동을 구성할 수 있다.
- 자동화되고 통합된 보고 시스템을 통하여 환자의 활동과 진행 상황에 대한 상세 보고서와 요약 보고서를 모두 생성할 수 있다.

재택 기반(home-based) 응용 프로그램의 경우 ICT 기반 VRRS 기술이 오디오-비디오 원격 회의(teleconferencing) 및 원격 제어 기능과 통합되어 사용된다. 재택 기반 응용 프로그램의 VRRS 사용자 인터페이스는 임상 환경에서 구현되는 것과는 달리 환자를 주 사용자로 삼도록 설계되었다. 따라서 VRRS 에코시스템은 임상의와의 효과적인 치료 연속성을 줄이거나 제한하지 않으면서 재택 기반 재활을 촉진하고 구현할 수 있다.

2.4 임상적 검증(Clinical Validation)

VRRS 방법론은 광범위한 검증과 테스트를 거쳤다. 해당 시스템과 기본 방법론의 타당성은 여러 연구에서 입증되었다. Piron et al.[26]은 VRRS를 이용한 치료가 기존 치료보다 뇌졸중 후 상지 운동 능력을 더 향상시킨다는 것을 보여주었다. 이러한 운동학적 결과는 운동 회복을 촉진하기 위해 운동학적 피드백의 증폭(amplification)을 강조하는 VRRS의 이론적 근거와 일치하며, 상지의 운동 기능과 운동 수행력이 동시에 개선된 것으로 나타났다. 또한 해당 연구진[27]은 VRRS의 원격 제어(즉, 원격 재활)를 통해 동일한 결과를 얻을 수 있다는 것을 입증했으며, 이를 통해 처음으로 효과적인 원격 기술 기반 재활을 제공할 수 있는 가능성을 열었다.

Turolla et al.[28] 및 Kiper et al.[29]은 이러한 연구 결과를 뇌졸중 입원 환자를 대상으로 확대하여 입원 시 운동 장애의 기초선(baseline) 시점과 뇌졸중 발병으로부터 다양한 시간적 간격에 걸쳐 병인(etiology)과 관계없이 효과가 유지되는 것을 보여주었다. 따라서 뇌졸중 진단을 받고 상지를 어느 정도 자발적으로 움직일 수 있는 환자의 경우 VRRS를 이용한 운동 치료를 받기에 적합하다. Luque-Moreno et al.[30]은 상지에서 관찰된 결과를 최초로 하지 재활에서도 재현했다.

마지막으로 Jelcic et al.[31]과 Agostini et al.[32]은 VRRS 접근 방식이 경도(mild) 인지 장애와 명칭 실어증(anomia)의 원격 치료에도 효과적임을 보여주었다.

3 VRRS 방법론: 자세 재활 장치 (VRRS Methodology: Postural Rehabilitation Devices)

자세 재활에 대한 응용 프로그램과 관련하여 VRRS는 자세조영형 밸런스 보드와 고유수용성 밸런스 보드의 두 가지 유형을 사용한다. 이러한 장치는 다양한 활동에 사용될 수 있다.

3.1 자세조영형 밸런스 보드(Posturographic Balance Board)

자세조영형 밸런스 보드(POSTURO 보드)는 80 cm x 55 cm의 평면형 장치로 (그림 5 참조), USB를 통해 VRRS에 연결할 수 있으며, 보드 위 사용자에 대해 다음을 감지할 수 있다.

- 총 중량, Fz

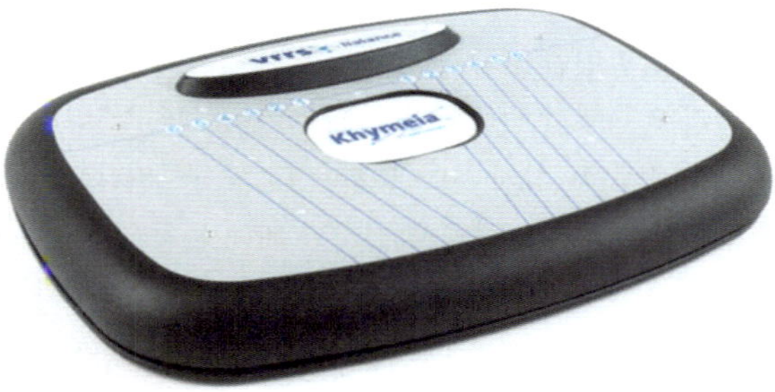

그림 5. VRRS POSTURO 보드

- CoP의 AP 구성 요소, YCOP
- CoP의 ML 구성 요소, XCOP

3.1.1 보정 및 출력값 측정(Calibration and Output Measures)

POSTURO 보드는 전용 보드에서 수집과 증폭 및 디지털화되는 로드셀(load cell; 힘을 측정하여 그 값을 전기적 신호로 출력해주는 압력 센서-역주)을 사용한다. 데이터는 초당 120 프레임으로 수집되며 24비트 변환을 적용한다. Fz, YCOP, XCOP 계산은 전용 소프트웨어 모듈을 통해 수행된다.

전용 소프트웨어 모듈은 각 보드를 처음 사용하기 전에 예비 보정 절차에서 얻은 여러 보정 매개변수를 사용한다. 정확한 측정을 위해서는 보정이 필수적이며, 개별 로드셀 수준과 전체 보드 수준에서의 적절한 보정 절차는 다른 출처에 자세히 설명되어 있다[33].

Fz, YCOP, XCOP의 실시간 계산은 다음 단계를 따른다.

① 각 로드셀의 실제 힘 값(N 단위) 계산: 장착된 4개의 센서 각각에서 얻은 데이터를 실제 힘 값으로 변환한다. 이러한 값의 정확성을 보장하기 위해 단일 셀 보정 절차가 구현된다(보정 단계 1). 이 절차는 각 센서에 개별적으로 여러 가지 알려진 하중(load)을 가하면서 출력되는 데이터를 기록하는 방식으로 수행된다. 하중의 증가량과 해당 센서에서 기록된 절대값 사이의 선형(linear) 관계를 확인한다($R2 > 0.999$).

② 각 로드셀에 대한 실제 힘 값의 상쇄(offset): 4개의 센서에서 측정한 힘 값에서

보드의 무게를 실제 힘 값에서 차감한다. 이러한 상쇄 과정은 보정 단계에서 조정되어(보정 단계 2) FBL, FBR, FTL, FTR을 보정한다.

③ Fz(N 단위) 계산: 4개 센서 각각의 보정된 값을 합산하여 Fz를 계산한다.

④ $FZ = F_{BL} + F_{BR} + F_{TL} + F_{TR}$

⑤ CoP 좌표(mm 단위) 결정: Y_{COP}와 X_{COP}는 다음 방정식을 사용하여 계산한다.

$$X_{COP} = \frac{-F_{TL} - F_{BL} + F_{BR} + F_{TR}}{Fz} * MX + OX$$

$$Y_{COP} = \frac{-F_{BR} - F_{BL} + F_{TL} + F_{TR}}{FZ} * MY + OY$$

여기서 MX, MY, OX, OY는 각 축에 대한 보정 계수(곱셈 및 덧셈 조정)이다. 이러한 보정 계수는 센서와 각 축의 실제 중심 위치 간의 거리 차이를 보정하는데 사용되며, 보드의 15 군데 특정된 위치에 알려진 다양한 하중을 적용하고 센서 응답을 기록하는 체계적인 과정을 통해 결정된다. 그런 다음 최소자승법(ordinary least squares) 회귀(regression)를 사용하여 최적의 보정 계수를 추정한다(보정 단계 3).

계산이 완료되면 CoP 신호의 전체 대역폭을 유지하면서 CoP를 시각적으로 매끄럽게 표현하기 위해 차단 주파수(cut frequency)가 20 Hz인 저역 통과(low pass) IIR 필터를 사용하여 COP 구성 요소를 필터링한다. 치료사는 더 낮은 차단 주파수(2 Hz까지)로 추가 필터링 단계를 활성화하여 CoP의 시각적 표현을 더욱 매끄럽게 할 수 있다. IIR 필터는 필터링 지연이 최소화되므로 온라인 필터링 작업에 적합하다.

3.1.2 제한 사항(Limitations)

X축과 Y축의 힘 값을 제대로 감지하지 못하면 본질적으로 실제 CoP 계산 방정식의 구성 요소가 제거되어[33] 정확한 추정이 어려워 진다. Clark et al.[34]은 이미 이러한 오차 추정 문제를 다루었다. 이들은 지면반력기를 통해 추정된 실제 CoP와 상용 밸런스 플랫폼에서 생성된 데이터로 추정된 CoP를 여러 가지 기립 자세 활동(밸런스 플랫폼을 사용하여 수행한 VRRS 자세 활동과 유사)에서 비교했다. 연구 결과 이러한 활동 중 X축 및 Y축 힘은 거의 10 N을 초과하지 않았으며, 이는 Z축 힘의 크기보다 훨씬 낮은 수치였다. 두 방법의 CoP 좌표 값 간에 높은 상관 관계(R = 0.95 이상)를 보이며 CoP 추정에 미치는 영향은 미미했다. 해당 연구진은 밸런스 보드에서 계산된 CoP가 수평면(horizontal) 운동량이 크지 않은 기립 균형 활동

에는 적합하다고 결론지었지만, 밸런스 보드 CoP 데이터의 절대적인 결과값을 지면반력기에서 얻은 값과 비교할 때는 주의해야 한다고 지적했다.

3.1.3 의도된 사용 모드(Intended Modes of Usage)

밸런스 보드는 환자가 서 있는 상태에서 사용하도록 설계되었다. 그러나 환자는 삼각대나 목발과 같은 지지대를 사용할 수 있으며, 서 있기 어려운 환자의 경우에는 간병인이 환자를 지지해주는 방법도 있다. 이러한 경우 지지대 없이 지면 위에 서 있는 상태에서 환자의 CoM을 바닥에 수직으로 투영하는 것으로 여겨지는 CoP 측정값은 크게 바뀌지만, 대부분의 운동 활동에는 여전히 이 도구를 사용할 수 있으며, 환자 자신의 CoP 제어 및 수행 능력에 대한 자신감을 높이는 데에도 도움이 될 수 있다.

3.2 고유수용성 밸런스 보드(Proprioceptive Balance Board)

고유수용성(PROPRIO) 밸런스 보드는 바닥에 반구형(semi-spherical) 요소가 있는 50 cm x 40 cm 평면 장치이다(그림 6). 따라서 PROPRIO 보드는 본질적으로 불안정한 장치다.

PROPRIO 보드는 다양한 탈착식 구성 요소(inserts)를 제공하여 여러 시나리오에서 사용할 수 있다.

- 자석 연결 장치가 있는 두 개의 측면 반원형 구성 요소는 보드의 움직임을 AP 방향으로만 제한할 수 있다.
- 네 개의 탈착식 폼(foam) 구성 요소는 모든 방향에서 보드의 불안정성을 완화할 수 있으며 여러 세트를 사용할 수 있고, 각각 밀도(density) 등급이 다르다. 폼의 밀도를 달리하면 자세 불안정성 수준과 운동의 난이도 수준에 변화를 줄

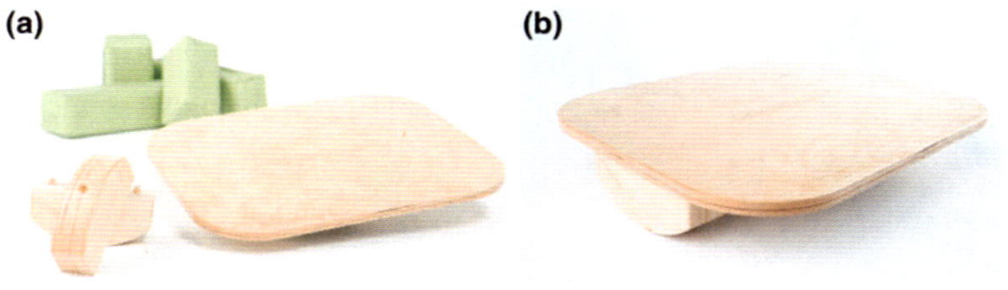

그림 6. VRRS PROPRIO 보드. a 이 보드는 다양한 방식으로 장착할 수 있는 여러 구성 요소를 제공하며, b 전후 방향으로 완전히 기울어지는 보드를 보여준다

수 있다.

구성 요소가 부착되지 않은 형태의 보드는 AP 기울기는 ±30°로, ML 기울기는 ±25°로 제한된다.

3.2.1 출력 측정(Output Measures)

PROPRIO 보드에는 좌표 중심이 보드의 기울기 중심에 정확히 위치하는 3축(triaxial) 가속도계 센서가 장착되어 있다. 따라서 센서가 측정하는 가속도는 시네마틱(cinematic) 가속도(물체 자체의 움직임으로 인해 발생하는 가속도-역주)의 영향은 최소화되며, 중력 관련 요소에 의해 영향을 받는다. 해당 센서는 세 개의 축에서 감지된 가속도를 나타내는 Ax, Ay, Az 세 개의 디지털화된 값(16비트 변환)을120샘플/초로 g 단위로 출력한다.

가속도계의 축 방향은 오른손 규칙(right-hand convention)을 따른다.

- Z축은 보드 평면에 수직이고 위를 가리킨다.
- X축 및 Y 축은 보드 평면과 평행하고 오른쪽(X)과 전방 방향(Y)을 가리킨다.

보드 방향에 대한 추정은 전용 소프트웨어 모듈을 사용하며, 이 모듈은 다음 작업을 수행한다.

① 필터링: 가속도계의 잡음(noisy) 신호를 부드럽게 하고 신호 대 잡음비를 높이는 10 Hz의 저역 통과 IIR 필터로 각 센서 데이터 스트림(stream) An (n = x, y, z)을 필터링한다. IIR 필터는 필터링 지연이 최소화되므로 온라인 필터링 작업에 적합하다.

② 표준화(normalization): 필터링된 각 데이터 스트림 An′은 측정된 총 가속도를 기준으로 표준화된다.

$$An'' = \frac{An'}{\sqrt{Ax'^2 + Ay'^2 + Az'^2}}.$$

③ 자세계(attitude) 추정: 자세계는 요(yaw), 피치(pitch), 롤(roll)의 고유 오일러 각도(Euler angles) 규칙을 통해 추정된다. 3축 가속도계는 설계 상 피치(θ)와 롤(φ) 각도만 추정할 수 있다.

$$\varphi = atan2\left(Ay'', \sqrt{Ax''^2 + Az''^2}\right)$$

$$\theta = atan2(Ax'', Az'').$$

위에서 설명한 바와 같이 보드의 자세계 추정을 통해 가상 보드를 일관되고 완벽하게 표현할 수 있다.

3.2.2 의도된 사용 모드(Intended Modes of Usage)

PROPRIO 보드는 서 있는 환자가 한쪽 또는 양쪽 발을 보드에 올려놓고 사용하거나 앉아 있는 환자가 한쪽 또는 양쪽 발을 보드에 올려놓고 사용하도록 설계되었다. 그러나 환자는 삼각대나 목발과 같은 지지대를 사용할 수 있으며, 치료사는 자세 문제가 있는 환자를 지지해 줄 수 있다. PROPRIO 보드는 본질적으로 불안정하기 때문에 치료사는 사용 초기 단계에서 환자에게 도움을 줄 수 있다. 이는 일반적으로 환자를 가이드하며 환자가 보드 및 고유수용성 감각 피드백 그리고 불안정성에 대응하는 대처 전략에 자신감을 갖고 익숙해지도록 돕는데 매우 중요하다.

4 VRRS 방법론: 자세 재활을 위한 응용 프로그램 (VRRS Methodology: Applications for Postural Rehabilitations)

4.1 CoP 평가(CoP Evalutation)

POSTURO 보드를 사용하여 서 있는 자세 동안 지속적 CoP 데이터 수집 및 매개변수 평가를 수행할 수 있다.

이 응용 프로그램을 사용하면 눈(뜨거나 감은 상태), 팔(교차 또는 엉덩이에 붙인 상태), 발(넓거나 좁은 자세) 상태 등과 관련된 피험자의 여러 행동 상태를 추적할 수 있다. 또한 고유수용성 피드백을 변화시키는 폼 층(layer)의 존재 여부와 같은 다른 측면도 기록할 수 있다. 임상의는 사전에 다양한 데이터 수집 시간을 설정할 수 있으며, 이 과정에서 CoP 궤적을 보이지 않게 하여 피험자의 자세 행동에 영향을 미치지 않게 할 수 있다.

응용 프로그램(**그림 7**)을 통해 가장 일반적인 CoP 매개변수를 계산할 수 있다. 특히 Prieto et al.[35]이 설명한 방법론에 따라 다음과 같은 매개변수는 자동으로 계산된다.

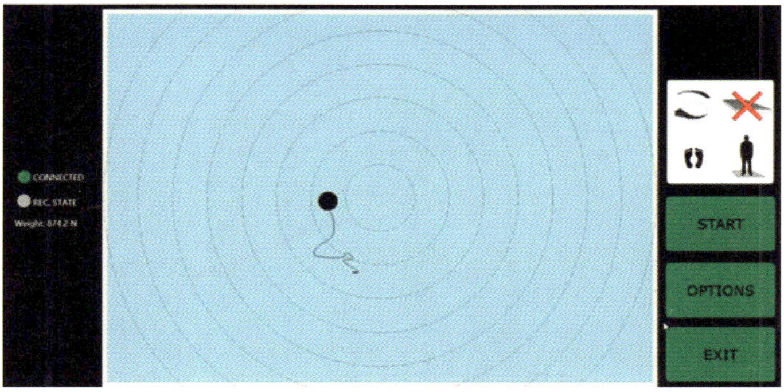

그림 7. CoP 평가 활동을 위한 인터페이스 예시

- 거리 측정값: 안정성 그래프(stabilogram) 중심점으로부터 CoP의 변위(displacement) 또는 CoP의 속도와 관련된 매개변수, 평균 CoP 거리, AP 및 ML 평균 거리, 제곱평균제곱근(root mean square, rms) CoP 거리, AP 및 ML rms 거리, 총 CoP 편위(excursion), 총 AP 및 ML 편위, 평균 CoP 속도, 평균 AP 및 ML 속도
- 면적 측정값: 95% 신뢰도 원 면적, 95% 신뢰도 타원 면적(타원 축 및 방향 포함)
- 하이브리드 측정값: 흔들림(sway) 면적, 평균 CoP 진동수(frequency), 평균 ML 및 AP 진동수
- 주파수 영역 측정값: 총 신호 강도(power), 50% 신호 강도 주파수, 95% 신호 강도 주파수, 중심(centroidal) 주파수, 주파수 분산(dispersion).

4.2 하중 비대칭성 평가(Load Asymmetry Evaluation)

POSTURO 보드는 서 있는 동안 피험자의 자세 하중 비대칭성(load asymmetry)을 평가하는데 유용하게 사용할 수 있다. 하중의 대칭성은 신경계 손상이나 하지 정형외과 수술과 같은 여러 상황에서 영향을 받는다. 예를 들면 편마비 뇌졸중 환자와 고관절이나 무릎 또는 발목 수술 후의 정형외과 환자는 영향을 받지 않은 사지에 더 많은 하중을 가하여 체중이 비대칭으로 분산되는 경향이 있다. 서 있는 자세에서 적절한 체중 부하 대칭을 회복하는 것은 신경계 및 정형외과 재활 프로그램의 핵심 목표이다. 따라서 자세 균형의 하중 비대칭성을 초기부터 지속적으로

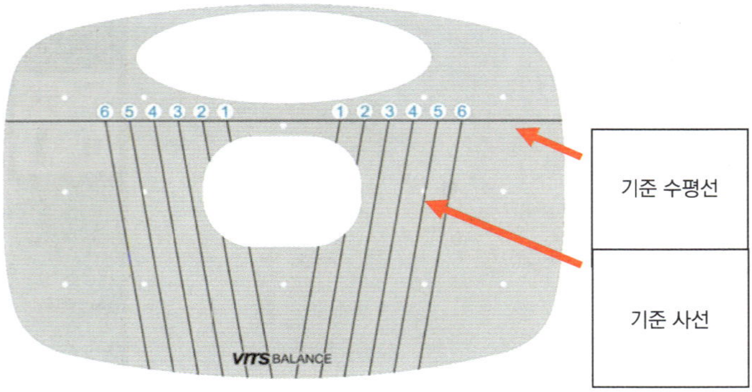

그림 8. VRRS POSTURO 보드의 다양한 표시

평가하는 것이 중요하다.

하중 비대칭성의 평가에서 측정해야 하는 핵심 매개변수는 서 있는 동안 CoP의 ML 요소의 평균 값이다. Genthon et al.[36]에 따르면 CoP의 평균 ML 요소가 측면으로 10 mm 이동하면 하중 비대칭성은 약 5% 증가한다고 추정하였다.

하지만 POSTURO 보드 자체만으로는 이러한 평가를 수행할 수 없다. 두 개의 보드를 사용하면 비대칭성 평가가 가능하지만, 각 발 아래에 보드를 하나씩 배치하는 경우 단일 보드만으로는 CoP의 ML 이동이 하중 불균형으로 인한 것인지 아니면 단순히 보드에서 피험자의 비대칭적 위치로 인한 것인지 구분할 수 없다. 이 문제를 해결하기 위해 POSTURO 보드에는 피험자가 보드의 중앙선을 기준으로 대칭적으로 위치할 수 있도록 보드 표면 전체에 안내 표시가 되어 있다(그림 8). 그림에서 볼 수 있듯이 발의 위치를 쉽게 잡을 수 있도록 18°의 개방 각도(서 있는 자세에서 일반적인 발의 개방 각도, [35]에서 인용)를 나타내는 여러 개의 번호가 매겨진 선이 POSTURO 보드에 있다.

지정된 시간 동안 서 있는 자세를 취하면 해당 응용 프로그램은 피험자의 행동 상태를 모니터링한 후 하중 비대칭의 백분율 결과를 제공한다.

4.3 POSTURO 보드를 이용한 운동 (Exercises with the POSTURO Board)

다양한 운동에서 POSTURO 보드를 기본 추적 장치로 사용하고, CoP를 주요 입력 신호로 사용한다(그림 9).

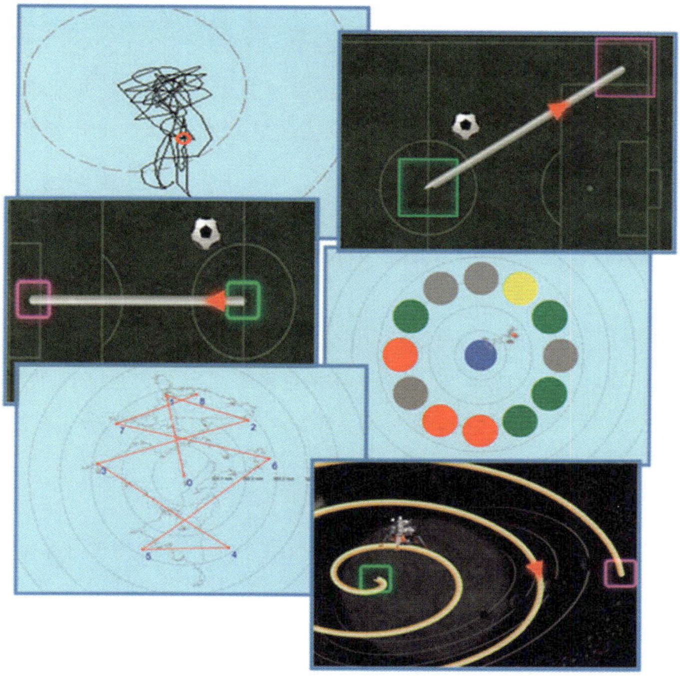

그림 9. POSTURO 보드 운동을 위한 응용 프로그램 인터페이스 예시

아래 나열된 운동에서 CoP 좌표는 2D 또는 2.5D 시나리오에서 표시되는 신체 부위(end-effector) 포인터의 위치를 직접 제어한다.

- 전방향 도달(omnidirectional reaching) 운동: 피험자는 CoP를 중앙 위치에서 이동하여 중앙 위치 주변에 배치된 무작위 목표물에 도달한 다음 다시 중앙 위치로 돌아와야 한다. 올바른 목표물 타격과 잘못된 타격의 횟수, 과제 수행 시간, 목표물까지의 경로 길이가 기록되고 계산된다. 과제 수행 중 그리고 각 시행이 끝날 때마다 음성 및 시각적 피드백이 제공된다. 과제의 난이도는 중심점을 둘러싼 목표물의 수를 설정하여 조정할 수 있다(목표물의 수가 많을수록 목표물의 크기가 작아지고 정확도 요구 수준이 높아짐).
- 목표물 추적(following) 운동: 피험자는 일련의 직선 경로를 따라 무작위로 움직이는 원형 목표물을 따라가기 위해 CoP를 움직여야 한다. 과제 수행 중 그리고 매 시행이 끝나면 시각적, 청각적, 그리고 언어적 피드백이 제공된다. 과제의 난이도는 움직이는 목표물의 크기와 속도를 설정하여 조정할 수 있다. 목표물

과 CoP 경로 사이의 거리를 정량화하는 매개변수가 계산된다.

- 경로 추적(path-following) 운동: 피험자는 주어진 위치에서 CoP를 이동하여 눈에 보이는 경로를 따라 배치된 여러 목표물에 도달해야 한다. 과제 수행 중 그리고 매 시행이 끝나면 시각적, 청각적, 그리고 언어적 피드백이 제공된다. 과제의 난이도는 경로를 따라 목표물의 수를 설정하여 조정할 수 있다. 목표물과 CoP 경로 사이의 거리를 정량화하는 매개변수가 계산된다. 또한 환자의 경우 목표물을 비대칭적으로 배치하여 영향을 받는 쪽의 CoP 제어를 촉진할 수 있다.
- 좌우 도달(left-right reaching) 운동: 이것은 경로 추적 운동의 하위 유형이다. 피험자는 무작위로 제시되는 목표물에 따라 오른쪽 또는 왼쪽으로 CoP를 움직여야 한다. 이러한 운동 또한 하중 불균형을 보이는 환자의 CoP 제어 재학습을 촉진하는 역할을 한다.

각 운동마다 고유한 난이도가 있지만, 표시되는 포인터의 이동과 CoP의 실제 이동 사이의 비율을 나타내는 증폭(gain) 매개변수를 변경하여 운동의 난이도를 등급화할 수 있는 추가적 가능성이 있다. 증폭 매개변수가 높을수록 피험자는 표시되는 포인터의 동적 움직임을 더 빠르고 민감하게 인식하고, 증폭 매개변수가 낮을수록 이 인식이 더 부드럽고 느려진다. 증폭 매개변수를 변경(증가)하면 재활 과정에서 점진적으로 정확하고 정밀한 CoP 움직임 제어 능력을 재학습하는데 유용하다.

4.4 PROPRIO 보드를 사용한 운동 (Exercises with the PROPRIO Board)

다양한 운동에서 PROPRIO 보드를 기본 추적 장치로 사용하고, 기울기(tilt) 측정값을 주요 입력 신호로 사용한다. 주요 기능은 다음과 같다.

- PROPRIO 보드 운동은 POSTURO 보드 운동과 매우 유사하다. 차이점은 2D 또는 2.5D 시나리오에서 나타나는 포인터의 위치가 보드의 피치 및 롤 기울기 각도에 의해 결정되며, 전자는 포인터의 수직 좌표를 제어하고 후자는 수평 좌표를 제어한다. 여기서 증폭 매개변수는 나타나는 포인터의 움직임과 실제 기울기 각도 간의 비율을 나타낸다. 증폭 매개변수가 높을수록 피험자는 표시되는 포인터의 동적 움직임을 더 빠르고 민감하게 인식하고, 증폭 매개변수가 낮을수록 이 인식이 더 부드럽고 느려진다. 증폭 매개변수를 변경(증가)하면 재활

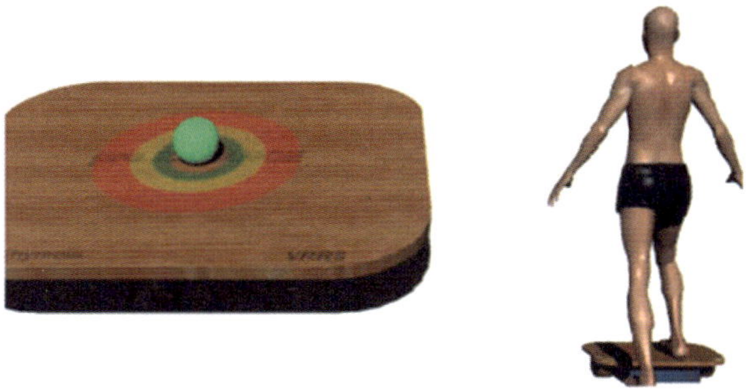

그림 10. PROPRIO 보드를 사용한 가상 보드 응용 프로그램

과정에서 점진적으로 정밀하고 정확한 제어 능력을 재학습하는데 도움이 된다.

- 피험자는 PROPRIO 보드를 가능한 한 안정적으로 유지해야 한다. 이러한 운동의 목표는 주로 주어진 영역(일반적으로 원형) 내에 가상 포인터를 유지해야 하는 것이다. 과제 수행 중 그리고 각 시행이 완료된 후에 피험자에게 시각적, 청각적, 그리고 언어적 피드백이 제공된다.

4.5 가상 보드 제어(Governing Virtual Tables)

몇 가지 운동에서는 가상 포인터를 직접 조종하는 대신 PROPRIO 보드에서 측정한 CoP 및 기울기 각도를 사용하여 가상 보드의 기울기를 제어한다. 이러한 운동에는 일반적으로 '간접' 포인터를 사용하는데, 이는 자체 질량과 관성(inertia)을 가진 구형(spherical) 물체이다(그림 10). 가상 보드를 기울이면 간접 포인터는 역학 법칙(laws of dynamics)에 따라 움직인다. 가상 보드를 사용한 운동에는 위에 나열된 것과 유사한 운동 유형이 포함되며, 피험자가 가상 보드 위의 구형 물체를 시작 위치에서 출구 문쪽으로 이동시켜 풀어야 하는 미로(labyrinth)가 포함된 운동도 있다.

4.6 보조 입력 장치로서의 보드 통합 (Integration of the Boards as Secondary Input Devices)

POSTURO 및 PROPRIO 보드는 보조 입력 장치로도 사용될 수 있다. 신경계 및 정형외과 재활 환경의 여러 활동에서 자기 센서 또는 IMU를 사용하여 주요 동작을 측정하는 동안 이러한 보드는 자세 행동을 측정하는 장치로 사용된다. 예를 들어 상지 또는 하지와 관련된 운동[예: 상지 뻗기(reaching) 운동 또는 스쿼트 운동]에서는 피험자가 주 과제를 수행하는 동안 자신의 자세 행동과 균형 변화를 인식하도록 하는 것이 중요하다. 이러한 운동에서 CoP 또는 기울기 각도는 일반적으로 보조 포인터 형태로 화면의 일부에 표시되며, 피험자는 보조 포인터를 주어진 범위 내에 유지하면서 주요 동작을 수행하도록 지시받는다. 보조 포인터는 여러 가지 방식으로 주 과제에 영향을 줄 수 있다.

- 보조 포인터가 설정된 한계를 초과하면 주 과제가 중단된다.
- 주 과제는 중단되지 않지만 요구되는 자세 동작을 수행하지 못하면 최종 점수에 영향을 미친다(낮춤).
- 자세 행동과 변화는 피험자에게 제공되는 피드백 유형과 특성에 영향을 주며, 이는 시각적(앞서 언급한 CoP 또는 기울기 각도 표현), 청각적(일반적으로 한계를 초과할 때 불쾌한 톤과 같은 긍정적 처벌로 제공) 또는 언어적(피험자에게 상황에 따라 힌트 제공) 피드백의 형태로 제시된다.

4.7 향후 개발 사항(Further Developments)

현재 보드를 주요 장치로 사용하는 활동에 자기 센서 또는 IMU를 통합하기 위한 연구 및 개발 활동이 진행되고 있다. 이러한 통합을 통해 기립 자세 유지와 보행 개시 중에 피험자가 사용하는 자세 제어 전략(예: 발목, 무릎, 엉덩이 전략)을 측정하고 정량화하며 차별화 및 조절하는 것이 가능해진다. 이러한 개발 노력은 VRRS 자세 재활 활동의 맥락에서 치료사가 사용할 수 있는 재활 전략의 범위와 기회를 크게 확대할 것이다.

참고 문헌

1. van Diest M, Lamoth CJC, Stegenga J, Verkerke GJ, Postema K. Exergaming for balance training of elderly: state of the art and future developments. J Neuroeng Rehabil. 2013;10:101. https://doi.org/10.1186/1743-0003-10-101.
2. Pollock AS, Durward BR, Rowe PJ, Paul JP. What is balance? Clin Rehabil. 2000;14:402–6.
3. Horak FB. Postural orientation and equilibrium: what do we need to know about neural control of balance to prevent falls? Age Ageing. 2006;35(Suppl 2):ii7–11. https://doi.org/10.1093/ageing/afl077.
4. Laughton CA, Slavin M, Katdare K, Nolan L, Bean JF, Kerrigan DC, Phillips E, Lipsitz LA, Collins JJ. Aging, muscle activity, and balance control: physiologic changes associated with balance impairment. Gait Posture. 2003;18:101–8.
5. Bekkers EMJ, Dockx K, Heremans E, Vercruysse S, Verschueren SMP, Mirelman A, Nieuwboer A. The contribution of proprioceptive information to postural control in elderly and

patients with Parkinson's disease with a history of falls. Front Hum Neurosci. 2014;8:939. https://doi.org/10.3389/fnhum.2014.00939.

6. Jancová J. Measuring the balance control system—review. Acta Med Hradec Králové Univ Carol Fac Med Hradec Král. 2008;51:129–37.
7. Li Y, Levine WS, Loeb GE. A two-joint human posture control model with realistic neural delays. IEEE Trans Neural Syst Rehabil Eng Publ IEEE Eng Med Biol Soc. 2012;20:738–48. https://doi.org/10.1109/TNSRE.2012.2199333.
8. Paillard T, Noé F. Techniques and methods for testing the postural function in healthy and pathological subjects. Biomed Res Int. 2015;2015:891390. https://doi.org/10.1155/2015/891390.
9. Winter DA. Biomechanics and motor control of human movement. Wiley; 2009.
10. Winter D. Human balance and posture control during standing and walking. Gait Posture. 1995;3:193–214. https://doi.org/10.1016/0966-6362(96)82849-9.
11. Horlings CGC, Küng UM, Honegger F, Van Engelen BGM, Van Alfen N, Bloem BR, Allum JHJ. Vestibular and proprioceptive influences on trunk movements during quiet standing. Neuroscience. 2009;161:904–14. https://doi.org/10.1016/j.neuroscience.2009.04.005.
12. Creath R, Kiemel T, Horak F, Peterka R, Jeka J. A unified view of quiet and perturbed stance: simultaneous co-existing excitable modes. Neurosci Lett. 2005;377:75–80. https://doi.org/10. 1016/j.neulet.2004.11.071.
13. Pinter IJ, van Swigchem R, van Soest AJK, Rozendaal LA. The dynamics of postural sway cannot be captured using a one-segment inverted pendulum model: a PCA on segment rotations during unperturbed stance. J Neurophysiol. 2008;100:3197–208. https://doi.org/10.1152/jn.01312.2007.
14. Boonstra TA, Schouten AC, van der Kooij H. Identification of the contribution of the ankle and hip joints to multi-segmental balance control. J Neuroeng Rehabil. 2013;10:23. https://doi.org/10.1186/1743-0003-10-23.
15. Williams MA, Soiza RL, Jenkinson AM, Stewart A. EXercising with Computers in Later Life (EXCELL)—pilot and feasibility study of the acceptability of the Nintendo® WiiFit in community-dwelling fallers. BMC Res Notes. 2010;3:238. https://doi.org/10.1186/1756-0500-3-238.
16. Robinson J, Dixon J, Macsween A, van Schaik P, Martin D. The effects of exergaming on balance, gait, technology acceptance and flow experience in people with multiple sclerosis: a randomized controlled trial. BMC Sports Sci Med Rehabil. 2015;7:8. https://doi.org/10.1186/ s13102-015-0001-1.
17. Harris DM, Rantalainen T, Muthalib M, Johnson L, Teo W-P. Exergaming as a viable therapeutic tool to improve static and dynamic balance among older adults and people with iIdiopathic Parkinson's disease: a systematic review and meta-analysis. Front Aging Neurosci. 2015;7. https://doi.org/10.3389/fnagi.2015.00167.
18. Miller KJ, Adair BS, Pearce AJ, Said CM, Ozanne E, Morris MM. Effectiveness and feasibility of virtual reality and gaming system use at home by older adults for enabling physical activity to improve health-related domains: a systematic review. Age Ageing. 2014;43:188–95. https://doi.org/10.1093/ageing/aft194.
19. Kim JH, Jang SH, Kim CS, Jung JH, You JH. Use of virtual reality to enhance balance and ambulation in chronic stroke: a double-blind, randomized controlled study. Am J Phys Med Rehabil Assoc Acad Physiatr. 2009;88:693–701. https://doi.org/10.1097/PHM.0b013e3181b33350.
20. Hung J-W, Chou C-X, Hsieh Y-W, Wu W-C, Yu M-Y, Chen P-C, Chang H-F, Ding S-E. Randomized comparison trial of balance training by using exergaming and conventional weight-shift therapy in patients with chronic stroke. Arch Phys Med Rehabil. 2014;95: 1629–37. https://doi.org/10.1016/j.apmr.2014.04.029.
21. Deutsch JE, Borbely M, Filler J, Huhn K, Guarrera-Bowlby P. Use of a low-cost, commercially available gaming console (Wii) for rehabilitation of an adolescent with cerebral palsy. Phys Ther. 2008;88:1196–207. https://doi.org/10.2522/ptj.20080062.

22. Esculier J-F, Vaudrin J, Bériault P, Gagnon K, Tremblay LE. Home-based balance training programme using Wii Fit with balance board for Parkinsons's disease: a pilot study. J Rehabil Med. 2012;44:144–50. https://doi.org/10.2340/16501977-0922.
23. Betker AL, Desai A, Nett C, Kapadia N, Szturm T. Game-based exercises for dynamic short-sitting balance rehabilitation of people with chronic spinal cord and traumatic brain injuries. Phys Ther. 2007;87:1389–98. https://doi.org/10.2522/ptj.20060229.
24. Valle MS, Casabona A, Cavallaro C, Castorina G, Cioni M. Learning upright standing on a multiaxial balance board. PLoS ONE. 2015;10:e0142423. https://doi.org/10.1371/journal.pone.0142423.
25. Fitzgerald D, Trakarnratanakul N, Smyth B, Caulfield B. Effects of a wobble board-based therapeutic exergaming system for balance training on dynamic postural stability and intrinsic motivation levels. J Orthop Sports Phys Ther. 2010;40:11–9. https://doi.org/10.2519/jospt. 2010.3121.
26. Piron L, Turolla A, Agostini M, Zucconi CS, Ventura L, Tonin P, Dam M. Motor learning principles for rehabilitation: a pilot randomized controlled study in poststroke patients. Neurorehabil Neural Repair. 2010;24(6):501–8.
27. Piron L, Turolla A, Agostini M, Zucconi C, Cortese F, Zampolini M, Tonin P. Exercises for paretic upper limb after stroke: a combined virtual-reality and telemedicine approach. J Rehab Med. 2009;41(12):1016–20.
28. Turolla A, Dam M, Ventura L, Tonin P, Agostini M, Zucconi C, Kiper P, Cagnin A, Piron L. Virtual reality for the rehabilitation of the upper limb motor function after stroke: a prospective controlled trial. J Neuroeng Rehabil. 2013;1(10):85.
29. Kiper P, Agostini M, Luque-Moreno C, Tonin P, Turolla A. Reinforced feedback in virtual environment for rehabilitation of upper extremity dysfunction after stroke: preliminary data from a randomized controlled trial. Biomed Res Int. 2014;2014:752128.
30. Luque-Moreno C, Oliva-Pascual-Vaca A, Kiper P, Rodríguez-Blanco C, Agostini M, Turolla A. Virtual reality to assess and treat lower extremity disorders in post-stroke patients. Methods Inf Med. 2016;55(1):89–92.
31. Jelcic N, Cagnin A, Meneghello F, Turolla A, Ermani M, Dam M. Effects of lexical-semantic treatment on memory in early Alzheimer disease: an observer-blinded randomized controlled trial. Neurorehabil Neural Repair. 2012;26(8):949–56.
32. Agostini M, Garzon M, Benavides-Varela S, De Pellegrin S, Bencini G, Rossi G, Rosadoni S, Mancuso M, Turolla A, Meneghello F, Tonin P. Telerehabilitation in poststroke anomia. Biomed Res Int. 2014;2014:706909.
33. Bobbert MF, Schamhardt HC. Accuracy of determining the point of force application with piezoelectric force plates. J Biomech. 1990;23(7):705–10.
34. Clark RA, Bryant AL, Pua Y, McCrory P, Bennell K, Hunt M. Validity and reliability of the Nintendo Wii Balance Board for assessment of standing balance. Gait Posture. 2010;31(3):307–10.
35. Prieto TE, Myklebust JB, Hoffmann RG, Lovett EG, Myklebust BM. Measures of postural steadiness: differences between healthy young and elderly adults. IEEE Trans Biomed Eng. 1996;43(9):956–66.
36. Genthon N, Gissot AS, Froger J, Rougier P, Pérennou D. Posturography in patients with stroke estimating the percentage of body weight on each foot from a single force platform. Stroke. 2008;39(2):489.

파킨슨 질환에 대한 감각 단서 활용 및 체중 지지(BWS) 보행 훈련

Cues and Body-Weight-Supported (BWS) Gait Training in Parkinson's Disease

Giorgio Sandrini, Cristina Tassorelli, Eliana Berra and Roberto De Icco

1 보행 재활에서의 감각 단서(Cues in Gait Rehabilitation)

보행은 파킨슨병(Parkinson's disease, PD)에 의해 가장 큰 영향을 받는 운동 기능 중 하나로, 주로 운동 경로를 방해하는 내부 리듬 신호의 장애로 인해 발생한다[1].

연구에 따르면 청각, 시각, 체성감각 형태의 외부 자극이 파킨슨병의 운동 패턴을 조절하여 환자가 리드미컬한 운동을 시작하고 유지하는데 도움이 될 수 있다고 보고하고 있다[2]. 또한 각 유형의 단서는 다른 운동 제어 전략을 활성화하기도 한다. 청각적 단서는 내부 리듬의 결손을 우회하여(bypass) 자발적으로 외부 리듬을 제공한다[3]. 시각적 단서는 시각-소뇌(visual-cerebellar) 운동 경로에 관여하여 보행 패턴을 개선하며[4], 감각적 단서는 자동(automatic) 운동과 관련된 보완운동영역(supplementary motor area)의 결손을 우회하여 배외측(dorsolateral) 전운동(premotor) 제어 시스템(자발적 운동)을 활성화한다[5].

이러한 연구 결과를 바탕으로 감각 단서 전략을 활용하는 재활의 다양한 측면을 탐구하는 데이터와 문헌이 점점 늘어나고 있다. 1996년 Thaut et al.은 PD 환자를 대상으로 3주간의 재택 기반 보행 훈련 프로그램에서 리듬 청각 자극(rhythmic auditory stimulation, RAS)의 효과를 평가하여 보행 훈련을 받지 않은 환자군과 내부적 자가 리듬 조율(self-paced) 훈련을 받은 환자군의 두 대조군과 비교했다. 연구 결과 RAS로 훈련받은 환자들은 보행 속도는 25%, 보폭은 12%, 보행률(cadence)

은 10% 증가하는 등 여러 보행 매개변수에서 유의한 변화를 보였으며, 이러한 개선 효과는 자가 리듬 조율 훈련을 받은 환자들보다 더 뚜렷하게 나타났다[6].

McIntosh et al.(1997)은 특발성 PD 환자 31명(약물 복용 상태 21명, 약물 미복용 상태 10명)과 건강한 노인 10명을 대상으로 RAS의 효과를 연구했다. 그 결과, 21명의 약물 복용 환자 중 19명에서 보행 속도, 보행률, 보폭이 개선되었다. 그리고 모든 약물 미복용 환자에서 두 명의 보폭 결과를 제외하고 다른 보행 매개변수에서 개선을 보였다. 이러한 결과는 도파민 약물이 없어도 PD 환자는 여전히 리듬 동조(entrainment) 메커니즘(외부 리듬에 맞게 내부 리듬 또는 타이밍을 조정하는 과정-역주)에 접근할 수 있음을 시사한다.

Marchese et al.(2000)은 감각 단서(시각, 청각, 또는 촉각 자극)가 6주 재활 프로그램을 개선시킬 수 있는지 조사했다. 해당 연구진은 외적 단서의 사용 여부에 따라 특발성 PD 환자를 두 집단('비단서' 대 '단서')으로 나누어 비교했다. 연구 결과 두 집단 모두 재활 단계 이후 UPDRS 점수(일상생활 활동 및 운동 영역)가 유의하게 감소한 것으로 나타났다. 그러나 비단서 집단에서는 재활 후 6주가 지나자 평균 UPDRS 점수가 기준선(baseline) 점수로 돌아간 반면, 단서 집단에서는 이 점수가 기준선보다 현저히 낮은 상태를 유지했다[8].

Lehman et al.(2005)은 PD 환자를 대상으로 보행 매개변수에 대한 언어적 지시(instructional) 단서의 즉각적 및 단기적(훈련 후 1주 및 4주) 효과를 평가했다. 해당 연구진은 언어적 단서가 최소 4주 동안 보폭과 보행 속도 및 보행률 매개변수를 유의하게 개선했으며, 보폭 개선의 경우 언어적 단서를 받지 않은 대조군과 비교했을 때 모든 후속 평가에서 그 효과가 지속되는 것을 보여주었다[9].

Lim et al.은 2005년에 처음으로 체계적인 문헌 고찰을 실시하여 청각적 단서가 PD 환자의 보행 속도를 개선하는데 효과적이라는 점을 강조했다. 그러나 보폭과 보행률 및 양발 지지 단계에 대한 효과에 대해서는 제한적인 증거로 인해 결론을 도출할 수 없었다. 시각적 단서와 체성감각 단서의 효과에 대해서는 관련 데이터가 적었기 때문에 이러한 단서와 보행 측정 결과 간의 관계를 명확하게 설명할 수 없었다[10].

2009년에 Arias et al.은 리듬 청각 자극이 투약 종료 기간에 보행 동결(freezing of gait)을 경험한 PD 환자의 보행에 미치는 영향에 대해 조사했다. 비디오 영상을 분석하여 보행 동결 발생의 횟수와 지속 시간을 측정했으며, 보행 동결은 지속 시간(3초 미만, 3~10초, 10초 이상)에 따라 분류했다. 또한 해당 연구진은 동결 증상이 없는 PD 환자 집단과 건강한 대조군에서 보행 동결과 함께 보행 속도와 보행률 및 보폭도 측정하여 비교했다. 연구 결과 청각적 자극이 있을 때 동결 증상의 횟수와 지속 시간이 현저히 감소한 것으로 나타났다. 보행 패턴과 관련하여 청각적 단서는 세 집단 모두에서 회전 동작 시간을 줄이고 보행률을 개선하며 보행 속도를 증가시켰으나 집단 간에 유의한 차이는 나타나지 않았다[11].

Frazzitta et al.(2009)은 보행 동결이 있는 PD 환자를 대상으로 청각 및 시각적 신호를 트레드밀 훈련에 포함 또는 포함하지 않은 4주간의 재활 프로그램 효과를 연구했다. 연구 결과 재활이 완료되었을 때 두 집단 모두에서 임상 척도 점수[UP-DRS, 보행 동결 설문지(FoG), 6분 보행 검사]와 보행 속도 및 보폭 주기가 개선되었으며, 감각 단서와 트레드밀 훈련을 함께 받은 집단에서 더 뚜렷한 개선이 관찰되었다[12].

Rochester et al.은 2010년에 무작위 임상시험(RESCUE 시험)의 일환으로 3주간의 감각 단서(청각, 시각, 체성감각) 보행 훈련을 받은 PD 환자 153명을 연구했다. 보행 기능은 훈련 후와 6주차 후속 평가에서 가속도계로 측정했다. 연구 결과 감각 단서 보행 훈련이 보행 속도와 보폭을 증가시켰으며, 이러한 효과가 후속 평가에서도 유지되었다. 해당 연구진은 이러한 개선 효과가 훈련 후에도 유지되고 단서가 제공되지 않은 보행에도 전이되며(transferred) 단서 유형 전체에 걸쳐 일반화된다는 점을 고려하여, 감각 단서 훈련이 파킨슨병에서 운동 학습을 향상시킬 수 있다고 제안했다[13].

2011년 Kadivar et al.이 실시한 설문지 기반 연구에서 해당 연구자들은 PD 환자 16명을 등록하여 두 집단으로 나누었다. 첫 번째 집단은 외적 청각 리듬 자극과 함께 6주간 보행 훈련을 받았고, 두 번째 집단은 청각적 단서 없이 보행 훈련을 받았다. 환자들은 훈련 종료 시점과 그 후 1, 4, 8주 시점에 동적 보행 지수(dynamic gait index), UPDRS, Tinetti 보행 및 균형 검사, TUG (timed up and go 검사), 보행 동결 설문지(FoG) 평가를 받았다. 재활 종료 후 두 집단 모두에서 모든 척도 점수가 개선되었지만, 청각적 단서를 제공받은 집단에서 더 두드러지게 개선되었다. 또한 이러한 결과는 청각 리듬 자극으로 훈련을 받은 환자에서만 8주차 후속 평가까지 유지되었다[14].

Mirelman et al.은 2011년에 7명의 PD 환자를 대상으로 수행한 예비 연구에서 오디오 바이오피드백(audio-biofeedback) 시스템(피드백은 헤드폰을 통해 제공됨)을 사용한 6주간의 훈련이 자세, 앉았다 일어서는 능력, 동적 균형 능력에 미치는 영향을 조사했다. 연구 결과 6주간의 프로그램이 끝난 후 모든 균형 제어 측정에서 유의하게 긍정적인 경향이 관찰되었다. 특히 TUG 점수는 11% 향상되었고, 앉았다 일어서는데 걸리는 시간은 7.3%, Berg 균형 척도(BBS)와 UPDRS는 각각 3%와 3.3% 향상되었다. 더욱이 TUG와 BBS 및 UPDRS 점수 변화는 4주차 후속 평가까지 유지되었다[15].

Almeida et al.은 2012년에 PD 환자를 대상으로 전통적인 지상 보행 훈련 또는 트레드밀 보행 훈련 동안 시각적 단서(바닥 위에 보행 방향에 수직인 색깔 줄무늬로 구성됨)를 제공받은 집단과 시각적 단서 없이 재활 치료를 받은 대조군과 비교했다. 연구 결과 시각적 단서를 제공받은 두 집단은 보폭과 보행 속도가 개선되었고 이러한 개선이 6주 동안 유지되었지만, 대조군의 경우에는 시간이 지나도 변화가 없었다. 6주간의 중재 후 TUG 점수는 지상 보행 훈련 집단에서만 감소한 것으로 나타났으며, UPDRS 점수는 트레드밀 보행 훈련 집단에서만 개선되었다[16].

El-Tamawy et al.(2012)은 고유수용성 감각 단서가 PD 환자의 보행 매개변수에 미치는 영향을 조사했다. 해당 연구진은 경증에서 중등도 장애를 가진 PD 환자를 두 집단으로 나누어 전통적인 물리 치료와 발바닥 표면에 진동 자극과 고유수용성 신경근 촉진을 결합한 트레드밀 훈련을 비교했다. 연구 결과 두 집단 모두에서 보행률, 보폭, 보행 속도, 보행 거리가 유의하게 개선되었으며, 고유수용성 단서와 결합된 트레드밀 훈련을 받은 집단에서 더 현저하게 개선되었다. 유의할 점은 물리 치료를 받은 환자에서만 재활 종료 후 고관절과 무릎 굴곡이 증가했다는 것이다[17].

Spaulding et al.은 2012년에 PD의 보행 매개변수에 대한 시각적 단서와 청각적 단서의 효과를 비교하기 위해 메타 분석을 수행했다. 그 결과 청각적 단서는 보행률, 보폭, 보행 속도를 개선하는데 효과적인 반면, 시각적 단서는 보폭만 개선하는 것으로 나타났다. 시각적 단서와 청각적 단서를 함께 사용한 연구는 거의 없었지만, 청각적 단서가 보행률에 긍정적인 영향을 미치는 것으로 나타났다. 따라서 해당 저자들은 시각적 단서에 비해 청각적 단서가 PD의 보행 매개변수에 더 일관되고 긍정적인 효과를 제공한다고 결론지었다[18].

Lopez et al.(2014)은 가정에서 매일 사용하는 청각적 단서가 PD 환자의 보행 매개변수에 지속적인 영향을 미칠 수 있다는 증거를 제시했다. 해당 연구진은 환자에게 스마트폰으로 제어되는 100가지 다른 소리를 생성할 수 있는 휴대용 안경을 제공했다. 연구 결과 모든 환자가 기기를 켠 상태에서 걸음걸이가 크게 개선되었는데, 보행 속도는 40.6%, 보행률은 30.2%, 보폭은 50.3% 개선된 것으로 나타났다[19].

Rocha et al.은 2014년에 PD 보행에 대한 외적 단서의 효과에 대한 문헌에 대해 체계적인 고찰을 시행했다. 그 결과 전반적으로 감각 단서 전략을 사용하면 보행 속도와 보행률 및 보폭이 개선되는 것으로 나타났다. 시각적 단서의 경우 보행 속도, 보행률, 보폭을 조절할 수 있는 반면, 청각적 단서는 보행 속도와 보폭에 영향을 미쳤다. 결과적으로 감각 단서는 보행 속도와 보행률 및 보폭에 상당한 효과가 있는 것으로 보였다. 그러나 해당 고찰논문에 포함된 연구 중 환자의 삶의 질을 분석한 연구는 없었다[20].

Vitòrio et al.(2014)은 시각적 단서와 외부수용감각[exproprioception; 신체의 위치와 움직임 등에 대해 외부(환경)로부터 얻는 감각-역주]이 PD 환자의 보행에 미치는 영향을 연구했다. 참가자들은 눈가리개를 착용하거나 착용하지 않은 상태에서 가로선(horizontal line)이 있는 카펫 위를 걷도록 하여 환경에서의 외부수용감각 정보를 제거하도록 했다. 연구 결과 두 가지 시각적 단서 조건 모두에서 PD 환자는 기준선 결과에 비해 보폭과 보행 시간이 개선되었다. 그러나 외부수용감각이 제거되었을 때 모든 참가자는 증가된 보폭 가변성(variability)과 감소된 보행 속도를 보여주었다[21].

앞 단락에서 살펴본 바와 같이 파킨슨병에서 보행에 대한 감각 단서의 중기적(medium-term) 효과는 광범위하게 연구되었지만, 반대로 감각 단서의 급성(acute) 및 장기적(8주 이상) 효과에 대한 데이터는 부족한 실정이다.

본 연구소에서 실시한 연구에서는 보행 매개변수에 대한 감각 단서의 급성 및 직접적인 효과와 중기(재활 4주 후) 및 장기(퇴원 후 3개월 시점) 효과를 모두 조사했다. 68명의 PD 환자가 무작위 대조 병행군(parallel-group) 연구에 참여했다. 환자들은 무작위로 세 집단으로 나뉘었다. 첫 번째 집단은 청각 자극을 통한 집중 보행 훈련(매일 세션), 두 번째 집단은 시각 자극을 중심으로 한 집중 보행 훈련(매일 세션), 세 번째 집단은 감각 단서를 사용하지 않고 전통적인 물리 치료 접근 방식에 따라 지상 보행 훈련을 실시했다(대조군). 신경학적 평가와 보행의 운동학적 분석은 입원 초기(T0), 재활 훈련 4주 후(T1), 그리고 3개월 후(T2)에 수행되었다.

이러한 중재 처치의 급성 효과와 관련하여, 청각적 단서를 사용하여 훈련한 환자에서 보행 지속 시간과 보폭이 상당히 증가한 반면, 시각적 단서를 사용하여 훈련한 환자에서는 걸음 수와 보행 속도가 감소한 것으로 나타났다.

재활 프로그램 종료 시점(T1)에 청각적 단서는 걸음 수 감소 및 보폭과 보행 속도 증가와 관련이 있는 반면, 시각적 단서는 걸음 수와 보행 속도 및 보행 패턴을 개선하는 것으로 나타났다. 전통적인 재활 치료를 받는 환자의 경우 보폭과 보행 속도만 개선된 것으로 나타났다. 다른 연구 문헌의 결과와 마찬가지로, 세 집단 모두에서 3개월 후 관찰된 보행 매개변수의 개선 효과는 사라졌다. 이러한 결과는 파킨슨병에서 일반적으로 나타나는 신경 퇴행의 진행과 해당 질환으로 인한 암묵적 학습(implicit learning)의 장애로 인한 것으로 보인다[22].

결론적으로 본 연구는 파킨슨병의 보행 장애 재활에 있어 감각 단서의 유용성을 뒷받침한다. 또한 보행 매개변수에 대한 감각 단서의 효과는 단서의 유형에 따라 선택적으로(selective) 나타나므로, 재활 프로그램을 시작하기 전에 보행 분석을 수행하여 어떤 유형의 단서가 해당 환자에게 가장 효과적인지 파악하면 보다 최적화된 치료를 선택하는데 도움이 될 수 있다.

2 체중 지지 보행 훈련(Body-Weight-Supported Gait Training)

머리 위의 하네스, 골반 벨트, 허벅지 스트랩을 사용하는 부분적(partial) 체중 지지대가 있는 트레드밀에서의 보행 훈련인 체중 지지 트레드밀 훈련(body-weight-supported treadmill training, BWSTT)은 운동 장애를 가진 신경계 환자의 재활 훈련에 도움이 되는 유망한 치료 접근법이며, 모든 재활 시설에서 쉽게 설치할 수 있다.

여러 연구에 따르면 BWSTT는 뇌졸중[23], 파킨슨병[24], 척수 손상(SCI)[25] 환자의 이동성 개선에 효과가 있는 것으로 나타났다. 원래 독립적으로 걸을 수 없는 입원 환자를 위해 개발된 트레드밀과 부분적 체중 지지대 장치의 결합은 몸통 수준에서 힘을 재분배하여 환자가 똑바로 선 자세로 유지하고 재활 물리치료사가 운동의 질(quality)에 집중할 수 있다는 이점을 제공한다[26-28].

BWSTT는 환자가 (낙상과 관련하여) 안정감을 느낄 수 있도록 도와주는 안전한 훈련 방법으로 간주되며, 일반적인 트레드밀 훈련에 비해 다리를 자유롭게 움직일 수 있으며, 모든 걸음에서 유용한 피드백을 제공하여 보폭의 자가 교정(self-correction) 및 운동 학습을 향상시킨다[29]. 또한 부분적인 체중 지지를 통해 신경계 질환이 있는 환자들이 최소한의 심박수 증가만으로 더 오래 걸을 수 있다[30].

파킨슨병의 보행 재활에서 트레드밀 훈련과 부분적 체중 지지대 사용의 효과는 이미 연구된 바 있다[24]. 파킨슨병에서 BWSTT의 추가적인 이점은 움직이는 트레드밀의 지속적인 감각 입력으로 인해 이동운동 패턴 발생기(locomotor pattern generator)를 향상시킬 수 있다는 것이다. 중추 패턴 발생기의 강화는 SCI[25] 및 뇌졸중[23] 치료에서도 BWSTT의 효과의 기저에 있는 메커니즘으로 여겨져 왔다. 이러한 감각 단서 전략은 파킨슨병의 영향을 받지 않는 대체 신경 경로의 사용을 촉진하여 결함이 있는 기저핵을 우회하는데 도움이 되는 것으로 알려져 있다. 반면 주의(attention) 전략은 운동 제어의 인지적(cognitive) 메커니즘에 더 많이 의존하며 내부적으로 생성되므로 운동 수행 능력을 향상시키는데 도움이 되는 것으로 알려진 외적 단서의 대안(alternative)이 될 수 있다[31]. BWSTT의 효과에 대한 다른 가능한 설명으로는 과제 특수적(task-specific) 운동 학습 또는 자세 반사 개선[32],

운동 유발 및 활동 의존적 신경가소성[즉, 신경세포 생성, 시냅스 형성 및 분자적(molecular) 적응][33, 34], PD 환자의 보완운동영역(supplementary motor area)에서의 피질 운동 흥분성 또는 피질 재구성의 정상화[35] 등을 들 수 있다.

전향적(prospective) 교차(crossover) 시험에서 Miyai et al.[24]는 체중의 최대 20%를 지지하는 4주간의 BWSTT 프로그램을 받은 후 4주간의 기존 물리 치료를 받거나, 반대 순서로 동일한 치료를 받도록 무작위로 배정된 10명의 환자를 연구했다. 연구 결과 BWSTT가 단기적인 이동성 개선 측면에서 기존 물리 치료보다 우수한 것으로 나타났으며, 특히 보행 속도가 10 m당 8초 이상이고 걸음 수가 10 m당 15회 이상인 중등도 보행 장애가 있는 환자에게 더 효과적인 것으로 나타났다[24].

Miyai et al.[26]은 또한 무작위 대조 시험에서 BWSTT와 기존 물리 치료의 기능적 결과를 비교하여 BWSTT의 장기적인 효과를 연구했다. 24명의 PD 환자를 무작위로 배정하여 1개월 동안 주 3일 45분 분량의 BWSTT(체중의 최대 20%를 지지) 또는 기존 물리 치료를 받도록 했다. 연구 결과 BWSTT는 파킨슨병의 특징인 짧은 걸음(short-step) 보행을 개선하는데 있어 기존 물리 치료보다 우수한 것으로 나타났다. 임상 척도 점수와 보행 매개변수(보행 속도와 걸음 수)의 개선은 4개월 동안 지속되었다. 해당 연구진은 모든 환자가 훈련 초기에 체중 지지를 받지 않고 걸을 때보다 더 빠른 트레드밀 속도를 견뎌냈다고 강조했으며, PD 환자의 BWSTT 재활 후 보행 기능의 개선은 '내적 단서(internal cues)'의 활성화와 관련된 보행 제어 능력의 변화 때문일 수 있다고 제안했다[26].

Ganesan et al.[36]은 PD 환자의 균형 개선에 있어 BWSTT의 역할을 조사했다. 60명의 환자는 동일한 크기로 도파민유사(dopaminomimetic) 약물만 안정적으로 투여받은 대조군, 도파민유사 약물과 기존 보행 훈련을 받은 일반 보행 훈련(CGT) 집단, 그리고 도파민유사 약물과 20% 체중 지지의 BWSTT를 받은 BWSTT 집단에 무작위로 배정되었다. CGT 및 BWSTT 집단은 4주 동안 주 4일, 30분씩 세션(총 16회)을 진행했다. 연구 결과 재활 프로그램 후 UPDRS 운동 점수와 보행을 평가하는 임상 척도에서 BWSTT 집단이 대조군 및 CGT 집단보다 유의한 개선을 보였으며, 이러한 결과를 바탕으로 해당 연구진은 PD 환자의 보행 및 균형 재활에 있어 BWSTT가 CGT보다 더 나은 중재적 선택이 될 수 있다고 제안했다.

파킨슨병의 자세 불안정성의 정확한 병인(pathogenesis)은 아직 밝혀지지 않았지만, 도파민성 및 비도파민성 병변의 조합과 관련이 있는 것으로 보인다. BWSTT는 균형 능력과 관련된 L-DOPA 민감성(sensitive) 및 L-DOPA 저항성(resistant) 측면을 모두 개선시켜 전반적인 균형 개선에 기여하는 것으로 추측되고 있다[36].

BWSTT가 균형 능력에 미치는 영향은 Ganesan et al.이 입증한 바와 같이 이 해당 중재 훈련이 압력반사 민감도(baroreflex sensitivity, BRS; 혈압의 항상성 유지와 관련된 민감도-역주)에 미치는 영향으로도 설명할 수 있다[37]. BRS는 압력반사의 심장사지(cardiac limb; 심장의 압력 수용체를 통해 혈압 변화를 감지하여 심박수를 조절하는 부분-역주) 민감도를 측정하는 척도로 정의되며, 자발적으로 또는 기동 후에 발생하는 수축기 혈압의 단위 변화당 박동 간(inter-beat) 간격의 변화로 측정된다. 저혈압의 변동성과 BRS의 감소는 파킨슨병에서 기립성 저혈압(orthostatic hypotension)에 크게 영향을 주어 낙상 위험을 증가시킨다. 해당 연구는 4주간의 BWSTT가 PD 환자의 BRS를 유의하게 개선시킨다는 결과를 보여주었다. 해당 연구진은 BWSTT가 BRS를 개선하여 PD 환자의 기립성 저혈압을 예방하는 비침습적(non-invasive) 기법이 될 수 있다고 제안했다[37].

최근 체계적 Cochrane 문헌 고찰[38]에서 PD 환자의 기존 보행 재활을 향상시키기 위해 체중 지지가 있는 트레드밀 훈련과 없는 트레드밀 훈련의 효과와 수용가능성(acceptability)을 평가했다. 여기에는 총 623명의 참가자가 포함된 18개의 임상시험이 포함되었다. 해당 고찰논문은 트레드밀 훈련이 Hoehn & Yahr 1~3단계의 PD 환자에서 보행 속도 및 보폭 등 임상적으로 관련된 보행 매개변수를 개선할 수 있다는 증거를 제공했다. 그러나 보행 거리와 보행률은 크게 개선되지 않는 것으로 나타났다. 또한 트레드밀 훈련 후 보행 개선이 얼마나 오래 지속될 수 있는지도 알 수 없었다. 부작용(adverse event)과 중도 탈락률(drop-outs)은 트레드밀 훈련을 받은 환자와 대조군 중재를 받은 환자에서 큰 차이가 없었으며, 임상적으로 유의미한 것으로 간주되는 부작용은 없었다. 해당 연구진은 트레드밀 훈련이 가능한 경우 이 기술을 비교적 젊고 건강한 PD 환자에게 사용하여 보행 운동감소증(hypokinesia)의 핵심 측면인 보행 속도를 개선하는데 도움이 될 수 있다고 결론지었다. 그러나 해당 고찰논문의 한계는 이러한 결론이 체중 지지를 이용한 트레드밀 훈련에 한정되지 않았다는 점이다[38].

본 연구소에서 실시한 BWSTT로 치료받은 PD 환자에 대한 예비 연구 데이터에 따르면 임상 척도 점수와 광학 보행 분석 시스템을 사용하여 측정한 보행 매개변수 모두에서 운동 기능이 개선된 것으로 확인되었다. 이탈리아 파비아에 있는 C. Mondino 국립 신경학 연구소의 신경 재활 병동에 입원한 PD 환자 36명이 무작위 대조 병행군 연구에 참여했다. 피험자들은 무작위로 두 집단에 배정되었다. 14명의 환자는 BWSTT 집단에, 22명의 환자는 대조군에 배정되었다. 환자들은 4주 연속으로 주당 5회씩 매일 재활 세션을 받았다. 각 세션은 60분 동안 진행되었으며,

대조군은 60분 동안 전통적인 재활 치료(물리 운동 요법)를 받았고, BWSTT 집단은 40분의 전통적인 치료와 20분의 BWSTT를 받았다.

모든 환자는 입원 시작 시(T0)와 4주간의 신경재활 기간 종료 시(T1)에 평가를 받았다. 임상적 평가는 UPDRS-III 및 기능적 독립성 척도 등 기능적 장애 및 임상 장애 평가를 위해 검증된 임상 척도를 사용하여 이루어졌으며, 보행에 대한 계측(instrumental) 평가는 광학 운동 보행 분석 시스템으로 수행되었다. 치료가 종료될 무렵 두 집단 모두 임상 척도에서 개선을 보였다. T0에서 T1까지 BWSTT 집단은 보행률과 보폭이 유의하게 개선되고 보행 지속 시간과 걸음 수 및 양발 지지 시간이 감소하는 등 보행 매개변수가 개선되는 결과를 보여주었다. 그러나 BWSTT 집단과 대조군 간의 집단간 분석 결과 양발 지지 시간은 BWSTT 집단에서만 유의하게 감소한 것으로 나타났다. 결론적으로 본 연구는 BWSTT와 물리 운동 요법을 이용한 전통적인 재활 치료가 모두 PD 환자의 운동 기능과 보행 매개변수를 개선한다는 것을 보여주었다. 또한 이전 연구와 마찬가지로, 특히 심각한 자세 불안정성과 보행 동결 및 기립성 저혈압으로 인해 낙상 위험이 큰 PD 환자의 보행 재활에 BWSTT는 권장될만한 치료 접근법이라 할 수 있다.

참고 문헌

1. Currà A, Berardelli A, Agostino R, et al. Performance of sequential arm movements with and without advance knowledge of motor pathways in Parkinson's disease. Mov Disord. 1997;12:646-54.
2. Majsak MJ, Kaminski T, Gentile AM, Glanagan JR. The reaching movements of patients with Parkinson's disease under self-determined maximal speed and visually cued conditions. Brain. 1998;121:755-66.
3. McIntosh GC, Brown SH, Rice RR, et al. Rhythmic auditory-motor facilitation of gait patterns in patients with Parkinson's disease. J Neurol Neurosurg Psychiatry. 1997;62:22-6.
4. Azulay JP, Mesure S, Amblard B, et al. Visual control of locomotion in Parkinson's disease. Brain. 1999;122:111-20.
5. Morris ME, Iansek R, Matyas TA, et al. Stride length regulation in Parkinson's disease. Normalization strategies and underlying mechanisms. Brain. 1996;119:551-68.
6. Thaut MH, McIntosh GC, Rice RR, Miller RA, Rathbun J, Brault JM. Rhythmic auditory stimulation in gait training for Parkinson's disease patients. Mov Disord. 1996;11(2):193-200.
7. McIntosh GC, Brown SH, Rice RR, Thaut MH. Rhythmic auditory-motor facilitation of gait patterns in patients with Parkinson's disease. J Neurol Neurosurg Psychiatry. 1997;62(1):2-6.
8. Marchese R, Diverio M, Zucchi F, Lentino C, Abbruzzese G. The role of sensory cues in the rehabilitation of parkinsonian patients: a comparison of two physical therapy protocols. Mov Disord. 2000;15(5):879-83.
9. Lehman DA, Toole T, Lofald D, Hirsch MA. Training with verbal instructional cues results in near-term improvement of gait in people with Parkinson disease. J Neurol Phys Ther. 2005;29 (1):2-8.
10. Lim I, van Wegen E, de Goede C, Deutekom M, Nieuwboer A, Willems A, Jones D, Roch-

ester L, Kwakkel G. Effects of external rhythmical cueing on gait in patients with Parkinson's disease: a systematic review. Clin Rehabil. 2005;19(7):695 – 713.

11. Arias P, Cudeiro J. Effect of rhythmic auditory stimulation on gait in Parkinsonian patients with and without freezing of gait. PLoS ONE. 2010;5(3):e9675. https://doi.org/10.1371/ journal.pone.0009675.
12. Frazzitta G, Maestri R, Uccellini D, Bertotti G, Abelli P. Rehabilitation treatment of gait in patients with Parkinson's disease with freezing: a comparison between two physical therapy protocols using visual and auditory cues with or without treadmill training. Mov Disord. 2009;24(8):1139 – 43.
13. Rochester L, Baker K, Hetherington V, Jones D, Willems AM, Kwakkel G, Van Wegen E, Lim I, Nieuwboer A. Evidence for motor learning in Parkinson's disease: acquisition, automaticity and retention of cued gait performance after training with external rhythmical cues. Brain Res. 2010;10(1319):103 – 11.
14. Kadivar Z, Corcos DM, Foto J, et al. Effect of step training and rhythmic auditory stimulation on functional performance in Parkinson patients. Neurorehabilitation Neural Repair. 2011;25:626 – 35.
15. Mirelman A, Herman T, Nicolai S, Zijlstra A, Zijlstra W, Becker C, Chiari L, Hausdorff JM. Audio-biofeedback training for posture and balance in patients with Parkinson's disease. J Neuroeng Rehabil. 2011;8:35.
16. Almeida QJ, Bhatt H. A manipulation of visual feedback during gait training in Parkinson's disease. Parkinsons Dis. 2012;2012:508720.
17. El-Tamawy MS, Darwish MH, Khallaf ME. Effects of augmented proprioceptive cues on the parameters of gait of individuals with Parkinson's disease. Ann Indian Acad Neurol. 2012;15(4):267 – 72.
18. Spaulding SJ, Barber B, Colby M, Cormack B, Mick T, Jenkins ME. Cueing and gait improvement among people with Parkinson's disease: a meta-analysis. Arch Phys Med Rehabil. 2013;94(3):562 – 70.
19. Lopez WO, Higuera CA, Fonoff ET, SouzaCde O, Albicker U, Martinez JA. Listenmee and Listenmee smartphone application: synchronizing walking to rhythmic auditory cues to improve gait in Parkinson's disease. Hum Mov Sci. 2014;37:147 – 56.
20. Rocha PA, Porf í rio GM, Ferraz HB, Trevisani VF. Effects of external cues on gait parameters of Parkinson's disease patients: a systematic review. Clin Neurol Neurosurg. 2014;124: 127 – 34.
21. Vit ó rio R, Lirani-Silva E, Pieruccini-Faria F, Moraes R, Gobbi LT, Almeida QJ. Visual cues and gait improvement in Parkinson's disease: which piece of information is really important? Neuroscience. 2014;26(277):273 – 80.
22. De Icco R, Tassorelli C, Berra E, Bolla M, Pacchetti C, Sandrini G. Acute and chronic effect of acoustic and visual cues on gait training in Parkinson's disease: a randomized, controlled study. Parkinsons Dis. 2015;2015:978590.
23. Mehrholz J, Pohl M, Elsner B. Treadmill training and body weight support for walking after stroke. Cochrane Database Syst Rev. 2014;1.
24. Miyai I, Fujimoto Y, Ueda Y, Yamamoto H, Nozaki S, Saito T, Kang J. Treadmill training with body weight support: its effect on Parkinson's disease. Arch Phys Med Rehabil. 2000;81:849 – 52.
25. Morawietz C, Moffat F. Effects of locomotor training after incomplete spinal cord injury: a systematic review. Arch Phys Med Rehabil. 2013;94(11):2297 – 308.
26. Miyai I, Fujimoto Y, Yamamoto H, et al. Long-term effect of body weight-supported treadmill training in Parkinson's disease: a randomized controlled trial. Arch Phys Med Rehabil. 2002;83:1370 – 3.
27. Fisher BE, Wu AD, Salem GJ, et al. The effect of exercise training in improving motor performance and corticomotor excitability in persons with early Parkinson's disease. Arch Phys Med Rehabil. 2010; November: 22.
28. Rose MH, Løkkegaard A, Sonne-Holm S, et al. Improved clinical status, quality of life, and

walking capacity in Parkinson's disease after body weight-supported high-intensity locomotor training. Arch Phys Med Rehabil. 2013;94:687-92.

29. Fernando CK, Basmajian JV. Biofeedback in physical medicine and rehabilitation. Biofeedback Self Regul. 1978;3:435-55.
30. Visintin M, Barbeau H. The effects of body weight support on the locomotor pattern of spastic paretic patients. Can J Neurol Sci. 1989;16:315-25.
31. Rubinstein TC, Giladi N, Hausdorff JM. The power of cueing to circumvent dopamine deficits: a review of physical therapy treatment of gait disturbances in Parkinson's disease. Mov Disord. 2002;17(6):1148-60.
32. Platz T, Brown RG, Marsden CD. Training improves the speed of aimed movements in Parkinson's disease. Brain. 1998;121:505-14.
33. Fisher BE, Petzinger GM, Nixon K, et al. Exercise-induced behavioral recovery and neuroplasticity in the 1-methyl-4-phenyl-1,2,3,6-tetrahydropyridine-lesioned mouse basal ganglia. J Neurosci Res. 2004;77:378-90. 34. Fox CM, Ramig LO, Ciucci MR, Sapir S, McFarland DH, Farley BG. The science and practice of LSVT/LOUD: neural plasticity-principled approach to treating individuals with Parkinson disease and otherneurological disorders. Semin Speech Lang. 2006;27:283-99.
35. Fisher B, Wu A, Salem G, et al. The effect of exercise training in improving motor performance and corticomotor excitability in people with early Parkinson's disease. Arch Phys Med Rehabil. 2008;89:1221-9.
36. Ganesan M, Sathyaprabha TN, Gupta A, Pal PK. Effect of partial weight supported treadmill gait training on balance in patients with Parkinson disease. PM R. 2014;6(1):22-33.
37. Ganesan M, Pal PK, Gupta A, Sathyaprabha TN. Treadmill gait training improves baroreflex sensitivity in Parkinson's disease. Clin Auton Res. 2014; 24:111-118.
38. Mehrholz J, Kugler J, Storch A, Pohl M, Hirsch K, Elsner B. Treadmill training for patients with Parkinson's disease. Cochrane Database Syst Rev. 2015;9:CD007830

보행에 대한 신경조절 치료 효과

Effects of Neuromodulation on Gait

Giuseppe Cosentino, Filippo Brighina, Enrico Alfonsi
and Giorgio Sandrini

1 비침습적 뇌 활동 조절: 경두개 자기 및 전기 자극술 (Non-invasive Modulation of Brain Activity: Transcranial Magnetic and Electrical Stimulation)

뇌의 정보 처리는 신경세포와 시냅스를 통해 빠른 속도로 이동하는 일시적인(transient) 전기 펄스의 생성 및 전달을 기반으로 한다[145]. 뇌의 신경망(neural network)의 활동은 경두개(transcranial) 뇌 자극술을 사용하여 변화를 줄 수 있다. 현재 경두개 자기 자극술(transcranial magnetic stimulation, TMS)과 경두개 전기 자극술(transcranial electrical stimulation, TES)이 인간의 뇌 자극에 사용할 수 있는 두 가지 주요 기술이다. 이 두 기술을 통칭하여 '비침습적 뇌 자극술(non-invasive brain stimulation, NIBS)'이라고 부르지만, 최근 이 용어 사용에 대한 의문이 제기되고 있다[41].

TMS와 TES는 모두 피질 네트워크의 활동 패턴을 조절할 수 있는 전기장(electric field)을 사용하지만, 그 방법에는 몇 가지 차이가 있다. TMS는 두개골을 쉽게 통과하여 뇌에 전기적 전위(potential)를 유발하는 짧은 자기 펄스를 사용한다. 단일 TMS 펄스만으로도 신경세포 집단의 대규모 탈분극(depolarization)을 유도하고 활동 전위(action potential)를 유발할 수 있다[44]. 반면에 TES는 두피에 한 쌍의 전극을 배치하고 그중 하나(또는 둘 다)를 목표로 하는 피질 영역에 부착하여 약한 전류를 가하는 다양한 방식의 기술을 지칭하는 용어이다. TMS와 달리 일반적으로 사용되는 TES 방식은 신경 활동 전위를 유발하지 않는 역치 수준 이하의 작은 전류 흐름을 생성한다. 대신 주로 안정막 전위(resting membrane potential)에 대한 분극(polarizing) 효과와 자발적 신경 발화(firing) 속도를 조절하여 뇌 기능에 영향을 미친다[121].

아래에 설명된 것처럼 TMS와 TES의 전기생리학적 및 행동학적 효과는 다양한 자극 매개변수(예: 자극의 빈도, 강도, 지속 시간 등)에 따라 크게 달라질 수 있다. 이는 다양한 자극 방식이 개발된 이유이기도 하다. 뇌에서 유발된 전류와 피질 신경망(기능, 크기, 국소화, 방향 등이 다른 여러 층의 흥분성 및 억제성 신경세포로 구성됨) 간에 발생하는 복잡한 상호 작용으로 인해 NIBS 기술이 작동하는 정확한 생리적 메커니즘은 아직 밝혀지지 않았다[45].

지난 수십 년 동안 여러 NIBS 기술이 신경계 및 정신 질환을 치료하는데 사용되어 유망한 결과를 보여주었다. 임상 환경에서 이러한 기법의 사용이 증가하고 있는데, 부분적인 이유는 우수한 안전성 프로필과 특히 TES의 경우 상대적으로 저렴한 자극 장치의 가용성 덕분이다.

이러한 긍정적 발전에도 불구하고 치료 목적으로 NIBS를 사용할 때는 몇 가지 요소를 고려해야 한다. 많은 NIBS에 대한 반응은 특히 단일 세션 치료의 경우 미미하고 비교적 단기간에 그칠 수 있다. 또한 표적 부위의 시냅스 활동 이력(history) 및 대상자의 유전적 프로필과 연령과 같은 다양한 요인으로 인해 NIBS에 대한 반응은 피험자 내(intrasubject) 및 피험자 간(intersubject) 변동성(variability)이 현저하게 나타날 수 있다[144, 148]. 또한 현재까지 자극 매개변수의 선택은 임상적 경험(intuition)과 과거 관행에 기반하는 경향이 있다는 점도 유의해야 한다. 앞으로 NIBS는 점점 더 개인화되고, 뇌 신경망의 활동 패턴 생성 기전과 외부 자극과의 상호작용 방식에 대한 이해의 진전에 따라 더욱 발전할 것으로 예상된다.

1.1 경두개 자기 자극 패러다임 (Transcranial Magnetic Stimulation Paradigms)

뇌에 가해지는 단일 자기 펄스의 효과는 빠르게 사라진다. 그러나 TMS가 일련의(train) 자극(반복적 TMS; rTMS)으로 전달되는 경우, 뇌 기능에 대한 조절 효과는 자극의 빈도와 강도 및 TMS 전달 패턴에 따라 수초에서 30분 이상까지 자극 시간보다 오래 지속된다. 또한 TES를 포함한 다른 NIBS 기술과 마찬가지로, 며칠에 걸쳐(일반적으로 5~10일) 연속적으로rTMS 세션을 반복하면 누적 효과를 유도할 수 있으며, 한 달 이상 그 효과가 지속되는 것으로 보고되고 있다.

기존의 rTMS 프로토콜은 일련의 저주파(0.3~1 Hz) 또는 고주파(5~30 Hz) 자극을 사용한다. 연구에 따르면 일반적으로 저주파 자극은 피질 흥분성을 국소적으로 감소시키는 반면, 고주파 자극은 그 반대 효과를 낸다고 알려져 있다[32]. 인간에 대한 rTMS의 지속적인 영향(aftereffect)에 대한 직접적인 증거는 제한적이지만, 이러한 효과는 동물 연구에서 관찰된 글루타메이트(glutamatergic) 시냅스의 장기 억제(long-term depression, LTD; 반복적인 자극에 의해 시간이 지나 뉴런 간의 시냅스 연결 강도가 감소하는 현상-역주) 및 장기 강화작용과 유사한 시냅스 기능의 변화와 관련이 있다고 보고되고 있다[33].

하지만 최근 연구에 따르면 저주파 및 고주파 rTMS의 효과는 위에서 언급한 것과 다르거나 심지어 상반될 수 있으며, 이는 주로 주파수 보다는 자극 매개변수(예: 자극의 강도 및 지속 시간)와 시냅스 이력에 따라 달라질 수 있다고 보고하고 있다. 실제로 시냅스가 억제 또는 강화되는 경향은 시냅스 사용 이력과 밀접한 관련이 있다고 알려져 있다[11, 17]. Bienenstock-Cooper-Munro 모델에 따르면 LTD와 LTP의 유도 역치는 고정되어 있지 않고 'metaplasticity'라고 통칭되는 항상성(homeostatic) 메커니즘에 의해 시냅스 후(postsynaptic) 활동 수준에 따라 지속적으로 조절된다[1]. 즉 시냅스 후 활동 수준이 높으면 유입된 자극이 LTD를 촉진하는 경향이 있고, 반대로 배경(background) 신경 활동이 낮으면 LTP가 더 쉽게 유도된다. 중요한 것은 rTMS를 사용하는 연구를 설계할 때나 기타 NIBS 기술을 치료 목적으로 사용할 때 이러한 개념을 염두에 두어야 한다는 점이다. 실제로 근긴장이상증(dystonia), 편두통(migraine), 파킨슨병 및 다양한 정신질환과 같은 여러 병리적 상태에서 항상성 가소성이 제대로 기능하지 않거나 다른 양상으로 작동할 수 있다는 증거들이 나오고 있습니다[37, 85, 94]. 따라서 다양한 병리적 상태에서 NIBS를 사용하여 치료 프로토콜을 설계할 때는 배경 피질 흥분성 상태는 어떠한지, 해당 상태에서 항상성 가소성이 어떻게 작용하는지, 그리고 병용(concomitant) 치료가 이러한 측면에 영향을 미칠 수 있는지 여부를 미리 파악하는 것이 중요하다[57, 131]. 이와 함께 피질 흥분성과 항상성 가소성의 변화가 병리생리적 측면에서 잠재적으로 적응적(adaptive) 또는 부적응적(maladaptive) 영향을 미치는지 여부에 대해서도 이해할 필요가 있다. 이 모든 정보는 가장 적절한 자극 매개변수를 선택하는데 필수적이다.

기존 rTMS 프로토콜의 단점은 지속 시간이 길고 상대적으로 강하고 불쾌한 자극 강도를 사용해야 한다는 점이다. 이러한 문제를 해결하기 위해 세타 돌발파 자극술(theta burst stimulation, TBS)이라는 새로운 rTMS 기술이 개발되었다. TBS는 새로운 환경을 탐색하는 동물의 해마(hippocampus)에서 기록된 발화 패턴을 기반으로 한다[75, 76]. 규칙적인 자극 주파수를 사용하는 기존의 rTMS와 달리 TBS 방식은 세타(5 Hz) 주파수와 낮은 자극 강도로 전달되는 반복적인 고주파(50 Hz) 돌발파로 구성된다. 자극 매개변수 설정(즉, 반복 자극의 지속 시간 및 자극 간 시간 간격)에 따라 단 몇 초의 자극 후 최대 1시간 동안 피질 흥분성을 감소(연속적 TBS 사용)시키거나 증가(간헐적 TBS 사용)시킬 수 있다. rTMS와 마찬가지로 TBS에 의해 유도된 피질 흥분성의 변화가 LTD/LTP와 유사한 메커니즘에 의해 매개된다는 연구 결과가 있다[76]. 이 자극 기술의 효과와 특성을 고려할 때 TBS 프로토콜은 신경정신과적(neuropsychiatric) 장애를 치료하는데 있어 기존의 rTMS보다 더 실용적인 대안이다.

인간에게 LTD-/LTP와 유사한 현상을 발생시킬 수 있는 또 다른 TMS 프로토콜은 정중신경(median nerve)에 반복적인 전기 자극을 가한 다음 반대편 일차 운동 피질에 TMS를 가하는 방식으로 구성된다. 이 기법을 '쌍 연관 자극술(paired associative stimulation, PAS)'이라고 한다[155]. 운동 피질의 흥분성에 대한 PAS의 영향은 중재 중 구심성 감각 자극과 자기(magnetic) 자극 사이의 간격에 따라 달라진다. 자기 펄스 10 ms 전에 감각 자극을 가하면 흥분성 억제(suppression)가 유도되고(PAS10), 반대로 25 ms 간격으로 자극을 가하면 흥분성이 생성된다(PAS25).

PAS로 유도되는 지속 효과는 다른 NIBS 기술로 유도되는 일반적인 가소성 효과와는 달리 시냅스 특수적(synapse-specific)이라는 점에 유의할 필요가 있다. 이는 PAS가 감각 정보를 처리하는 뇌 영역과 동종(homologous) 근육 운동의 출력을 담당하는 뇌 영역 사이에서 발생하는 피질 간 상호 작용에 의존하기 때문이다.

1.2 경두개 전기 자극 패러다임 (Transcranial Electrical Stimulation Paradigms)

TES는 다양한 기술을 포괄하는 용어로, 주로 경두개 직류 또는 교류 자극술(tDCS 또는 tACS)과 무작위 잡음 자극술(random noise stimulation, tRNS)을 포함한다. 현재까지 tDCS는 건강한 피험자의 피질 기능 평가와 여러 신경정신 질환의 치료적 적용에 가장 널리 사용되는 기술이다. Nitsche와 Paulus[120]는 약한 직류가 자발적인 피질 활동을 조절하고, 인간 뇌의 일시적인 기능적 변화를 유도하는 효과를 최초로 보여주었다. tDCS는 전극 전도도를 높이기 위해 소금물로 적신 작은 합성 스펀지에 넣은 한 쌍의 고무 전극(일반적으로 7 cm x 5 cm)을 사용하는 배터리 구동 정전류(constant current) 자극기를 통해 전달된다. tDCS가 뇌 활동에 미치는 영향은 자극 강도와 지속 시간, 자극 영역의 크기, 전류 흐름의 방향 등 다양한 매개변수의 조합에 따라 달라진다. 후자는 전극 위치와 극성(polarity)에 의해 정의되는데, 양극(anodal) 전류는 피질의 흥분성과 활동을 증가시키고 음극(cathodal) 전류는 그 반대 효과를 가져온다. tDCS가 뇌 기능에 미치는 영향은 자극 시간에만 국한되지 않고 자극 자체의 강도와 지속 시간에 따라 몇 분에서 몇 시간까지 지속된다[123]. tDCS의 작용 메커니즘에 대한 연구는 특히 운동 피질과 시각 피질에 초점을 맞추어 수행되었으며, 처음에는 동물에서 시작해서 나중에 인간으로 확대되었다[18, 123, 142]. 양극 tDCS는 신경막을 역치 이하 수준에서 탈분극시켜 신경세포의 자발적 발화 속도를 향상시키는 반면, 음극 전류는 신경세포를 과분극시켜(hyperpolarizing) 그 반대의 효과를 낸다[121, 124]. tDCS에 의한 막 분극의 변화는 나트륨 및 칼슘 채널의 전도도(conductance) 조절에 따라 달라진다. 지속 효과는 주로 NMDA 수용체(뇌에서 발견되는 이온성 글루타메이트 수용체의 일종으로 시냅스 가소성에서 중요한 역할을 함-역주) 활동의 조절로 인한 시냅스 효능의 변화에 기인한다[102, 122, 126, 127]. 앞서 살펴본 바와 같이, rTMS와 tDCS 모두 사용된 자극 파라미터에 따라 피질 흥분성에 양방향(bidirectional) NMDA 매개 지속 효과를 일으킬 수 있다. 그러나 두 가지 방법은 서로 다른 작용 모드와 함께 공간적 및 시간적 해상도(resolution)를 비롯한 다른 많은 측면에서도 차이가 있다. 일반적으로 넓은 피질 표면을 덮는 비교적 넓은 고무 전극을 사용하는 tDCS의 공간 해상도는 국소적(focal) 코일을 사용할 때 표적 영역의 직경이 약 2 cm인 rTMS에 비해 다소 떨어진다. 이는 더 넓은 피질 영역의 활동을 조절해야 하는지 또는 국소적으로 제한된 변화를 유도해야 하는지에 따라 장점 또는 단점이 될 수 있다. 또한 tDCS는 단일 펄스 TMS에 비해 시간적 해상도가 낮기 때문에 특정 과제 수행에 대한 정확한 피질 영역의 관련성에 대한 정보를 얻는데는 TMS가 더 유용하다.

경두개 교류 자극술(tACS)은 많이 연구되지 않았지만 이 기술의 흥미로운 측면은 뇌의 고유한 진동(oscillatory) 활동과의 상호 작용 가능성이다[7]. tACS는 tDCS와 마찬가지로 두피 위에 놓인 전극을 통해 일정한 저강도 사인파(sinusoidal) 전류를 가한다. 리듬에 맞춘 뇌 자극을 사용하는 것은 피질 신경망 활동의 리듬 패턴의 변화가 지각 및 행동 기능에 영향을 미친다는 많은 연구 결과를 기반으로 한다. tACS가 피질 기능에 미치는 영향은 자극 주파수에 따라 크게 달라진다. 10 Hz 주파수로 적용된 tACS는 운동 학습을 촉진하는 것으로 나타났고[7], 20 Hz에서는 움직임이 느려지는 것으로 관찰되었다[138]. 또한 140~5 kHz의 더 높은 주파수로 적용되는 tACS는 TMS로 측정한 운동 피질 출력을 증가시키는 것으로 나타났다[29, 112]. 고유한 피질 활동의 리듬과 일치하거나 또는 일치하지 않는 주기적(periodic) 자극 패턴의 사용은 각각 뇌의 생리적 기능의 향상과 병리적 활동의 억제 효과를 가져다줄 수 있다. 이러한 가능성은 흥미로운 치료적 관점을 열어주며 일부 예비 연구 결과는 이 연구 분야의 유망성을 보여주었다[22, 110].

경두개 무작위 잡음 자극술(tRNS)은 최신 전기 자극 기법 중 하나이다[163]. '잡음' 자극 모드에서 DC 자극기는 일반적으로 0.1~640 Hz 범위의 주파수 스펙트럼으로 정규 분포된(normally distributed) 무작위 수준의 전류를 생성한다. 1 mA의 자극 강도에서 tRNS는 운동 피질 흥분성의 지속적인 증가를 유도하며, 지속 효과는 tDCS 자극 후 관찰되는 것보다 더 오래 지속될 수 있다. 대신 0.4 mA의 낮은 자극 강도에서는 억제성 지속 효과가 나타날 수 있다[113]. tRNS의 작용 메커니즘은 NMDA에 의존하지 않은 것으로 보이기 때문에 tDCS의 작용 메커니즘과 다르다. 추정되는 메커니즘으로 Na^+ 채널의 반복적인 개방이 제안되었다[30]. 고려해야 할 또 다른 중요한 측면은 tRNS는 tACS와 마찬가지로 tDCS에서 나타나는 방향(directional) 민감도를 피할 수 있다는 이점이 있어 두 전극 아래의 피질 영역 활동을 균일하게 조절할 수 있다.

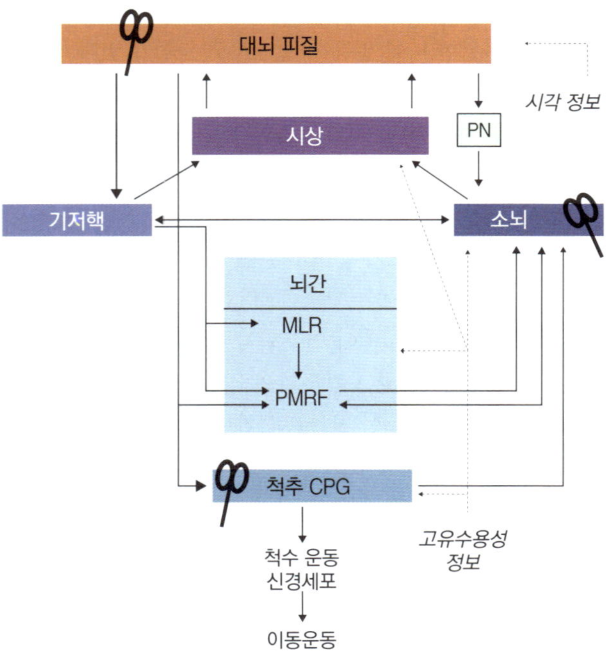

그림 1. 인간의 이동운동 활동에 관여하는 신경 회로의 도식적 그림. TMS 코일 기호는 비침습적 뇌 자극의 표적이 될 수 있는 뇌 영역을 나타낸다. CPG: 중추 패턴 발생기, MLR: 중뇌 이동운동 영역, PMRF: 교뇌연수 망상체, PN: 교뇌핵

2 보행의 신경 제어: 보행 재활에서 NIBS의 잠재적 표적 영역 (Neural Control of Gait: Potential Targets of NIBS in Gait Rehabilitation)

인간의 이족(bipedal) 보행은 여러 피질 및 피질하 영역을 포함하는 척추 신경망과 척추 상부 이동운동(locomotor) 센터 간의 복잡한 상호 작용으로 수행된다(그림 1). 리드미컬한 하지 움직임이 특징인 이동운동은 여러 척추 분절에 걸쳐 분포된 신경망에서 생성된 자동화된 척추 운동 프로그램에 의해 구동된다(Armstrong et al. 1988; [68]). 척추 상부 구조에서 비롯되는 하행 투사(projection)는 척추의 중추 패턴 발생기(central pattern generator)에 의해 생성된 정형화된 이동운동 동작을 수정하고 특정 과제 요구 사항과 환경 변화에 맞게 조정하는 역할을 한다. 이동운동에 관여하는 주요 척수 상부 뇌영역은 중뇌 이동운동 영역(mesencephalic locomotor region, MLR), 교뇌연수 망상체(pontomedullary reticular formation, PMRF), 기저핵(basal ganglia), 소뇌 이동운동 영역(cerebellar locomotor region, CLR), 전두엽 피질 영역이다. 또한 보행 제어에는 균형 조절, 즉 보행 중 직립 자세를 유지하는데 기본이 되는 자세 축(axial)의 근긴장도를 조절하는 것도 포함된다. 또한 구심성 시스템도 균형 및 보행 발생기에 감각 피드백을 제공하여 중요한 역할을 하기 때문에 보행과 균형 기능은 순전히 운동(motor) 현상으로만 간주되어서는 안된다. 이러한 복잡한 상호 작용은 다양한 중추 신경계 영역의 기능 장애가 보행 장애로 이어질 수 있는 이유를 설명한다. 따라서 다양한 병리적 상태에서 특정 보행 장애에 대한 병리생리학적 과정을 이해하는 것은 최상의 치료 전략을 선택하는데 매우 중요하다. 이러한 맥락에서 새로운 NIBS 기술은 적어도 두 가지 이유로 유망한 치료 옵션을 제공한다: ① 다양한 NIBS 기술을 사용하여 보행 제어에 관여하는 피질 및 소뇌 영역의 활동을 직접 조절하거나 피질-피질하 투사를 통해 피질하 영역의 기능적 변화를 유도할 수 있으며, ② 표적화하고 제어된 방식으로 뇌 가소성을 조절하여 다양한 임상 조건에서 보행의 신경 재활에 유용한 보조 전략이 될 수 있다.

2.1 신경조절술의 표적 피질 영역 (Cortical Areas as a Target of Neuromodulation)

걷기는 동기 부여, 실행 및 주의력 기능, 시공간 능력, 감각-운동 협응 등 다양한 인지적 자원을 활용하므로 포괄적인 뇌 활동의 결과로 간주해야 한다. 따라서 여러 피질 영역이 인간 보행 제어에 관여한다. 이 중 보완운동영역(supplementary motor area, SMA)은 이동운동의 시작과 종료에 중요한 역할을 하며[39], 전운동(premotor, PM) 피질은 좁은 공간을 통과하거나 이동할 수 있게 해준다[129]. 이 두 영역은 모두 일차 운동 피질과 체성감각 피질, 해마곁이랑(parahippocampal gyrus) 및 방추형이랑(fusiform gyrus)[79], 그리고 많은 피질하 영역[60, 69, 111]을 포함하는 광범위한 신경망의 일부이다[60, 69, 111]. 체성감각 피질에서 처리되는 고유수용성 감각 피드백은 운동 프로그래밍과 균형 조절에 필수적이다[10]. 후두정엽 피질로 전달되는 시각 정보도 운동 계획 수립에 중요한데[97, 98], 특히 장애물을 넘거나 우회할 때 정확한 발 위치의 선정(placement)이 필요하기 때문이다.

전두엽 피질 영역은 보행 장애가 있는 환자의 신경조절 치료에서 특히 유망한 표적 영역이다. 일차 운동 피질, PM 피질, SMA는 모두 걷는 동작과 자세 조정에 관여한다[47, 86]. 이 영역들은 동일한 뇌간 및 척수 신경망에서 기저핵의 억제 효과를 상쇄하는 글루타메이트 흥분성 투사를 통해 PMRF과 MLR 및 척수의 활동에 직접적으로 영향을 미친다[47]. 따라서 NIBS 기법은 피질 활동을 조절하여 대뇌 피질 신경망의 흥분성과 기저핵 신경망의 억제성 사이의 균형을 방해하는데 사용할 수 있다. 사용된 자극의 매개변수에 따라 반구별(hemispheric-specific) 방식으로 다양한 NIBS 기법을 통해 전두엽 영역의 활동을 감소시키거나 증가시킬 수 있다. 그러나 대뇌 전두엽 피질과 기저핵은 서로 영향을 주고받기 때문에 이러한 상호 작용이 피질 자극에 의해 영향을 받을 수 있다는 사실도 고려할 필요가 있다(아래 참조).

최근의 전기생리학 연구에 따르면 여러 피질 영역의 고유한 진동(oscillatory) 활동 패턴이 인간의 보행 제어의 다양한 측면과 관련이 있는 것으로 나타났다[28, 171]. 효율적인 운동 활동은 감각운동 피질과 두정엽 피질에서 μ (8-13 Hz) 및 β (13-35 Hz) 진동의 억제를 동반한다[134, 150]. 반대로 전두엽-기저핵 회로에서 β 리듬의 증가는 인지적 하향식(top-down) 보행 제어와 관련이 있었다[25, 159]. 변화된 뇌 진동 활동이 다양한 병리적 상태에서 보행 장애에 어떻게 기여하는지 이해하는 것은 새로운 치료 전략을 개발하는데 중요하며, 신경 진동을 조절할 수 있는 tACS와 같은 NIBS 기술이 중요한 역할을 할 수 있다.

전두엽 대뇌피질 외에도 다양한 감각 피질 영역도 신경조절술의 잠재적 표적 영역이 될 수 있다. 실제로 인간의 보행이 여러 종류의 감각 신호에 의해 크게 영향을 받을 수 있다는 것은 잘 알려져 있다. 리드미컬한 청각 및 시각적 단서는 인간 보행의 시간적 활동 변화에 영향을 미칠 수 있는 것으로 나타났으며, 이러한 현상은 신경 재활 분야에서 특히 흥미로운 관심사로 여겨져 왔다[51]. 이와 관련하여 여러 연구에서 연속적인 리듬 패턴의 형태로 전달되는 다양한 감각 단서가 보행 동결을 겪고 있는 PD 환자의 재활에 도움이 될 수 있음을 보여주었다[109]. 시각 및 고유수용성 피드백 또한 만성 뇌졸중 환자의 보행을 개선하는데 사용되었다[100]. 이러한 관점에서 볼 때 NIBS 기술을 다양한 감각 피질 영역에 적용하면 보행 장애의 재활 치료에 보조적으로 사용할 수 있는 가능성이 있다.

2.2 신경조절술의 표적 소뇌 영역 (The Cerebellum as a Target of Neuromodulation)

소뇌는 대뇌 피질과 기저핵을 포함하는 통합 시스템의 일부로, 다양한 운동 및 인지 기능을 담당한다. 최근 연구에서 소뇌를 여러 피질 영역에서 입력을 받아 주로 일차 운동 피질로 다시 보내는 신경 구조로 보는 고전적 관점[5]이 크게 수정되었다. 현재는 소뇌의 출력(efferent)이 시상(thalamus)을 통해 일차 운동 피질 외에도 전운동 피질과 전전두엽 및 두정엽 피질 영역 등 다양한 피질 영역으로 확장되는 것으로 알려져 있다[26, 49]. 또한 최근 연구에서는 피질-소뇌와 피질-기저핵 회로 간의 상호 작용이 주로 피질 수준에서 발생한다는 개념에도 근본적인 변화가 생겼다[72, 133]. 실제로 소뇌와 기저핵이 직접적인 상호 연결을 통해 상호 작용한다는 증거가 밝혀지면서 파킨슨병 및 근긴장이상증과 같은 기저핵 관련 병리적 상태에서 소뇌가 관여하는 신경학적 기반을 제공했다[34, 72, 176].

이렇게 수정된 정보는 소뇌 신경조절이 최근 신경 과학 및 신경 재활 분야에서 점점 더 유망한 접근법으로 떠오르고 있는 이유를 잘 보여준다. TES와 TMS는 모두 비침습적 경두개 소뇌 자극에 성공적으로 사용되었다. 초기 실험에서는 피질 자극에 사용되는 일반적인 원형 및 8자형 자기 코일이 소뇌와 같은 더 깊은 신경 구조를 활성화하는데 효과적이지 않았기 때문에 TMS보다 TES가 선호되었다. 이 문제는 나중에 이중 원뿔형(double-cone) 코일의 도입으로 해결되었는데, 이는 소뇌 반구 및 충부(vermis)와 같은 더 심부의 중앙부(midline) 신경 구조를 모두 자극하는데 더 효과적이고 신뢰할 수 있는 것으로 입증되었기 때문이다[67, 78, 168]. Ugawa et al.[167]은 쌍펄스(paired-pulse) TMS 패러다임을 사용하여 일차 운동 피질(M1)에서 유도된 운동 유발 전위(motor evoked potential)의 진폭이 피질 자극 5-8 ms 전에 반대편 소뇌 반구에 적용된 조절(conditioning) 자극에 의해 감소한다는 것을 최초로 보여주었다. 소뇌 대뇌 억제(cerebellar brain inhibition, CBI)로 알려진 이 현상은 소뇌 피질에서 Purkinje 신경세포가 활성화되어 치상핵(dentate nucleus)과 대뇌 피질로의 촉진성(facilitatory) 출력을 억제하기 때문인 것으로 추정하고 있다. 다양한 NIBS 기법은 CBI를 조절하거나 운동 피질 흥분성의 변화를 유도할 수 있으며, 유도된 가소성 변화로 인해 자극이 끝난 이후에도 효과가 지속되는 것으로 나타났다. 그러나 소뇌 신경 세포에 대한 NIBS의 효과는 아직 명확하게 규명되지 않았으며, 소뇌와 신피질(neocortex) 사이의 기능적 조직 및 세포 구조(cytoarchitecture)의 차이로 인해 대뇌 피질에 대한 신경조절 효과와는 다를 가능성이 높다. 이는 또한 소뇌를 표적 영역으로 하는 NIBS 실험에서 혼재되고 모순된 결과가 나온 이유도 설명한다. 예를 들어 첫 번째 연구에서는 소뇌에 저주파(1 Hz) rTMS를 적용한 후 단일 펄스 TMS로 평가한 운동 피질의 흥분성은 증가한 것으로 나타났다[130]. Fierro et al.의 두 번째 rTMS 연구[56]에서는 확인되지 않은 이 효과는 Purkinje 신경세포의 억제로 인해 촉진성 치상시상피질(dentatothalamocortical) 경로의 억제가 해제(disinhibition)된데 기인한 것으로 여겨진다. 이 해석에 따라 '억제성' 음극 tDCS가 CBI의 지속적인 억제로 이어진다는 것이 관찰되었지만, Oliveri et al.의 연구 결과와는 달리 MEP 진폭에는 변화가 관찰되지 않았다[61]. TBS 연구에서도 상반되는 결과가 나왔다. 소뇌에 적용된 '촉진성' 간헐적 TBS는 예상과 달리 억제 대신 운동 피질의 촉진을 유도하는 것으로 나타났지만, 반대로 '억제성' 연속적 TBS는 MEP 억제를 유도하는 것으로 나타났다[93]. 이러한 결과는 간헐적 TBS와 연속적 TBS가 서로 다른 억제성 GABAergic 사이신경세포(interneuron) 집단에 대해 유발하는 반대 효과의 결과일 수 있다는 가설이 제기되었다[93]. 보다 최근에 tACS도 자극 주파수(각각 50 Hz와 300 Hz)에 따라 CBI에 대한 약화 또는 강화 효과로 소뇌 가소성을 유도하는 것으로 나타났다[118].

소뇌가 균형과 보행 제어에 여러 수준에서 관여한다는 것은 잘 알려져 있다. 소뇌와 대뇌 피질 및 뇌간과의 구심성 및 원심성 연결의 온전성(integrity)은 자세 유지와 이동운동의 협응에 매우 중요하다[52, 104]. 따라서 인간의 소뇌 손상은 체간 및 보행 운동실조증(ataxia)을 포함한 자세와 보행의 불안정성을 초래한다[9]. 충부와 충부 주변(paravermal) 소뇌 피질은 꼭지핵(fastigial nucleus)과 소뇌 이동운동 영역(CLR)을 통해 중뇌 이동운동 영역(MLR)으로 투사되기 때문에 동물과 인간의 균형과 보행 제어에 특히 중요하다[8, 80]. CLR은 Mori et al.[114]이 대뇌제거(decerebrate; 뇌를 외과적으로 제거하거나 나머지 신경계로부터 분리한 상태-역주) 고양이 실험에서 처음 기술한 것으로, 해당 동물의 발이 트레드밀의 움직이는 표면에 접촉할 때 발의 자극에 의해 잘 협응된 이동운동 패턴을 유발하는 중앙부 소뇌 백질(white matter)의 작은 영역에 해당한다. MLR은 교뇌연수 망상체(PMRF)에 연결되어 있으며, 이는 다시 척수로 투사된다. 만약 이 신경망의 연결이 어느 수준에서든 중단되면 자세와 보행의 개시 및 유지에 심각한 장애를 일으킬 수 있다.

최근 많은 연구에서 전운동 및 운동 피질 신경망에서 시냅스 가소성을 조절하는데 소뇌가 관여하는 것을 조사했으며[74, 132, 149], 또한 소뇌가 운동 적응(adaptation)의 기초가 되는 학습 과정에 기여한다는 증거도 제시했다[27, 62, 164]. 특정 우발적(contingent) 환경 조건에서 운동 패턴의 적응은 정상적인 보행에서 매우 중요하다. 인간의 운동 적응에 대한 정확한 메커니즘은 완전히 이해되지 않았지만 소뇌가 중추적인 역할을 한다는 증거는 점점 늘어나고 있다[82, 83]. 따라서 퇴행성 소뇌 질환을 앓고 있는 운동실조증 환자는 보행 적응에 변화를 보인다[116]. 보행 장애의 신경 재활에서 소뇌 NIBS의 잠재적 치료 가치를 뒷받침하는 최근 연구 결과에 따르면 소뇌에 적용된 양극 tDCS는 새로운 보행 패턴의 습득을 촉진하는 반면, 음극 tDCS는 그 반대의 효과를 가져오는 것으로 나타났다[83]. 그러나 이러한 결과는 적응 학습이 소뇌 억제의 감소에 해당하는 Purkinje 신경세포의 장기 억제(LTD)에 의해 촉진된다는 개념과 상충된다[82]. 운동 학습에 대한 양극 및 음극 소뇌 tDCS의 이러한 예상치 못한 결과를 설명하기 위해 몇 가지 가설이 제안되었지만 여전히 의문이 남아 있으며, 이를 명확히 밝히기 위해서는 추가적인 표적 연구가 필요하다.

3 보행 장애를 동반한 신경 장애의 비침습적 신경조절 치료: 최신 기술(Non-invasive Neuromodulation in Neurological Disorders with Gait Impairment: The State of the Art)

다음 단락에서는 신경계 질환과 관련된 보행 장애에서 새로운 비침습적 신경조절 기반 치료 전략을 탐구하는 연구의 주요 결과를 요약하여 소개한다.

3.1 파킨슨병의 보행 및 균형 개선을 위한 비침습적 신경조절술 (Non-invasive Neuromodulation to Improve Gait and Balance in Parkinson's Disease)

보행 장애는 파킨슨병(PD) 환자의 주요 장애이며, 특히 병이 진행된 단계에서는 상당한 장애를 초래한다[115, 117]. 현재 알려진 바에 따르면 파킨슨병의 운동 이상은 기저핵이 전두엽 피질과의 양방향 연결을 통해 수의적인 움직임의 계획과 실행에 기여한다는 개념에 따라 주로 피질-기저핵 경로의 기능 장애에 기인한다[4, 43, 166]. 그러나 최근의 연구 결과는 이러한 가정에 대해 이의를 제기하고 있는데, 기저핵 출력이 자세 근긴장도 조절에 관여하는 뇌간의 운동 신경망에도 영향을 미치는 것으로 나타났다[71, 77, 161]. 이 기저핵-뇌간 시스템은 이동운동 동작의 자동적 및 수의적 측면을 통합하는데 중요한 역할을 하는 것으로 여겨진다[162].

기저핵을 표적으로 하는 뇌심부 자극술(deep brain stimulation, DBS) 및 병변(lesional) 중재술은 운동 기능 변동(fluctuation) 증상과 운동이상증(dyskinesia) 및 불응성 진전증(refractory tremor; 기존의 약물이나 중재에도 불구하고 적절히 반응하지 않는 진전증-역주)과 같은 파킨슨병 운동 증상을 개선하는 것으로 나타났다. 그러나 이러한 중재는 심각한 합병증의 위험을 수반할 뿐만 아니라 자세 불안정성과 보행 장애를 개선하는데 크게 효과적이지 않은 것으로 나타났다[15]. 그렇기 때문에 대체 치료 요법으로 NIBS를 사용하는 것에 대한 관심이 높아지고 있다.

기저핵은 뇌의 심부 영역에 위치하기 때문에 비침습적 자극 방법으로 직접 접근할 수 없지만, 피질 자극 효과가 피질-기저핵-시상-피질 회로 전체에 전파될 수 있다는 증가가 늘어나고 있다. 첫째, 동물 실험 연구에 따르면 도파민은 글루타메이트 피질-선조체(corticostriatal) 투사의 직접적인 제어 하에 방출될 수 있는 것으로 나타났다[119, 174]. 둘째, 전두엽 피질의 고주파 rTMS가 건강한 사람[156, 157]과 PD 환자[158] 모두에서 선조체에서 동측(ipsilateral) 내인성(endogenous) 도파민 방출을 유도할 수 있는 것으로 보고되었다. 또한 기저핵과 관련된 NIBS의 시냅스 간(trans-synaptic) 효과는 편측 파킨슨병(hemiparkinsonian) 쥐의 피질에 대한 간헐적 TBS[64]와 인체의 피질 tDCS[139] 후에도 관찰되었다.

지난 10여 년 동안 여러 거짓 대조군(sham-controlled) 연구에서 파킨슨병의 운동 증상에 대한 NIBS의 긍정적인 효과와 관련하여 유망한 데이터가 도출되었다 **(표 1 참조)**. 그러나 보행 평가를 결과 측정 항목으로 포함시킨 연구는 소수에 불과했다. Khedr et al.[89]은 손과 다리에 해당하는 운동 피질 양쪽에 5 Hz rTMS를 10일 연속으로 적용한 결과 UPDRS 운동 점수와 보행 속도가 장기간 증가되는 것을 관찰했다. 이후 Lomarev et al.의 연구[105]에서는 PD의 보행 장애에 대한 고주파 rTMS의 잠재적 치료 효과를 보여주었는데, 해당 연구진은 4주 동안 운동 피질 및 배외측 전전두피질(dorsolateral prefrontal cortex, DLPFC)에 양측으로 25 Hz rTMS를 적용한 결과 상지 운동과 보행 시간이 개선되고, 치료 종료 후 최소 1개월 동안 효과가 지속되는 것을 관찰했다. 이와는 반대로 다른 연구[42]에서는 DLPFC에 고주파(10 Hz) rTMS를 적용해도 파킨슨병에서 손 움직임과 보행이 개선되지 못한 결과를 보여주었는데, 이는 일차 운동 피질이 DLPFC보다 고주파 rTMS에 더 적합한 표적 영역임을 시사하는 결과라고 할 수 있다. 이 개념은 최근 메타 분석[35]에 의해 뒷받침되었는데, 고주파(≥ 5 Hz) rTMS가 M1을 표적 영역으로 할 때와 저주파(≤1 Hz) rTMS가 다른 전두엽 영역에 적용될 때 모두 파킨슨병의 운동 개선으로 이어질 수 있음을 보여주었다.

표 1. 보행 장애가 있는 파킨슨병 환자에서 비침습적 뇌 자극의 치료적 잠재력을 평가한 거짓 대조군 연구

	신경 자극 패러다임	환자	표적 피질 영역	보행 및/또는 균형에 대한 유의한 효과
Khedr et al. [89]	10일 연속으로 RMT의 120% (2000 펄스)에서 5Hz rTMS 적용	PD 환자 약물 미복용 치료	하지 해당 일차 운동 피질 표적 영역(초기 1000 펄스) 및 손의 경우 두 반구의 각 영역에 대해 500 펄스 자극(오른쪽 반구 적용 후 왼쪽 반구)	10회 세션 종료 후 약 15%의 보행 속도 증가, 1개월 후속 평가에서도 여전히 유의한 효과 유지.
Lomarev et al. [105]	RMT의 100%에서 25 Hz rTMS(1200 펄스); 4주 동안 8회 자극 세션 진행	PD 환자 약물 복용 치료	각 세션에서 4개의 피질 표적 영역 자극: 왼손 및 오른손 해당 운동 피질과 DLPFC(각각 300펄스)	8번째 세션 종료 후 약 18%의 보행 시간 감소, 1개월 후속 평가에서도 여전히 유의한 효과 유지.
del Olmo et al. [42]	RMT의 90%에서 10Hz rTMS, 10일 연속 450 펄스/일 실시	PD 환자 약물 복용 치료	영향을 더 많이 받는 쪽의 반대편 DLPFC	평상시 또는 최대 속도에서 보행 시간에 대한 rTMS의 영향 없음(거짓 rTMS 후에도 관찰된 것처럼 연습으로 인해 약간의 개선).
Benninger et al. [13]	2.5주 동안 8회 세션으로 20분 동안 2 mA에서 양극 tDCS 적용	PD 환자 약물 복용 및 미복용 치료	양쪽 반구의 전운동 및 운동 피질 또는 전전두엽 피질에 대한 양극 세션(각각 4회). 유양돌기에 대한 음극 자극	약물 미복용 상태의 환자에서 마지막 tDCS 중재 종료 1일 후 보행 시간이 약간 감소. 약물 복용 상태에서 자극을 받은 환자에게는 유의한 효과 없음.
Benninger et al. [14]	RMT의 80% 자극 강도에서 간헐적 TBS; 2주에 걸쳐 8회 세션 진행	PD 환자 PD patients 약물 복용 및 미복용 치료	양반구의 일차 운동 피질 및 DLPFC	약물 복용 또는 미복용 상태에서 간헐적 TBS가 보행에 미치는 효과 없음.
Verheyden et al. [170]	1 mA에서 15 분 동안 음극 tDCS 적용(단일 세션)	PD 환자 약물 복용 치료	일차 운동 피질의 우세 반구	10 m 보행 검사에서 보행 속도의 유의한 감소.
Yang et al. [177]	RMT의 100%에서 5 Hz rTMS (1200펄스) 실시 후 4주에 걸쳐 12 세션 동안 트레드밀 훈련	PD 환자 약물 복용 치료	영향을 더 많이 받는 쪽의 반대편 운동 피질의 다리 영역	트레드밀 훈련만 한 후 보행 속도 0.12 m/s 증가, rTMS와 트레드밀 병행 훈련 후 0.22 m/s 증가.
Kaski et al. [88]	단일 세션에서 신체 훈련 중 15 분 동안 2 mA의 양극 tDCS 적용	PD 환자 약물 복용 치료	양극 전극(10 x 4 cm)은 Cz 앞쪽 두피 중앙에 배치. 음극(4 x 4 cm)은 후두융기에 배치	tDCS는 신체 훈련의 유익한 효과를 높여 보행 속도가 평균 약 29.5% 증가(신체 훈련만의 경우 15.5%). 또한 당김 검사로 평가한 결과(후방 당김 자극 후 안정 시간) 균형 능력이 약 50.9% 향상(신체 훈련만의 경우 유의하지 않은 1.5% 증가).

	신경 자극 패러다임	환자	표적 피질 영역	보행 및/또는 균형에 대한 유의한 효과
Lee et al. [99]	단일 세션에서 RMT의 90 %에서 10 Hz rTMS (5 초 연쇄 자극 20회) 적용. 일차 운동 피질의 하지 영역(우세 반구)에 이중 원뿔형 코일 사용 10 Hz rTMS	PD, PPS, FOG를 보이는 혈관성 파킨슨병 환자	일차 운동 피질의 하지 영역, SMA, DLPFC 우세 반구(별도 세션)	일차 운동 피질과 DLPFC 자극 후 TUG 검사 시간, 회전 걸음 수, 회전 시간이 유의하게 개선됨. SMA 자극 후에는 개선되지 않음.
Valentino et al. [169]	5일 연속으로 20분 동안 2 mA에서 양극 tDCS 적용	약물 복용 치료 약물 복용 상태에서 FOG가 지속되는 PD 환자	FOG 발생 후 환자가 일반적으로 걷기 시작한 다리에 해당하는 일차 운동 피질	FOG 발생 횟수와 지속 시간(마지막 중재 종료 2일 후 기준선과 비교하여 60% 이상 감소) 및 SWS 검사로 평가한 걸음 수와 보행 시간 감소. 1개월 후속 평가에서도 여전히 유익한 효과 유지.
von Papen et al. (2014)	단일 세션에서 tDCS (1 mA에서 10분)로 사전 조절된 1 Hz rTMS (RMT의 80%에서 900 회 자극) 적용	PD 환자 약물 복용 치료	더 영향을 받는 신체 쪽의 반대편 일차 운동 피질에 기준 전극 배치	음극 및 거짓 tDCS가 아닌 양극에 의해 사전 조절된 1 Hz rTMS 후 보행 관련 운동학적 결과 개선. 자극 종료 후 최소 30분 동안 유익한 효과 지속
Costa-Ribeiro et al. (2015)	13분 동안 2 mA에서 양극 tDCS 적용 후 감각 단서 보행 훈련	PD 환자 약물 복용 치료	양극은 Cz에서 2 cm 전방에 배치, 음극은 더 영향을 받는 쪽의 반대편 반구의 안와 상부 영역에 배치	감각 단서 보행 훈련만 실시한 경우에 비해 tDCS의 추가적인 유익한 효과는 없음. 보행 속도와 TUG 검사의 개선은 보행 훈련이 tDCS와 병행되었을 때만 1개월 후속 평가까지 효과 유지
Kim et al. [91]	일주일에 5 회 세션 동안 RMT의 90%에서 10 Hz rTMS (1000 펄스) 적용	약물 복용 중인 FOG를 가진 PD 환자	우세 반구의 일차 운동 피질 하지 영역	SS-180 검사를 완료하는데 요구되는 걸음걸이, FOG-Q, TUG 검사에서 유의한 개선. 1개월 후속 평가에서도 여전히 유익한 효과 유지

전전두피질: dorsolateral prefrontal cortex, DLPFC; 심부 경두개 자기 자극술: deep transcranial magnetic stimulation, dTMS; 보행 동결: freezing of gait, FOG; 보행 동결 설문지: freezing of gait questionnaire, FOG-Q; 비침습적 뇌 자극술: non-invasive brain stimulation, NIBS; 파킨슨병: Parkinson's disease, PD; 파킨슨 플러스 증후군: Parkinson-plus syndrome, PPS; 안정시 운동 역치: resting motor threshold, RMT; 반복 경두개 자기 자극술: repetitive transcranial magnetic stimulation, rTMS; 보완운동영역: supplementary motor area, SMA; 경두개 직류 자극술: transcranial direct current stimulation, tDCS; 제자리 180° 회전 검사: standing start 180 test, SS-180 test; 서기 걷기 앉기 검사: stand walk sit test, SWS test; 세타 돌발파 자극술: theta burst stimulation, TBS; 일어서서 걷기 검사: timed up and go test, TUG test

현재까지 수행된 연구는 아직 많지 않아 tDCS가 파킨슨병의 보행 장애에 유의한 치료 효과가 있다고 단언할 수 없다. 파킨슨병의 치료 목적으로 tDCS를 적용하는 것과 관련된 다양한 문제를 명확히 하기 위해서는 보다 세부적인 연구가 필요하다. 여기에는 어떤 피질 영역이 가장 좋은 표적 부위인지, 환자를 약물 복용 상태 또는 미복용 상태에서 치료해야 하는지, 그리고 최상의 자극 매개변수를 선택하기 위해 개별 환자에서 어떤 임상적 특징을 고려해야 하는지 등의 문제를 포함한다. Benninger et al.[13]은 2.5주 동안 8회에 걸쳐 운동 피질 및 전전두 피질에 양측으로 양극 tDCS를 적용한 결과 파킨슨병 보행의 일부 병리적 측면은 경미하고 일시적으로 개선되었으나, 상지의 운동완서증(bradykinesia)에는 유의하고 지속적인 효과가 관찰되었다고 보고하였다. 다른 연구[38, 88]에서는 양극 tDCS가 물리 치료와 병행될 때만 보행과 균형을 개선할 수 있고 단독으로 적용할 때는 그렇지 않다는 것을 보여주었다. 이는 양극 tDCS가 암묵적 운동 학습[125]을 촉진하여 재활 훈련의 효과를 보완하기 때문일 가능성이 높다.

파킨슨병의 병리생리학적 측면 중 아직 제대로 규명되지 않은 것은 일차 운동 피질 흥분성의 비대칭성[95, 175]과 영향을 덜 받는 반구, 즉 영향을 덜 받은 신체 쪽과 반대측에 있는 반구에서 뇌량간(transcallosal) 억제가 감소하는 뇌량간 반구 억제의 비대칭성[101, 154]이다. 이 두 가지 특징은 선조체-전두엽 운동 회로의 비대칭적 손상을 반영하며, 이 질병을 특징짓는 비대칭적 운동 장애와 연관이 있는 것으로 추정되고 있다. 그럼에도 불구하고 비대칭적 운동 증상이 있는 PD 환자에서 한쪽 또는 다른 쪽 반구에 다양한 NIBS 기법을 적용하여 치료 효과를 평가한 표적 연구는 아직까지 수행되지 않았다. 이와 관련하여 짧은 시간 동안 효과적인 걸음걸이를 생성할 수 없는 임상적 장애 현상인 보행 동결(FOG)이 있는 PD 환자에서 tDCS의 치료적 잠재력을 평가한 연구에서 흥미로운 결과가 나왔다. FOG는 심각한 보행 비대칭이 특징이며[136], 동종 운동 피질 영역 간의 기능적 불균형이 이 현상의 발병에 중요한 역할을 하는 것으로 보고되었다[54, 84, 153, 169]. 해당 연구에 따르면 FOG 발생 후 환자가 일반적으로 보행을 시작할 때 사용하는 다리(즉, 영향을 더 많이 받는 다리)에 해당하는 일차 운동 피질 영역에 양극 tDCS를 적용하면 파킨슨병의 FOG 발생 횟수 및 지속 시간이 현저히 감소하는 것으로 나타났다. 이러한 결과는 보행 동작의 협응과 관련이 있는 상동 운동 피질 영역의 활동에 대한 tDCS의 재균형(rebalancing) 효과 가능성을 시사한다. Lee et al.[99]과 Kim et al.[91]은 전두엽 피질에 각각 양극 tDCS와 10 Hz rTMS를 적용하여 FOG가 있는 PD 환자의 보행 개선을 보여주었다. 해당 연구들은 영향을 받은 하지와 관계없이 모든 환자에서 우세 반구를 표적 영역으로 삼았는데, 이는 일반적으로 FOG를 가진 PD 환자에서 우세 반구가 더 많이 관여하고 또한 오른쪽 하지가 더 많이 영향을 받는다는 임상적 증거와 일치하는 한다[58, 137, 169]. Verheyden et al.[170]은 PD 환자를 대상으로 한 NIBS 실험에서 자극할 반구를 신중하게 선택해야 할 필요성을 강조했다. 해당 연구진은 우세 반구의 M1에 음극 tDCS를 적용하면 보행 속도가 악화된다는 것을 보여주었다. 이는 두 반구 사이의 불균형이 tDCS에 의해 유발되거나 이미 존재하는 경우 악화되었을 가능성이 있기 때문인 것으로 추정된다. 특히 우세한 쪽에서 운동 증상이 더 두드러진다는 점을 감안할 때[151], '억제성' 음극 tDCS는 반구 간 불균형을 더욱 악화시켜 우세 반구에 불리하게 작용했을 수 있다[101, 154].

현재까지 파킨슨병에서 TBS를 사용했던 연구 중 한 건에서만 보행에 유의한 개선이 나타나지 않았으며[14], tACS와 tRNS 같은 최신 NIBS 기법을 사용한 연구는 아직 수행되지 않았다. 따라서 향후 연구가 필요하다. 또한 대뇌 피질 활동을 조절하는 항상성 메커니즘을 치료 목적으로 이용할 수 있다는 연구 결과에 비추어 볼 때(von Papen et al. 2014), 향후 연구에서는 다양한 NIBS 기법을 조합한 효과를 평가하는데 중점을 두어야 한다.

3.2 뇌졸중 후 보행 및 균형 장애 개선을 위한 비침습적 신경조절술 (Non-invasive Neuromodulation to Improve Post-stroke Gait and Balance Impairment)

뇌졸중 후 보행 및 균형 장애는 환자가 일상 생활에서 독립성을 회복하고 삶의 질을 개선하는데 상당한 어려움을 겪는다. 뇌졸중 환자의 약 80%가 발병 3개월 후 보행 문제를 겪으며[3], 특히 첫 해에는 독립적으로 보행하는 뇌졸중 환자에서 낙상 위험이 높다[173]. 이는 뇌졸중 후 재활의 주요 목표 중 하나가 균형을 개선하고 보행 능력을 회복하는 것인 이유를 설명한다. 기존의 재활 프로토콜은 일반적으로 운동 기능의 개선이 제한적인 경우가 많다. 따라서 재활 치료의 효과를 향상시킬 수 있는 새로운 방법을 개발해야 할 필요성이 강조되고 있다. 이러한 측면에서 NIBS 기술은 운동 회복의 근간이 되는 신경가소성 변화에 영향을 주어 잠재적으로 신체 재활의 효과를 극대화할 수 있다는 점에서 유망한 방법이다.

급성 뇌졸중 후에는 영향을 받은 반구와 영향을 받지 않은 반구 모두에서 여러 가지 신경가소성 과정이 발생한다는 것은 잘 알려져 있다. 그러나 이러한 변화가 운동 회복을 촉진하는 유익한 변화인지, 아니면 적응을 방해하는 해로운 변화인지는 여전히 논쟁의 여지가 있다[107]. 뇌졸중 환자에서 NIBS의 잠재적 치료 효과를 평가하기 위해 수행된 대부분의 연구는 반구 간 경쟁(interhemispheric competition)이라는 개념을 기반으로 한다. 연구에 따르면 일측성(unilateral) 뇌졸중은 반구 간 피질 운동(corticomotor) 흥분성의 정상적인 대칭성을 변화시켜[147] 손상되지 않은 반구의 M1 흥분성은 증가하고 영향을 받은 반구의 M1 반구 간 억제성은 강화되는 것으로 나타났다[21, 92]. 이러한 변화는 동측 운동 피질의 회복에 부적응적이고(maladaptive) 이롭지 않은 것으로 여겨져 왔다[59, 165]. 이와 관련된 증거는 보다 직접적인 일측성 피질-운동신경세포 표상(cortico-motoneuronal representation; 운동 명령이 뇌의 피질에서 근육 수축을 제어하는 신경세포인 운동신경세포로 매핑되는 방식-역주)[46]을 가진 상지에서 더 뚜렷하게 나타난다[50, 70, 128]. 그러나 두 반구 사이의 기능적 균형이 하지 운동 기능에도 중요하다는 증거도 점점 늘어나고 있다[146]. 예를 들어 만성 뇌졸중 환자의 경우 tDCS는 반대측 반구의 대뇌피질 억제를 강화하여 하지 관련 피질척수로(corticospinal tract)의 활동을 증가시키고 반대측 운동 피질 활동을 감소시키는데 효과적인 것으로 나타났다[81]. 이러한 근거를 바탕으로 기능적 반구 간 불균형은 뇌졸중 환자의 보행 장애와 관련된 병태생리에서 중요한 역할을 하는 것으로 추정할 수 있다.

일부 연구에 따르면 반구 간 운동 피질 흥분성의 생리적 대칭성을 회복하기 위한 목적으로 NIBS를 사용하면 일측성 뇌졸중 환자의 보행 개선을 유도할 수 있는 것으로 보고되고 있다(**표 2 참조**). 예를 들어 Madhavan et al. [108]은 추적(tracking) 과제 수행 중에 영향을 받은 반구의 하지 관련 일차 운동 피질에 양극 tDCS를 적용하면 만성 뇌졸중 환자의 추적 정확도가 향상된다는 것을 보여주었다. 반대로 손상되지 않은 M1에 양극 tDCS를 적용하면 반대 효과, 즉 추적 정확도가 감소했다. Wang et al.[172]의 연구에서는 반대측 반구의 하향 조절 활동(down-regulating activity; 특정 뇌 영역 또는 신경 경로의 신경 활동 또는 흥분성을 줄이거나 억제하는 과정-역주)을 목표로 영향을 받지 않은 반구의 하지 관련 운동 피질에 1 Hz rTMS를 적용했다. 해당 연구진은 과제 중심 재활 훈련 전에 저주파 rTMS를 적용하면 단일 펄스 TMS로 평가한 반구 간 흥분성의 대칭성이 증가하며, 동시에 보행 능력과 보행 동작의 공간적 대칭성이 개선되는 것을 관찰했다.

대부분의 연구에서 신경조절 프로토콜은 보행 재활의 잠재적 보조 수단으로 사용되었다. 로봇 보조 보행 훈련과 tDCS를 결합한 초기 연구에서는[63] 병변이 있는 반구의 다리 부위에 tDCS를 적용했을 때 추가적인 이점을 발견하지 못했다. 이러한 효과 부족은 로봇 보조 보행 훈련의 경우 기존의 보행 재활보다 더 효과적일 수 있으며, 이로 인해 잠재적으로 재활 치료 후 천장 효과(ceiling effect)에 도달하여 추가적인 개선의 가능성이 배제됐을 수 있다. 그러나 해당 연구에서는 tDCS를

1.5 mA에서 7분 동안만 적용했기 때문에 보행 재활에 추가적인 효과를 내기 위해 더 강한 경두개자극 전류가 필요했을 수도 있다는 가정도 할 수 있다. 이는 Picelli et al.[135]의 최근 연구 결과와 일치하는 것으로, 이들은 양극 tDCS를 2 mA 강도로 20분 동안 영향을 받은 반구의 M1에 적용하면 로봇 보행 훈련으로 유도된 보행 능력과 보행률의 개선을 강화시킬 수 있다는 것을 보여주었다. 그러나 해당 연구진은 tDCS를 음극 경피 척추 직류 자극술(cathodal transcutaneous spinal DCS, tsDCS)과 결합해서 적용했는데, 이는 관찰된 개선 효과가 적어도 부분적으로는 척추 세포에 미치는 영향에 기인할 수도 있음을 의미한다. 관련된 예로 흉부(thoracic) 음극 tsDCS가 건강한 피험자에서 시냅스 활성화에 대한 운동 신경세포의 반응성을 높이고 운동 단위 동원을 개선시킨다는 연구 결과가 있다[19].

표 2. 보행 장애가 있는 뇌졸중 환자에서 비침습적 뇌 자극의 치료적 잠재력을 평가한 거짓 대조군 연구

	신경 자극 패러다임	환자	표적 피질 영역	보행 및/또는 균형에 대한 유익한 효과
Geroin et al. [63]	로봇 보조 보행 훈련 또는 지상 보행 운동과 결합하여 7분간 1.5 mA의 양극 tDCS 적용(2주 연속 주 5일)	만성 뇌졸중 환자	병변이 있는 반구의 다리 영역	로봇 보조 훈련은 보행 능력을 향상시키는데 기존 훈련보다 효과적. 양극 tDCS는 로봇 보조 훈련에 추가적 효과 없음
Madhavan et al. [108]	추적 과제 수행과 함께 2 mA에서 15분 동안 양극 tDCS 적용(단일 세션)	만성 뇌졸중 환자	병변이 있는 반구 또는 병변이 없는 반구의 일차 운동 피질의 하지 영역	거짓 자극 후 관찰된 연습 효과는 병변이 있는 반구에 적용된 tDCS에 의해 향상되고 병변이 없는 반구에 적용된 tDCS에 의해 제거됨
Wang et al. [172]	10분 동안 1 Hz rTMS 적용 후 2주에 걸쳐 10회 세션 동안 과제 중심 훈련(30분)	만성 뇌졸중 환자	영향을 받지 않은 반구의 운동 피질의 다리 영역	주로 보행 동작의 공간적 대칭성 개선으로 인한 훈련의 유익한 효과 향상
Danzl et al. [40]	2 mA에서 20분 동안 양극 tDCS 적용 후 4주 동안 주 3회 로봇 보행 보조기를 사용한 훈련	만성 뇌졸중 환자	중앙 피질 운동 영역	거짓 tDCS 집단과 활성 tDCS 집단 모두 개선되었지만, FAC에서 평가한 결과 양극 tDCS에서 유의하게 더 큰 개선이 관찰됨. TUG, SIS-16 및 10 MWT도 활성 tDCS 집단에서 개선되었으나 유의하지 않았음
Kaski et al. [87]	신체 훈련 중 15분 동안 2 mA의 양극 tDCS 적용(단일 세션)	허혈성 백질 병변 환자(백질변성)	중앙 운동 및 전운동 영역	tDCS와 훈련을 병행하면 보행 속도(평균 40% 개선), 보폭, 보폭 가변성 및 균형 능력(후방 당김 검사에서 균형 회복 시간 58% 감소) 개선; tDCS가 없는 훈련은 유익한 효과 없음

	신경 자극 패러다임	환자	표적 피질 영역	보행 및/또는 균형에 대한 유의한 효과
Kim et al. [90]	5일 연속 15분 동안 1 Hz rTMS 적용	뇌 후순환부 뇌졸중이 있는 운동실조증 환자	소뇌	rTMS 집단에서 10 MWT 및 BBS의 유의한 개선. 실제 집단과 거짓 집단의 마지막 rTMS 세션 직후 10 MWT 시간, 10 MWT 걸음 수 및 BBS에 대한 백분율 변화는 각각 −16.7 대 72.5%, −8.5 대 −0.3%, 46.4 대
Saeys et al. (2014)	4주 동안 주 4회 1.5mA에서 20분간 tDCS 적용(16회 세션)	발병 후 4개월 미만의 뇌졸중 환자	동측 병변 운동 피질에 양극 및 반대측 병변에 음극 적용	Tinetti 검사로 평가한 균형 및 보행에 약간의 유의한 효과(총점에 대해서만 유의한 효과)
Tahtis et al. [160]	15분 동안 양측 두부에 2mA의 tDCS 적용 (단일 세션)	아급성 뇌졸중 환자	동측 병변 일차 운동 피질의 하지 영역에 양극 및 반대측 병변 운동 피질의 하지 영역에 음극 적용	TUG 검사 개선(검사 수행 시간 평균 약 4.6초 감소); POMA 점수 변화 없음
Chang et al. [31]	기존 물리 치료와 병행하여 2 mA에서 10분 동안 양극 tDCS 적용(2주 동안 10회 세션)	아급성 뇌졸중 환자	영향을 받는 반구의 중심전회의 전경골근 영역	거짓 집단과 비교하여 tDCS 집단에서 피질 흥분성 향상 및 하지 운동 기능 약화 개선이 관찰됨. 기립 및 보행 기능에서는 유의한 변화가 관찰되지 않음
Picelli et al. [135]	로봇 보조 보행 훈련(2주 연속 주 5일) 동안 양극 tDCS(20분 동안 2 mA) 및 음극 tsDCS(20분 동안 2.5 mA) 적용	만성 뇌졸중 환자	tDCS의 경우: 영향을 받는 반구의 M1에 양극 적용; tsDCS의 경우: 10번째 흉추의 가시돌기에 음극 배치	양극 tDCS + 음극 tsDCS로 치료받은 환자는 tDCS 및 tsDCS 단독으로 치료받은 환자보다 보행 능력과 보행률에서 유의하게 더 큰 개선을 보임

10미터 보행 검사: 10 meter walk test, 10 MWT; Berg균형 척도: Berg balance scale, BBS; 기능적 보행 범주: functional ambulation categories, FAC; 간헐적 세타 돌발파 자극술: intermittent theta burst stimulation, iTBS; 수행 지향적 이동성 평가: performance oriented mobility assessment, POMA; 반복 경두개 자기 자극술: repetitive transcranial magnetic stimulation, rTMS; 경두개 직류 자극술: transcranial direct current stimulation, tDCS; 뇌졸중 영향 척도16: stroke impact scale 16, SIS-16; 경피 척추 직류 자극술: transcutaneous spinal direct current stimulation, tsDCS; 일어서서 걷기 검사: timed up and go test, TUG test

두 연구(Saeys et al. 2014; [160])에서 편측 뇌졸중으로 인해 손상된 대뇌 반구 간 균형을 회복하는 것을 목표로 양측 두부에 적용된 tDCS의 치료적 잠재력을 평가했다. 양측 두부 tDCS는 한쪽 대뇌 반구의 활동을 증가시키는 동시에 다른 반구의 활동을 감소시키는데 유용한 방식이다[23, 103]. 두 연구에서 tDCS가 보행 능력을 개선시키는 것은 관찰했으나, 성과 지향적 이동성 평가[160]나 Tinetti 검사(Saeys et al. 2014)에서 보행 및 균형 관련 하위 척도 점수를 크게 향상시키지는 못했다. 흥미로운 점은 Tahtis et al.[160]은 일어서서 걷기(TUG) 검사에서 20% 이상의 개선을 보인 4명의 환자 중 3명이 운동 피질이 손상받지 않은 피질하(subcortical) 뇌졸중 환자였다는 것이다. 해당 결과는 피질하 뇌졸중 환자가 피질 뇌졸중 환자에 비해 피질 자극으로 더 큰 효과를 얻을 수 있음을 시사한다[6]. 이 개념을 뒷받침하는 또 다른 증거는 양쪽 반구의 운동 및 전운동 피질에 대한 양극 tDCS가 단일 세션으로 적용되더라도 백질변성(leukoaraiosis), 즉 피질하 백질(white matter) 병변 또는 소혈관(small vessel) 질환이 있는 환자의 보행과 균형 능력에 현저한 개선을 유도할 수 있다는 것이다[87].

뇌졸중 환자의 운동 피질 이외의 뇌 영역을 표적으로 하는 NIBS의 치료 잠재력을 평가하기 위해서는 추가 연구가 필요하다. 뇌졸중 환자의 90% 이상에서 보행의 자동적 제어 과정에 관여하는 뇌간과 소뇌 및 척추 신경망이 온전하다. 만성 편마비 뇌졸중 환자의 경우 이러한 신경 구조는 특히 보행 중에 크게 활성화되며[106, 178], 이러한 활동 덕분에 외측 피질척수로가 완전히 손상된 후에도 일부 환자에서 여전히 보행을 관찰할 수 있다[2]. 이러한 근거를 바탕으로 소뇌 또는 척수를 표적으로 하는 NIBS가 대뇌 반구 병변 환자의 보행을 개선하거나 피질하 신경망을 활성화하는 재활 치료에서 관찰되는 보행에 유익한 효과를 제공할 수 있다는 가설이 제기되었다[106].

마지막으로, 기존 연구에서 중요한 차이점이 있는데, 거의 모든 이전 연구는 뇌의 한쪽 반구(mono-hemispheric)에만 영향을 미치는 뇌졸중 환자를 평가했다. 소뇌 뇌졸중 환자에 대한 NIBS의 치료 가능성은 일부 예비 연구를 통해 조사되었는데, 1 Hz rTMS를 사용한 거짓 대조군 예비 연구[90]와 손상된 소뇌 반구에 간헐적 TBS를 사용한 개방형(open-label) 임상 연구[20] 등에서 유망한 결과를 보여주었다. 또한 보행 장애 개선을 목적으로 하지는 않았지만 tACS를 사용한 한 연구에서는 만성 뇌졸중 환자의 운동과 감각 및 언어 기능 회복에 긍정적인 효과가 관찰되었다[55].

3.3 결론 및 향후 전망(Conclusions and Future Perspectives)

최근 수십 년 동안 NIBS 기술의 발전으로 다양한 정신과적 및 신경학적 장애에 대한 광범위한 치료법이 개발될 수 있는 가능성이 열렸다. 이 장에서는 균형과 보행에 장애가 있는 환자에게 NIBS를 사용하는 것과 관련된 몇 가지 새로운 개념에 대한 개요를 제공했다. 제시된 연구 결과는 NIBS의 치료적 잠재력을 뒷받침할 뿐만 아니라 다양한 병리적 상태에서 균형과 보행 장애의 기저에 있는 병리생리학적 메커니즘에 대한 중요한 단서를 제공한다. 여기서는 가장 많이 연구된 질환인 파킨슨병과 뇌졸중에 초점을 맞추었지만, 자세와 보행 장애를 특징으로 하는 소뇌성 운동실조증[16, 53, 140, 152], 소아 뇌성마비[36, 48, 65, 66], 다발성 경화증[24], 척수 손상[12, 73, 96, 141], 미토콘드리아성 근병증(mitochondrial myopathy)[143]과 같은 다른 병리적 상태에서도 긍정적인 예비 결과가 보고되었다.

결론적으로, 사용된 방법론적 접근 방식이 다르고 사용된 자극 매개변수(자극 부위, TMS의 펄스 수 및 자극 패턴, TES의 자극 지속 시간 및 강도 등)와 수행된 세션 수가 상당히 다르기 때문에 서로 다른 연구 간의 비교가 어렵다는 점을 알아두는 것이 중요하다. 따라서 더 많은 환자 집단을 대상으로 현재 연구 결과를 검증하고, 다양한 NIBS 방법의 작용 메커니즘을 더 잘 이해하며, 어떤 환자가 NIBS에서 의미 있는 혜택을 볼 수 있는지, 그리고 어떤 방법론적 접근 방식을 통해 혜택을 볼 수 있는지를 파악하기 위한 추가적인 연구 노력이 필요하다.

참고 문헌

1. Abraham WC, Bear MF. Metaplasticity: the plasticity of synaptic plasticity. Trends Neurosci. 1996;19(4):126–30.
2. Ahn YH, Ahn SH, Kim H, Hong JH, Jang SH. Can stroke patients walk after complete lateral corticospinal tract injury of the affected hemisphere? NeuroReport. 2006;17(10):987–90.
3. Algurén B, Lundgren-Nilsson A, Sunnerhagen KS. Facilitators and barriers of stroke survivors in the early post-stroke phase. Disabil Rehabil. 2009;31(19):1584–91.
4. Alexander GE, Crutcher MD. Functional architecture of basal ganglia circuits: neural substrates of parallel processing. Trends Neurosci. 1990;13(7):266–71.
5. Allen GI, Tsukahara N. Cerebrocerebellar communication systems. Physiol Rev. 1974;54(4):957–1006.
6. Ameli M, Grefkes C, Kemper F, Riegg FP, Rehme AK, Karbe H, Fink GR, Nowak DA. Differential effects of high-frequency repetitive transcranial magnetic stimulation over ipsilesional primary motor cortex in cortical and subcortical middle cerebral artery stroke. Ann Neurol. 2009;66(3):298–309.
7. Antal A, Boros K, Poreisz C, Chaieb L, Terney D, Paulus W. Comparatively weak after-effects of transcranial alternating current stimulation (tACS) on cortical excitability in humans. Brain Stimul. 2008;1(2):97–105.
8. Armstrong DM. The supraspinal control of mammalian locomotion. J Physiol. 1988;405:1–37.
9. Bastian AJ, Martin TA, Keating JG, Thach WT. Cerebellar ataxia: abnormal control of interaction torques across multiple joints. J Neurophysiol. 1996;76(1):492–509.
10. Bastian AJ. Learning to predict the future: the cerebellum adapts feedforward movement control. Curr Opin Neurobiol. 2006;16(6):645–9.
11. Bear MF. Bidirectional synaptic plasticity: from theory to reality. Philos Trans R Soc Lond B Biol Sci. 2003;358(1432):649–55.
12. Benito J, Kumru H, Murillo N, Costa U, Medina J, Tormos JM, Pascual-Leone A, Vidal J. Motor and gait improvement in patients with incomplete spinal cord injury induced by high-frequency repetitive transcranial magnetic stimulation. Top Spinal Cord Inj Rehabil. 2012;18(2):106–12.
13. Benninger DH, Lomarev M, Lopez G, Wassermann EM, Li X, Considine E, Hallett M.

Transcranial direct current stimulation for the treatment of Parkinson's disease. J Neurol Neurosurg Psychiatry. 2010;81(10):1105-11.
14. Benninger DH, Berman BD, Houdayer E, Pal N, Luckenbaugh DA, Schneider L, Miranda S, Hallett M. Intermittent theta-burst transcranial magnetic stimulation for treatment of Parkinson disease. Neurology. 2011;76(7):601-9.
15. Benninger DH. Parkinson's disease. Handb Clin Neurol. 2013;116:469-83.
16. Benussi A, Koch G, Cotelli M, Padovani A, Borroni B. Cerebellar transcranial direct current stimulation in patients with ataxia: a double-blind, randomized, sham-controlled study. Mov Disord. 2015;30(12):1701-5.
17. Bienenstock EL, Cooper LN, Munro PW. Theory for the development of neuron selectivity: orientation specificity and binocular interaction in visual cortex. J Neurosci. 1982;2(1):32-48.
18. Bindman LJ, Lippold OC, Redfearn JW. The action of brief polarizing currents on the cerebral cortex of the rat (1) during current flow and (2) in the production of long-lasting aftereffects. J Physiol. 1964;172:369-82.
19. Bocci T, Vannini B, Torzini A, Mazzatenta A, Vergari M, Cogiamanian F, Priori A, Sartucci F. Cathodal transcutaneous spinal direct current stimulation (tsDCS) improves motor unit recruitment in healthy subjects. Neurosci Lett. 2014;578:75-9.
20. Bonnì S, Ponzo V, Caltagirone C, Koch G. Cerebellar theta burst stimulation in stroke patients with ataxia. Funct Neurol. 2014;29(1):41-5.
21. Boylan LS, Sackeim HA. Magnetoelectric brain stimulation in the assessment of brain physiology and pathophysiology. Clin Neurophysiol. 2000;111(3):504-12.
22. Brittain JS, Probert-Smith P, Aziz TZ, Brown P. Tremor suppression by rhythmic transcranial current stimulation. Curr Biol. 2013;23(5):436-40.
23. Brunoni AR, Nitsche MA, Bolognini N, Bikson M, Wagner T, Merabet L, Edwards DJ, Valero-Cabre A, Rotenberg A, Pascual-Leone A, Ferrucci R, Priori A, Boggio PS, Fregni F. Clinical research with transcranial direct current stimulation (tDCS): challenges and future directions. Brain Stimul. 2012;5(3):175-95.
24. Burhan AM, Subramanian P, Pallaveshi L, Barnes B, Montero-Odasso M. Modulation of the left prefrontal cortex with high frequency repetitive transcranial magnetic stimulation facilitates gait in multiple sclerosis. Case Rep Neurol Med. 2015;2015:251829.
25. Buschman TJ, Denovellis EL, Diogo C, Bullock D, Miller EK. Synchronous oscillatory neural ensembles for rules in the prefrontal cortex. Neuron. 2012;76(4):838-46.
26. Caligiore D, Pezzulo G, Baldassarre G, Bostan AC, Strick PL, Doya K, Helmich RC, Dirkx M, Houk J, Jörntell H, Lago-Rodriguez A, Galea JM, Miall RC, Popa T, Kishore A, Verschure PF, Zucca R, Herreros I. Consensus paper: Towards a systems-level view of cerebellar function: the interplay between cerebellum, basal ganglia, and cortex. Cerebellum. 2016(Feb 13).
27. Cantarero G, Spampinato D, Reis J, Ajagbe L, Thompson T, Kulkarni K, Celnik P. Cerebellar direct current stimulation enhances on-line motor skill acquisition through an effect on accuracy. J Neurosci. 2015;35(7):3285-90.
28. Cevallos C, Zarka D, Hoellinger T, Leroy A, Dan B, Cheron G. Oscillations in the human brain during walking execution, imagination and observation. Neuropsychologia. 2015;79(Pt B):223-32.
29. Chaieb L, Antal A, Paulus W. Transcranial alternating current stimulation in the low kHz range increases motor cortex excitability. Restor Neurol Neurosci. 2011;29(3):167-75.
30. Chaieb L, Antal A, Paulus W. Transcranial random noise stimulation-induced plasticity is NMDA-receptor independent but sodium-channel blocker and benzodiazepines sensitive. Front Neurosci. 2015;9:125.
31. Chang MC, Kim DY, Park DH. Enhancement of cortical excitability and lower limb motor function in patients with stroke by transcranial direct current stimulation. Brain Stimul. 2015;8(3):561-6.
32. Chen R. Studies of human motor physiology with transcranial magnetic stimulation. Muscle

Nerve Suppl. 2000;9:S26-32.
33. Chen R, Udupa K. Measurement and modulation of plasticity of the motor system in humansusing transcranial magnetic stimulation. Mot Control. 2009;13(4):442-53.
34. Chen CH, Fremont R, Arteaga-Bracho EE, Khodakhah K. Short latency cerebellar modulation of the basal ganglia. Nat Neurosci. 2014;17(12):1767-75.
35. Chou YH, Hickey PT, Sundman M, Song AW, Chen NK. Effects of repetitive transcranial magnetic stimulation on motor symptoms in Parkinson disease: a systematic review and meta-analysis. JAMA Neurol. 2015;72(4):432-40.
36. Collange Grecco LA, de Almeida Carvalho Duarte N, Mendonça ME, Galli M, Fregni F, Oliveira CS. Effects of anodal transcranial direct current stimulation combined with virtual reality for improving gait in children with spastic diparetic cerebral palsy: a pilot, randomized, controlled, double-blind, clinical trial. Clin Rehabil. 2015;29(12):1212-23.
37. Cosentino G, Fierro B, Vigneri S, Talamanca S, Paladino P, Baschi R, Indovino S, Maccora S, Valentino F, Fileccia E, Giglia G, Brighina F. Cyclical changes of cortical excitability and metaplasticity in migraine: evidence from a repetitive transcranial magnetic stimulation study. Pain. 2014;155(6):1070-8.
38. Costa-Ribeiro A, Maux A, Bosford T, Aoki Y, Castro R, Baltar A, Shirahige L, Filho AM, Nitsche MA, Monte-Silva K. Transcranial direct current stimulation associated with gait training in Parkinson's disease: a pilot randomized clinical trial. Dev Neurorehabil. 2016;10:1-8.
39. Crenna P, Frigo C. A motor programme for the initiation of forward-oriented movements in humans. J Physiol. 1991;437:635-53.
40. Danzl MM, Chelette KC, Lee K, Lykins D, Sawaki L. Brain stimulation paired with novel locomotor training with robotic gait orthosis in chronic stroke: a feasibility study. NeuroRehabilitation. 2013;33(1):67-76.
41. Davis NJ, van Koningsbruggen MG. "Non-invasive" brain stimulation is not non-invasive. Front Syst Neurosci. 2013;23(7):76.
42. del Olmo MF, Bello O, Cudeiro J. Transcranial magnetic stimulation over dorsolateral prefrontal cortex in Parkinson's disease. Clin Neurophysiol. 2007;118(1):131-9.
43. DeLong MR. Primate models of movement disorders of basal ganglia origin. Trends Neurosci. 1990;13(7):281-5.
44. Di Lazzaro V, Oliviero A, Pilato F, Saturno E, Dileone M, Mazzone P, Insola A, Tonali PA, Rothwell JC. The physiological basis of transcranial motor cortex stimulation in conscious humans. Clin Neurophysiol. 2004;115(2):255-66.
45. Di Lazzaro V. Biological effects of non-invasive brain stimulation. Handb Clin Neurol. 2013;116:367-74.
46. Dietz V. Do human bipeds use quadrupedal coordination? Trends Neurosci. 2002;25(9):462-7.
47. Drew T, Prentice S, Schepens B. Cortical and brainstem control of locomotion. Prog Brain Res. 2004;143:251-61.
48. Duarte Nde A, Grecco LA, Galli M, Fregni F, Oliveira CS. Effect of transcranial direct-current stimulation combined with treadmill training on balance and functional performance in children with cerebral palsy: a double-blind randomized controlled trial. PLoS ONE. 2014;9(8):e105777.
49. Dum RP, Strick PL. An unfolded map of the cerebellar dentate nucleus and its projections to the cerebral cortex. J Neurophysiol. 2003;89(1):634-9.
50. Edwards DJ, Krebs HI, Rykman A, Zipse J, Thickbroom GW, Mastaglia FL, Pascual-Leone A, Volpe BT. Raised corticomotor excitability of M1 forearm area following anodal tDCS is sustained during robotic wrist therapy in chronic stroke. Restor Neurol Neurosci. 2009;27(3):199-207.
51. Sejdić E, Fu Y, Pak A, Fairley JA, Chau T. The effects of rhythmic sensory cues on the temporal dynamics of human gait. PLoS One. 2012;7(8):e43104.
52. Esposito MS, Capelli P, Arber S. Brainstem nucleus MdV mediates skilled forelimb motor

tasks. Nature. 2014;508(7496):351–6.

53. Farzan F, Wu Y, Manor B, Anastasio EM, Lough M, Novak V, Greenstein PE, Pascual-Leone A. Cerebellar TMS in treatment of a patient with cerebellar ataxia: evidence from clinical, biomechanics and neurophysiological assessments. Cerebellum. 2013;12(5):707–12.
54. Fasano A, Herzog J, Seifert E, et al. Modulation of gait coordination by subthalamic stimulation improves freezing of gait. Mov Disord. 2011;26:844–51.
55. Fedorov A, Chibisova Y, Szymaszek A, Alexandrov M, Gall C, Sabel BA. Non-invasive alternating current stimulation induces recovery from stroke. Restor Neurol Neurosci. 2010;28(6):825–33.
56. Fierro B, Giglia G, Palermo A, Pecoraro C, Scalia S, Brighina F. Modulatory effects of 1 Hz rTMS over the cerebellum on motor cortex excitability. Exp Brain Res. 2007;176(3):440–7.
57. Fierro B, Brighina F, D'Amelio M, Daniele O, Lupo I, Ragonese P, Palermo A, Savettieri G. Motor intracortical inhibition in PD: L-DOPA modulation of high-frequency rTMS effects. Exp Brain Res. 2008;184(4):521–8.
58. Frazzitta G, Pezzoli G, Bertotti G, Maestri R. Asymmetry and freezing of gait in parkinsonian patients. J Neurol. 2013;260(1):71–6.
59. Fregni F, Boggio PS, Mansur CG, Wagner T, Ferreira MJ, Lima MC, Rigonatti SP, Marcolin MA, Freedman SD, Nitsche MA, Pascual-Leone A. Transcranial direct current stimulation of the unaffected hemisphere in stroke patients. NeuroReport. 2005;16(14):1551–5.
60. Fukuyama H, Ouchi Y, Matsuzaki S, Nagahama Y, Yamauchi H, Ogawa M, Kimura J, Shibasaki H. Brain functional activity during gait in normal subjects: a SPECT study. Neurosci Lett. 1997;228(3):183–6.
61. Galea JM, Jayaram G, Ajagbe L, Celnik P. Modulation of cerebellar excitability by polarity-specific noninvasive direct current stimulation. J Neurosci. 2009;29(28):9115–22.
62. Galea JM, Vazquez A, Pasricha N, de Xivry JJ, Celnik P. Dissociating the roles of the cerebellum and motor cortex during adaptive learning: the motor cortex retains what the cerebellum learns. Cereb Cortex. 2011;21(8):1761–70.
63. Geroin C, Picelli A, Munari D, Waldner A, Tomelleri C, Smania N. Combined transcranial direct current stimulation and robot-assisted gait training in patients with chronic stroke: a preliminary comparison. Clin Rehabil. 2011;25(6):537–48.
64. Ghiglieri V, Pendolino V, Sgobio C, Bagetta V, Picconi B, Calabresi P. H-burst stimulation and striatal plasticity in experimental parkinsonism. Exp Neurol. 2012;236(2):395–8.
65. Grecco LA, de Almeida Carvalho Duarte N, Mendonça ME, Cimolin V, Galli M, Fregni F, Santos Oliveira C. Transcranial direct current stimulation during treadmill training in children with cerebral palsy: a randomized controlled double-blind clinical trial. Res Dev Disabil. 2014a;35(11):2840–8.
66. Grecco LA, Duarte NA, Zanon N, Galli M, Fregni F, Oliveira CS. Effect of a single session of transcranial direct-current stimulation on balance and spatiotemporal gait variables in children with cerebral palsy: a randomized sham-controlled study. Braz J Phys Ther. 2014;18(5):419–27.
67. Groiss SJ, Ugawa Y. Cerebellar stimulation in ataxia. Cerebellum. 2012;11(2):440–2.
68. Guertin PA. The mammalian central pattern generator for locomotion. Brain Res Rev. 2009;62(1):45–56.
69. Hanakawa T, Katsumi Y, Fukuyama H, Honda M, Hayashi T, Kimura J, Shibasaki H. Mechanisms underlying gait disturbance in Parkinson's disease: a single photon emission computed tomography study. Brain. 1999;122(Pt 7):1271–82.
70. Hesse S, Werner C, Schonhardt EM, Bardeleben A, Jenrich W, Kirker SG. Combined transcranial direct current stimulation and robot-assisted arm training in subacute stroke patients: a pilot study. Restor Neurol Neurosci. 2007;25(1):9–15.
71. Hikosaka O, Takikawa Y, Kawagoe R. Role of the basal ganglia in the control of purposive saccadic eye movements. Physiol Rev. 2000;80(3):953–78.
72. Hoshi E, Tremblay L, Féger J, Carras PL, Strick PL. The cerebellum communicates with the basal ganglia. Nat Neurosci. 2005;8(11):1491–3.

73. Hou J, Nelson R, Nissim N, Parmer R, Thompson FJ, Bose P. Effect of combined treadmill training and magnetic stimulation on spasticity and gait impairments after cervical spinal cord injury. J Neurotrauma. 2014;31(12):1088–106.
74. Hua SE, Houk JC. Cerebellar guidance of premotor network development and sensorimotor learning. Learn Mem. 1997;4(1):63–76.
75. Huang YZ, Edwards MJ, Rounis E, Bhatia KP, Rothwell JC. Theta burst stimulation of the human motor cortex. Neuron. 2005;45(2):201–6.
76. Huang YZ, Chen RS, Rothwell JC, Wen HY. The after-effect of human theta burst stimulation is NMDA receptor dependent. Clin Neurophysiol. 2007;118(5):1028–32.
77. Inglis WL, Winn P. The pedunculopontine tegmental nucleus: where the striatum meets the reticular formation. Prog Neurobiol. 1995;47(1):1–29.
78. Iwata NK, Ugawa Y. The effects of cerebellar stimulation on the motor cortical excitability in neurological disorders: a review. Cerebellum. 2005;4(4):218–23.
79. Jahn K, Deutschländer A, Stephan T, Strupp M, Wiesmann M, Brandt T. Brain activation patterns during imagined stance and locomotion in functional magnetic resonance imaging. Neuroimage. 2004;22(4):1722–31.
80. Jahn K, Deutschländer A, Stephan T, Kalla R, Wiesmann M, Strupp M, Brandt T. Imaging human supraspinal locomotor centers in brainstem and cerebellum. Neuroimage. 2008;39(2):786–92.
81. Jayaram G, Stinear JW. The effects of transcranial stimulation on paretic lower limb motor excitability during walking. J Clin Neurophysiol. 2009;26(4):272–9.
82. Jayaram G, Galea JM, Bastian AJ, Celnik P. Human locomotor adaptive learning is proportional to depression of cerebellar excitability. Cereb Cortex. 2011;21(8):1901–9.
83. Jayaram G, Tang B, Pallegadda R, Vasudevan EV, Celnik P, Bastian A. Modulating locomotor adaptation with cerebellar stimulation. J Neurophysiol. 2012;107(11):2950–7.
84. Johnsen EL, Mogensen PH, Sunde NA, Østergaard K. Improved asymmetry of gait in Parkinson's disease with DBS: gait and postural instability in Parkinson's disease treated with bilateral deep brain stimulation in the subthalamic nucleus. Mov Disord. 2009;24:590–7.
85. Karabanov A, Ziemann U, Hamada M, George MS, Quartarone A, Classen J, Massimini M, Rothwell J, Siebner HR. Consensus paper: probing homeostatic plasticity of human cortex with non-invasive transcranial brain stimulation. Brain Stimul. 2015;8(5):993–1006.
86. Karayannidou A, Beloozerova IN, Zelenin PV, Stout EE, Sirota MG, Orlovsky GN, Deliagina TG. Activity of pyramidal tract neurons in the cat during standing and walking on an inclined plane. J Physiol. 2009;587(Pt 15):3795–811.
87. Kaski D, Dominguez RO, Allum JH, Bronstein AM. Improving gait and balance in patients with leukoaraiosis using transcranial direct current stimulation and physical training: an exploratory study. Neurorehabil Neural Repair. 2013;27(9):864–71.
88. Kaski D, Dominguez RO, Allum JH, Islam AF, Bronstein AM. Combining physical training with transcranial direct current stimulation to improve gait in Parkinson's disease: a pilot randomized controlled study. Clin Rehabil. 2014;28(11):1115–24.
89. Khedr EM, Farweez HM, Islam H. Therapeutic effect of repetitive transcranial magnetic stimulation on motor function in Parkinson's disease patients. Eur J Neurol. 2003;10(5):567–72.
90. Kim WS, Jung SH, Oh MK, Min YS, Lim JY, Paik NJ. Effect of repetitive transcranial magnetic stimulation over the cerebellum on patients with ataxia after posterior circulation stroke: a pilot study. J Rehabil Med. 2014;46(5):418–23.
91. Kim MS, Hyuk Chang W, Cho JW, Youn J, Kim YK, Woong Kim S, Kim YH. Efficacy of cumulative high-frequency rTMS on freezing of gait in Parkinson's disease. Restor Neurol Neurosci. 2015;33(4):521–30.
92. Kobayashi M, Pascual-Leone A. Transcranial magnetic stimulation in neurology. Lancet Neurol. 2003;2(3):145–56.
93. Koch G, Mori F, Marconi B, Codecà C, Pecchioli C, Salerno S, Torriero S, Lo Gerfo E, Mir P, Oliveri M, Caltagirone C. Changes in intracortical circuits of the human motor cor-

tex following theta burst stimulation of the lateral cerebellum. Clin Neurophysiol. 2008;119(11):2559-69.

94. Koch G. Do studies on cortical plasticity provide a rationale for using non-invasive brain stimulation as a treatment for Parkinson's disease patients? Front Neurol. 2013 Nov 6;4:180.
95. Kojovic M, Bologna M, Kassavetis P, Murase N, Palomar FJ, Berardelli A, et al. Functional reorganization of sensorimotor cortex in early Parkinson disease. Neurology. 2012;78(18):1441-8.
96. Kumru H, Benito J, Murillo N, Valls-Sole J, Valles M, Lopez-Blazquez R, Costa U, Tormos JM, Pascual-Leone A, Vidal J. Effects of high-frequency repetitive transcranial magnetic stimulation on motor and gait improvement in incomplete spinal cord injury patients. Neurorehabil Neural Repair. 2013;27(5):421-9.
97. Lajoie K, Drew T. Lesions of area 5 of the posterior parietal cortex in the cat produce errors in the accuracy of paw placement during visually guided locomotion. J Neurophysiol. 2007;97(3):2339-54.
98. Lajoie K, Bloomfield LW, Nelson FJ, Suh JJ, Marigold DS. The contribution of vision, proprioception, and efference copy in storing a neural representation for guiding trail leg trajectory over an obstacle. J Neurophysiol. 2012;107(8):2283-93.
99. Lee SY, Kim MS Chang WH, Cho JW, Youn JY, Kim YH. Effects of repetitive transcranial magnetic stimulation on freezing of gait in patients with Parkinsonism. Restor Neurol Neurosci. 2014;32(6) 743-53.
100. Lewek MD, Feasel J, Wentz E, Brooks FP Jr, Whitton MC. Use of visual and proprioceptive feedback to improve gait speed and spatiotemporal symmetry following chronic stroke: a case series. Phys Ther. 2012;92(5):748-56.
101. Li JY, Espay AJ, Gunraj CA, Pal PK, Cunic DI, Lang AE, Chen R. Interhemispheric and ipsilateral connections in Parkinson's disease: relation to mirror movements. Mov Disord. 2007;22(6):813-21.
102. Liebetanz D, Nitsche MA, Tergau F, Paulus W. Pharmacological approach to the mechanisms of transcranial DC-stimulation-induced after-effects of human motor cortex excitability. Brain. 2002;125(Pt 10):2238-47.
103. Lindenberg R, Renga V, Zhu LL, Nair D, Schlaug G. Bihemispheric brain stimulation facilitates motor recovery in chronic stroke patients. Neurology. 2010;75(24):2176-84.
104. Llinas R. Mechanisms of supraspinal actions upon spinal cord activities. Differences between reticular and cerebellar inhibitory actions upon alpha extensor motoneurons. J Neurophysiol. 1964;27:1117-26.
105. Lomarev MP, Kanchana S, Bara-Jimenez W, Iyer M, Wassermann EM, Hallett M. Placebo-controlled study of rTMS for the treatment of Parkinson's disease. Mov Disord. 2006;21(3):325-31.
106. Luft AR, Macko RF, Forrester LW, Villagra F, Ivey F, Sorkin JD, Whitall J, McCombe-Waller S, Katzel L, Goldberg AP, Hanley DF. Treadmill exercise activates subcortical neural networks and improves walking after stroke: a randomized controlled trial. Stroke. 2008;39(12):3341-50.
107. Lum PS, Mulroy S, Amdur RL, Requejo P, Prilutsky BI, Dromerick AW. Gains in upper extremity function after stroke via recovery or compensation: Potential differential effects on amount of real-world limb use. Top Stroke Rehabil. 2009;16(4):237-53.
108. Madhavan S, Weber KA, Stinear JW. Non-invasive brain stimulation enhances fine motor control of the hemiparetic ankle: implications for rehabilitation. Exp Brain Res. 2011;209(1):9-17.
109. Marchese R, Diverio M, Zucchi F, Lentino C, Abbruzzese G. The role of sensory cues in the rehabilitation of parkinsonian patients: a comparison of two physical therapy protocols. Mov Disord. 2000;15(5):879-83.
110. Mehta AR, Brittain JS, Brown P. The selective influence of rhythmic cortical versus cerebellar transcranial stimulation on human physiological tremor. J Neurosci. 2014;34(22):7501-8.

111. Miyai I, Tanabe HC, Sase I, Eda H, Oda I, Konishi I, Tsunazawa Y, Suzuki T, Yanagida T, Kubota K. Cortical mapping of gait in humans: a near-infrared spectroscopic topography study. Neuroimage. 2001;14(5):1186–92.
112. Moliadze V, Antal A, Paulus W. Boosting brain excitability by transcranial high frequency stimulation in the ripple range. J Physiol. 2010;588(Pt 24):4891–904.
113. Moliadze V, Atalay D, Antal A, Paulus W. Close to threshold transcranial electrical stimulation preferentially activates inhibitory networks before switching to excitation with higher intensities. Brain Stimul. 2012;5(4):505–11.
114. Mori S, Matsui T, Kuze B, Asanome M, Nakajima K, Matsuyama K. Stimulation of a restricted region in the midline cerebellar white matter evokes coordinated quadrupedal locomotion in the decerebrate cat. J Neurophysiol. 1999;82(1):290–300.
115. Morris ME, Iansek R, Matyas TA, Summers JJ. The pathogenesis of gait hypokinesia in Parkinson's disease. Brain. 1994;117(Pt 5):1169–81.
116. Morton SM, Bastian AJ. Cerebellar contributions to locomotor adaptations during splitbelt treadmill walking. J Neurosci. 2006;26(36):9107–16.
117. Murray MP, Sepic SB, Gardner GM, Downs WJ. Walking patterns of men with parkinsonism. Am J Phys Med. 1978;57(6):278–94.
118. Naro A, Leo A, Russo M, Cannavò A, Milardi D, Bramanti P, Calabrò RS. Does transcranial alternating current stimulation induce cerebellum plasticity? Feasibility, safety and efficacy of a novel electrophysiological approach. Brain Stimul. 2016(Feb 12) (pii: S1935-861X(16) 30019-5).
119. Nieoullon A, Cheramy A, Glowinski J. Release of dopamine evoked by electrical stimulation of the motor and visual areas of the cerebral cortex in both caudate nuclei and in the substantia nigra in the cat. Brain Res. 1978;145(1):69–83.
120. Nitsche MA, Paulus W. Excitability changes induced in the human motor cortex by weak transcranial direct current stimulation. J Physiol. 2000;527(Pt 3):633–9.
121. Nitsche MA, Paulus W. Sustained excitability elevations induced by transcranial DC motor cortex stimulation in humans. Neurology. 2001;57(10):1899–901.
122. Nitsche MA, Fricke K, Henschke U, Schlitterlau A, Liebetanz D, Lang N, Henning S, Tergau F, Paulus W. Pharmacological modulation of cortical excitability shifts induced by transcranial direct current stimulation in humans. J Physiol. 2003;553(Pt 1):293–301.
123. Nitsche MA, Liebetanz D, Antal A, Lang N, Tergau F, Paulus W. Modulation of cortical excitability by weak direct current stimulation—technical, safety and functional aspects. Suppl Clin Neurophysiol. 2003;56:255–76.
124. Nitsche MA, Nitsche MS, Klein CC, Tergau F, Rothwell JC, Paulus W. Level of action of cathodal DC polarisation induced inhibition of the human motor cortex. Clin Neurophysiol. 2003;114(4):600–4.
125. Nitsche MA, Schauenburg A, Lang N, Liebetanz D, Exner C, Paulus W, Tergau F. Facilitation of implicit motor learning by weak transcranial direct current stimulation of the primary motor cortex in the human. J Cogn Neurosci. 2003;15(4):619–26.
126. Nitsche MA, Grundey J, Liebetanz D, Lang N, Tergau F, Paulus W. Catecholaminergic consolidation of motor cortical neuroplasticity in humans. Cereb Cortex. 2004;14(11):1240–5.
127. Nitsche MA, Jaussi W, Liebetanz D, Lang N, Tergau F, Paulus W. Consolidation of human motor cortical neuroplasticity by D-cycloserine. Neuropsychopharmacology. 2004;29(8):1573–8.
128. Nowak DA, Grefkes C, Ameli M, Fink GR. Interhemispheric competition after stroke: brain stimulation to enhance recovery of function of the affected hand. Neurorehabil Neural Repair. 2009;23(7):641–56.
129. Nutt JG, Marsden CD, Thompson PD. Human walking and higher-level gait disorders, particularly in the elderly. Neurology. 1993;43(2):268–79.
130. Oliveri M, Koch G, Torriero S, Caltagirone C. Increased facilitation of the primary motor cortex following 1 Hz repetitive transcranial magnetic stimulation of the contralateral cere-

bellum in normal humans. Neurosci Lett. 2005;376(3):188-93.

131. Palermo A, Fierro B, Giglia G, Cosentino G, Puma AR, Brighina F. Modulation of visual cortex excitability in migraine with aura: effects of valproate therapy. Neurosci Lett. 2009;467(1):26-9.

132. Penhune VB, Doyon J. Cerebellum and M1 interaction during early learning of timed motor sequences. Neuroimage. 2005;26(3):801-12.

133. Percheron G, François C, Talbi B, Yelnik J, Fénelon G. The primate motor thalamus. Brain Res Brain Res Rev. 1996;22(2):93-181.

134. Pfurtscheller G, Lopes da Silva FH. Event-related EEG/MEG synchronization and desynchronization: basic principles. Clin Neurophysiol. 1999;110(11):1842-57.

135. Picelli A, Chemello E, Castellazzi P, Roncari L, Waldner A, Saltuari L, Smania N. Combined effects of transcranial direct current stimulation (tDCS) and transcutaneous spinal direct current stimulation (tsDCS) on robot-assisted gait training in patients with chronic stroke: A pilot, double blind, randomized controlled trial. Restor Neurol Neurosci. 2015;33(3):357-68.

136. Plotnik M, Giladi N, Balash Y, Peretz C, Hausdorff JM. Is freezing of gait in Parkinson's disease related to asymmetric motor function? Ann Neurol. 2005;57(5):656-63.

137. Plotnik M, Giladi N, Hausdorff JM. Bilateral coordination of walking and freezing of gait in Parkinson's disease. Eur J Neurosci. 2008;27(8):1999-2006.

138. Pogosyan A, Gaynor LD, Eusebio A, Brown P. Boosting cortical activity at Beta-band frequencies slows movement in humans. Curr Biol. 2009;19(19):1637-41.

139. Polanía R, Paulus W, Nitsche MA. Modulating cortico-striatal and thalamo-cortical functional connectivity with transcranial direct current stimulation. Hum Brain Mapp. 2012;33:2499-508.

140. Pozzi NG, Minafra B, Zangaglia R, De Marzi R, Sandrini G, Priori A, Pacchetti C. Transcranial direct current stimulation (tDCS) of the cortical motor areas in three cases of cerebellar ataxia. Cerebellum. 2014;13(1):109-12.

141. Priori A, Ciocca M, Parazzini M, Vergari M, Ferrucci R. Transcranial cerebellar direct current stimulation and transcutaneous spinal cord direct current stimulation as innovative tools for neuroscientists. J Physiol. 2014;592(16):3345-69.

142. Purpura DP, McMurtry JG. Intracellular activities and evoked potential changes during polarization of motor cortex. J Neurophysiol. 1965;28:166-85.

143. Rapinesi C, Janiri D, Kotzalidis GD, Serata D, Del Casale A, Scatena P, Dacquino C, Gentile G, Manfredi G, Danese E, Raccah RN, Brugnoli R, Callovini G, Ferri VR, Ferracuti S, Zangen A, Simmaco M, Angeletti G, Girardi P. Mitochondrial myopathy and comorbid major depressive disorder: effectiveness of dTMS on gait and mood symptoms. Gen Hosp Psychiatry. 2015;37(3):274.e7-9.

144. Ridding MC, Ziemann U. Determinants of the induction of cortical plasticity by non-invasive brain stimulation in healthy subjects. J Physiol. 2010;588(Pt 13):2291-304.

145. Rieke F. Spikes: exploring the neural code. Cambridge, MA: MIT Press; 1997.

146. Roche N, Lackmy A, Achache V, Bussel B, Katz R. Effects of anodal transcranial direct current stimulation over the leg motor area on lumbar spinal network excitability in healthy subjects. J Physiol. 2011;589(Pt 11):2813-26.

147. Rossini PM, Calautti C, Pauri F, Baron JC. Post-stroke plastic reorganisation in the adult brain. Lancet Neurol. 2003;2(8):493-502.

148. Sale MV, Ridding MC, Nordstrom MA. Factors influencing the magnitude and reproducibility of corticomotor excitability changes induced by paired associative stimulation. Exp Brain Res. 2007;181(4):615-26.

149. Schweighofer N, Arbib MA, Dominey PF. A model of the cerebellum in adaptive control of saccadic gain. I. The model and its biological substrate. Biol Cybern. 1996;75(1):19-28.

150. Seeber M, Scherer R, Wagner J, Solis-Escalante T, Müller-Putz GR. EEG beta suppression and low gamma modulation are different elements of human upright walking. Front Hum Neurosci. 2014;8:485.

151. Shi J, Liu J, Qu Q. Handedness and dominant side of symptoms in Parkinson's disease. Med Clin (Barc). 2014;142(4):141–4.
152. Shimizu H, Tsuda T, Shiga Y, Miyazawa K, Onodera Y, Matsuzaki M, Nakashima I, Furukawa K, Aoki M, Kato H, Yamazaki T, Itoyama Y. Therapeutic efficacy of transcranial magnetic stimulation for hereditary spinocerebellar degeneration. Tohoku J Exp Med. 1999;189(3):203–11.
153. Snijders AH, Leunissen I, Bakker M, et al. Gait-related cerebral alterations in patients with Parkinson's disease with freezing of gait. Brain. 2011;134:59–72.
154. Spagnolo F, Coppi E, Chieffo R, Straffi L, Fichera M, Nuara A. Interhemispheric balance in Parkinson's disease: a transcranial magnetic stimulation study. Brain Stimul. 2013;6(6): 892–7.
155. Stefan K, Kunesch E, Cohen LG, Benecke R, Classen J. Induction of plasticity in the human motor cortex by paired associative stimulation. Brain. 2000;123(Pt 3):572–84.
156. Strafella AP, Paus T, Barrett J, Dagher A. Repetitive transcranial magnetic stimulation of the human prefrontal cortex induces dopamine release in the caudate nucleus. J Neurosci. 2001;21:RC157 (4 pages).
157. Strafella AP, Paus T, Fraraccio M, Dagher A. Striatal dopamine release induced by repetitive transcranial magnetic stimulation of the human motor cortex. Brain. 2003;126:2609–15.
158. Strafella AP, Ko JH, Grant J, Fraraccio M, Monchi O. Corticostriatal functional interactions in Parkinson's disease: a rTMS/[11C]raclopride PET study. Eur J Neurosci. 2005;22: 2946–52.
159. Swann N, Tandon N, Canolty R, Ellmore TM, McEvoy LK, Dreyer S, DiSano M, Aron AR. Intracranial EEG reveals a time- and frequency-specific role for the right inferior frontal gyrus and primary motor cortex in stopping initiated responses. J Neurosci. 2009;29 (40):12675–85.
160. Tahtis V, Kaski D, Seemungal BM. The effect of single session bi-cephalic transcranial direct current stimulation on gait performance in sub-acute stroke: a pilot study. Restor Neurol Neurosci. 2014;32(4):527–32.
161. Takakusaki K, Habaguchi T, Ohtinata-Sugimoto J, Saitoh K, Sakamoto T. Basal ganglia efferents to the brainstem centers controlling postural muscle tone and locomotion: a new concept for understanding motor disorders in basal ganglia dysfunction. Neuroscience. 2003;119(1):293–308.
162. Takakusaki K, Saitoh K, Harada H, Kashiwayanagi M. Role of basal ganglia-brainstem pathways in the control of motor behaviors. Neurosci Res. 2004;50(2):137–51.
163. Terney D, Chaieb L, Moliadze V, Antal A, Paulus W. Increasing human brain excitability by transcranial high-frequency random noise stimulation. J Neurosci. 2008;28(52):14147–55.
164. Thoma P, Bellebaum C, Koch B, Schwarz M, Daum I. The cerebellum is involved in reward-based reversal learning. Cerebellum. 2008;7(3):433–43.
165. Traversa R, Cicinelli P, Pasqualetti P, Filippi M, Rossini PM. Follow-up of interhemispheric differences of motor evoked potentials from the 'affected' and 'unaffected' hemispheres in human stroke. Brain Res. 1998;803(1–2):1–8.
166. Turner RS, Anderson ME. Pallidal discharge related to the kinematics of reaching movements in two dimensions. J Neurophysiol. 1997;77(3):1051–74.
167. Ugawa Y, Day BL, Rothwell JC, Thompson PD, Merton PA, Marsden CD. Modulation of motor cortical excitability by electrical stimulation over the cerebellum in man. J Physiol. 1991;441:57–72.
168. Ugawa Y, Uesaka Y, Terao Y, Hanajima R, Kanazawa I. Magnetic stimulation over the cerebellum in humans. Ann Neurol. 1995;37(6):703–13.
169. Valentino F, Cosentino G, Brighina F, Pozzi NG, Sandrini G, Fierro B, Savettieri G, D'Amelio M, Pacchetti C. Transcranial direct current stimulation for treatment of freezing of gait: a cross-over study. Mov Disord. 2014;29(8):1064–9.
170. Verheyden G, Purdey J, Burnett M, Cole J, Ashburn A. Immediate effect of transcranial direct current stimulation on postural stability and functional mobility in Parkinsons disease.

Mov Disord. 2013;28(14):2040-1.
171. Wagner J, Makeig S, Gola M, Neuper C, Müller-Putz G. Distinct b band oscillatory networks subserving motor and cognitive control during gait adaptation. J Neurosci. 2016;36(7):2212-26.
172. Wang RY, Tseng HY, Liao KK, Wang CJ, Lai KL, Yang YR. rTMS combined with task-oriented training to improve symmetry of interhemispheric corticomotor excitability and gait performance after stroke: a randomized trial. Neurorehabil Neural Repair. 2012;26(3):222-30.
173. Weerdesteyn V, de Niet M, van Duijnhoven HJ, Geurts AC. Falls in individuals with stroke. J Rehabil Res Dev. 2008;45(8):1195-213.
174. Whitton PS. Glutamatergic control over brain dopamine release in vivo and in vitro. Neurosci Biobehav Rev. 1997;21(4):481-8.
175. Wu AD, Petzinger GM, Lin CH, Kung M, Fisher B. Asymmetric corticomotor excitability correlations in early Parkinson's disease. Mov Disord. 2007;15;22(11):1587-93.
176. Wu T, Hallett M. The cerebellum in Parkinson's disease. Brain. 2013;136(Pt 3):696-709.
177. Yang YR, Tseng CY, Chiou SY, Liao KK, Cheng SJ, Lai KL, Wang RY. Combination of rTMS and treadmill training modulates corticomotor inhibition and improves walking in Parkinson disease: a randomized trial. Neurorehabil Neural Repair. 2013;27(1):79-86.
178. Yeo SS, Ahn SH, Choi BY, Chang CH, Lee J, Jang SH. Contribution of the pedunculopontine nucleus on walking in stroke patients. Eur Neurol. 2011;65(6):332-7.

이식형 기능적 전기 자극(FES) 장치의 수술 방법 및 사용 효과

Introducing a Surgical Procedure for an Implantable FES Device and Its Outcome

Kiriakos Daniilidis, Eike Jakubowitz and Daiwei Yao

1 서론(Introduction)

1.1 족하수의 원인 및 임상 증상 (Causes of Drop Foot and Clinical Symptoms)

성인 마비족(paralytic foot) 또는 족하수(drop foot)는 일반적으로 신경성 손상으로 인해 발생하는 이차적 족부 기형이다[13, 26]. 발목의 배측 굴곡(dorsiflexion)에 중요한 역할을 하는 근육인 전경골근(tibialis anterior), 비골근(peronei), 장지신근(extensor digitorum longus) 및 장족무지신근(extensor halluces longus)의 신경 지배(innervation)가 부족하면 발의 이차적 위치 이상(malposition)을 유발할 수 있다. 발목의 배측 굴곡이 제대로 활성화되지 않으면 굴곡근의 과잉 활동을 초래하고 이차적으로 해당 근육과 힘줄이 짧아지게 되며, 이로 인해 외전(supination) 시 발의 위치 이상이 발생할 수 있다[16]. 일반적으로 주동근(agonist)과 길항근(antagonist)의 불균형이 예상되며, 이는 뼈로 이루어진 발 구조에 구축(contracture; 근육이나 힘줄 또는 기타 연조직이 영구적으로 짧아지거나 조여져 관절의 운동 범위가 제한되는 것을 특징으로 하는 의학적 상태-역주)과 아탈구(subluxation; 관절을 구성하는 뼈가 완전히 탈구되지는 않았으나 정렬이 잘못되어 관절이 부분적으로 탈구되거나 불완전하게 분리되는 것-역주)를 일으킬 수 있다[4, 7]. 임상 검사에서 구축과 유연성 기형(flexible deformity; 신체 부위의 비정상적인 위치나 정렬을 외부 조작이나 움직임으로 조정하거나 교정할 수 있는 기형-역주)을 구별하는 것은 이후의 치료 요법 선택에 영향을 미치기 때문에 매우 중요하다[16].

신경학적 장애의 원인은 중추성(central) 또는 말초성(peripheral)으로 나뉘며, 중추성 병변에는 뇌졸중, 다발성 경화증, 두개골 외상(craniocerebral trauma), 뇌 전이(brain metastases)가 포함된다[14]. 모든 중추성 병변은 말초의 운동 장애를 유발한다. 따라서 상위 운동 신경세포의 핵심 구성 요소인 추체로(pyramidal tract)의 손상은 근육 강직(spasticity)을 일으킨다[8, 13, 14, 19, 26]. 이와 반대로 말초성 병변은 척수 전각(anterior horn)과 신경근 접합부(neuromuscular junction) 사이의 영역에 영향을 미치는 하위 운동 신경세포의 손상으로 인해 이완성 마비(flaccid paralysis)를 초래한다. 말초 병변의 원인으로는 수술 후 의원성(iatrogenic; 의학적 치료 또는 중재로 인해 발생하는 합병증 또는 부작용-역주) 손상, 소아마비후(post-polio) 증후군 또는 구획(compartment) 증후군(폐쇄된 근육 구획 내의 압력 증가로 혈류 방해 및 근육과 신경 기능에 영향을 미치는 질환-역주) 등이 있다. 특히 중추성 병변에서 비골 신경(peroneal nerve)은 여전히 '활성화'되지만, 손상이 운동 피질과 척수 사이에 위치하기 때문에 신호 전달이 누락되어 활성화되지 못한다는 점을 유의할 필요가 있다. 족하수는 계단식 보행(steppage gait) 형태가 특징이며, 이는 발의 배측 굴곡의

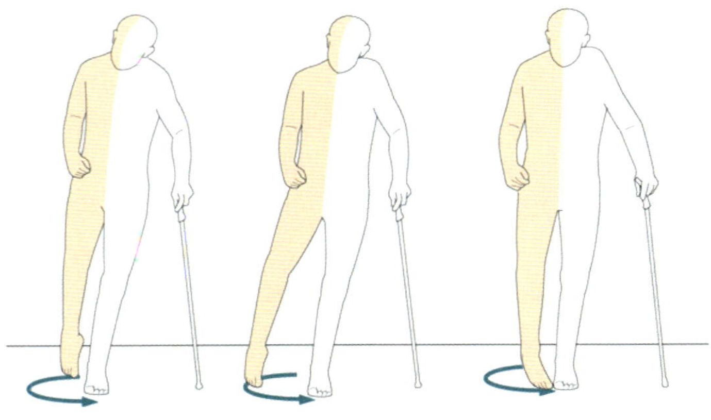

그림 1. 비골신경 마비의 경우 자연스러운 발 높이와 다리 회전이 불가능하고, 발이 저측 굴곡 상태로 유지되어 걸려 넘어지거나 낙상 위험이 커진다(왼쪽). 유각기에서는 과도한 무릎 굽힘이나 몸통 기울임(deflection)을 통해 영향을 받은 쪽의 골반을 들어 올려 부족한 발 높이를 보상하는 것을 관찰할 수 있다. 같은 목적으로 다리를 앞으로 내밀어 휘돌리는 보상 동작을 하는 경우가 많다(가운데). 입각기에서 지면과의 접촉은 보통 앞발이나 발바닥 전체가 닿는(plantigrade) 자세로만 가능하다(오른쪽)

부재로 인해 발생하며 영향을 받은 하지의 길이가 상대적으로 길어지게 된다. 이로 인해 발가락이 지면을 따라 끌리고 환자는 걸려 넘어지지 않기 위해 하지를 평소보다 더 높이 들어 올려야 한다. 결과적으로 영향을 받은 환자에서 유각기(swing phase) 동안 무릎 굴곡이 증가하고 다리를 휘돌리며(circumductive) 걷는 보행 형태를 관찰할 수 있다(**그림 1**). 또한 걸을 때 다리 길이를 맞추기 위해 반대쪽 다리는 발끝으로(tiptoe) 걷는 것도 특징적으로 나타날 수 있다. 이러한 모든 상황은 불안정한 보행 패턴을 유도하므로 환자는 매 걸음을 잘 제어하기 위해 발을 바라보면서 걷는데 집중해야 한다.

1.2 치료 계획(Therapy Planning)

치료 전략은 각 환자의 강직 및 활동 수준과 환자의 기대치에 따라 환자마다 개별적으로 결정해야 한다. 이러한 요소는 수술 후 결과의 최적화 및 환자의 향후 생활에도 큰 영향을 미친다. 가정 환경 내에서만 거동이 가능하고 대부분의 시간을 휠체어나 목발에 의지하는 환자의 경우 보수적(conservative) 치료가 최우선적으로 고려되어야 한다. 예를 들어 환자가 서 있을 수 있는 능력이 제한되어 있고 휠체어에서 침대로 이동하는 등 동작을 수행할 수 없는 경우에만 수술적 중재가 의미가 있다. 일반적으로 수술의 목적은 발 바닥 전체가 바닥에 닿는(plantigrade) 자세를 만들고 보행 능력을 회복하는 것이다. 연조직(soft tissue) 시술과 뼈 교정(bony correction)의 조합부터 신경보철물(neuroprosthesis) 이식까지 다양한 수술 절차가 있다. 환자의 이동성을 최대한 회복하기 위해서는 적절한 치료 방법을 정확하게 평가하고 결정하는 것이 매우 중요하다.

1.3 이전의 치료 개념 및 FES 원리 (Former Therapy Concepts and Principle of FES)

족하수의 배측 굴곡 재건을 위한 치료 옵션은 다양하다. 초기 치료 개념은 중립 위치에서 발을 단단히 재설정하는 것에 기반을 두었다. 수술적 치료 옵션에는 연조직 시술(예: 건 이식술)이나 골접합(osteosynthetic) 중재술(예: 관절염) 또는 복합적 방법 등이 포함되었다. 족하수의 전통적인 보수적 치료는 족관절 보조기(ankle-foot orthosis, AFO)를 이용하여 발 전체를 평평하게 유지하는 자세로 고정하는 것이다. 대부분의 AFO는 단단한 플라스틱 보조기로 만들어진다. 또한 발목 부위에 경첩(hinge)이 달린 보조기 등 변형된 보조기도 있다. 연구에 따르면 AFO는 유각기에서 발목의 배측 굴곡을 지지하고 초기 입각기 자세에서 무릎 안정성을 향상시키는 것으로 나타났다[9, 18]. 그러나 AFO는 발목의 가동성을 제한하고 구축이 발생하기 쉬우며, 앉았다 일어설 때 운동성이 떨어지는 등의 단점을 유발한다[5, 10, 12]. 그 외에도 미관상 문제, 불편함, 신발 착용감 문제 등도 무시해서는 안된다. 발이 수평으로 유지되는 자세에서 단단히 고정되어 있기 때문에 이러한 치료 개념으로는 발의 자연스러운 생리적인 움직임 패턴에 맞게 동적으로 조정되지 않는다. 반면 기능적 전기 자극술(FES)은 지난 10년 동안 새로운 치료적 접근법으로 부상했다[17, 22, 23, 25, 27]. 이 시스템의 장점은 신경 자극을 통한 동적 치료 구성 요소로, 이를 통해 발등 굴곡을 강렬하고 지속적으로 훈련할 수 있다는 것이다. 따라서 이 시스템은 바이오피드백을 통해 환자에게 긍정적인 피드백을 제공할 수 있다. 족하수를 치료하기 위한 최신 FES 시스템에는 발꿈치 스위치 및 전극과 자극기를 포함하는 커프(cuff)가 포함되어 있다. 표면 전극이 있는 커프는 전극이 신경 위에 올바르게 위치하도록 하퇴에 장착된다. 특수 양말에 착용하는 무선 발꿈치 스위치는 보행 중 입각기와 유각기를 구분하는데 필요하며, 간단히 켜기/끄기 신호 역할을 한다. 이 스위치는 발걸음을 내딛기 위해 다리를 들어 올리는 시점을 감지하여 자극 타이밍을 정확하게 제어한다. 이 신호는 커프에 장착된 배터리 구동식 제어 장치와 자극기에 무선으로 전송된다. 스위치 신호를 참조하여 개별적으로 조정된 시간 매개변수에 따라 자극기는 표면 전극을 통해 자극 신호를 방출한다. 이러한 방식으로 발을 들어 올리는 근육이 활성화되고 보행 패턴이 개선된다. 대부분의 최신 FES 시스템에는 무선 또는 기타 종류의 원격 제어가 포함되어 있으며, 이를 통해 사용자의 일상적인 필요에 따라 설정을 조정할 수 있다. 또한 일부 최신 시스템에는 다중 채널 전극이 포함되어 있어 무릎이나 고관절과 같은 추가적인 기능적 근육 그룹을 자극하여 보다 자연스러운 보행 패턴을 지원한다.

1.4 FES 및 이식형 FES에 대한 사용 지침 (Indication for FES and Implantable FES)

중추성 병변이 있는 환자의 온전한(intact) 비골 신경은 성공적인 FES 치료를 위해 매우 중요하다. 따라서 비골 신경의 신경 전도성 및 전도 속도는 신경 전도 검사를 통해 미리 측정하고 확인해야 한다. 또한 전정골근 반대편 근육의 긴장도나 강직이 증가한 경우 이를 해결해야 하거나 또는 아킬레스건 연장술이나 비복근 이완술로 적절히 치료해야 좋은 임상적 결과를 얻을 수 있다. 신경 자극을 주기 위한 펄스는 신체 부위에 착용할 수 있는 소매(sleeve) 형태로 표면에 부착되어 전극을 사용하여 피부를 통해 전달된다. 이러한 외부 전기 자극은 때때로 피부 발진(irritation)을 유발할 수 있다. 고려해야 할 또 다른 요소는 중추성 병변이 있는 환자는 종종 반신 마비로 인해 일상 생활에서 장치를 독립적으로 사용하고 다루는데 어려움이 있다는 것이다. 이 문제에 대한 한 가지 접근 방식은 신경보철물을 외과적으로 이식하는 것이다. 현재 ActiGait® (Otto Bock, Duderstadt)는 임상 사용을 위해 최근에 승인된 유일한 이식형 장치이다. 이 신경보철물은 피부 표면에 사용하는 FES와 유사한 원리로 작동하지만 총 비골 신경(common peroneal nerve)의 운동 분지(motor branch; 근육의 움직임을 제어하는 신경의 특정 부분-역주)를 자극한다. 이 장치는 내부 및 외부 구성 요소가 모두 있는 하이브리드 시스템이다(그림 2).

외부 구성 요소는 발꿈치 스위치와 제어 장치가 있다. ActiGait® 시스템의 이식 가능한 구성 요소에는 허벅지 외측 피하에 이식되는 자극기와 비골 신경 주위에 직접 부착되는 커프 전극이 포함된다. 표면 FES 장치와 유사하게 발꿈치 스위치는 보행 주기 동안 바닥 접촉을 통해 입각기와 유각기를 감지하며, 이 정보는 제어 장치로 전송된다. 표면 FES와 달리 제어 장치는 일반적으로 허리 벨트에 착용한다. 제어 장치는 이 정보를 바탕으로 개별적으로 조정된 시간 매개변수에 따라 자극 펄스를 동측 허벅지 피부 표면에 고정된 유도 코일로 보낸다. 유도 코일의 자기장은 안테나를 통해 펄스를 생성하여 피하 이식 자극 장치의 수신기로 전달한

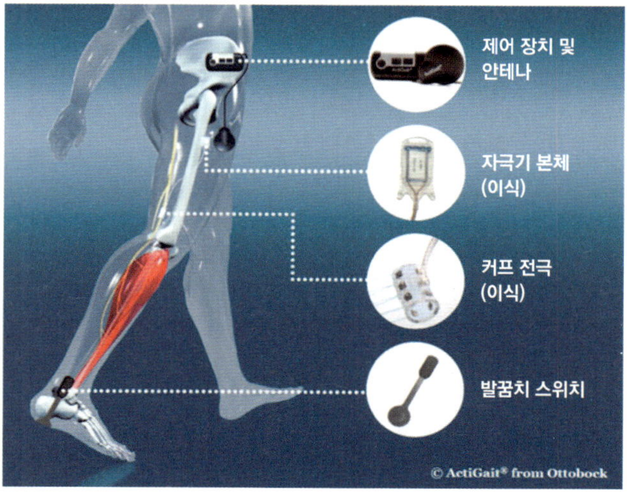

그림 2. 족하수 자극기의 구성 요소. 외부 구성 요소에는 안테나가 있는 제어 장치와 발꿈치 스위치로 구성된다. 내부 구성 요소는 피하에 이식되는 자극기와 비골 신경에 직접 부착되는 자극용 커프 전극(cuff electrode)가 포함된다.

다. 이 인터페이스는 외부 및 내부 구성 요소 간의 연결을 나타낸다. 12개의 전극으로 구성된 다중 채널 시스템을 갖춘 자극 장치는 비골 신경의 운동 분지를 직접적이고 다양한 방식으로 자극할 수 있다. 이러한 설정은 정확한 양의 내전(pronation) 및 외전(supination)을 가진 균형 잡힌 배측 굴곡을 가능하게 하며, 표면 FES에 비해 낮은 암페어를 사용한다. 또한 피부 발진 등을 피하고 일상적인 사용을 간소화하여 이식 전극은 취급의 어려움을 해결한다. 이 신경보철물의 원리는 표면 FES와 관련이 있으므로 이식형 신경보철물의 사용에 대해 다음과 같은 유사한 사용 지침 기준 및 금기 사항이 존재한다(표 1).

표 1. 이식형 FES의 포함 및 제외 기준

포함 기준	제외 기준
상위 운동 신경세포 질환으로 인한 족하수	말초 신경 손상
만 18세 이상의 성인	임산부
영향을 받는 발목 관절의 수동적 ROM	적절하게 조절되지 않는 간질
다른 사람의 도움 없이 짧은 거리를 걸을 수 있는 보행	이식된 제세동기 또는 심박조율기
표면 FES에 대한 양성 반응	허벅지 피하지방층의 두께가 40 mm를 초과

2 수술 절차(Surgical Procedure)

2.1 환자 및 해부학적 기준점 준비 과정 (Preparation of Patient and Landmarks)

모든 금기 사항이 배제되고 수술 전 준비가 완료되면 수술 절차를 시작할 수 있다. 일반적으로 내부 구성 요소의 이식은 전신 마취 하에 수행된다. 환자가 마취된 후 적절한 위치를 잡는 것은 이후 수술 절차에 중요한 부분이다. 환자는 부드럽게 패딩으로 처리된 수술대 위에 옆으로 눕히는 것이 좋다. 이때 환자를 비수술 쪽으로 돌려 수술 쪽이 위를 향하게 하여 접근이 용이하게 하고, 특히 발과 발목이 움직일 수 있는 충분한 공간을 확보하는 방식으로 위치를 잡아야 한다. 수술하지 않은 쪽의 무릎과 고관절은 0°에서 10°까지 굴곡된 상태로, 반대쪽은 20°-30° 정도 적당히 구부러진 상태로 유지한다. 또한 잘못된 자세로 인한 신경이나 혈관 손상을 방지하기 위해 중요한 부위를 적절히 패딩해야 한다. 주요 부위로는 비수술 쪽의 비골 신경의 외측 추골(lateral malleus)과 비골두(fibula head) 및 수술 쪽 무릎의 내측

이 있다. 자세로 인한 손상을 방지하기 위해 양쪽 다리 사이에 젤 베개를 놓는다. 또한 상완의 신경총(plexus; 신경이나 혈관 또는 림프관의 네트워크 또는 얽힘) 손상을 방지하기 위해 수술하지 않은 쪽의 겨드랑이 아래에 부드러운 반원통형 쿠션 등을 놓는다. 옆으로 누운 자세를 고정하기 위해 등과 복부는 패딩 처리된 지지 도구로 받쳐 고정한다. 환자의 위치를 올바르게 잡고 과도한 털을 제거한 후에는 발목과 발을 포함한 수술 다리를 승인된 소독제로 멸균 처리해야(sterilely) 한다. 그런 다음 비수술 쪽 신체 부위는 멸균 천(drape)으로 덮고 무릎과 허벅지 아래 부분은 노출시키며, 수술 쪽 발은 투명한 멸균 호일로 덮는다. 절개하기 전에 수술에 필요한 해부학적 기준점을 확인하고 표시하는 것이 중요하다. 먼저 비골두를 찾아서 표시해야 한다. 그런 다음 경골(tibia)의 근위부(proximal) 가장자리를 점선으로 윤곽을 그린다. 그 후 이 선에 수직으로 길이 8 cm의 두 번째 선을 근위부 방향의 대퇴이두근(biceps femoris) 힘줄과 평행하게 그린다. 이 선은 대퇴이두근 힘줄의 내측으로 약 1-2 cm 간격을 두고 그려야 한다. 대퇴이두근 힘줄을 정확하게 식별하고 장경인대(tractus iliotibialis)와 혼동하지 않는 것이 매우 중요하다. 이 선은 나중의 피부 절개 부분을 표시한 것이다. 피부 절개는 비골 신경의 가시성(sight)과 접근성에 부정적인 영향을 미치지 않도록 너무 내측으로 절개하지 않도록 주의해야 한다. 마른 환자의 경우 이두근 힘줄과의 간격을 좁혀야 한다. 절개선을 근위부 쪽으로 4 cm 더 연장하면 터널링(tunneling)의 출구 지점(조직을 통해 만들어진 터널이 끝나는 신체 위치-역주)에 대한 해부학적 위치를 얻을 수 있다. 자극기 장치의 이식 위치는 근위부 경골 가장자리에서 26 cm(자극기를 거꾸로 배치하는 경우) 또는 28 cm 떨어진 허벅지 배측외측(ventrolateral) 부분의 중간 1/3 지점이며, 이를 표시해야 한다.

2.2 총 비골 신경의 노출 (Exposure of the Common Peroneal Nerve)

모든 위치가 올바르게 표시되면 위에서 설명한 대로 절개선을 따라 절개한다. 피부 절개는 무릎 주름을 통과하지 않고 무릎 주름 근위부까지 절개해야 한다. 피부 가장자리를 작은 갈고리로 들어올리고 이두근 힘줄을 따라 조직을 절개한다. 그런 다음 얇은 피하 근막층(fascia layer)을 열어 피부 표면에서 약 1~2 cm 아래에 위치한 비골 신경을 확인한다. 실수로 경골 신경이 손상될 수 있으므로 심부 절개는 피해야 한다. 출혈 조절이 필요한 경우 신경 근처의 단극 응고(monopolar coagulation)는 영구적인 신경 손상을 유발할 수 있으므로 양극(bipolar) 응고만 사용해야 한다. 수술 부위에서 비골 신경을 확인하면 그 주위에 혈관 루프(vessel loop)를 배치해야 한다. 확대경을 사용하는 경우 비골 신경은 횡방향으로(transverse) 지나가기 때문에 이두근 힘줄의 근막층을 통해 볼 수 있는 경우가 많다. 루프를 약간 수축시키면 해당 신경이 이두근 힘줄을 따라 뻗어 있기 때문에 작은 가위로 근위 방향으로 신경을 따라 노출시킬 수 있다. 비골 신경은 운동 섬유를 운반하는 더 큰 신경 줄기와 하나 또는 두 개의 작은 감각 신경 가지인 외측비복피신경(N. cutaneus surae lateralis)으로 분기된다. 필요한 경우 각 가지에 보조 혈관 루프를 배치하여 분리할 수 있다. 이제 총 비골 신경은 결합 조직(connective tissue)으로부터 4-5 cm 거리에서 세척할 수 있다. 이 단계에서 신경다발막(perineurium)이나 신경외막(epineurium)이 불필요하게 손상되어서는 안된다. 비골 신경을 식별하거나 감각 섬유와 운동 섬유를 구별하는데 어려움이 있는 경우 수술중(intraoperative) 신경 자극기(GN 015; 최대 6V, 10 mA, 2.5 Hz; Aesculap, 독일)로 전기 자극을 가하는 것이 유용할 수 있다. 커프 내부에 감각 신경 가지가 포함되면 자극 효과가 감소하거나 자극 시 발에 불편함을 유발할 수 있으므로 커프에서 감각 가지를 제외할 수 없는 경우에는 총 비골 신경의 감각 가지를 분리해야 한다. 이 수술 부분에서는 미세 수술(microsurgical) 기술을 적용해야 한다. 해당 신경의 반대쪽도 반드시 확인해야 한다. 준비하는 동안 해당 신경과 수술 영역은 식염수로 계속 촉촉하게 유지해야 한다.

2.3 올바른 커프 전극 크기 선택 (Selecting the Right Cuff Electrode Size)

커프 전극 크기에는 4.5, 5.4, 6.4, 7.6 mm의 네 가지 직경이 있다. 적절한 크기를 결정하려면 신경 측정 도구를 사용해야 한다. 이 도구는 끝 부분에 실리콘 튜브가 수직으로 부착된 플렉시글라스(plexiglass; 플라스틱 또는 아크릴 소재의 한 유형-역주) 손잡이로 구성되어 있다. 측정하는 동안 신경은 이완된 상태여야 하며 늘어나지 않아야 한다. 적절한 피판(flap; 피부 및 연조직 결손 부위를 덮거나 복구하기 위해 다른 부위에서 떼어낸 조직 조각-역주) 크기를 결정하려면 측정 도구를 총 비골 신경 아래에 놓고 신경 주위를 감싸야 한다. 피판 가장자리는 부드럽게 덮는다. 측정 도구의 피판 가장자리가 완전히 덮히면 노출된 부분을 따라 도구를 밀어 전체 거리에서 걸쳐 제대로 맞는지 확인한다. 신경 주위를 완전히 감쌀 수 있는 가장 작은 신경 측정 도구가 올바른 커프 크기를 결정한다. 50% 이상의 오버사이즈(oversize)는 가장 작은 커프 크기에만 허용된다. 커프 크기가 너무 작으면 신경이 손상될 수 있고 커프가 너무 크면 자극 효과가 떨어질 수 있으므로 올바른 커프를 선택하는 것은 매우 중요한 수술 단계이다.

2.4 허벅지 절개(Thigh Incision)

허벅지 절개 부위는 자극기 본체와 커프 사이에 케이블이 장력(tension)이 없도록 올바르게 표시해야 한다. 장경인대는 이 수술 단계에서 중요한 해부학적 위치이다. 자극기 본체 이식을 위한 허벅지 절개 시에는 허벅지 측면을 절개해야 하며, 장경인대보다 너무 앞쪽이나 뒤쪽으로 절개하지 않도록 주의해야 한다. 너무 앞쪽에 위치하면 전극 케이블에 과도한 기계적 변형(strain)이 발생할 수 있고, 너무 후방에 위치하면 앉은 자세에서 이식 장치가 손상될 수 있다. 앞에서 언급한 바와 같이 이식 장치의 위치에 따라 근위부 경골 가장자리로부터 최대 거리는 26 cm 또는 28 cm이다. 장치를 뒤집어서 이식하는 경우 최대 거리는 26 cm를 권장한다. 최종 이식 장치는 느슨하고 장력이 없는 전극 케이블 경로를 허용하는 위치에 식립해야 한다. 이 위치를 결정하는데 모의(demo) 이식 장치를 사용하면 도움이 된다. 모의 이식 장치는 근위부 방향의 표시를 초과해서는 안된다. 올바른 위치가 결정되면 절개 부위를 표시해야 한다. 절개 길이와 위치는 자극기 본체를 근막에 봉합하여 고정할 수 있는 정도여야 한다. 피부 절개 후 검지로 자극기 본체가 들어갈 수 있는 공간(pocket)을 만든다. 피하 지방층이 두꺼운 환자의 경우 외부 송신기 안테나의 최대 작동 범위가 4 cm이므로 피하 지방층이 4 cm를 넘지 않는 위치를 얻기 위해 절개를 더 원위부나 더 앞쪽 방향으로 이동할 수 있다.

2.5 터널링(Tunneling)

성공적인 이식을 위한 핵심 요소 중 하나는 전극 케이블이 커프 전극 부근의 비골 신경과 평행한 경로를 따르도록 하는 것이다. 대퇴이두근의 존재와 같은 해부학적 제약 사항으로 인해 절개 부위 사이의 직선 터널링 경로는 불가능하다. 따라서 터널 방향은 원위부 및 근위부 절개 부위 모두에서 필요에 따라 터널링 경로를 조정해야 한다. 터널의 원위부 끝은 비골 신경을 준비하는데 사용되는 무릎 절개 부위의 근위부 끝에서 약 4 cm 부근에 위치해야 한다. 이 지점은 근위부 방향에서 터널링을 안내하는데 도움이 된다. 다음으로 무릎 절개 부위의 근위부 끝에서 피하 지방 조직과 근막 사이의 경계를 확인해야 하며, 검지손가락을 삽입하여 이 층 사이의 원위부 터널을 준비해야 한다. 이렇게 생성된 터널은 신경 경로를 연장하여 전극 케이블이 무릎 절개 부위 내의 신경과 평행하게 지나가도록 해야 한다. 손가락 끝의 최종 위치가 앞에서 설정된 표시에서 벗어날 수 있다. 이 경우 손가락 끝과 일치하도록 조정한다. 그런 다음 삽입 도구를 허벅지 절개 부위에 삽입하여 근육 근막과 피하 지방 조직 사이로 다리에 비스듬히 지나 원위부 터널의 손가락 끝을 향하도록 유도한다. 도구의 끝이 손가락에 도달하면 터널링 경로가 신경과 평행이 되도록 터널링 방향을 조정해야 한다. 이전에 준비한 원위부 터널을 통한 터널링은 투명 튜브가 몇 cm보일 때까지 무릎 절개 부위의 근위부 끝을 향해 터널링을 계속 진행한다. 그 후 삽입 도구의 끝을 조심스럽게 빼내고 터널 내에 삽입 튜브를 남겨 놓는다. 일반적으로 터널링의 목표는 전극 케이블이 비골 신경을 따라 커프 부근 약 10 cm를 지나 대퇴이두근을 부드럽게 가로질러 통과할 수 있도록 하기 위해 무릎 절개 부위의 근위부 끝에서 터널이 빠져나가도록 하는 것이다.

2.6 이식 장치 배치(Placing the Implant)

이식 장치는 전극과 전극 케이블을 와이어 가이드 내부에 배치하여 터널을 통과시키며, 이때 봉합사(suture)는 아래쪽 끝을 향하게 하고 다른 쪽 끝은 자극기 본체를 놓는다. 이 단계에서는 케이블이 회전하지 않도록 주의해야 한다. 그런 다음 와이어 가이드를 허벅지 절개 부위에서 시작하여 무릎 절개 부위에서 커프 전극이 보일 때까지 삽입 튜브 안으로 넣는다. 그 후 와이어 가이드를 원위부에서 제거하여 커프와 전극 케이블을 삽입 튜브에 남겨 두고 무릎 절개부에서 볼 수 있도록 해야 한다. 만약 커프와 전극 케이블이 보이지 않으면 삽입 튜브에서 전체 이식 장치를 제거하고 케이블이 회전하거나 꼬이지 않도록 하면서 이 과정을 반복한다. 마지막으로 삽입 튜브를 원위부에서 빼내어 전극 케이블을 피하 터널에 남겨 둔다. 이제 자극기 본체를 곡면이 피부를 향하도록 하여 이전에 만든 피하 공간에 삽입한다. 제조업체와 제품명이 표시된 면은 안쪽을 향해야 한다. 비골 신경의 커프 전극은 신경 분지(nerve branching)에서 최소 10 mm, 경골 고원(tibial plateau)에서 최소 25 mm 떨어져 있어야 한다. 커프 전극을 열고 양쪽의 봉합사 세트를 조심스럽게 당겨서 비골 신경 주위에 커프 전극을 배치한다. 다음으로 한쪽의 봉합사를 신경 아래로 유도하고 커프를 조심스럽게 돌려서 신경 주위에 배치해야 한다. 그 후 봉합사는 수술 매듭으로 묶는다. 따라서 가장 먼 두 개의 봉합사는 매듭 옆의 끝을 잘라서 분리한다. 이 봉합사 세트는 수술용 이중 매듭으로 묶고 전극 가장자리는 세 개의 보충 단일 매듭으로 정렬하고 고정한다. 봉합사 끝은 3 mm의 여유를 남기고 절단하며, 모든 봉합사가 묶일 때까지 이 절차를 반복한다. 봉합사를 묶는 동안 봉합사가 실리콘에서 빠지지 않도록 봉합사에 과도한 힘을 가하는 것은 항상 피해야 한다. 봉합사가 묶이면 전극의 매듭이 바깥쪽을 향하게 된다. 따라서 매듭이 신경 아래 깊숙이 묻히고 전극 케이블이 신경의 경로를 따라 가능한 한 완만한 곡선으로 피부를 향한 쪽에서 빠져나오도록 커프를 신경 주위로 돌려야 한다. 수술 중에는 일반적으로 다리가 구부러진 위치에 있으므로 커프 전극이 올바르게 배치되었는지 확인하기 위해 무릎 신전-굴곡 검사를 수행한다. 이 과정에서 신경은 일반적으로 5~10 mm만큼 커프 전극을 통해 당겨진다. 커프의 변위(displacement)를 관찰하면서 무릎을 천천히 펴야 한다. 무릎을 펼 때 커프 전극이 신경 분기점(nerve bifurcation)에 끼어서는 안된다. 커프의 초기 위치가 신경 분지에 너무 가까우면 전극이 신경 분지에 걸리게 되어 신경 손상을 일으킬 수 있다. 장치를 제자리에 장착한 후에는 전극 케이블에 의해 신경에 압박(stress)이나 장력이 가해지지 않도록 하는 것이 중요하다. 필요한 경우 커프 전극과 전극 케이블의 위치를 변경해야 한다. 올바른 위치가 확인되면 커프 내부에 공기나 다른 조직이 끼지 않도록 생리식염수를 커프에 주입하며, 이때 주사기를 사용하는 것이 좋다.

2.7 최종 점검 및 절개 부위 봉합 (Final Check and Closing the Incisions)

이식이 완료되고 피부가 봉합되기 전에 이식 장치가 제대로 작동하는지 검사해야 한다. 이는 안테나가 멸균 천으로 덮여 있는 상태에서 제어 장치로 자극기를 활성화하여 수행된다. 이 단계에서는 제어 장치와 안테나를 자극기 본체 바로 위에 위치시키고 주기적(cyclic) 훈련 모드를 시작한다. 이 자극이 발목 배측 굴곡을 유발하면 장치가 올바르게 작동하는 것을 나타낸다. 이 시점에서 발이 어떻게 움직이는지는 중요하지 않지만 강한 배측 굴곡이 발생해야 한다. 수술 중 검사가 성공적이면 수술 절차를 계속 진행할 수 있다. 그러나 검사가 성공적이지 못하면 문제의 원인을 찾아 수정해야 한다. 가능한 원인과 제안된 해결 방법은 표 2에 나와 있다. 제대로 작동하는 것이 확인되면 자극기 본체를 단단히 고정한다. 이때 비용해성(not-resolvable) 2-0 단일사(monofilament) 봉합사를 사용해야 한다. 봉합사는 봉합사 구멍을 통해 삽입하고 근막에 꿰매야 한다. 먼저, 하나의 구멍을 봉합하여 자극기 본체를 제자리에 고정한다. 둘째, 무릎 신전-굴곡 검사를 반복한다. 무릎 신전-굴곡 검사 동안 전극 케이블이 여전히 느슨하게 유지되면 나머지 구멍을 봉합사로 고정한다. 고정하는 동안 바늘이나 너무 센 봉합으로 실리콘을 손상시키지 않도록 해야 한다. 특정 수술 상황이나 환자의 개별 해부학적 구조에 따라 작은 결합 조직 공간을 만들기 위해 봉합사를 배치해야 할 수도 있다. 이렇게 하면 자극기 본체는 이 결합 조직 공간 내부에 밀봉되어 '떠다니는(floating)' 것을 방지할 수 있다. 절개 부위를 봉합할 때 전극 케이블이 꼬이는 것을 줄이기 위해 무릎 절개 부위에 세 겹으로 봉합하는 것이 좋다. 봉합사로 상처의 죽은 공간을 봉합하고, 피하층은 묻힌 매듭을 사용하여 봉합한다. 무릎과 허벅지 부위의 피부 봉합은 피부내(intra-cutaneous) 봉합이나 다른 유사한 기술로 수행할 수 있다. 이때 커프 전극이나 전극 케이블이 봉합사로 고정되지 않았는지 확인해야 한다.

표 2. 오작동의 잠재적 원인 및 제안된 해결 방법

효과	오작동의 원인	제안된 해결 방법
자극 효과 없음	송신기 안테나가 이식 장치에서 너무 멀리 떨어져 있음	안테나 송신 범위가 4 cm를 초과하지 않아야 함. 이식 장치가 피부 아래에 너무 깊숙이 있을 수 있음. 자극기와 안테나 사이의 거리를 줄이고 검사를 다시 반복함
자극 효과 없음	이식 장치 오작동	신경이 수술 중 검사 장치로 자극되고 또한 제어 장치가 활성화되고 안테나 송신 범위가 올바른 것이 명확히 확인된다면 이식 장치 자체의 오작동일 가능성이 높음. 이 경우 이식 장치를 제거하고 수술 절차를 반복함
자극 효과 불량	커프 내부의 공기 또는 다른 조직 및 전극이 신경에서 분리되지 않음	식염수로 커프 내부를 세척하고 수술 단계를 반복함
자극 없음	제어 장치가 전송하지 않음	제어 장치 모드가 올바른지 확인하고 자극 매개변수를 올바르게 설정함. 모든 채널은 가급적 최대 강도로 설정함
자극 중 배측 굴곡 없음	감각 신경에만 배치된 커프	수술 중 신경 자극기를 사용하여 신경의 질을 평가함. 발의 움직임이 관찰되지 않으면 전적으로 감각 신경일 가능성이 큼. 전체 수술 절차를 반복하여 운동 신경을 찾아야 함
저측 굴곡	커프가 실수로 경골 신경에 배치되었을 수 있음	이식 장치를 모두 제거하고 비골 신경 주위에 커프 전극을 배치하는 전체 절차를 반복함

2.8 수술 후 관리(Postoperative Care)

일반적으로 결합 조직의 성장을 통해 커프가 적절히 고정될 때까지 무릎을 과도하게 구부리거나 케이블을 과도하게 구부리는 동작은 피해야 한다. 이 기간 동안 비골 신경이 반복적으로 당겨지면 신경이 붓고 심지어 압박 신경병증(compression neuropathy)이 발생할 수 있다. 본 연구진이 근무하는 부서에서는 상처가 완전히 봉합되고 봉합사가 제거될 때까지 무릎을 30° 이상 구부리지 못하도록 제한하며, 이는 12~14일 정도의 기간에 해당한다. 이 기간 동안에는 무릎이 고정된 보조기(0°)를 사용하며, 체중은 완전히 지탱할 수 있도록 한다. 또한 수술 후 6주 동안은

90° 이상의 무릎을 굽히지 않도록 권고한다. 환자들의 평균 입원 기간은 약 5~6일이며, 이 기간 동안 수술 후 엑스레이 모니터링을 실시한다. 이를 위해 일반적으로 두 평면에서 촬영된 허벅지와 무릎 방사선 사진을 사용한다. 이식 장치의 적절한 위치는 확대된 X-레이 이미지에서 확인할 수 있으며, 경골 고원의 근위부 25~75 mm에 위치한다. 확대 방사선 사진을 촬영할 수 없는 경우 커프 길이를 기준으로 삼을 수 있다. 일반적으로 커프 전극의 원위부 끝이 경골 고원으로부터 근위부의 1.5~3 커프 길이 사이에 위치해야 한다. 수술 후 3주가 지나면 이식 장치가 활성화되고, 일반적으로 1.1 mA, 20-30 Hz, 최적의 임펄스 지속 시간은 70 μs로 조정된다. 환자용 프로그래머를 사용하여 임펄스 강도를 지속적으로 조정하면 시간이 지남에 따라 자연스러운 생리적 보행 패턴을 달성하는데 도움이 된다.

3 수술 결과(Outcome)

3.1 자체 조사 결과(Own Findings)

후향적(retrospective) 조사의 일환으로 2013년 6월부터 2015년 8월까지 이식형 족하수 자극기로 치료받은 최소 6개월 이상 지속된 만성 족하수 환자 21명(남 13명/여 8명)을 조사했다. 모든 환자는 중추성 병변(뇌졸중)으로 인해 배측 굴곡이

표 3. 선별 검사 시 환자 특성

특성				
	환자수	평균	표준편차	범위
연령(년)	21	52.8	9.3	33 – 73
뇌졸중 발병(개월)	21	80.2	61.7	22 – 276
추적 관찰 기간(개월)	21	12.5	6.9	3 – 27
성별				
남성	13			
여성	8			
병변 측면				
왼쪽	11			
오른쪽	10			
병원 원인				
허혈성	15			
출혈성	6			

약하고 발목의 수동적 운동성(최소 신전/굴곡 0°-5°-20°)을 보였으며, 추가 보행 보조기 유무에 관계없이 최소 100 m 거리를 걸을 수 있었다. 수술 전에 비골 신경에 외부 FES(Ness L300®, Bioness Inc. 미국/MyGait®, OttoBock, 독일 Duderstadt)를 실시하여 비골 신경의 전도성과 이식형 자극기의 사용에 문제가 없는지 확인했다. 조사 시점의 환자별 매개변수는 **표 3**에서 확인할 수 있다.

모든 수술은 합병증 없이 완료되었다. 충분한 배측 굴곡을 얻기 위해 4명의 환자에서 경피(percutaneous) 아킬레스건 연장술이 필요했다. 그중 두 명은 걸려 넘어지는 것을 방지하기 위해 추가적으로 망치족지(hallux malleus; 발가락의 첫째 마디가 구부러진 질환-역주)로 인한 동측 발가락 관절고정술(arthrodesis)을 받았다. 수술 중 재수술이 필요한 경우는 없었다. 수술 후 출혈은 한 건도 발생하지 않았지만, 모든 환자에게 체중을 완전히 지탱할 수 있을 때까지 혈전증(thrombosis) 예방을 위해 매일 Certoparin 주사를 투여했다. 자극기 조정은 수술 3주 후 합병증 없이 시행되었다. 일반적으로 채널 1 또는 4를 사용하여 운동 섬유를 자극했다. 환자들은 일상 생활에서 자극기를 쉽게 사용할 수 있었다. 현재까지 환자 집단(cohort) 내에서 이식된 장치의 기술적 결함은 발견되지 않았다. 두 건의 경우 제어 장치를 교체해야 했다. 하나는 분실되었고 다른 하나는 자동차 문을 닫다가 넘어져 파손되었다. 외부 발끔치 스위치는 보호 고무 커버가 파손되어 21명의 피험자 중 17명이 교체해야 했다. 환자들은 매일 또는 적어도 이틀에 한 번씩 제어 장치를 충전해야 한

표 4. ActiGait® 자극 유무에 따른 검사 결과

검사 결과			
	ActiGait 자극 비활성	ActiGait 자극 활성	유의확률
10m 보행 검사(초)	11.8 ± 5.4(5.4 – 19.9)	7.9 ± 3.4(3.9 – 17.8)	0.007
6분 보행 검사(미터)	212.2 ± 75.5(127.5 – 333)	306.4 ± 96.4(174.5 – 487)	≤0.001
EFAP 총 보행 시간(초)	105.9 ± 49.7(49.4 – 194.7)	63.2 ± 31.3(32.6 – 141.88)	≤0.001
EFAP 지면 보행 시간	11.5 ± 6.8(5.3 – 26.9)	6.2 ± 2.3(3.2 – 13.2)	≤0.001
EFAP 카펫 보행 시간	15.1 ± 9.1(6.3 – 38.3)	8.2 ± 3.8(4.2 – 15.9)	≤0.001
EFAP 일어서서 걷기 검사	21.8 ± 10.2(12.0 – 45.3)	14.3 ± 6.3(7.8 – 32.4)	0.005
EFAP 장애물 경로 보행 시간	36.6 ± 19.4(15.5 – 73.4)	23.1 ± 10.1(12.6 – 48.7)	0.011
EFAP 계단 보행 시간	20.7 ± 8.5(10.2 – 40.9)	15.6 ± 6. (8.58 – 33.91)	0.038

10 m 보행 검사(10-meter Walk test, 10 MWT), 6분 보행 검사(6-minute Walk test, 6 MWT), 기능적 보행 프로필(Emory Functional Ambulation Profile, EFAP Emory), 일어서서 걷기 검사(Timed up and Go, TUG), 장애물 코스(Obstacle Course, OC)

다고 보고했다. 평균 12.5 ± 6.9개월의 추적 관찰한 후 10 m 보행 검사(10 MWT)와 6분 보행 검사(6 MWT) 및 Emory 기능적 보행 프로필(EFAP)을 통해 보행 속도와 보행 지구력 및 보행 수행 능력을 평가했다. 모든 검사는 자극을 켠 조건과 끈 조건에서 수행되었다. 전반적으로 보행 속도, 보행 지구력, 보행 수행 능력이 각각 33%, 45%, 40% 가까이 크게 개선되었다. 결과는 표 4에 나와 있다. 또한 환자들의 만족도가 매우 높다는 사실도 확인할 수 있었다. 환자의 95%가 수술 후 상태에 만족하거나 매우 만족했고, 90%는 삶의 질이 개선되었다고 답했다.

3.2 기존 문헌과의 비교(Comparison with Current Literature)

본 연구진의 조사 결과는 이전 연구[2, 3, 6, 15]에서 설명한 대로 신경보철물 이식이 수술 중 및 수술 후 합병증에 좋지 않다는 사실을 확인했다. 본 조사의 환자 집단에서는 상처 치유 문제와 수술 후 감염을 보고한 Burridge와 Martin의 연구에서와 달리 수술 후 혈종(hematoma)이 단 한 건만 관찰되었으며[2, 23], 다행히도 신경 손상은 기록되지 않았다.

본 연구진의 조사에 따르면 보행 속도가 49.4% 증가하여 최근 연구 결과와 일치하는 상당한 개선이 있었다[1, 11, 24]. 이식형 자극기를 사용한 연구에서 Martin et al.은 보행 속도가 47.2% 향상되었다고 보고했다[15]. 표면 FES와 관련된 비교 연구에서 Hausdorff와 Ring은 보행 속도가 8주 후 34%, Bethoux et al.은 6개월 후 41.4%, Stein et al.은 11개월 사용 후 37.8% 개선된 것으로 나타났다[1, 11, 24]. 본 연구진은 자극기를 활성화한 상태에서 평균 보행 속도 1.27 m/s를 달성했는데, 이는 위에 언급된 연구와 비교했을 때 가장 높은 보행 속도였으며, Martin의 연구에서 보행 속도보다 0.23 m/s 더 높았다. 반면 표면 FES 연구에서는 0.9 m/s 이상의 속도가 보고되지 않았다[1, 15]. 본 연구진은 이식형 자극기를 사용하면 하지에서 더 생리적인 운동 패턴을 생성할 수 있는 상당한 교정 효과를 얻을 수 있다는 것을 보여주었다. 이는 비골 신경 주위에 커프 전극을 직접 배치하여 표면 자극에 비해 자극 매개변수를 더 정밀하게 조정하여 보다 표적화된 자극을 제공하는 것이 가능해졌기 때문이다[15]. 또한 12.5개월의 추적 관찰 후 비활성화된 자극 조건에서 0.85 m/s의 가장 높은 보행 속도를 기록했다. 이러한 결과는 자극기를 지속적으로 사용하면 보행 패턴에 훈련 효과가 있을 수 있다는 것으로 해석할 수 있다. 예상대로 생리적 보행 패턴에 더 잘 적응하여 보행 지구력이 44.4%나 크게 개선되었는데, 이는 Martin et al.의 연구 결과와 유사하다[15]. 이식형 자극기로 치료받은 환자에 대한 EFAP 평가는 이전에 시행된 적이 없다. Martin et al.의 연구에서는 EFAP

의 하위 과제인 일어서서 걷기(TUG) 검사만 평가했는데, 그 결과 48.2%의 유의한 개선이 있었다. 본 연구진의 조사에서는 34.1%의 개선을 보였는데, 이 역시 상당한 향상을 의미한다. Podsialo와 Richardson가 수행한 연구에 기반하여 비교하면 본 조사에서 관찰된 평균 14.34초의 달성 시간은 경미한 이동성 장애(11~19초)에 해당한다[21]. 일반적으로 본 조사의 EFAP 총점에서는 40.3%의 개선이 기록된 반면, 6개월 사용 후 표면 FES를 사용한 Bethoux et al.의 연구에서는 16.16%만 개선된 것으로 나타났다[1]. 한편 Bethoux의 연구에서는 보조 장치를 사용했지만 본 연구진의 조사에서는 보조 장치 없이 측정되었다[1]. Wolf et al.은 AFO 및 기타 보조 기구를 사용할 수 있었지만 보조 장치 없이 총 97.48초의 보행 시간을 보고했다[28]. 이 결과와 비교했을 때 본 연구진은 ActiGait® 자극으로 35.2%의 개선을 달성할 수 있었고(63.17–97.48초), 이는 대조군에서 관찰된 표준 시간인 33.35초에 훨씬 근접함을 나타낸다.

본 조사 결과의 타당성은 후향적 연구 설계로 인해 제한적인 부분이 있다. 임상 검사를 실시하는데 따른 신체적 부담과 뇌졸중 환자의 제한된 피로로 인해 제시된 결과는 평가 당시의 환자의 일상적인 신체 활동에 영향을 받을 수 있다는 점도 고려해야 한다. 또한 조사 대상 환자들은 뇌졸중과 관련된 신체 장애의 정도가 다양했다는 점도 유의할 필요가 있다.

참고 문헌

1. Bethoux F, Rogers HL, Nolan KJ, Abrams GM, Annaswamy TM, Brandstater M, et al. The effects of peroneal nerve functional electrical stimulation versus ankle-foot orthosis in patients with chronic stroke: a randomized controlled trial. Neurorehabil Neural Repair. 2014;28:688–9.
2. Burridge JH, Haugland M, Larsen B, Svaneborg N, Iversen HK, Christensen PB, et al. Patients' perceptions of the benefits and problems of using the ActiGait implanted drop-foot stimulator. J Rehabil Med. 2008;40:873–5.
3. Burridge JH, Haugland M, Larsen B, Pickering RM, Svaneborg N, Iversen HK, et al. Phase II trial to evaluate the ActiGait implanted drop-foot stimulator in established hemiplegia. J Rehabil Med. 2007;39:212–8.
4. Cheng PT, Chen CL, Wang CM, Hong WH. Leg muscle activation patterns of sit-to-stand movement in stroke patients. Am J Phys Med Rehabil. 2004;83:10–6.
5. Doğan A, Mengüllüoğlu M, Özgirgin N. Evaluation of the effect of ankle-foot orthosis use on balance and mobility in hemiparetic stroke patients. Disabil Rehabil. 2011;33:1433–9.
6. Ernst J, Grundey J, Hewitt M, von Lewinski F, Kaus J, Schmalz T, et al. Towards physiological ankle movements with the ActiGait implantable drop foot stimulator in chronic stroke. Restor Neurol Neurosci. 2013;31:557–69.
7. Fatone S, Gard SA, Malas BS. Effect of ankle-foot orthosis alignment and foot-plate length on the gait of adults with poststroke hemiplegia. Arch Phys Med Rehabil. 2009;90:810–8.
8. Feigin VL, Lawes CM, Bennett DA, Barker-Collo SL, Paraq V. Worldwide stroke incidence and early case fatality reported in 56 population-based studies: a systematic review. Lancet

Neurol. 2009;8:355–69.
9. Franceschini M, Massucci M, Ferrari L, Agosti M, Paroli C. Effects of an ankle-foot orthosis on spatiotemporal parameters and energy cost of hemiparetic gait. Clin Rehabil. 2003;17:368–72.
10. Given JD, Dewald JP, Rymer WZ. Joint dependent passive stiffness in paretic and contralateral limbs of spastic patients with hemiparetic stroke. J Neurol Neurosurg Psychiatry. 1995;59:271–9.
11. Hausdorff JM, Ring H. Effects of a new radio frequency-controlled neuroprosthesis on gait symmetry and rhythmicity in patients with chronic hemiparesis. Am J Phys Med Rehabil. 2008;87:4–13.
12. Janssen WG, Bussmann HB, Stam HJ. Determinants of the sit-to-stand movement: a review. Phys Ther. 2002;82:866–79.
13. Kunst AE, Amiri M, Janssen F. The decline in stroke mortality. Exploration of future trends in 7 Western European countries. Stroke. 2011;42:2126–30.
14. Lozano R, Naghavi M, Foreman K, Lim S, Shibuya K, Aboyans V, et al. Global and regional mortality from 235 causes of death for 20 age groups in 1990 and 2010: a systematic analysis for the global burden of disease study. Lancet. 2010;380:2095–128.
15. Martin KD, Polanski WH, Schulz AK, Jöbges M, Hoff H, Schackert G, Pinzer T, Sobottka SB. Restoration of ankle movements with the ActiGait implantable drop foot stimulator: a safe and reliable treatment option for permanent central leg palsy. J Neurosurg. 2015;24:1–7
16. Mayo Clinic. www.mayoclinic.org/diseases-conditions/foot-drop/basics/definition/con-2003 2918. Retrieved 14 Dec 2015.
17. Miller EL, Murray L, Richards L, Zorowitz RD, Bakas T, Clark P, et al. Comprehensive overview of nursing and interdisciplinary rehabilitation care of the stroke patient: a scientific statement from the American Heart Association. Stroke. 2010;41:2402–48.
18. Mulroy SJ, Eberly VJ, Gronely JK, Weiss W, Newsam CJ. Effect of AFO design on walking after stroke: impact of ankle plantar flexion ontracture. Prosthet Orthot Int. 2010;34:277–92.
19. Murray CJL, Vos T, Lozano R, Naghavi M, Flaxman AD, Michaud C, et al. Disabilityadjusted life years (DALYs) for 291 diseases and injuries in 21 regions, 1990–2010: a systematic analysis for the Global Burden of Disease Study 2010. Lancet. 2012;380:2197–223.
20. Neurodan A/S. Surgeon Manual—AcitGait Implantable Drop Foot Stimulator. Version 1.8/ 2015.
21. Podsiadlo D, Richardson S. The timed "Up & Go": a test of basic functional mobility for frail elderly persons. J Am Geriatr Soc. 1991;39:142–8.
22. Ring H, Treger I, Gruendlinger L, Hausdorff JM. Neuroprosthesis for footdrop compared with an ankle-foot orthosis: effects on postural control during walking. J Stroke Cerebrovasc Dis. 2009;18:41–7.
23. Sheffler LR, Hennessey MT, Naples GG, Chae J. Peroneal nerve stimulation versus an ankle foot orthosis for correction of footdrop in stroke: impact on functional ambulation. Neurorehabil Neural Repair. 2006;20:355–60.
24. Stein RB, Everaert DG, Thompson AK, et al. Long-term therapeutic and orthotic effects of a foot drop stimulator on walking performance in progressive and nonprogressive neurological disorders. Neurorehabil Neural Repair. 2010;24:152–67.
25. The Management of Stroke Rehabilitation Working Group. VA/DoD Clinical Practice Guideline for the Management of Stroke Rehabilitation. 2010;Version 2.0:150.4.
26. Truelsen T, Piechowski-Jozwiak B, Bonita R, Mathers C, Bogousslavsky J, Boysen G. Stroke incidence and revalence in Europe: a review of available data. Eur J Neurol. 2006;13:581–98.
27. van Swigchem R, Vloothuis J, den Boer J, Weerdesteyn V, Geurts AC. Is transcutaneous peroneal stimulation beneficial to patients with chronic stroke using an ankle-foot orthosis? A within-subjects study of patients' satisfaction, walking speed and physical activity level. J Rehabil Med. 2010;42:117–21.

28. Wolf SL, Catlin PA, Gage K, Gurucharri K, Robertson R, Stephen K. Establishing the reliability and validity of measurements of walking time using the Emory Functional Ambulation Profile. Phys Ther. 1999;79:1122–33.

비골 신경 이식형 기능적 전기 자극술(FES)의 사용 지침 및 효과

Indications and Results of Implantable Functional Electrical Stimulation (FES) of the Peroneal Nerve

Michaela M. Pinter, Frank Berenpas and Alexander C. Geurts

1 FES의 원리(Principles of FES)

족하수(drop foot)은 뇌졸중, 다발성 경화증(MS), 외상성 뇌손상(TBI), 불완전 척수 손상(iSCI), 뇌성마비(CP)와 같은 신경계 질환에서 흔히 발생하는 증상이며, 신경 재활을 받는 환자의 20~30%가 족하수를 겪는다[1]. 일반적으로 족하수는 발목 배측 굴곡근의 약화로 인해 보행의 유각기(swing phase)에서 발을 들어 올리지 못하여 발생하며, 근활성 불균형으로 인해 발목에서 내반(varus) 편향 경향이 동반되는 경우가 많다. 또한 발목 저측 굴곡근의 강직(spasticity)은 근육 경직과 구축(contracture) 및 비정상적인 동시 수축(co-contraction)의 결과로 내반첨족(equinovarus; 발이 아래로 향하고 안쪽으로 꼬이는 기형 상태-역주) 편향을 악화시킬 수 있다. 족하수는 비정상적인 보행 패턴, 보행 속도 감소, 보행 지구력 제한 및 낙상 위험 증가로 이어진다. 이러한 모든 요인은 환자의 이동성과 독립성 및 사회적 참여를 제한하여 삶의 질을 저하시킨다.

보행 주기의 유각기에 총 비골 신경(common peroneal nerve)에 기능적 전기 자극술(FES)을 적용하여 족하수를 치료하는 원리는 1961년 Liberson et al.에 의해 소개되었다[2]. 비골 신경 FES는 발목 배굴근(dorsiflexor)과 외전근(evertor)을 활성화하여 발을 들어 올리는데 도움을 주는 원리이다. 또한 비골 신경 FES는 상호 억제(reciprocal inhibition) 작용을 통해 종아리 근육의 경미한 강직을 감소시켜 발목 관절의 배측 굴곡을 촉진시킬 수 있다[3].

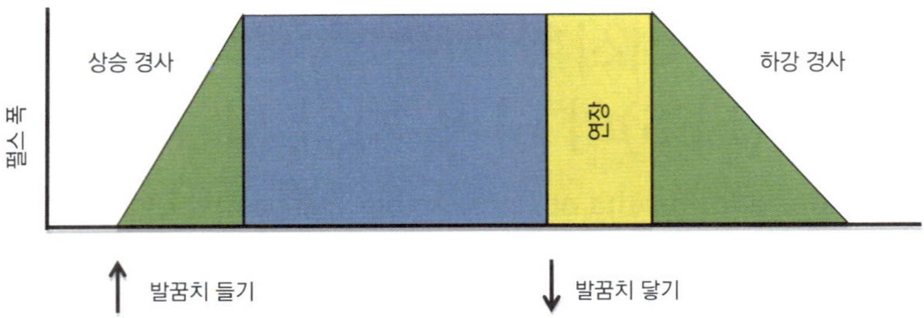

그림 1. 이 그래프는 FES 장치의 일반적인 작동 형태를 나타낸다. 그래프의 아래쪽은 시간이며, 세로축은 자극 강도(펄스 폭)이다. 자극은 발뒤꿈치를 땅에서 들어 올릴 때 시작되어 발뒤꿈치가 땅에 닿을 때까지 계속된다. 그러나 자극은 곧바로 중단되지 않고 '연장'이라고 하는 짧은 시간 동안 계속된다. 이는 발을 땅에 내리는데 도움을 주며, 자연스러운 근육 활성화 패턴을 모방한다.

FES로 조화로운 보행 패턴을 생성하기 위해서는 환자의 개별 보행 특성에 맞게 상승 경사(rising ramp), 정지 단계(plateau phase), 연장 시간(extension time), 하강 경사(falling ramp) 시기와 관련된 자극 매개변수를 조정하는 것이 필수적이다 **(그림 1)**. 상승 경사 시기는 발뒤꿈치가 들린 후 펄스 폭(width)이 0에서 설정된 값까지 증가하는데 걸리는 시간을 나타낸다. 상승 경사 시기가 길수록 발목 움직임이 느려지고 종아리 근육이 더 느리게 늘어나 신장 반사(stretch reflex) 또는 발목의 간대성 경련(clonus)을 유발할 위험이 줄어든다. 상승 경사 시기는 일반적으로 보행의 후기 입각기(stance phase)와 일치한다. 유각기(정지 단계) 이후에는 발뒤꿈치가 지면에 닿은 후 연장된 자극 시간이 추가되며(연장 시간 시기), 이는 전경골근의 신장성 수축(eccentric contraction)을 유도하여 발을 바닥으로 부드럽게 내리고 발바닥이 부딪히는 것을 방지한다. 이러한 방식으로 자극의 연장 시기에 이은 하강 경사 시기(자극 펄스 폭이 0에 도달하는데 걸리는 시간)는 보행의 체중 부하(loading) 단계 동안 발목을 안정화시킨다. 상승 경사 시기와 연장 시간 시기는 적절한 발 들기를 위해 중요한 반면 하강 경사 시기는 상대적으로 덜 중요하다. 환자의 보행 속도가 빠를수록 상승 경사 시기와 연장 시간 시기는 더 짧아진다.

2 표면 전극을 사용한 FES(FES with Surface Electrodes)

Liberson et al.[2]이 처음으로 비골 신경 FES를 적용한 이래로, 전기 자극을 여러 연구에서 자극이 비활성화된 후에도 피험자의 보행 능력이 향상되었다고 보고했다. 이 현상은 처음에는 전기 자극의 단기간(몇 분) 효과로 보고되었기 때문에 '지속 효과(carryover effect)'라고 불렸다. 이후 연구에서는 소위 지속 효과가 장기간 그리고 반복적으로 사용하면 시간이 지나면서 증가할 수 있음을 보여주었다[4–6]. 최근 연구에서는 FES가 비활성화된 상태에서 측정한 시간 경과에 따른 보행 수행 능력의 변화를 '치료(therapeutic)' 효과라고 기술했는데[7–9], 이 용어는 장기간 FES 사용과 관련된 변화를 더 적합하게 반영한 것으로 보인다. FES의 치료적 효과는 전기 자극 중에 발생하는 '교정(orthotic)' 효과와는 별개로 발생할 수 있다.

이후 연구에서는 진행성(예: 다발성 경화증) 및 비진행성(예: 뇌졸중, TBI, iSCI) 신경 장애를 가진 환자의 보행 능력에 대한 비골 신경 FES의 장기적인 교정 및 치료 효과를 비교했다[10]. 비진행성 질환을 가진 41명의 환자와 진행성 질환을 가진 32명의 환자가 지역사회에서 걷는 동안 3~12개월 동안 족하수 자극기를 사용했다. 주요 결과 변수는 10 m 걷기 검사(보행 속도)와 4분 8자 모양 검사(보행 민첩성) 및 보행에 드는 노력의 정도를 측정하는데 일반적으로 사용되는 생리적 비용 지수(physiological cost index, PCI)였다. 진행성 및 비진행성 질환을 가진 환자는 최대 11개월까지 FES를 통해 교정 효과를 경험했다. 비진행성 장애의 경우 11개월 동안 치료 효과가 증가했지만, 진행성 장애의 경우 3개월 동안만 치료 효과가 증가했다. FES의 복합 효과는 여전히 유의미하고 임상적 관련성이 높았다. 또한 비골 신경 FES는 기저 병리에 관계없이 낙상 발생률을 줄이고[11], 일상 생활 활동[11-13] 및 삶의 질[13, 14]에 긍정적인 영향을 미치는 것으로 나타났다.

최근 연구에서는 다양한 병인의 상위 운동 신경세포 증후군으로 인한 족하수 교정에 대한 FES 사용의 장기적 효과를 보여주었다[15]. 이 연구는 강직성 족하수(뇌졸중 62명, MS 39명, iSCI 7명, CP 3명, 기타 15명)를 겪고 있는 환자 126명을 대상으로 후향적(retrospective) 분석을 실시했다. FES 사용의 중앙값(median) 기간은 3.6년(평균 4.9년, 표준 편차(SD) 4.1, 95% 신뢰구간 4.2–5.6)이었다. 33명의 환자는 평균 11.1년 후에도 여전히 FES를 사용했다. 다른 신경계 환자에 대한 데이터 보고가 충분하지 않아 뇌졸중이 있는 62명과 MS가 있는 39명의 환자의 보행 속도만 분석했다. 연구 결과 뇌졸중 환자는 FES를 시행한 경우 0.08 m/s 더 빨리 걸었고($p < 0.001$; 17% 지속적 교정 효과) FES 없이 걸은 경우 0.11 m/s 더 빨리 걸었으며($p < 0.001$; 24% 훈련 효과), FES 없이 치료를 시작할 때와 비교했을 때 전체 속도가 0.18 m/s 증가했다($p < 0.001$; 45% 전체 효과). MS 환자의 경우 FES를 사용한 100일 이후 0.09 m/s 더 빨리 걸었지만($p < 0.001$; 29% 지속적 교정 효과), 전체적인 훈련 효과는 나타나지 않았다. 흥미로운 점은 진행성 또는 비진행성 질환 여부와 관계없이 전체 환자의 약 10%가 매년 FES를 중단했다는 것이다. 특

히 뇌졸중과 MS 환자는 유사한 중도 탈락(drop out) 패턴을 보였지만, MS 환자는 이동성 악화로 인해 중도 탈락한 반면, 뇌졸중 환자는 주로 동반 질환이나 사망으로 인해 중도 탈락했다[15].

표면 기반(surface-based) 족하수 자극기의 주요 단점은 착용 시 외부 부품을 다루는 것이 불편하고, 다리에 적절한 전극 위치를 찾는 것이 어려우며, 자극으로 인한 피부 발진이 있다는 점이다[4]. 26명의 뇌졸중 환자를 대상으로 한 연구에서 피부 문제(n = 4), 근육통(n = 5), 무릎 아래 불편함(n = 7)이 비교적 흔하게 나타났다[16]. 그럼에도 불구하고 참가한 환자들은 보행의 질, 보행 거리, 보행의 안정성 및 노력 측면에서 족관절 보조기(ankle-foot orthosis, AFO)에 비해 표면 기반 FES의 이점에 대체로 만족했다. 해당 연구에서는 전극이 보조기(Bioness L300®)에 내장되어 있었기 때문에 착용 및 탈착의 용이성, 사용 편의성, 착용감 측면에서도 AFO보다 더 높은 점수를 받았다.

3 이식형 1채널 및 2채널 FES 시스템 (Implantable 1-Channel and 2-Channel FES Systems)

이미 90년대에 앞에서 언급한 문제를 해결하기 위해 이식형 시스템이 테스트되었다. 그러나 초기 1채널 시스템은 발의 배굴근에 선택적이고 균형 잡힌 자극을 제공하는데 적합하지 않았고, 경우에 따라 발목 관절의 과도한 내번(inversion) 또는 외번(eversion)을 유발했다[17]. 이러한 경험을 바탕으로 이식형 2채널 시스템이 개발되어 비골 신경을 보다 선택적으로 자극함으로써 마비 사지의 한발 지지기(single stance)와 양발 지지기(double support) 단계가 거의 정상화되었다[8].

무작위 대조 임상시험에서 뇌졸중 후 족하수 환자 29명에게 2채널 시스템(StimuStep®)을 이식했다)[18]. StimuStep®은 AFO, 정형외과용 신발, 또는 아무 장치도 사용하지 않는 대조군과 비교되었다. 연구 결과 FES는 6분 걷기 검사로 측정한 보행 속도에서 23% 개선을 보인 반면, 대조군은 3% 개선에 그쳤다($p = 0.010$). 또한 FES는 대조군에 비해 유각기에서 발목 배측 굴곡을 생성하고, 마비측 사지의 한발 지지와 양발 지지 시간 및 비마비측 사지의 한발 지지 시간을 정상화하는데 더 효과적이었다[19]. 23명의 MS 환자를 대상으로 StimuStep®의 효과를 평가한 연구에서도 긍정적인 결과가 나왔다. 보행 능력의 개선은 표면 기반 자극 시스템을 사용할 때와 유사했지만 환자들은 StimuStep®을 일주일 동안 더 많이 사용한다고 보고했다. 그러나 전극을 신경외막(epineurium) 내에 삽입하는 고정 방식은 4건에서 이식 실패, 2건에서 자극에 따른 통증 등 상당한 부작용을 초래했다. 해당 통증은 한 사례에서는 신경차단(neuropraxia)으로, 다른 사례에서는 외부 제어기에서 신경에 가해지는 외부 압력으로 인한 것으로 추정되었다[20].

4 이식형 4채널 족하수 자극기의 사용 지침 (Indications for Implantable 4-Channel Drop Foot Stimulator)

최근인 2007년에 이식형 4채널 족하수 자극기(ActiGait®, **그림 2** 참조)가 뇌졸중 편마비 환자에게 사용하도록 공식적으로 승인되었다. 이 장치는 독립적인 전극 조정이 가능하여 보다 정밀한 신경 자극이 가능하다(승인된 표면 기반 FES에 대한 사용 지침과 비교한 **표 1** 참조).

ActiGait®의 임상적 효과에 대한 최근 연구에서 모든 환자는 18세 이상이었고, 모집 전 최소 6개월 동안 뇌졸중으로 인한 족하수 경험이 있었다. 모든 참가자는 최소 30°의 수동적 발목 움직임이 있었으며, 엉덩이와 무릎이 중립 위치에 있을 때

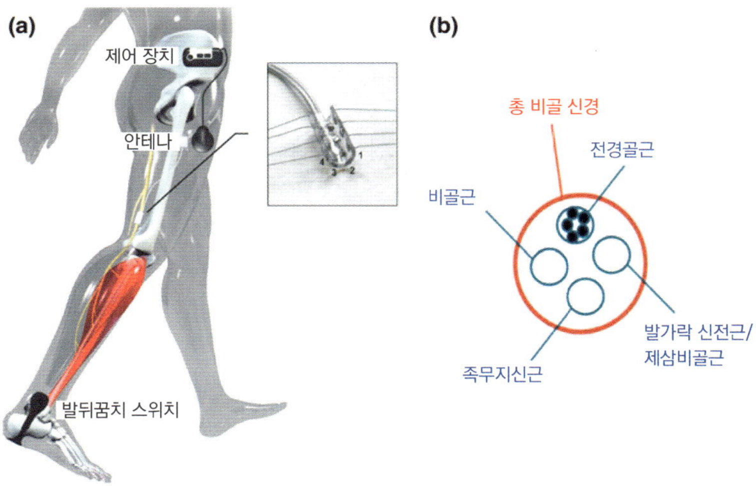

그림 2. a ActiGait® 이식형 4채널 족하수 자극기 그림(저작권 Otto Bock Group). 시스템의 이식된 부품은 자극기 본체와 리드선으로 연결된 전극 커프(4채널)로 구성된다. 외부 부품은 발뒤꿈치 스위치(양말이나 신발의 뒤꿈치 아래에 배치)와 골반에 착용하고 자극기 본체 위의 피부에 직접 배치된 안테나와 연결된 제어 장치로 구성된다. b 총 비골 신경의 개략적 그림. 전극 커프는 4개 채널에 균등하게 나뉜 12개의 전극으로 구성되어 있으며, 무릎 관절 바로 위의 총 비골 신경 주위에 직접 위치하여 전경골근과 발가락 신전근 및 비골근을 선택적으로 균형 있게 활성화할 수 있다.

표 1. 기능적 전기 자극(FES)의 사용 지침: 상위 운동 신경세포 증후군(UMNS)

표면 전극을 사용한 FES	ActiGait®을 사용한 FES
뇌졸중	뇌졸중
다발성 경화증	
뇌 손상	
척수 손상	
영아 뇌성마비	
기타 UMNS에 의한 족하수	

발꿈치가 바닥에 닿은 상태로 똑바로 설 수 있었다. 보행 능력은 20 m를 2분 이내에 걸을 수 있는 능력 또는 보행 보조기구 없이 10분 동안 독립적으로 걸을 수 있는 능력으로 규정되었다. 유각기 동안 발목의 배측 굴곡으로 이어지는 근수축을 유도하는 비골 신경의 표면 기반 전기 자극에 정상적인 반응을 보인 환자만 대상에 포함되었다(**표 2 참조**)[21–24].

표 2. ActiGait®을 이용한 이식형 전기 자극의 포함 기준

포함 기준	Burridge et al.[21]	Ernst et al.[22]	Martin et al.[23]	Schiemanck et al.[24]
뇌졸중 발병 후 6개월	x	x	x	x
발목 배측 굴곡근의 약화(MRC-척도 <5)	x	x	x	x
발목의 수동적 동작 범위 ≥30°, 서 있을 때 발목 배측 굴곡 ≥0°	x	x		x
똑바로 서서 양쪽 발뒤꿈치가 바닥에 닿고 엉덩이와 무릎을 펴는 능력	x	x		
발목 족저 굴곡근의 근긴장도가 수정한 Ashworth 척도 ≤3				x
보행 보조기 없이 10분 동안 독립적으로 보행할 수 있는 능력(AFO 제외)		x	x	x
2분 이내에 20 m를 걷는 능력	x			
18세 이상	x	x	x	
18세에서 65세 사이의 연령				x
표면 기반 비골 신경 자극에 대한 양성 반응	x	x	x	x

의학 연구 위원회 척도(medical research council scale, MRC-Scale), 족관절 보조기(ankle-foot orthosis, AFO)

여러 연구에서 공통적으로 제외된 기준에는 조절되지 않는 뇌전증(epilepsy), 심박조율기와 같은 다른 이식 장치의 사용, 불안정 진단을 받은 심리 상태, 임신 등이 포함되었다. Burridge et al.의 연구에서만 보행 능력이 제한된 사람도 포함되었다(**표 3 참조**)[21]. 말초 신경 손상, 다발신경병증(polyneuropathy), 이식 부위의 피하 지방 두께가 3.5 cm를 초과하는 경우와 같은 금기 사항은 Ernst et al.[22]에서만 언급되었다.

표 3. ActiGait®을 이용한 이식형 전기 자극의 제외 기준

제외 기준	Burridge et al.[21]	Ernst et al.[22]	Martin et al.[23]	Schiemanck et al.[24]
조절되지 않는 뇌전증	x	x		
심장 박동 조율기와 같은 다른 이식 장치가 있는 경우	x	x	x	
말초 신경 손상 또는 다발신경병증		x		
비골 신경의 말초 손상을 배제하기 위한 MRI 검사			x	x
이식 부위의 피하 지방 두께가 3.5 cm를 초과하는 경우		x		
뇌졸중 발병 전에 멈추지 않고 100 m를 걷지 못한 경우	x		x	x
1.2 m/s보다 빠르게 걷는 경우	x			
자발적 사전 동의를 저해할 수 있는 심각한 인지 결함	x			x
자발적 사전 동의를 저해할 수 있는 정신과적 장애	x			x
임신	x	x		x

초당 미터(meters per second, m/s), 센티미터(centimeter, cm)

5 ActiGait®를 사용한 FES의 임상 결과 (Clinical Results of FES with ActiGait®)

4건의 연구에서 ActiGait® 사용의 임상 결과를 보고했다. 4건의 연구 모두 보행 속도와 보행 지구력(사전 설정된 시간 동안 이동한 거리로 정의)을 결과로 제시했다. 자극이 없는 보행 조건과 비교하여 ActiGait®을 사용한 보행 속도는 19-47% 증

가한 것으로 나타났다[21-24]. 두 연구[22, 24]에서 ActiGait®와 AFO 간 보행 속도의 차이가 발견되지 않았지만, Martin et al.[23]은 표면 기반 FES뿐만 아니라 AFO에 비해 ActiGait®를 사용한 보행 속도가 유의하게 향상되는 것을 확인했다. 보행 지구력은 4분[21] 또는 6분[22-24] 걷기 검사를 통해 평가했다. 자극을 받지 않은 경우에 비해 자극을 받은 경우에 일반적으로 보행 거리가 더 길어지는 것으로 보고되었다 (8-105%)[21-23]. 그러나 AFO를 사용한 보행과 비교했을 때 ActiGait®을 사용한 보행 거리는 개선되지 않았고, 6분 보행 검사 중 산소 소비량으로 측정한 에너지 소비량(energy expenditure)도 증가하지 않았다[24]. Martin et al.[23]은 유일하게 추가적인 기능적 보행 과제의 수행을 평가했다. 그 결과 일어서서 걷기(TUG) 검사에서 유의한 시간 감소가 관찰되었고, 환자의 장애 분류가 자극이 없는 조건에서 '기능적 이동성 장애' 등급의 ActiGait® 자극을 받은 경우 '경미한 이동성 장애' 등급으로 전환되는 결과를 보여주었다.

ActiGait® 사용을 통한 임상 결과의 개선은 보행 중 발목 움직임이 회복되었기 때문인 것으로 보고되었다. Ernst et al.[22]과 Schiemanck et al.[24]은 ActiGait®가 보행의 질(quality)에 미치는 영향에 대해 보다 철저하게 조사했다. 두 연구진 모두 3D 보행 분석을 사용하여 ActiGait®을 통해 마비측 하지의 발목 움직임 패턴이 개선되었다고 보고했다. Ernst et al.[22]은 FES를 통해 발목 각도가 전반적으로 정상화되었으며, 자극 없이 걷는 것과 비교하여 발뒤꿈치가 지면에 닿을 때 초기 배측 굴곡(9°)이 유의하게 개선되었고, 발뒤꿈치 닿기 후 초기 저측 굴곡(7°) 또한 유의하게 개선되었다고 보고했다. 한편 발목의 운동학적 결과에서 ActiGait®과 AFO 간에 통계적 차이가 없다고 보고한 Ernst et al.[22]와 달리, Schiemanck et al.[24]은 ActiGait® 사용이 AFO 사용보다 통계적으로 우수하다는 것을 보여주었다. 후자의 연구에 따르면 입각기 후기에서 FES를 사용한 경우 최대 저측 굴곡이 AFO보다 5° 더 컸다. 이러한 입각기 후기의 저측 굴곡의 증가는 잔존하는 종아리 근육 능력의 활용으로 인한 것으로 추정되며, 입각기 후기 동안의 최대 저측 굴곡력(power)도 AFO에 비해 FES를 사용하면 개선(49%)되는 것으로 나타났다. 이러한 발목의 운동학적 및 운동역학적 정상화로 인해 보폭 길이의 비대칭성이 AFO의 경우 21%에서 ActiGait®의 경우 15%로 감소했다.

ActiGait®에 대한 환자 만족도는 일반적으로 높았으며, AFO 및 표면 기반 FES 시스템보다 이식형 FES를 선호하는 것으로 나타났다. Martin et al.[23]은 이식 후 대다수의 환자가 정상적인 이동성(78%), 정상적인 사회 참여(67%), 정상적인 삶의 질(74%)로 완전히 복귀했다고 보고했다. Schiemanck et al.[24]은 '착용감', '외관', '계단 오르내리기' 측면에서 ActiGait®가 AFO에 비해 상당한 이점을 제공하는 결과를 보여주었다. 마지막으로 Burridge et al.[25]은 표면 기반 FES에 비해 ActiGait®의 장점으로 착용 및 탈착에 필요한 시간이 짧다는 점을 강조했다.

6 ActiGait®에 대한 확장된 사용 지침 (Extended Indications for ActiGait®)

ActiGait® 시스템이 허혈성 또는 출혈성 뇌졸중으로 인한 편마비에 대해 2007년에 공식적으로 승인된 이후로 다른 질환에 대한 이식 사례는 드물었다. 그러나 최근 Hausmann et al.[26]은 MS가 있는 두 환자의 배측 굴곡을 돕기 위해 비골 신경을 직접 자극하는 이식형 4채널 커프 전극을 성공적으로 이식한 첫 사례를 보고했다. 그 결과 보행 거리는 한 환자의 경우 517 m에서 1884 m로, 다른 환자의 경우 52 m에서 506 m로 증가했지만, 보행 속도는 후자의 환자에서만 0.6 m/s에서 0.8 m/s로 크게 변했다. 또한 3개월 동안 자극을 받은 후 보행 중 신체 무게 중심이 중앙선에서 양 옆으로 벗어나는 최대 편차(deviation)가 기초선 값과 비교하여 상당히 변했는데, 첫 번째 환자의 경우 15 mm에서 12 mm로, 두 번째 환자의 경우 47 mm에서 37 mm로 감소했다. 두 환자 모두 통증과 피로가 감소했으며 삶의 질이 향상되었다. 관찰 기간 동안 부작용은 발생하지 않았다[26].

최근 한 연구에서는 다른 병인의 상위 운동 신경세포 증후군으로 인한 족하수를 교정하는데 표면 기반 FES의 장기적인 효과가 입증되었다[15]. 진행성 및 비진행성 신경 장애 간에 임상적 차이가 관찰되지 않았다는 점을 감안할 때, 4채널 족하수 자극기를 사용한 이식형 FES의 효과가 뇌졸중 이외의 질환에서 다르게 나타날 가능성은 낮다. MS 환자의 경우 ActiGait®는 1차 또는 2차 진행성 MS가 있고 EDSS점수[27]가 최대 6점(EDSS 6점은 간헐적 또는 편측 보조로 100 m를 걸을 수 있는 능력을 나타냄)인 환자에게만 권장된다.

7 ActiGait® 자극으로 인한 부작용 (Adverse Events Due to ActiGait® Stimulation)

ActiGait® 이식과 관련된 수술 합병증(complication)은 커프 삽입 부위의 혈종(hematoma), 수술 후 상처 치유 문제(15명 중 1명), 감염(15명 중 2명)과 같이 드물게 보고되었지만[21], 비골 신경 손상도 발생할 수 있다[23, 24]. 최근 수술 절차 및 수술 전후 관리와 관련된 잠재적 문제를 방지하기 위한 기술 지침서가 발간되었다[28].

8 결론(Conclusion)

아직 통제되지 않은 연구가 많지만 전반적인 연구 결과를 종합해 보면, 4채널 족하수 자극기(ActiGait®)를 사용한 이식형 FES가 뇌졸중 후 족하수 환자에서 표면 기반 FES보다 더 정확하고 선택적으로 비골 신경을 자극하여 균형 잡힌 발 높이를 얻을 수 있기 때문에 더 우수한 성능을 가지고 있다고 할 수 있다[21]. 또한 이식형 FES를 사용하면 피부 발진이나 알레르기성 피부 반응과 같은 문제를 피할 수 있으며, 이식형 시스템이 표면 기반 시스템보다 기술적으로 더 신뢰할 수 있다고 보고되고 있다[23, 25]. 이식형 시스템을 사용한 연구에 따르면 유각기와 초기 지면 접촉 단계에서 마비측 발목의 배측 굴곡이 증가되었고[22], 체중 부하 단계에서 마비측 발목 저측 굴곡이 개선되었으며[22], 지면 밀기(push-off) 단계에서 발목 힘이 개선되는 등[24] 보행의 질이 개선되었다고 보고하고 있다. 또한 최근 보고에 따르면 이식형 장치가 표면 자극기보다 사용 편의성이 높은 것으로 나타났다[25]. 마지막으로, FES를 장기간 사용하면 하지 근육의 운동 능력이 향상되어 치료 효과로 이어질 수 있다는 연구 결과도 있다[8].

이러한 유망한 결과를 고려할 때, 뇌졸중 후 이식형 비골 신경 FES의 효과를 조사하기 위한 더 많은 연구, 특히 표면 기반 FES 및 AFO 사용과 직접 비교하는 무작위 대조 임상시험(RCT)이 필요하다. 또한 이러한 연구는 MS와 같은 경증 진행성 장애를 포함한 다른 신경계 질환으로도 확대되어야 한다. 마지막으로, 특히 뇌졸중과 같은 안정적 신경 질환을 가진 환자에서 장기적인 FES 사용으로 인한 신경가소성 및 신경근 효과와 같은 치료적 효과의 근본적인 메커니즘을 파악하기 위한 추가적인 연구도 필요하다.

참고 문헌

1. Karsinia A, Dillner S, Everfors I, Lundmark P. Why patients use or reject a peroneal muscle stimulator. Adv External Control Human Extremities 1990;251–60.
2. Liberson WT, Holmquest HJ, Scott D, Dow M. Functional electrotherapy, stimulation of the peroneal nerve synchronized with the swing phase of the gait of hemiplegic patients. Arch Phys Med Rehabil. 1961;42:101–5.
3. van Swigchem R, Weerdesteyn V, van Duijnhoven HJ, den Boer J, Beems T, Geurts AC. Near normal gait pattern with peroneal electrical stimulation as a neuroprosthesis in the chronic phase of stroke: a case report. Arch Phys Med Rehabil. 2011;92(2):320–4.
4. Taylor PN, Burridge JH, Dunkerley AL, Singleton C, Swain ID. Clinical use of the Odstock dropped foot stimulator: its effect on the speed and effort of walking. Arch Phys Med Rehabil. 1999;80:1577–83.
5. Ladouceur M, Barbeau H. Functional electrical stimulation-assisted walking for persons with incomplete spinal injuries: longitudinal changes in maximal overground walking speed. Scand J Rehabil Med. 2000;32:28–36.

6. Stein RB, Chong S, Everaert DG, Rolf R, Thompson AK, Whittaker M, Robertson J, Fung J, Preuss R, Momose K, Ihashi K. A multicenter trial of a footdrop stimulator controlled by a tilt sensor. Neurorehabil Neural Repair. 2006;20:371–9.
7. Burridge JH, Swain ID, Taylor PN. Functional electrical stimulation: a review of the literature published on common peroneal nerve stimulation for the correction of dropped foot. Rev Clin Gerontol. 1998;8:155–61.
8. Kottink AI, Hermens HJ, Nene AV, Tenniglo MJ, Groothuis-Oudshoorn CG, IJzerman MJ. Therapeutic effect of an implantable peroneal nerve stimulator in subjects with chronic stroke and footdrop: a randomized controlled trial. Phys Ther. 2008;88:437–48.
9. Stein RB, Everaert DG, Thompson AK, Chong SL, Whittaker M, Robertson J, Kuether G. Long-term therapeutic and orthotic effect of a foot drop stimulator on walking performance in progressive and nonprogressive neurological disorders. Neurorehabil Neural Repair. 2010;24(2):152–67.
10. Taylor PN, Burridge JH, Wood DE, Norton J, Dunkerley A, Singleton C, Swain ID. Patient perceptions of the Odstock drop foot stimulator. Clin Rehabil. 1999;13:333–40.
11. Esnouf JE, Taylor PN, Mann GE, Barrett CL. Impact on falls and activities of daily living of use of a functional electrical stimulation (FES) device for correction of dropped foot in people with multiple sclerosis. Mult Scler. 2010;16:1141–7.
12. Bulley C, Shiels JE, Wilkie KM, Salisbury LG. User experiences, preferences and choices relating to functional electrical stimulation and ankle foot orthoses for foot-drop after stroke. Physiotherapy. 2011;97:226–33.
13. Barrett CL, Taylor PN. The effects of the Odstock drop foot stimulator on perceived quality of life for people with stroke and multiple sclerosis. Neuromodulation. 2010;13:58–64.
14. Wilkie KM, Shiels JE, Bulley C, Salisbury LG. "Functional electrical stimulation (FES) impacted on important aspects of my Life"—a qualitative exploration of chronic patients' and carers' perceptions of FES in the management of dropped foot. Physiother Theory Pract. 2011;28:1–9.
15. Taylor PN, Humphreys L, Swain I. The long-term cost-effectiveness of the use of functional electrical stimulation for the correction of dropped foot due to upper motor neuron lesion. J Rehabil Med. 2013;45:154–60.
16. Swigchem R, Vloothuis J, den Boer J, Weerdesteyn V, Geurts ACH. Is transcutaneous peroneal stimulation beneficial to patients with chronic stroke using an ankle-foot orthosis? A within-subjects study of patients' satisfaction, walking speed and physical activity level. J Rehabil Med. 2010;42:117–21.
17. Rozman J, Acimovic-Janiezic R, Tekavcic I, Kljajic M, Trelep M. Implantable stimulator for selective stimulation of the common peroneal nerve: a prelimary report. J Med Eng Tech. 1994;18:47–53.
18. Kottink AI, Hermens HJ, Nene AV, Tenniglo MJ, van der Aa HE, Buschman HP, IJzerman MJ. A randomized controlled trial of an implantable 2-channel peroneal nerve stimulator on walking speed and activity in poststroke hemiplegia. Arch Phys Med Rehabil. 2007;88(8):971–8.
19. Kottink AI, Tenniglo MJ, de Vries WH, Hermens HJ, van Buurke JH. Effects of an implantable two-channel peroneal nerve stimulator versus conventional walking device on spatiotemporal parameters and kinematics of hemiparetic gait. J Rehabil Med. 2012;44(1):51–7.
20. Taylor PN, Wilkinson IA, Khan MS, Slade-Sharman DEM. The correction of dropped foot due to multiple sclerosis using the STIMuSTEP implanted dropped foot stimulator. Int J MS Care. 2016, preprint. https://doi.org/10.7224/1537-2073.2015-038.
21. Burridge J, Haugland M, Larsen B, Pickering RM, Svaneborg N, Iversen HK, et al. Phase II trial to evaluate the ActiGait implanted drop-foot stimulator in established hemiplegia. J Rehabil Med. 2007;39:212–8.
22. Ernst J, Grundey J, Hewitt M, Von Lewinski F, Kaus J, Schmalz T, et al. Towards physiological ankle movements with the ActiGait implantable drop foot stimulator in chronic

stroke. Restor Neurol Neurosci. 2013;31:557–69.
23. Martin KD, Polanski WH, Schulz AK, Joebges M, Hoff H, Schackert G, Pinzer T, Sobottka SB. Restoration of ankle movements with the ActiGait implantable drop foot stimulator is a safe and reliable treatment option for permanent central leg palsy. J Neurosurg. 2015. http://thejns.org/doi/abs/10.3171/2014.12.JNS142110.
24. Schiemanck S, Berenpas F, van Swigchem R, van den Munckhof P, de Vries J, Beelen A, Nollet F, Geurts AC. Effects of implantable peroneal nerve stimulation on gait quality, energy expenditure, participation and user satisfaction in patients with post-stroke drop foot using an ankle-foot orthosis. Restorative Neurol Neurosci. 2015;33:795–807.
25. Burridge JH, Haugland M, Larsen B, Svaneborg N, Iversen HK, Christensen PB, et al. Patients' perceptions of the benefits and problems of using the ActiGait implanted drop-foot stimulator. J Rehabil Med. 2008;40:873–5.
26. Hausmann J, Sweeney-Reed C, Sobieray U, Matzke M, Heinze HJ, Voges J, Buentjen L. Functional electrical stimulation through direct 4-channel nerve stimulation to improve gait in multiple sclerosis: a feasibility study. J NeuroEngineering Rehabil. 2015;12:100. https://doi.org/10.1186/s12984-015-0096.
27. Kurtzke JF. Rating neurological impairment in MS: an expanded disability status scale (EDSS). Neurology. 1983;33:1444–52.
28. Martin KD, Polanski W, Schackert G, Sobottka SB. New therapeutic option for drop foot with the ActiGait peroneal nerve stimulator—a technical note. World Neurosurg. 2015;84(6):2037–42. https://doi.org/10.1016/j.wneu.2015.06.074 Epub 2015 Jul 9.

신경보철 장치: 보행 재활에서의 중요도

Neuroprostheses: Significance in Gait Rehabilitation

Josefina Gutiérrez-Martínez

1 서론(Introduction)

1.1 신경계(The Nervous System)

신경계는 복잡한 패턴으로 배열된 수십억 개의 신경세포로 구성되어 있다. 신경계는 선(gland), 기관(organ), 사고(thought), 감정, 행동, 움직임, 감각 등을 제어하는 필수 기능을 조절하고 실행한다. 중추 신경계(central nervous system, CNS)와 말초 신경계(peripheral nervous system, PNS)는 신체의 신경계 전체를 구성한다.

CNS는 신체의 주요 제어 센터 역할을 하며, 장기 기능에서 신체 움직임에 이르기까지 모든 것을 조절한다. CNS는 세 가지 핵심 기능을 수행하는데, 외부 자극으로부터 감각 정보를 수집하고, 해당 정보를 처리하고 통합한 다음, 신체 전체에 운동 반응을 지시한다. 반면 PNS의 주요 기능은 CNS를 사지 및 장기에 연결하여 뇌와 척수 및 신체 나머지 부분 간에 메시지를 주고받는 통신 중계기 역할을 하는 것이다[1, 2].

CNS는 뇌, 뇌간, 척수로 구성된다. 뇌는 대뇌와 대뇌의 뒤쪽 아래에 위치한 소뇌로 구성된다. 소뇌의 주요 기능은 신체 협응력을 유지하고 균형 기능과 미세한 운동 동작을 조절하는 것이다. 대뇌에는 두 개의 반구가 있으며, 각각 신체의 반대편을 제어하고, 운동 기능과 사고와 같은 상위 기능을 조절한다. 각 반구는 네 개의 별도 엽으로 나뉘며, 일반적으로 전두엽(frontal lobe)은 운동 기능, 학습, 계획 및 언어를 제어한다. 두정엽(parietal lobe)은 체성(somatic) 또는 자발적 감각 기능을 제어한다. 후두엽(occipital lobe)은 시각을 제어하고, 측두엽(temporal lobe)은 청력과 기타 일부 언어 기능을 제어한다.

뇌간에는 중뇌(midbrain), 교뇌(pons), 연수(medulla oblongata)가 포함되며, 아래쪽으로 내려가면 척수가 된다. 뇌간은 호흡, 심박수, 혈압, 소화와 같은 많은 하위 수준의 자율 기능을 제어한다. 척수는 뇌와 신체의 주요 수용체를 연결하며, 감각 입력과 운동 출력을 위한 통로 역할을 할 뿐만 아니라 모든 운동 기능을 조절한다. 감각 및 운동 신경세포는 뇌간을 통과하는 고도로 특수화된 감각 수용체이다. 이들은 척수와 대뇌를 연결하여 서로 신호를 전달할 수 있도록 한다.

뇌졸중, 동맥류(aneurysms), 암, 종양, 다발성 경화증, 척수 손상(SCI), 뇌 염증, 신경 손상 등 다양한 뇌 질환은 여러 가지 원인으로 인해 발생할 수 있다. 여기에는 혈류의 변화, 산소 부족, 혈관 막힘 또는 파열, 선천성 이상과 함께 교통 사고, 낙상, 폭력 행위, 알코올 중독과 같은 외부 요인도 포함된다. 이러한 병변은 종종 근력 및 감각과 운동 기능, 그리고 언어나 시력 또는 청력과 같은 다른 신체 기능에 영구적인 변화를 초래하며, 장과 방광 및 성 기능에도 장애를 일으킬 수 있다.

1.2 자율 신경계(The Autonomic Nervous System)

자율신경계(autonomic nervous system, ANS)는 PNS의 한 부분으로 심장, 장, 위를 포함한 우리 몸의 많은 근육, 선, 장기 등의 기능을 조절한다. ANS는 호르몬 분비, 순환, 호흡, 소화, 배설 등 다양한 활동을 조절하여 신체의 항상성(homeostasis), 즉 내적 안정성 및 균형을 유지하도록 돕는다. ANS는 지속적이고 무의식적으로 작동하여 낮과 밤을 가리지 않고 우리가 알지 못하는 사이에 이러한 중요한 작업을 수행한다[3].

운동 기능은 원심성 시스템(근육에 정보를 전달)과 구심성 시스템(신경계에 정보를 전달)을 포함하며, CNS와 PNS의 다양한 계층적(hierarchical) 수준에서 정보를 처리하고 통합한 결과이다. 완전 또는 불완전 SCI가 있는 사람의 경우 이러한 시스템의 결함으로 인해 상지 및 하지의 마비가 발생할 수 있으며, 이러한 운동 기능 장애는 욕창이나 요실금과 같은 이차적인 전신 문제를 유발한다[4]. 흉추, 요추, 천골 수준에서 발생하는 척수 및 신경근(nerve root) 손상은 하반신 마비를 초래한다. 흥미로운 점은 완전 SCI를 가진 일부 개인에서 손상 부위 전체에 걸쳐 어느 정도의 연결성(connectivity)이 유지되는 것으로 보고되었으며, 이는 정상적으로 기능하지 않는 수초(myelin)나 탈수초화된 축삭(axon)에 최적의 활성화를 제공하면 잠재적으로 손상 부위 전체에 전도성(conductivity)을 회복할 수 있다는 것을 나타낸다[5].

1.3 신경가소성(Neuroplasticity)

신경계 손상이 발생하면 여러 피질 및 피질하 영역에서 빠른 신경화학적/분자적 변화가 연쇄적으로 발생한다. 여기에는 흥분성과 억제성의 기능적 불균형 및 신경세포의 위축(atrophy)이나 퇴화(degeneration)가 포함되며, 이로 인해 중추, 말초, 척추 및 뇌간 영역에서 인접 구조 간의 관계와 연결이 손실된다[6].

CNS의 근본적인 특성[7]에는 뇌 가소성(plasticity)과 흥분성이 포함된다. 신경가소성은 학습(learning)을 포함하여 내인성 및 외인성 요인에 반응하여 신경계가 자체적으로 구조적 및 기능적 조직을 재구성하는 능력으로 정의할 수 있다[8]. 이 리모델링은 건강한 구조의 새로운 재구성 또는 재조직화로 이어지는 역동적인 과정이다[9].

신경가소성은 거시적(macroscale) 수준에서는 다양한 뇌 영역의 시공간적 활성화 패턴의 변화로, 중시적(mesoscale) 수준에서는 서로 다른 신경 유형 간의 장거리(long-range) 및 국소적 연결의 변화로, 미시적(microscale) 수준에서는 세포 및 아세포(subcellular) 수준에서 신경세포와 시냅스의 변화로 나타날 수 있다. 신경가소성의 손상이나 지연(delay)은 발달적, 후천적 및 퇴행성 뇌 질환뿐만 아니라 시기적절한 신경 재활의 부족 등 다양한 요인으로 인해 발생할 수 있다.

신경가소성이라는 개념은 새로운 것이 아니다. 19세기에 스페인의 Ramón y Cajal과 같은 뇌 연구자들[10]이 뇌 조직의 퇴행성 및 재생 능력과 뇌의 순응성(malleability), 즉 파괴된 세포의 일부 기능을 대신할 수 있도록 점차적으로 재조직화하는 능력을 강조한 신경세포 연구를 통해 처음 등장했다. 그러나 비교적 최근이 되어서야 뇌 가소성을 측정하고 평가할 수 있게 되었는데, 신경가소성은 병변의 위치와 정도에 따라 부분적으로 그 효과가 결정되는 현상이다.

뇌의 가소성 능력을 밝힐 수 있는 기술에는 경두개 자기 자극술(transcranial magnetic stimulation, TMS), 정량적 뇌파 검사(quantitative electroencephalography, qEEG), 자기 공명 분광법(magnetic resonance spectroscopy, MRS), 기능적 자기 공명 영상(functional magnetic resonance imaging, fMRI)이 있다[11]. TMS는 운동 유발 전위(motor-evoked potential, MEP)를 통해 피질 흥분성을 측정한다. 자극 역치값과 MEP를 생성하기 위해 적용되는 전기 펄스의 유형은 신경가소성을 평가하는데 사용되는 매개 변수이다[12]. qEEG는 파워 스펙트럼(power spectrum)과 결

맞음(coherence; 두 신호가 일정한 위상 및 동일 주파수와 파형을 가지는 것-역주)을 포함한 EEG 신호 간의 위상 동기성(phase synchrony)에 대한 객관적인 측정을 제공한다. 이는 뇌의 기능적 영역 간 연결성(coupling)을 반영하며, 주로 우반구와 좌반구 사이의 반구 간(interhemispheric) 및 반구 내(intrahemispheric) 결맞음과 같은 구조적 연결에 따라 달라진다. 뇌파는 병변 주변 국소적 영역과 뇌 전체에서 학습 및 가소성 과정과 관련이 있다. 뇌파는 시간적 해상도(시간에 따른 뇌 활동의 변화를 정확하게 추적할 수 있는 능력-역주)는 좋지만, 공간적 해상도(전기 활동이 발생하는 뇌의 특정 위치를 정확하게 식별하는 능력-역주)는 떨어진다. MRS는 뇌 기능의 대사(metabolic) 변화를 나타내는 지표를 제공한다[12]. fMRI 이미지는 말초 신경 손상 후 뇌 재구성을 시각화하고 관련 혈류 변화를 감지하여 뇌 활동을 측정한다[13]. 이와 관련하여 기능적 근적외선 분광법(functional near-infrared spectroscopy, fNIRS)은 뇌 활동을 직접 및 간접적으로 모니터링하기 위한 fMRI의 대안적 방법으로 떠오르고 있다[14].

1.4 신경 재활의 목표(Neurorehabilitation Goals)

뇌는 새로운 세포를 생성할 수 없기 때문에 뇌 손상 후 운동에 대한 신경 제어를 회복하는 것은 손실된 뇌 조직을 재생하는 것과는 관련이 없다. 그러나 현재 살아남은 뇌 조직을 재구성하여 새로운 신경 경로를 형성하여 운동 기능을 회복하는데 도움을 주는 새로운 신경 재활 기술들이 개발되었다. 신경 재활은 마비된 신체 부위의 기능을 '재학습'하는 뇌의 능력을 활용한다[15].

신경계의 상실된 기능을 회복하거나 대체하기 위한 목적으로 신경 재활을 임상적으로 적용하려면 신경계의 구조와 기능, 신경가소성의 잠재력과 한계, 장치 사용과 관련된 자극 전략에 대한 반응으로 발생하는 변화에 대한 심층적인 지식과 이해가 필요하다. 이러한 변화는 부상이나 질병으로 인해 손상되거나 상실된 운동이나 감각 또는 인지 기능을 대신하는 등 손상된 생물학적 기능을 보완할 수 있다. 환자의 기능적 제한을 줄이기 위한 효과적인 신경 재활에 있어서 핵심적인 단계는 병변의 크기와 범위, 신경 연결 손실의 특이성, 개별 환자의 장애 정도를 적시에 평가하는 것이다[16].

물리적 치료(physiotherapy)는 재활에서 가장 많이 사용되는 방법 중 하나이며, 운동 기능, 보행 안정성, 균형, 근력 저하, 우울증, 피로, 보행 능력 등을 개선하는 것을 목표로 한다. 그러나 기계적 보조기구와 물리적 치료만으로 뇌 또는 척수 손상 후 만성 환자의 하지 기능을 효과적이고 장기적으로 회복시킬 수 있다는 설득력 있는 증거는 제한적이다.

신경 재활에는 다양한 기계적 기술을 사용하여 CNS와 PNS를 조작하는 것이 포함된다. 여기에는 기구 지지(equipment-supported) 훈련, 트레드밀 운동, 로봇 보조(robot-assisted) 보행 훈련, 강제-유도 운동 치료(constraint-induced movement therapy), 고유수용성 신경근 촉진법(proprioceptive neuromuscular facilitation), 바이오피드백, 거울 치료(mirror therapy)가 포함된다. Szuhany의 분석 등을 포함한 연구는 인간 활동에서 뇌 유래 신경 영양 인자(neurotrophic factor)를 강화하기 위한 전략으로서 운동의 중요성을 강조한다[17]. Van Praag et al.은 운동이 노화된 쥐에서 공간 학습 능력과 신경 생성(neurogenesis) 및 혈관 생성(angiogenesis)을 증가시키거나 회복시킬 수 있음을 보여주었다[18]. 그러나 어떤 신경 재활 기법이 다른 기법보다 더 우수한 것으로 입증된 것은 없으므로, 개별 환자의 능력과 장애 수준뿐만 아니라 재활 팀의 전문 지식과 자원에 따라 적절한 치료 방법을 선택해야 한다[19, 20].

보바스(Bobath), 보이타(Vojta), 브룬코우(Brunkow) 요법, 고유수용성 신경근 촉진법, 경두개 전기 또는 자기 자극을 통한 신경 자극술, 근전도 유발 신경근 자극술, 쌍방향형(interactive) 로봇 치료와 같은 신경생리학적 또는 대사적 뇌 피드백에 기반한 치료 방법을 사용하는 하향식(top-down) 전략은 뇌 손상 생존자의 보존된 신경 회로를 선택적으로 강화시키거나 새로운 기능 회로의 형성을 촉진하여 뇌의 재구성 및 운동 행동을 조절하는 유망한 접근법이 될 수 있다.

2 신경보철물(Neuroprostheses)

보철물(prosthesis)은 부상이나 질병 또는 선천적 원인 등으로 인해 상실된 신체 부위를 대체하는 인공 장치이다. 신경 경로가 손실되거나 신경계의 신경 운동 손상 또는 감각 장애가 있는 경우, 누락된 신경 경로를 대체할 인공적인 연결 장치(interface)가 필요하다. 이러한 장치를 신경보철물(neuroprosthesis, NP)이라고 한다[21].

NP는 신경 수준에서 기능적 전기 자극을 기반으로 하고 바이오피드백 전략에 의해 제어되는 보조 장치이다. NP는 단기간에 기능을 회복하는데 도움이 될 뿐만 아니라, 재생 기술의 효과를 높일 수 있는 잠재력을 가지고 있기 때문에 신경 재활에 중요한 역할을 한다[22].

NP는 손실된 운동이나 감각 또는 인지 기능을 인공적으로 대체하거나, CNS 질환 또는 SCI로 인해 손실된 기능의 활성화를 제어하는데 도움이 될 수 있다. 그 효과는 신경 변성이나 신경병적(neuropathic) 변화, 중추 및 말초 신경 경로의 전도성(conductivity), 국소적인 반사 작용을 수행하는 능력 등에 대한 평가를 기반으로 조정하거나 제어할 수 있다[23]. 예로는 청력, 시력, 운동 및 인지 기능을 개선하는 장치가 있으며, 이 범주에는 뇌심부 자극기도 포함된다[24].

신경 활동 기전은 말초 신경이나 대뇌 피질에 직접 적용되는 전기 자극에 의해 활성화되거나 또는 신경 활동을 억제함으로써 활성화될 수 있다. 비침습적 피질 자극술은 경두개 직류 자극술(transcranial direct current stimulation, tDCS) 또는 반복적 경두개 자기 자극술(repetitive transcranial magnetic stimulation, rTMS)이 있다. 후자는 자극된 피질 영역이나 상호 연결된 영역의 기능을 조절하는 방법으로 통증이 없으며[21], 운동 신경을 자극하여 손, 다리, 발의 근육을 활성화하는 효과가 있다[25, 26]. 건강한 사람과 뇌졸중 환자를 대상으로 한 tDCS 및 rTMS 관련 연구에 따르면 자극 주파수와 펄스 패턴 및 자극 강도를 달리하면 대뇌 피질과 척수 흥분성에 다양한 영향을 미치는 것으로 나타났다. NP의 성공은 신경가소성, 신경 자극 기술, 신경 기질(substrate)이라는 세 가지 주요 요인에 달려 있다[21].

2.1 기능적 전기 자극술(Functional Electrical Stimulation)

기능적 전기 자극술(functional electrical stimulation, FES)은 현재 운동 피질 재조직화를 위한 장기적 신경가소성을 유도하는데 사용할 수 있는 기술로 연구되고 있다. FES는 과제 수행 중에 특정 표적 근육을 활성화하기 위해 전기 자극을 사용하여 영향을 받은 근육이 정상적인 움직임이나 기능(예: 걷기 또는 잡기)을 모방하도록 훈련하는 것을 말다. FES는 운동 NP와 함께 사용하기에 이상적인 기술로 간주된다.

비록 NP의 근본적인 생리적 작용에 대해 아직 완전히 이해되지는 않았지만 FES는 종종 유용한 임상 및 기능적 결과를 만들어 낸다. 이는 과학적 수준에서 임상적 성공에 대해 완전히 이해되기 전에 실제로 효과가 있는 경우가 많은 약물 치료 상황과 유사하다[22]. 최근 연구에 따르면 SCI 환자에게 FES를 체계적으로 적용하면 신경 활동을 손상 수준 이하로 최적화하는 동시에 관련 합병증을 줄이고 전반적인 건강을 개선할 수 있는 것으로 나타났다[5]. 부분 마비(paretic) 환자와 완전 마비(paralyzed) 환자를 명확히 구분하는 것이 중요하다. 부분 마비 환자만이 FES를 사용하여 신경근계(neuromuscular system)를 재훈련했을 때 잠재적 효과가 나타날 수 있다[15].

FES가 효과적이려면 재활 클리닉과 같은 특정 시간과 장소에만 적용되는 것이 아니라, 환자의 통제 하에 언제 어디서나 사용될 수 있어야 한다. 이러한 이유로 FES와 NP는 통증 완화, 근긴장도 개선, 근육량 및 근력 향상, 관절 가동 범위 증가,

근육 강직 감소, 사지 혈류 개선 등을 목표로 하는 치료적 전기 자극술과는 매우 다르다[27]. 기능적 전기 치료법은 기능적 운동과 전기 치료를 결합한 것이다. 기능적 전기 치료 프로토콜은 일반적인 일상 활동을 수행하기 위한 전기 보조 운동 기능과 함께 동기화된 마비 사지의 자발적 움직임 훈련으로 구성된다[28, 15].

FES는 비침습적 또는 침습적 NP와 함께 사용할 수 있다. 운동 신경은 표면 전극 또는 이식 전극을 사용하여 자극할 수 있다[29]. 비침습적 표면 FES 시스템은 재활 과정 초기 단계에 적용할 수 있으며, 환자가 불편함을 느끼면 쉽게 제거할 수 있다. 경피(transcutaneous) 자극은 신경 다발 위의 피험자의 피부에 부착된 접착식 또는 비접착식 전극을 통해 전달된다.

이러한 전극은 전기적 접촉이 잘 이루어지도록 충분한 표면적을 가져야 하고, 불편하지 않아야 하며 피부를 자극해서는 안 된다(저자극성 소재 사용). 또한 부착하기 쉽고 최소 하루 동안 제자리에 유지될 수 있어야 하며, 자극기에 안정적으로 연결할 수 있는 수단이 있어야 한다. 마지막으로 전극은 재사용이 가능하고 저렴하며, 의료용 용매(solvent) 및 전극 젤에 대한 내성이 있어야 하고, 전기 저항이 낮고 안정적이어야 한다[30]. 경피 기법의 주요 단점은 자극 선택성이 부족하고 심부 근육을 분리할 수 없으며, 특정 운동 지점을 국소화하기 어려워 표적 근육 수축에 대한 신뢰성이 낮다. 또한 이 기법은 통증이 있을 수 있고, 전극을 매일 탈부착해야 하는 단점이 있다[31].

반면 침습적 경피(percutaneous) 자극 시스템은 외과적 수술을 통해 신경 또는 신경에 가까운 근육에 이식된 전극을 사용한다. 이식된 자극 전극은 심부 근육을 안정적이고 선택적으로 활성화하고 피부 통증 문제를 피할 수 있다. 또한 이식형 FES 시스템을 삽입하고 나면 표면 자극 시스템에 비해 착용하고 벗는데 걸리는 시간이 짧다[29]. 그러나 이식형 신경보철 장치의 사용은 의학적 합병증, 장치의 신뢰성과 기능적 유용성에 대한 의문, 특별한 관리의 필요성, 견고하고 완전히 이식 가능한 장치 가용성의 제한 등 다양한 문제로 인해 논란이 계속되고 있다[31].

전기 활동과 역치값에 대한 연구에 따르면 전극의 배치가 기능적 반응의 민감도에 큰 영향을 미치기 때문에 수술 단계가 중요하다고 보고하고 있다. 신경 자극은 표면 경피 기법에 비해 시간이 지나 더 효율적이고 안정적인 것으로 입증되었으며, 작동 모드는 에너지가 덜 필요하고 더 선택적인 자극을 제공한다[32].

FES는 짧은 단상성(monophasic) 및 이상성(biphasic) 전류 또는 전압 펄스를 손상되지 않은 운동 신경에 적용하여 축삭을 따라 표적 근육으로 전파되는 활동 전위(action potential, AP)를 생성하는 기술이다. 전기 펄스가 근육에 도달하면 근수축이 발생한다. 지속적인 근수축을 달성하기 위해 FES 시스템은 초당 최소 20개의

AP를 생성해야 한다. 그렇지 않으면 근육이 꾸준한 힘 출력을 생성하지 못하고 대신 연축(twitch)만 일으킨다. 단상성 펄스는 갈바닉(galvanic) 효과(조직에 전하를 축적하여 시간이 지남에 따라 피부 발진이나 심각한 조직 손상을 유발하는 화학 반응-역주)로 인해 피부 화상과 조직 손상을 일으킬 수 있으므로 대부분의 FES 시스템은 이상성 전류 펄스를 사용한다[29].

신경근 구조에 전달되는 전기 전하(electrical charge)는 전류 발생기가 생성하는 자극의 강도, 펄스 폭, 작업 사이클(duty cycle), 그리고 출력 임피던스와 조직-전극 경계면(interface)의 임피던스와 같은 요인에 의해 결정된다. 이러한 임피던스(10~100 Ω 범위), 전도도(0.04~0.14 S/m), 유전율(permittivity; 10 Hz에서 1.5~40 M; 물질이 전기장의 흐름에 얼마나 저항하거나 허용할 수 있는지를 측정하는 척도-역주)과 같은 조직의 전기적 특성에 따라 전류 흐름의 경로가 결정된다. 고려해야 할 다른 중요한 측면에는 전극과 피부-전극 경계면이 포함되며, 이들의 저항성(resistive) 및 용량성(capacitive) 특성은 자극 전류의 위상 변화(phase change)를 일으킬 수 있다. 임피던스 변화를 최소화하기 위해 전류 발생기는 출력 임피던스가 낮고 조직에 공급되는 전류를 정밀하게 제어하는 정전압(constant) 또는 조정(regulated) 전압 장치를 선택한다. 이러한 조건에서는 전압이 높더라도 인체에 해롭지 않다[15].

전기 자극 치료를 시작하기 전에 환자의 병력과 잠재적 위험 및 이점을 평가하여 환자가 FES 치료에 적합한 대상인지 판단하는 것이 중요하다. 주요 문제와 고려사항은 다음과 같다.

- 원하는 말초 신경은 손상되지 않아야 한다. 표적 근육의 운동 신경이 손상되지 않아야 AP가 전파될 수 있다.
- 각 환자의 FES에 대한 근육 및 뼈 반응을 충분히 검사해야 한다.
- 표면 자극은 효과가 제한적일 수 있으므로 체내 전극 삽입과 같은 대체 방법을 고려해야 할 수 있다.
- 심박조율기나 혈당 모니터 및 주입 펌프와 같이 피험자에게 이식된 활성 의료기기의 존재를 고려해야 한다.
- 치료 시기와 전략은 신중하게 계획해야 한다.

FES는 부드럽고 점진적으로 시작하는 근수축 패턴을 생성하지 못하여 편향되고 비동기적인(asynchronous) 운동 단위 동원 특성을 보인다. 전기 자극은 수의적 근수축과 비교하여 다른 운동 단위를 동원한다. 근수축을 위한 운동 단위 동원은 전극의 크기와 자극 부위와의 근접성(proximity)에 따라 달라진다. 이러한 유형의 근수축에는 더 많은 피로성(fatigable) 운동 단위가 동원되기 때문에 전기적으로 생성된 근수축에서 근피로가 더 빨리 발생한다. 수의적 근수축과 FES를 결합하면 최상의 강한 수축을 얻을 수 있다.

2.2 제어 작업 및 조절 작업(Control and Regulation Tasks)

근육을 자극하는 것 외에도 운동 NP는 자연스러운 보행을 모방하려는 시도에서 인공적인 움직임을 제어하고 조절하기 위해 일반적으로 신경계에서 수행하는 다른 과제도 수행해야 한다[33].

이 목적을 위해 사용된 첫 번째 제어 방법은 개방-회로(open-loop) 또는 피드포워드(feedforward) 방법으로, 사용자가 버튼을 누르고 근육에 전달되는 최대 전류를 설정하여 NP를 제어하는 방식이다. 이 시스템의 입력은 출력과 독립적이며, 최종 결과는 입력에 영향을 미치지 않는다. 많은 하반신 마비 환자가 이러한 유형의 장치를 사용할 수 있지만 집중력이 필요하다. 엄지손가락으로 버튼을 반복해서 누르면 불편할 수 있으며, 완전 SCI와 손 기능 장애를 가진 환자의 경우 수동 스위치 사용이 불가능할 수 있다. 이러한 제한으로 인해 사용자가 원하는 움직임을 달성하기 위한 완전한 자극 패턴을 수동으로 실행하기 어렵다. 실제 움직임과 원하는 움직임과의 차이는 시스템의 오류 신호(error signal)라고 하며, 이는 NP 출력의 편차를 보정하는데 매우 유용하다.

사용자가 자발적으로 자극을 시작하고 중지할 수 있는 NP (NP 개방-회로 제어 시스템)도 기본 동작 패턴을 생성하기 위한 명령을 생성해야 한다. 보행 주기 간(cycle-to-cycle) 제어기에서 볼 수 있듯이 적응형(adaptive) 피드포워드 제어는 개방-회로 제어에서 관찰되는 점진적인 수행력의 감소를 효과적으로 보상한다[33].

최근에는 자동 FES 제어기가 개발되었으며, 이러한 장치는 오류 신호를 시스템 입력에 대한 피드백으로 사용하여 작업을 수정한다. 입력-출력 경로와 오류 피드백 경로가 폐쇄 회로(closed loop)를 형성하기 때문에 이러한 유형의 제어 시스템을 폐쇄-회로 제어 시스템이라고 한다. 현재의 NP 제어기(폐쇄-회로 제어 시스템)에서는 기본적인 시간-가변(time-varying) 자극 패턴을 반복적으로 수정하여 움직임을 생성한다.

제어 작업(control task)은 근육 자극을 위한 시간적 패턴을 구동하여 원하는 움직임을 생성하는 기능을 가지고 있으며, 조절 작업(regulation task)은 사용 중에 이러한 패턴을 수정하여 자극된 근육이나 환경의 예기치 않은 변화(방해)에 대응하는 기능을 한다. 그림 1은 특정 원하는 움직임에 대한 시간적 패턴을 생성하는데 사용되는 NP 제어 시스템의 일반적인 체계를 보여준다.

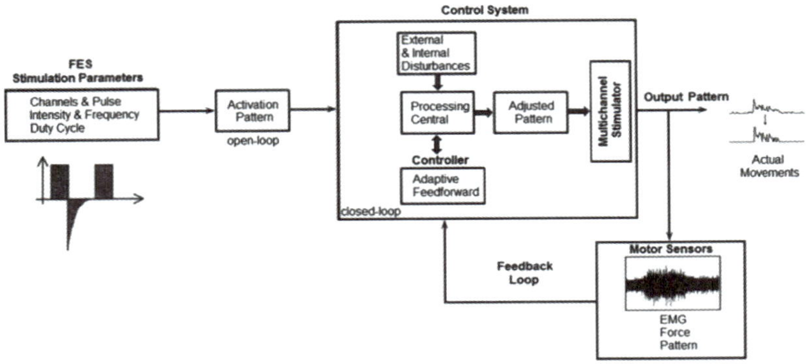

그림 1. 신경보철 제어 시스템의 단순화된 체계도. 개방 회로 및 폐쇄 회로 구성 그림

인공 신경망(artificial neural network, ANN)은 FES에 의해 생성된 유각기 보행 동작의 적응적 제어에 사용되었으며, 자극은 좌측 대퇴(femoral) 및 비골(peroneal) 신경에 적용되었다. ANN 입력값은 전자 각도계를 사용하여 얻은 고관절과 무릎 및 발목 각도 데이터로 구성되었다[34].

근육 활성화(제어)의 시간적 패턴을 결정할 때 사지 움직임뿐만 아니라 자극 매개변수와 근육 출력 간의 비선형적이고(nonlinear) 동적인(dynamic) 관계도 고려해야 한다. 가장 중요한 동적 속성에는 사지 분절의 관성(inertia)과 근육 자극과 사지를 가속 또는 감속하는 힘의 생성 사이의 지연(interval)을 들 수 있다[35].

2.3 운동 신경보철물(Motor Neuroprostheses)

뇌졸중, 척수 손상, 다발성 경화증, 외상성 뇌 손상과 같은 질환을 앓고 있는 환자는 종종 하지 운동 장애를 보인다. 일부 환자는 독립적으로 걸을 수 있지만, 보행 이상이나 균형 감각 손상으로 인해 일상 활동에서 보행 능력이 제한되고 부상에 더 취약한 경우가 많다[5].

FES를 사용하여 말초 운동 신경을 자극하는 NP(운동 NP)는 이식하거나 피부 표면에 부착하는 전극을 사용하여 하위 운동 신경세포를 활성화한다. 이러한 운동 NP의 주요 목표는 세포외(extracellular) 전류 패턴을 적용하여 손상되거나 마비된 하체 근육에 최적의 자연스러운 보행 기능을 회복하는 것이다.

뇌손상 생존자의 경우 하지 운동 NP를 단기간 사용함으로써 상당한 이점을 얻을 수 있으며, 이러한 장치를 더 많이 사용하면 보행 능력과 안정성 및 균형 감각이 더욱 향상될 수 있습니다.

2.3.1 보행을 위한 신경보철물(Neuroprostheses for Gait)

다양한 목적에 따라 여러 유형의 하지 운동 NP를 사용할 수 있다. 가장 인기 있는 첫 번째 유형은 비골(fibular) 신경을 활성화하는 자극기로, 표면 전극을 통해 낮은 수준의 전기 자극을 보내 족하수(foot drop)를 상쇄하는 역할을 한다. 족하수란 걸을 때 발과 발가락을 들어 올리지 못하는 것을 말한다. Liberson et al.[36]은 보행 주기에 맞춰 비골 신경과 전경골근을 전기 자극하면 편마비 환자의 보행의 질을 개선할 수 있다고 제안했다[36].

기존의 족하수 NP의 경우 표면 전극은 비골두 근처의 비골 신경(음극)과 전경골근(양극) 위에 부착되어 있다[37]. Walk Aide 장치와 같은 최신 족하수 NP는 자극기와 무선 주파수(radiofrequency) 통신을 하는 기울기(tilt) 센서로 제어된다. 기울기 센서는 신발(또는 밑창) 내부에 부착되어 발뒤꿈치가 지면에 가하는 압력과 다리의 기울기를 감지하고 측정하여 다리의 각도와 움직임 속도를 추적할 수 있다. 기본적으로 입각기(stance phase)가 끝날 때(발뒤꿈치가 떨어진 후 발가락이 지면에서 떨어지는 단계) 하지가 뒤로 젖혀지면 기울기 센서가 일련의 자극을 유발하며, 발이 지면에 닿은 직후 다리가 앞으로 기울어지면 자극이 중단된다[38].

Hausdorff et al.은 족하수를 완화하도록 설계된 NESS L300 장치를 적용한 초기 단계에서도 환자의 안정성과 보행 리듬이 개선되고 보행 속도가 증가했음을 보여주었다[39]. Hausdorff 및 Weerdesteyn et al.의 연구[40]에 따르면 FES를 사용하여 족하수를 교정한 편마비 환자의 낙상 횟수가 현저히 감소한 것으로 나타났다. 1990년대부터 FES 보조 보행은 근육 강직을 교정하고 보행 지구력과 속도 및 하지 근력을 개선시키는 유망한 기술로 연구되어 왔다[41].

인간의 보행 동작 동안 고관절 굴곡근과 신전근, 무릎 굴곡근과 신전근, 발목 저측 굴곡근과 배측 굴곡근을 포함한 여러 하지 근육군이 활성화된다. 이러한 보행 동작에서 비골 신경이 자극을 받는 주요 신경이다. 생체역학적 관점에서 발목 저측 굴곡근에 대한 FES는 하지의 동작 높이(clearance)를 증가시킨다. 또한 FES를 사용하여 발꿈치를 들어 올리면 신전근의 긴장도가 감소되어 입각기 동작 시간이 단축되는 것으로 나타났다[42].

보행 수행력 평가와 정량적 동작 분석은 자극의 강도, 빈도, 작업 사이클 및 타이밍을 조정하는 지표로 사용되어 각 환자에게 적합한 자극 패턴을 찾아 맞춤화하는데 중요하다. 배측 굴곡근에 대한 FES는 임상적으로 의미 있는 보행 속도의 변화를 가능하게 하여 다발성 경화증 환자의 기능적 보행 능력을 유지 또는 향상시킬 수 있는 널리 인정받는 중재법이다[43].

개방-회로형 NP는 과도한 근피로를 유발할 수 있다. 이러한 문제를 해결하기 위해 개별 환자의 무릎 특성에 맞게 조정된 유한 상태(finite-state) 제어기가 있는 폐쇄-회로형 보행 NP가 도입되어 사용자가 원하는 움직임에 대한 제어력을 높였다. 이 시스템을 사용하면 개방-회로형 시스템에 비해 무릎 신전근의 근육 활성화를 50%까지 줄일 수 있다[35].

일부 연구자들은 단일 채널 FES만으로는 기능적 보행을 제공하기에 충분하지 않다는 것을 보여주었다. 다중 채널 NP는 보행 치료에 대한 보다 포괄적인 접근 방식을 제공한다. 자극을 적용할 표적 근육의 수와 FES 보조 보행 훈련의 강도, 빈도 및 작업 사이클을 신중하게 결정해야 하며, 이는 개별 환자의 잔존하는 기능에 따라 달라진다. 또한 개인에 대한 FES 보조 보행 치료의 적합성은 심혈관 및 신경과 근육의 상호 작용 능력에 따라 달라지며, 동기 부여와 같은 심리적 요인에도 영향을 받는다[42].

2.3.2 전정 기능을 위한 신경보철물 (Neuroprostheses for Vestibular Function)

전정(vestibular) 기능을 상실하면 자세 제어, 시선 안정화, 공간 방향 감각과 같은 필수 기능이 손상을 받고, 보행 및 신체 균형 제어에 큰 영향을 받는다. 말초 전정 시스템은 다차원 운동 센서로 구성되어 있으며 균형 조절에 중요한 정보를 제공한다. 집중적인 균형 감각 재훈련에도 불구하고 양측 전정 기능 상실(bilateral vestibular function loss, BVL) 환자의 대다수는 장기적인 전정 기능의 회복이 이루어지지 않는다.

Geneva 대학 병원의 이비인후과 및 두경부외과 서비스, Maastricht 대학 의료센터의 균형 장애 부서, 스위스 Lausanne 연방 공과대학의 중개 신경공학 연구실, 이탈리아 Pisa의 생체로봇 연구소로 구성된 연구 협력단(consortium)은 변형된 인공와우(cochlear implant; MED-EL, Innsbruck, 오스트리아)로 구성된 전정 NP 프로토타입을 통해 전정 신경의 팽대부(ampullary) 가지를 전기적으로 자극하여 BVL 환자의 재활을 위한 가능성을 조사했다[44].

해당 연구단은 전정 NP를 통해 BVL 환자의 전정 안구 반사(vestibulo-ocular reflex, VOR)를 인공적으로 회복시킬 수 있음을 보여주었다. VOR은 안정적인 시선을 통해 지각(perception)을 유지하는 반사적 안구 움직임이며, 전정 기능을 평가하는 중요한 척도이다. 3명의 환자를 대상으로 실시한 이 연구는 일상적인 보행에서 중요한 안정된 시선 패턴을 모방한 전정 NP를 사용하여 BVL 환자의 시선 안정화 메커니즘을 회복할 수 있다는 최초의 객관적 증거를 제공했다[44].

2.3.3 자세 신경보철물(Postural Neuroprostheses)

일어서기, 자세 제어(서기), 앉기는 매우 복잡한 운동 활동이다. 일어서서 앉는 동작에는 신체 여러 근육의 조화로운 수축이 필요하다[45]. 서는 것은 걷기 위한 전제 조건(prerequisite)이다. 수직 자세의 유지는 하지에서 파생되는 고유수용성 및 피부 감각 입력 덕분에 이루어진다. 균형 유지은 신체 방해에 대한 양측 대칭 반응에 따라 달라진다[46]. 독립적으로 일어설 수 없는 환자의 경우 직립 자세를 위한 외부 보조 시스템이 필요하며, 몇 가지 예로는 관절 신전근 FES, 무릎-발목-발 보조기, 기립대(standing frame) 등이 있다.

하지 마비의 경우 전정 기능, 전후방 자세 안정성, 시각 인식 및 하지에서 나오는 감각 정보가 상실되거나 변형된다. 마비측과 비마비측 근육의 근력이 다르기 때문에 비대칭이 발생한다. 이러한 비대칭성은 신체 균형을 방해하고, 자세 교란(disturbance)에 대해 제어하기 어렵게 만든다[47]. 일반적으로 체중의 60%는 비마비측 하지가 지탱하며[48], 마비측 무릎은 약간 구부러지고 발은 신체 무게 중심의 앞쪽에 위치한다. 이는 기저면(base of support)을 넓히고 신체의 압력 중심을 비마비측 하지의 전족부(forefoot) 영역으로 이동시킨다[15].

다양한 폐쇄-회로 제어 전략이 일어서기와 앉기 동작을 돕기 위해 개발되었다. 초기 장치는 일어서기 및 앉기 기능을 활성화하기 위해 FES를 제어하는 비례-적분-미분 제어기(proportional integral derivative controller, PID 제어기)로 구성되었다. 일어서는 동작에 대해서는 만족스러운 제어 성능이 관찰되었지만, 하반신 마비 환자는 여전히 자세 불안정성을 보였다[49].

기립 및 보조 보행을 지원하는 이식형 NP 시스템은 다중 채널 이식형 수신기 및 자극기, 근막(epimysial) 및 외과적으로 이식된 근육내(intramuscular) 전극, 프로그래밍이 가능한 착용형 외부 제어기로 구성된다. 해당 시스템은 관련 소프트웨어 및 임상 재활 프로토콜에 의해 지원된다[32].

또한 NP 시스템은 균형을 개선하고 근육 강직을 조절하며, 서 있거나 걸을 때 피로를 줄일 수 있는 이점이 있다. 그러나 자극 순서 간의 전환을 유발하고 환자에게 하지 상태에 대한 정보를 제공하려면 효과적인 이벤트 감지 피드백 메커니즘이 필요하다[50].

최근 연구 결과에 따르면 자극 패턴, 순서, 제어 펄스 등을 포함하는 NP 자극 전략을 보완하여 보다 자연스러운 움직임을 구현하고, 서 있는 자세에서 앉는 자세로 전환하는 동안 부상 위험을 줄이며, 충격을 최소화하고 부드럽게 전환 동작을 수행할 수 있도록 개선할 필요성에 대해 지적하고 있다[45].

3 하이브리드 신경보철 시스템(Hybrid Neuroprosthesis Systems)

하이브리드 NP 시스템은 뇌-컴퓨터 인터페이스(brain computer interface, BCI)와 같은 다른 신경 재활 기술과 결합된 신경보철물로, 뇌파(EEG) 신호 또는 근전도(EMG) 신호에 의한 바이오피드백을 기반으로 하며, NP에 대한 제어 옵션으로 개발되었다. 마찬가지로 보조기나 로봇 또는 외골격(exoskeletal) 장치를 사용하여 정상적인 동작 패턴을 구현할 수 있다.

Chia et al.은 FES 기반 트레드밀을 이용한 보행 훈련이 보행 능력을 향상시켜 보행 속도를 높이는 동시에 필요한 노력의 정도는 감소되는 것을 보여주었다. 이 치료적 중재는 FES를 사용하지 않은 경우와 비교했을 때 보행 협응력 향상에 상당한 부가적인 효과를 나타냈다[51].

무선 주파수(radiofrequency) 제어 NP는 보행 중 균형 제어를 향상시켜 FES가 없는 일반적인 발목관절 보조기보다 족하수를 더 효과적으로 치료할 수 있는 것으로 나타났다[52].

3.1 근전도 피드백(Electromyography Feedback)

특정 패턴의 자극으로 달성된 움직임은 EMG 전극(표면 또는 경피)을 표적 근육 위에 부착하여 감지한다. 이러한 EMG 신호를 처리하여 출력 EMG 패턴과 생리적 EMG 패턴(원하는 움직임) 간의 차이를 평가한다. 이 차이는 NP 제어기의 입력값으로 사용되며, 이를 통해 FES 자극 패턴을 조정할 수 있다.

환자는 일반적으로 스위치를 사용하여 각 걸음을 수동으로 시작하고, 보행 기능을 구현하는데 필요한 사용자 맞춤형 근육 활성화 패턴으로 보행 동작을 수행해 나간다. Dutta et al.은 2채널 표면 EMG 신호를 사용하여 이식형 FES 장치를 제어하면 보행 동안 하지의 주기적(cyclic) 동작을 생성할 수 있음을 보여주었다. 해당 연구진은 EMG로 유발되는 보행용 완전 이식형 FES 시스템을 구현하기 전에 근전도 기반 제어 명령을 표면 EMG에서 정확하게 선택할 수 있음을 보여주었다[53].

3.2 뇌-컴퓨터 인터페이스(Brain Computer Interface)

현재 보행 기능 회복을 위한 NP의 발전은 이러한 장치를 뇌-컴퓨터 인터페이스(BCI)와 결합하여 운동 피질의 활동을 기반으로 FES를 제어하여 마비된 사지를 활성화하고 손상된 신경 경로를 우회하는데 초점을 맞추고 있다. Müller-Putz et al.[54]는 EEG-BCI와 이식된 NP를 결합하여 환자가 간단한 물체를 한 위치에서 다른 위치로 이동시킬 수 있음을 입증했다[54].

BCI 시스템은 뇌의 전기적 활동에 의해 외부 장치가 제어되는 비근육 통신 채널을 제공한다. 이상적으로 BCI는 특정 신체 부위의 움직임 의도, 즉 상상된 궤적을 실시간으로 정확하게 해독하고(decode), 이 정보를 제어 신호로 변환하여 운동 NP와 같은 외부 장치를 활성화하여 움직임을 복원한다. 이 과정을 통해 의도한 움직임과 운동 NP가 실행하는 자극 패턴을 직접 연결하여 자연스럽고 직관적인 움직임 제어를 용이하게 한다.

BCI 기술에는 다양한 전략 또는 패러다임이 존재한다. 이러한 패러다임은 일반적으로 느린 피질 전위, 시각 유발 전위, P300 전위, 두피에 기록되는 베타(beta) 및 뮤(mu) 리듬, 또는 뇌에 이식된 전극에 의해 기록되는 피질 신경 활동 등 뇌의 전기 신호를 처리하여 피험자의 움직임이나 의사소통 의도를 분석한다. BCI는 생리적 제어가 필요한지 여부에 따라 의존형 또는 독립형으로 분류할 수 있다.

운동 심상(motor-imagery) BCI는 사용자가 오른발/왼발 움직임과 같은 운동 과제에 대한 상상을 해독하기만 하면 되는 유망한 독립적 전략으로 구성된다. 이 시스템은 Graz 패러다임[55]에서와 같이 특정 시간 시점(timeline)의 시각적 단서 또는 움직임 의도에 따라 활성화된다. 감각 운동 피질에 기록된 뮤 리듬의 스펙트럼 파워 밀도[spectral power density; 신호의 강도 대 주파수를 측정한 값으로 다양한 뇌 상태에서 어떤 주파수 대역(알파, 베타, 세타 등)이 가장 활성화되는지 분석하는데 사용됨-역주]는 사용자가 사지를 움직일 때 감소한다. 이러한 현상은 사용자가 마비된 사지를 움직이는 것을 상상하는 경우에도 동일하게 발생한다[56].

피험자는 감각운동 피질에서 뮤 전위를 생성하기 위해 특정 동작(예: 발 배측굴곡)을 수행한다. 이때 두피에 부착된 전극이 기저 뇌파를 감지한 후 BCI에서 신호를 분석한다. 운동 심상 과제를 수행하는 동안 다중 채널 EEG 신호는 공간 및 시간(또는 주파수) 영역 모두에서 동작 과제별로 다른 특징을 보인다. 해당 데이터의 처리 과정을 통해 판별가능한(discriminant) 공간-스펙트럼 EEG 특징을 추출하고 이벤트 유형을 분류한다. 마지막으로 이렇게 분류된 신호는 의미 있는(meaningful) 명령으로 변환되어 마이크로컨트롤러 장치(microcontroller unit, MCU)로 전송된다. 이후 MCU는 FES 시스템을 제어하여 전기 자극 패턴을 표적 근육으로 전송한다.

BCI 사용자는 외부 장치를 제어하기 위해 운동 심상 피질 패턴을 효과적으로 생성하는 방법을 배워야 한다. 이 과정을 BCI 학습이라고 하며, 종종 상당한 노력과 시간이 필요하다. BCI가 감각 운동 피질에 구심성 피드백을 제공하여 운동 활동을 유도하는 것을 목표로 한다는 사실은 해당 방법이 뇌 가소성과 감각 패턴 형성을 촉진할 수 있음을 나타낸다[57].

운동 과제 수행 중 EEG의 성별 차이에 대한 연구가 수행되었다[58, 59]. 해당 연구진은 사용자의 성별을 고려하면 운동 심상 BCI와 사용자의 BCI 학습의 보정 설정(calibration)이 개선된다고 보고하였다. Carino et al.은 시간 가변 인코딩(time-varying encoding) 전략을 사용하는 스파이크 뉴런 모델(spiking neuron model, SNM)과 같은 표면 EEG 신호의 분류(classification)를 위한 새로운 알고리즘이 운동 심상 BCI 사용자의 수를 늘릴 수 있음을 보여주었다. 이는 입자 군집 최적화(particle swarm optimization; 군집 기반의 확률적 최적화 기법으로, 다양한 매개변수를 최적화하여 BCI 시스템의 성능과 정확도를 향상시키는 방법-역주) 전략을 사용하는

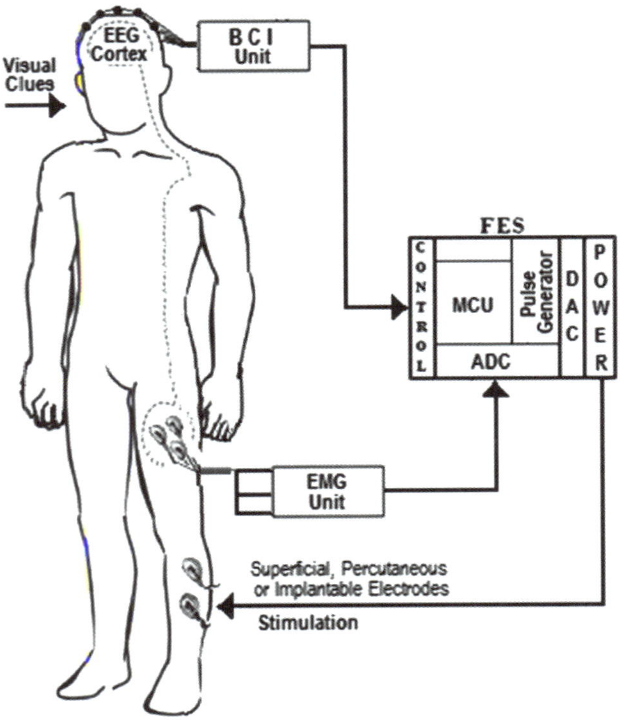

그림 2. EMG 근육 모니터링 기능이 있는 기본 BCI 제어 신경보철물의 체계도. 편차가 발생하면 FES 패턴이 조정되거나 자극 전극이 재배치된다.

SNM이 뇌졸중 환자와 건강한 피험자 모두에서 운동 심상 관련 시간-주파수(time-frequency) 특징을 식별할 때 높은 분류 성능과 낮은 계산 비용을 보여주기 때문이다[60].

그림 2는 EMG로 모니터링되는 전형적인 BCI 제어 NP를 보여준다. 센서(근전도계나 가속도계 또는 근전도 전극 등)를 자극받은 사지에 부착하여 구현된 움직임을 확인할 수 있다. 편차(deviation)가 발생할 경우 FES 패턴을 조정하거나 자극 전극을 재배치한다.

뇌 내의 전기 신호를 기록하는 뇌파도(electrocorticography) 또는 뇌심부 기록 장치와 같은 침습적(invasive) 기술[61]은 표면 EEG를 기반으로 하는 비침습적 기술보다 제어 장치에 대한 움직임 심상을 해독하는데 더 성공적인 것으로 나타났다. 그럼에도 불구하고 비침습적 운동 심상 BCI는 합병증 위험이 낮고(수술 위험 없음, 감염 위험 최소화) 비용이 저렴하며, 사용이 간편하고 가용성이 뛰어나기 때문에 더 많이 사용되고 있다[62].

일부 BCI의 경우 하지 보철물을 제어하기 위해 혈류역학(hemodynamic) 신호를 사용한다. 기능적 근적외선 분광법(fNIRS)은 고관절 움직임 또는 서 있거나 걷는 동안의 균형 및 자세 유지를 준비하는 동안 발생하는 전두부의 전운동 영역과 후두정엽 영역의 활성화를 감지한다. 최근 fNIRS-BCI의 개발은 fNIRS 신호를 손상시키는 머리 움직임 신호 왜곡(artifact; 생체 신호 등을 기록하는 동안 신체 움직임으로 인해 발생하는 데이터의 왜곡이나 오류-역주)이 덜 문제가 되기 때문에 이러한 시스템이 하지 운동 재활에 더 적합할 수 있다[63].

3.3 신경보철물 보조 보행 훈련 (Neuroprosthesis-Assisted Gait Training)

SCI 및 뇌졸중 환자는 심각한 근육 위축, 근육 분자 표현형(molecular phenotype) 변화, 심혈관 지구력 손실, 근육내 지방 증가, 조직 염증 표지자(marker) 상승, 골 손실, 마비된 하지의 말초 혈류 흐름 감소 등을 보인다. 뇌졸중 후 가장 흔한 골절인 고관절 골절의 발생률은 뇌졸중 환자에서 기준 집단보다 2~4배 더 높다. 따라서 수의적 운동과 FES 운동을 결합하면 운동 기능을 개선할 뿐만 아니라 심혈관 건강을 증진하고 골 손실과 지방을 줄이는 것으로 나타났다.

NP 보조 보행 훈련은 FES에 의한 근육 활성화, 기존 물리적 치료, 트레드밀이나 조정(rowing) 장치 또는 로봇 보조 장차와 같은 장비를 사용한 보행 훈련 등으로 구성된다. 해당 재활 방법은 근육 강직을 줄이고 배측 굴곡 근력과 보행 능력 및 대사 체력을 개선시키는 측면에서 FES의 부가적인 효과를 보여주었다. Davoodi와 Andrews는 FES 제어에 적합한 조정(rowing) 운동 장치를 선보였다. 조정 운동 요법은 상지의 수의적 움직임으로 시작되고, FES는 마비된 하지의 움직임을 생성한다. 해당 연구진은 부드러운 기동력과 협응된 조정 움직임을 가능하게 하고 근육 에너지의 소비를 줄이기 위해 퍼지 논리 제어 시스템(fuzzy logic control system; 퍼지 논리를 사용하여 의사 결정을 내리고 복잡한 시스템을 관리하는 제어 시스템의 한 유형-역주)을 사용할 것을 제안했다[64].

NP 보조 보행 훈련의 강도와 빈도는 운동 및 심혈관 기능을 개선하는데 도움이 된다. 또한 조기 치료 중재가 기능적 결과를 개선하고 생존율을 높이며 필요한 치료 기간을 단축하는 것으로 나타났기 때문에 환자가 임상적으로 안정되는 즉시 NP 보조 보행 훈련을 시작하는 것이 권고된다.

4 결론(Conclusion)

운동 기능을 회복하거나 향상시키기 위해 고안된 신경보철물은 뇌 손상이나 SCI 또는 신경 퇴행성 질환의 영향을 받은 개인의 건강과 독립성 및 삶의 질을 개선하는 것을 목표로 한다. FES를 사용한 신경보철 기술은 안전하고 효과적일 뿐만 아니라, 일어서고 이동하는 능력 및 운동(exercise) 능력을 회복하고 개선하여 운동(motor) 및 심혈관 기능을 향상시키는데 도움이 될 수 있기 때문에 큰 잠재력을 가지고 있다[32].

NP 기술의 적용은 이식형 장치, 전극-조직 인터페이스, 신경 장치와의 폐쇄-회로 제어의 상호 작용에 대한 생리적 적응에 대한 심층적인 이해, 정밀한 신경 조직의 활성화를 위한 자극 방법의 개선 등 하드웨어 및 새로운 신호 처리 알고리즘의 개발에 크게 의존한다[65].

기존의 물리적 치료 및 기계 장치와 함께 신경생리학적 또는 대사적 뇌 피드백에 기반한 방법론을 활용하는 하향식 전략은 보존된 신경 회로를 선택적으로 강화하거나 뇌 손상이 있는 개인의 새로운 기능적 회로 형성을 촉진하여 뇌 재조직화 및 운동 행동을 조절하는 유망한 접근 방법이 될 수 있다. 뇌 손상에 따른 제한은 다양하며 보행 기능 장애, 낙상 위험, 일상 생활 활동 제한, 연하(swallowing) 장애, 하지 기능 저하, 의사소통 장애 등이 포함된다.

고정식 자전거(ergometer), 트레드밀, 조정 운동 장치와 같은 기기를 이용한 FES 보조 하지 훈련은 근육 크기와 근력 및 체구성(composition)을 개선한다. 근섬유 면적과 모세혈관 수가 증가하면 피로 저항력과 산화(oxidative) 능력이 향상되며, IIB형에서 IIA형 및 I형 근육 섬유로의 전환도 촉진된다.

동작 과제별 FES 보조 보행 치료는 기능적으로 관련된 뇌의 신경가소성 변화를 유도하고 대뇌 재조직화에 영향을 미치며, 결과적으로 수의적 보행을 개선하여 부작용 없이 최적의 치료 효과를 가져올 수 있다. 보행 치료는 세계보건기구(WHO)의 국제 기능 분류(international classification of functioning, ICF)에 따라 각 개인의 상태에 맞게 맞춤화해야 한다. WHO-ICF 모델은 개인의 기능 회복 능력, 대사 능력, 심혈관 건강 등을 고려하고 기능적 보행 분석을 통해 FES로 보조할 마비 근육을 선택하는 등 여러 수준에서의 치료적 중재를 권장한다. 해당 모델은 각 수준에서 FES 보조 보행 요법에 대한 반응과 다양한 수준 간의 관계를 명확히 하는데 도움이 될 수 있으며, 이는 향후 효과적인 재활 전략 수립에 이점을 제공한다.

EMG로 지원되는 NP-BCI 훈련은 병변 근처의 감각 운동 피질 영역에서 뇌 가소성을 개선하여 운동 회복을 유도하거나 향상시킬 것으로 예상된다. 이러한 잠재적 이점은 종종 구심성 피드백과 관련이 있다.

현재 NP에 사용되는 전기 자극 기술을 보완하는 방법으로 광학(optical) 및 자기(magnetic) 자극을 신경계에 적용하는 기술이 등장하고 있다. 신경 자극과 기록 기술을 결합하면 자극 패턴을 제어하고 수정할 수 있는 직관적인 폐쇄-회로 제어형 보조 NP를 만들 수 있다[64].

NP의 임상 적용에는 과학자, 엔지니어, 임상의 간의 긴밀하고 장기적인 협력이 필요하다. 높은 비용으로 인해 접근성이 좋고 시설이 잘 갖춰진 재활 시설이 부족한 실정이며, 이를 극복하는 것은 현재 당면 과제이다. 하이브리드 NP 시스템으로 기능을 완전히 회복하는 것은 가까운 미래에 달성하기는 어렵겠지만, 이 분야에 대한 지속적인 연구와 개발은 환자의 삶의 질을 크게 개선시킬 수 있을 것으로 예상된다.

참고 문헌

1. Van Dijk J. On the interaction between the central nervous system and the peripheral motor system. Biol Cybern. 1978;30(4):195–208.
2. Jacobson M. Beginnings of the nervous system. In: Rao M, Jacobson M, editors. Developmental neurobiology. US: Springer; 2005. p. 365–413.
3. Janig W. Autonomic nervous system. In: Schmidt R, Thews G, editors. Human physiology. New York, NY: Springer; 1989. P. 333–70.
4. Rodriguez MR, Clemente FAR. Avaliação das disfunções do controle motor. Universitas Ciências da Saúde. 2008;2(2):259–67.
5. Martin R, Sadowsky C, Obst K, Meyer B, McDonald J. Functional electrical stimulation in spinal cord injury: from theory to practice. Top Spinal Cord Inj Rehabil. 2012;18(1):28–33.

6. Wall J, Xu J, Wang X. Human brain plasticity: an emerging view of the multiple substrates and X sensory inputs from the body. Brain Res Rev. 2002;39(2):181–215.
7. Portera-Sánchez A, Toffano G. Neuroplasticity: a new therapeutic tool in the CNS pathology. Berlin: Springer; 1987. p. 9–30.
8. Aguilar-Rebolledo F. Plasticidad cerebral: antecedentes cientificos y perspectivas de desarrollo. Bol Med Hosp Infant Mex. 1998;55(9):514–25.
9. Young J, Tolentino M. Neuroplasticity and its applications for rehabilitation. Am J Ther. 2011;18(1):70–80.
10. Stahnisch FW, Nitsch R. Santiago Ramón y Cajal's concept of neuronal plasticity: the ambiguity lives on. Trends Neurosci. 2002;25(11):589–91.
11. Massimini M, Tononi G, Huber R. Slow waves, synaptic plasticity and information processing: insights from transcranial magnetic stimulation and high-density EEG experiments. Eur J Neurosci. 2009;29(9):1761–70.
12. Auriat AM, Neva JL, Peters S, Ferris JK, Boyd LA. A review of transcranial magnetic stimulation and multimodal neuroimaging to characterize post-stroke neuroplasticity. Front Neurol. 2015;6:226.
13. Pawela Ch, Biswal B, Hudetz A, Li R, Jones S, Cho Y, Matloub H, Hyde J. Interhemispheric neuroplasticity following limb deafferentation detected by resting-state functional connectivity magnetic resonance imaging (fcMRI) and functional magnetic resonance imaging (fMRI). NeuroImage. 2010;49(3):2467–78.
14. Irani F, Platek SM, Bunce S, Ruocco AC, Chute D. Functional near infrared spectroscopy (fNIRS): an emerging neuroimaging technology with important applications for the study of brain disorders. Clin Neuropsychol. 2007;21(1):9–37.
15. Popovic D, Sinkjaer T. Restoring movement state of the art (Chapter 4). In: Control of movement for the physically disabled: control for rehabilitation technology. Berlin: Springer Science & Business Media; 2012. p. 171–313.
16. Popović DB. Principles of command and control for neuroprostheses. In: Kilgore K, editors. Implantable neuroprostheses for restoring function. Cambridge: Woodhead Publishing Elsevier; 2015. p. 45–55.
17. Szuhany K, Bugatti M, Otto M. A meta-analytic review of the effects of exercise on brain-derived neurotrophic factor. J Psychiatr Res. 2015;60:56–64.
18. Van Praag H, Shubert T, Zhao Ch, Gage F. Exercise enhances learning and hippocampal neurogenesis in aged mice. J Neurosci. 2005;25(38):8680–5.
19. Stephenson R. A review of neuroplasticity: some implications for physiotherapy in the treatment of lesions of the brain. Physiotherapy. 1993;79(10):699–704.
20. Flachenecker P. Clinical implications of neuroplasticity—the role of rehabilitation in multiple sclerosis. Front Neurol. 2015;6:36–40.
21. Wang W, Collinger J, Perez M, Tyler E, Cohen L, Birbaumer N, et al. Neural interface technology for rehabilitation: exploiting and promoting neuroplasticity. Phys Med Rehabil Clin N Am. 2010;21(1):157–78.
22. Prochazka A, Mushahwar V, McCreery D. Neural prostheses. J Physiol. 2001;533(Pt 1):99–109.
23. Rushton D. Functional neurostimulation in rehabilitation. In: Greenwood R, Barnes M, McMillan T, Ward C, editors. Handbook of neurological rehabilitation, 2nd ed. Psychology Press Taylor & Francis Group; 2003. p. 245–60.
24. Kasten M, Ievins A, Moritz C. Neural prostheses. New York: Wiley; 2001. Published Online: 27 Jan 2015.
25. Perez MA, Lungholt BK, Nielsen JB. Short-term adaptations in spinal cord circuits evoked by repetitive transcranial magnetic stimulation: possible underlying mechanisms. Exp Brain Res. 2005;162:202.
26. Zuur AT, Cristensen MS, Sinkjaer T, et al. Tibials anterios stretch reflex in early stance is suppressed by repetitive transcranial magnetic stimulation. J Physiol. 2009;587:1669.
27. Sujit OK. Functional electrical stimulation in neurological disorders. Eur J Neurol.

2008;15:437–44.
28. Popovic MB, Popovic DB, Schwirtlich L, Sinkjaer T. Functional electrical therapy (FET): clinical trial in chronic hemiplegic subjects. Neuromodulation. 2004;7(2):133–40.
29. Popovic MR, Curt A, Keller T, Dietz V. Functional electrical stimulation for grasping and walking: indications and limitations. Spinal Cord. 2001;39:403–12.
30. Bajd T, Marinček Č, Munih M. Functional electrical stimulation with surface electrodes. J Autom Control. 2008;18(2):3–9.
31. Bhadra N, Chae J. Implantable neuroprosthetic technology. NeuroRehabilitation. 2009;25:69–83.
32. Davis J, Triolo R, Uhlir J, Bieri C, Rohde L, Lissy D, Kukke S. Preliminary performance of a surgically implanted neuroprosthesis for standing and transfers—where do we stand? J Rehabil Res Dev. 2001;38(6):609–17.
33. Crago P, Lan N, Veltink P, Abbas J, Kantor C. New control strategies for neuroprosthetic systems. J Rehabil Res Dev. 1996;33(2):158–72.
34. Sepulveda F, Granat MH, Cliquet A. Two artificial neural systems for generation of gait swing by means of neuromuscular electrical stimulation. Med Eng Phys. 1997;19(1):21–8.
35. Fuhr T, Quintern J, Riener R, Schmidt G. Closed-loop control of a gait neuroprosthesis. European Control Conference. 2001;2001:3939–44.
36. Liberson WT, Holmquest HJ, Scot D, Dow M. Functional electrotherapy: stimulation of the peroneal nerve synchronized with the swing phase of the gait of hemiplegic patients. Arch Phys Med Rehabil. 1961;42:101–5.
37. Dai R, Stein RB, Andrews BJ, James KB, Wieler M. Application of tilt sensors in functional electrical stimulation. IEEE Trans Rehabil Eng. 1996;4:63–72.
38. Stein R, Chong S, Everaert D, Rolf R, Thompson A, Whittaker M, Robertson J, Fung J, Preuss R, Momose K, Ihashi K. A multicenter trial of a footdrop stimulator controlled by a tilt sensor. Neurorehabilitation Neural Repair. 2006;20(3):371–9.
39. Hausdorff J, Ring H. The effect on the NESS L300 neuroprosthesis on gait stability and symmetry. J Neurologic Physical Therapy. 2006;30(4):198.
40. Weerdesteyn V, De Niet M, Van Duijnhoven H, Geurts A. Falls in individuals with stroke. J Rehabil Res Dev. 2008;45(8):1195–213.
41. Granat M, Maxwell D, Ferguson A, Lees K, Barbenel J. Peroneal stimulator: evaluation for the correction of spastic drop foot in hemiplegia. Arch Phys Med Rehabil. 1996;77(1):19–24.
42. Khattar B, Banerjee A, Reddi R, Dutta A. Feasibility of functional electrical stimulationassisted neurorehabilitation following stroke in India: a case series. Case reports in neurological medicine, vol. 2012. Article ID 830873, 7 p.
43. Street T, Taylor P, Swain I. Effectiveness of functional electrical stimulation on walking speed, functional walking category, and clinically meaningful changes for people with multiple sclerosis. Arch Phys Med Rehabil. 2015;96:667–72.
44. Perez A, Guinand N, van de Berg R, Stokroos R, Micera S, Kingma H, Pelizzone M, Guyot JP. Artificial balance: restoration of the vest í bulo-ocular reflex in human with a prototype vestibular neuroprosthesis. Front Neurol. 2014;5(66):1–11.
45. Chang S, Kobetic R, Triolo R. Understanding stand-to-sit maneuver: implications for motor system neuroprostheses after paralysis. J Rehabil Res Dev. 2014;51(9):1339–52.
46. Horak FB, Nashner LM, Diener HC. Postural strategies associated with somatosensory and vestibular loss. Exp Brain Res. 1990;82:167–77.
47. Hamrin E, Eklund G, Hillgren AK, Borges O, Hall J, Hellström O. Muscle strength and balance in post-stroke patients. Ups J Med Sci. 1982;87(1):11–26.
48. Bohannon RW, Larkin PA. Passive ankle dorsiflexion increases in patients after a regimen of tilt table-wedge board standing. A clinical report. Phys Ther. 1985;65(11):1676–8.
49. Riener R, Boll M, Pavan E, Ferrarin M, Frigo C. Neuroprosthesis for standing-up and sitting-down: experimental results. In: Proceedings of the first joint BMES/EMBS conference serving humanity, advancing technology 1999. p. 603.

50. Guiraud D, Stieglitz T, Koch KP, Divoux JL, Rabischong P. An implantable neuroprosthesis for standing and walking in paraplegia: 5-year patient follow-up. J Neural Eng. 2006;3(4):268–75.
51. Chia N, Ambrosini E, Baccinelli W, Nardone A, Monticone M, Ferrigno G, Pedrocchi A, Ferrante S. A multi-channel biomimetic neuroprosthesis to support treadmill gait training in stroke patients. In: 37th annual international conference of the IEEE engineering in medicine and biology society 2015. p. 7159–62.
52. Ring H, Treger I, Gruendlinger L, Hausdorff J. Neuroprosthesis for footdrop compared with an ankle-foot orthosis: effects on postural control during walking. J Stroke Cerebrovasc Dis. 2009;18(1):41–7.
53. Dutta A, Kobetic R, Triolo R. An objective method for selecting command sources for myoelectrically triggered lower-limb neuroprostheses. J Rehabil Dev. 2011;48(8):935–48.
54. Müller-Putz GR, Scherer R, Pfurtscheller G, Rupp R. EEG-based neuroprosthesis control: a step towards clinical practice. Neurosci Lett. 2005;382(1–2):169–74.
55. Pfurtscheller G, Neuper C. Motor imagery and direct brain-computer communication. Proc IEEE. 2001;89(7):1123–34.
56. Gutiérrez J, Cantillo J, Cariño R, Elías D. Los sistemas de interfaz cerebro-computadora: una herramienta para apoyar la rehabilitación de pacientes con discapacidad motora. Investigación en Discapacidad. 2013;2(2):62–9.
57. Wander J, Blakely T, Miller K, Weaver K, Johnson L, et al. Distributed cortical adaptation during learning of a brain–computer interface task. Proc Nat Acad Sci USA. 2013;110(26):10818–23.
58. Cantillo J, Gutiérrez J, Carino R, Carrillo P, Elías D. An approach to improve the performance of subject-independent BCIs-based on motor imagery allocating subjects by gender. Biomed Eng Online. 2014;13:158.59. Cantillo J, Carino R, Carrillo P, Flores T, Elías D, Gutiérrez J. Gender differences in quantitative electroencephalogram during a simple hand movement task in young adults. Revista de Investigación Clinica. 2016;68:245–55.
60. Carino R, Cantillo J, Gutiérrez J, Vazquez R. Classification of motor imagery electroencephalography signals using spiking neurons with different input encoding strategies. In: Neural computing and applications 2016. Online ISSN: 0941–0643.
61. Hiremath S, Chen W, Wang W, Foldes S, Yang Y, Tyler-Kabar E, Collinger J, Boninger M. Brain computer interface learning for systems based on electrocorticography and intracortical microelectrode arrays. Front Integr Neurosci. 2015; 9(Article 40):1–10.
62. Cincotti F, Mattia D, Aloise F, Bufalari S, Schalmk G, Oriolo G, et al. Non-invasive brain-computer interface system: towards its application as assistive technology. Brain Res Bull. 2008;75(6):796–803.
63. Rea M, Rana M, Lugato N, Terekhin P, Gizzi L, Brötz D, Fallgatter A, Birbaumer N, Sitaram R, Caria A. Lower limb movement preparation in chronic stroke: a pilot study towards an fNIRS-BCI for gait rehabilitation. Neurorehabil Neural Repair. 2014;28(6):564–75.
64. Davoodi R, Andrews B. Fussy logic control of FES rowing exercise in paraplegia. IEEE Trans Biomed Eng. 2004;51(3):541–3.
65. Moritz Ch, Ruther P, Goering S, Stett A, Ball T, Burgard W, Chudler E, RaoNew R. Perspectives on neuroengineering and neurotechnologies: NSF-DFG workshop report. IEEE Trans Biomed Eng. 2016;63(7):1354–67.

제 4 부

근육 강직과 보행 재활

Spasticity and Gait Rehabilitation

근육 강직의 병태생리와 치료적 접근법

Pathophysiology of Spasticity and Therapeutic Approach

Jörg Wissel

1 서론(Introduction)

중추신경계(CNS), 특히 뇌의 감각운동 신경망이나 경추 또는 흉추에 병변이 지속되면 병변 부위 아래에 상위 운동신경 증후군(Upper Motor Neuron Syndrome, UMNS)이 발생한다는 것은 잘 알려져 있다. 임상적으로 UMNS는 안정 시 수동적 움직임에 대한 저항 증가(Lance [22]에 의해 정의됨), 건(tendon) 반사 강화[12, 28, 38], 추체로(pyramidal) 징후 및 굴곡근 반사[12, 28], 동시 근수축(co-contraction)[12, 38], 강직성 근긴장 이상[12, 38] 등이 특징이다. 결과적으로 자세 장애와 운동 기능 저하로 인한 손기능(dexterity) 감소 및 협응력 장애(SMD, [13])를 유발하며, 이를 강직성 운동 장애(spastic movement disorder, SMD)라고 부른다[13].

일상적인 임상 진료에서 '근육 강직(spaciticity)'이라는 용어는 종종 UMNS와 관련된 양성적(positive; 뇌손상 후 신경계의 과잉 활동 또는 과도한 기능으로 인해 발생하는 증상-역주) 증상 및 음성적(negative; 정상적인 신경 기능의 상실 또는 감소) 증상을 모두 포함하는 운동 증후군을 설명하기 위해 광범위하게 사용되며, 이 중 1980년 Lance[23]가 정의한 강직은 한 가지 측면에 불과하다. Lance의 정의는 주로 안정 시 관찰되는 반사(reflex) 기능에만 초점을 맞추고 있어 SMD로 인한 장애의 정도를 충분히 반영하지 못했다.

따라서 SMD를 정의할 때는 수의적 및 불수의적 움직임에서 나타나는 UMNS

의 모든 양성적 증상을 고려하는 것이 중요하다. 이는 향후 관리 또는 훈련 프로그램에서 이러한 증상을 대상으로 하여 SMD의 주요 활동 제한 특징인 운동 협응 장애와 수의적 움직임의 속도 저하를 완화하는 것을 목표로 삼을 수 있다[14].

현재 전 세계적으로 약 1,200만 명 이상의 사람들이 다양한 중증도의 SMD를 앓고 있는 것으로 추정된다[21, 55]. 이러한 사람들의 경우 UMNS는 뇌 또는 척수의 허혈성 뇌졸중, 뇌 또는 척추 혈종(hematomas), 외상성 뇌손상(TBI) 또는 척수손상(SCI), 뇌 또는 척수 종양, 다발성 경화증(MS), 뇌 또는 척수의 염증 또는 감염, 강직성 뇌성마비(CP), 근위축성 측색 경화증(amyotrophic lateral sclerosis, ALS)과 같은 신경 퇴행성 질환, 유전성 강직성 마비(hereditary spastic paraplegia, HSP)와 같은 유전성 질환 등의 다양한 질병으로 인해 발생한다.

질병의 초기 단계에서 강직증을 어떻게 다뤄야 하는지에 대한 지속적인 논의와 관련하여 임상 신경학에서는 기저 질환의 급성 원인 치료가 완료 및 안정화되거나[예: 뇌졸중의 전신 혈전용해술(thrombolysis) 또는 뇌염(encephalitis)의 항생제 또는 항바이러스 치료], 원인 치료가 잘 확립되고 표준화된 수준에 있거나(예: MS의 면역조절), 또는 이것이 불가능한 경우(예: HSP의 치료) 의료진이 SMD의 관리(management)로 초점을 전환해야 한다는데 합의가 이루어지고 있다. 현재 중추신경계 병변이 있는 대부분의 환자(예: 뇌졸중 후 1주일 이상 경과, TBI, SCI)의 경우 나머지 증상에 대한 추가 원인 치료 옵션이 없지만, 뇌졸중 후 2차 예방[예: 심장성 뇌졸중에 항응고제(anticoagulation) 투여]과 같이 다른 뇌졸중을 피하기 위한 예방 조치를 도입하거나, 추가 손상에 대한 위험 요소를 치료(예: 심장 판막 결손, 대사질환 또는 동맥 고혈압 치료)하거나 만성 후유증(심각한 강직증으로 인한 구축 또는 피부 손상 등) 등의 후속 결과를 피하는 것이 매우 중요하다.

강직증으로 분류할 수 있는 임상적으로 관련된 양성적 특징을 가진 UMNS의 정확한 유병률은 알려져 있지 않다. 그러나 뇌졸중 환자의 최대 40%와[51] MS 및 CP 환자의 50% 이상이 질병이 진행되는 동안 안정 상태에서 수동적 움직임에 대한 저항이 증가하는 것으로 추정된다[23]. 이는 고령 인구가 늘어나고 뇌졸중 및 암 생존자 수가 증가하는 선진국뿐만 아니라 중환자실이 잘 조직되어 있고 중증 중추신경계 병변(TBI 및 SCI) 환자 수가 많은 국가에서도 강직증의 영향이 사회적, 경제적 부담을 증가시킨다는 것과 SMD를 더 잘 이해하고 관리하기 위한 노력의 필요성이 증가한다는 것을 의미한다[55].

2 강직증의 임상적 징후와 정의 (Clinical Signs and Definition of Spasticity)

강직이라는 용어는 지난 30년 동안 일관성 없이 정의되어 왔다[27]. 오늘날 강직증 연구 분야의 기초 과학 및 임상 전문가들은 안정 자세에서 수동적 움직임에 대한 저항 증가로 정의되는 강직성 근긴장이 강직증으로 알려진 임상 증후군의 일부인 UMNS의 한 측면에 불과하다는데 공감대가 형성되어 있다[13, 32].

Lance의 강직증에 대한 정의[23]는 안정 자세 동안의 척추 반사에 초점을 맞추고 UMNS의 수의적 움직임 수행 장애에는 초점을 맞추지 않았으며, 강직증을 운동 장애로 정의했다. 이는 안정 자세 동안의 UMNS의 한 요소인 신전 반사의 과흥분으로 인해 발생하는 과장된 건 경련(jerk)과 함께 움직임 속도에 따라 증가하는 긴장성 신전 반사가 특징이다. 표면 근전도(sEMG)로 모니터링하는 경우, 안정 자세에서 강직성 근육을 수동적으로 신전하면 정상 대조군이나 영향을 받지 않은 근육의 동일한 조건(일정한 각속도)에서의 sEMG 기록과 비교했을 때 느린 신전 속도에서 sEMG 활동이 증가한다[43]. 따라서 Lance[23]가 정의한 강직증의 경우와 간대성 경련(clonus), 길항근의 동시 수축, 강직성 근긴장 이상과 같은 UMNS의 다른 양성적 증상이나 징후의 경우, 수동적으로 신전할 때 UMNS의 영향을 받지 않는 신체 분절보다 영향을 받은 부분(길항근)에서 더 높은 sEMG 활동이 기록된다.

움직임 속도에 따른 근긴장도의 증가 외에 UMNS의 다른 양성적 증상으로는 과반사(hyperreflexia; 건 반사의 진폭 증가 및 건 반사가 유발될 수 있는 영역 증가), 근육 과긴장(muscle hypertonia; 안정 시 근긴장도 또는 활동성 증가), 길항근의 동시 수축(길항근 협응 장애, 주로 길항근 억제 감소), 연관된 반응 및 억제되지 않은 운동 시너지 등을 들 수 있다[14].

SPASM 연구 협력단(표준화된 강직 측정법 개발에 중점을 둔 유럽 네트워크[32])은 2005년에 다음과 같이 새로운 정의를 제안했다. 강직증은 간헐적 또는 지속적인 불수의적 근육 활성화를 특징으로 하는 상위 운동 신경세포(UMN) 병변으로 인한 감각운동 조절 장애로 정의를 내렸다. 이 정의에서는 UMNS의 모든 음성적 특징(앞의 내용 참조)과 연조직(soft tissue) 단축이나 구축 및 뼈의 변화와 같은 이차적인 변화는 제외되었다. 따라서 앞에서 설명한 바와 같이 강직증은 근육 신전이나 수의적 움직임 또는 다른 유발 요인에 의해 발생될 수 있는 불수의적 근육 활성화만을 나타낸다. 이러한 강직성 활동은 자발적으로 발생할 수 있는데, 간헐적(예: 유발 요인이 없는 강직성 근긴장 이상증[12, 38]), 신전 후 지속적 근육 활동

(예: 유발 요인으르 인한 추체로 징후 및 굴곡근 반사[12, 28]), 또는 동시 근수축[12, 38] 형태로 나타나며, 이는 UMNS의 영향을 받는 신체 부위에서 강직성 자세나 강직성 운동 장애를 유발한다.

이 정의에 따라 UMNS의 영향을 받는 여러 신체 부위에 대한 근육 강직의 국소(topical) 분포를 임상적으로 분류할 수 있다[50]. SPASM 정의를 충족하는 불수의적 근육 활동의 국소 분포와 관련하여 분류하면, 국소적(focal) 강직증(한쪽 손이나 한쪽 발 또는 팔꿈치), 다중 국소적 강직증(손과 발), 분절성(segmental) 강직증(인접한 두 개 이상의 부위로, 손과 팔뚝 및 팔꿈치를 포함하는 분절성 팔 강직이나 발가락, 발목, 무릎, 고관절이 포함된 분절성 하지 강직), 다중 분절성 강직증(양쪽 하지, 한쪽 팔과 다리, 반신 강직), 전신 강직증(예: 사지와 몸 전체가 영향을 받음)으로 나눌 수 있다[50].

다양한 신체 자세와 동작 중 상지 및 하지와 코어 근육 등 여러 근육의 표준화된 전극 위치에서 근육 활동을 모니터링하기 위해 다중 표면 근전도(poly-sEMG)와 같은 신경생리학적 측정을 사용하여 SMD를 기록할 수 있다[54]. 해당 측정은 안정 시, 단일 시냅스 및 다중 시냅스 반사를 유도할 때, 그리고 표준 수동 및 능동 운동 검사 프로토콜(예: 교대로 관절의 수동 및 능동 굴곡 및 신전 동작 반복) 동안 실시할 수 있으며, 이때 UMNS의 영향을 받는 신체 부위에서 UMNS의 양성적 및 음성적 증상은 길항근의 증가된 또는 협응되지 않은 강직성(tonic) 또는 위상성(phasic) EMG 활동으로 나타난다[측정 방법은 뇌 운동 제어 평가(brain motor control assessment, BMCA) 참조][39]. 다중 표면 근전도를 사용한 이러한 표준화된 평가 절차인 BMCA를 사용하면 뇌 및 척추 병변 환자의 근전도 기록을 바탕으로 다양한 강직성 운등 패턴과 UMNS의 양성적 임상 특징을 분류할 수 있다.

계측(instrumented) 보행 분석에서는 고관절과 무릎 및 발목에 대한 운동학적 매개변수와 운동역학적 매개변수(예: 지면반력기)와 결합된 다중 근전도 기록을 통해 강직성 보행 패턴[예: 경직성(stiff) 무릎 보행 패턴에서 유각기 동안 대퇴직근의 동시 수축 활성화 패턴]을 분류할 수 있다[5].

UMNS의 영향을 받는 부위에서 근육 특성의 생체역학적 변화는 CNS 병변이 발생하고 얼마 후에 시작되는 것으로 알려져 있다[13]. 시간이 지나면서 강직증의 영향을 받은 신체 분절은 근육 위축과 근육 강직성 증가(근육의 관성 증가)는 물론 연조직(근막 및 건) 단축으로 인해 임상적으로 강직성 구축이라고 명명되는 근육과 연조직 구축이 발생한다. 강직성 구축은 CNS 병변으로 인해 신체 움직임이 제한되면 몇 시간 후에 시작될 수 있다[14]. 근육과 연조직의 점진적인 단축은 관련된 관절과 사지 전체의 수동 및 능동 관절 가동 범위(passive and active range of motion, pROM and aROM)의 제한을 초래하여 강직성 운동 패턴과 강직성 자세 및 사지 기형(disfigurement)을 유발할 수 있다[50]. 근육 위축은 수의적 활성화의 상실[31] 또는 근육 생검(biopsy)에서 보이는 근육의 신전 감소 및 근섬유 손실로 인해 발생할 수 있다[25].

UMNS의 음성적 특징으로는 근력 약화 또는 마비(의도적으로 선택한 근육에서 자발적으로 적절한 근력을 생성하는 능력 감소), 전신 피로(적절한 수준의 운동 활동을 생성하는 능력 상실), 손기능 상실(미세 운동 과제의 협응 동작 불능), 유연성 상실(외부 자극에 대한 감각운동 시스템의 느린 반응), 미세 운동 과제 장애 또는 움직임 협응 장애 등이 있다[13, 14].

마비, 피로, 미세 운동 과제의 협응 장애와 같은 UMNS의 이러한 음성적 증상의 특징은 UMNS의 양성적 특징과 비교하여 sEMG에서 반대되는 특징을 나타낸다. 일반적으로 마비 근육에서는 UMNS와 관련된 신체 분절에서 환자가 수의적으로 생성하는 sEMG 활동의 양이 적고, UMNS와 관련이 없는 신체 분절의 다중 sEMG 기록에 비해 UMNS의 영향을 받은 길항근의 다중 sEMG 기록의 경우 근육 간 협응되지 않은 sEMG 활동 패턴이 나타난다[5, 39].

경직성 마비 또는 SMD의 경우 수의적인 단일 관절 움직임은 근력 생성의 약화나 마비[의학연구위원회 척도(medical research council scale, MRC scale)로 측정] 그리고 운동 협응력의 변화(상호 억제력 장애)로 인해 움직임 패턴에서 속도나 협응력이 감소된 비정상적인 움직임 궤적이 나타나는 것이 특징이다[1].

SMD가 있는 환자의 단일 또는 다중 관절을 이용한 빠른(ballistic) 움직임과 관련된 운동학적 매개변수의 일반적인 변화는 정상 대조군과 비교하여 감소된 운동 속도와 비정상적인 속도 및 가속도 프로필 형태이며, 이는 강직성 사지 및 SMD가 있는 환자의 미세 운동 과제 수행 시 협응되지 못하고 동작이 느려지는 임상적 특징을 반영한다.

SMD에서 강직성 근긴장 증가 방향에 반대되는 움직임(Lance [23]의 정의에 따름)은 강직증이 없는 정상적인 움직임에서 발생하는 것보다 관절 주위의 정량적 저항이 증가한다. 이러한 저항 증가는 과반사 또는 근긴장 증가와 같은 신경학적 요인과 조직의 점탄성(visco-elastic) 저항 및 구축 증가와 같은 비신경학적 요인으로 인해 발생할 수 있다[7].

UMNS로 인한 신경망의 변화와 구축과 같은 이차적 변화는 일상 활동과 이동성의 저하, 앉은 자세에서의 편안함 감소, 강직 관련 통증 증가 등을 유발한다. 다라서 환자와 부양자 및 사회가 초점을 맞추고 있는 마비 증상 외에도 Pandyan et al.이 정의한 강직증(UMNS의 음성적 증상)[32] 및 강직성 구축(근육 및 연조직의 단축)은 환자와 부양자의 삶의 질에 상당한 부정적인 영향을 미친다[50].

환자 중심적 신경 재활 접근 방식에서 볼 때, 강직은 SMD를 유발하는 특정 국소 분포에서 UMNS의 양성적 증상의 개별적 조합 또는 혼합으로 특징지어져야 한다. 현재 다학제 팀의 의사와 치료사들 사이에서는 근육 강직의 다양한 증상과 결과를 척도나 점수와 같은 신뢰할 수 있고 유효한 임상 척도를 사용하여 평가해야 한다는데 동의하고 있다. 또한 가능하면 환자 또는 부양자의 동의를 얻어 표준 운동 과제(예: 앉기, 서기, 걷기, 물건 잡기, 컵으로 물 마시기 등)를 수행하는 동안 개인의 운동 기능 장애를 비디오로 촬영하는 것도 권장된다[8, 50]. 그리고 개인별 치료 목표를 설정하는 것 외에도[46], 수동 및 능동 관절 가동 범위(p-ROM 및 a-ROM), 근긴장도(AS, REPAS 또는 MAS 사용), 강직 및 동시 근수축(강직증의 영향을 받는 각 신체 분절에 대한 Tardiue 척도 사용) 등 장애 수준을 평가하는 것이 좋다. 이와 함께 국제 기능 분류(ICF)의 기준을 충족하기 위해 상지 및 하지의 활동 제한, 확립된 설문지를 사용한 삶의 질(QoL)과 부양자 부담(있는 경우) 및 참여 수준을 평가하는 것도 권장된다[50].

전문 센터 간 의사소통의 최소 표준에는 상지 및 하지 근긴장도(AS/MAS/REPAS), 마비(BMC 척도), p-ROM(중립-0 방법), UMNS에 관련된 사지의 수의적 운동 능력 평가(a-ROM 및 표준화된 시험 매뉴얼에 정의된 운동 과제, 예: 9홀 페그 검사 또는 박스 앤 블록 검사), 일상생활활동(ADL 척도, 예: Barthel 또는 FIM), 삶의 질 정보(QoL, 예: EQ5D 또는 SF36), 사회적 및 직업적 참여에 대한 질적 평가가 포함된다.

3 강직성 마비의 병태생리(Pathophysiology of Spastic Paresis)

SMD에서 근육 강직의 반사 특징과 운동 제어 장애는 전각(anterior horn) 세포로의 망상-척수(reticulo-spinal) 및 피질하 하행 경로(Sherrington 경로)와 척수 수준에서의 신경세포 간 회로 사이의 입력 균형이 변화하여 발생하며, 피질-척수 또는 추체로가 기시하는 일차 운동 피질에 국한된 단일 병변에서 발생하는 것은 아니라고 알려져 있다[37].

또한 전각 세포(전측 및 외측 피질척수로)에 직접 투사되는 피질-척수 정보의 부재 또는 장애는 척추 감각운동 신경망에 투사되는 하행 강직성(tonic) 또는 위상성 흥분성 및 억제성 입력의 불균형 및 상실을 수반하여 척수 상위 입력으로부터 흥분성 및 억제성 조절의 척추 분절에서의 균형을 변화시킨다[4].

뇌 또는 뇌간의 감각운동 피질 및 피질하 운동 영역과 경로에 영향을 미치는

CNS 병변은 척추 분절에서의 단일 및 다중 시냅스 반사와 전각 세포에 대한 척추 상부의 억제성 및 흥분성 입력의 균형을 교란할 수 있다. 이러한 교란은 길항근의 수의적인 근육 활성화 또는 동시 수축(강직성 근긴장 이상증) 및 길항근의 상호 억제 장애를 유발할 수 있으며, 병변이 발생하고 얼마 후에 시작되는 소위 뇌 강직 패턴을 생성할 수 있다[13, 14].

잔존하는 운동 영역 또는 경로에서의 비정상적인 원심성 신호는 종종 길항근의 상호 억제 장애나 원심성 운동 명령의 불균형으로 인한 강직성 동시 근수축을 초래한다. 따라서 이 강직성 동시 근수축은 척추 상위에서 기원된 현상이며, 수의적인 주동근(agonist) 활성화 명령에 대한 과도한 길항적 활성화로 정의된다[47]. 이 병적 동시 근수축은 뇌의 병변에서 비롯되며, 특히 뇌간 영역에서 척추 상위 하행 신호의 경로가 잘못되어 길항근의 병적 동시 활성화를 초래한다[13, 14].

운동 전각 세포에 연결되는 척추 분절의 사이신경세포(interneuron)망에 대한 척추 상위 입력의 불균형은 척추 반사의 수의적 활성화 및 비억제성(disinhibition)에 장애를 유발한다. 여기에는 신전 반사, 통각(nociceptive) 다중 시냅스 반사, 철회(withdrawal) 반사, 신전근 반사가 포함된다. 단일 및 다중 시냅스 반사의 이러한 비억제성은 과활동성 척추 반사(예: 건 반사의 민감도 증가, 통각 반사의 억제성 감소, 단일 및 다중 시냅스 반사의 반사 강도 증가) 장애를 생성하는 반면, 다른 양성적 증상은 운동 전각 세포로의 비정상적인 원심성 운동 명령으로 인한 수의적 운동 제어 장애와 관련이 있다. 수의적 운동 수행과 관련하여, 주요 요인은 전반적인 길항근 협응 상태, 특히 교란된 상호 억제 측면과 그에 따른 수의적 운동에 대한 저항인 것으로 보인다[4].

예를 들어 뇌졸중과 같은 질환 후 나타나는 만성 강직증의 전형적인 사지 자세를 강직 패턴이라고 하며, 뇌졸중 후 강직 환자의 90% 이상에서 상지의 강직성 굴곡 패턴(팔꿈치와 손목의 강직성 굴곡)[18]과 하지의 강직성 신전 패턴[경직된 무릎과 첨족(pes equinus)]을 보인다. 강직성 근긴장 이상증은 척추 상위에서 기인하며, 이러한 강직성 자세의 주요 원인이 되고 구축과 통증 및 기형을 유발한다[15].

강직성 근긴장 이상증은 관절 주변의 길항근의 긴장성 근육 활성화를 특징으로 하며, 관련된 근육의 자세에 영향을 미친다(상지의 굴곡근과 하지의 신전근의 근육량이 길항근보다 큼). 이러한 강직성 사지 패턴은 신체 이미지와 자기 인식에 부정적인 영향을 미친다. 환자는 공공장소에서 보다 자연스럽고 편안한 사지 자세를 원하는 경향이 있으며, 이는 종종 보툴리눔 신경독소(botulinum neurotoxin)[50]와 같은 국소 강직증 치료의 중요한 목표로 간주된다

척수 손상이 있는 환자(예: 경추 및 흉추 상부 수준)의 경우 이러한 장애에는 척

수 반사에 대한 척추 상위 억제성 및 흥분성 입력의 불균형과 병변 꼬리 쪽의 척추 자동화증(automatism; 예: 연결이 끊어진 하부 흉추-요추 척수에서 척추 보행 발생기의 자동적 보행 동작 생성)의 억제 불능이 포함된다. 이는 대뇌 단절 병변의 특징에 비해 척수 병변에 국한된 추가적인 특징일 수 있으며, 관련된 임상적 상태를 척추 강직증이라고 명명하는 것을 뒷받침한다[7].

SMD의 활동성 운동 장애는 마비가 아닌 길항성 협응 장애로 인해 대부분 발생한다. 강직성 길항근에 대한 주동근에 의해 생성되는 강직성 운동 장애는 강직성 길항근에 대한 억제 명령의 부족으로 인해 발생된다. 이는 피질이나 피질하 또는 척추의 감각운동 영역이나 경로의 손상으로 인한 척추 수준에서의 운동 명령의 조정 결함에서 비롯된다. UMNS에서 척추 수준의 이러한 불균형으로 인해 발생하는 다른 양성적 증상으로는 근육-건 과반사 및 간대성 경련, 긴장성 신전 반사 증가(근긴장 증가), 접칼(clasp-knife) 현상(관절에 수동 신장을 가할 때 강한 저항을 일으켰다가 갑작스럽게 저항이 감소하는 현상-역주), 굴곡근 및 신전근 경련(spasm), 강직성 동시 근수축, 관련 반응 및 강직성 근긴장 이상증[15]도 포함된다.

음성적 증상은 뇌와 척수의 운동 피질과 피질하 신경절 및 하행 운동로(추체로 및 추체외로)의 손상으로 인해 발생한다. 이러한 병변은 의도된 움직임에 대한 표적 전각 세포로 전달되는 흥분성 활동의 부족을 초래하여 척추 감각운동 신경망에 대한 흥분성 및 억제성 하행 명령의 불균형을 유발한다. 이러한 불균형은 근력 약화(마비)나 전신 피로 및 운동 협응 장애를 초래한다.

UMNS의 양성적 및 음성적 증상은 CNS 손상으로 인해 발생하는 반면, 생체역학적 변화는 이차적이며 나중에 발생한다고 여겨진다. UMNS가 있는 각 개인은 양성적 및 음성적 특징이라고 하는 CNS 손상의 직접적인 결과와 강직증의 만성 기간 동안 발생하는 자발적인 완화 및 증상과 합병증의 관리의 결과로 인한 이차적 변화의 독특한 조합을 보이는 것으로 알려져 있다.

4 치료적 접근법(Therapeutic Approach)

강직증 관리의 일차적인 목표는 SMD에 영향을 받은 환자가 최대한 독립적으로 생활할 수 있도록 하는 것이다. 따라서 특히 급성기 및 급성기 이후 강직증 관리 단계(신경 재활 단계)에서는 부작용 위험이 낮은 다양한 비약물적 치료와 적절한 약물적 치료의 조합 및 개별화된 자가 스트레칭과 기본 운동 기술의 재학습 프로그램을 통해 이동성(예: 서기, 이동, 보행)과 자기 관리(예: 스스로 씻기, 식사 및 옷 입기)를 개선할 수 있도록 해야 한다. 강직증의 만성 단계 관리의 궁극적인 목표는 일상생활 활동을 최대한 개선하여 삶의 질을 극대화하고, 이전의 직업 및 사회생활에 최대한 복귀하는 것이다. 각 환자는 개별 질환과 UMNS의 양성적 및 음성적 증상 그리고 합병증(근육 단축, 구축)의 특정 조합을 가지고 있으므로 관리 프로그램은 SMART 목표(S = 환자에게 특정, M = 측정 가능, A = 달성 가능 및 행동 지향, R = 현실적이고 관련성, T = 시간 민감 및 시간 제한)를 기반으로 이루어져야 한다[50].

강직증을 적절하게 관리하려면 신경 재활이나 신경학 또는 물리치료 및 재활에 대한 교육과 강직증 관리에 대한 오랜 경험을 갖춘 전문의의 감독과 주도 하에 적절한 환경(입원 또는 외래 환자 시설)에서 여러 전문 치료사(물리 및 작업 치료사, 언어 및 연하 치료사, 스포츠 및 운동 치료사, 재활 간호사, 사회복지사 등)로 구성된 팀워크가 필요하다. 보조적 전문 의사(신경외과, 정형외과 또는 성형외과, 이비인후과, 안과 등)로 구성된 추가 팀도 이용할 수 있어야 하며, 필요한 경우 전문 강직증 관리 팀의 일부가 되어야 한다[8, 50].

관리 과정의 초기에는 치료의 적절한 목표 설정 과정에 환자와 보호자를 포함하는 것이 매우 중요하다. 적절한 치료 목표는 SMART를 기반으로 하여야 하며(앞 내용 참조), 환자와 여러 전문가 팀 간의 의사소통을 강화하는데 도움이 되어야 한다. 이러한 SMART 목표는 환자와 다분야 전문팀 활동이 시너지 효과를 낼 수 있도록 재활 노력을 효과적으로 조율하고, 환자의 능력에 따라 강직증 관리 전략을 조정하여 SMD로 인한 제한 사항을 극복할 수 있도록 한다[45, 48].

4.1 관리 전략(Management Strategies)

강직증에 대한 다양한 치료 옵션이 있다. UMNS를 앓고 있는 개별 환자에 대한 구체적인 치료 방법의 선택과 순서는 철저한 임상 평가와 여러 전문가(적절한 경우 학제간) 팀 결정을 기반으로 해야 한다. 임상 경험에 따르면 SMD 치료를 위해 동일한 기간에 다양한 조치 또는 방법을 사용하는 소위 병렬 다중 모드(parallel multi-modal) 접근법(예: 물리 치료와 약물 또는 수술 치료의 병행)은 환자에게 가장 유익한 경우가 많다[8, 26, 49, 50].

4.2 개별화된 관리 전략 실행을 위한 강직성 평가 (Assess Spasticity to Implement Individualized Management Strategy)

최적의 개별화된 관리 프로그램을 구현하기 위한 첫 번째 단계는 근긴장도, 관절 가동 범위, 경직 특징 및 기능 장애를 정확하게 평가하는 것이다. 현재 전문의 및 다분야 팀 사이에서 강직증의 다양한 증상과 결과를 평가하는 가장 좋은 방법으로 알려진 것은 신뢰할 수 있고 유효한 점수 체계와 평가 척도를 사용하고, 환자가 동의하는 경우 SMD를 비디오로 촬영하는 것이다. 또한 다양한 수준의 국제 기능 분류(ICF)와 장애 수준(pROM, 수정된 Ashworth 척도, Tardiue 척도), 활동 제한 및 손기술 사용 수준, 삶의 질(QoL), 참여 수준 등에 대한 정보를 기록하는 것도 권장된다. ICF는 모든 수준과 영역을 포괄하는 것이 중요하다[8, 50]. SMD를 평가하기 위해 여러 척도가 도입되어 있다.

4.3 근긴장도(Muscle Tone)

Ashworth 점수(AS)[3]와 수정된 Ashworth 점수(MAS)[2] 및 수동적 신전 저항 척도(resistance to passive stretch scale, REPAS)[34]는 임상의 사이에서 근긴장 증가 정도를 평가하는 잘 확립된 척도이다. 이 척도는 역학(epidemiological) 및 중재 연구에서 SMD의 다양한 특징을 임상적으로 점수화하기 위해 널리 사용된다. 해당 점수 체계(AS, MAS, REPAS)에서 점수가 높을수록 안정 자세에서 신체 부위나 관절의 근육을 수동적으로 늘릴 때 근긴장도가 높다는 것을 나타낸다. AS와 MAS의 점수는 0에서 4까지이며, MAS의 경우 1과 2 사이에 +1이 추가된다. 0은 '없음'을, 4는 근긴장도 증가의 최대치(근긴장도가 심하게 증가)를 나타낸다. 모든 사지의 근긴장도 증가를 한번에 평가하는 고도로 표준화된 형태는 수동적 신전에 대한 저항성 척도(REPAS)이다. 이 척도는 근긴장도 증가 분포를 기록할 수 있으므로 다양한 신체 부위별 강직증 분포의 국소적 측면(예: 국소성, 분절성, 일측성, 양측성, 전신성 강직 패턴)을 고려하고, 국소적으로 치료되지 않은 부위에서 중재 치료 후 근긴장도 분포의 변화를 감지할 수 있다[34]. 그러나 AS와 MAS 및 REPAS는 근긴장도 증가만을 측정하며 강직증으로 인한 능동적 움직임의 장애와 환자의 삶에 영향을 미치는 활동 및 기능 상실에 대한 영향은 측정하지 못한다. UMNS이 활동 및 참여 수준에 미치는 영향을 측정하려면 다른 도구를 사용해야 한다[33].

4.4 관절 가동 범위(Range of Motion)

정상적인 조건에서 신체의 각 관절은 수동적 및 능동적 방식으로 특정 범위 내에서 움직일 수 있다. 뼈, 관절낭, 인대, 근육, 연부조직의 해부학적 상태가 정상인 모든 관절은 특정 관절 가동 범위(ROM)값을 가지고 있다. 따라서 이러한 ROM은 수동(passive) 관절 가동 범위(p-ROM) 또는 능동(active) 관절 가동 범위(a-ROM) 측면에서 임상적으로 평가될 수 있다.

p-ROM 및 a-ROM(예: 팔꿈치 관절)에 대한 확립된 기록 형식은 중립-0-방법(neutral-0-method)이다. 개인 내에서 p-ROM과 a-ROM은 근육이 전체 가동 범위를 움직일 수 있을 만큼 생리적으로 충분히 강하기 때문에 일반적으로 비슷하며 구축이 발생하지 않는다. 예를 들어 팔꿈치의 경우 정상 ROM은 10° 신전 및 130° 굴곡으로 측정되며, 중립-0-방법의 규칙에 따른 ROM은 10/0/130으로 기록된다. 뇌졸중으로 인한 팔꿈치 굴곡근의 급성 마비(UMNS의 음성적 증상) 환자의 경우 팔꿈치 굴곡에 대해 a-ROM이 p-ROM보다 낮을 수 있다(예: p-ROM 10/0/130 및 a-ROM 10/0/90: 마비는 p-ROM 130°에서 a-ROM 90°로의 능동성 팔꿈치 굴곡 감소를 초래함). 만성 강직성 마비가 있고 팔꿈치 신전 및 굴곡 운동에 구축(만성 강직증)이 있는 환자의 경우 팔꿈치 a-ROM 및 p-ROM이 정상 값에 비해 감소할 수 있다(예: p-ROM 0/10/90: 10° 신전 운동 불가능, 수동적으로 0° 도달하지 못함, 최대 수동 신전-신장은 10° 굴곡, 최대 수동 굴곡 90°; a-ROM 0/40/60: 40°의 굴곡 위치까지만 능동 신전, 60°까지 팔꿈치의 능동 굴곡, 0° 도달 불가능).

만성 강직증 단계에서 많은 환자가 SMD와 관련된 관절 또는 신체 분절의 근육과 연조직이 짧아진다. 예를 들어 뇌졸중 후 강직증(post stroke spasticity, PSS)의 경우 강직 환자의 절반 이상이 관련 관절의 수동 관절 가동 범위(p-ROM)에서 한 가지 이상의 신체적 제한을 보였다. 강직증으로 인한 ROM 제한은 앉거나 잠을 잘 때 움직이지 못하고 불편함을 초래하며, 피부 관리와 위생에 어려움을 초래하여 피부 병변과 욕창(pressure ulcer)을 야기할 수 있다[8, 50]. 동일한 관절에서 UMNS의 임상적 특징과 함께 ROM 감소가 관찰되면 강직성 구축의 임상 진단을 내린다. 강직성 사지의 여러 관절에 구축이 있는 경우 전형적인 강직성 상지 기형[18] 또는 강직성 보행 패턴[5]을 초래할 수 있다.

4.5 강직성 마비: 근력 감소 및 상호 억제 장애 (Spastic Paresis: Muscle Force Decrease and Disturbed Reciprocal Inhibition)

수의적 움직임의 수행과 관련하여 SMD의 주요 요소 중 하나는 길항성 근육 간의 협응 장애, 특히 상호 억제 장애와 그 결과로 인한 강직성 길항근에 대한 수의적 움직임에서 나타나는 저항이다. UMNS의 이러한 양성적 특징을 포괄적으로 평가하는데 가장 적절한 척도는 Tardieu 척도(TS)이며, 체계적인 문헌 검토를 통해 확인된 바 있다[17].

마비의 측면을 다루기 위해 관련 신체 부위의 근력을 테스트하고 강직성 마비의 영향을 받은 모든 운동 부위의 마비 점수를 매기기 위해 의학 연구 위원회 척도(MRC 척도)를 사용하는 것이 권장된다. SMD의 경우 수의적인 단일 또는 다관절 운동은 약한 힘 생성(적절한 수의 전각 세포를 활성화하는 능력 감소로 인한 마비, MRC 척도로 임상적으로 측정)과 상호 억제 장애 및 시너지 근육 활성화 장애(Tardiue 척도로 임상적으로 점수화)와 관련된 근육의 협응 장애가 복합적으로 나타나는 특징이 있다.

SMD의 운동 수행 특성은 단일 또는 다중 관절 움직임에 대한 운동학적 분석을 통해 포착하고 정량화할 수 있다. 정상 대조군과 비교하여 SMD 환자의 단일 또는 다중 관절을 이용한 빠른(ballistic) 움직임과 관련된 운동학적 매개변수의 일반적인 변화는 움직임 속도가 감소하고 비정상적인 속도 및 가속도 프로필 형태를 보이는데(궤적 또는 움직임당 속도 및 가속도 변화의 수가 증가), 이는 협응이 되지 못하고(불연속적) 동작이 느려지는 임상적 특징을 반영한다[9]. UMNS의 결과로 주동근(예: 손목 신전근)이 수의적인 움직임을 시도할 때 길항근(예: 손목 및 손가락 굴곡근)의 강직성 근긴장도 증가로 인한 저항에 직면하게 된다. 이러한 저항은 길항근 억제의 상실 또는 신경학적 요인(예: 간대성 경련, 건 반사 억제)[13, 14] 또는 비신경학적 관절 경직(예: 근육 및 연조직의 점탄성 저항 증가)[25, 31] 등의 다른 요인으로 인한 저항에 의해 발생한다. 이로 인해 강직성 길항근에 대한 강직성 운동 중 속도와 가속도 변화의 횟수가 증가하고, 미세 운동 과제 수행 동안 손기능 및 협응력이 저하되는 결과를 가져온다.

UMNS의 이러한 모든 신경망 특징(마비 및 상호 억제 장애)과 이차적 변화(예: 구축)를 동반한 강직성 마비는 일상 활동(ADL)과 참여 수준을 감소시키는 가장 큰 요인이다. 이로 인해 이로 부양자의 도움이 더 필요하고 이동성이 감소하며 근육 강직과 관련된 통증이 증가한다. 따라서 환자와 부양자가 초점을 맞추고 있는 마비(UMNS의 음성적 특징) 외에도 강직증(UMNS의 모든 양성적 특징)과 강직성 구축(근육과 연조직의 단축과 동일한 신체 부위의 강직성 특징이 결합된 결과)은 환자와 부양자의 삶의 질에 상당한 부정적 영향을 미친다[55].

4.6 강직성 구축(Spastic Contracture)

UMNS의 맥락에서 p-ROM의 제한에 대해 강직성 구축이라는 용어를 사용하면 강직성 구축이 근긴장도 증가, 동시 근수축, 강직성 근긴장 이상증, 또는 억제되지 않은 운동 시너지와 관련 반응으로 인해 발생하는지, 아니면 주동근 근육의 마비 또는 사지의 만성적인 잘못된 위치로 인한 것인지 구분할 수 없다[13, 14].

UMNS의 양성적 및 음성적 특징의 독특한 조합을 초래하는 개별 CNS 병변의 결과와 자발적 요인(UMNS의 결과)이나 신경병성(neuropathic) 통증 또는 어깨-손 증후군(복합 국소 통증 증후군)과 같은 추가적 요인으로 인해 강직성 근육 및 주변 연조직에 점탄성 변화가 발생한다. 이러한 변화로 인해 영향을 받은 관절 주위에 강직성 토크(torque) 불균형이 발생하여 비정상적인 강직성 관절 위치로 이어진다. 시간이 지나면서 적절한 스트레칭이 이루어지지 않으면 연조직 단축이 심해져 강직성 구축(정상적인 신전 자세 및 정상 pROM의 상실)이 발생하고, 뇌졸중의 경우 전형적인 강직성 상지 패턴이라고 불리는 강직성 상지 및 하지 기형을 초래할 수 있다[18].

4.7 강직 증상 치료 시작 전 전제 조건 (Prerequisite Before Starting Symptomatic Spasticity Treatment)

강직에 대한 특정 치료를 시작하기 전에 강직증을 악화시킬 수 있는 소위 강직 유발 요인(예: 국소 피부 발진, 국소 통증 또는 욕창, 방광 감염 등)이 없는지 확인하거나 배제해야 한다[49]. 확인된 유발 요인이 있는 경우 강직성 사지가 가볍게 신전된 자세에서 적절한 간호 요법으로 관리 과정을 시작해야 한다[50].

4.8 물리적 치료 방식(Physical Treatment Modalities)

가장 중요한 물리적 관리 전략은 강직증과 관련된 근육을 신전시키는 것이다. 강직성 구축을 예방하기 위해 CNS 병변 후 가능한 한 빨리 하루 30분 이상의 스트레칭 활동을 시작해야 한다[44]. 강직증이 뚜렷하고 p-ROM이 제한된 환자의 경우 장시간 스트레칭(매일 최소 6시간[1])이 권장된다. 따라서 적절한 스트레칭 자세에서 보내는 시간을 최대화하기 위해 침대 또는 휠체어에서의 자세 및 강직성 사지에 대한 부목이나 깁스(cast)와 같은 기술을 사용하는 것이 좋다. 수동적 스트레칭 외에도 길항근을 활성화하는 능동적 스트레칭과 경사 테이블 등에 서 있는 자세에서 스트레칭 또는 표준화된 자세로 사지의 위치 잡기 등을 자가 훈련 또는 가족이나 간병인의 도움을 받아 훈련하는 것이 권장된다[15].

물리적 치료 조치(물리 치료, 스포츠 치료, 작업 치료, 훈련 치료, 로봇 기반 운동 치료)를 단독으로 또는 보툴리눔 신경독소 주사(아래 참조)와 병행하여 실시하는 치료의 중요성은 뇌졸중 후 강직증(PSS) 관리를 위한 국내 및 국제 지침에서 잘 뒷받침되어 있다. 이러한 치료 접근법은 해당 질환 환자의 일상적인 임상 진료에서 강직성 특성 및 수반되는 증상에 대한 관리에 있어서 의미있는 개선을 위한 기반을 형성한다[8, 50].

물리 치료나 작업 치료 또는 로봇을 이용한 주동근 반복 훈련과 같은 물리적 치료 및 강직성 길항근에 대한 보툴리눔 신경독소 주사와 상호 억제 재훈련 옵션을 결합한 치료 접근법은 근육의 동시 수축을 줄이고 운동 협응 동작을 재교육하기 위해 최대 진폭에서 다양한 속도의 운동을 교대로 번갈아 가며 반복하는 훈련을 포함해야 한다[50]. 이러한 반복적인 수행은 근육 강직을 줄이고 구축을 예방하며, 척추 수준에서 상호 활성화 및 억제를 다시 회복하는데 도움이 된다. 로봇 장치를 사용하거나 가상 현실(VR) 기기를 통해 운동의 강도와 빈도를 효과적으로 증가시키거나 동기를 강화하여 활동적인 움직임의 반복률을 높일 수 있다[24].

예를 들어 불완전 척수 손상이나 뇌 병변(예: 뇌졸중) 후 보행 훈련과 관련하여 통제된 연구에 따르면 하루 걸음 수를 일정 수준 이상(목표 수준은 하루 500보 이상) 늘리고 실제와 같은 상황에서 보행 훈련(기립 자세에서 다리 동작 협응 훈련)을 실시하면 보행 능력의 재학습이 크게 가속화되는 것으로 나타났다[19]. 움직임 반복 횟수가 많은 고강도 반복적 과제별 연습을 포함하는 기술적 접근법에 대한 최근 연구에서 손보다 다리와 팔에서 능동적 움직임의 재학습 효과가 더 크다는 것을 보여주었다[24].

가상 현실(VR) 재활 기반 치료 역시 자립적인 일상 활동을 대표하는 간단한 컴퓨터 게임을 사용하여 SMD의 개선을 촉진하는 것으로 나타났다. 강직성 마비에 대한 다전문가 팀 접근 방식으로 적용된 이 새로운 요법은 임상적 가치가 입증되었지만 VR로 유도된 신경 재조직화의 신경 메커니즘은 아직 명확하지 않다.

따라서 UMNS의 양성적 증상으로 인해 물리 치료나 로봇 기반 훈련 또는 VR 재활 훈련이 어려운 경우 보툴리눔 신경독소 A형(BoNT-A, 아래 참조)를 주입하면 특정 길항근의 근긴장도 증가로 인한 훈련 제한을 줄이고 길항근의 협응력을 개선하는데 도움을 줄 수 있다. 또한 환자가 로봇 또는 VR 기기를 사용한 고강도 반복 훈련이나 자가 재활 훈련을 계속할 수 있도록 할 수 있다.

4.9 국소성 및 분절성 강직의 보툴리눔 신경독소 치료 (Botulinum Neurotoxin Treatment of Focal and Segmental Spasticity)

BoNT-A는 국소성과 다중 국소성 및 분절성 강직증에 선호되는 치료법이다[40, 42]. BoNT-A는 성인과 소아의 국소성 강직증 치료에 대해 미국 신경학회(American Academy of Neurology)로부터 A등급을 받았다. BoNT-A가 근긴장도를 현저히 감소시키고 수동적 기능을 개선한다는 상당한 증거가 있다. 반면 능동적 기능의 향상에 대한 입증은 더 어려웠으나 강직성 상지에 대한 체계적인 문헌 고찰에서 통계적으로 유의한 개선이 확인되었으며[11], 이는 Gracies의 만성 뇌졸중 환자를 대상으로 한 통제된 무작위 임상시험에서 추가로 검증되었다[15, 16]. 그러나 독소 주사와 능동적 물리 치료를 병용하는 경우 더 나은 기능적 개선을 보여, 강직성 마비에 대한 총체적인 치료가 포괄적인 강직증 관리 서비스의 일부가 되어야 하고, 여러 전문가가 협력하는 팀 접근 방식에 포함되어야 한다는 개념을 뒷받침한다[8, 50].

4.10 보툴리눔 신경독소의 작용 메커니즘 (Mechanism of Action Botulinum Neurotoxin)

보툴리눔 신경독소 A형 및 B형(BoNT-A 및 -B)이라는 클로스트리디움(chlostridial) 독소는 척추동물에서 시냅스 수준, 특히 신경과 근육 사이의 연결 지점인 운동 종말판(motor endplate)에서 작용한다. 척추동물의 체내로 주입(예: 근육 주사)된 후 BoNT-A는 말단 축삭막 영역의 콜린성 신경세포로 들어간다. 아세틸콜린으로 채워진 세포내 소포(intracellular vesicle)가 시냅스 막과 융합하는 것을 차단함으로써 BoNT-A는 독소에 영향을 받은 신경세포에서 용량 의존적인 콜린성 전달 차단을 유도한다. 이로 인해 소위 콜린성 운동 종말판의 화학적 탈신경화(chemodenervation)를 통해 방추외(extrafusal) 및 방추내(intrafusal) 근섬유 모두에 임상적으로 이완성(flaccid) 마비를 유발한다.

오늘날에는 분자 수준에서의 메커니즘에 대한 이해도가 훨씬 더 높아졌다. 예를 들어 체내에 들어간 BoNT-A는 소포가 막과 융합될 때 신경세포의 외부 표면에 노출된 SV-2라는 특정 수용체에 결합된다. SV-2 수용체에 결합된 BoNT-A는 세포질(cytoplasm)로 이동하여 말단 축삭으로 들어가서 추가적인 소포 융합에 필요한 특정 단백질(SNAP-25)을 차단한다.

클로스트리디듐 BoNT를 실수로 경구 섭취(독이 든 음식 섭취)하면 일반적으로 몇 시간 이내에 모든 수의적 근육의 전신 이완성 마비가 발생하고 심각한 호흡 부전이 발생하여 보통 3개월 동안 인공호흡기 및 중환자실 치료를 받게 된다(보툴리누스 중독증). 이와 반대로 정해진 양의 BoNT-A 또는 -B[사용 가능한 제품, 용량은 마우스 단위(mouse unit, MU)로 계산]를 근육 내에 주입하면 주사한 근육의 용량 의존성 마비(근육 수축 차단)가 발생한다. BoNT-A는 운동 종말판에서 아세틸콜린 방출을 차단하여 근육 내에 주사한 약물에 따른 수의적 및 불수의적 근육 수축을 중단시킨다. BoNT-A 제품만 국소 강직증 치료에 사용하도록 허가되었다[42]. BoNT A를 의도한 근육(예: 작고 깊이 위치한 근육)에 주사하려면 주사 유도 기술(초음파, 전기 자극 또는 근전도 유도 방법)을 사용하여 생리식염수에 희석한 독소를 정확하게 주입해야 한다[50].

하나의 강직성 근육만 단독으로 치료하는 경우는 거의 없으며, 평가하는 치료사와 주입하는 의사는 안정 시와 운동 시 근육 과소 및 과잉 활동의 개별 강직 패턴을 정확하게 이해하여 모든 관련 근육을 적절하게 치료할 수 있도록 하는 것이 중요하다. BoNT-A의 흡수율을 최적화하려면 주사 후 전기 자극을 통해 주사된 근육을 활성화하거나 강직 근육의 스트레칭을 통해 강직을 유도하여 SV2 수용체 노출을 증가시켜 주사된 BoNT의 결합과 흡수를 향상시켜야 한다[19].

수의적 및 불수의적 근육 활동을 차단하는 것 외에도 BoNT 주사는 방추 내 근섬유의 탈신경화를 통해 척추 감각운동 신경망에 대한 구심성 입력의 변화를 유도하여 구심성 IA 입력의 변화를 감소시킨다. 또한 관절 주변의 강직성 근긴장 이상증에서 길이가 단축되고 동시 수축하는 길항근에 BoNT-A를 주사하면 근육의 신전 활동을 향상시키고 길항적 협응 훈련을 촉진할 수 있다.

강직성 근육에 적절한 용량의 BoNT-A를 주사한 후 근육의 힘이 감소되는 것을 감지하려면 24-72시간이 필요하다. 근육 힘에 대한 최대 효과는 10일에서 4주 이내에 나타난다. BoNT-A 주사를 통해 최대 12~24주 동안 SMD의 임상적 개선을 기대할 수 있다[40].

다양한 BoNT-A 약물에 대한 임상 경험과 연구에 따르면 강직증 치료용으로 허가된 모든 제품은 안전성이 우수하며, 강직증 치료를 위해 주사한 모든 신체 부위에서 부작용이 거의 발생하지 않는 것으로 나타났다[40]. 국소적 부작용(adverse effect, AE)은 표적 근육에서 인접 근육이나 조직으로 BoNT-A가 국소적으로 확산되어 발생한다. 전신(systemic) 부작용은 주사 부위에서 멀리 떨어진 조직에서 발생하며, 림프계(lymphatic) 또는 혈액 순환 내 BoNT-A 운반에 기인한다. 다른 약물의 AE는 일반적으로 독소 주사 후 약 1주일의 잠복기를 거쳐 발생한다. 국소 및 전신 AE의 심각도와 지속 시간은 적용된 여러 제품의 국소 또는 총 용량에 따라 다르다. 따라서 AE의 잠복기와 관련하여 모든 BoNT-A 약물은 유사한 AE 프로필을 갖는다. 중화 항체(neutralizing antibody; 독소와 같은 병원체에 결합하여 그 효과를 차단시키는 항체로, 시간이 지남에 따라 치료 효과를 감소시키거나 상실되게 할 수 있음-역주)

는 인코보툴리눔톡신A (incobotulinumtoxinA)과 오나보툴리눔톡신A (onabotulinumtoxinA)의 강직증 치료에서 더 이상 문제가 되지 않는 것으로 보인다. 100만 회 이상의 인코보툴리눔톡신A 주사로 중화 항체로 인한 2차 무반응이 전혀 없다는 것이 증명되었고, 1997년 오나보툴리눔톡신 A가 재배합(reformulation)되면서 오나보툴리눔톡신A로 치료받은 환자의 항체 발생률은 1% 미만으로 계산되었다. 반복적인 오나보툴리눔톡신 A 주사 후 중화 항체 발생률은 보고된 연구에서 3~5%로 계산되었다.

연구에 따르면 운동 종말판 분포가 확산된 근육에 주사 후 독소의 최적 흡수를 유도하기 위해서는 근육당 주사량을 더 많은 주사 부위에 분산시켜야 하며, 이는 특히 큰 근육에서 중요하다. 반면 운동 종말판 띠(band)가 있는 근육에서는 독소의 용량을 운동 종말판 영역의 하나 또는 두 부위에서 나누어 주입해야 한다.

BoNT-A 치료 효과는 일시적이라는 점을 인지하고 강직증 관리 계획에 포함시켜야 한다. 다양한 치료 접근법과의 결합에 있어 BoNT-A는 강직성 근긴장을 줄이는 소위 '기회의 창' 또는 '치료의 창'을 여는데 사용될 수 있으며, 길항적 협응 장애를 개선함으로써 신경재활 치료법과의 통합이 더 잘 이루어지게 할 수 있다. BoNT-A 효과의 가역성(reversibility)으로 인해 급성 및 만성 강직성 마비 후 근긴장도 증가, 근육 과잉 활동, 강직성 근긴장 이상증 및 상호 억제 장애가 있는 경우 반복 치료를 해야 하지만, 뇌졸중 후 초기 중재에서 근육 과잉 활동의 경과를 수정할 수 있다. 급성 뇌졸중 후 재활(뇌졸중 후 3개월 미만)에 대한 연구에 따르면 강직증이 만성화되기 전에 BoNT-A를 주사할 경우 더 적은 용량으로 투여할 수 있으며, 장애 및 수동적 기능 수준의 개선이 더 뚜렷하고 오래 지속되는 것으로 나타났다[36].

여러 연구에서 BoNT-A가 뇌졸중 후 상지 기능 및 운동 능력에 미치는 효과를 조사했으며, 일반적으로 운동 프로그램 및 보조 치료와 병행했다. 해당 연구 결과에 따르면 BoNT-A 치료는 손 기능을 현저히 개선하여 자기 관리(self-care) 활동 및 일상생활의 다른 활동을 개선하고 통증을 완화시키는 것으로 나타났다[29]. 손 뻗기 및 물건 잡기 기능의 경우 개인별로는 개선되었지만, 치료 집단 전체에서는 통계적으로 유의하지 않았다. BoNT-A를 투여하는 최적의 시기는 근육 과활동이 눈에 띄게 나타나 개별 환자의 재활 프로그램을 방해하고 능동 및 수동 기능의 손상을 초래하여 훈련 프로그램(로봇 기반 훈련 포함)을 방해하고 장애를 증가시키거나 통증을 유발할 때이다[35].

앞에서 언급했듯이 강직증에 대한 초기 단일 투여 BoNT-A 치료는 3건의 상지 연구[6, 20, 35]와 1건의 하지 연구[10]에서 조사되었다. 해당 연구의 주요 결과는 위약과 비교하여 BoNT-A를 고정 용량으로 1회 투여한 후 6개월 동안 근긴장도가 유의하고 지속적으로 감소하는 것을 보여주었다. 따라서 BoNT-A를 조기에 사용하면 방추외 및 방추내 근섬유의 화학적 탈신경화를 통해 방추외 근섬유의 과잉 활동(강직)을 줄이고, 방추내 근섬유에서 척추 감각운동 신경망으로의 구심성 전달을 감소시켜 능동적인 훈련의 운동 재학습 기간을 연장할 수 있다. 이러한 초기 BoNT-A 중재 패러다임은 잠재적으로 강직증의 자연적인 진행 과정을 수정하며, SMD에서 강직증 및 강직성 근긴장 이상증과 관련된 합병증을 예방할 수 있다.

사용 가능한 BoNT-A 약물은 다양하며 서로 호환되지 않는다. 이들 약물 간의 가장 중요한 차이점은 사용되는 혈청형(serotype)이다. 현재 BoNT-A와 BoNT-B만 상업적으로 판매되고 있으며, BoNT-C와 BoNT-F는 근긴장 이상증에 대해서만 인간을 대상으로 연구가 시도되었다.

현재 유럽과 북미에서 사용 가능한 BoNT-A 약물은 다음과 같다. Botox® (onabotulinumtoxin A; Allergan Inc, Irvine, CA, 미국), Dysport® (abobotulinumtoxin A; Ipsen Ltd, Slough, Berks, 영국), Xeomin® (incobotulinumtoxin A; Merz Pharmaceuticals, Frankfurt/M, 독일).

Neurobloc® (rimabotulinumtoxin B; Eisai Europe Limited, London, 영구)은 유럽에서 사용 가능한 유일한 B형 약물이다. 미국과 다른 일부 국가에서 NeuroBloc®은 Myobloc® (rimabotulinumtoxin B; Solstice Neurosciences Inc, Malvern, PA, 미국)으로 유통된다.

Botox®는 1989년에 등록된 최초의 BoNT 약물이며, Dysport®는 1991년에, Hengli®는 1993년에, NeuroBloc®/Myobloc®는 2000년에, Xeomin®은 2005년에 등록되었다. 인코보툴리눔톡신A를 제외한 모든 BoNT-A 약물의 경우 특수 보관 온도가 필요합니다. Xeomin®은 실온에서 보관할 수 있는 유일한 약물이다. 추가 BoNT 약물은 BoNT 유형 A를 기반으로 하는 중국 Hengli® (Lanzhou Institute of Biological Products, Lanzhou, Gansu Province, 중국)이며, 일부 아시아 및 남미 국가(예: 브라질)에서는 Prosigne®로 유통된다. Neuronox® (Medy-Tox, 오창, 한국)는 한국과 일부 다른 아시아 국가에서도 사용 가능한 또 다른 BoNT-A 약물이다.

유럽 국가와 북미에서 강직증 치료를 위해 허가된 BoNT-A 약물의 용량은 각 약물의 제품 특성 요약서(summary of product characteristics, SPC)에 명시되어 있지만, 각 약물의 국가별로 허가된 용량과 표적 근육은 국가마다 차이가 있다.

그 외에도 약물의 용량은 개별 환자의 상태(예: 체중, 근육량, 강직증의 중증도)와 치료 목표에 따라 결정해야 하며 치료에 대한 반응에 따라 조정해야 한다. 일반적으로 저용량의 효과적인 BoNT-A로 시작하여 필요에 따라 증량하는 것이 일반적 임상 관행이다. 강직증에 대한 BoNT-A 약물의 치료 용량은 다른 약물보다 더 광범위하다. 내재성 손 근육에 사용되는 최소 치료용 BoNT A 용량은 인코보툴리늄톡신A 또는 오나보툴리늄톡신A 10-15 MU이지만, 상지 및 하지를 포함하는 중증 강직증에 사용되는 것으로 보고된 최대 BoNT A 용량은 1500 MU 아보툴리늄톡신A[16], 600 MU 오나보툴리늄톡신A[50] 또는 800 MU 인코보툴리늄톡신[53]에 달할 수 있다. 근육당 적절한 투여량(We Move 기관의 권장 사항에 따름) 및 주사 부위(부위당 오나보툴리늄톡신A 및 인코보툴리늄톡신A 50 MU 이하)를 사용한 조건에서 주사 세션당 고용량(최대 800 MU)을 사용하고, 심부 근육 또는 작은 근육에 주사 유도(근육 초음파 또는 전기 자극 주사 유도)를 사용한 경우 국소 및 전신 운동 신경계와 자율 신경계 이상 반응은 매우 드물게 보고되었다[53]. 아보툴리늄톡신 A를 1500 MU의 용량으로 사용할 때도 마찬가지이다[16].

4.11 중증 다분절성 및 전신성 강직증과 강직성 구축의 관리 (Management of Severe Multisegmental and Generalized Spasticity and Spastic Contractures)

경구용 강직 방지제는 전신 강직 치료제로 허가되어 있으며, 대부분의 약물은 강직증의 분포나 병인에 대한 제한 없이 사용할 수 있다(Tolperison 및 Sativex는 제외: Tolperison은 PSS에만, Sativex는 다발성 경화증의 통증 및 강직증에만 허가됨)[26, 31]. 이러한 경구용 경련 방지제는 현재 널리 사용되고 있다. 특히 Baclofen(감마-아미노산-[GABA-] B 작용제)과 Tizanidin (중추 알파2 작용제)은 일반의와 비신경과 전문의에게 잘 알려져 있으며, 강직증의 임상 징후가 나타날 때 특별한 치료 목표 없이 널리 투여되고 있다. 다른 경구용 강직 방지제로는 Benzodiazepines (GABA-A 작용제)과 Dantrolen(근육 수준에서 칼슘 이온을 억제하는 말초 작용 근육 이완제), Tolperison (신경세포에서 중추 작용하는 나트륨 유입 억제제, 독일에서는 뇌졸중 강직증에만 허가됨), Gabapentine 등이 있다.

Sativex는 강직증과 통증성 경련을 치료하는데 사용할 수 있는 유일한 구강점막(oromucosal) 스프레이로, tetrahydrocannabinol (THC)과 cannabidiol (CBD, 다발성 경화증에서 통증과 경련 및 강직증 관리에 허가됨)의 두 가지 대마(Cannabis) 성분으로 구성되어 있다[26].

UMNS의 양성적 증상(예: 근긴장 증가, 강직성 근긴장 이상증, 경련, 경직)에 대한 중추 작용 약물은 피질 수준 또는 척추 사이신경세포의 활동을 억제하여 작용한다. 이러한 약물은 UMNS의 다양한 증상을 줄일 수 있지만, 수의적 근육 활동과 코어 근육 긴장 및 인지 활동과 주의력(vigilance) 등에 부정적인 영향을 줄 수 있다. Dantrole 역시 선택적 강직증 억제제가 아니며, 근육에 직접 작용하지만 간독성(hepatotoxic)이 있는 것으로 알려져 있다. 경구용 강직 방지제가 수의적 근육 힘(및 코어 안정성과 호흡량)에 미치는 이러한 부정적인 영향 외에도 모든 중추 작용 경구제는 진정(sedation), 현기증(vertigo), 구강 건조, 인지 장애 등과 같은 부작용을 자주 유발하는 것으로 알려져 있으므로, 국소성과 분절성 및 다분절성 뇌 강직증의 일차 치료제로 도입하는 것은 권장되지 않는다[26, 49].

또한 통제된 직접 비교 연구에서 Simpson et al.[41]은 뇌졸중 후 강직증이 있는 환자가 BoNT A를 이용한 국소성 및 분절성 강직증에 대한 국소 치료에서 Tizanidin을 이용한 전신 경구 치료보다 훨씬 더 많은 이점(강직 방지 효과는 훨씬 더 크고 부작용은 적음)이 있음을 보여주었다[41]. 반면에 척수 재활 분야의 많은 전문가들은 척수 강직증의 경우 다른 치료 요법을 고려하기 전에 경구용 약물 치료로 먼저 시작할 것을 권장한다.

SCI, TBI, MS 및 CP로 인한 중증 다분절성 및 전신성 강직증에 대한 일차 치료제로 경막내 바클로펜(intrathecal baclofen, ITB)이 권장된다. 잘 설계된 연구에 따르면 ITB 용량을 적절히 상향 조정하고 이식된 펌프의 프로그래밍 모드를 사용하여 펌프를 이식한 환자의 개별 강직증을 관리할 때 UMNS의 양성적 증상이 상당히 개선되고 영향을 받지 않은 신체 분절에서 잔존하는 근력이 약화되지 않는 것으로 나타났다. 그러나 ITB용 펌프는 이식 수술이 필요하고 이식된 시스템의 많은 구성 요소 또한 원활하게 작동해야 하기 때문에 경구용 약물을 사용한 기존 치료에 비해 부작용 빈도가 ITB 강직 치료에서 더 높다. 그럼에도 불구하고 환자와 부양자의 동의가 있는 경우 중증 분절성 및 전신성 UMNS에 물리적 치료와 함께 이 치료법을 사용하는 것이 권장되며, 필요한 경우 BoNT-A를 사용한 국소 치료를 추가적으로 결합하는 것이 좋다[26].

강직증이 신경병성 통증 증후군을 동반하는 경우(예: 시상 뇌졸중, TBI, SCI 등에서 흔히 발생), BoNT-A를 이용한 강직증 국소 치료와 함께 초기에 항신경병증 진통제인 Gabapentin (GABA 유사체) 또는 Pregabalin(중추성 Na 차단제, 항간질제 및 항불안제로 허가된 약물) 그리고 통증 조절제(항우울제)를 병행하는 것이 좋다. 또한 구강점막 스프레이인 THC와 CBD (Sativex) 또는 기타 대마 파생제(THC 및 THC/CBD 오일)나 Canaboids(Nabilone)는 심한 통증 및 심한 강직증을 함께 치료하는데 효과적인 증상성 약물이다[26, 52].

강직증 방지 치료로 증상이 완화되지 않고 강직성 구축으로 인한 심각한 장애 및 활동 제한이 있는 경우 근막 절개술(fasciotomia)이나 건 연장술 또는 복잡한 건-

근육-뼈 수술과 같은 성형 및 정형외과적 수술 옵션을 고려하여 기능을 개선하고 통증을 줄여야 한다. 또한 건 또는 근육 전이술을 포함하는 재건 수술(reconstructive surgery)도 더 나은 이동성과 손기능을 갖추는데 도움을 주어 중증 강직성 마비로 인한 일상 활동 및 참여 제한을 극복하는 치료 옵션으로 고려할 수 있다[8, 50].

참고 문헌

1. Ada L, Vattanasilp W, O'Dwyer NJ, et al. Does spasticity contribute to walking dysfunction after stroke? J Neurol Neurosurg Psychiatry. 1998;64(5):628–35.
2. Ansari NN, Naghdi S, Arab TK, Jalaie S. The interrater and intrarater reliability of the modified Ashworth scale in the assessment of muscle spasticity: limb and muscle group effect. NeuroRehabilitation. 2008;23(3):231–7.
3. Ashworth B. Preliminary trial of carisoprodol in multiple sclerosis. Practitioner. 1964;192:540–2.
4. Burke D, Wissel J, Donnan GA. Pathophysiology of spasticity in stroke. Neurology. 2013;80(3)(suppl 2):S20–6.
5. Caty GD, Detrembleur C, Bleyenheuft C, et al. Effect of simultaneous botulinum toxin injections into several muscles on impairment, activity, participation, and quality of life among stroke patients presenting with a stiff knee gait. Stroke. 2008;39(10):2803–8.
6. Cousins E, Ward A, Roffe C, et al. Does low-dose botulinum toxin help the recovery of arm function when given early after stroke? A phase II randomized controlled pilot study to estimate effect size. Clin Rehabil. 2010;24:501–13.
7. Dietz V, Sinkjaer T. Spastic movement disorder: impaired reflex function and altered muscle mechanics. Lancet Neurol. 2007;6:725–33.
8. Esquenazi A, Novak I, Sheean G, et al. International consensus statement for the use of botulinum toxin treatment in adults and children with neurological impairments–introduction. Eur J Neurol. 2010;17(Suppl 2):1–8.
9. Flash T, Hogan N. The coordination of arm movements: an experimentally confirmed mathematical model. J Neurosci. 1985;5(7):1688–703.
10. Fietzek UM, Kossmehl P, Schelosky L, et al. Early botulinum toxin treatment for spastic pes equinovarus—a randomized double-blind placebo-controlled study. Eur J Neurol. 2014;21(8):1089–95.
11. Foley N, Pereira S, Salter K, et al. Treatment with botulinum toxin improves upper-extremity function post stroke: a systematic review and meta-analysis. Arch Phys Med Rehabil. 2013;94:977–89.
12. Gracies JM. Pathophysiology of impairment in patients with spasticity and use of stretch as a treatment of spastic hypertonia. Physical Med Rehabil Clin N Am. 2001;12:747–68.
13. Gracies JM. Pathophysiology of spastic paresis. I: paresis and soft tissue changes. Muscle Nerve. 2005;31(5):535–51.
14. Gracies JM. Pathophysiology of spastic paresis. II: emergence of muscle overactivity. Muscle Nerve. 2005;31(5):552–71.
15. Gracies J-M. Coefficients of impairment in deforming spastic paresis. Ann Phys Rehabil Med. 2015;58(3):173–8.
16. Gracies JM, Brashear A, Jech R, et al. Safety and efficacy of abobotulinumtoxinA for hemiparesis in adults with upper limb spasticity after stroke or traumatic brain injury: a double-blind randomized controlled trail. Lancet Neurol. 2015;14:992–1001.
17. Haugh AB, Pandyan AD, Johnson GR A systematic review of the Tardieu Scale for the measurement of spasticity. Disabil Research. 2006;28(15):899–907.
18. Hefter H, Jost WH, Reißig A, et al. Classification of posture in poststroke upper limb spas-

ticity: a potential decision tool for botulinum toxin A treatment. Int J Rehabil Res. 2012;35:227–33.
19. Hesse S. Recovery of gait and other motor functions after stroke. Restaurative Neurol Neurosci. 22(2004):359–69.
20. Hesse S, Mach H, Fröhlich S, et al. An early botulinum toxin A treatment in subacute stroke patients may prevent a disabling finger flexor stiffness six months later: a randomized controlled trial. Clin Rehabil. 2012;26:237–45.
21. Kwah LK, Harvey LA, Diong JH, et al. Half of the adults who present to hospital with stroke develop at least one contracture within six months: an observational study. J Physiother. 2012;58(1):41–7.
22. Lance JW. Pathophysiology of spasticity and clinical experience with baclofen. 185–220. In: Feldman R, Young R, Koella W, editors. Spasticity: disordered motor control. Chicago: Yearbook Medical Publishers; 1980. p. 185–220.
23. Lance JW. The control of muscle tone, reflexes, and movement: Robert Wartenberg lecture. Neurology. 1980;30(12):1303–13.
24. Lee KW, Kim SB, Lee JH, et al. Effect of upper extremity Robot-assisted exercise on spasticity in stroke patients. Ann Rehabil Med. 2016;40(6):961–71.
25. Lieber RL, Steinman S, Barash IA, et al. Structural and functional changes in spastic skeletal muscle. Muscle Nerve. 2004;29(5):615–27.
26. Liepert J. Therapie des spastischen Syndroms. Aus: Hans-Christoph Diener, Christian Weimar (Hrsg.) Leitlinien für Diagnostik und Therapie in der Neurologie. Herausgegeben von der Kommission "Leitlinien" der Deutschen Gesellschaft für Neurologie. Thieme Verlag, Stuttgart; 2012.
27. Malhotra S, Pandyan AD, Day CR, et al. Spasticity, an impairment that is poorly defined and poorly measured. Clin Rehabil. 2009;23(7):651–8.
28. Mayer NH. Clinicophysiologic concepts of spasticity and motor dysfunction in adults with upper motoneuron lesion. Muscle Nerv. 1997;20(suppl 6):S1–13.
29. Mills PB, Finlayson H, Sudol M, et al. Systematic review of adjunct therapies to improve outcomes following botulinum toxin injection for treatment of limb spasticity. Clinical Rehabil. 2016; 0269215515593783.
30. Olsson MC, Krüger M, Meyer L-H, et al. Fibre type-specific increase in passive muscle tension in spinal cord-injured subjects with spasticity. J Physiol. 2006;577(Pt 1):339–52.
31. Olvey EL, Armstrong EP, Grizzle AJ. Contemporary pharmacologic treatments for spasticity of the upper limb after stroke: a systematic review. Clin Ther. 2010;32:2282–303.
32. Pandyan AD, Gregoric M, Barnes MP, et al. Spasticity: clinical perceptions, neurological realities and meaningful measurement. Disabil Rehabil. 2005;27:2–6.
33. Platz T, Eickhof C, Nuyens G, Vuadens P. Clinical scales for the assessment of spasticity, associated phenomena, and function: a systematic review of the literature. Disabil Rehabil. 2005;27:7–18.
34. Platz T, Vuadeus P, Eickhof C, et al. REPAS, a summary rating scale for resistance to passive movement: item selection, reliability and validity. Disabil Rehabil. 2008;30(1):44–53.
35. Rosales R, Botulinum toxin therapy as an early intervention for post-stroke spasticity: beyond a functional viewpoint. J Neurol Sciences. 2017; 382:187–8.
36. Rosales RL, Kong KH, Goh KJ, et al. Botulinum toxin injection for hypertonicity of the upper extremity within 12 weeks after stroke: a randomized controlled trial. Neurorehabil Neural Repair. 2012;26:812–21.
37. Sheean G. The pathophysiology of spasticity, Eur J Neurol. 2002;9(s1)(suppl 1):3–9, 53–61.
38. Sheean G. Botulinum toxin treatment of adult spasticity. Expert Rev Neurotherapeutics. 2003;3, 773–85.
39. Sherwood AM, Mc Kay WB, Dimitrijevic MR. Motor control after spinal cord injury: assessment using surface EMG. Muscle Nerve. 1996;19(8):966–79.
40. Simpson DM, Gracies JM, Graham HK, et al. Assessment: Botulinum neurotoxin for the treatment of spasticity (an evidence-based review): report of the therapeutics and Technolo-

gy Assessment Subcommittee of the American Academy of Neurology. Neurology. 2008;70:1691-8.

41. Simpson DM, Gracies JM, Yablon SA, et al. BoNT/TZD Study Team: Botulinum neurotoxin versus tizanidine in upper limb spasticity: a placebo-controlled study. J Neurol Neurosurg Psychiatry. 2009;80:380-5.
42. Simpson DM, Hallett M, Ashman EJ, et al. Practice guideline update summary: botulinum neurotoxin for the treatment of blepharospasm, cervical dystonia, adult spasticity, and headache: Report of the Guideline Development Subcommittee of the American Academy of Neurology. Neurology. 2016;86(19):1818-26.
43. Thilmann AF, Fellows SJ, Gams E. The mechanism of spastic muscle tone. Variation in reflex gain over the time course of spasticity. Brain. 1991;14:233-44.
44. Turner-Stokes L, Ward A. Botulinum toxin in the management of spasticity in adults. Clin Med. 2002;2:128-30.
45. Turner-Stokes L. Goal attainment scaling (GAS) in rehabilitation: a practical guide. Clin Rehabil. 2009;23:362-70.
46. Turner-Stokes L, Williams H, Johnson J. Goal attainment scaling: does it provide added value as a person-centred measure for evaluation of outcome in neurorehabilitation following acquired brain injury? J Rehabil Med. 2009;41:528-35.
47. Vinti M, Couillandre A, Hausselle J, et al. Influence of effort intensity and gastrocnemius stretch on co-contraction and torque production in the healthy and paretic ankle. Clin Neurophysiol. 2013;124(3):528-35.
48. Ward AB, Wissel J, Borg J, et al. Functional goal achievement in post-stroke spasticity patients: the BOTOX(R) Economic Spasticity Trial (BEST). J Rehabil Med. 2014;46:504-13.
49. Winter T, Wissel J. Behandlung der Spastizität nach Schlaganfall. Konsultationsfassung der DGNR-Leitlinie. Neurologie und Rehabilitation. 2013;19:285-309.
50. Wissel J, Ward AB, Erztgaard P, et al. European consensus table on the use of botulinum toxin type A in adult spasticity. J Rehabil Med. 2009;41:13-25.
51. Wissel J, Manack A, Brainin M. Toward an epidemiology of poststroke spasticity. Neurology. 2013;80(Suppl 2):S13-9.
52. Wissel J, Ganapathy V, Ward AB, et al. OnabotulinumtoxinA improves pain in patients with post-stroke spasticity: findings from a randomized, double-blind. Placebo-controlled Trial. J Pain Sympt Manag. 2016;52(1):17-26.
53. Wissel J, Djamel Bensmail D, Ferreira JJ et al. Safety and efficacy of Incobotulinumtoxin A doses up to 800 U in limb spasticity: the TOWER study. Neurology. 2017.
54. Yanagisawa N, Shindo M, Morita H. Spinal mechanisms of spasticity. Electroencephalogr Clin Neurophysiol Suppl. 1999;50:190-4.
55. Zorowitz RD, Gillard PJ, Brainin M. Poststroke spasticity: sequelae and burden on stroke survivors and caregivers, Neurology, 2013;80(3)(suppl 2):S45-52.

근육 강직 관리 맥락에서의 보행 분석

Gait Analysis in the Context of Spasticity Management

L. Jorge Jacinto and Miguel Reis Silva

1 서론(Introduction)

강직증(spasticity)은 긴장성 신전 반사의 속도 의존적 증가와 과장된 건 경련(jerk)을 특징으로 하는 운동 장애로, 신전 반사의 과흥분으로 인해 발생한다[1]. 이는 뇌졸중 후 환자의 35%[2], 척수 손상 후 환자의 40%[3], 외상성 뇌 손상 후 환자의 50%[4]에 영향을 미치는 것으로 추정되는 흔한 질환이다. 이 질환은 통증과 불편함을 증가시키며, 일상 생활 기능 및 자아상과 자존감을 저하시키고, 무엇보다도 이동성과 보행 장애를 유발하는 높은 이환율(morbidity)과 관련된 질환이다.

이 장에서는 일상적인 임상 문제에 초점을 맞추고 환자의 삶의 질 개선을 목표로 강직증 치료에 대한 실용적인 보행 분석 기반 접근법을 제시한다.

2 간략한 역사적 관점(Brief Historical Perspective)

오늘날 보행 분석은 복잡한 하드웨어, 숫자, 그래픽 표현 및 3차원 디지털 그래픽 재구성이 포함된다. 그러나 인체의 움직임에 대한 단순한 시각적 분석은 보행 중 머리의 수직 진동(oscillating) 운동을 최초로 기술한 아리스토텔레스(BC 384-322)까지 거슬러 올라갈 만큼 오래된 접근 방식이다.

그러나 갈릴레오 갈릴레이가 현대 과학적 방법에 기여하고, 아이작 뉴턴이 역학 원리에 공헌한 덕분에 많은 프랑스 생리학자들이 제공한 인간 운동에 대한 최초의 설명이 가능해진 것은 17세기와 18세기에 이르러서야 였다.

병적(pathological) 보행에 대한 최초의 객관적인 기술(description)은 19세기 Duchenne과 Trendelenburg에 의해 이루어졌고, 올바른 보행 주기에 대한 최초의 기술은 19세기 말에 Gaston Carlet에 의해 제시되었다. 또한 이 시기에는 Georges Demeny와 Willhelm Braune이 각각 최초의 사진 및 3차원 보행 분석을 수행했다[5].

20세기에 보행 분석은 Jules Amar가 도입한 지면반력기(force plate)를 사용한 최초의 생체역학 실험실과 Jacqueline Perry가 도입한 근전도 검사, 그리고 David Sutherland가 동기화된 필름을 추가하면서 본질적으로 현재의 형태를 갖추게 되었다[6].

3 강직성 근육(The Spastic Muscle)

강직증은 일반적으로 순전히 신경학적 문제로 여겨지지만, 연구에 따르면 영향을 받는 해부학적 부위의 근골격계에도 심각한 변화가 있는 것으로 보고되고 있다. 강직성 근육은 세포 위축과 섬유 유형의 변형을 보인다[7]. 근섬유 분절(sarcomere)의 길이가 감소하고 근육 및 세포외 기질(extracellular matrix; 세포 밖에 존재하며 세포를 둘러싸고 있는 물질로, 구조적 및 생화학적으로 세포에 도움을 주어 세포 기능을 조절함-역주)의 점탄성(viscoelastic) 특성이 현저하게 변한다[8]. 또한 강직성 근육의 유전자 발현은 영향을 받지 않은 근육에서 관찰되는 것과는 다르며, 신호 전달 경로, 세포 주기 진행, 근육 대사 및 수축 단백질의 변화가 나타난다[9].

강직성 근육의 연조직(soft tissue) 변화와 단축(shortening)은 근긴장도를 최대 50%까지 증가시켜 보행 능력 감소를 포함한 신체적 장애와 활동 제한에 상당한 영향을 미칠 수 있다. 연조직 단축은 관절낭과 인대 및 힘줄까지 확장되는 현상으로, 일부 강직증 환자에서 경직(rigidity)과 강직을 구분하기 어려운 경우도 있다. 최근에는 근육 과잉 활동을 신속하고 일시적으로 감소시켜 구축(contracture)의 정도를 평가할 수 있는 선택적 신경 차단(nerve block) 기술을 통해 강직과 강직 부위의 형태적 변화를 구별하는데 유용하게 사용되었다.

강직성 근육은 여러 가지 방법으로 평가할 수 있다. 수정된 Ashworth 척도, Penn 경련 빈도 척도(Penn spasm frequency scale), 관련 반응 평가 척도(associated reaction rating scale), 간대성 경련(clonus) 및 경련 점수[10] 또는 Tardieu 척도와 같은 임상 측정 도구는 강직 관련 현상을 측정하는 간단하고 효율적인 방법이다. 각도계측(goniometry)이나 수동 운동 저항 측정과 같은 생체역학적 방법도 시간이 더 많이 걸리지만 일반적으로 사용된다. EMG 및 H-반사 검사와 같은 신경생리학

적 방법은 주로 연구 환경에서 강직을 측정하는데 사용된다

강직성 근육이 발견되었다고 해서 반드시 치료적 중재가 필요한 것은 아니라는 점에 유의할 필요가 있다. 강직증 환자는 일반적으로 경직, 통증, 무거움, 근긴장, 경련, 간대성 경련 등을 겪으며 앉기, 수면, 일상 생활 활동 수행, 그리고 걷는 데 어려움을 호소한다. 각 환자가 증상을 경험하는 방식은 고유하며 유전적 소인, 문화적 배경, 교육 수준, 과거 기능 수준, 또는 미래에 대한 기대치와 같은 많은 요인에 따라 달라진다. 결과적으로 치료적 중재는 단순히 보편적인 임상 척도의 점수 변화만을 목표로 하기보다는 단일 환자와 부양자의 구체적인 요구와 기대에 맞게 조정되어야 한다.

4 강직과 보행에 대한 접근법 (Approaches to Spasticity and Gait)

다른 의학적 질환과 마찬가지로 강직증에 대한 평가에는 세포 수준부터 광범위한 환경 수준에 이르기까지 여러 단계가 있다.

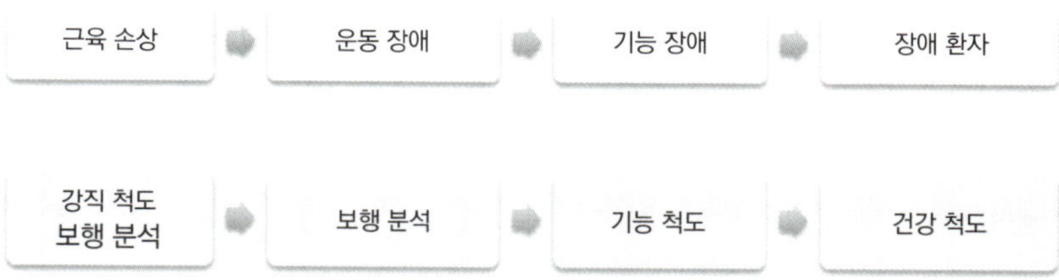

첫 번째, 생리적 수준에서 강직은 수정된 Ashworth 척도, Tardieu 척도, Penn 경직 빈도 척도 등을 사용하여 측정할 수 있다. 또한 강직에서 파생된 모든 증상은 널리 사용되는 시각적 아날로그 척도 및 리커트식 척도로 정량화할 수 있다. 이러한 증상은 환자 및 부양자 모두에게 가장 큰 장애 요인이 되는 경우가 많기 때문에 이에 대한 측정은 중요한 전제 조건이 된다. 결과적으로 환자와 부양자에게 중요하거나 우려되는 증상 또는 문제가 임상적 중재를 통해 해결될 수 있다면 이는 '치료 목표'가 되어야 한다. 이러한 목표는 개별적으로 맞춤화되어야 하고, SMART 기준(즉, 구체적이고, 측정 가능하며, 달성 가능하고, 현실적이며, 시기적절해야 함)을 충족해야 하며, 치료 중재를 통해 발생한 변화를 잘 반영하는 도구를 사용하여 측정되어야 한다.

두 번째 수준에서는 보행에 대한 강직의 영향을 평가하기 위해 개발된 여러 임상 척도가 있다. 즉, Waterloo 보행 프로필 양식(Waterloo gait profile form), Rancho Los Amigos System, Rivermead 시각 보행 평가(Rivermead visual gait assessment), Rivermead 이동성 지수(Rivermead mobility index), 의사 평가 척도(physician rating scale, PRS), Salford 보행 도구(Salford gait tool)가 포함된다.

게슈탈트 접근법을 채택하는 경우, 상지의 기능적 평가 척도는 9홀 페그 검사(nine-hole Peg test), Frenchay 팔 검사(Frenchay arm test), 의사 평가 척도(PRS), Fugl-Meyer 평가(Fugl-Meyer assessment), 동작 연구 팔 검사 (Action Research arm test), Leeds 성인 강직 영향 척도(Leeds adult spasticity impact scale) 등을 선택할 수 있다. 하지의 경우에는 기능적 보행 범주(functional ambulatory categories), 10 m 보행 검사, 6분 보행 검사, PRS, 종이 보행로(paper walkway) 검사, 일어서서 걷기 검사(timed up & go test) 등이 있다. 전반적인 기능 수행 평가 척도로는 Barthel 지수(Barthel index)와 기능적 독립성 측정(functional independence measure)을 사용할 수 있다. 치료 목표 달성의 성공 여부를 측정하기 위해서는 목표 성취 척도(goal attainment scaling, GAS) 방법이 있다[11]. 건강 관련 삶의 질 척도는 질환의 영향에 대한 보다 광범위한 평가에 사용될 수 있지만, 현재까지 강직증 환자를 위한 특정 건강 관련 삶의 질 척도는 없다.

계측(instrumented) 보행 분석은 강직증을 평가하기 위한 특수한 방법으로 처음 두 단계에 해당한다. 이 기술은 근전도(EMG)를 통해 손상된 근육을 식별하고 [보행 주기 동안 동일 위상(in-phase) 또는 반대 위상(out-of-phase) 활성화 감지], 보행의 시공간적 매개변수와 운동학적 및 운동역학적 측정을 통해 강직이 움직임에 미치는 영향을 평가한다.

5 보행 분석(Gait Analysis)

보행 분석은 관찰자의 눈과 뇌를 사용하여 동물의 움직임 및 인간의 움직임을 체계적으로 연구하는 것이며, 부가적으로 계측기를 사용하여 신체 움직임과 신체 역학 및 근육의 활동을 측정할 수 있다[12]. 이 정의만 보면 강직증의 임상적 관리에 있어 그 유용성은 매우 분명해 보인다. 그러나 제공되는 매개변수의 범위가 넓어 일반적인 임상 실무에서 일상적으로 사용하기에는 해석이 매우 복잡하고 어려우며 시간이 많이 소요될 수 있다. 임상적 관련성 또는 환자의 웰빙과 관련성이 있는 매개변수를 선택하는 것은 보행 분석 실험실에서 전문 임상의의 중요한 역할 중 일부이다.

육안 보행 분석은 가장 먼저, 그리고 가장 간단하고 빠르게 보행을 분석할 수 있는 방법이지만, 상당한 한계가 있다. 예를 들어 인간의 눈은 이미지를 등록할 수 있는 용량이 제한적이고, 3차원에서 동시에 발생하는 수많은 이벤트가 있으며, 모든 관련 기능을 등록하기에 충분하지 않은 인간의 기억과 주의 및 집중의 한계, 그리고 환자가 주어진 과제를 반복해서 수행할 수 있는 능력이 제한적이며, 주관적 측정 도구의 관찰자 간 변동성(variability)이 있다.

반면 계측 보행 분석은 관찰만으로는 포착할 수 없는 자세한 정보를 제공한다. 슬로우 모션 비디오 분석은 실시간으로 수집할 수 없는 정보를 제공하고, 다양한 시공간적 매개변수는 여러 기능과 관련된 매개변수를 객관적으로 정량화하며, EMG 분석은 보행 주기의 여러 단계에서 근육 활동을 식별하고 정량화하며, 운동학적 및 운동역학적 분석은 강직증이 운동 기능에 미치는 영향과 환자의 보상적 움직임 전략, 그리고 그 효과와 효율성을 평가하는데 도움이 되는 여러 관절 각도, 힘, 모멘트, 파워 등에 대한 자세한 데이터를 제공한다.

보행 분석은 초기 평가 후 후속 치료 결정을 내리는데 도움이 되는 구체적인 질문을 해결하는 측정 도구로서의 역할을 한다. 또한 치료 중재의 결과를 객관적으로 측정하여 필요한 조정을 가능하게 한다. 보행 분석 결과에 따라 보툴리눔 톡신 주사 계획의 최대 81%, 보조기 선택의 37%, 물리 치료 프로그램의 32%가 변경될 수 있기 때문에, 이러한 데이터는 임상적으로 중대한 영향을 미친다[13](그림 1).

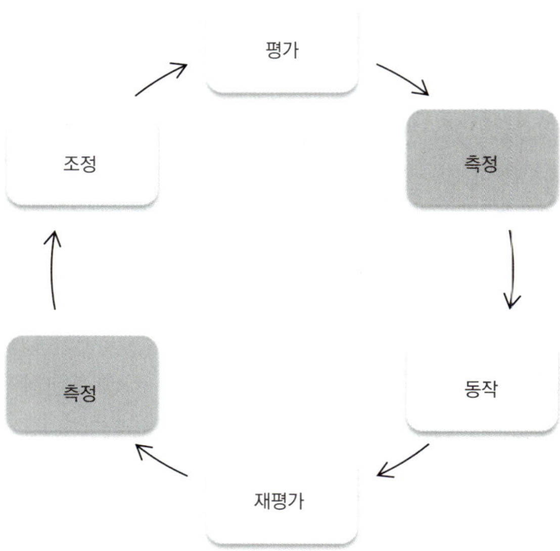

그림 1. 임상 실무에서 보행 분석의 유용성

6 하드웨어(Hardware)

보행 분석 실험실을 구축하는 것은 다양한 첨단 기술을 동기화해야 하기 때문에 많은 비용이 소요된다. 기본적으로 실험실에는 측면과 전면 또는 후면을 촬영할 수 있는 두 대의 비디오 카메라가 필요하다. 실제로 간단한 슬로우 모션 비디오 해석만으로도 중요한 정보를 얻을 수 있다.

적외선(infrared) 카메라는 표준 해부학적 기준 위치(각 3D 동작 분석 시스템에 따라 다름)에서 환자의 신체에 부착된 반사 마커의 실시간 3차원 위치값을 수집하는데 사용된다. 이 데이터를 바탕으로 프로세서는 3차원 재구성을 생성할 수 있다(그림 2).

동적 EMG 프로세서는 표적 근육에 부착된 표면 또는 미세 침 전극에서 정보를 수집한다. 표적 근육의 선택은 임상 상황과 검사 목적에 따라 달라진다.

바닥에 평평하게 매립된 지면반력기(force plate)는 입각기(stance phase) 동안 지면에 가해지는 힘(전후, 내측-외측, 수직)을 측정한다. 측정된 힘은 지면으로부터 오는 힘(지면 반작용력)과 크기는 같지만 방향은 반대이며, 보행 주기의 모든 순간에 각 관절에서 생성되는 모멘트와 파워를 역동역학(inverse dynamics)을 통해 계산한다.

특정 소프트웨어를 사용하는 컴퓨터는 모든 입력 데이터를 동기화하고 통합한다. 이를 통해 시스템은 역동역학 계산을 수행하고 보행 주기의 각 단계에서 어떤 근육이 활성화 또는 비활성화 상태인지 그래픽으로 표현할 수 있다(그림 3).

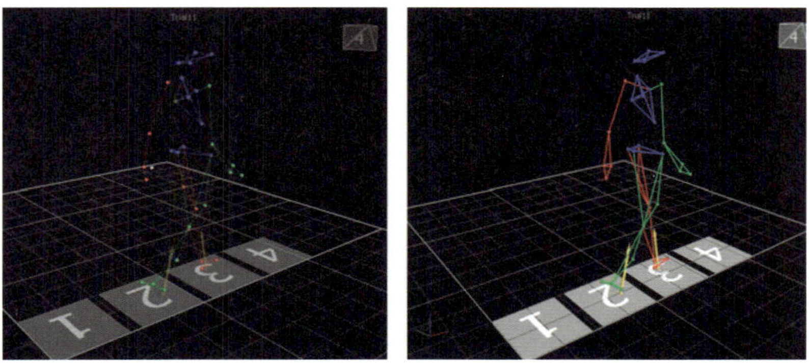

그림 2. 해부학적 기준 위치에 부착된 반사 마커로부터 3차원 모델을 구축한 모습

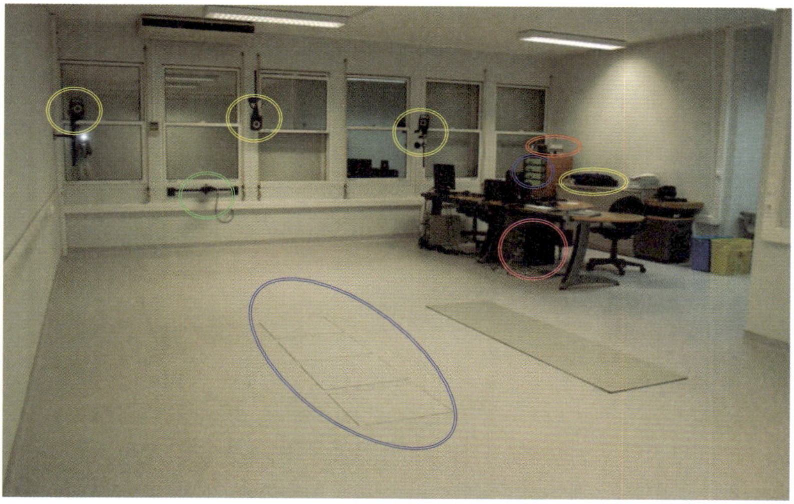

그림 3. Alcoitão 재활 의학 센터의 보행 분석 실험실(노란색—적외선 카메라; 녹색—비디오 카메라; 주황색—EMG 프로세서; 파란색—지면반력기; 분홍색—컴퓨터 프로세서)

7 보행 분석 매개변수(Gait Analysis Parameters)

보행 분석은 강직증 환자를 관리하는데 중요한 도구로, 정상적인 보행 패턴과의 편차를 객관적으로 정량화하고 특성화한다. 또한 치료적 중재의 결과를 측정하고, 기초선(baseline) 데이터 및 다른 환자 간 비교를 수행할 수 있다. 이와 더불어 특정 유형의 움직임의 기저에 있는 메커니즘을 밝히고, 일차적인 장애와 보상적 움직임을 구분하고 후자가 효과적인지 여부를 평가할 수 있다.

비디오 영상을 보는 것만으로도 입각기 및 유각기 동작의 주요 결함을 주관적으로 파악할 수 있다. 일반적으로 시공간적 매개변수를 가장 먼저 분석한다. 초당 미터 단위로 측정되는 보행 속도(speed)는 기능적으로 다른 모든 매개변수에 영향을 미치고, 궁극적으로 보행의 효율성을 결정하는 가장 중요한 매개변수 중 하나이다. 지역사회 거주자의 기능적 보행의 최소 속도는 약 0.7 m/s이다. 보폭(stride) 길이와 보행률(cadence)은 보행 속도를 결정하는 요소이다(보폭 길이 × 보행률 = 보행 속도). 다른 중요한 매개변수로는 각 하지의 양발지지기/한발지지기/유각기에 해당하는 보행 주기의 백분율(percentage), 발떨어짐(foot-off) 시기의 보행 주기 백분율, 림프 지수(limp index; 동측 발의 지면 접촉 시간을 반대쪽 발의 접촉 시간으로 나눈 값), 반대쪽 발의 지면 접촉과 발떨어짐 시간 등이 있으며, 이들 매개변

	Left	Right
Average Cadence	121 steps/min	
Cadence	122 steps/min	121 steps/min
Double Support	0.20 s	0.20 s
Foot Off	59.8 %	60.0 %
Limp Index	0.99	1.00
Opposite Foot Contact	49.4 %	50.1 %
Opposite Foot Off	9.76 %	10.3 %
Single Support	0.39 s	0.40 s
Step Length	0.57 m	0.58 m
Step Time	0.50 s	0.50 s
Step Width	0.22 m	0.23 m
Stride Length	1.15 m	1.15 m
Stride Time	0.98 s	0.99 s
Walking Speed	1.17 m/s	1.16 m/s

그림 4. 데이터 처리 후 생체역학 결과보고서와 함께 시스템에서 일반적으로 자동으로 제공하는 시공간적 매개변수 예시(정상 환자)

수는 보행 대칭성(symmetry)에 대한 중요한 정보를 제공한다(그림 4).

환자의 정적 위치는 생체역학 및 임상 분석에 영향을 미치는 중요한 정보를 제공하기 때문에 항상 동적 시험 시행 전에 기록된다(그림 5). 수집된 운동학적 정보는 골반, 고관절, 무릎, 발목 등에 관한 3D(정중면, 시상면, 관상면) 데이터로 구성되어야 한다. 상체와 상지의 관련 반응은 일반적으로 보행 속도를 포함하여 전체 보행에 상당한 영향을 미치기 때문에 일부의 경우 이러한 신체 분절도 분석해야 한다. 운동학적 정보는 일반적으로 시간 및 각도 그래프로 표시된다.

바닥에 놓인 지면반력기(운동역학적 평가)은 전후방, 내외측, 수직 힘(지면 반응력)에 대한 정보를 제공한다. 전후방 힘(첫 번째 저점(trough)에서의 최소값과 입각기 마지막 고점(peak)에서의 최대값)은 초기 지면 접촉 시의 제동(brake) 능력과 지면에서 발을 뗄 때의 가속(accelerate) 능력에 대한 정보를 제공한다. 수직 힘(입각기의 첫 번째와 두 번째 고점의 최대값)은 환자가 하지에 가하는 체중 지지(weight bearing)량과 발이 지면에서 떨어질 때 밀어내는(push) 능력에 대한 정보를 제공한다. 보행 주기에서 첫 번째 수직 힘의 고점이 발생하는 시점의 백분율은 다른 발이 유각기 동작을 시작할 수 있는 시간을 결정하므로 보행률을 결정하고 보행의 효율성에 영향을 미친다(속도 = 보행률×보폭 길이). 지면 반력 데이터와 운동학 데이터를 통합하면 관절 모멘트(각 가속도)를 계산할 수 있으며, 이는 보행 주기의 각 순간에 각 관절의 우세한 근육군에 대한 간접적인 정보를 3차원으로 제공할 수 있다. 또한 관절 파워도 계산할 수 있는데, 이는 보행 주기의 각 순간에 특정 관절이 에너지를 생성하거나 흡수하는지 여부와 그 양을 파악할 수 있다.

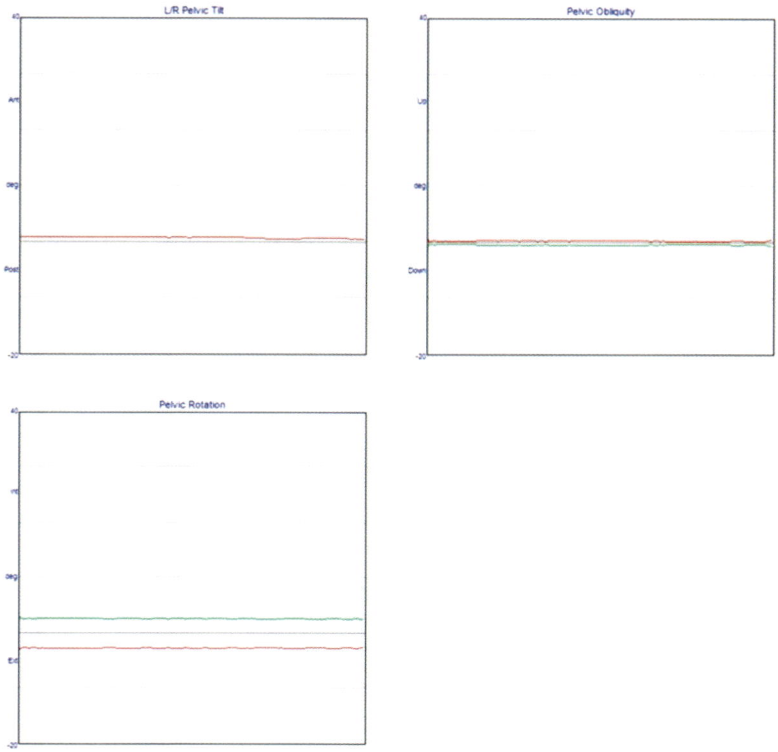

그림 5. 정적 자세에서 정상 환자의 골반 위치 검사. 강직증 환자에게는 보이지 않는 3차원 축에서의 대칭성이 관찰된다(빨간색선-왼쪽, 녹색선-오른쪽).

동적 근전도(EMG)는 근육 활성화에 의해 생성되는 피부(표면 EMG) 또는 근육 조직(미세 침 EMG) 내의 전기적 활동에 대한 데이터를 수집한다. EMG 결과에 대한 임상적 해석은 보행 주기의 각 단계에서 각 근육의 활동을 '활성' 또는 '비활성'으로 시각적으로 분류하여 단순화할 수 있다. EMG 분석을 위한 근육 선택은 환자 특성, 임상적 상황, 해결하려는 특정 질문 등에 따라 달라진다. 표면 또는 미세 침 EMG 전극은 연구하려는 근육이 표층(예: 대둔근, 대퇴사두근, 햄스트링, 대퇴삼두근, 전경골근, 장족무지신근 등)인지 심층(예: 후경골근, 장지굴근, 장족무지굴근, 중둔근 등)인지에 따라 사용된다.

보행 분석의 생체역학적 결과를 임상적으로 해석하고 보고할 때는 환자의 특성과 검사를 유발한 특정 임상 질문 또는 문제를 고려해야 한다. 또한 다른 임상 결과, 치료 목표, 질병 진행 및 중재 예상 결과와 관련된 환자와 임상의의 기대치와도

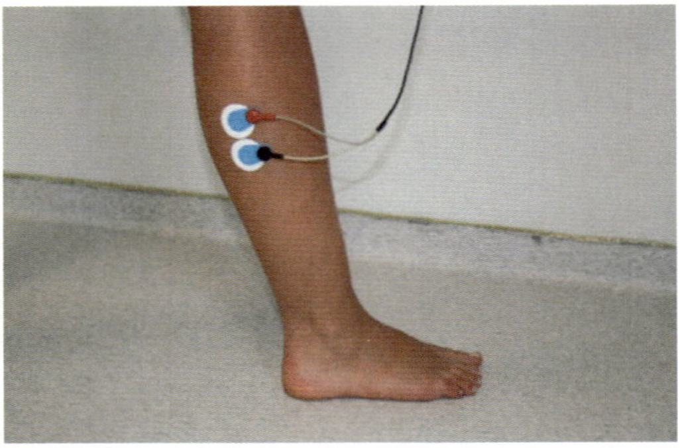

그림 6. 표면 EMG 전극

연관성이 있는지도 파악한다(그림 6).

8 목표 성취 척도 및 보행 매개변수 (The Goal Attainment Scaling and Gait Parameters)

재활 치료에서 주요 과제 중 하나는 각 개인의 실제 생활에 기반한 명확하고 구체적인 환자 중심의 치료 목표를 설정하는 것이다. 실제로 질병이나 장애 유형과 중증도, 문화적 배경, 생활 방식, 개인적인 열망의 차이 등으로 인해 환자 A에게 중요한 것이 환자 B에게는 아무 의미가 없을 수도 있다. 따라서 최근에는 환자 중심의 접근 방식이 중요성을 얻고 있다.

목표 성취 척도(GAS)의 방법론은 목표에 대한 협의 및 설정과 예상 기간 내에 목표에 도달하는데 대한 성공의 정도를 측정하는 것을 포함하며, 이를 수치 점수로 변환하여 연구 목적으로 통계적으로 분석할 수 있도록 한다. 이 방법은 목표가 달성된 정도를 평가하여 사용된 치료의 효과와 환자의 일상 생활에 미치는 영향에 대해 보다 포괄적인 평가를 제공하는데 도움이 된다[14].

GAS 과정에서는 환자와 부양자가 함께 목표 설정에 참여한다. 이들은 자신의 문제와 치료에 대한 기대 사항을 임상의 또는 재활팀에게 알리고, 목표 달성의 정도와 예상되는 시간 등의 예측된 결과를 기반으로 제안된 치료를 수락하거나 거부할 수 있다.

목표가 설정되면 SMART 규칙에 따라 우선순위를 정하고 임상 기록에 목표를 명시해야 한다. SMART 규칙은 목표가 구체적이고 측정 가능하며 달성 가능하고 현실적이며 시기적절해야 한다는 것이다. 다음 단계는 목표에 가중치(weighting)를 부여하는 것이다. 각 목표의 가중치는 환자와 부양자에게 중요한 정도와 임상의 또는 재활팀이 평가한 난이도에 따라 결정되며, 다음과 같다.

중요도	난이도
0: 전혀 중요하지 않음	0: 전혀 어렵지 않음
1: 약간 중요함	1: 약간 어려움
2: 보통 중요함	2: 보통 어려움
3: 매우 중요함	3: 매우 어려움

각 목표에 대한 GAS 점수는 다음과 같이 정의된다.

성취 점수
-2: 목표를 완전히 달성하지 못함/예상보다 훨씬 낮음
-1: 변화 없음/목표를 거의 달성하지 못함/예상보다 조금 낮음
0: 예상대로 목표 달성
1: 목표 약간 초과/예상보다 조금 초과
2: 목표 크게 초과/예상보다 훨씬 초과

GAS의 마지막 단계는 기초선 점수와 결과 점수를 계산하는 것이다. 이는 각 목표의 가중치, 기초선 점수, 성취 점수를 복잡한 공식에 입력하여 수행되며, 컴퓨터화된 스프레드시트(spreadsheet; 숫자나 문자 데이터를 가로 세로로 펼쳐져 있는 표에 입력하고 이것을 조작하여 데이터 처리를 할 수 있게 되어 있는 컴퓨터 응용 프로그램의 하나-역주) 형태로 널리 사용 가능하다. GAS 점수의 변화는 환자와 부양자의 기대에 부합하는 치료적 중재의 성공 여부를 객관적으로 정량화할 수 있다.

보행 분석은 치료 목표의 결과를 평가하는데 사용할 수 있는 객관적인 지표를 제공하므로 GAS 평가에 도움이 된다. 보행 분석을 통해 일반적으로 측정되는 보행 목표는 다음과 같다.

- 보행 속도를 일정 비율로 증가시키기
- 오른쪽/왼쪽 걸음 길이를 일정 비율로 증가시키기
- 오른쪽/왼쪽 발바닥 닿기(foot flat) 또는 발뒷꿈치 초기 지면 접촉하기
- 입각기 중 왼쪽/오른쪽 무릎 신전을 일정 비율로 개선하기
- 입각기 중 왼쪽/오른쪽 팔다리의 체중 지지(bearing)를 일정 비율로 증가시키기
- 보조 도구 없이 m/s 단위로 측정된 특정 속도로 걷기

9 강직증이 보행에 미치는 영향을 측정하기 위한 도구로서의 보행 분석(Gait Analysis as a Tool for Measuring the Impact of Spasticity on Gait)

9.1 정상 보행(Normal Gait)

보행은 인간이 발의 위치를 번갈아 가며 변경하여 한 지점에서 다른 지점으로 이동하는 수단이며, 항상 적어도 한 발은 땅에 닿아 있다. 정상이든 병적이든 개별 피험자의 보행을 기술하려면 피험자가 걷는 동안 시간 측면에서 반복되는 여러 단계와 하위 단계를 포함한 특정 이벤트로 구분해야 한다(보행 주기).

보행 주기는 주로 두 가지 주요 단계로 나뉜다. 발이 땅에 닿는 입각기(stance phase)와 공중(aerial) 단계인 유각기(swing phase)로 나뉘며, 일반적으로 각각 보행 주기의 2/3와 1/3을 차지한다. 입각기는 다음 네 개의 하위 단계로 구성된다. 부하 반응기(loading response; 초기 접촉에서 반대쪽 발이 떨어질 때까지), 중간 입각기(mid-stance; 반대쪽 발꿈치가 올라갈 때까지), 말기 입각기(terminal stance; 반대쪽 발의 초기 지면 접촉까지), 전유각기(pre-swing; 발끝이 지면에서 떨어질 때까지). 유각기는 다음 세 가지의 하위 단계로 나뉜다. 초기 유각기(initial swing; 발가락이 떨어진 후 인접한 발까지), 중간 유각기(mid-swing; 경골이 수직이 될 때까지), 말기 유각기(terminal swing; 초기 접촉까지)[15](그림 7). 임상 또는 계측 보행 분석에서 이러한 단계와 하위 단계는 측정된 다양한 매개변수(시공간적 매개변수, 운동학, 운동역학, 동적 EMG)에 따라 그 결과를 해석하는데 중요하다.

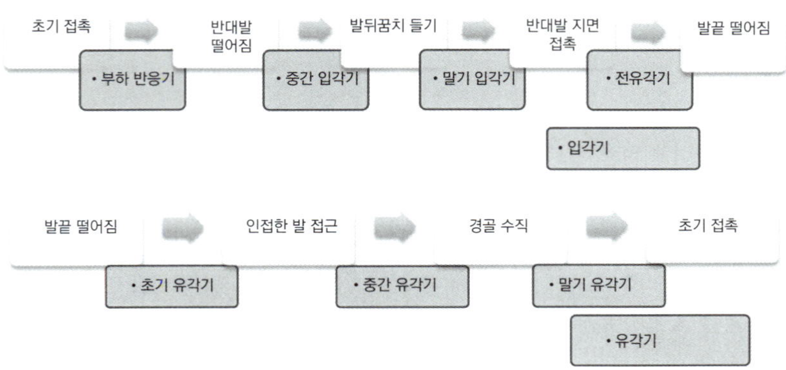

그림 7. 보행 주기의 단계 및 하위 단계

9.2 강직성 보행(Spastic Gait)

근육은 두 개의 뼈 표면을 연결하며 일반적으로 그 사이에 적어도 하나의 관절이 있다. 강직성 근육이 있는 경우 해당 관절의 수의적 및 불수의적 움직임이 손상된다. 결과적으로 환자는 보행을 수행하는 능력을 유지하기 위해 여러 가지 보상 메커니즘을 개발하는 경우가 많다.

강직성 보행은 일반적으로 비대칭적이며 정상 보행보다 느리고 힘들다. 또한 협응되지 않은 사지 움직임, 정형화된 움직임 패턴, 교대(alternation) 동작 결손 등이 특징적으로 나타난다. 이러한 장애를 완화하기 위해 환자는 보상 전략을 채택할 수 있는데, 이는 초기 지면 접촉 시 충격 흡수 부족, 입각기 동안 관절 모멘트 제어 부족, 발을 지면으로부터 밀어내는(push-off) 힘을 생성하는 능력 부족, 유각기 동안 하지 움직임의 편위(excursion) 발생 등 다양한 문제로 이어질 수 있다.

환자의 특정 문제와 보상 형태에 대해 초기에 전반적으로 이해하기 위해서는 체계적이고 종합적인 접근 방식을 사용하는 것이 중요하다. 강직증 환자의 경우 입각기에서는 지지력(support)과 안정성 및 추진력(propulsion)을 평가하는 것이 중요하고, 유각기에서는 공중에서의 하지 전진(progression)을 평가하는 것이 중요하다. 간단한 슬로모션 비디오 분석만으로도 발의 접촉 유형(앞발, 발바닥, 뒤꿈치 등)을 포착하고, 주요 운동학적 비대칭성 및 나타난 보상 형태를 평가하는데 충분하다.

시공간적 매개변수와 관련하여 강직증 환자는 일반적으로 보행 속도가 느리고 마비된 사지의 입각기 시간이 짧다. 운동학적 결과는 환자의 강직 패턴에 따라 달라진다. 하지의 세 가지 주요 관절에 초점을 맞추고, 항상 영향을 받은 쪽과 받지 않는 쪽을 비교하며, 비병리적 보행 패턴과의 편차를 측정해야 한다. 강직증 환자의 경우 아래에 나열된 측면에 초점을 맞추어야 한다.

- **골반**: 정적 자세 검사에서 일반적으로 전방으로 기울어진 골반과 한쪽 옆으로 기울어진 골반이 관찰된다. 후자의 경우 기운 방향은 환자의 강직 패턴에 따라 달라진다. 고관절이나 무릎 또는 발목이 구부러진 환자는 마비된 하지 방향으로 경사(obliquity)가 생기고, 고관절 또는 발목이 과신전된 환자는 정상 하지 방향으로 경사가 생긴다. 동적 검사에서 유각기 동안 골반 경사가 증가하는 것은 하지 주요 관절의 굴곡이 불충분한 것에 대한 일반적인 보상 형태로서 걸려 넘어지는(tripping) 것을 방지하는데 도움이 된다. 또한 골반 회전(rotation)이 증가하는 것은 고관절 외전 감소에 대한 보상으로 나타난다.
- **고관절**: 고관절의 시상면 굴곡은 보행 속도와 밀접한 관련이 있으며, 입각기 동

안의 최대 신전과도 관련이 있다. 유각기 동안 고관절 외전(abduction)이 증가하는 것은 경직된 무릎 또는 첨족(equinus) 발에 대한 일반적인 보상 형태로, 적절한 발 높이와 공중에서의 하지 전진을 가능하게 한다. 유각기에서의 고관절 외회전(external rotation)은 고관절 굴곡근 약화에 대한 일반적인 보상 형태로, 이 자세는 고관절 내전근(adductor)의 활성화로 유각기 동안 하지의 전방 진행에 도움이 된다.

- **무릎**: 무릎 굴곡은 주로 두 단계에서 중요하다. 유각기에서 발과 지면의 접촉 없이 하지가 진행되도록 하고, 입각기의 한발지지기 동안 신체의 전방 진행을 가능하게 한다. 정적 자세 검사에서 무릎 과신전은 발목 저측 굴골의 간접적인 징후일 수 있다. 동적 자세 검사에서 입각기 동안 무릎의 과신전은 일반적으로 '잠금(locking) 무릎' 또는 '전반슬(recurvatum)'이라고 하며, 대퇴사두근 또는 대퇴삼두근의 강직으로 인해 발생하거나 대퇴사두근의 약화에 대한 보상으로 나타날 수 있다.
- **발목:** 발목의 굴곡은 유각기에서 발이 지면에 닿는 것을 방지하기 위해 중요하다(배측 굴곡). 또한 초기 접촉 단계에서 발꿈치가 지면에 닿게 하기 위해서도 중요하다. 반면 저측 굴곡은 입각기 후반부에 가장 중요하며, 지면을 밀고(push-off) 신체를 위쪽과 앞쪽으로 나아가게 하는 역할을 한다. 실제로 입각기 말기에서 발목의 힘은 보행 속도(효율)와 정적인 상관 관계가 있다. 일부 환자는 유각기 동안의 감소된 고관절과 무릎 굴곡을 보상하기 위해 입각기가 끝날 때 반대쪽 발목을 과도하게 펴는 '도약(vaulting)'이라는 보상 메커니즘을 사용하는데, 이는 어딘가에 걸려 넘어지는 것을 방지하는데 도움이 된다.
- **운동역학:** 힘(지면 반력) 곡선에서 일반적으로 크기(magnitude)가 감소한다(특히 입각기 말기에 발목 힘이 충분하지 않아 두 번째 피크에서 감소). 수직 및 전후방 힘의 첫 번째 피크에 도달하는 타이밍이 지연된다(하중 수용 및 체중 지지의 어려움).

10 강직증 관리에 유용한 도구로서의 보툴리늄 독소 이용 (A Useful Tool for Spasticity Management with Botulinum Toxin)

10.1 보툴리눔 독소가 강직성 근육에 미치는 영향 (Effect of Botulinum Toxin on Spastic Muscle)

보툴리눔 독소는 강력한 시냅스전(presynaptic) 아세틸콜린 방출 차단제로, 그

작용은 시냅스전 막에 결합, 신경 종말로의 내재화, 아세틸콜린 방출 억제, 신경 가소성에 의한 회복의 4단계로 나눌 수 있다. 보툴리눔 독소가 강직성 근육에 미치는 주요 효과는 근긴장 감소, 능동적 또는 수동적 동원 및 신전 촉진, 통증이나 경련 또는 간대성 경련과 관련된 증상 감소, 불수의적 운동 및 관련 반응 감소 등이다.

- **표적 근육 식별**

운동학적, 운동역학적 및 비디오 분석을 통해 영향을 받는 근육을 예측할 수 있지만, 동적 EMG는 정상적인 활성화 패턴에서 벗어나는 근육(주동근-길항근 동시 수축)을 정확하게 식별하는데 가장 유용하다. 보행 주기 동안 다양한 근육의 정상적인 활성화 패턴을 이해하면 강직성 근육의 비정상적인 활성화와 그에 따른 운동학적 및 운동학적 영향과의 상관관계를 파악할 수 있다.

일반적으로 평가되는 근육은 다음과 같다.

- 전경골근(tibialis anterior)은 유각기 동안 발목의 배측 굴곡에 기여한다. 이 근육은 강직성 첨족의 신경정형외과적(neuro-orthopedic) 치료에서 가장 일반적으로 표적으로 삼는 근육 중 하나이다.
- 장족무지신근(extensor hallucis longus)은 수술 치료의 잠재적 후보로 사용되는 근육이다. 유각기 동안 전경골근과 함께 주동근으로 활성화되면 발을 들어 올리는 발목 배측 굴곡근으로 더 잘 기능할 수 있다.
- 후경골근(tibialis posterior)은 깊은 위치에 있기 때문에 표면 EMG로 평가하기 어렵지만 미세 침 EMG로 쉽게 평가할 수 있다. 유각기 동안 활성화되는 경우 보툴리눔 독소로 치료해야 한다. 또 다른 가능성은 족근골(tarsum)의 등쪽 측면으로 전위시켜(transposing) 이 근육을 배측 굴근으로 사용하는 것이다. 근육의 위상성(phasic) 활성화에 이상이 없고 내반(varus) 변형이 단축으로 인해 발생하는 경우 건 절단술(tenotomy)을 시행하여 발목과 발의 긴장을 풀어 발바닥 전체가 닿는(plantigrade) 직립 자세와 유각기 동안 적절한 발 높이를 확보할 수 있다(배측 굴곡을 활성화하거나 발목관절 보조기를 효과적으로 사용함으로써 가능).
- 가자미근(soleus)과 내측 및 외측 비복근(gastrocnemius medialis and lateralis)은 보행 기능에 큰 영향을 미치는 근육이다. 이들 근육에 대한 개별적 평가는 강직성 첨족 또는 직립 자세에서 과신전된 무릎에 대한 보툴리눔 독소 치료를 위한 표적 근육을 결정하는데 도움이 될 수 있다.
- 햄스트링(hamstrings)은 일반적으로 육안 관찰을 통해 유각기 동안 위상이 맞지 않는 활성화 또는 단축이 의심될 때 일반적으로 평가되는 근육이다. 이 근육

은 유각기에서 고관절 굴곡 감소와 직립 자세에서 무릎 과신전이 일어나는 원인이 될 수 있다.

- 대퇴사두근(quadriceps)은 무릎이 뻣뻣한 걸음의 원인이 될 수 있다. 유각기 전반부의 EMG 활동은 이 근육을 유각기 중 무릎 굴곡 장애의 원인으로 식별할 수 있게 하기 때문에 보툴리눔 독소 치료의 표적이 된다.

11 신경정형외과적 수술 치료의 잠재적 후보에 대한 평가 도구 (An Assessment Tool for Possible Candidates for Surgical Neuro-orthopedic Treatment)

간단한 치료적 중재의 경우 실험실 보행 분석의 필요성에 대해서는 논란의 여지가 있을 수 있으나, 비용이 많이 들거나 침습적인 치료에 앞서 육안 관찰의 모호함과 한계는 분명히 인식해야 한다[16]. 실제로 내반첨족(equinovarus) 수술의 경우 시각적 보행 분석 결과와 달리 계측 보행 분석 데이터는 수술 프로토콜의 최대 2/3를 변경할 수 있다[17]. 뇌졸중 환자의 경우 실험실 보행 분석은 수술 계획의 73%를 변경하는 것으로 나타나, 수술 전 필수 보조 진단 검사가 된다[13].

임상의가 데이터를 해석하고 임상 보고서를 작성하여 분석해야 하는 계측 보행 분석 결과에 따라 가장 자주 시행되는 수술은 다음과 같다.

- 아킬레스건 연장술: 기능적 장애와 관련된 고정된 발목 구축이 있는 경우 첨족 기형을 교정하기 위해 시행된다.
- 분할(split) 전경골근 건 전이술(transfer): 유각기에서 전경골근이 활성화되고 동시에 장족무지신근의 활성화와 총지신근(extensor digitorum communis)의 약화가 있는 경우 내반 변형을 교정하기 위해 시행된다. 분할된 건의 측면 부분은 발의 바깥쪽과 등쪽에 다시 부착되어 유각기에서 앞발의 외전(supination) 균형을 유지하는데 도움이 된다.
- 장족무지신근 전이술: 첫 번째 중족골(metatarsal)의 목(neck) 부분으로 전이하는 수술로(존스 현수법; Jones suspension), 유각기에서 장족무지신근은 적절히 활성화되나 전경골근의 활성화가 없는 경우에 권장된다[18]. 이 절차는 유각기에서 발가락 신전근을 발목 배측 굴곡근으로 전환하게 한다.
- 후경골근 전이술: 유각기에서의 내반 변형을 교정하고 발의 배측 굴곡을 돕기 위해 발의 등(dorsum) 부위로 전이한다.
- 장비골근(peroneus longus) 분할 및 전이술: 유각기에서 발목의 배측 굴곡을 돕기 위해 전경골근 건과 제삼비골근(peroneus tertius) 건으로 전이한다[19].

12 보고 지침(What to Report)

모든 실험실 보행 분석 보고서는 속도, 보행률, 발 접촉 시간을 포함하여 기능적으로 의미가 있는 주요 시공간적 매개변수를 포함해야 한다. 운동학적 분석에서는 주요 비대칭성도 기술해야 하며, 지면 반력과 관절 모멘트 및 파워 분석의 주요 결과도 보고해야 한다.

다른 진단 보고서와 마찬가지로 보행 분석 보고서는 검사를 유발한 특정 임상 질문을 다루어 결론을 내려야 한다. 결론은 임상적 문의에 따라 달라질 수 있으며, 그 예는 다음과 같다.

- 특정 강직성 근육(예: 가자미근 대 비복근)을 확인하기 위해 검사를 실시한 경우.
  - 이 경우 보행 주기의 여러 단계에서의 근육 활동('활성' 또는 '비활성')을 손상을 받은 관절에 미치는 영향에 대한 설명과 함께 기술해야 한다. 또한 해당 관절을 손상시킬 수 있는 인접한 다른 근육의 활동도 기술해야 한다.
- 환자가 수술적 치료[예: 건 연장술, 전위술(transposition), 건 절개술]에 적합한지 여부를 결정하기 위해 검사를 실시한 경우.
  - 앞에서 언급했듯이 근육 활성화 패턴을 기술하고, 전위에 적합한 근육에 대한 권장 사항을 제공해야 한다. 결론에서는 다른 보행 분석 결과를 고려하여 개별 환자에 대한 수술의 잠재적 이점을 요약해야 한다.
- 환자가 특정 보행 보조기를 사용하면 더 효과적으로 걸을 수 있는지 확인하기 위해 검사를 실시한 경우.
  - 기능적으로 관련된 매개변수를 비교하고, 보행 보조기를 사용한 보행과 사용하지 않은 보행에서 관찰된 주요 차이점을 기술해야 한다.
- 하지 보조기가 보행에 미치는 영향을 평가하기 위해 검사를 실시한 경우.
  - 기능적으로 관련된 매개변수를 비교하고, 보행 보조기를 사용한 보행과 사용하지 않은 보행에서 관찰된 주요 차이점을 기술해야 한다. 결론은 보조기 사용이 보행에 미치는 영향에 대한 설명으로 끝나야 한다.
- 치료적 중재가 보행 기능에 미치는 영향을 객관적으로 측정하기 위해 검사를 실시한 경우.
  - 특정 중재(예: 특정 물리적 치료 프로그램, 외골격 장치 보행 훈련, 약물 치료)와 관련된 기능적 매개변수를 설명하고 보행에 미치는 영향을 평가해야 한다.

참고 문헌

1. Lance J. Spasticity: disordered motor control. In: Feldman RG, Young RP, Koella WP, editors. Symposium synopsis. Miami, FL: Year Book Medical Publishers; 1980.
2. Welmer AK, Von Arbin M, Holmqvist LW, Sommerfeld DK. Spasticity and its association with functioning and health-related quality of life 18 months after stroke. Cerebrovasc Dis. 2006;21(4):247–53.
3. Noreau L, Proulx P, Gagnon L, Drolet M, Laramee MT. Secondary impairments after spinal cord injury: a population-based study. Am J Phys Med Rehabil [Internet]. 2000;79(6):526–35. Available from: http://www.ncbi.nlm.nih.gov/entrez/query.fcgi?cmd=Retrieve&db=PubMed &dopt=Citation&list_uids=11083303.
4. Wedekind C, Lippert-Grüner M. Long-term outcome in severe traumatic brain injury is significantly influenced by brainstem involvement. Brain Inj [Internet]. 2005;19(9):681–4. Available from: http://www.ncbi.nlm.nih.gov/pubmed/16195181.
5. Al-Zahrani KS, Bakheit MO. A historical review of gait analysis. Neurosciences. 2008; 13:105–8.
6. Baker R. The history of gait analysis before the advent of modern computers. Gait Posture. 2007;26:331–42.
7. Fridén J, Lieber RL. Spastic muscle cells are shorter and stiffer than normal cells. Muscle Nerve. 2003;26(2):157–64.
8. Dietz V, Ketelsen UP, Berger W, Quintern J. Motor unit involvement in spastic paresis. Relationship between leg muscle activation and histochemistry. J Neurol Sci. 1986;75(1):89–103.
9. McKenzie MJ, Yu S, Macko RF, McLenithan JC, Hafer-Macko CE. Human genome comparison of paretic and nonparetic vastus lateralis muscle in patients with hemiparetic stroke. J Rehabil Res Dev. 2008;45(2):273–81.
10. Smith C, Birnbaum G, Carlter JL, et al. Tizanidine treatment of spasticity caused by multiple sclerosis:results of a double-blind, placebo-controlled trial. US Tizanidine Study Group Neurol. 1994;44:S34–42.
11. Turner-Stokes L. Goal attainment scaling (GAS) in rehabilitation: a practical guide. Clin Rehabil [Internet]. 2009;23(4):362–70. Available from: http://journals.sagepub.com/doi/10.1177/0269215508101742.
12. Whittle M. Gait analysis: an introduction. Butterworth: Heinemann; 1991.
13. Ferrarin M, Rabuffetti M, Bacchini M, Casiraghi A, Castagna A, Pizzi A, et al. Does gait analysis change clinical decision-making in poststroke patients? Results from a pragmatic prospective observational study. Eur J Phys Rehabil Med. 2015;51(2):171–84.
14. Kiresuk T, Sherman R. Goal attainment scaling: a general method for evaluating comprehensive community mental health programs. Community Ment Health J. 1968;4(6):443–53.
15. Levine D, Richards J, Whittle M. Gait analysis. Churchill: Livingstone; 2012.
16. Gitter A, Mcanelly R. The value of information resulting from instrumented gait analysis: the physiatrist. Gait Anal Sci Rehabil. 1998;69:75.
17. Fuller DA, Keenan MAE, Esquenazi A, Whyte J, Mayer NH, Fidler-Sheppard R. The impact of instrumented gait analysis on surgical planning: treatment of spastic equinovarus deformityof the foot and ankle. Foot Ankle Int. 2002;23(8):738–43.
18. Carda S, Molteni F, Bertoni M, Zerbinati P, Invernizzi M, Cisari C. Extensor hallucis longus transfer as an alternative to split transfer of the tibialis anterior tendon to correct equinovarus foot in hemiplegic patients without overactivity of tibialis anterior. J Bone Jt Surg. 2010;1262–6.
19. Banks A, Downey M, Martin D, Miller S. McGlamry's comprehensive textbook of foot and ankle surgery. Lippincott: Williams and Wilkins; 2001.

근육 강직에 대한 신경운동 기술과 물리적 치료법 및 보조 기구 사용법

Neuromotor Techniques, Physical Treatments and Orthoses in Spasticity

Alessandro Picelli, Elena Chemello and Nicola Smania

1 서론(Introduction)

감각-운동 신경망과 하행로 손상은 상위 운동 신경세포 증후군의 양성적 및 음성적 징후를 초래한다[1]. 근육 강직(spasticity)은 과장된 반사 반응과 함께 근긴장도가 증가하는 증상으로, 상위 운동 신경세포 증후군의 양성적 징후로 간주된다. 다른 양성적 징후에는 간대성 경련(clonus), 경련(spasm), 동시 근수축, 족저 신근 및 관련 반응이 포함된다[2]. 임상적으로 강직증은 수동 운동에 대한 저항이 움직임 속도에 따라 증가하는 것이 특징이다[3]. 강직증은 운동 기능을 손상시키므로 약물적 및 비약물적 재활 중재가 필요할 수 있다[4, 5].

강직증 환자의 장애에는 마비(골격근 운동 단위의 수의적 동원 감소), 연조직 구축(근육 단축 및 관절 수축(retraction)), 근육 과활성화(근육 이완 능력 감소) 등이다[6, 7]. 이를 바탕으로 한 강직증 관련 운동 장애는 과활성화-구축-과활성화의 주기로 설명할 수 있으며, 이는 다시 마비-미사용-마비의 주기와 병행하여 진행된다[6-8]. 따라서 운동 능력 회복과 기능을 최적화하려면 이 두 주기를 모두 끊어야 한다[8].

효과적인 강직증 관리 계획을 세우기 위해서는 정확한 예후(prognostic) 지표가 도움이 된다. 예를 들어 선행 연구에서는 근긴장도의 조기 증가, 초기 마비의 중증도, 편측 감각저하(hemihypesthesia), 낮은 Barthel 지수 점수와 같은 요인이 뇌졸중 후 강직증의 신뢰할 수 있는 예측 인자로 확인되었다[8-12]. 또한 초기 마비의 국소

(topical) 분포와 뇌 병변의 위치는 뇌졸중 환자의 강직 발생과 관련이 있는 것으로 나타났다[13, 14].

2 강직증 치료의 접근 방식 (The Approach to Spasticity Treatment)

근육 강직이 있다고 해서 무조건 치료가 필요한 것은 아니다[15]. 실제로 강직이 반드시 환자의 웰빙에 부정적인 영향을 미치는 것은 아니며, 일부 기능적 운동 과제 수행에 도움이 될 수도 있다(예: 서기와 이동 동작 수행 시 무릎 신전근의 근긴장 증가를 활용할 수 있음)[15, 16]. 따라서 가장 합리적인 접근 방식은 근육 강직이 장애를 유발하거나 문제가 될 때에만 치료하는 것이다[15].

강직증 관리를 위한 치료 목표는 일반적으로 다음과 같다. ① 약물 강화작용, ② 적절한 생체역학적 특성의 회복, ③ 운동 제어력 향상, ④ 약해진 근육 강화, ⑤ 기능적 활동의 통합, ⑥ 지구력 증진 등이 있다[17]. 특히 기능적 능력이 낮은 환자의 경우 치료 목표는 자세 개선, 보조기 착용성 및 순응성(compliance) 개선, 관련 경련 및 통증 감소, 부양자 부담 완화 및 간병 필요성 감소, 합병증 예방(예: 구축 및 마비 사지의 학습된 미사용) 등 다소 수동적인(passive) 경향이 있다[15]. 반대로 기능적 능력이 높은 환자의 경우 치료 목표는 물건 잡기(prehension) 및 잡고 놓기 동작 개선, 손 뻗어 머리 위 물건 잡기 활동 개선, 움직임 중 어깨 통증 감소, 일상생활 활동의 독립성 증가, 일상생활 활동 달성 시간 단축, 보행의 속도와 균형 및 질과 안전성 개선, 관절의 생체역학 특성 변화로 인한 장기적 부상 예방, 부작용 위험을 줄이기 위한 경구용 연축억제제(spasmolytic) 복용 중단, 운동 프로그램 시간 단축 등 능동적인(active) 경향이 있다[15].

3 약물 강화작용(Drug Potentiation)

보툴리눔 독소(botulinum toxin) A형은 상위 운동 신경세포 증후군의 강직증에 대한 1차 치료제이다[5, 18–21]. 이 독소는 신경 종말의 세포질(cytosol)에서 작용하여 소포체 결합(docking)과 그에 따른 신경전달물질 방출에 필요한 시냅스 소포 관련 25 kDa 단백질을 절단하여(cleaving) 신경근 접합부에서 아세틸콜린 방출을 억제한다[22, 23]. 보툴리눔 독소 A형의 결합(binding) 및 전위(translocation) 과정은 각각 약 12분과 5분의 반감기(half-life)를 갖는 것으로 보고되었다[24].

동물 모델을 사용한 연구에서 전기 자극은 운동 신경 말단에서 독소의 흡수를 증가시키고 가속화하여 보툴리눔 독소 A형의 신경근 차단 효과를 향상시키는 것으로 밝혀졌다[24–26]. 인간을 대상으로 한 연구의 경우 전기 자극이 보툴리눔 독소 A형의 차단 효과를 효과적으로 향상시킬 수 있다는 많은 연구 결과가 보고되었지만, 강직증 치료를 위해 보툴리눔 독소와 함께 사용할 최적의 자극 절차에 대해 합의된 사항은 없는 상태이다[27–41]. 특히 전기 자극의 여러 측면, 즉 투여 시기(예: 주사 직후, 주사 당일 내 불특정 시간, 주사 다음 날 등), 세션 빈도(예: 1일 1회, 1일 2회, 1일 3회, 1일 6회, 주 2회 등), 치료 기간(예: 1일, 3일, 5일, 일주일, 2주 등)에 대해 상당한 논쟁이 있어 왔다[27-31, 33-36, 39, 40]. 배양된 신경세포 모델을 사용한 연구에서 보툴리눔 톡신 A형 독소가 고친화성(high-affinity) 수용체 매개 세포내이입(endocytosis; 주로 독소 노출 후 몇 분 후에 발생)을 통해 빠르게 내재화(internalization)된다는 사실이 밝혀진 것을 고려할 때[42, 43], 보툴리눔 톡신 A형의 내재화를 촉진하기 위한 저주파 전기 자극은 주사 직후에 전달해야 한다고 제안되었다[32, 33, 39].

4 생체역학적 특성의 회복(Restoration of Biomechanics)

근육 스트레칭은 강직증 관리에 있어 일반적인 재활 접근 방식이며[4], 장시간 자세 유지, 수동적 스트레칭, 능동적 스트레칭, 등장성(isotonic) 스트레칭(영향을 받는 사지를 최대 가동 범위로 유지), 등속성(isokinetic) 스트레칭(영향을 받는 사지의 지속적인 움직임 포함) 방식 등으로 분류할 수 있다[44]. 이러한 스트레칭 방식의 일반적인 목표는 근육과 힘줄의 점탄성(viscoelastic) 특성을 개선하고 운동 신경세포의 흥분성을 감소시키는 것이다[4, 44–46].

스트레칭은 테이핑, 깁스(casting), 부목(splinting), 보조기(orthotic)와 같은 추가적인 중재와 함께 사용할 수 있다[44]. 특히 보툴리눔 독소 A형과 함께 접착 테이핑을 사용하면 손목 및 손가락 굴곡 강직증을 효과적으로 줄일 수 있는 것으로 제안되었다[29, 47]. 반면에 깁스는 강직성 첨족(equinus)에 대해 보툴리눔 톡신 A형 주사 후 테이핑보다 더 나은 결과를 제공하는 것으로 나타났다[48]. 보툴리눔 톡신 A형 주사 후 깁스 시행 시기를 늦추면 장기적으로 강직증에 훨씬 더 좋은 효과를 보인다는 점을 고려할 때[49], 보툴리눔 톡신이 완전히 효과를 발휘하는 시점(일반적으로 주사 후 2~3주로 간주)에 깁스를 시행하는 것이 권장된다[17]. 보조기는 각도의 변화에 맞게 유연하고 조절이 가능하므로 깁스의 대안으로 사용할 수 있다. 고정된 보조기는 관절 가동 범위를 제한할 수 있으므로 능동적인(active) 강직증 관리 중에는 적절하지 않다[17]. 기능적인 관점에서 발목관절(ankle-foot) 보조기는 입각기 초반부와 유각기 및 발떨어짐(toe-off) 시기에 족하수(foot-drop)를 방지하고, 마비 하지로의 체중 부하를 용이하게 하며 보행 시 에너지 소비를 줄임으로써 무릎과 발목 운동 기능 개선에 긍정적인 효과가 있는 것으로 보고되었다[50].

5 운동 제어력 개선(Improvement of Motor Control)

상위 운동 신경세포 증후군(upper motor neuron syndrome)으로 인한 강직증을 겪는 환자의 운동 제어력을 개선하기 위한 재활 접근 방식에는 일반적으로 체중 지지(weight-supported) 트레드밀 훈련, 로봇 보조(robot-assisted) 훈련, 신경 촉진(neurofacilitatory) 기술, 기능적 전기 자극술(functional electrical stimulation) 등이 있다[15].

트레드밀 훈련(체중 지지 유무에 관계없이)은 뇌졸중 환자의 보행 능력을 개선하는 것으로 보고되었으며, 특히 보행이 가능한 환자가 이러한 유형의 중재에서 가장 큰 혜택을 보는 것으로 나타났다[51].

로봇 훈련의 경우 뇌졸중 후 로봇 보조 상지 훈련을 받은 뇌졸중 환자는 영향을 받은 상지의 기능과 근력이 향상되고, 일상 생활 활동이 개선되는 것으로 나타났다[52, 53]. 또한 뇌졸중 후 물리치료와 함께 전자기계(electromechanical) 보조 보행 훈련을 받은 환자는 이러한 장치 없이 지상 보행 훈련만을 받은 환자보다 독립 보행에 성공할 가능성이 더 높았다. 특히 뇌졸중 발병 후 첫 3개월 이내의 환자와 걷지 못하는 환자가 이러한 유형의 중재를 통해 가장 큰 혜택을 보는 것으로 나타났다[54].

강직증을 관리하기 위해 많은 신경 촉진 기법이 제안되었다[55]. 가장 널리 적용되는 방법 중 하나는 신경계의 계층적(hierarchical) 운동 제어 모델을 기반으로 하는 보바스(Bobath) 접근법이다[56]. 이 기법은 물리 치료사가 반사 억제(reflex inhibitory) 자세를 사용하여 근긴장을 정상화한다[56, 57]. 보바스 기법은 뇌졸중 환자에서 영향을 받은 쪽의 알파 운동 신경세포의 흥분성뿐만 아니라 근긴장도에도 영향을 미치는 것으로 보고되었다[57, 58]. 반대로 Carr와 Shepherd가 제안한 운동 재학습 프로그램은 근긴장도 정상화에서 벗어나 근력 향상과 동작 과제 연습에 초점을 맞췄다[55, 59]. 이 접근 방식은 보바스 기법에 비해 운동 기능이 훨씬 더 크게 개선되어 환자가 조기에 퇴원할 수 있는 것으로 나타났다[60].

기능적 전기 자극술은 전류를 사용하여 상위 운동 신경세포 손상으로 인해 약해지거나 마비된 근육과 신경을 활성화한다[41]. 이 기법은 상호 억제(reciprocal inhibition) 원리에 따라 길항근을 자극하여 근긴장도 감소에 직접적인 효과가 있는 것으로 알려져 있다[41, 61, 62].

6 약해진 근육 강화(Strengthening of Weak Muscles)

근력 약화(특정 검사 조건에서 정상 수준의 근력을 생성하지 못하는 것으로 정의)는 상위 운동 신경세포 증후군 환자의 장애를 유발하는 주요 요인이다[4]. 근육 훈련과 강직 증가 또는 관절 가동 범위 감소 사이의 관계를 뒷받침하는 증거는 없다는 점에 유의해야 한다[44, 63-66].

점진적 저항성 근력 훈련은 뇌졸중 강직증 환자에게 널리 사용되는 접근법이다. 핵심 요소 중 하나는 환자가 비교적 적은 횟수(보통 12회 미만)의 연속 반복 수행을 완료함으로써 피로가 시작되기 전에 충분한 저항력을 개발할 수 있다는 것이다(부하량은 근력이 증가하는 정도에 따라 점진적으로 늘려야 함)[4, 63, 64]. 바이오피드백(biofeedback)은 강직증을 완화하기 위해 제안된 또 다른 접근법이다[44]. 이 기법은 청각 또는 시각적 신호를 사용하여 특정 근육이나 근육군을 제어하고 이를 의식적으로 조절할 수 있게 한다[4, 44].

신경학적으로 안정되지 않은 환자, 수술 후 환자, 중증 골다공증 또는 급성 관절 부상 환자, 혈우병(hemophilia) 또는 기타 혈액 질환이 있는 환자, 관절 가동 범위가 심하게 제한된 환자의 경우 근력 강화 프로토콜 동안 특별한 주의와 관심이 필요하다[65].

7 기능적 활동으로의 통합(Integration into Functional Activities)

근력이 개선된 후에는 개별적인 운동 제어 훈련을 통해 기능적 활동(예: 이동, 지역 사회 보행, 특정 미세 운동 활동 등)에서 새롭게 획득한 근력을 활용하고, 그렇게 함으로써 환자가 목표를 달성하도록 돕는 것이 중요하다[17]. 목표 지향적(goal-directed) 활동을 촉진하기 위한 여러 가지 전략이 제안되었다.

강제-유도 운동 치료법(constraint-induced movement therapy)은 일상 활동의 능력을 회복하는데 가장 일반적으로 사용되는 방법 중 하나이다[17]. 이 치료법은 영향을 받지 않은 팔을 제지하여 영향을 받은 팔을 강제로 사용하고 집중적으로 연습하게 하는 재활 접근법이다[67]. 뇌졸중 환자, 특히 손목과 손가락 신전근의 일부 수의적 운동 제어가 가능한 환자의 경우, 강제-유도 운동 치료법을 통한 개선은 주로 영향을 받지 않거나 영향을 덜 받는 신체 부위를 최대한 활용하는 방법에 대한 학습 적응 때문이라고 제안되었다[68].

작업 치료 역시 뇌졸중 환자의 일상 활동 능력을 향상시키기 위한 재활에서 필수적인 요소이다[69, 70]. 이 치료법에는 건강을 증진하고 부상이나 장애를 예방하며, 가능한 가장 높은 수준의 독립성을 개발, 개선, 유지 또는 회복하는 기능적 결과를 달성하도록 설계된 구체적인 목표 지향적 활동 또는 중재가 포함된다[70].

8 지구력 증진(Improvement of Endurance)

지구력(endurance)은 일반적으로 치료 세션 외 일상 생활의 일부로서 개선된 운동 제어력 및 기능적 활동을 꾸준히 실천할 때 개선된다[17]. 상위 운동 신경세포 증후군 환자의 지구력을 높이기 위한 몇 가지 훈련 전략으로 트레드밀 훈련, 수중(aquatic) 훈련, 서킷 트레이닝(circuit training) 등이 제안되었다[51, 71-73]. 현재 뇌졸중 후 재활에서 걷기 훈련을 포함하여 심폐 훈련을 함께 통합하면 보행 속도와 내성(tolerance) 및 독립성이 향상된다는 충분한 증거가 제시되어 있다[72].

9 강직증 관리의 물리적 치료 방식 (Physical Modalities in the Management of Spasticity)

일부 물리적 치료 요법은 강직 방지 효과가 있는 것으로 보고되었다. 이러한 물리적 요법에는 체외 충격파(extracorporeal shock wave) 치료술, 치료용 초음파(ultrasound), 온열 요법(thermotherapy), 냉동 요법(cryotherapy), 진동(vibratory) 자극술 및 경피(transcutaneous) 전기 신경 자극술 등이 포함된다[4, 17].

충격파는 높은 피크 압력(100 MPa)과 빠른 압력 상승(<10 ns) 및 짧은 지속 시간(10 μs)을 특징으로 하는 일련의 단일 음파 펄스(sonic pulse)로 정의된다[74]. 체외 충격파 치료술은 신경 조절 및 비신경 혈류 유동학적(rheological) 효과로 인해 상위 운동 신경세포 증후군 환자의 근긴장도를 효과적으로 감소시키고 관절 가동범위를 개선하는 것으로 나타났다[74-76].

치료용 초음파의 열(thermal) 및 기계적 효과는 근방추의 신전 민감도를 감소시키고, 국소적 대사(metabolism), 순환(circulation), 결합 조직의 확장성(extensibility) 및 조직 재생을 촉진하여 강직증을 감소시키는 것으로 보고되었다[4]. 그러나 강직증 관리에서 이 물리적 접근 방식의 효과에 대한 증거는 여전히 엇갈리고 있다[4, 77–81].

온열 요법은 상위 운동 신경세포 증후군 환자의 강직증을 줄이고 경련(spasm)을 감소시키는 것으로 보고되었다[4, 82]. 특정 근육에 열을 가하는 국소 표재성

(superficial) 가열 방식과 관련하여, 뜨거운 온도는 근방추의 신전 반응을 감소시켜 수동적 스트레칭 하에서 근육의 확장성을 증가시키는 것으로 가정되었다[83]. 반면 더 넓은 부위에 열을 가하는 전신(global) 가열 방식은 감마 구심성(gamma-afferent) 활동을 감소시켜 강직 방지 효과를 발휘하는 것으로 알려져 있다[84].

국소 냉동 요법은 주로 근방추의 신전 민감도를 감소시키고 통증을 유발하는 역치(threshold)를 높여 결과적으로 저역치 구심성 수용체의 민감도를 감소시킴으로써 일시적으로 강직증과 간대성 경련을 감소시키는 것으로 보고되었다[82, 85]. 치료 효과의 지속 시간이 짧다는 점을 고려할 때 경직성(spastic) 근육의 국소 냉각은 깁스 시술 동안 근육 과긴장증과 간대성 경련을 억제하는데 유용할 수 있다[4].

진동 자극의 국소 적용과 전신 진동 훈련은 상위 운동 신경세포 증후군 환자의 근긴장을 줄이는데 유용한 것으로 나타났다[4, 86–89]. 특히 국소 진동은 주로 길항근을 자극하여 강직을 억제하는데 사용되어 경직성 근육의 상호 억제를 유도한다[87].

경피 전기 신경 자극술은 총 비골 신경(common peroneal nerve)이나 척추 피부 분절(dermatome) 또는 경직성 근육에 적용하면 상위 운동 신경세포 증후군 환자의 근긴장을 감소시키는 것으로 보고되었다[4, 80]. 이 요법의 강직 방지 효과는 운동 신경세포의 흥분성 감소와 감각 입력 증가로 인한 피질 시냅스 재조직화(reorganization) 및 운동 출력의 증가와 관련이 있는 것으로 알려져 있다[90, 91].

10 결론(Conclusions)

재활 기술과 의학적 관리를 최적으로 조합하면 강직증 치료의 결과를 향상시킬 수 있다[4]. 반면 부적절한 관리는 상위 운동 신경세포 증후군 환자의 기능 회복을 저해하고 합병증의 위험을 높일 수 있다[15].

강직증이 상위 운동 신경세포 증후군 환자의 기능 제한과 삶의 질 저하로 이어질 수 있으므로 강직증 관리 시 환자의 신체 기능과 웰빙에 미치는 잠재적 영향을 고려해야 한다[15, 92, 93]. 신체 기능은 근긴장도뿐만 아니라 근력, 협응력, 지구력, 감각 지각(sensation)과 같은 다양한 요인의 영향을 받는다는 점을 인식할 필요가 있다. 따라서 강직증 관리가 수동적인 근육 스트레칭이나 제한된 관절 가동 범위의 문제를 해결하는 데에만 국한되어서는 안된다[4, 15].

참고 문헌

1. Lundström E, Smits A, Terént A, Borg J. Time-course and determinants of spasticity during the first six months following first-ever stroke. J Rehabil Med. 2010;42:296–301.

2. Li S, Francisco GE. New insights into the pathophysiology of post-stroke spasticity. Front Hum Neurosci. 2015;9:192.
3. Lance JW. The control of muscle tone, reflexes and movement: Robert Wartenberg Lecture. Neurology. 1980;30:1303–13.
4. Smania N, Picelli A, Munari D, Geroin C, Ianes P, Waldner A, Gandolfi M. Rehabilitation procedures in the management of spasticity. Eur J Phys Rehabil Med. 2010;46:423–38.
5. Wissel J, Ward AB, Erztgaard P, Bensmail D, Hecht MJ, Lejeune TM, Schnider P, Altavista MC, Cavazza S, Deltombe T, Duarte E, Geurts AC, Gracies JM, Haboubi NH, Juan FJ, Kasch H, Kätterer C, Kirazli Y, Manganotti P, Parman Y, Paternostro-Sluga T, Petropoulou K, Prempeh R, Rousseaux M, Slawek J, Tieranta N. European consensus table on the use of botulinum toxin type A in adult spasticity. J Rehabil Med. 2009;41:13–25.
6. Gracies JM. Pathophysiology of spastic paresis. I: Paresis and soft tissue changes. Muscle Nerve. 2005;31:535–51.b.
7. Gracies JM. Pathophysiology of spastic paresis. II: Emergence of muscle overactivity. Muscle Nerve. 2005;31:552–71.
8. Wissel J, Verrier M, Simpson DM, Charles D, Guinto P, Papapetropoulos S, Sunnerhagen KS. Post-stroke spasticity: predictors of early development and considerations for therapeutic intervention. PM R. 2015;7:60–7.
9. Leathley MJ, Gregson JM, Moore AP, Smith TL, Sharma AK, Watkins CL. Predicting spasticity after stroke in those surviving to 12 months. Clin Rehabil. 2004;18:438–43.
10. Sommerfeld DK, Eek EU, Svensson AK, Holmqvist LW, von Arbin MH. Spasticity after stroke: its occurrence and association with motor impairments and activity limitations. Stroke. 2004;35:134–9.
11. Urban PF, Wolf T, Uebele M, Marx JJ, Vogt T, Stoeter P, Bauermann T, Weibrich C, Vucurevic GD, Schneider A, Wissel J. Occurence and clinical predictors of spasticity after ischemic stroke. Stroke. 2010;41:2016–20.
12. Wissel J, Schelosky LD, Scott J, Christe W, Faiss JH, Mueller J. Early development of spasticity following stroke: a prospective, observational trial. J Neurol. 2010;257:1067–72.
13. Picelli A, Tamburin S, Dambruoso F, Midiri A, Girardi P, Santamato A, Fiore P, Smania N. Topical distribution of initial paresis of the limbs to predict clinically relevant spasticity after ischemic stroke: a retrospective cohort study. Eur J Phys Rehabil Med. 2014;50:489–94.a.
14. Picelli A, Tamburin S, Gajofatto F, Zanette G, Praitano M, Saltuari L, Corradini C, Smania N. Association between severe upper limb spasticity and brain lesion location in stroke patients. Biomed Res Int. 2014;2014:162754.b.
15. Francisco GE, McGuire JR. Poststroke spasticity management. Stroke. 2012;43:3132–6.
16. Bethoux F. Spasticity management after stroke. Phys Med Rehabil Clin N Am. 2015;26:625–39.
17. Logan LR. Rehabilitation techniques to maximize spasticity management. Top Stroke Rehabil. 2011;18:203–11.
18. Esquenazi A, Novak I, Sheean G, Singer BJ, Ward AB. International consensus statement for the use of botulinum toxin treatment in adults and children with neurological impairments-introduction. Eur J Neurol. 2010;17:1–8.
19. Olver J, Esquenazi A, Fung VS, Singer BJ, Ward AB, Cerebral Palsy Institute. Botulinum toxin assessment, intervention and aftercare for lower limb disorders of movement and muscle tone in adults: international consensus statement. Eur J Neurol. 2010;17:57–73.
20. Sheean G, Lannin NA, Turner-Stokes L, Rawicki B, Snow BJ, Cerebral Palsy Institute. Botulinum toxin assessment, intervention and after-care for upper limb hypertonicity in adults: international consensus statement. Eur J Neurol. 2010;17:74–93.
21. Simon O, Yelnik AP. Managing spasticity with drugs. Eur J Phys Rehabil Med. 2010;46:401–10.
22. Esquenazi A, Albanese A, Chancellor MB, Elovic E, Segal KR, Simpson DM, Smith CP, Ward AB. Evidence-based review and assessment of botulinum neurotoxin for the treatment of adult spasticity in the upper motor neuron syndrome. Toxicon. 2013;67:115–28.

23. Simpson DM, Gracies JM, Graham HK, Miyasaki JM, Naumann M, Russman B, Simpson LL, So Y, Therapeutics and Technology Assessment Subcommittee of the American Academy of Neurology. Assessment: Botulinum neurotoxin for the treatment of spasticity (an evidence-based review): report of the Therapeutics and Technology Assessment Subcommittee of the American Academy of Neurology. Neurology. 2008;70:1691–8.
24. Simpson LL. Kinetic studies on the interaction between botulinum toxin type A and the cholinergic neuromuscular junction. J Pharmacol Exp Ther. 1980;212:16–21.
25. Black JD, Dolly JO. Interaction of 125I-labeled botulinum neurotoxins with nerve terminals, II: autoradiographic evidence for its uptake into motor nerves by acceptor mediated endocytosis. J Cell Biol. 1986;103:535–44.
26. Hughes R, Whaler BC. Influence of nerve-ending activity and of drugs on the rate of paralysis of rat diaphragm preparations by Cl. botulinum type A toxin. J Physiol. 1962;160:221–33.
27. Baricich A, Carda S, Bertoni M, Maderna L, Cisari C. A single-blinded, randomized pilot study of botulinum toxin type A combined with non-pharmacological treatment for spastic foot. J Rehabil Med. 2008;40:870–2.
28. Bayram S, Sivrioglu K, Karli N, Ozcan O. Low-dose botulinum toxin with short-term electrical stimulation in poststroke spastic drop foot: a preliminary study. Am J Phys Med Rehabil. 2006;85:75–81.
29. Carda S, Molteni F. Taping versus electrical stimulation after botulinum toxin type A injection for wrist and finger spasticity. A case-control study. Clin Rehabil. 2005;19:621–6.
30. Detrembleur C, Lejeune TM, Renders A, Van Den Bergh PY. Botulinum toxin and short-term electrical stimulation in the treatment of equinus in cerebral palsy. Mov Disord. 2002;17:162–9.
31. Eleopra R, Tugnoli V, De Grandis D. The variability in the clinical effect induced by botulinum toxin type A: the role of muscle activity in humans. Mov Disord. 1997;12:89–94.
32. Franceschini M, Iocco M, Molteni F, Santamato A, Smania N, Italian Spasticity Study Group. Management of stroke patients submitted to botulinum toxin type A therapy: a Delphi survey of an Italian expert panel of specialist injectors. Eur J Phys Rehabil Med. 2014:50:525–33.
33. Frasson E, Priori A, Ruzzante B, Didonè G, Bertolasi L. Nerve stimulation boosts botulinum toxin action in spasticity. Mov Disord. 2005;20:624–9.
34. Hesse S, Jahnke MT, Luecke D, Mauritz KH. Short-term electrical stimulation enhances the effectiveness of Botulinum toxin in the treatment of lower limb spasticity in hemiparetic patients. Neurosci Lett. 1995;201:37–40.
35. Hesse S, Reiter F, Konrad M, Jahnke MT. Botulinum toxin type A and short-term electrical stimulation in the treatment of upper limb flexor spasticity after stroke: a randomized, double-blind, placebo-controlled trial. Clin Rehabil. 1998;12:381–8.
36. Kang BS, Bang MS, Jung SH. Effects of botulinum toxin A therapy with electrical stimulation on spastic calf muscles in children with cerebral palsy. Am J Phys Med Rehabil. 2007;86:901–6.
37. Kinnear BZ, Lannin NA, Cusick A, Harvey LA, Rawicki B. Rehabilitation therapies after botulinum toxin-A injection to manage limb spasticity: a systematic review. Phys Ther. 2014;94:1569–81.
38. Mudge A, Harvey LA, Lancaster A, Lowe K. Electrical stimulation following botulinum toxin A in children with spastic diplegia: a within-participant randomized pilot study. Phys Occup Ther Pediatr. 2015;35(4):342–53.
39. Picelli A, Smania N, Storti I, Munari D, Fontana C, Fiaschi A, Santilli V, Tamburin S. Immediate versus delayed electrical stimulation boosts botulinum toxin effect: a pilot study. Mov Disord. 2011;26:1784–5.
40. Rha DW, Yang EJ, Chung HI, Kim HB, Park CI, Park ES. Is electrical stimulation beneficial for improving the paralytic effect of botulinum toxin type A in children with spastic diplegic cerebral palsy? Yonsei Med J. 2008;49:545–52.

41. Wilkenfeld AJ. Review of electrical stimulation, botulinum toxin, and their combination for spastic drop foot. J Rehabil Res Dev. 2013;50:315–26.
42. Grumelli C, Verderio C, Pozzi D, Rossetto O, Montecucco C, Matteoli M. Internalization and mechanism of action of clostridial toxins in neurons. Neurotoxicology. 2005;26:761–7.
43. Keller JE, Cai F, Neale EA. Uptake of botulinum neurotoxin into cultured neurons. Biochemistry. 2004;43:526–32.
44. Sunnerhagen KS, Olver J, Francisco GE. Assessing and treating functional impairment in poststroke spasticity. Neurology. 2013;80:S35–44.
45. Picelli A, Bonetti P, Fontana C, Barausse M, Dambruoso F, Gajofatto F, Girardi P, Manca M, Gimigliano R, Smania N. Is spastic muscle echo intensity related to the response to botulinum toxin type A in patients with stroke? A cohort study. Arch Phys Med Rehabil. 2012;93:1253–8.
46. Picelli A, Tamburin S, Cavazza S, Scampoli C, Manca M, Cosma M, Berto G, Vallies G, Roncari L, Melotti C, Santilli V, Smania N. Relationship between ultrasonographic, electromyographic, and clinical parameters in adult stroke patients with spastic equinus: an observational study. Arch Phys Med Rehabil. 2014;95:1564–70.c.
47. Santamato A, Micello MF, Panza F, Fortunato F, Picelli A, Smania N, Logroscino G, Fiore P, Ranieri M. Adhesive taping vs. daily manual muscle stretching and splinting after botulinum toxin type A injection for wrist and fingers spastic overactivity in stroke patients: a randomized controlled trial. Clin Rehabil. 2015;29:50–8.
48. Carda S, Invernizzi M, Baricich A, Cisari C. Casting, taping or stretching after botulinum toxin type A for spastic equinus foot: a single-blind randomized trial on adult stroke patients. Clin Rehabil. 2011;25:1119–27.
49. Newman CJ, Kennedy A, Walsh M, O'Brien T, Lynch B, Hensey O. A pilot study of delayed versus immediate serial casting after botulinum toxin injection for partially reducible spastic equinus. J Pediatr Orthop. 2007;27:882–5.
50. Tyson SF, Sadeghi-Demneh E, Nester CJ. A systematic review and meta-analysis of the effect of an ankle-foot orthosis on gait biomechanics after stroke. Clin Rehabil. 2013;27:879–91.
51. Mehrholz J, Pohl M, Elsner B. Treadmill training and body weight support for walking after stroke. Cochrane Database Syst Rev. 2014;1:CD002840.
52. Kwakkel G, Kollen BJ, Krebs HI. Effects of robot-assisted therapy on upper limb recovery after stroke: a systematic review. Neurorehabil Neural Repair. 2008;22:111–21.
53. Mehrholz J, Pohl M, Platz T, Kugler J, Elsner B. Electromechanical and robot-assisted arm training for improving activities of daily living, arm function and arm muscle strength after stroke. Cochrane Database Syst Rev. 2015;11:CD006876.
54. Mehrholz J, Elsner B, Werner C, Kugler J, Pohl M. Electromechanical-assisted training for walking after stroke. Cochrane Database Syst Rev. 2013;7:CD006185.
55. Richardson D. Physical therapy in spasticity. Eur J Neurol. 2002;9:17–22.
56. Bobath B. Adult hemiplegia: evaluation and treatment. 3rd ed. London: Heinemann Medical Books; 1990.
57. Mikołajewska E. NDT-Bobath method in normalization of muscle tone in post-stroke patients. Adv Clin Exp Med. 2012;21:513–7.
58. Ansari NN, Naghdi S. The effect of Bobath approach on the excitability of the spinal alpha motor neurones in stroke patients with muscle spasticity. Electromyogr Clin Neurophysiol. 2007;47:29–36.
59. Carr JH, Shepherd RB. A motor relearning programme. London: William Heinemann; 1987.
60. Langhammer B, Stanghelle J. Bobath or motor relearning programme? A comparison of two different approaches of physiotherapy in stroke rehabilitation: a randomised controlled trial. Clin Rehab. 2000;14:361–9.
61. Alfieri V. Electrical treatment of spasticity. Reflex tonic activity in hemiplegic patients and selected specific electrostimulation. Scand J Rehabil Med. 1982;14:177–82.

62. Rossi PW. Electrical stimulation. In: Gelber D, Jeffery D, editors. Clinical evaluation and management of spasticity. New York: Humana Press; 2002.
63. Ada L, Dorsch S, Canning CG. Strengthening interventions increase strength and improve activity after stroke: a systematic review. Aust J Physiother. 2006;52:241–8.
64. Morris SL, Dodd KJ, Morris ME. Outcomes of progressive resistance strength training following stroke: a systematic review. Clin Rehabil. 2004;18:27–39.
65. Pak S, Patten C. Strengthening to promote functional recovery poststroke: an evidence-based review. Top Stroke Rehabil. 2008;15:177–99.
66. Picelli A, Chemello E, Castellazzi P, Roncari L, Waldner A, Saltuari L, Smania N. Combined effects of transcranial direct current stimulation (tDCS) and transcutaneous spinal direct current stimulation (tsDCS) on robot-assisted gait training in patients with chronic stroke: A pilot, double blind, randomized controlled trial. Restor Neurol Neurosci. 2015;33:357–68.
67. Corbetta D, Sirtori V, Castellini G, Moja L, Gatti R. Constraint-induced movement therapy for upper extremities in people with stroke. Cochrane Database Syst Rev. 2015;10:CD004433.
68. Kwakkel G, Veerbeek JM, van Wegen EE, Wolf SL. Constraint-induced movement therapy after stroke. Lancet Neurol. 2015;14:224–34.
69. Legg LA, Drummond AE, Langhorne P. Occupational therapy for patients with problems in activities of daily living after stroke. Cochrane Database Syst Rev. 2006;4:CD003585.
70. Legg L, Drummond A, Leonardi-Bee J, Gladman JR, Corr S, Donkervoort M, Edmans J, Gilbertson L, Jongbloed L, Logan P, Sackley C, Walker M, Langhorne P. Occupational therapy for patients with problems in personal activities of daily living after stroke: systematic review of randomised trials. BMJ. 2007;335:922.
71. Marinho-Buzelli AR, Bonnyman AM, Verrier MC. The effects of aquatic therapy on mobility of individuals with neurological diseases: a systematic review. Clin Rehabil. 2015;29:741–51.
72. Saunders DH, Sanderson M, Hayes S, Kilrane M, Greig CA, Brazzelli M, Mead GE. Physical fitness training for stroke patients. Cochrane Database Syst Rev. 2016;3:CD003316.
73. Wevers L, van de Port I, Vermue M, Mead G, Kwakkel G. Effects of task-oriented circuit class training on walking competency after stroke: a systematic review. Stroke. 2009;40:2450–9.
74. Manganotti P, Amelio E. Long-term effect of shock wave therapy on upper limb hypertonia in patients affected by stroke. Stroke. 2005;36:1967–71.
75. Picelli A, Marchina E, Gajofatto F, Pontillo A, Vangelista A, Filippini R, Baricich A, Cisari C, Smania N. Sonographic and clinical effects of botulinum toxin type A combined with extracorporeal shock wave therapy on spastic muscles of children with cerebral palsy. Dev Neurorehabil. 2017;20:160–4.
76. Santamato A, Notarnicola A, Panza F, Ranieri M, Micello MF, Manganotti P, Moretti B, Fortunato F, Filoni S, Fiore P. SBOTE study: extracorporeal shock wave therapy versus electrical stimulation after botulinum toxin type a injection for post-stroke spasticity-a prospective randomized trial. Ultrasound Med Biol. 2013;39:283–91.
77. Ansari NN, Adelmanesh F, Naghdi S, Tabtabaei A. The effect of physiotherapeutic ultrasound on muscle spasticity in patients with hemiplegia: a pilot study. Electromyogr Clin Neurophysiol. 2006;46:247–52.
78. Ansari NN, Naghdi S, Bagheri H, Ghassabi H. Therapeutic ultrasound in the treatment of ankle plantarflexor spasticity in a unilateral stroke population: a randomized, single-blind, placebo-controlled trial. Electromyogr Clin Neurophysiol. 2007;47:137–43.
79. Ansari NN, Naghdi S, Hasson S, Rastgoo M. Efficacy of therapeutic ultrasound and infrared in the management of muscle spasticity. Brain Inj. 2009;23:632–8.
80. Picelli A, Dambruoso F, Bronzato M, Barausse M, Gandolfi M, Smania N. Efficacy of therapeutic ultrasound and transcutaneous electrical nerve stimulation compared with botulinum toxin type A in the treatment of spastic equinus in adults with chronic stroke: a pilot

randomized controlled trial. Top Stroke Rehabil. 2014;21:S8–16.a.
81. Sahin N, Ugurlu H, Karahan AY. Efficacy of therapeutic ultrasound in the treatment of spasticity: a randomized controlled study. NeuroRehabil. 2011;29:61–6.
82. Gracies JM. Physical modalities other than stretch in spastic hypertonia. Phys Med Rehabil Clin N Am. 2001;12:769–92.a.
83. Lee GP, Ng GY. Effects of stretching and heat treatment on hamstring extensibility in children with severe mental retardation and hypertonia. Clin Rehabil. 2008;22:771–9.
84. Matsumoto S, Kawahira K, Etoh S, Ikeda S, Tanaka N. Short-term effects of thermotherapy for spasticity on tibial nerve F-waves in post-stroke patients. Int J Biometeorol. 2006;50:243–50.
85. Harlaar J, Ten Kate JJ, Prevo AJ, Vogelaar TW, Lankhorst GJ. The effect of cooling on muscle co-ordination in spasticity: assessment with the repetitive movement test. Disabil Rehabil. 2001;23:453–61.
86. Ahlborg L, Andersson C, Julin P. Whole-body vibration training compared with resistance training: effect on spasticity, muscle strength and motor performance in adults with cerebral palsy. J Rehabil Med. 2006;38:302–8.
87. Galea MP. Physical modalities in the treatment of neurological dysfunction. Clin Neurol Neurosurg. 2012;114:483–8.
88. Ness LL, Field-Fote EC. Effect of whole-body vibration on quadriceps spasticity in individuals with spastic hypertonia due to spinal cord injury. Restor Neurol Neurosci. 2009;27:621–31.
89. Noma T, Matsumoto S, Etoh S, Shimodozono M, Kawahira K. Anti-spastic effects of the direct application of vibratory stimuli to the spastic muscles of hemiplegic limbs in post-stroke patients. Brain Inj. 2009;23:623–31.
90. Ng SS, Hui-Chan CW. Transcutaneous electrical nerve stimulation combined with task-related training improves lower limb functions in subjects with chronic stroke. Stroke. 2007;38:2953–9.
91. Ng SS, Hui-Chan CW. Does the use of TENS increase the effectiveness of exercise for improving walking after stroke? A randomized controlled clinical trial. Clin Rehabil. 2009;23:1093–103.
92. Graham LA. Management of spasticity revisited. Age Ageing. 2013;42:435–41.
93. Nair KP, Marsden J. The management of spasticity in adults. BMJ. 2014;349:g4737.

척수 손상에 따른 운동 수행 장애 치료를 위한 신경 조절 중재로서의 척수 자극술

Spinal Cord Stimulation as a Neuromodulatory Intervention for Altered Motor Control Following Spinal Cord Injury

Ursula S. Hofstoetter, Brigitta Freundl, Heinrich Binder and Karen Minassian

1 척수 손상 후 강직증 조절: 도전 과제와 방향 Pathways (Controlling Spasticity After Spinal Cord Injury: Challenges and Pathways)

심각한 척수 손상(spinal cord injury, SCI)은 불완전 마비(paresis)나 완전 마비(paralysis)뿐만 아니라 병변 아래쪽의 중요한 신체 기능을 손상시키는 여러 가지 이차 합병증을 유발한다. 이러한 장애의 주요 원인 중 하나는 상위 운동 신경세포 증후군의 증상인 강직증(spaciticity)에서 비롯되며, 손상 후 1년 이내에 약 70%의 환자에게 영향을 미친다[1, 8, 92].

강직증은 학문적으로 속도에 따른(velocity-dependent) 근긴장도의 증가로 정의되며[57], 이는 손상 부위 아래 척추 회로에 대한 억제성 및 흥분성 입력 사이의 불균형으로 인해 발생하는 강직성(tonic) 신장 반사의 과흥분성으로 인해 발생한다[55, 89]. 임상적으로 경련(spasm), 간대성 경련(clonus), 수동적 움직임에 대한 저항성, 접칼(clasp-knife) 반응과 같은 징후도 일반적으로 강직증의 범주에 포함된다[89]. 이러한 증상들은 종종 재활 과정에서 큰 방해가 되고, 잔존하는 운동 기능을 더욱 악화시키며, 독립성과 삶의 질에 부정적인 영향을 미친다[1, 78, 93]. 그러나 강직증의 특정 측면은 체간의 안정성을 높이고 이동을 용이하게 하며, 일부 걸음걸이 동작을 가능하게 하고, 심부정맥 혈전증(deep venous thrombosis)의 위험을 줄이며, 근육량을 부분적으로 유지하여 휠체어를 사용하는 환자의 욕창(pressure sore) 형성을 방지함으로써 어느 정도 이점을 제공하는 부분도 있다[1, 5, 78]. 따라서 강직증을 줄이기 위한 모든 치료는 강직증의 해로운 영향을 완화해야 하는 필요성과 유용한 측면의 유지 사이에서 신중하게 균형을 맞춰야 한다[1, 5].

강직증을 성공적으로 관리하는 것은 어려운 일이며, 일반적으로 개별 임상적 상황에 맞춘 다중 모드(multimodal) 접근 방식이 필요하다. 치료 방법에는 물리치료, 경구 약물, 경막내(intrathecal) 약물 투여, 보툴리눔 독소 주사 등이 있다(자세한 내용은 [5, 26, 98] 참조). 외과적 신경절제(neuroablative) 수술은 중증의 저항성 강직증 치료에서 최후의 수단으로 고려되는 경우가 많다[78]. 그러나 사용되는 치료법 중 일부는 원치 않는 부작용의 위험을 수반할 수 있는데, 특히 항강직(anti-spasticity) 약물로 인해 유발될 수 있는 쇠약(weakness)과 피로, 잔존하는 운동 기능의 추가적인 악화, 수술적 중재로 인한 이전에 손상되지 않은 신경 조직 내의 영구적인 손상 등이 포함된다[23, 78].

신경 조절(neuromodulation) 기술은 확산성(diffuse) 강직증의 치료를 위한 가역적이고(reversible) 조정 가능한 대안적 접근 방식으로, 중추신경계 내의 표적 회로 내에서 신경 신호 처리를 조절하는 방식으로 작동한다[40]. 약리학적 접근법[73] 외에 척수 손상 후 보존된 신경 회로에서 변화된 활동을 교정하는 한 가지 방법은 전기 척수 자극술(spinal cord stimulation, SCS)을 사용하는 것이다. 이 장에서는 1960년대 이 기술의 초기 개발과 최근 척수 손상 후 신경 재활 및 운동 회복 분야에서 다시 각광받고 있는 척수 자극술(spinal cord stimulation, SCS)의 진화 과정을 실용적인 고려 사항과 임상 적용에 중점을 두고 살펴보고자 한다.

2 척추 강직증의 경막외 척수 자극술: 초창기 (Epidural Spinal Cord Stimulation in Spinal Spasticity: The Early Period)

1960년대 Ronald Wall과 동료 연구자들이 통증의 본질과 치료에 관해 수행한 선구적인 연구[60, 98](최신 내용은 [61] 참조)는 이후 SCS 분야의 발전을 위한 과학적 토대를 간접적으로 제공했다. 해당 연구진은 대구경(large-diameter) 피부 감각 섬유를 (말초) 자극하면 통증 전달에 관여하는 척수 회로의 소구경 섬유를 (중추) 억제하여 통증 인지를 줄일 수 있을 것이라고 가정했다. 난치성 및 확산성 통증을 조절하기 위해 Norman Shealy와 동료 연구자들은 처음에 고양이를 대상으로 척수 백질(white matter)의 후기둥(posterior column)에 자극을 집중시키는 것이 특히 효과적이라는 사실을 입증했다. 이 기둥에는 이 부위에 밀집되어 있는 여러 개의 피부분절(dermatome)과 관련된 피부 감각 섬유가 뇌까지 연결되어 있다[87]. 또한

Shealy는 암 환자의 통증 완화를 위해 SCS를 최초로 인간에게 적용하여 세번째 흉추(T3)의 후기둥에 판(plate) 전극을 외과적으로 삽입하여 즉각적인 통증 완화 효과를 보였다[88]. 그 이후로 기술 발전과 함께 통증 조절을 위한 SCS가 널리 사용되었다[28]. 1989년 경막외(epidural) SCS는 미국 식품의약국으로부터 몸통과 사지의 만성 난치성 통증 치료에 대한 승인을 받았으며, 이후 모든 신경 조절 요법 중 가장 일반적인 치료법으로 발전했다[52]. 사실 운동 장애에 경막외 SCS를 적용한 것은 통증 치료를 받은 다발성 경화증 환자에서 예상치 못한 관찰에서 비롯된 것으로, 원래 통증 질환에서의 사용과 밀접한 관련이 있다[14]. 통증을 완화하는 것 외에도 상부 흉추에 적용된 자극은 환자의 감각 지각과 하지에 대한 수의적 운동 제어 능력을 상당히 향상시켰다. 후속 연구에서는 통증이 주된 증상이 아닌 다수의 다발성 경화증 환자를 대상으로 SCS가 운동 기능에 미치는 긍정적인 영향을 재현하여, 다리를 움직일 때 강직증 감소와 가벼운 느낌, 보행 중 지구력 증가, SCS 하에서 마비된 사지의 일부 수의적 움직임이 가능한 형태의 결과를 보였다[13, 20, 25, 44, 90, 100]. 그러나 모든 환자가 SCS에서 동일한 혜택을 얻지는 못했으며, 일부 환자에서는 전혀 효과가 나타나지 않았다[45, 90, 91]. 이러한 개인 간 차이는 해당 질병 자체의 병리생리학적 복잡성과 여러 연구에서 사용된 자극 부위의 높은 가변성에 기인한다[23](자세한 내용은 [67, 68] 참조). 이러한 결과의 다양성에도 불구하고 다발성 경화증 환자에서 얻은 긍정적인 결과는 곧 SCI 환자를 대상으로 한 초기 연구[7, 23, 75, 79, 80, 91]의 동기가 되었으며, 이들 연구에서도 마찬가지로 긍정적이면서도 다양한 결과가 도출되었다(**그림 1a**). Richardson et al.[80]은 다른 치료 방법으로 강직증을 조절할 수 없는 중증 흉추 SCI 환자 6명에게 요추와 천추 척추 뿌리 L1-L4 수준에서 손상 부위 아래에 경막외 전극을 배치하여 SCS를 적용했을 때 강직증이 완전히 완화되었다고 보고했다. 반면에 Siegfried et al.[91]은 SCS를 적용했을 때 연구 대상인 15명의 SCI 환자에서 하지 강직증이 개선되지 않았다고 보고했다. 특히 이들 연구에서는 중증 SCI 환자를 포함해서 전극은 항상 손상 부위의 머리(rostral) 쪽에 배치되었다. 59명의 SCI 환자 집단(cohort)을 대상으로 한 연구에서 Dimitrijevic et al.[23]은 37명의 환자에서 SCS가 강직증에 현저하거나 중간 정도의 효과가 있었으며, 나머지 22명의 환자에서는 효과가 미미하거나 전혀 없었다. 강직증의 감소는 일반적으로 후방 경막외 공간에서 전극을 손상 부위의 꼬리(caudal) 쪽에 부착했을 때 더 나은 결과를 얻었다. 그러나 중증 경추 척수 병변에서 손상 부위 바로 아래 꼬리 부분에 전극을 배치한 경우 SCS는 하지의 강직증을 완화하지 못했지만, 불완전한 SCI의 경우 유사한 부위의 자극이 상당한 치료 효과를 나타냈다. Dimitrijevic et al.[23]은 SCS의 효과는 손상 부위에 대한 전극의 특정 머리-꼬리

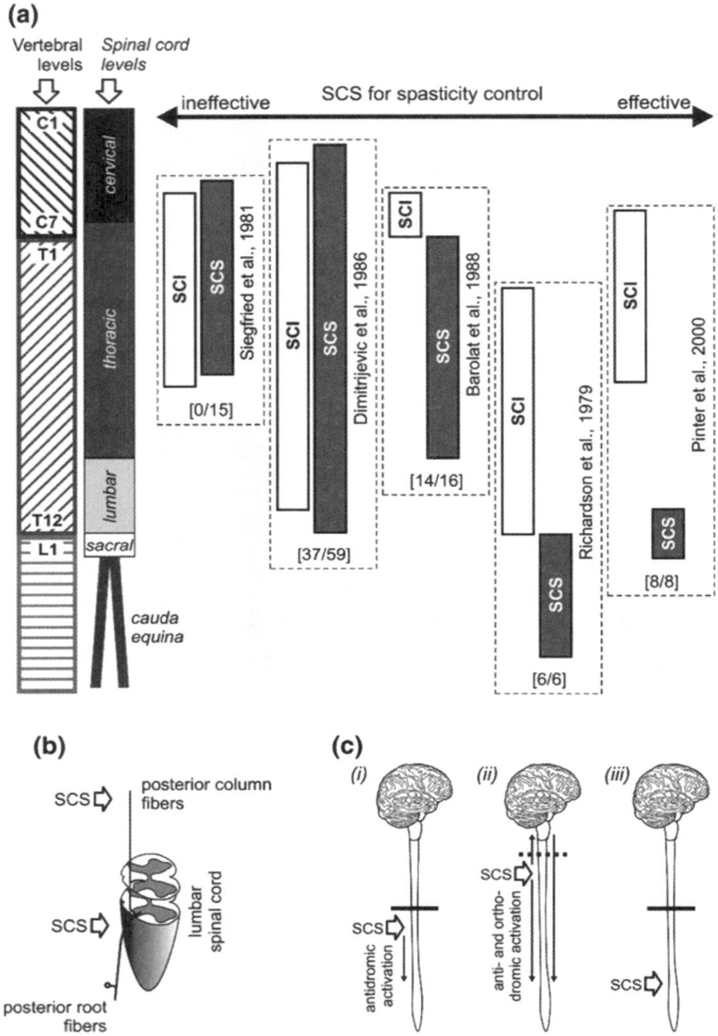

위치와 척수 병변의 중증도에 따라 크게 달라진다고 결론지었다. Barolat et al.[7]은 16명의 SCI 환자를 대상으로 SCS가 중증 경련(spasm)을 조절할 수 있는 가능성을 연구했다. 전극 배치의 표적은 항상 병변 수준의 꼬리 부분이었으며, 개별 경직 분포에 따라 T1–T6 수준과 후방 경막외 공간에 위치했다. 이러한 전극 배치는 연구 대상자 16명 중 14명에서 이루어졌으며, 14명 모두에서 경련의 중증도와 빈도 및 지속 시간 측면에서 현저한 개선을 가져왔다[7]. 특히 전극을 T3의 머리 부분에 배

◀그림 1. 척수 손상(SCI) 후 강직증 조절을 위한 경막외 척수 자극술(SCS). a 1970년대부터 여러 그룹에서 수행한 연구는 강직증을 줄이기 위한 경막외 SCS의 효과에 대해 다양한 결과를 도출했다. 왼쪽의 다이어그램은 척추 수준(vertebral level)과 해당 척수 수준(spinal cord level) 분절 간의 관계를 보여주고, 오른쪽의 흰색 막대는 다양한 연구에서 연구된 환자들의 SCI 수준 범위를, 그리고 검은색 막대는 각각의 SCS 전극 위치의 머리에서 꼬리까지의 범위를 나타낸다. 수행된 연구는 강직증에 대한 SCS의 보고된 효과에 따라 왼쪽(ineffective; 비효과적)에서 오른쪽(effective; 효과적)으로 정렬되어 있다. 괄호 안의 숫자는 전체 SCI 환자 수 대비 긍정적인 반응을 보인 환자 수를 나타낸다. b SCS는 요추 척수(lumbar spinal cord) 위에 대구경에서 중구경 크기의 감각 후근 섬유(posterior roct fibers)를 전기적으로 자극하거나, 해당 섬유가 손상되지 않은 경우 머리-꼬리의 전극 위치에 따라 척수 백질의 후기둥 섬유(posterior column fibers)에서 위쪽으로 이어지는 감각 섬유를 전기적으로 자극할 수 있다. c 하지 경직을 감소시키기 위한 SCS의 효과는 경막외 전극의 머리-꼬리 부위 위치와 SCI의 중증도 및 자극에 의해 작용하는 신경 메커니즘에 크게 영향을 받는다. (i) 중증 SCI에서 흉추 척수의 꼬리 쪽에 적용된 SCS는 후기둥 섬유의 역방향 활성화(antidromic activation)를 통해 요추 분절 회로를 활성화한다. (ii) 불완전한 SCI의 경우 자극은 후기둥 내에서 유발된 정방향(orthodromic) 전도에 의해 작동되는 척추-뇌간-척추 회로를 통해 작용할 수 있을 뿐만 아니라, 역방향 후기둥 활성화에 따른 분절 척추 메커니즘을 통해 작용할 수도 있다. (iii) 요추 척수 위에 적용된 SCS는 요추 후근 내의 구심성 섬유의 전기적 자극을 통해 국소 회로에 시냅스 간 활성화가 일어난다.

치했을 때 상지의 경련도 자극에 의해 조절되었다. Pinter et al.[75]은 T11-L1의 척추 수준에서 후방 경막외 공간에서 SCS를 적용하여 요추 척수를 표적으로 삼았을 때 척수의 경추 하부에서 중간 흉추 병변이 심한 중증 환자 8명의 하지에서 상당한 강직 방지 효과가 나타났다고 보고했다. 이 효과는 매우 두드러져서 환자 중 7명에서는 강직 방지 약물 치료를 완전히 중단할 수 있었고, 나머지 환자에서는 강직증이 현저히 감소했다. 연구 전반에 걸쳐 적용된 자극 주파수는 33-120 Hz 범위 내에 있었고, 강도는 하지의 근육 활동을 유발하는 수준보다 낮았으며, 감각 불완전 SCI 환자에게는 감각 이상(paraesthesias)을 일으키는 수준으로 설정되었다. 자극은 판 전극 또는 경피(percutaneous) 침 전극을 통해 하루에 몇 시간 동안 지속적 또는 간헐적으로 적용되었다. Barolat et al.[7]은 대부분의 환자에서 자극에 의해 강직증이 즉각적으로 개선되었지만, 치료를 받은 일부 환자에서는 몇 주에 걸쳐 강직증이 점진적으로 감소하는 것을 관찰했다. 대부분의 연구 대상 환자에서 자극을 끈 후에도 지속(carry-over) 효과가 나타났다. 이러한 효과의 지속성은 일반적으로 자극 적용의 지속 시간과 관련이 있었으며, 자극 적용 첫 몇 주 동안의 몇 시간에서 자극 몇 주 후에는 최대 5일까지 지속되었다[7]. 따라서 일부 환자는 일일 자극 치료 시간을 조정했고, 일부는 치료 효과를 유지하면서 일주일에 두세 번만 몇 시간으로 적용 시간을 줄일 수 있었다[7]. 연구에 참여한 대부분의 환자들은 이식(implantation)과 자극 시술을 전반적으로 긍정적으로 받아들였으며, 자극과 관련된 부작용은 보고되지 않았다.

Dimitrijevic et al.[23]에서 제안한 대로 여러 연구에서 나타난 결과의 다양성은 별개의 신경 구조를 전기적으로 활성화하는 각각의 머리-꼬리 자극 부위에 비추어 논의되어야 하며, 병변의 중증도와 함께 고려되어야 한다. 강직증 관리를 위한 치료 수준(이 장의 단락 3 참조)에서 후방 경막외 공간에 배치된 전극을 통해 전기적으로 자극되는 신경 구조는 후근 내의 구심성 섬유 또는 척수 백질의 후기둥에서 위쪽으로 이어지는 부분이 포함되며[41], 이는 특정 분절 전극 위치에 따라 달라진다. 요추 척수를 표적으로 하는 SCS는 주로 후근 내 대-중구경 크기의 구심성 섬유를 활성화한다[76](그림 1b). 특히 요추 및 천골 상부 후근을 통해 척수로 들어오는 고관절 및 하지의 근육, 힘줄, 관절 및 피부 조직에서 유래하는 구심성 섬유 중에서 요추에서 멀어질수록 피부 섬유만 후기둥 내에서 위쪽으로 이어진다. 다른 유형의 섬유는 후기둥에서 빠져나와 다른 경로를 통해 위쪽으로 이어진다[19]. 다른 모든 척추 신경 구조는 SCS로 유도된 감각 입력에 의해 시냅스 간 활성화를 통해(trans-synaptically) 동원된다[10, 62].

이 개념을 바탕으로 SCS에 의해 생성된 활동이 구심성 입력을 제어(gating)하고, 하지와 관련된 운동 신경 흥분성을 조절하는데 관련된 요추 척추 회로에 영향을 미치고 조절할 수 있는 세 가지 잠재적인 신경 경로가 제안되었다. 첫째, 흉추에 자극이 가해지면 후기둥 섬유의 역방향(antidromic) 활성화를 통해 요추 분절 회로가 활성화될 수 있다(그림. 1c (i))[43]. 둘째, 불완전한 SCI에서 뇌간-척수 회로를 통해 척추 억제 회로의 하강 활성화 증가로 이어지는 후기둥 내 정방향(orthodromic) 전도(conduction)에 의해 활성화될 수 있다(그림. 1c(ii))[23, 86]. 셋째, 요추 척수에 SCS를 적용하면 요추 및 상부 천골 후근 내 구심성 섬유의 정방향 활성화를 통해 활성화될 수 있다(그림 1c(iii))[62, 64, 71, 75, 76].

자극에 의해 작용하는 이러한 다양한 신경 메커니즘은 일부 환자에게는 효과적이지만 다른 환자에게는 효과가 없는 이유를 설명한다(그림 1c). 예를 들어 완전 경추 SCI가 있고 전극이 병변 부위 바로 아래 꼬리 부분에 배치된 환자의 경우, 자극 부위의 후기둥이 너무 손상되어 제대로 기능하지 못하거나, 그로 인해 요추 척수에서 멀리 떨어진 후기둥에 존재하지 않는 하지에서 유래한 섬유 유형을 활성화해야 했을 수 있다[68, 69]. 반면 불완전한 SCI가 있는 환자의 경우 동일한 부위에서 자극을 가했을 때 긍정적인 결과가 관찰되었다. 이러한 경우 SCS는 역방향 후기 등 활성화를 통해 요추 척추 분절 회로에 작용하는 것 외에도[23, 86], 뇌간-척추 회로를 통해 억제성 척추 메커니즘의 하행 활성화를 증가시켜 작용할 가능성이 있다[23](참조[83]).

3 강직증 조절을 위한 요추 경막외 척수 자극술: 현재 시술 현황 및 임상적 고려 사항 (Epidural Stimulation of the Lumbar Spinal Cord for the Control of Spasticity: Current Practice and Clinical Considerations)

1970년대 이후 다양한 연구를 통해 불응성(refractory) 형태의 하지 강직증은 구심성 입력과 하지와 관련된 운동신경 흥분성 조절에 관여하는 요추 척수 분절 회로를 활성화함으로써 완화될 수 있으며, 해당 회로는 SCI의 특정 부위 및 중증도와는 거의 독립적으로 요추 척수에 적용된 SCS를 통해 접근할 수 있다는 사실이 밝혀졌다[75]. 주목할 점은 다양한 질환을 앓고 있는 수많은 환자에서 경막외 SCS를 통해 유망한 치료 결과를 얻었음에도 불구하고[99], 운동 장애에 대한 사용은 여전히 공식적으로 승인되지 않았다는 것이다(off-label).

경막외 SCS는 일반적으로 말단 부분에 여러 개의 전극이 있는 얇은 원통형 전극을 사용하여 적용된다. 이 전극은 투시경을 통해 요추 척수 위의 후방 경막외 공간에 경피적으로(percutaneously) 배치되어 최소 침습적으로 이루어진다. 또는 전극이 배열된 수술용 패들(paddle) 전극을 통해 자극을 전달할 수 있는데, 이 경우 척추후궁절개술(laminotomy) 또는 척추후궁절제술(laminectomy)이 필요하지만 동시에 자극 부위를 보다 유연하게 제어할 수 있다[54]. 평균적으로 전극의 머리-꼬리 부위 위치는 T11과 T12 척추 수준 사이에 해당하지만, L1 척추 수준까지 낮게 배치할 수도 있다[62, 71](그림 2a). 표적 부위의 자극은 여러 요추 및 상부 천추 척수 수준의 후근 구심성 섬유를 양측으로 동시에 활성화할 수 있다[62](그림 2b). 따라서 낮은 자극 주파수(예: 2 Hz 또는 5 Hz)와 적절한 자극 강도에서 각 자극 펄스는 양쪽 다리의 여러 근육에서 연축(twitch) 수축을 유발한다[71](그림 2c). 이를 후근 근육(posterior root muscle, PRM) 반사라고 하며, 기시점 및 측정 부위에 따라 해당 이름이 지정되었다[62, 65]. 즉 요추 척수 위의 표적 부위에 자극을 가하면 특정 분절 신경 지배를 받고 있는 근육군에서 PRM 반사가 유발된다(그림 2b 참조). 이러한 반사 반응에 대한 수술 중(intraoperative) 표면 근전도 기록은 요추 척수 경막외 전극의 올바른 머리-꼬리 부위 위치를 안내하는 생리적 마커 역할을 한다[32, 38, 64, 71, 75]. 감각 불완전 SCI가 있는 환자의 경우 통증 조절을 위한 경막외 SCS에서와

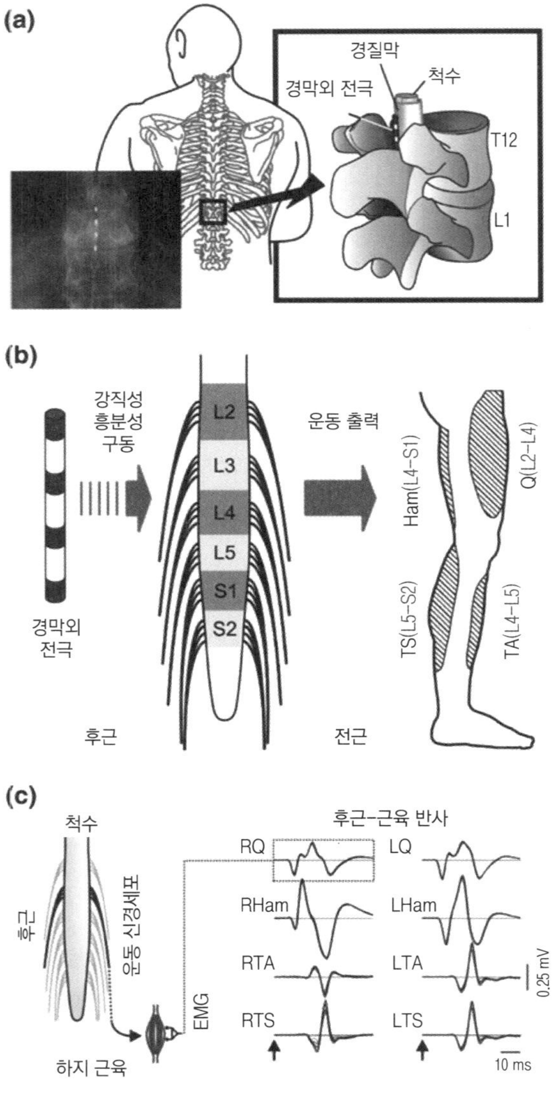

같이 더 높은 주파수(예: 30 또는 50 Hz)에서 유발되는 하지 피부의 감각 이상 유도를 통해 전극의 위치를 결정할 수도 있다[54].

요추 경막외 공간에 이식한 후 전극의 전도성 전선(lead)은 일반적으로 외부로 노출되어 1~2주간의 시험 기간 동안 테스트 자극기에 연결된다. 이 기간 동안 하지 강직증에 대한 제어 효과를 평가하기 위해 다양한 SCS 매개변수 설정 조합을 체

◀그림 2. 요추 척수의 경막외 자극. a X-레이 및 개략적 그림은 경막외 공간과 척추관 내부 및 척수를 덮고 있는 수막(meninges) 외부에 전극을 배치한 것을 보여준다. 이는 평균적으로 T11 및 T12 척추 수준에서 요추 척수 위에 위치한다. b 요추 척수의 경막외 자극은 하지의 근육군과 관련된 요추 및 상부 천추 후근 내 대-중구경 크기의 구심성 섬유를 양측으로 동시에 활성화한다. 오른쪽 그림은 대퇴사두근(Q), 햄스트링(Ham), 전경골근(TA), 대퇴삼두근(TS)의 분절 신경 분포를 나타낸다. c 운동 역치 이상의 강도로 요추 척수를 자극하면 짧은 잠복성 후근 근육(PRM) 반사가 유발되며, 이 반사는 후근 구심성 신경에서 시작되어 양측 하지 근육군의 표면 근전도(EMG)를 통해 기록된다. 오른쪽(R) 및 왼쪽(L) Q, Ham, TA, TS에서 2 Hz로 유발된 10개의 연속적인 PRM 반사를 자극으로 유발하여 중첩한 그림을 보여주며, 검은색 화살표는 자극 적용 시점을 나타낸다.

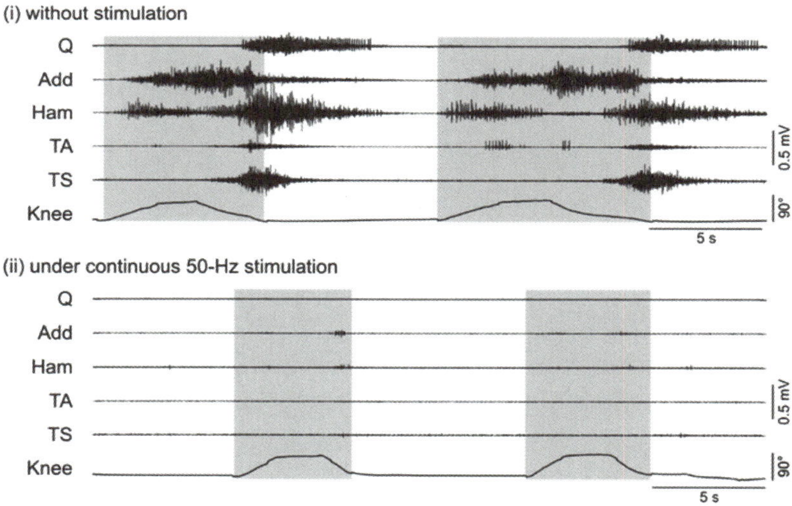

그림 3. 요추 척수를 표적으로 하는 경막외 자극에 의한 하지 강직증 제어. 척추 강직증이 있는 환자가 누운 상태에서 고관절과 무릎을 수동적으로 굴곡 및 신전하는 동안 기록한 근전도(EMG) 활동 (i) 자극이 없는 상태, (ii) 요추 상부 척수 분절을 음극으로 하는 양극(bipolar) 전극 구성을 사용하여 운동 역치 강도가 5 V인 50 Hz의 연속 자극을 가한 상태(이 경우 X-레이로 확인된 12번째 흉추 수준에 해당함). 이 자극은 하지 강직증을 효과적으로 억제하며, 이는 대퇴사두근(Q), 내전근(Add), 햄스트링(Ham), 전경골근(TA), 대퇴삼두근(TS)의 강직성(tonic) 신장 반사와 관련된 EMG 활동의 완전한 감쇠로 나타난다. 음영 처리된 영역은 수동적 움직임을 표시하고 동일한 동작을 두 번 반복한 것을 보여준다. 이 데이터는 미국 척추 손상 협회 장애 척도(AIS) 등급 B로 분류되고 신경 손상 수준이 C5-C6인 만성 운동성 척수 손상이 있는 환자로부터 얻은 것이다.

계적으로 테스트한다. 경막외 전선은 '+', '-' 및 '꺼짐'으로 설정할 수 있는 여러 개의 독립 전극을 가지고 있어 다양한 양극성(및 다극성) 극성 전극 조합이 가능하다. 또한 활성 음극(cathode)을 선택하면 여러 전극의 범위에 따라 자극 부위를 조정할 수 있다. 강직증 제어에 일반적으로 사용되는 자극 주파수는 50~100 Hz 범위 내에 있다[75]. 치료 자극 강도는 체간이나 고관절 또는 하지의 근육 연축을 유발하는 수준보다 낮고, 일반적으로 양극성 전극 구성의 경우 교류저항(impedance) 300~1000 Ω의 0.5~5 V 범위 내에서 설정된다[75]. 불완전한 SCI를 가진 환자는 자극을 받는 동안 하지 피부에서 통증이 아닌 따끔거리는 감각(이상 감각)을 느낀다. 지정된 매개변수 설정을 통해 환자의 강직증 및 잔존하는 운동 제어 능력에 대한 SCS의 효과를 임상적 및 신경생리학적으로 철저히 평가하고, 또한 환자의 개별적인 강직증 및 요구 사항에 맞게 조정하며, 이식 전 및 자극을 끈 상태에서 수행한 해당 평가와 비교한다(**그림 3**). 이러한 시험 절차가 필요한 이유는 경막외 SCS로부터 혜택을 받을 환자를 미리 명확하게 식별할 수 있는 일반적으로 인정되는 임상적 또는 생리적 마커가 아직 없기 때문이다. 최근에 개발된 경피(transcutaneous) 버전의 SCS는 적용하기 쉽고 효과적인 시술이 될 가능성을 보여주어 향후 이러한 목적에 부합할 수 있을 것으로 예상된다(이 장의 단락 5 참조). 시험 기간 후 환자와 담당 신경과 의사 및 관련 물리 치료사의 긍정적인 평가를 받으면 프로그래밍 가능한 이식형 펄스 생성기(implantable pulse generator, IPG)를 복벽(abdominal wall)의 피하로 삽입하고[54] 경막외 전극 전선에 연결하여 만성 자극을 위한 폐쇄형 시스템을 구성한다. 그런 다음 IPG는 결정된 주파수와 전극 조합으로 지속적으로 작동하도록 설정되며, 이는 일반적으로 전극 전선의 이동[75]이나 시간이 지나면서 나타나는 지속 효과로 인해 자극 효과가 변경되는 경우에만 조정되어 필요에 따라 환자가 (일시적으로) 자극을 철회하거나 자극 진폭을 줄일 수 있다[7]. 자극 강도는 환자용 프로그래머를 사용하여 수동으로 조정할 수 있다. Vienna의 Otto-Wagner 병원 신경 센터에서는 지난 15~20년 동안 약 30명의 만성 SCI 환자가 강직증 조절을 위한 경막외 요추 SCS 장치를 이식받았다.

4 경막외 척수 자극술의 최근 부활: 척수 손상 후 운동 유도 및 활성화 (The Recent Resurgence of Epidural Spinal Cord Stimulation: Inducing and Enabling Movement After Spinal Cord Injury)

특정 자극 매개변수를 설정한 요추 SCS는 중증 강직증을 조절하여 많은 경우

수의적 움직임을 가능하게 할 수 있는 역할 외에도, 마비된 하지의 움직임을 유도하거나[17, 24, 47, 62, 64, 77] 활성화할 수 있으며[4, 6, 32, 68, 69], 보조 트레드밀 훈련 중에 생성되는 활동을 촉진할 수 있다[32, 33, 42, 63].

특히 요추 척수를 25~50 Hz에서 경막외로 자극하면 누워 있는 완전 운동손상 SCI 환자의 여러 하지 근육군에서 리드미컬한 수축-이완 패턴을 유도할 수 있으며, 이러한 패턴 중 일부는 여러 하지 관절에 걸쳐 시너지 효과를 내는 굴곡-신전 운동을 일으키는 조정 능력을 보인다[17, 24, 47, 62]. 중증 SCI 환자에서 체중을 지지하는 보조 트레드밀 보행 동작 훈련과 함께 적용할 경우[32, 63], 이러한 주파수 범위 내에서 하지 근육군에서 PRM 반사를 유도하는 강도나 그보다 약간 높은 강도의 경막외 SCS를 시행하면 보행 단계 관련 고유수용성 피드백 입력만으로 생성되는 근전도 활동에 즉각적인 증강 효과를 보인다[21, 59, 102]. 또한 유도된 걸음걸이 동작 단독으로는 반응하지 않는 하지 근육군을 추가로 동원할 수 있다. 그러나 이러한 환자에서 독립적인 보행 동작이 아직 달성되지 않았다는 점에 유의해야 한다. 반면 불완전 병변이 있으나 하지의 일부 기능적 근력을 가진 휠체어 의존 환자의 경우, SCS를 병행하면 집중적인 운동 훈련의 결과를 향상시켜 지상 보행 능력, 보행 속도, 보폭, 지구력 등을 개선시킬 수 있다[33, 42].

5~16 Hz로 적용할 경우 경막외 SCS는 (운동성) 완전 SCI 환자의 양측 하지에서 신전 동작을 유도할 수 있다[47]. 최근 연구에서 SCS는 (운동성) 완전 SCI가 있는 4명의 환자에게 전체 체중을 지지하는(full-weight bearing) 기립 동작을 유도할 수 있었고, 집중적인 훈련 후 해당 환자는 SCS가 작동하는 동안에는 균형 제어를 위한 최소한의 자기 보조로 몇 분 동안 기립 자세를 유지할 수 있었다[32, 77].

현재 SCI 재활에서 경막외 SCS에 대한 관심이 다시 높아진 것은 아마도 '임상적으로 침묵하는' 경로에서 병변을 가로지르는 경병변성(translesional) 의지적 운동 제어를 가능하게 하는 경막외 SCS의 효과가 재발견되었기 때문일 것이다. 임상적으로 완전 SCI로 분류된 환자에서도 손상 영역이나 병변을 연결하는 고유척수계(propriospinal system)[27, 72]를 통과하는 일부 잔존 백질(white matter) 경로가 여전히 온전한 경우가 많다[22, 48-50]. 이러한 살아남은 연결은 신경 신호 전달이 심각하게 중단되었음에도 불구하고 요추 척추 회로에 대한 일부 임상적 수준 이하의(subclinical) 흥분성[22] 또는 억제성[12] 뇌/뇌간 영향을 제공할 수 있다[68]. SCS에 의해 유발된 '강직성(tonic)' 자극 입력은 요추 운동 회로의 흥분성을 증가시켜 불충분한 척수 상위(supraspinal) 입력에 대한 반응성을 향상시켜 마비된 하지에 대한 기초적인 의지적 운동 제어를 가능하게 한다([68] 참조). 1980년대[6, 7]에 처음 보고된 SCS의 이러한 치료 잠재력은 최근 재조명되었다[4, 32]. 임상적으로 (운동성) 완전 SCI로 분류된 환자 4명이 25 Hz 또는 30 Hz의 SCS에서 수의적으로 고관절 및 무릎 굴곡, 배측 굴곡, 발가락 신전을 유도할 수 있었다. 강도 높은 훈련 후 한 환자는 SCS를 끈 후에도 하지 굴곡에 대한 수의적 통제력을 회복한 상태를 유지했다[4].

잔존하는 운동 제어 기능을 증강하기 위해 적용된 경막외 SCS에 대한 이러한 최근 연구는 완전 SCI 임상 상태 후에도 달성 가능한 기능 회복 수준에 대한 야심찬 기대를 불러일으켰다. 현재의 기술적[11, 101] 및 약리학적[29–31, 94] 발전과 활동 의존적(activity-dependent) 신경 가소성[4, 46]의 원리에 기반한 새로운 훈련 패러다임의 도입과 함께, 경막외 SCS는 심각한 SCI가 있는 환자를 위한 실제 임상 환경에 곧 적용될 수 있는 높은 우선순위의 기술로 간주된다([68, 69] 참조).

5 경피 척수 자극술: 요추 회로를 활성화하는 비침습적 방법 (Transcutaneous Spinal Cord Stimulation: A Non-invasive Method to Activate the Lumbar Spinal Circuitry)

여러 후근 내 구심성 섬유의 양측 및 동기적(synchronous) 활성화와 그 결과로 인한 강직성(tonic) 자극으로 생성되는 요추 회로에 대한 다분절 구동(driving) 입력은 SCI 환자에서 관찰된 경막외 요추 SCS의 신경 조절 효과의 핵심으로 인식되어 왔다[17, 38, 62, 64, 75]. 비침습적 경피(transcutaneous) 버전의 SCS가 개발되면서 신체 표면에서 후근 구심성 신경을 자극하는 것이 가능해졌다[65, 66]. Minassian et al.[65]이 처음 기술한 설정은 촉진을 통해 수동으로 식별한 T11 및 T12 극돌기(spinous process) 위에 자가 접착식 경피 전기 신경 자극(transcutaneous electrical neural stimulation, TENS) 전극을 배치하고, 복부에는 배꼽 주위에 더 큰 사이즈의 기준 전극(indifferent electrode)을 배치한다(그림 4a). 다른 전극 설정도 사용되었으며[15, 18, 53, 84], 표면 전극의 정확한 치수와 모양은 자극 효과에 큰 영향을 미치지 않았다[66]. 이상성(biphasic) 자극 펄스를 전달하는 자극기를 사용하는 경우 첫 번째 펄스 단계에서 척추 주위 전극은 양극으로, 두 번째 단계에서는 음극으로 작용하는 방식으로 전극이 자극기에 연결된다[36, 39]. 일상성(monophasic) 자극 펄스의 경우 척추 주위 전극은 자극기의 음극 출력에 연결되고 복부 전극은 양극 출력에 연결된다[70].

비교적 먼 자극 부위와 생성된 확산(non-focused) 전기장에도 불구하고 경피 SCS는 실제로 양측 요추 및 상부 천추 후근 내의 대-중구경 구심성 섬유를 선택적으로 활성화할 수 있다[16, 56, 65]. 이는 척추 주위 전극과 복부 전극 사이의 조직 이질성

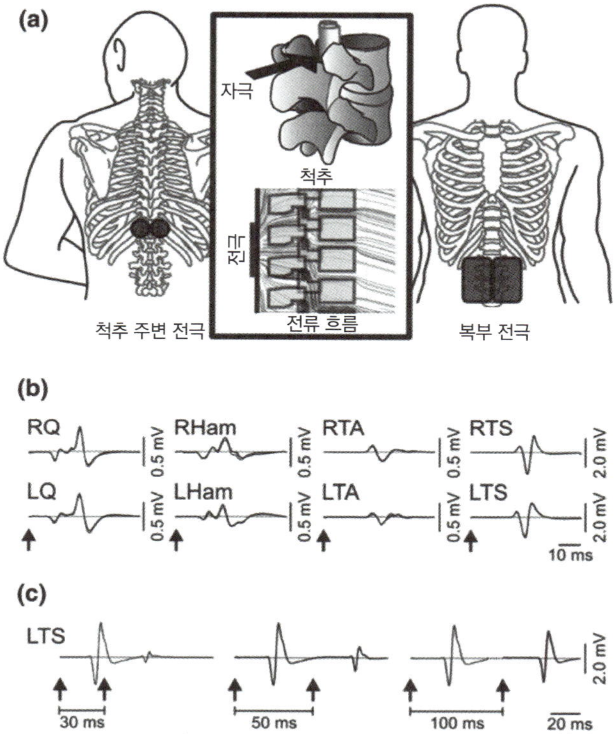

그림 4. 요추 척수의 경피 자극. a 도식화된 그림은 평균적으로 T11 및 T12 척추 수준에 해당하는 요추 척수 수준에서 척추 주변 자극 전극을 뒤쪽에 배치하고 기준 전극을 복부에 배치한 것을 보여준다. 가운데 그림은 척추 뼈 구조 사이의 전도성이 좋은 요소(인대 및 디스크)를 통한 자극과 중앙 시상면에서 생성되는 전류 흐름의 컴퓨터 시뮬레이션을 보여준다. b 요추 척수의 경피 자극은 양쪽 하지 근육군에서 후근 근육(PRM) 반사를 유발한다. 만성 불완전 척수 손상을 입은 환자의 오른쪽(R)과 왼쪽(L) 대퇴사두근(Q), 햄스트링(Ham), 전경골근(TA), 대퇴삼두근(TS)에서 유발된 3개의 연속적인 PRM 반사를 자극으로 유발하여 중첩한 그림으로, 해당 환자는 미국 척추 손상 협회 장애 척도(AIS) 등급 C로 분류되고 신경 손상 수준이 C6였다. 검은색 화살표는 자극 적용 시점을 나타낸다(그림 2c 참조). c 구심성 섬유의 자극은 다양한 자극 간격에서 이중 자극을 사용하여 유발된 반응의 회복 주기를 평가하여 검증할 수 있다. 해당 그래프는 AIS 등급 D로 분류되고 신경 손상 수준이 C5인 만성 불완전 척수 손상 환자로부터 얻은 30, 50, 100 ms의 자극 간격에서 좌측 대퇴삼두근(LTS)의 결과 예시를 보여준다.

(heterogeneity) 및 근(root)의 신경 경로에 따른 조직 이질성 때문에 가능하다[56].

첫째, 하부 흉추 및 상부 요추 수준에서 척추관의 뒤쪽 면은 뼈 구조에 의해 부분적으로만 차폐된다. 횡단(transversal) 전기 저항은 뼈 구조보다 훨씬 더 나은 전기 전도성을 가진 인대와 추간판(intervertebral discs)에 의해 현저히 감소하여, 경피 SCS에 의해 생성된 전류 흐름이 척추관과 척추막낭(thecal sac)을 통과하여 흐를 수 있다[96]. 둘째, 요추 및 천추 상부 후근 내의 섬유는 척수로 들어갈 때 특히 낮은 자극 역치값을 갖는데, 이는 뇌척수액과 척수의 경계면에서 전기 전도도가 상당히 변하기 때문이다[56, 76]. 또한 그룹 I [56, 65] 및 그룹 II [36, 39]에 해당하는 큰 직경의 유수(myelinated) 구심성 섬유는 전기 자극에 대한 역치가 가장 낮으며[16, 76], 섬유 직경이 감소함에 따라 역치는 증가한다[95, 97].

경막외 SCS와 마찬가지로 요추 척수의 경피 자극은 양측의 여러 하지 근육에서 PRM 반사를 유발하며[34, 56, 65](그림 4b), 이는 신경생리적으로 요추에 대한 척수 부위 전극의 위치를 모니터링하고 자극되는 신경 구조를 식별하는데 사용될 수 있다[36, 39]. 요추 척수 회로에 대한 구심성 입력 구조의 자극은 30, 50, 100 ms의 다양한 자극 간격으로 이중 자극을 적용하여 유발된 반응의 회복 주기를 평가할 수 있다[36, 65, 81](그림 4c). 두 번째 자극 펄스에 대한 반응 감소로 나타나는 활성화 후 저하(post-activation depression)[74] 현상은 유발된 반응의 시냅스 간(transsynaptic) 통과 및 반사적(reflex) 특성을 확인하게 한다[65, 81]. 반면 전근(anterior root)의 운동 섬유를 자극하면 짧은 자극 간격에서도 비슷한 진폭의 두 가지 반응을 유발할 수 있다.

경막외 SCS와 마찬가지로 척수에 대한 동일한 신경 입력 구조가 활성화되므로 경피 기술은 '강직성(tonic)' 자극을 적용하는데 사용될 때 SCI 후 변화된 척추 회로의 활동을 수정하는 신경 조절 도구로도 사용될 수 있다[35–37, 39, 63, 66]. 또한 비침습적 방법으로서 경피 SCS는 중추신경계가 온전하거나 손상된 사람 모두를 대상으로 척수 수준에서 운동 제어 및 감각운동 전달의 조직화(organization)에 대한 신경생리학적 연구에서 '검사용' PRM 반사를 유발하는데 사용될 수 있으며[2, 3, 15, 34, 65, 66, 81, 82], 이는 H 반사를 활용하는 고전적 조건화(classical conditioning) 검사 패러다임과 매우 유사하다[51, 85].

그러나 신경 조절 목적으로 적용할 경우 경막외 자극과 달리 경피 SCS는 영구적 또는 만성적으로 사용하기에 적합하지 않다는 점을 유의해야 한다. 따라서 치료적 가치가 있으려면 유도된 효과가 자극 적용보다 오래 지속되거나, 또는 경피 SCS와 결합된 다른 치료 방식의 결과를 더욱 강화시켜는 경우라야 한다.

특히 척추 강직증을 조절하는 측면에서 최근 개념 증명(proof of concept) 연구에서 하지의 근육 활동 없이 감각 이상을 유발하는 강도로 50 Hz에서 30분간 경피 SCS를 한 번 시행한 결과, 불완전 SCI가 있는 3명의 환자에서 다양한 임상적 강직 징후가 일시적으로 완화되고, 수의적 운동 제어 능력이 개선되었음을 보여주었다[36](그림 5a). 다양한 중증도의 SCI가 있는 7명의 환자를 대상으로 얻은 예비 결과에 따르면 자극 후 최소 2시간 동안 이러한 항강직 효과가 일시적으로 지속되는 것으로 나타났다[37]. 한 환자에서 6주 동안 반복된 경피 SCS 세션의 효과를 검사한 결과, 자극으로 유도된 효과는 각 세션 후 최소 24시간 동안 지속되었고, 6주 동안 점진적으로 증가하는 것으로 나타났다. 이러한 효과는 마지막 경피 SCS 적용 후 7일 후에도 여전히 감지할 수 있었다[37]. 이 환자는 나중에 경막외 SCS 이식을 위해 선정되었고, 이 역시 효과적인 강직증 조절이 이루어졌는데, 이는 경피 SCS가 경막외 SCS에 반응하는 사람을 식별하는 비침습적 시험 절차로 사용될 수 있음을 시사한다.

약 30Hz의 경피 SCS, 즉 경막외 SCS에서 이동운동(locomotor)과 유사한 활동을 촉진하는데 효과적인 것으로 밝혀진 주파수 범위 내에서, 하지의 운동 역치보다 낮은 강도의 경피 SCS는 능동적 트레드밀 걸음걸이 훈련 동안 보행 가능한 불완전 운동성 SCI 환자의 잔존하는 수의적 이동운동 제어를 촉진하는 것으로 나타났다[35, 39](그림 5b). 이 효과에는 하지의 보행 단계별 근전도 활동의 적절한 증가와 고관절 및 무릎 관절의 각도 측정(goniometric) 기록으로 평가한 보행 운동 패턴의 변화, 특히 유각기 동안의 굴곡 운동의 증가가 포함되었다. 주목할 점은 보행 주기 전반에 걸쳐 매개변수가 변하지 않은 상태에서 걷는 동안 경피 SCS를 지속적으로 투여했음에도 불구하고 보행 단계별로 적절한 조절이 발생했다는 것이다. 또한 트레드밀 벨트가 멈추고 피험자가 능동적 걸음을 멈추었을 때, 즉 피험자의 자발적인 노력이 없는 상태에서 자극만으로는 하지에서 근전도 활동이 생성되지 않았다. 이에 대해 자극이 요추의 이동운동 회로의 흥분성을 증가시켜 잔존하는 하행 신경 축삭을 통해 자발적인 보행 명령에 더 잘 반응하게 만든다는 가설이 제기되었다[39]. 해당 환자의 불완전 손상 특성을 고려할 때, 자극은 부분적으로 기능하는 후기둥 경로를 통해 병변의 머리(rostral) 쪽에 있는 신경 회로의 활동을 조절했을 수도 있다. 로봇 구동 보행 보조기를 착용하고 트레드밀에서 수동적 보행 훈련을 받은 (운동성) 완전 SCI 환자의 경우 하지의 운동 역치보다 높은 강도로 30 Hz에서 경피 SCS를 실시하면 고유수용성 피드백 입력에 의해 생성되는 운동 출력이 크게 향상되고 추가적인 근육군이 동원되었다[70]. 이는 경막외 SCS에서 얻은 결과와 유사하다[32, 63].

마지막으로, 하지 운동 역치보다 높은 강도로 약 15 Hz에서 경피 SCS를 실시

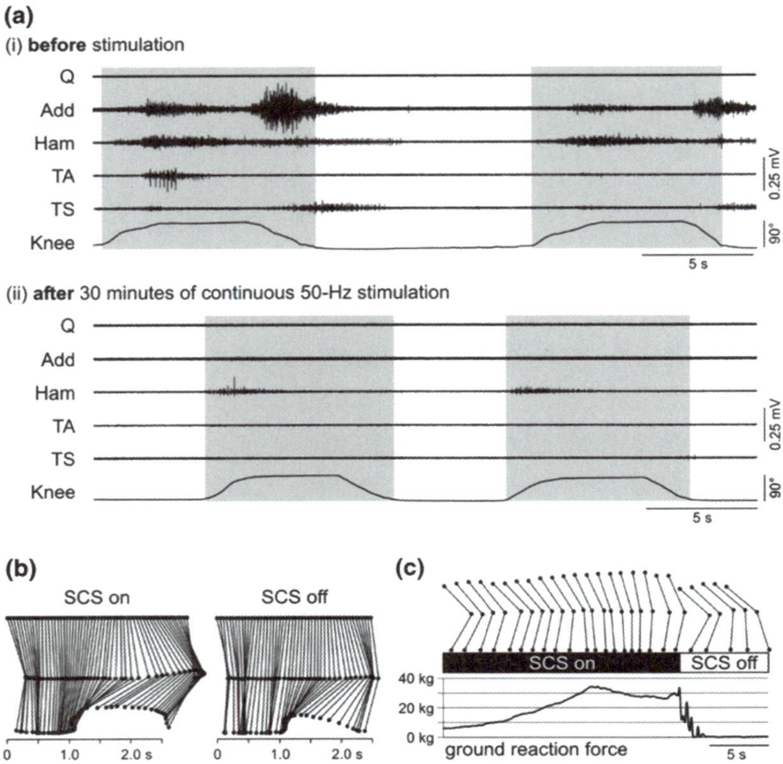

하면 운동성 완전 SCI가 있는 환자에게 기립 동작을 유도할 수 있다(그림 5c). 두 가지 메커니즘이 SCS로 생성된 하지의 신전 운동을 촉진한다. 첫째, 앉은 자세에서 신체 위치를 변경하여 일어서는 동작을 시작할 때 하지에 가해지는 하중이 점진적으로 증가하면 척수로 입력되는 고유수용성 감각 피드백이 증가하여 척추 회로의 활성화에 기여할 가능성이 있다. 둘째, 각 그룹 Ia 근방추 섬유가 동종(homonymous)(및 부분적으로는 이종) 운동 신경세포 풀(pool)의 상당 부분과 풍부하게 연결되어 있기 때문에[9, 58], 경피 SCS에 의한 후근 내의 구심성 신경의 일부라도 활성화하면 운동 신경세포의 흥분성과 동원을 효과적으로 증가시킬 수 있다.

6 결론(Conclusion)

전기 SCS는 40년 이상 다양한 운동 장애의 재활을 위해 사용되어 왔지만, 아

◀**그림 5.** 척수 손상 후 재활에서 요추 척수의 경피 자극의 적용. a 요추 척수의 경피 자극에 의한 하지 강직증 제어. 척추 강직증이 있는 환자에서 고관절과 무릎의 수동적 굴곡 및 신전 운동 중 강직성 신장 반사에 의해 유발된 근전도(EMG) 활동 (i) 자극 전 및 (ii) 30분간 50Hz 강직성(tonic) 자극 후. 자극은 대퇴사두근(Q), 내전근(Add), 햄스트링(Ham), 전경골근(TA), 대퇴삼두근(TS)에서 기록된 EMG 활동을 거의 완전히 억제했으며, 이 효과는 경피 SCS 세션 후 몇 시간 동안 지속되었다. 음영 처리된 영역은 누운 자세에서의 수동적 움직임을 표시하며, 동일한 동작을 두 번 반복한 것을 보여준다. 이 데이터는 미국 척추 손상 협회 장애 척도(AIS) 등급 C로 분류되고 신경 손상 수준이 C6인 만성 불완전 척수 손상(SCI)이 있는 환자로부터 얻은 것이다. b 약 30 Hz 및 운동 역치 이하 강도의 경피 자극은 운동성 불완전 SCI가 있는 환자의 보행 능력에 즉각적인 영향을 미칠 수 있다. 표시된 막대 그림 표현은 고관절 및 무릎 각도 측정 데이터를 기반으로 계산되었으며, 지속적인 척수 자극(SCS on, 왼쪽)과 자극이 없는 상태(SCS off, 오른쪽)에서 10회 연속 보행 주기의 평균을 구한 것이다. 자극을 받으면 유각기 동안 움직임이 향상되고 입각기 중 관절 안정성이 증가했다. 모든 걸음걸이 동작은 피험자가 자발적으로 시작하고 유지했으며, 자발적인 걸음걸이 시도가 없는 경우에는 자극에 의해 EMG 활동이 생성되지 않았다. 불완전 SCI를 가진 피험자는 AIS D로 분류되었고 신경 손상 수준은 T9였다. 보행 중 수동적인 보조나 체중 지지는 없었고, 트레드밀 벨트 속도는 1.6 km/h였다. c 운동 역치 이상의 강도로 약 15 Hz의 자극을 받으면 중증 SCI 환자가 일어서고 직립 자세를 유지하는 것이 가능하다. 한쪽 다리의 막대 그림 표현과 그에 상응하는 지면 반력(ground reaction force)이 표시되어 있다. 머리 위 하네스에 지지된 앉은 자세에서 시작하여 자극은 양측 하지 신전 동작을 유도하여 하지당 최대 40 kg의 지면 반력이 가해지는 직립 자세로 이어졌다. 하지의 하중이 증가함에 따라 척수에 대한 추가적인 고유수용성 피드백 입력이 생성되어 하지의 신전을 더욱 촉진했다. 직립 자세는 자극이 꺼질 때까지(SCS off) 유지되었다. 데이터는 AIS A로 분류되고 신경 손상 수준이 T9인 완전 SCI를 가진 환자에게서 얻은 것이다.

직 널리 보급되지 않았고 일부 전문 센터에서만 제한적으로 사용되어 왔다. 하지만 최근 신경 증강(neuro-augmentative) 도구로서 SCS를 재조명한 주목할 만한 연구들이 발표되면서 척수의 전기 신경 조절에 대한 관심이 다시금 높아지고 있다. SCS는 SCI 환자의 잔존하는 운동 제어 능력에 부정적인 영향을 미치지 않으면서 확산성(diffuse) 및 심각한 상태의 척추 강직증을 효과적으로 조절할 수 있을 뿐만 아니라, 중증 SCI 환자의 경우에도 실제로 기능적 운동 회복을 향상시키는데 효과적인 것으로 나타났다. SCS가 임상 실무에서 더 광범위하게 사용되고 수용되려면 본질적으로 표적 신경망의 신경생리적 상호 작용에 대한 이해와 SCS 시스템 이식 전에 반응자와 비반응자를 구별할 수 있는 마커를 식별하는 것이 중요하다. 경피

SCS의 가용성은 이러한 과정을 촉진하고, 또한 그 자체로 손상된 운동 제어 능력의 신경 조절을 위한 유용한 임상 도구가 될 수 있다.

참고 문헌

1. Adams MM, Hicks AL. Spasticity after spinal cord injury. Spinal Cord. 2005;43:577–86.
2. Andrews JC, Stein RB, Roy FD. Post-activation depression in the human soleus muscle using peripheral nerve and transcutaneous spinal stimulation. Neurosci Lett. 2015;589:144–9.
3. Andrews JC, Stein RB, Roy FD. Reduced postactivation depression of soleus Hreflex and root evoked potential after transcranial magnetic stimulation. J Neurophysiol. 2015;114:485–92.
4. Angeli CA, Edgerton VR, Gerasimenko YP, et al. Altering spinal cord excitability enables voluntary movements after chronic complete paralysis in humans. Brain. 2014;137:1394–409.
5. Barnes MP. Management of spasticity. Age Ageing. 1998;27:239–45.
6. Barolat G, Myklebust JB, Wenninger W. Enhancement of voluntary motor function following spinal cord stimulation–case study. Appl Neurophysiol. 1986;49:307–14.
7. Barolat G, Myklebust JB, Wenninger W. Effects of spinal cord stimulation on spasticity and spasms secondary to myelopathy. Appl Neurophysiol. 1988;51:29–44.
8. Biering-Sørensen F, Nielsen JB, Klinge K. Spasticity-assessment: a review. Spinal Cord. 2006;44:708–22.
9. Brodal A. Neurological anatomy in relation to clinical medicine. 3rd ed. New York: Oxford University Press; 1981.
10. Capogrosso M, Wenger N, Raspopovic S, et al. A computational model for epidural electrical stimulation of spinal sensorimotor circuits. J Neurosci. 2013;33:19326–40.
11. Capogrosso M, Milekovic T, Borton D et al. A brain spinal interface to alleviate lower limb deficits after neuromotor disorders. In: Neurosci Meet Planner, Chicago, IL, Soc Neurosci;2015. 428.08. http://www.abstractsonline.com/Plan/ViewAbstract.aspx?sKey=1cecc2a2-8e4f-4585-9cbe-268cd58172d4&cKey=04840ed1-447c-4af5-a45b-c0a96ed93dc5&mKey=d0ff4555-8574- 4fbb-b9d4-04eec8ba0c84.
12. Cioni B, Dimitrijevic MR, McKay WB, Sherwood AM. Voluntary supraspinal suppression of spinal reflex activity in paralyzed muscles of spinal cord injury patients. Exp Neurol. 1986;93:574–83.
13. Cook AW. Electrical stimulation in multiple sclerosis. Hosp Pract. 1976;11:51–8.
14. Cook AW, Weinstein SP. Chronic dorsal column stimulation in multiple sclerosis. Preliminary report. N Y State J Med. 1973;73:2868–72.
15. Courtine G, Harkema SJ, Dy CJ, et al. Modulation of multisegmental monosynaptic responses in a variety of leg muscles during walking and running in humans. J Physiol. 2007;582:1125–39.
16. Danner SM, Hofstoetter US, Ladenbauer J, et al. Can the human lumbar posterior columns be stimulated by transcutaneous spinal cord stimulation? A modeling study. Artif Organs. 2011;35:257–62.
17. Danner SM, Hofstoetter US, Freundl B, et al. Human spinal locomotor control is based on flexibly organized burst generators. Brain. 2015;138:577–88.
18. Danner SM, Krenn M, Hofstoetter US, et al. Body position influences which neural structures are recruited by lumbar transcutaneous spinal cord stimulation. PLoS ONE. 2016;11:e0147479.
19. Davidoff RA. The dorsal columns. Neurology. 1989;39:1377–85.
20. Davis R, Emmonds SE. Spinal cord stimulation for multiple sclerosis: quantifiable benefits. Stereotact Funct Neurosurg. 1992;58:52–8.
21. Dietz V, Colombo G, Jensen L, Baumgartner L. Locomotor capacity of spinal cord in para-

plegic patients. Ann Neurol. 1995;37:574–82.
22. Dimitrijevic MR, Dimitrijevic MM, Faganel J, et al. Suprasegmentally induced motor unit activity in paralyzed muscles of patients with established spinal cord injury. Ann Neurol. 1984;16:216–21.
23. Dimitrijevic MM, Dimitrijevic MR, Illis LS, et al. Spinal cord stimulation for the control of spasticity in patients with chronic spinal cord injury: I. Clinical observations. Cent Nerv Syst Trauma. 1986;3:129–44.
24. Dimitrijevic MR, Gerasimenko Y, Pinter MM. Evidence for a spinal central pattern generator in humans. Ann N Y Acad Sci. 1998;860:360–76.
25. Dooley DM, Sharkey J. Electrostimulation of the nervous system for patients with demyelinating and degenerative diseases of the nervous system and vascular diseases of the extremities. Appl Neurophysiol. 1977;40:208–17.
26. Elbasiouny SM, Moroz D, Bakr MM, et al. Management of spasticity after spinal cord injury: current techniques and future directions. Neurorehabil Neural Repair. 2010;24:23–33.
27. Faganel J, Dimitrijevic MR. Study of propriospinal interneuron system in man. Cutaneous exteroceptive conditioning of stretch reflexes. J Neurol Sci. 1982;56:155–72.
28. Gildenberg P. Neuromodulation: a historical perspective. In: Krames E, Peckham P, Rezai A, editors. Neuromodulation. London: Elsevier-Academic Press; 2009. p. 9–20.
29. Guertin PA. Synergistic activation of the central pattern generator for locomotion by l-beta-3,4-dihydroxyphenylalanine and quipazine in adult paraplegic mice. Neurosci Lett. 2004;358:71–4.
30. Guertin PA. Central pattern generator for locomotion: anatomical, physiological, and pathophysiological considerations. Front Neurol. 2012;3:183.
31. Guertin PA. Preclinical evidence supporting the clinical development of central pattern generator-modulating therapies for chronic spinal cord-injured patients. Front Hum Neurosci. 2014;8:272.
32. Harkema S, Gerasimenko Y, Hodes J, et al. Effect of epidural stimulation of the lumbosacral spinal cord on voluntary movement, standing, and assisted stepping after motor complete paraplegia: a case study. Lancet. 2011;377:1938–47.
33. Herman R, He J, D'Luzansky S, et al. Spinal cord stimulation facilitates functional walking in a chronic, incomplete spinal cord injured. Spinal Cord. 2002;40:65–8.
34. Hofstoetter US, Minassian K, Hofer C, et al. Modification of reflex responses to lumbar posterior root stimulation by motor tasks in healthy subjects. Artif Organs. 2008;32:644–8.
35. Hofstoetter US, Hofer C, Kern H, et al. Effects of transcutaneous spinal cord stimulation on voluntary locomotor activity in an incomplete spinal cord injured individual. Biomed Tech (Berl). 2013. https://doi.org/10.1515/bmt-2013-4014.
36. Hofstoetter US, McKay WB, Tansey KE, et al. Modification of spasticity by transcutaneous spinal cord stimulation in individuals with incomplete spinal cord injury. J Spinal Cord Med. 2014;37:202–11.
37. Hofstoetter US, Krenn M, Danner SM et al. Short- and long-term effects of intermittent transcutaneous spinal cord stimulation on spinal spasticity and residual motor control. In: Neurosci Meet Planner, Washingotn, DC, Soc Neurosci; 2014b. 630.04. http://www.abstractsonline.com/Plan/ViewAbstract.aspx?sKey=d4a1ebd1-790a-474a-865c-6def8b901ee8&cKey=04026d5f-dacb-410d-b5f9-12ff12fd7243&mKey=54c85d94-6d69-4b09-afaa-502c0e680ca7.
38. Hofstoetter US, Danner SM, Freundl B, et al. Periodic modulation of repetitively elicited monosynaptic reflexes of the human lumbosacral spinal cord. J Neurophysiol. 2015;114:400–10.
39. Hofstoetter US, Krenn M, Danner SM, et al. Augmentation of voluntary locomotor activity by transcutaneous spinal cord stimulation in motor-incomplete spinal cord-injured individuals. Artif Organs. 2015;39:E176–86.
40. Holsheimer J. Concepts and methods in neuromodulation and functional electrical stimulation: an introduction. Neuromodulation. 1998;1:57–61.

41. Holsheimer J. Which neuronal elements are activated directly by spinal cord stimulation. Neuromodulation. 2002;5:25–31.
42. Huang H, He J, Herman R, et al. Modulation effects of epidural spinal cord stimulation on muscle activities during walking. IEEE Trans Neural Syst Rehabil Eng. 2006;14:14–23.
43. Hunter JP, Ashby P. Segmental effects of epidural spinal cord stimulation in humans. J Physiol. 1994;474:407–19.
44. Illis LS, Oygar AE, Sedgwick EM, et al. Dorsal-column stimulation in the rehabilitation of patients with multiple sclerosis. Lancet. 1976;1:1383–6.
45. Illis LS, Sedgwick EM, Tallis RC. Spinal cord stimulation in multiple sclerosis: clinical results. J Neurol Neurosurg Psychiatry. 1980;43:1–14.
46. Jackson A, Zimmermann JB. Neural interfaces for the brain and spinal cord—restoring motor function. Nat Rev Neurol. 2012;8:690–9.
47. Jilge B, Minassian K, Rattay F, et al. Initiating extension of the lower limbs in subjects with complete spinal cord injury by epidural lumbar cord stimulation. Exp Brain Res. 2004;154:308–26.
48. Kakulas BA. Pathology of spinal injuries. Cent Nerv Syst Trauma. 1984;1:117–29.
49. Kakulas A. The applied neurobiology of human spinal cord injury: a review. Paraplegia. 1988;26:371–9.
50. Kakulas BA, Kaelan C. The neuropathological foundations for the restorative neurology of spinal cord injury. Clin Neurol Neurosurg. 2015;129:S1–7.
51. Knikou M. The H-reflex as a probe: pathways and pitfalls. J Neurosci Methods. 2008;171:1–12.
52. Krames E, Rezai A, Peckham P, et al. What is neuromodulation? In: Krames E, Peckham P, Rezai A, editors. neuromodulation. London: Elsevier-Academic Press; 2009. p. 3–8.
53. Krenn M, Hofstoetter US, Danner SM, et al. Multi-electrode array for transcutaneous lumbar posterior root stimulation. Artif Organs. 2015;39:834–40.
54. Kumar K, Lind G, Winter J, et al. Spinal cord stimulation: placement of surgical leads via laminotomy—techniques and benefits. In: Krames E, Peckham P, Rezai A, editors. Neuromodulation. London: Elsevier-Academic Press; 2009. p. 1005–11.
55. Kumru H, Murillo N, Samso JV, et al. Reduction of spasticity with repetitive transcranial magnetic stimulation in patients with spinal cord injury. Neurorehabil Neural Repair. 2010;24:435–41.
56. Ladenbauer J, Minassian K, Hofstoetter US, et al. Stimulation of the human lumbar spinal cord with implanted and surface electrodes: a computer simulation study. IEEE Trans Neural Syst Rehabil Eng. 2010;18:637–45.
57. Lance JW. The control of muscle tone, reflexes, and movement: Robert Wartenberg lecture. Neurology. 1980;30:1303–13.
58. Lloyd DPC. Reflex action in relation to pattern and peripheral source of afferent stimulation. J Neurophysiol. 1943;6:111–9.
59. Maegele M, Müller S, Wernig A, Edgerton VR, Harkema SJ. Recruitment of spinal motor pools during voluntary movements versus stepping after human spinal cord injury. J Neurotrauma. 2002;19:1217–29.
60. Melzack R, Wall PD. Pain mechanisms: a new theory. Science. 1965;150:971–9.
61. Mendell LM. Constructing and deconstructing the gate theory of pain. Pain. 2014;155:210–6.
62. Minassian K, Jilge B, Rattay F, et al. Stepping-like movements in humans with complete spinal cord injury induced by epidural stimulation of the lumbar cord: electromyographic study of compound muscle action potentials. Spinal Cord. 2004;42:401–16.
63. Minassian K, Persy I, Rattay F, et al. Effect of peripheral afferent and central afferent input to the human lumbar spinal cord isolated from brain control. Biocybern Biomed Eng. 2005;25:11–29.
64. Minassian K, Persy I, Rattay F, et al. Human lumbar cord circuitries can be activated by extrinsic tonic input to generate locomotor-like activity. Hum Mov Sci. 2007;26:275–95.

65. Minassian K, Persy I, Rattay F. Posterior root-muscle reflexes elicited by transcutaneous stimulation of the human lumbosacral cord. Muscle Nerve. 2007;35:327–36.
66. Minassian K, Hofstoetter US, Rattay F. Transcutaneous lumbar posterior root stimulation for motor control studies and modification of motor activity after spinal cord injury. In: Dimitrijevic M, Kakulas B, McKay W, Vrbova G, editors. Restorative neurology of spinal cord injury. New York: Oxford University Press; 2011. p. 226–55.
67. Minassian K, Hofstoetter U, Tansey K et al. Neuromodulation of lower limb motor control in restorative neurology. Clin Neurol Neurosurg. 2012;114:489–497.
68. Minassian K, McKay WB, Binder H et al. Targeting lumbar spinal neural circuitry by Epidural stimulation to restore motor function after spinal cord injury. Neurotherapeutics. 2016a. https://doi.org/10.1007/s13311-016-0421-y.
69. Minassian K, Hofstoetter US. Spinal cord stimulation and augmentative control strategies for leg movement after spinal paralysis in humans. CNS Neurosci Ther CNS Neurosci Ther. 2016. https://doi.org/10.1111/cns.12530.
70. Minassian K, Hofstoetter US, Danner SM, et al. Spinal rhythm generation by step-induced feedback and transcutaneous posterior root stimulation in complete spinal cord-injured individuals. Neurorehabil Neural Repair. 2016;30:233–43.
71. Murg M, Binder H, Dimitrijevic MR. Epidural electric stimulation of posterior structures of the human lumbar spinal cord: 1. muscle twitches—a functional method to define the site of stimulation. Spinal Cord. 2000;38:394–402.
72. Nathan PW, Smith MC. Fasciculi proprii of the spinal cord in man. Brain. 1959;82:610–68.
73. Penn RD. Intrathecal drugs for spasticity. In: Lozano AM, Gildenberg PL, Tasker RR, editors. Textbook of stereotactic and functional neurosurgery. Berlin: Springer; 2009. p. 1975–81.
74. Pierrot-Deseilligny E, Burke D. The circuitry of the human spinal cord. Cambridge: Cambridge University Press; 2012.
75. Pinter MM, Gerstenbrand F, Dimitrijevic MR. Epidural electrical stimulation of posterior structures of the human lumbosacral cord: 3. Control of spasticity. Spinal Cord. 2000;38:524–31.
76. Rattay F, Minassian K, Dimitrijevic MR. Epidural electrical stimulation of posterior structures of the human lumbosacral cord: 2. quantitative analysis by computer modeling. Spinal Cord. 2000;38:473–89.
77. Rejc E, Angeli C, Harkema S. Effects of lumbosacral spinal cord epidural stimulation for standing after chronic complete paralysis in humans. PLoS ONE. 2015;10:e0133998.
78. Rekand T. Clinical assessment and management of spasticity: a review. Acta Neurol Scand Suppl. 2010;190:62–6.
79. Richardson RR, McLone DG. Percutaneous epidural neurostimulation for paraplegic spasticity. Surg Neurol. 1978;9:153–5.
80. Richardson RR, Cerullo LJ, McLone DG, et al. Percutaneous epidural neurostimulation in modulation of paraplegic spasticity. Six case reports. Acta Neurochir (Wien). 1979;49:235–43.
81. Roy FD, Gibson G, Stein RB. Effect of percutaneous stimulation at different spinal levels on the activation of sensory and motor roots. Exp Brain Res. 2012;223:281–9.
82. Roy FD, Bosgra D, Stein RB. Interaction of transcutaneous spinal stimulation and transcranial magnetic stimulation in human leg muscles. Exp Brain Res. 2014;232:1717–28.
83. Saadé NE, Tabet MS, Atweh SF, et al. Modulation of segmental mechanisms by activation of a dorsal column brainstem spinal loop. Brain Res. 1984;310:180–4.
84. Sayenko DG, Atkinson DA, Dy CJ, et al. Spinal segment-specific transcutaneous stimulation differentially shapes activation pattern among motor pools in humans. J Appl Physiol. 2015;118:1364–74.
85. Schieppati M. The Hoffmann reflex: a means of assessing spinal reflex excitability and its descending control in man. Prog Neurobiol. 1987;28:345–76.
86. Sedgwick EM, Illis LS, Tallis RC, et al. Evoked potentials and contingent negative variation

during treatment of multiple sclerosis with spinal cord stimulation. J Neurol Neurosurg Psychiatry. 1980;43:15–24.

87. Shealy CN, Taslitz N, Mortimer JT. Electrical inhibition of pain: experimental evaluation. Anesth Analg. 1967;46:299–305.
88. Shealy CN, Mortimer JT, Reswick JB. Electrical inhibition of pain by stimulation of the dorsal columns: preliminary clinical report. Anesth Analg. 1967;46:489–91.
89. Sheean G (2002) The pathophysiology of spasticity. Eur J Neurol. 2002; S1:3–9.
90. Siegfried J, Krainick JU, Haas H, et al. Electrical spinal cord stimulation for spastic movement disorders. Appl Neurophysiol. 1978;41:134–41.
91. Siegfried J, Lazorthes Y, Broggi G. Electrical spinal cord stimulation for spastic movement disorders. Appl Neurophysiol. 1981;44:77–92.
92. Singh A, Tetreault L, Kalsi-Ryan S. Global prevalence and incidence of traumatic spinal cord injury. Clin Epidemiol. 2014;6:309–31.
93. Sköld C, Levi R, Seiger A. Spasticity after traumatic spinal cord injury: nature, severity, and location. Arch Phys Med Rehabil. 1999;80:1548–57.
94. Steuer I, Rouleau F, Guertin PA. Pharmacological approaches to chronic spinal cord injury. Curr Pharm Des. 2013;19:4423–36.
95. Struijk JJ, Holsheimer J, Boom HB. Excitation of dorsal root fibers in spinal cord stimulation: a theoretical study. IEEE Trans Biomed Eng. 1993;40:632–9.
96. Szava Z, Danner SM, Minassian K. Transcutaneous electrical spinal cord stimulation: Biophysics of a new rehabilitation method after spinal cord injury. Müller, Saarbrücken: VDM Verlag Dr; 2011.
97. Veltink PH, Van Alsté JA, Boom HB. Influences of stimulation conditions on recruitment of myelinated nerve fibers: a model study. IEEE Trans Biomed Eng. 1988;35:917–24. 98. Wall PD, Sweet WH. Temporary abolition of pain in man. Science. 1967;155:108–9.
99. Waltz JM. Spinal cord stimulation: a quarter century of development and investigation. A review of its development and effectiveness in 1336 cases. Stereotact Funct Neurosurg. 1997;69:288–99.
100. Waltz JM. Chronic stimulation for motor disorders. In: Gindelberg PL, Tasker RR, editors. Textbook for stereotactic and functional neurosurgery. New York: McGraw-Hill; 1998. p. 1087–99.
101. Wenger N, Moraud EM, Raspopovic S et al. Closed-loop neuromodulation of spinal sensorimotor circuits controls refined locomotion after complete spinal cord injury. Sci Transl Med. 2014;6:255ra133.
102. Wernig A, Müller S. Laufband locomotion with body weight support improved walking in persons with severe spinal cord injuries. Paraplegia. 1992;30:229–38.

편마비 환자의 기능적 수술 및 조기 재활 치료

Functional Surgery and Early Rehabilitation Treatment in Hemiplegic Patients

Paolo Zerbinati, Erika Giannotti, Maria Longhi and Davide Mazzoli

1 서론(Introduction)

신경계 질환 치료의 발전으로 인해 중추신경계 병변으로 인한 사지 기능 장애와 기형(deformity)을 가진 환자가 증가하고 있으며, 이를 상위 운동 신경세포 증후군(upper motor neuron syndrome, UMNS)이라고 한다. 외상성 뇌손상(traumatic brain injury, TBI)과 뇌혈관 사고(cerebral vascular accident, CVA), 즉 뇌졸중은 환자와 사회 모두에 심각한 영향을 미칠 수 있다. 사망 원인 중 세 번째로 높은 뇌졸중은 장기적인 장애의 주요 원인으로 매년 의료비가 증가하고 있다. 뇌졸중 환자의 약 60%가 생존하지만, 그 중 절반은 반신마비를 경험한다. 중추신경계 손상으로 인해 뇌졸중 환자는 근력 약화, 비정상적인 근긴장도, 균형 및 자세 조절 장애를 보이며, 이로 인해 움직임 제어의 어려움, 사지 강직증(spasticity) 및 사지 기형 등이 발생한다[1, 2]. 사지 기형은 일반적으로 정적 현상과 동적 현상의 결과로 발생한다. 정적 기형에는 이소성 골화(heterotopic ossification), 골절 부정유합(fracture malunion), 연조직 구축(soft tissue contracture)이 포함되고, 동적 기형에는 근력 약화, 강직, 경직(rigidity), 운동 제어 장애 등이 포함된다. 편마비 환자의 80% 이상에서 비정상적인 보행 패턴을 유발하는 내반첨족 발 기형(equinovarus foot deformity, EVFD)은 뇌졸중 후 보행을 제한하는 주요 요인이다[3]. 해당 기형은 일반적으로 저측 굴곡근(plantar flexor)과 내번근(invertor)의 강직으로 인해 발생하며, 배측 굴곡근(dorsiflexor)과 그 길항근(antagonist)의 장애와도 관련이 있다. 특히 발의 기형은 비복근, 가자미근, 전경골근(TA), 후경골근(TP), 장족무지굴근(flexor hallucis longus, FHL), 장지굴근(flexor digitorum longus, FDL) 등을 포함한 여러 다른 근육들 사이에 결합된 강직이 있는 경우에 볼 수 있으며, 이와 관련된 약화는 비골(peroneal)근에서 나타날 수 있다. 발 기형은 유각기 동안 발의 높이(clearance), 유각기 말기에서 발의 올바른 사전 위치 지정(pre-positioning), 지탱하는 하지의 하중(loading) 지지, 입각기 동안 발목 안정성 등을 방해한다[1]. 따라서 EVFD가 있는 신경계 환자는 도움 없이 걸을 수 없는 경우가 많으며, 종종 보조 장치나 목발이 필요하다[4].

현재 EVFD에 대한 다양한 치료 옵션이 소개되어 있다. 여기에는 비수술적 치료와 수술적 치료가 포함된다. 비수술적 방법에는 스트레칭을 이용한 물리치료, 연쇄 깁스(serial casting), 보조기, 근육 이완 및 경련(spasm) 완화를 위한 경구 약물 요법, 페놀(phenol) 주사 신경 차단술, 과긴장성을 줄이기 위한 보툴리눔 독소(botulinum toxin) 주사를 이용한 화학적 탈신경제(chemodenervation) 등이 있다[5].

EVFD의 수술 기법에는 연조직 방출(release) 요법 및 건 전이술(transfer)과 건 연장술(lengthening)이 포함된다. 과거에는 만성 강직성 구축 기형에 대한 장기 치료의 경우 의학적 치료와 보조기 치료에 국한되었으며, 이는 종종 효과가 없는 경우가 많았다. 이러한 접근 방식은 하지 구축, 강직증, 통증, 보행 불안정, 욕창 등의 결과를 낳았으며, 이는 환자의 활동 수준, 삶의 질, 편안함, 보행 상태, 요양 시설 밖에서 생활할 수 있는 능력 등을 크게 저하시킨다[6].

이러한 족부 기형을 치료하기 위한 다양한 수술적 및 비수술적 치료법이 제안되어 있다. 전통적인 수술적 접근 방식은 후방 발목 관절 캡슐 방출(capsular release) 요법을 동반하거나 동반하지 않는 아킬레스건 연장술, 다양한 건 전이술, 건 연장술 또는 방출술, 종골 절골술(calcaneal osteotomy), 후족 유합술(hindfoot fusion)의 조합으로 구성된다. 이러한 재건술은 일반적으로 전신 마취, 항응고제(anti-coagulant) 복용 중단, 수술 후 긴 회복 기간이 필요하며, 이 기간 동안 발에 체중을 싣지 않아야 한다. 그러나 많은 환자들이 후자의 제한 사항을 물리적으로 준수하는데 어려움을 겪고 있어 휠체어를 사용하는 경우가 많다. 목발이나 기타 체중 비부하 보행 보조기의 경우 뇌졸중 환자의 전반적인 근력 약화, 강직증, 구축 등으로 인해 상지 기능에도 영향을 받기 때문에 일반적으로 실용적인 옵션이 되지 못한다.

최근에는 최소 침습적(invasive) 연조직 시술법이 도입되어 오랫동안 지속된 발과 발목 기형을 교정할 수 있게 되었으며, EVFD 수술을 받은 뇌졸중 환자의 경우 이러한 접근법과 조기 재활 치료를 결합하여 즉각적인 체중 지지가 가능해졌다[7].

연조직 수술로 EVFD를 교정하는 것이 긍정적인 효과가 있다는 사실이 연구를 통해 입증되었다[8, 9]. Renzenbrink et al.[10]은 최근 고찰논문에서 EVFD에 대한 수술적 중재의 장기적 효과를 분석한 결과, 논문에 포함된 15개 연구 모두에서 발 기형의 외과적 교정은 안전하고 영구적이며 보행 능력을 개선하고 보조기의 필요성을 줄이는데 효과적인 것으로 나타났다. 수술 전 계획 수립에 가장 유용한 진단 도구 중 하나는 동적(dynamic) 근전도 검사(dEMG)를 결합한 보행 분석이다[11, 12]. 보행 중 dEMG로 측정한 근육 활성화 패턴은 뇌졸중 환자의 하지 근육의 정상 또는 병적 활동을 구별하는데 사용된다[7, 12]. Perry et al.의 연구에서 TA, 비복근, 가자미근, 장비골근(peroneus longus) 및 단비골근(peroneus brevis)은 dEMG로 기록되었고, TP, FDL, FHL은 미세 침 전극을 사용했다[11]. 정상 보행에서 TA는 초기 접촉 및 체중 부하 단계 동안 신장성 수축(eccentric contraction)으로 활성화되며, 유각기 중기 및 말기 단계 사이에는 단축성 수축(concentric contraction)으로 다시 활성화된다. 이 두 단계 사이에는 비활성 상태로 유지된다. 그러나 TBI 환자의 50%는 보행 내내 TA에서 지속적인 활동을 보이는 것으로 보고되었다[13]. Fuller와 동료 연구자들[12]은 41명의 강직성 내반첨족 기형 환자를 대상으로 조사한 결과, dEMG를 포함한 계측 보행 분석과 철저한 임상 평가를 통합하면 사전에 결정된 수술 계획의 64%가 변경되었고, 수술자 간 의견 일치도가 상당한 수준으로 증가한다는 것을 보여주었다.

많은 긍정적인 결과에도 불구하고 EVFD의 연조직 수술□ 통한 교정을 지지하는 과학적 증거는 여전히 제한적이다. 이는 Renzenbrink et al.[10]의 고찰논문에 포함된 연구들의 증거 수준이 낮았고 측정된 결과와 수술 전 계획이 이질적이었으며, 수술 치료에 적합한 환자를 선택하는데 사용된 기준도 다양했기 때문이다. 특히 해당 연구진은 의사결정 과정에서 중요한 도구인 수술 전 보행 분석이 뇌졸중 환자의 임상 진료에서 여전히 사용되지 않았다는 사실을 지적했다.

문헌에는 구체적인 수술 후 재활 치료(치료 시작 및 기간, 운동 유형)에 대한 지침이 제시되어 있지 않다. 특히 수술 후 깁스를 하고 고정해야 하는 기간에 대한 일치된 의견이 없는 실정이며, 일부 연구자는 비관절형(non-articulated) 발목관절 보조기(ankle-foot orthosis, AFO)를 사용한 즉각적인 체중 부하 프로그램을 제안하기도 했다[14].

2 수술 시행 지침(Surgical Indications)

수술 시행 지침에는 다학제적인 비수술적 치료법에 반응하지 않는 기형이 포함된다. 수술은 일반적으로 환자가 신경학적 개선의 정체기(plateau)에 도달하면 고려되는데, 이는 일반적으로 CVA 후 약 6개월, TBI 후 약 18개월에 발생한다[15]. Namdari와 동료 연구자들[16]은 강직성 내반첨족 기형이 있는 뇌졸중 환자 집단(cohort)에서 분할 전경골근 건 전이술(split anterior tibialis tendon transfer, SPLATT)의 결과를 조사했다. 연구 결과 나이와 성별은 결과에 영향을 미치지 않았으며, 뇌졸중 이후 경과 시간이 광범위했음에도 불구하고 모든 환자가 개선을 보였다. 수술의 주요 목표는 균형 잡히고 기능적인 발을 만들고 보조기 필요성을 최소화하며, 통증을 완화하고 굳은 살(callus)과 욕창을 예방하며 위생을 더 용이하게 하는 것이었다[17]. 휠체어를 사용하는 환자는 교정을 통해 휠체어 발 받침대에 더 쉽게 발바닥 전체가 닿는(plantigrade) 발을 만들 수 있는 경우 수술을 시행한다. 강직성 발 및 발목 기형의 초기에는 첨족(equinus)이 동적인(dynamic) 상태이므로 일반적으로 근육 연장술이나 전이술을 통해 근육의 균형을 맞추는 방식으로 치료해야 한다. 정적(static) 변형은 관절낭, 인대, 근육, 힘줄 등이 고정되어 있지만 강직 구조를 풀어준(release) 후 동적 변형으로 치료할 수 있다. 동적 변형과 정적 변형을 구별하는 것은 특히 임상 환경에서 어려울 수 있다. 수술 전(preoperative) 평가와 비교하여 마취 상태에서의 수술 중(intraoperative) 평가를 비교하면 변형이 동적인지 정적인지 구분하는데 도움이 된다.

3 수술 전 평가(Preoperative Evaluation)

수술 전 평가는 환자를 보행 가능 집단과 비보행 집단으로 분류하는데 유용하다. 이 두 집단 모두 수술을 통해 앉았을 때의 균형을 개선하고 보조기나 신발을 더 편안하게 착용할 수 있는 정상적으로 정렬된(plantigrade) 발을 만들 수 있다. 경우에 따라 보조기 착용감과 편안함이 개선되면 보행이 불가능한 환자도 보행이 가능할 수 있다. 수술을 고려할 때는 기형의 다양한 요소를 신중하게 평가해야 한다. 보행 분석 및 dEMG와 같은 계측 평가와 결합된 철저한 임상 평가가 가장 효과적인 접근 방식이다[10, 12].

임상적으로 동적 변형의 정도는 고정된 연조직과 관절 구축 또는 뼈의 기형을 기준으로 평가하고 정의해야 한다. 강직증은 동적이며 신체 위치 및 움직임과 연관이 있고, 다양한 자극에 의해 영향을 받는다. 따라서 가능한 한 환자를 여러 자세에서 검사하고 다양한 활동 중에 관찰하여 평가해야 한다. 이동하는 동안 및 신발과 양말을 벗는 동안 발의 위치를 관찰하면 임상 평가에 매우 유용한 정보를 얻을 수 있다.

신체 검사에는 앉은 자세에서 수행되는 능동적 및 수동적 움직임이 모두 포함되어야 한다. 보행이 불가능한 환자도 가능한 한 기립 자세에서 관찰해야 하는데, 이는 서 있는 상태에서 반사적 다리 신전 동작이 유발되기 때문이다. 근긴장도는 수정된 Ashworth 척도를 사용하여 평가할 수 있다(표 1). 수정된 Ashworth 척도는 근육 강직을 측정하는 실용적인 임상 도구로, 신뢰성과 반복성이 모두 입증된 바 있다[18, 19].

표 1. 강직증 등급을 매기기 위한 수정된 Ashworth 척도

등급	설명
0	굴곡 또는 신전 운동 전반에 걸쳐 근긴장도 증가 없음
1	사지를 굴곡 또는 신전할 때 관절 가동 범위가 끝날 때 잡았다 놓는 동작으로 나타나는 근긴장도의 경미한 증가
1+	관절 가동 범위의 50% 위치에서 잡았을 때 근긴장도의 경미한 증가 및 이하 범위에서 약간의 저항이 나타남
2	관절 가동 범위의 대부분에서 근긴장도가 현저하게 증가하지만 영향을 받는 사지는 쉽게 움직임
3	근긴장도가 상당히 증가하고 수동적 움직임이 어려움
4	영향을 받은 사지가 굴곡 및 신전 시 경직됨

첨족 발은 일반적으로 비복근, 가자미근, FDL, FHL 근육의 비정상적인 활동으로 인해 발생한다. 발목의 배측 굴곡을 무릎이 신전 및 굴곡된 상태에서 비교하는 것은 비복근과 가자미근의 동적 기여도 또는 강직증의 영향을 구별하는데 있어서 신뢰할 수 있는 방법이 아니다. 이는 무릎 신전 동작이 발목 저측 굴곡근과 장지굴근을 포함한 다리 전체 근육의 활동 패턴을 유발하기 때문이다[20]. 정적(비강직성) 첨족 기형의 경우 발목의 배측 굴곡을 개선하는 무릎 굴곡 동작은 비복근과 가자미근이 구축 및 그로 인한 EVFD에 기여하는 정도를 구분하는데 도움이 될 수 있다. 실제 임상 환경에서는 첨족 발의 동적 요소와 정적 요소를 구별하기가 어려운 경우가 많다.

최종 임상 평가는 환자가 맨발로 걷는 것을 관찰하는 것이다. 보행 속도는 일정 거리 동안 환자가 걷는 시간을 측정하여 계산할 수 있다. 기능적 보행 분류(functional ambulation classification, FAC)(표 2)는 뇌졸중 환자의 보행 능력에 대한 임상적으로 유용한 검증된 평가 도구이다. 이 척도는 보조기나 신발 개조 또는 상지 보조기의 필요성을 고려하지 않는데, 이는 많은 환자가 기형이 교정될 때까지 이

러한 보조 장치를 사용할 수 없기 때문이다. FAC는 보행 불가에서 정상 보행에 이르는 6가지 범주로 구성된다[21].

보행 분석 및 dEMG는 EVFD의 병인(aetiology)을 더 잘 이해하는데 도움이 된다. 또한 이러한 검사는 강직증과 기형을 유발하는 특정 근육군을 식별하고 이를 통해 치료를 안내하는데 도움이 되므로 종합적인 신체 검사를 보완하는데 중요하다. Fuller와 동료 연구자들[12]은 전향적(prospective) 연구에서 보행 분석을 통해 환자의 64%에서 수술 계획이 개선되었음을 보여주었으며, 외과의(surgeon)의 경험은 영향을 미치지 않았다. Perry와 동료 연구자들[11]은 dEMG를 사용하여 내반(varus) 기형이 있는 뇌졸중 환자의 경우 TA 근육이 유각기의 80% 및 전체 입각기 동안 활성화된다는 것을 보여주었다. 또한 TP 근육의 활동은 가변적인 것으로 나타난 반면, FHL 근육의 활동은 장지굴근이 발목의 저측 굴곡에 기여하기 때문에 강직이 일어난 발에서는 매우 중요한 것으로 나타났다. 뇌졸중이나 TBI 환자의 경우 TP 근육이 내반 기형의 원인이 되는 경우는 드물다.

기형의 복잡한 원인에 대한 이해가 높아짐에 따라 사용되는 교정 수술 절차가 개선되고 발전했다. 예를 들어 SPLATT 시술이 발전함에 따라 기형에 대한 외과적 교정과 더불어 근력을 유지하고 정상적으로 정렬된 발의 성공적 달성 및 유지를 최적화하기 위한 추가적인 중재가 포함되었다. 장족무지신근(extensor hallucis longus, EHL)의 강직과 그로 인한 족무지(hallux)의 과신전 기형은 발등(dorsum) 중앙 부위로의 EHL 전이술을 통해 상쇄된다. 이는 또한 발목에 추가적인 배측 굴곡력을 제공한다. 환자는 평생 여러 근육군에 걸친 근육 간 균형을 맞춰야 한다. 결과적으로 SPLATT 시술은 아킬레스건 연장술, TP 연장술, 내재적 및 외재적 족부 굴곡 및 신전 건의 다양한 전이 및 방출과 같은 다른 시술과 자주 결합된다.

표 2. 기능적 보행 척도

수준	보행 상태
0	보행 불가
1	비기능적 보행
2	가정 내 보행
3	동네 보행
4	독립적인 지역사회 보행
5	정상 보행

4 첨족 기형(Equinus Deformity)

아킬레스건과 비복근-가자미근 연장술 중 선택은 수술실에서 이루어진다. 환자가 마취된 후에도 첨족 기형이 지속되면 정적 구축이 있음을 나타내며, 이는 아킬레스건 연장술을 통해 치료해야 한다. 그러나 첨족 기형이 마취 하에 스스로 교정되면 이는 이 기형이 주로 동적 구축임을 나타내며, 근육-건 접합부에서의 연장술을 통해 치료해야 한다. 너무 과도하게 연장하지 않도록 각별히 주의해야 하며, 종골 보행(아킬레스건이 과도하게 늘어나거나 근육 약화로 인해 발뒤꿈치가 과도하게 닿고 앞발에서 밀어내는 힘이 충분하지 않은 비정상적인 보행 패턴-역주)을 유발하지 않도록 해야 한다[5].

아킬레스 구축에 가장 일반적으로 시행되는 시술은 Hoke 연장술 또는 아킬레스건 연장술(tendo-Achilles lengthening, TAL)이라고도 하는 경피 삼중 편측 건절단술(percutaneous triple hemisection tenotomy)이다[9, 22]. 이 시술은 발을 최대 배측 굴곡 상태로 유지한 상태에서 정중선에서 시작하여 세 번의 절개를 통해 아킬레스건의 횡방향(transverse) 편측 절단을 시행한다. 일반적으로 내반 기형의 경우

그림 1. 아킬레스건 연장을 위한 Hoke 삼중 편측 절단술

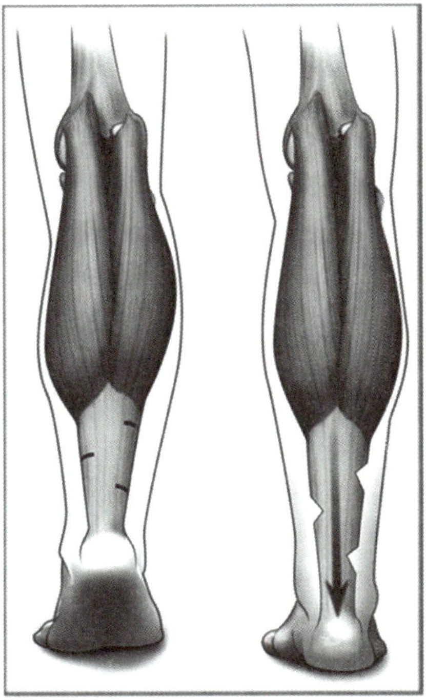

가장 원위부(distal) 및 근위부(proximal) 절개는 아킬레스의 내측(medial) 절반을, 중앙부 절개는 아킬레스의 외측(lateral) 절반을 절개한다. 외반(valgus) 기형의 경우 이러한 절개 방향을 반대로 할 수 있다(**그림 1**).

기형이 주로 동적인 경우 근위부 비복근과 가자미근 연장술을 시행해야 한다. 이 시술에서는 신체의 안쪽에서 접근하는 방법을 통해 비복근과 가자미근의 접합부를 다리의 중간에서 확인한다. 그런 다음 해당 근육을 덮고 있는 개별 힘줄을 절개하고 배측 굴곡 상태에서 발의 능선을 따라 길게 늘린다[5]. 이러한 절차는 일반적으로 다른 시술과 함께 수행되며, 이는 수술 후 경과를 결정한다.

5 내반 기형(Varus Deformity)

• SPLATT

EVFD의 내반 기형은 대부분 과활동성 TA 근육에 의해 이차적으로 발생한다. 따라서 이 기형 부분을 교정하는데 일반적으로 사용되고 효과적인 시술은 SPLATT이다. 이 시술에서는 TA 힘줄의 외측 절반을 중족부의 입방골(cuboid) 또는 외측 설상골(cuneiform)로 전이하여 발을 중립 위치에서 균형을 잡는다. 원래 SPLATT은 뇌성 마비 환자를 대상으로 하여 Garett가 고안하고 Hoffer가 상세하게 기술하였으나, 현재는 모든 강직성 내반 또는 첨족 기형을 치료하는 데도 사용된다[23]. 이 시술은 4세 이상의 환자에게 동적 내반 또는 첨족 기형이 있는 경우에 시

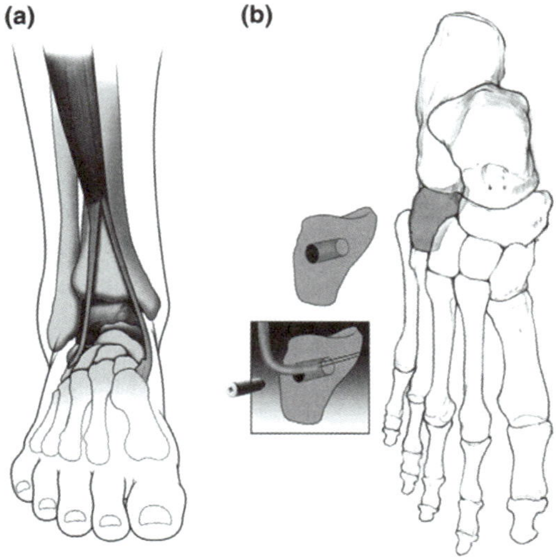

그림 2. SPLATT. **(a)** 완료된 SPLATT 전이. **(b)** 분할된 전경골근 건의 외측 부분에 대한 입방골의 터널(Keenan[5]에서 허락을 받아 발췌)

행한다. 또한 이 시술은 종종 TAL과 함께 시행되며, 정형외과 수술에서 알려진 가장 일반적이고 성공적인 건 이식술 중 하나이다[2, 24]. 이 시술에는 세 가지 절개 기술이 사용된다(**그림 2**). 먼저, 내측 설상골에 TA를 삽입하는 내측 절개를 시행한다. TA 힘줄의 외측 절반을 세로로 분할하고 삽입 부위에서 가능한 한 원위부까지 절단한다. 두 번째 절개는 경골 능선 바로 옆의 발목 관절에서 8~10 cm 근위부에서 한다. TA를 덮고 있는 근막(fascia)을 분할하고 힘줄의 외측 절반을 원위부에서 근위부로 통과시킨다. 마지막 절개는 입방골 또는 외측 설상골 위에서 이루어지며, 힘줄은 근위부에서 원위부로 피하(subcutaneous) 방식으로 재배치한다. 그런 다음 뼈 표면에 수직으로 터널을 만들고 힘줄을 통과시켜 골접합용 간섭(interference) 나사로 고정한다[25].

간섭 나사 고정은 기존 고정 방법보다 44 N 더 강한 166 N의 파괴(failure) 강도를 가지고 있다[26]. 과도 교정(overcorrection) 또는 과소 교정(undercorrection)을 방지하려면 TA의 전이된 부분과 내측의 온전한 부분 사이의 장력 균형을 맞출 때 발을 중립 위치에 두는 것이 중요하다. 그러나 일부 외과의는 TA 힘줄 전체를 전이하는 것을 지지하며, 사체(cadaver) 연구에 따르면 분할 또는 전체 힘줄 전이술 모두 과도 교정을 초래하지 않는 것으로 나타났다[26, 27].

6 장족무지굴근(FHL) 전이술 [Flexor Hallucis Longus (FHL) Transfer]

강직성 EVFD에 대한 SPLATT 시술의 대안으로 FHL 건을 골간 막(interosseous membrane)을 통해 전이할 수 있으며, 이 시술은 유망한 결과를 보여 주었다[28, 29]. 일반적으로 중족부(midfoot)에서 FHL 건을 길게 채취하고 골간 막을 통해 후방에서 전방으로 전이한 후, 3번째 또는 4번째 중족골(metatarsus) 주위에 FHL 건을 고정한다(tenodesing).

7 장지굴근(FDL)의 종골로의 전이술 [Flexor Digitorum Longus (FDL) Transfer to the Calcaneus]

근육의 과활동성이나 빠른 신전 자극에 대한 과잉 근육 반응을 근력으로 잘못 해석해서는 안된다. 강직성 근육은 본질적으로 약한 근육이다. 아킬레스건 연장술이나 근위부 비복근과 가자미근의 부분적 연장술은 UMNS 환자의 저측 굴곡 근력을 더욱 저하시킬 수 있다. 그러나 FDL 건을 종골(calcaneus)로 전이하면 종아리의 근력이 증가하고, 수술 후 보행 시 보조기의 필요성이 감소하는 것으로 나타났다[30].

해당 수술에서는 발의 내측 경계를 따라 절개하고, FHL 및 FDL 건을 자유롭게 절개하여 개별적으로 확인한다. 내측 복사뼈(malleolus) 후방에 3 cm 정도 세로로 절개를 하고 FDL을 확인한 후, 내측 복사뼈 후방 절개 부위에서 피하를 통해 내측 종골 위에 만든 1 cm 절개 부위까지 통과시킨다. 드릴을 사용하여 종골을 내측에서 외측으로 뼈 터널을 만들고, FDL 건을 종골로 통과시키고 간섭 나사로 고정한다.

8 발가락 기형(Toe Deformities)

발가락의 굴곡 기형은 강직성 EVFD에서 매우 흔하게 나타나며, 이는 FHL, FDL 및 이와 관련된 짧은(brevis) 근육의 과활성으로 인해 발생한다. 또한 이러한 강직증은 첨족 기형 요소에도 기여할 수 있으며, 첨족 기형이 교정되면 발가락 기형이 더 뚜렷하게 드러난다. 이를 치료하기 위해 발가락 바닥 쪽의 근위부 굴곡 주름(crease) 위에 세로로 1 cm 길이의 절개를 한다. 힘줄 덮개(sheath)을 열고 메스를 사용하여 짧은 굴곡 힘줄과 긴 굴곡 힘줄을 모두 날카롭게 절단한다[31].

EHL의 과활성으로 인한 족무지의 과신전은 강직성 내반첨족 환자에서 과소평가되는 기형이다[32]. 이러한 강직성 움직임은 내반족 기형의 원인이 될 수 있다. 과신전 족무지 증상이 있는 경우 EHL 건을 발등으로 전이하면 이 문제를 해결하고 발목 배측 굴곡력을 개선할 수 있다. 이 전이술은 족무지 등쪽 절개를 통해 이루어진다. EHL 건을 절단한 다음, 발목을 중립 위치에 고정한 상태에서 근위부 건 밑동(stump)을 3번째 또는 4번째 중족골 주위로 전이한다.

9 후경골근 건의 부분 연장술 (Fractional Lengthening of Tibialis Posterior Tendon)

TP 건의 부분 연장술은 동적 EMG 검사에서 이 근육의 지속적인 활동이 보일 때 시행하며, 이는 뇌성마비에서 가장 흔히 나타난다. 일반적으로 TA 과활동이 지배적이지만, 일부 강직성 CVA 및 TBI 환자에서도 후족(hindfoot) 내반을 일으키는 TP 강직증이 나타난다. 부분 연장술을 시행하려면 경골 후방의 내측 복사뼈 위 2 cm를 절개한다. TP의 근건(myotendinous) 접합부를 몇 센티미터 간격으로 2~3개 절개한 후 발을 조작하여 교정한다. 해당 절개는 종종 SPLATT 시술과 함께 또는 그 전에 시행된다[4].

10 고정된 기형(Fixed Deformities)

중증 및 만성 내반 후족의 고정된 기형은 특히 골격이 발달 중인 젊은 환자에서 장기간의 강직 상태로 인해 발생할 수 있다. 이러한 환자는 일반적으로 거골하(subtalar) 관절에 어느 정도의 내반과 이차적인 내측 연조직 구축이 있다. 이와 관련된 중족부(midfoot) 첨족 및 내전(adduction)은 흔하며, 이를 주의 깊게 확인해야 한다. 이 경우 연조직 시술만으로는 고정된 뼈 기형을 교정할 수 없다. 기형의 다양한 요소를 해결하기 위해 중족부 관절절개술(arthrotomy)이 필요할 수 있다. 앞서 설명한 것 중 적절한 연조직 시술을 뼈 교정술과 함께 고려해야 하며, 특히 여기에는 TAL, 거주상골(talonavicular) 관절낭 TP 연장술, 탄력(spring) 인대 방출 요법, 그리고 잠재적으로 배측 굴곡을 돕기 위한 SPLATT 등이 포함된다. 심한 기형의 경우 거골(talus)과 종골 양쪽 측면의 뼈를 절제하여 관절을 통해 폐쇄성 쐐기(closing wedge) 절골술을 시행할 수 있으며, 표준 나사 고정 방식을 사용해야 한다. 또는 폐쇄성 쐐기 수술 유무와 상관없이 결절(tuberosity)의 외측 종골 절골술을 시행할 수도 있다[15].

11 수술 후 재활(Rehabilitation After Surgery)

최근 연구에서 Giannotti et al.[7]은 EVFD 후 첫날부터 특정 재활 치료(4주 기간 동안 주 6일, 세션당 90분—표 3 참조)를 제안했다. 각 24회의 세션은 훈련된 물리 치료사가 개별적으로 진행했다. 보행 훈련은 수술 후 처음 20일 동안 비관절형 AFO를 착용한 상태로 진행되었으며, 20일에서 30일 사이에 제거했다. 보조기 착용 프로토콜은 다음과 같다. ① 발의 위치를 보호하기 위해 처음 14일 동안 하루 23시간 착용(보조기는 의료 치료, 수동 및 능동 발목 운동, 근력 강화 및 스트레칭 운동을 위해서만 제거됨). ② 15일에서 20일 사이에는 하루 12시간 착용(밤에만 착용함). 발목을 중립 위치에 유지하는 비관절형 AFO는 수술 후 처음 14일 동안 전체 체중을 지탱할 수 있었다. 15일차에서 30일차까지 환자들은 신발을 신고 전체 체중을 지탱했다.

건 전이 수술 후에는 근력 강화 및 스트레칭 운동을 매우 주의해서 실시해야 한다. 물리 치료사는 골유착(osseointegration) 시간과 봉합사(suture) 치유에 필요한 시간을 고려해야 한다(간섭 나사를 사용한 골유착은 최소 30~40일, 건 봉합사는 치유에 최소 3주가 소요됨). 따라서 초기 재활 기간에는 전이된 근육과 관련된 스트레칭 운동은 피하는 것이 좋으며, 능동적인 강화 운동만 허용된다.

표 3. 재활 치료

환자 교육(10분) 물리 치료사의 운동 정보 제공
준비 운동(20분) 호흡 운동(10회 반복 2세트) 가슴과 어깨 스트레칭 운동(10회 반복 2세트) 척추와 상지 스트레칭 운동(10회 반복 2 세트)
본 운동(40분) 수동 및 능동적 하지 운동: (a) 고관절-대퇴: 내전/외전(AB-AD), 내외회전(IR-ER), 굴곡-신전 (F-E); (b) 무릎: F-E;(c) 발목*: 배측-저측 굴곡, AB-AD, IR-ER(10회 반복 2세트) 하지 근육 강화[a]: 대퇴사두근, 햄스트링, 전경골근(TA), 장족무지신근(EHL), 장지신근(EDL), 비복근(SOL), 내측 및 외측 비복근(GM-GL)(10회 반복 2세트) 하지 스트레칭 운동*: 특히, 대퇴사두근, 햄스트링, TA, EHL, EDL, SOL, GM-GL(30초 동안 2회 반복) 보행 훈련: 수술 후 처음 20일 동안 환자는 비관절형 발목 관절 보조기를 사용했으며, 20일에서 30일 사이에 제거했다(10분)
정리 운동(20 분) 호흡 운동(10회 반복 2세트) 운동용 자전거 훈련(10분)

[a] 전이 수술에 대한 참고사항: 전이된 근육에 대한 스트레칭은 피하고, 강화 훈련은 능동적인 운동만 허용된다

12 논의(Discussion)

강직성 족부 기형은 하지 근육의 주동근과 길항근의 생리적 균형을 방해하는 선택적 근긴장도 증가로 인해 발생한다. 환자의 치료 결과를 최적화하려면 사지 기능 장애의 평가와 진단 및 치료에 대한 체계적인 접근 방식을 사용하는 것이 중요하다[3, 10, 12]. 정형외과 수술은 많은 환자의 기능 회복에 중요한 역할을 한다.

47명의 뇌졸중 환자를 대상으로 실시한 후향적(retrospective) 분석에 따르면 조기 재활 치료와 함께 EVFD 수술 후 1개월이 지난 시점에서 보행 시 균형과 발의 수직 높이가 개선되었고, 중립적인 위치에서 발뒤꿈치와 발바닥 전체로의 지면 접촉 및 입각기와 유각기 동안 발목의 배측 굴곡 동작이 회복되었다. 조기 운동 및 체중 부하(weight bearing)와 관련된 합병증은 없었습니다[7]. 이러한 긍정적인 결과를 고려할 때, 수술과 재활을 병행한 접근법은 뇌졸중 후 EVFD를 가진 환자를 다학제적으로 관리하는데 효과적인 보조 치료법이 될 수 있다. 또한 EVFD 수술적 교정 후에도 보조기가 필요한 경우, 더 가볍고 유연하며 보행 시 안정성을 높일 수 있는 보조기를 사용할 수 있다.

또한 조기 수술 치료는 물리적 재활이나 보조기 사용의 필요성을 줄여주기 때문에 비용 효율성이 더 높은 것으로 나타났다. Reddy et al.의 연구[6]에 따르면 29명의 환자 중 19명이 수술 치료 후 물리치료를 중단했고, 17명의 환자는 보조기 사용을 중단했다. 보다 최근의 연구에서는 수술 후 1주일 만에 44%의 환자가 보조기를 제거하고, 48%가 보조기 없이 걷기 시작한 것으로 나타났다[33]. 뇌졸중 환자에서 기능적 수술의 성공이 잘 입증되었지만, 특히 뇌졸중 후 EVFD가 있는 환자를 관리하는데 드는 비용 측면에서 수술 시기의 중요성에 대해 임상 실무에서 더 잘 인식할 필요가 있다.

뇌졸중 후 수술적 중재 치료의 적절한 시기에 대해서는 연구 문헌에 명확하게 제시되어 있지 않지만, 기형이 고착화되기 전에 기능적 수술을 치료 옵션으로 고려함으로써 보다 광범위하고 복잡한 수술의 필요성을 예방하고 수술 후 장기간의 신체 고정을 줄일 수 있다.

참고 문헌

1. Keenan MA, Mayer NH, Esquenazi A, et al. A neuro-orthopaedic approach to the management of common patterns of upper motoneuron dysfunction after brain injury. J Neuro Rehabil. 1999;12:119–43.
2. Banks HH. The management of spastic deformities of the foot and ankle. Clin Orthop Relat Res. 1977;122:70–6.
3. Lin PY, Yang YR, Cheng SJ, Wang RY. The relation between ankle impairments and gait velocity and symmetry in people with stroke. Arch Phys Med Rehabil. 2006;87:562–8.
4. Keenan MA, Creighton J, GarlandDE, et al. Surgical correction of spastic equinovarus deformity in the adult head trauma patient. Foot Ankle. 1984;5:35–41.
5. Keenan MA. The management of spastic equinovarus deformity following stroke and head injury. Foot Ankle Clin. 2011;16(3):499–514.
6. Reddy S, Kusuma S, Hosalkar H, et al. Surgery can reduce the nonoperative care associated with an equinovarus foot deformity. Clin Orthop Relat Res. 2008;466:1683–7.
7. Giannotti E, Merlo A, Zerbinati P, Longhi M, Prati P, Masiero S, Mazzoli D. Early rehabilitation treatment combined with equinovarus foot deformity surgical correction in stroke patients: safety and changes in gait parameter. Eur J Phys Rehabil Med. 2016;52(3):296–303.
8. Waters RL, Frazier J, Garland DE, et al. Electromyographic gait analysis before and after operative treatment for hemiplegic equinus and equinovarus deformity. J Bone Joint Surg. 1982;64:284–8.
9. Redfern JC, Thordason DB. Achilles lengthening/posterior tibial tenotomy with immediate weightbearing for patients with significant comorbidities. Foot Ankle Int. 2008;29:325–8.
10. Renzenbrink GJ, Buurke JH, Nene AV, Geurts AC, Kwakkel G, Rietman JS. Improving walking capacity by surgical correction of equinovarus foot deformity in adult patients with stroke or traumatic brain injury: a systematic review. J Rehabil Med. 2012;44:614–23.
11. Perry J, Waters R, Perrin T. Electromyographic analysis of equinovarus following stroke. Clin Orthop Relat Res. 1978;131:4753.
12. Fuller DA, Keenan MAE, Esquenazi A, et al. The impact of instrumented gait analysis on surgical planning: treatment of spastic equinovarus deformity of the foot and ankle. Foot Ankle Int. 2002;23(8):738–43.
13. Perry J. Gait analysis: normal and pathological function. Edited by SLACK Incorporated.

Thorofare, NJ 1992.
14. Bofelli TJ, Collier RC. Minimally invasive soft tissue release of foot and ankle contracture secondary to stroke. J Foot Ankle Surg. 2014;53(3):369–75.
15. Lawrence SJ, Botte MJ. Management of the adult, spastic, equinovarus foot deformity. Foot Ankle Int. 1994;15:340–6.
16. Namdari S, Park M, Baldwin K, et al. Correcting spastic equinovarus post-cerebro-vascular accident: do age, sex, and timing matter? Foot Ankle Int. 2009;30(10):923–7.
17. Keenan MAE, Lee G. Orthopaedic management of lower extremity dysfunction following stroke or brain injury. In: Chapman M, editor. Chapman's operative orthopaedics. Philadelphia: Lippincott Williams and Wilkins; 2001. p. 3201–43.
18. Lee KC, Carson L, Kinnin E, et al. The Ashworth scale: a reliable and reproducible method of measuring spasticity. J Neurol Rehabil. 1989;3:205–9.
19. Bohannon RW, Smith MB. Interrater reliability of modified Ashworth scale of muscle spasticity. Phys Ther. 1987;67(2):206–7.
20. Pinzur MS, Sherman R, DiMonte-Levine P, et al. Adult-onset hemiplegia: changes in gait after muscle-balancing procedures to correct the equinus deformity. J Bone Joint Surg. 1986;68:1249–57.
21. Viosca E, Martinez JL, Almagro PL, et al. Proposal and validation of a new functional ambulation classification scale for clinical use. Arch Phys Med Rehabil. 2005;86:1234–8.
22. Hoke M. An operation for the correction of extremely relaxed flat feet. J Bone Joint Surg Br. 1931;13:773–83.
23. Hoffer MM, Reiswig JA, Garret AM, et al. The split anterior tibial tendon transfer in the treatment of spastic varus hindfoot in childhood. Orthop Clin North Am. 1974;5:31–8.
24. Edwards P, Hsu J. SPLATT combined with tendo Achilles lengthening for spastic equinovarus in adults: results and predictors of surgical outcome. Foot Ankle. 1993;14:335–8.
25. Barnes MJ, Herring JA. Combined split anterior tibial-tendon transfer and intramuscular lengthening of the posterior tibial tendon. Results in patients who have a varus deformity of the foot due to spastic cerebral palsy. J Bone Joint Surg [Am]. 1991;73:734–8.
26. Fuller DA, McCarthy JJ, Keenan MA. The use of the absorbable interference screw for a split anterior tibial tendon (SPLATT) transfer procedure. Orthopedics. 2004;27:372–4.
27. Hosalkar H, Goebel J, Reddy S, et al. Fixation techniques for split anterior tibialis transfer in spastic equinovarus feet. Clin Orthop Relat Res. 2008;466:2500–6.
28. Morita S, Yamamoto H, Furuya K. Anterior transfer of the toe flexors for equinovarus deformity due to hemiplegia. J Bone Joint Surg Br. 1994;76(3):447–9.
29. Ono K, Hiroshima K, Tada K, et al. Anterior transfer of the toe flexors for equinovarus deformity of the foot. Int Orthop. 1980;4:225–9.
30. Keenan MA, Lee GA, Tuckman AS, et al. Improving calf muscle strength in patients with spastic equinovarus deformity by transfer of the long toe flexors to the Os calcis. J Head Trauma Rehabil. 1999;14:163–75.
31. Carda S, Bertoni M, Zerbinati P, Rossini M, Magoni L, Molteni F. Gait changes after tendon functional surgery for equinovarus foot in patients with stroke. Am J Phys Med Rehabil. 2009;88:292–301.
32. Carda S, Molteni F, Bertoni M, Zerbinati P, Invernizzi M, Cisari C. Extensor hallucis longus transfer as an alternative to split transfer of the tibialis anterior tendon to correct equinovarus foot in hemiplegic patients without overactivity of tibialis anterior. J Bone Joint Surg Br. 2010;92(9):1262–6.
33. Vogt JK, Bach G, Cantini B, Perrin S. Split anterior tibial tendon transfer for varus equinus spastic foot deformity. Initial clinical findings correlate with functional results: a series of 132 operated feet. Foot and Ankle Surgery. 2011;17(3):178–81.